·第5版·

常用药物手册

名誉主编　张家铨　程　鹏

主　　审　孙忠实　张石革

主　　编　孙安修

副 主 编　李文江　刘阳晨

编　　委（以姓氏笔画为序）

王根宝　王锦淳　韦玉先　邓立东　刘阳晨
刘红雨　孙　文　孙安修　李文江　忻志鸣
张善堂　陈鸿婷　葛晓群

编写秘书　陈鸿婷

人民卫生出版社

·北　京·

图书在版编目（CIP）数据

常用药物手册 / 孙安修主编 . —5 版 . —北京：人民卫生出版社，2022.9

ISBN 978-7-117-33096-1

Ⅰ. ①常… Ⅱ. ①孙… Ⅲ. ①药物－手册 Ⅳ. ①R97-62

中国版本图书馆 CIP 数据核字（2022）第 081854 号

人卫智网	www.ipmph.com	医学教育、学术、考试、健康，购书智慧智能综合服务平台
人卫官网	www.pmph.com	人卫官方资讯发布平台

常用药物手册

Changyong Yaowu Shouce

第 5 版

主　　编：孙安修

出版发行：人民卫生出版社（中继线 010-59780011）

地　　址：北京市朝阳区潘家园南里 19 号

邮　　编：100021

E - mail：pmph @ pmph.com

购书热线：010-59787592　010-59787584　010-65264830

印　　刷：三河市宏达印刷有限公司（胜利）

经　　销：新华书店

开　　本：710 × 1000　1/16　　印张：74

字　　数：1368 千字

版　　次：1987 年 12 月第 1 版　　2022 年 9 月第 5 版

印　　次：2022 年 9 月第 1 次印刷

标准书号：ISBN 978-7-117-33096-1

定　　价：178.00 元

打击盗版举报电话：010-59787491　E-mail：WQ @ pmph.com

质量问题联系电话：010-59787234　E-mail：zhiliang @ pmph.com

数字融合服务电话：4001118166　E-mail：zengzhi @ pmph.com

第 5 版序

挚友张家铨教授主编的《常用药物手册》（第 1 版）自 1987 年问世以来，经历三十余年的 4 次修订出版，一直深受广大读者的欢迎、称赞和喜爱。现今，老友孙安修教授主编的《常用药物手册》（第 5 版）与时俱进地和大家见面了，谨此敬贺！

《常用药物手册》（第 5 版）凸显了“常用”和“手册”两个方面的特点。

在“常用”方面，既凸显于其品种和数量上，无论是化学药品和生物制品或是中成药都是常用的，而且囊括了 2018 年版《国家基本药物目录》和 2021 年版《国家基本医疗保险、工伤保险和生育保险药品目录》所收载的大部分品种；也凸显于对每个药品所叙述的信息是最常用的。

在“手册”方面则体现于其所提供的信息既重要，又简明和便于阅读。此外，它还是集“化学药品和生物制品以及中成药”于一体的、所收载的药品数量近二千种的手册，更属同类书之佼佼者。

众所周知，合理用药是医师对患者实施药物治疗和药师监护患者用药的基本原则和基础，也是国家药物政策的核心内容之一，更是我国乃至全球的大事。当前，我国正在进行深化医药卫生体制改革工作，因此，《常用药物手册》（第 5 版）的出版，将对我国的合理用药工作起到很大的促进作用，也必将更受到读者的欢迎。

首都医科大学 金有豫

2022 年 5 月 28 日

第 5 版前言

《常用药物手册》自 1987 年出版发行，历经 35 个春秋，属于我国出版比较早、收载药品品种比较全、得到全国医务人员和广大患者高度认可的药物手册。

我国药学前辈桂林医学院张家铨教授、扬州大学医学院程鹏教授以毕生心血合作主编了《常用药物手册》第 1~4 版，首都医科大学附属北京友谊医院药学家汤光教授、北京大学第一医院消化学家贾博琦教授、中山大学药理学家孙家钧教授先后参加了前 3 版的审校。各位药学前辈的智慧，铸就了精品书籍——《常用药物手册》(简称《手册》)。

回想第 4 版参编期间，时时能感受到张家铨教授、程鹏教授两位前辈的严谨、认真，每章内容都数易其稿；有时为了某一个细节，查阅很多权威文献，细心求证，反复推敲，力求每章、每节，乃至每句表述都很精准。在这求证、推敲的过程中，我们感觉受益良多，这些收获与工作作风为我们编写第 5 版奠定了坚实的基础。

承接第 5 版编写任务是我们的荣幸，但深感肩荷重任。如何继承前贤的学术精神，努力把前辈开创的优秀著作延续下去，并与时俱进，得到医师、药师乃至广大患者的认可，是我们深入思考的核心议题。

第 5 版编委以"继承、发展"为修订宗旨，以近年发布的权威诊疗指南、药品说明书等为修订依据，确保提供给读者的信息可靠、权威，指导性强。

第一，继承经典项目：前 4 版在【药动学】【作用和用途】【用法和用量】方面总结得非常精辟，言简意赅，重点突出，本版继续遵循。

第二，增加中成药 140 余个：基于 2018 年版《国家基本药物目录》，结合临床用药，我们筛选出常用品种，收录于内科中成药、骨伤科中成药、外科中成药、妇科中成药和眼科、耳鼻喉科中成药五章。

第三，结合 2021 年版《国家基本医疗保险、工伤保险和生育保险药品目录》、2018 年版《国家基本药物目录》及权威指南等，增补疗效、安全性优势显著的化学药品共计 340 余个，并淘汰 50 余个疗效弱，不良反应严重的药品。

近年来，许多抗菌药物新品种陆续进入临床，故将青霉素类药物、头孢菌素类药物、喹诺酮类药物以独立章节予以重点介绍。

第四，【不良反应】调整为【主要不良反应】：化学药品说明书上的药品不良反应内容繁多，读者通常难以厘清发生率高、后果严重的不良反应。为了方便药师用药交代，方便读者预测用药的安全性，我们认真梳理出每个药品发生率较高、后果较严重的不良反应，置于【主要不良反应】项下。

第五，增列【孕妇、哺乳期妇女用药安全性】项：孕妇、哺乳期妇女的用药安全性，是医师、药师、护士以及患者特别重视的内容，故药品项下增加【孕妇、哺乳期妇女用药安全性】项，以“禁用”或“慎用”等明确告知读者。

第六，增列【特殊管理】项：将麻醉药品、精神药品和运动员限制药品列入【特殊管理】项，这几类药品是处方开具或使用中的特殊管理内容，以提醒医师、药师、运动员予以特别注意。

第七，增列【医保分类】【医保限制】两项：药品能否报销涉及每位患者的切身利益，也是医师开具处方时需要考虑的问题。2021年版《国家基本医疗保险、工伤保险和生育保险药品目录》中，590余个化学药品与150余个中成药都附加明确的报销限制条件。我们将医保限制条件放在【医保限制】项，提醒医师、药师和读者根据患者医保情况、病情特点，选用适宜药品。

第八，增列【超说明书适应证】项：60余个化学药品增列国外药品说明书批准的适应证，或国内外权威诊疗指南推荐的适应证。《中华人民共和国医师法》中提到，医师应当坚持安全有效、经济合理的用药原则，遵循药品临床应用指导原则、临床诊疗指南和药品说明书等合理用药。在尚无有效或者更好治疗手段等特殊情况下，医师取得患者明确知情同意后，可以采用药品说明书中未明确但具有循证医学证据的药品用法实施治疗。医疗机构应当建立管理制度，对医师处方、用药医嘱的适宜性进行审核，严格规范医师用药行为。

第九，增列【来源】项：40余个生物制品及植物来源的药品，通过【来源】项阐明其产品来源。

第十，引入二维码技术：110余个以前常用，近年趋于淘汰，或临床极少使用的药品，以二维码呈现。读者以手机扫描二维码即可显示药品的详细信息。

本手册有幸邀请到孙忠实教授、张石革教授担任主审。两位前辈抽出宝贵时间，逐章、逐句认真审校，增补、删减了部分内容，纠正了部分谬误，有力地提升了本书的质量。在此，谨致以衷心的感谢！

我国著名药学家金有豫教授在通览书稿后，欣然为本书作序，令全体编委深受鼓舞。

编委在各自繁忙的临床、教学岗位上，抽出大量时间参与本书的编写，实属难能可贵。陈鸿婷、王越两位药师做了部分校对工作，在此一并表示诚挚的谢意。

编委由于自身临床用药的惯性思维，在品种选择及疗效、安全性评价上难免存在偏颇，加上本书篇幅较大，不足之处在所难免，敬请各位读者批评指正，再版时进一步完善。

孙安修

2022年5月9日

第 1 版前言

随着我国医药科学的发展，药物种类不断更新、增加。为了更好地满足医学院校学生学习、专业实习，以及广大医药人员医疗和教学工作的迫切需要，我们编写了这本《常用药物手册》（以下简称《手册》）。其特点在于按照药理作用分类，内容简明、概括，用法详细，查阅方便。

本《手册》共 49 章，收载药物 520 余种，主要包括国家基本药物（208 种）以及大学本科、专科药理学教材所讲授的其他品种。每类药物有简短的概述，着重论述该类药物的作用特点、用药原则及注意事项，使读者对该类药物的药理作用、适应证以及如何合理选用药物有基本的概念。然后对每个药品介绍其常用中文、外文名称，药动学参数，简要的药理作用及作用机制、用途、用法与剂量、不良反应、药物相互作用及制剂等内容，尤以用法紧密联系临床，一般写得较为详细，以资临症参考。

在编写过程中，尽管经过反复讨论、统一和多次修订；但为了密切结合临床，各章的行文、叙述的着重点，允许有所不同。

《手册》初稿的部分内容（中枢神经系统和心血管系统药物），曾得到中山医科大学孙家钧教授、陈俊秀副教授的审阅。索引的编排得到桂林医学院唐祖年、杨月、杨苹三位同志的协助。全稿曾送请北京医科大学第一医院内科贾博琦主任和北京友谊医院药材科汤光主任审阅，协助提高了书稿质量。在此，谨对上述诸同志表示衷心的感谢。

由于我们的能力和学识水平有限，编写这样的《手册》缺乏经验，内容不当之处在所难免；恳切地希望得到读者的指教，以期再版时修订，使其益臻完善，更好地为四化服务。

编　者

1986 年 3 月

第 5 版修订说明

1. 本《手册》所收载的药物是按照药理作用分章的，同一章里，优先叙述常用药物，以及权威诊疗指南推荐的新药，如分子靶向抗肿瘤药等。第 5 版收录化学药品 1 520 余个，中成药 140 余个。

2. 每章简要阐述本章所属的药物分类、作用特点、作用机制、用药原则和注意事项。"药物分类" 里列举几个常用药物；"作用特点" 包括药理作用特点以及药效学特点，并对不同药物进行药效学比较，有助于读者掌握同类药物的差异；"用药原则" 一般基于临床诊疗指南、诊疗规范；"注意事项" 则包含该章药物共同具有的、使用上需要予以特别重视的事项，这些事项侧重于叙述如何提高用药安全性。

3. 详细叙述的每一个化学药品，通常包括【又名】【医保分类】【药动学】【作用和用途】【用法和用量】【主要不良反应】【孕妇、哺乳期妇女用药安全性】【禁忌和慎用】【注意事项】【药物相互作用】【剂型与规格】【医保限制】【特殊管理】等项。

详细叙述的每一个中成药，通常包括【医保分类】【组方】【功能主治】【药理作用与适应证】【用法和用量】【主要不良反应】【孕妇、哺乳期妇女用药安全性】【禁忌和慎用】【注意事项】【药物相互作用】【剂型与规格】【医保限制】等项。

由于每个药物特点不同，编写时依照具体情况，对项目略有增删。

4. 药物的通用名、英文名依据药品说明书。【又名】项首选原研厂家的专利名称，其次优先选择临床常用、市场常见的商品名，以及消炎痛、扑热息痛这些常用的习惯名称。

5.【药动学】基于吸收、分布、代谢、排泄 4 个过程，主要叙述对读者使用具有较强指导意义的内容。删减了动物实验数据、专业化语言描述等深奥难懂的内容。

6. 注射剂包含注射液与注射用粉针剂，其中注射液既包含每支 1ml、2ml、5ml、10ml、20ml 的注射液，也包含直接静脉滴注给药的大规格注射液，如 50ml、100ml、250ml、500ml、1 000ml 的瓶装或袋装注射液。

化学药品剂量一般以溶质质量（μg、mg、g、U）来表述，所以第 5 版删除了溶剂量。注射液复方制剂、中药注射液溶质成分较多，通常以 ml 表述。

7.【医保分类】的剂型术语含义（参考 2021 年版《国家基本医疗保险、工伤保险和生育保险药品目录》）（表 1）。

表 1 【医保分类】的剂型术语含义

医保分类	具体包含的剂型
口服常释剂型	普通片剂、肠溶片、包衣片、薄膜衣片、糖衣片、浸膏片、分散片、划痕片、硬胶囊、软胶囊(胶丸)、肠溶胶囊
缓释控释剂型	缓释片、缓释包衣片、控释片、缓释胶囊、控释胶囊
口服液体剂型	口服溶液剂、口服混悬剂、干混悬剂、口服乳剂、胶浆剂、口服液、乳液乳剂、胶体溶液、合剂、酊剂、滴剂、混悬滴剂、糖浆剂(含干糖浆剂)
注射剂	注射液、注射用溶液剂、静脉滴注用注射液、注射用混悬液、注射用无菌粉末、静脉注射针剂、水针、注射用乳剂、乳状注射液、粉针剂、针剂、无菌粉针、冻干粉针
吸入剂	喷剂、气雾剂、喷鼻剂、喷粉剂、喷雾剂、雾化吸入剂、雾化混悬液、雾化溶液剂、雾化吸入液、吸入性粉剂、干粉剂、干粉吸入剂、粉末吸入剂、干粉吸剂、吸入性溶液剂、吸入性混悬液

8. 常用药学术语的缩写(表 2)

表 2 常用药学术语的缩写

中文	缩写	中文	缩写
半衰期	$t_{1/2}$	钙通道阻滞剂	CCB
分布半衰期	$t_{1/2\alpha}$	血管紧张素 Ⅰ 转换酶抑制药	ACEI
消除半衰期	$t_{1/2\beta}$	血管紧张素 Ⅱ 受体阻滞药	ARB
生物利用度	F	肌酸激酶	CK
最低抑菌浓度	MIC	肌酐清除率	Ccr
耐甲氧西林金黄色葡萄球菌	MRSA	谷丙转氨酶	GPT
耐甲氧西林表皮葡萄球菌	MRSE	谷草转氨酶	GOT
药品不良反应	ADR	国际标准化比值	INR
美国食品药品管理局	FDA		

9. 常用计量单位的缩写(表 3)

表 3 常用计量单位的缩写

中文	缩写	中文	缩写
天(日)	d	微克	μg
小时	h	毫升	ml
分钟	min	毫摩尔	mmol
千克	kg	微摩尔	μmol
克	g	单位	U
毫克	mg	毫米汞柱	mmHg

10. 本《手册》的中文药名索引按汉语拼音顺序排列。

目　　录

第一章

引　论

药物是指用于预防、治疗、诊断人的疾病，有目的地调节人的生理功能并规定有适应证、禁忌证或者功能主治、用法和用量的物质。医务人员必须全面了解药物的作用特点，才能充分发挥药物有利的一面（治疗作用），避免和克服其不利的一面（不良反应）。

药物治疗疾病的方式有两方面，即对症治疗和对因治疗。前者的作用在于消除疾病的症状而不能祛除病因，例如镇痛药的止痛作用，解热药的退热作用。后者则能消除致病的原因使疾病得到治愈，例如有的抗生素能选择性地“杀灭”体内致病微生物，而对人体功能没有明显的影响。两种治疗方式不可偏废。医师在用药之前，首先要诊断明确疾病，以求做到“辨证施药”。对因治疗固然重要，但某些严重症状如不及时加以适当治疗和控制，可能危及生命，或者发展下去可能成为第二级病因，对症治疗的重要性自不亚于对因治疗。此外，还要注意患者的年龄、体质、基因、性别等个体差异，实施个体化治疗。

本章对本书内容所涉及的有关原则性问题作一简要的理论阐述，以供临床合理用药参考。

一、药物代谢动力学与药物作用

药物代谢动力学简称药动学，是研究药物在机体内的吸收、分布、代谢（生物转化）和排泄过程的动态规律，这些药动学过程综合表现于血药浓度随时间而变化。药动学参数如半衰期（$t_{1/2}$），可作为设计、优选给药方案的依据，以求提高疗效，减少不良反应。

（一）吸收

静脉注射（静脉滴注、静脉推注）系将药物配制成溶液后经静脉直接注射到血液中，起效迅速。其他给药途径，药物则首先要从用药部位透过生物膜进入血液循环（此过程即称为吸收），然后随血流分布到全身各器官组织。

影响药物吸收的因素很多，如药物的理化性质、药物剂型、给药途径以及药物的吸收环境等。而同一药物的不同给药途径，药物吸收的快慢也可能存在明显差异，按吸收快慢顺序排列：吸入给药（肺部）> 肌内注射 > 皮

下注射 > 直肠给药 > 口服给药 > 皮肤给药。

（二）分布

药物对组织器官的作用强度与药物的分布并不完全一致。例如，强心苷选择性地作用于心脏，却广泛分布于横纹肌和肝脏；吗啡作用于大脑中枢，却大量集中于肝脏。

影响药物分布的因素较多，一般包括：①药物与血浆蛋白结合的能力；②药物与组织的亲和力；③药物的理化特性；④给药局部器官的血流量。

脂溶性药物容易透过细胞膜进入细胞内，使细胞内液浓度与细胞外间隙液浓度保持平衡。组织中药物浓度增加的速度取决于组织的血流量，脑、心、肾和肝的灌注速度很高，能迅速获得与动脉血浆中相同的药物浓度；反之，灌注缓慢器官的药物浓度增加较慢。

（三）代谢（生物转化）

肝脏是药物代谢（氧化、还原、水解、结合）的主要场所。药物代谢第一阶段反应是氧化、还原及水解等，如单胺氧化、硝基还原。第二阶段反应即结合反应，使药失效，随尿排出。一般说来，脂溶性药物能较广泛地被代谢，并转化成极性更大的衍生物而更易于排泄。

药物在体内代谢主要依靠肝药酶或非肝药酶代谢，其中肝药酶种类较多，最主要的是 CYP450 酶。肝药酶诱导剂如苯巴比妥、卡马西平、利福平等，可以提高肝药酶活性，使另外一些药物的代谢速率加快。肝药酶诱导剂不仅可以解释连续用药产生耐药性、交叉耐药性及停药敏感化现象，还可用来治疗某些疾病。例如，孕妇产前服用苯巴比妥（60mg/d）2 周，可诱导新生儿肝药酶，后者促使血中游离胆红素与葡糖醛酸结合后自胆汁排泄，可预防新生儿黄疸。肝药酶抑制剂包括 CYP1A2 抑制剂西咪替丁，CYP2C9 抑制剂胺碘酮、氟康唑、氟伐他汀、异烟肼，CYP2C19 抑制剂奥美拉唑，CYP3A4 抑制剂葡萄柚等。例如，西咪替丁可使茶碱代谢减慢、中毒风险增加。胺碘酮与华法林合用导致 INR 明显延长，出血风险显著增加。影响最多的是 CYP3A4 与 2D6 抑制剂。

肝脏功能出现损害时，很多药物代谢显著减少。设计给药方案时则应减少剂量或减少给药次数，以避免血药浓度过高或持续作用时间过长而中毒。

（四）排泄

肾脏是药物排泄的主要途径。多数药物在肝脏代谢转变为极性较大的水溶性代谢物，在肾小管中不易被吸收，因而易于排泄。

肾小球几乎不能过滤蛋白质，所以只有游离而未结合的药物才能被过滤。尿液 pH 对于许多弱酸和弱碱性药物的排泄速率是一重要影响因素。尿液 pH 低时，弱碱性药物（离子化多而不易重吸收）较正常排泄快，而弱酸性药物较正常时排泄慢；尿液 pH 高时，其结果相反。

肾脏疾病一般影响药物的排泄。如严重慢性肾病时，链霉素、庆大霉素很容易在体内蓄积，引起中毒。

（五）生物利用度与给药途径

任何药物除血管内（静脉推注或静脉滴注）给药外，均有一个利用度问题。药品要产生最佳疗效，其药物活性成分应当在预期时间内释放吸收并被转运到作用部位，并达到预期的有效浓度。大多数药品是进入血液循环后产生全身治疗效果的，作用部位的药物浓度和血液中药物浓度存在一定的比例关系，因此可以通过测定血药浓度以反映药物体内吸收程度和速度，间接预测药品的临床治疗效果。

生物利用度（bioavailability，BA）是指药物活性成分从制剂释放吸收进入全身循环的程度和速度。生物利用度一般分为绝对生物利用度和相对生物利用度。绝对生物利用度是以静脉制剂（通常认为静脉制剂生物利用度为100%）为参比制剂获得的药物活性成分吸收进入体内循环的比例，通常用于评价某一种固体制剂的吸收比例；相对生物利用度则是以其他非静脉途径给药的制剂（如片剂和口服溶液）为参比制剂获得的药物活性成分吸收进入体循环的相对比例，是评价同一药物不同剂型之间、同一药物不同厂家之间、同一药物不同批号之间的吸收差异。

生物利用度通常用血药浓度－时间曲线下面积（area under curve，AUC）来评估，计算公式如下：

绝对生物利用度 BA =［AUC（血管外给药）/AUC（血管内给药）］× 100%

相对生物利用度 BA′ =［AUC（仿制药或试验药）/AUC（原研药或对照药）］× 100%

生物利用度是口服制剂仿制药一致性评价中生物等效性（bioequivalence，BE）研究的重要参数。

生物等效性是指两个制剂在服用相同剂量的情况下，其活性成分吸收程度和速度无显著差异。

（六）半衰期和给药间隔

半衰期（$t_{1/2}$）通常是指血药浓度下降一半的时间，它反映药物在体内消除的速度。一般未加说明的 $t_{1/2}$ 是指按一室模型计算的半衰期；如按二室模型计算的，则为消除相半衰期（$t_{1/2\beta}$）。为了维持比较稳定的有效血药浓度，给药间隔时间不宜超过药物半衰期，但要避免药物的蓄积中毒而给药间隔又不宜短于该药的半衰期。

$t_{1/2}$ 对制订和调整给药方案起着重要的作用。任何一种药物按 $t_{1/2}$ 的间隔时间恒量给药，则须经过 4~5 个半衰期才能达到血浆坪值（“稳态血药浓度”）

（表 1-1）。

增加用药量则只能增加血药浓度，而不能加速到达坪值的时间。当血药浓度许可在 2 倍量的范围内变动而且无毒性反应时，可以先服一初剂量（为维持剂量的 2 倍），然后每经 1 个半衰期再服一维持剂量。例如，某药的 $t_{1/2}$ 为 12h，其在体内产生疗效所需最小量是 50mg，那么初剂量应服用 100mg，而后每 12h 服 50mg，以平衡其消除所损耗药量，即可持续不断地保持血浆中的治疗浓度。

表 1-1 药物半衰期与其排泄量及体内蓄积量的关系

经过半衰期数	药物的排泄量	累加排泄量 *（蓄积量 **）
1	50%	50%
2	25%	75%
3	12.5%	87.5%
4	6.25%	93.8%
5	3.13%	96.9%
6	1.57%	98.5%
7	0.79%	99.3%

注：* 一次给药后的排泄量的累加；** 每隔 1 个半衰期给药 1 次后的蓄积量。

二、药物的用法、剂型和用量

为了保证药物及时、充分地发挥应有疗效，就必须选择药物适宜的给药途径、剂型和合适剂量。

根据药物的理化性质及临床需要，将药物加工制成各种剂型。口服的剂型有片剂、丸剂、胶囊剂、酊剂、糖浆剂、颗粒剂（冲剂）、合剂、分散剂、混悬剂（干混悬剂）等。通常所谓"针剂"，包括供肌内注射、局部注射、静脉推注、静脉滴注的注射剂。

（一）药物用法与剂型

在医疗过程中如何选择药物的剂型，主要取决于病情和治疗的需要，病情危急时多采用注射给药，而对一般病情尤其是慢性疾病，则应以口服（片剂、丸剂、缓释片、分散片等）为主。

药物剂型与吸收之间存在着密切的关系。药物吸收的快慢、多少，通过血药浓度的变化，必然会影响药物起效时间、作用强度以及作用的持续时间。

1. 口服　口服剂型使用方便而安全，但药物口服后在胃肠道中的被吸收量受到各种因素的影响，例如胃肠道 pH、消化道中的酶、胃内容物的多少、食物成分、胃肠蠕动的快慢等；而药物理化性质以及制剂本身所含的崩解剂、分散剂、增溶剂及助溶剂等，也都是影响吸收的重要因素。

口服药物的吸收，除特别情况外，必须在透过胃肠道黏膜上皮细胞之前，先从制剂中溶解出来，即最终都要达到溶解的状态才能被吸收。从胃肠吸收的药物，进入门静脉后都要经过肝脏才能进入体循环。有些药物在首次通过肝脏时即发生转化灭活，使进入体循环的药量减少、药效降低，这种现象称为“首过效应”（first pass effect）或“首关效应”。首过效应较大的药物不宜口服给药。

硝酸甘油片口服虽然能完全吸收，但通过肝脏时，90% 被谷胱甘肽和有机硝酸酯还原酶系统灭活，因此硝酸甘油片不宜口服。硝酸甘油片舌下含服，可直接由口腔黏膜吸收，通过上腔静脉进入体循环，吸收完全并且 1~2min 即可起效。硝酸异山梨酯片由于存在显著的肝脏首过效应，虽然口服吸收完全，但口服给药的平均生物利用度仅 30%，舌下含化的生物利用度可提高至 40%~60%。首过效应比较显著的药物还有氯丙嗪、普萘洛尔、利多卡因、沙丁胺醇、硝苯地平、哌甲酯、吗啡、阿司匹林、丙米嗪等。

片剂、胶囊剂等口服制剂通过胃肠道将药物输送到体内“释放”药物，此即传统的“普通”口服释药系统。其特点是在较短时间释放药物，因而起效快，但药效的维持时间短，从药剂学角度来看，是属于“速释”型，即药物的释放速度大于该药物通过生物膜（肠壁）吸收进入体内循环的速度。为了长久维持药效，必须多次给药，如每日 3~4 次。多次给药往往会产生血药浓度“峰谷”现象，血药浓度有时高、有时低，波动性大。血药浓度高峰时可能超过安全浓度范围，产生毒副作用；而血药浓度低谷时又往往达不到治疗所需的最低血药浓度，以致没有疗效。

近 20 年来，药物新剂型进入一个新的发展阶段，以下选择其重要而常用的加以介绍。

（1）分散片：比传统制剂在胃肠道中崩解快、吸收快，提高了生物利用度；既可以口服又适宜溶解后饮用，特别适合吞咽困难患者、老年人、儿童。如特别适宜老年人及儿童使用的罗红霉素分散片、阿奇霉素分散片、氟西汀分散片，特别方便帕金森病患者使用的多巴丝肼分散片等。

（2）滴丸：滴丸系将固体或液体药物与基质混匀加热熔化后，滴入不相溶的冷却剂中，收缩冷凝成丸。给药途径以口服为主，尚有供外用和局部给药（如眼、耳、鼻、直肠、阴道等）使用。中成药、化学药品均有滴丸产品，化学药品滴丸如氟罗沙星滴丸、氧氟沙星滴丸，用于治疗中耳炎。中药滴丸如复方丹参滴丸可口服，亦可舌下含服，用于缓解冠心病心绞痛症状。滴丸的特点包括起效迅速、生物利用度高、服用方便。经口腔黏膜上皮吸收的滴丸还由于直接进入体循环而避免了肝脏首过效应,减少对胃肠道的刺激作用,降低不良反应。局部应用的耳、鼻、口腔等滴丸则可能具有长效作用。

(3)缓释制剂(sustained-release preparation)与控释制剂(controlled-release preparation):二者均属长效制剂,其特点在于可延缓吸收,延长作用时间,减少用药次数(从每日3次,改为每日2次或1次),而且由于血药浓度平稳,不会出现"峰谷"现象,不良反应减少,用药安全性提高,特别适用于需要长期服药的慢性疾病患者,如高血压、心绞痛、哮喘等,可显著提高患者服药的依从性。

典型的缓释制剂具有速释部分,能迅速产生所需的治疗效果,随后的缓释部分在预定的时间内逐渐缓慢地(非恒速)释放维持其治疗作用所需的药物浓度,且释放速度受胃肠蠕动和pH变化的影响较小。通常不需要夜间给药,给患者和护理人员带来许多方便。对于非口服的缓释制剂,如大部分透皮贴剂,其缓释时间可持续24h以上,左炔诺孕酮避孕阴道内置环可达3个月,而左炔诺孕酮的皮下植入剂可达5年。

缓释制剂与控释制剂类型很多,工艺制备上控释制剂的技术难度非常大。缓释和控释系统之间的差异主要体现在两方面。①释药特征不同:缓释制剂的药物释放速度在一定时间内随时间的变化逐渐减慢("一级释放");而控释制剂的药物释放速度在一定时间内不随时间的推移而变化,基本保持恒定("零级释放")。②药动学参数不同:控释制剂的血药浓度较为稳定,在一定时间内能维持在一个恒定的水平,而缓释制剂血药浓度稳定性较差。

近年来开发上市的缓释、控释制剂类药物品种不断增加,例如临床常用的硝苯地平缓释片、硝苯地平控释片、硝酸异山梨酯缓释片等。

缓释制剂也存在一些缺点,如不能灵活地调整剂量或给药间隔;由于制剂技术的失败而产生全部药物的突释或"剂量倾卸"(dose dumping)而增加危险。

此外,还可运用控释技术,将药物制成缓释或控释糖浆,缓释或控释微粉剂,撒在软食物(果酱、米粥等)上服用,为小儿或吞咽困难的患者服药提供方便。

2. 注射 注射给药的优点是药物作用出现得快而强,故适用于危重患者的急救。

(1)皮下注射:药物经皮下注入人体,吸收较快,但仅适用于小量药物(1ml以内);如果药物有刺激性则易引起疼痛。例如抢救过敏性休克或缓解支气管痉挛时，肾上腺素注射液采取皮下注射给药可迅速升高血压，缓释支气管平滑肌痉挛引起的呼吸困难。

（2）肌内注射：注射容量一般在10ml以内，肌肉血管丰富，吸收较皮下更迅速；肌肉内神经末梢分布较皮下少，因此对疼痛刺激敏感性较差。除水溶性注射剂外，油类及混悬性注射剂均可肌内注射，但注射前应回抽针芯，如无回血方可注入。有少量药物肌内注射吸收反而缓慢且不规则，如地西泮，因此急需发挥疗效时，应静脉注射或口服。

（3）静脉注射：本法发挥药效最快，供静脉注射的注射液必须澄明无异物，且不得含有热原及溶血性物质。注射容量在10~100ml。油性或混悬性的注射剂不可静脉注射。

（4）静脉滴注：用量较大的注射液可通过静脉用点滴计数的速度输入药液。

（5）皮内注射：主要用于皮肤过敏试验，注射量为0.1~0.2ml。

此外，还有穴位注射、关节腔内注射、鞘内（椎管）注射、动脉内注射、胸膜腔内注射等。

3. 黏膜给药　黏膜给药可以避免口服给药的首过效应。一些药物口服后会迅速代谢，生物利用度低，但这些药物（如一些有机药物及一些肽类药物）进行黏膜给药，可以提高其生物利用度。以前列腺素为例，口服后会在胃肠道被代谢，生物利用度低；家兔实验表明，鼻腔给药，前列腺素生物利用度比口服高5~10倍。孕酮、雌二醇等可通过阴道黏膜和子宫内膜吸收。

（1）口腔黏膜给药：口腔黏膜对化合物分子的透过性不如其他部位的黏膜好。由于口腔黏膜表面湿润，伴水化现象，对药物分子透过有利；口腔黏膜比皮肤透过性高（4~4 000倍）。口腔中的角质层是药物吸收的主要障碍。口腔不同部位由于角质化程度不同，对药物的透过性也不同。一般认为其通透性依次为：舌下 > 颊 > 硬腭。口腔黏膜不同于消化道黏膜，连高分子的药物也能透过吸收。

口腔黏膜给药系统可分为：①舌下黏膜制剂，常用的有硝酸甘油片、硝酸异山梨酯片；②口腔颊黏膜制剂，如硝酸甘油控释口颊片、甲硝唑口腔粘贴片；③局部使用制剂，用于口腔局部的疾病治疗。

膜剂：药膜用于口腔含用，如硝酸甘油药膜、妥布特罗膜、可乐定膜等，使用方便。

（2）直肠给药：将药物制成溶液或栓剂，除用于直肠黏膜疾病的治疗外，也可通过直肠黏膜吸收（较快）而发挥全身作用；药物大部分不进入肝脏，可避免肝脏的首过效应，且可避免对胃肠道的刺激性，故近年来栓剂经直肠给药被临床广泛采用，如吲哚美辛栓、对乙酰氨基酚栓等。

（3）阴道给药：药物与适宜基质制成的具有一定形状的供阴道内给药的固体制剂。阴道栓剂在常温下为固体，塞入阴道后，在体温下能迅速软化熔融，逐渐释放药物而产生局部或全身的抗菌、杀虫等作用，例如环丙沙星栓、克霉唑栓、三维制霉菌素栓、复方甲硝唑阴道栓等。阴道栓剂的使用要注意以下几点：①晚上使用。白天阴道塞药容易导致药物经阴道流出，导致药物不能充分接触病变部位而影响药效。所以，阴道用药最好选在晚上，药物可以在睡眠时间得到充分分解，直接作用于炎症局部。有些栓剂配了卫生棉条，使用时间不可太长，按照说明书要求及时取出，以免伤害阴道肌肤。②放药前先清洗外阴。用药前先用少量洗涤剂清洗外阴，减少分泌物，清洁阴道。另外，上药前要用洗手液洗净双手。用药期间，即使白天没有塞药，也要尽量保持外阴清洁、干燥，穿透气的棉质内裤，避免性生活。③以一示指深为宜。药物放在一示指深的位置最合适。一手分开大小阴唇，另一手示指将药品从阴道后壁推至示指完全伸入为止。

（4）吸入：从呼吸道给药，将药物溶液雾化后吸入，经肺支气管（黏膜及肺泡）吸收入体内；其吸收速度仅次于静脉注射。主要用于气体或挥发性液体，固体药物需配成溶液喷成气雾而吸入，如布地奈德气雾剂、噻托溴铵粉吸入剂等。

4. 透皮给药系统（transdermal drug delivery system，transdermal therapeutic system，简称 TDD 系统或 TTS） 传统中药贴剂是将药材、食用植物油、红丹等炼制成膏料，摊涂于裱背材料上，常温下为半固体或固体，应用时加热，使膏药微熔，主要供外贴，有保护、封闭和治疗的作用，在我国已有近千年的历史。现代透皮吸收制剂利用控释技术，药物经皮肤吸收可按病情需要剂量，以恒定速度透过皮肤进入全身血液循环，发挥全身性或局部作用，具备速效、长效特点，广泛用于心血管疾病、内分泌疾病、精神疾病、过敏性疾病、慢性胃肠道疾病的治疗。这类制剂在欧美国家称为贴剂（patch），在国内多定名为贴片。贴剂有背衬层、药物贮库、粘贴层及保护层。药物贮库为控释膜的贴剂，具有控释特点。贴剂可用于完整皮肤表面，也可用于有疾病或不完整的皮肤表面。

东莨菪碱贴片贴一次可在 3 天之内有效防止乘车、乘船引起的恶心、呕吐等晕动病症状，改变了过去由于东莨菪碱口服吸收快而产生不良反应的弊端。硝酸甘油贴膜主药成分系硝化甘油，可避免胃肠道反应，适用于预防夜间性心绞痛发作。临用时揭去保护层贴于左胸皮肤，每次 1 贴即可维持 24h 疗效。

芬太尼透皮贴剂可在72h内恒速、持续地释放芬太尼，适用于无法口服止痛药或需长时间使用止痛药但无法耐受肌内注射的重度疼痛患者。选择躯干或上臂未受刺激及未受照射的平整皮肤表面，贴用前可用清水清洗贴用皮肤表面（不能使用肥皂、油剂、洗剂或其他可能会刺激皮肤或改变皮肤性状的清洁剂）；如有毛发应在使用前剪除（勿用剃须刀剃除）。在皮肤表面完全干燥的情况下，先揭去一边S形透明保护膜（避免接触贴剂黏性部位），将贴片平整地贴上，再撕去另一边S形透明保护膜，粘贴后以手掌用力按压30s，确保贴剂与皮肤完全接触。72h后更换贴剂时应更换粘贴部位，间隔几天后才可在相同部位重复贴用。

5. 局部用药　主要目的是产生局部作用，如用于治疗皮肤病的软膏、糊剂、洗剂。滴眼剂、滴鼻剂用于眼、鼻疾病，也属此例。但鼻黏膜吸收力较强，也可通过局部吸收而发挥全身作用，乃至中毒。治疗婴儿鼻炎使用萘甲唑林滴鼻液可引起昏迷、呼吸暂停、体温过低、肌张力减低。大量乙醇擦浴，可引起昏迷、呼吸困难。糖皮质激素软膏大面积外用，可引起全身水肿。

（二）用药次数和服药时间

每日用药次数，需要参考药物的半衰期而定。但药物的半衰期也可随个人病理、生理情况变化而不同，在给药时必须注意这一点。大多数口服药物，一般均按每日3次服用，一日用量为一次剂量的3倍。小儿患者每日用量可分成3次或4次服用。

有些口服药物，服药时间是决定药物能否发生应有作用的重要因素。例如健胃药适宜在饭前服用，催眠药适宜在晚间临睡前服，驱虫药通常空腹或半空腹时服，某些导泻药在早餐饭前服用方便并且效果好。

凡是有刺激性的药物，应在饭后或饭时服用，可以减少消化道的反应。抗酸药近年主张在饭后1/2~1h服用。

（三）药物剂量

在一定剂量范围内，药物剂量愈大，组织与器官中的药物浓度愈高，药理作用也愈强；反之，剂量愈小，药物浓度愈低，药理作用愈弱。

药品说明书所规定的常用剂量，是对大多数成人所产生明显的治疗作用而又不致产生严重不良反应的剂量。极量是治疗量增加的最大限度，可以看作是“最大治疗剂量”。为了保证用药安全，医师应避免超过极量。

绝大多数药品说明书上列出了儿童体重与对应用量。对于说明书没有标示儿童用量的药品，参照药品说明书规定的成人用量，儿童可按照体重来估算。但儿童对药物反应与成年人不同，不仅是由于体重较轻，而且是由于生长发育上的差异，这点应加以注意。

病理过程如严重肾病或肝病者，由于改变了药动学过程（表 1-2），选择剂量时应加以考虑。

表 1-2 肾衰竭时部分药物半衰期延长

	肾功能正常时血浆半衰期 /h	无尿时血浆半衰期 /h
青霉素	0.5	23.1
头孢氨苄	0.6~1	5~30
头孢唑林	1.5~2	12
头孢丙烯	1.3	5.2
头孢尼西	2.6~7.2	65~70
头孢噻肟	0.84~1.25	14.6
头孢孟多	0.5~1	10
红霉素	1.4	5.5
链霉素	2.5	69.5
庆大霉素	2.5	35
万古霉素	5.8	231
地高辛	30~40	87~100
利福平	2.3	3.1~5
阿昔洛韦	2.5	19.5

三、药品不良反应

药品不良反应（adverse drug reaction，ADR）是指正常用法用量下出现的有害的和与用药目的无关的反应。非正常用法、非正常用量下出现的有害反应不属于药品不良反应。ADR 包括副作用、毒性反应、变态反应、致畸、致癌、致突变、药物依赖性、菌群失调等。

药品不良反应可分为两种基本类型：

（1）A 型不良反应：是由药物固有作用的增强和继续发展的结果，其特点是可预测，亦即一种药物在通常剂量下已知药理效应的表现。例如，β 受体拮抗剂引起的心动过缓，抗凝血药引起的出血，苯二氮䓬类抗焦虑药引起的嗜睡等。A 型反应与剂量有关，发生率高，但病死率低，而且时间关系明确。

（2）B 型不良反应：是与药物固有的药理作用完全无关，而与人体的特异体质有关的异常反应。此型不良反应常为免疫学或遗传学的反应，与剂量无关，且难预测；发生率低而病死率高。如过敏反应（如过敏性休克）、先天性血浆胆碱酯酶缺乏的患者对肌松药氯化琥珀胆碱发生的特异质反应（“严重窒息”）即属于B型不良反应。

欧美国家较早开始化学合成药物，随着新药的不断出现，药品不良反应的发生率呈上升趋势，一旦发生药品不良反应的药害事件，尤其是群体事件，其涉及面就很广。

2021年，全国药品不良反应监测网络收到196.2万份药品不良反应报告表，其中化学药品占82.0%，中药占13.0%，生物制品占2.0%；注射给药占55.3%，口服给药占37.9%。儿童与老年人比例较高，14岁以下儿童患者占8.6%，65岁及65岁以上老年患者占31.4%。

四、药源性疾病

药源性疾病（drug-induced disease）是医源性疾病（iatrogenic disease）最主要的组成部分，有可能是较严重且较难恢复的药品不良反应，但一般不包括药物过量导致的急性中毒。

（一）常见的药源性疾病

1. 药源性肝病　分为肝细胞型、淤胆型、混合型。引起肝损害的药物很多，化学药品、中草药、中成药均可引起。例如，抗结核药异烟肼、利福平、吡嗪酰胺均易引起肝损伤。10%~20%服用异烟肼的患者会出现一过性的轻度血清转氨酶水平升高。

2. 药源性肾病　肾脏是许多药物（原型或代谢产物）排泄的器官；由药物引起的泌尿系统损害日渐增多，主要表现形式有肾功能障碍及过敏反应。肾衰竭的病因中约25%与应用毒性药物有关。流行病学调查显示，11%~40%的患者在应用碘对比剂后出现急性肾损伤。

马兜铃科药材（马兜铃、关木通、广防己、细辛、青木香等）亦可致严重肾病，称为马兜铃酸肾病。

3. 药源性胃肠疾病　内镜显示，绝大多数非甾体抗炎药（NSAID）都可引起上消化性溃疡，其中短期口服阿司匹林后，70%~100%的患者出现胃黏膜损伤，50%患者大便隐血阳性。顺铂使用者，严重胃肠道反应发生率约100%。长期服用华法林患者消化道出血的发生率为5%~15%。

4. 药源性心血管病　较常见的是各种类型心律失常、心肌缺血等，严重的反应如心室纤颤、心肌梗死、高血压危象等可危及患者的生命。例如，新型抗肿瘤药呋喹替尼，导致高血压的发生率超过20%。

5. 药源性呼吸系统疾病　常见的有肺血管栓塞性疾病、肺动脉炎、肺水肿、间质性肺炎等。新型抗肿瘤药吉非替尼、厄洛替尼、埃克替尼、阿法替尼、达可替尼、奥希替尼、阿美替尼、阿来替尼等都存在间质性肺炎的并发症风险。

6. 药源性血液病　抗肿瘤药诱发的血液病比较常见，如白细胞减少症、血小板减少症、再生障碍性贫血等。而且，某些药源性血液病病情严重，死亡率高，如氯霉素引起的再生障碍性贫血，应予警惕。

7. 药源性精神障碍　无论治疗精神疾病的药物或治疗非精神疾病的药物均可诱发精神障碍，有人认为其发生率仅次于胃肠道反应；其临床表现多种多样，程度也轻重不一。较轻的精神障碍为兴奋性增高、注意力不集中或睡眠障碍、情感变化、人格变化；较重的主要为谵妄，其意识障碍可由模糊至混沌不清。长期用药引起的精神障碍还可表现为智力缺损、记忆障碍和定向力差等类似痴呆的状态，也可产生抑郁或躁狂的情感障碍。

8. 药源性皮肤病　以皮疹为多见，其类型按发生率高低依次为斑丘疹型、荨麻疹型、固定性药疹型及多形红斑型等。药源性皮肤病的发生机制以变态反应为主要因素，其他以中毒性或药物相互作用、光敏性为常见。苯巴比妥使用患者中，1%~3% 出现皮肤反应，严重者可出现剥脱性皮炎和多形红斑。新型抗肿瘤药西妥昔单抗皮肤反应发生率 80% 以上。洛美沙星、司帕沙星、诺氟沙星、左氧氟沙星、环丙沙星等大多数氟喹诺酮类基本上都可能发生光敏反应。

（二）药源性疾病的防治

1. 药源性疾病的处理原则　在临床上，对于属 A 型不良反应的药源性疾病，可通过调低药物剂量或者加用具有拮抗作用的药物防止。例如，异烟肼可引起周围神经炎，为了预防周围神经炎，通常选用低剂量。必须使用大剂量的情况下，每日加服 50~100mg 维生素 B_6 可以防止或减轻周围神经炎。

如怀疑疾病是由药物引起的而不能确定某种药物时，最可靠的方法是首先停用可疑药物，这不仅可及时终止药物对机体的继续损害，且有助于诊断。停药后临床症状减轻或消失，常可提示疾病为药源性。其次，根据病情对症处理。如针对药源性肝损害，使用联苯双酯、甘草酸二铵降低转氨酶。

如系药物变态反应（B 型反应），应将致病药物告诉患者，防止再次发生。例如青霉素过敏性休克史患者，医务人员要告知患者避免使用青霉素类制剂，并且 10 年内不宜进行青霉素皮肤过敏试验。

2. 加强药源性疾病的预防工作　如果能做到合理用药，大多数药源性疾病是可以避免的。如何做到合理用药，以下几点是必须考虑的。

（1）用药要有明确的指征，选药不仅要针对适应证，还要排除禁忌证，反对使用疗效不明确的药物。有条件的医院可检测患者基因多态性，进行精准治疗。

（2）根据选用药物的药动学、药效学特点，制订合理的给药方案。

（3）在用药过程中严密观察药物的疗效和不良反应，发现异常时应尽快查明原因，及时调整剂量或更换治疗药物，使药源性疾病的发生减少到最低限度。

（4）要有目的地联合用药，可用可不用的药物尽量不用；在必须联合用药时，要排除药物之间因相互作用而可能引起的不良反应。

例如，双重抗血小板药（氯吡格雷＋阿司匹林）可能引起急性胃黏膜损伤，临床上通常加用质子泵抑制剂（奥美拉唑、泮托拉唑、雷贝拉唑、艾司奥美拉唑等）以减轻胃黏膜损伤。氯吡格雷是一种无活性的前药，需经两步（酯酶、肝药酶）代谢，均经 CYP2C19 和 CYP3A4 氧化水解成活性代谢产物后产生抗血小板活性。奥美拉唑、泮托拉唑和兰索拉唑也主要经过 CYP2C19 代谢。氯吡格雷和奥美拉唑、泮托拉唑和兰索拉唑合用时因共同竞争 CYP2C19 的同一结合位点而发生药物相互作用，导致氯吡格雷的抗血小板疗效降低或心脑血管事件增加。为了不降低氯吡格雷疗效，可选择不经过 CYP2C19 代谢的雷贝拉唑较为适宜。

五、药物相互作用

当两种或两种以上的药物联合（同时或先后）应用时，不论通过何种给药途径（相同或不同途径），由于它们在体内的相互作用可引起药物作用性质或强度的变化，也包括不良反应的减轻或加剧。由此看来，药物相互作用对治疗的影响可能有益也可能有害。实际上有益的相互作用是很少的，而有害的相互作用则较为多见，尤其是用药品种增多的情况下。

随着合并用药品种的增多，不良相互作用、不良反应的发生率急剧上升。同时服用十多种药物的患者当然不是很多，但住院患者平均用药一般在 6~10 种。高血压、脑梗死、糖尿病、痛风等慢性病患者，合用多种药物在所难免，但应慎重考虑这些药物彼此之间有无相互作用。

为了保证多种药物合用的疗效与安全，我们必须评估合用时相互作用的后果。

两种以上药品同时合用可发生无关、相加、协同及拮抗四种结果。例如，阿司匹林和某些抗生素合用于发热患者，前者直接退热，抗生素可消灭引起发热的病原体而间接退热。阿司匹林并不影响抗生素的作用。但是部分药品合用时，其中一药或两药均受影响，出现以下 3 种可能①协同：例如西咪替丁、阿司匹林、吲哚美辛、对乙酰氨基酚、甲硝唑、别嘌醇、红霉素、某些氨基糖苷类抗生素、头孢菌素可增强华法林的抗凝作用,出血风险相应增加。②拮抗:例如苯巴比妥、苯妥英钠、维生素 K、利福平、螺内酯、糖皮质激素等可减弱华法林的抗凝作用。③相加:许多不良反应与剂量有关,有的要在足够的大剂量时才见到。有些相互作用是微不足道的,有些则是灾难性的。如单胺氧化酶抑制剂(monoamine oxidase inhibitor, MAOI)苯环丙胺与抗抑郁药丙米嗪合用可产生惊厥、谵妄,以致死亡。

药物相互作用可发生在:①药物的吸收之前;②体内转运过程;③体内生物转化;④排泄过程中。概括起来有以下两大类,即:①药动学的相互作用;②药效学的相互作用。通常,表现在两药相加作用的药物同时使用时,根据药理作用可事先预知可能不会引起严重问题;应特别注意的是增强作用或生物化学的对抗作用。

临床常将一些药物合并给予,如在输液中添加多种注射药物,此时除发生药物相互作用外,还可能发生理化配伍变化,有关这方面内容可参考药品说明书等相关资料。

六、循证医学与药物治疗的评价

循证医学(evidence-based medicine)是一门遵循证据的医学,其核心是要求医师在疾病诊治过程中以当前全世界大样本随机对照试验(randomized control trial, RCT)的结果为证据,再结合自己的临床经验,为患者作出最合理诊断、治疗的判断及决策。

高质量证据是实践循证医学的保证。近 40 年来许多临床大样本随机对照试验的研究成果,为循证医学的发展奠定了坚实的基础。

循证医学的主要目的就是要对许多治疗方法,包括药物治疗的效果及安全性进行肯定或否定,结合荟萃分析(meta-analysis)方法,并注重医疗的远期效果和生活质量。

药品在上市前的研究有很大的局限性,病例少、研究时间短、受试者年龄范围窄(一般排除老年、儿童患者)、用药条件控制严格等,造成疗效尤其是安全性评价很不全面,例如很多不良反应在新药研究阶段是难以发现的。所以新药上市前的研究结果无法反映真实世界的疗效、安全性,药品上市并不意味着对其评价的结束,需要持续、深入研究,在生产和临床使用中不断进行再评价。

许多广泛使用的药物,其疗效、安全性均缺乏科学根据。例如,许多活血化瘀中成药未经过严格的随机、双盲对照试验,疗效、安全性缺乏科学性与客观性的证据。

不论采用何种方法，我们都可发现证据存在偏倚或有局限性，因此合理周密的试验设计是十分重要的，药物的临床评价应遵循试验设计的基本原则，即对照、盲法（单盲、双盲）、随机化和重复（样本量的估计）。传统的药物评价（包括新药评价）均为短期（数周、数个月）评价，观察指标往往是某种疾病的一种或几种临床表现（症状、体征）或生理参数（如血压、心率），而没有评估长期疗效或对患者生存率的影响。因此，小样本和短期的随机对照试验在解决悬而未决但决定生或死的治疗问题时，还不足以避免偏差，甚至产生严重的误导。荟萃分析和循证医学应运而创立和发展起来，以指导临床用药。

循证医学最先在心血管病学领域里开展，因而其影响和成就也最大。例如：①重新确定了洋地黄在心力衰竭治疗中的地位；②血管紧张素转换酶抑制药（ACEI）在心力衰竭中的临床应用等。

循证医学适用于群体用药指导，医师如何将其结果应用于临床，仍须结合患者的具体情况，如肝肾功能、病情轻重、危险程度、合并症的有无，以及病程长短等这些影响药物治疗效果的多种因素，来灵活应用，切忌照搬循证医学的结论。

七、影响药物作用的其他因素

下面着重讨论年龄因素、妊娠因素、哺乳因素以及遗传因素对药物作用的影响。

（一）婴儿与老年人的用药

年龄对药物的吸收、分布和消除具有明显的影响。婴儿出生后的8周内，肝脏微粒体酶系活性尚未完善，因此对很多药物的氧化代谢就比较缓慢，加上缺乏形成葡糖醛酸转移酶的能力，以致代谢药物的能力低。这就是新生儿或早产儿使用氯霉素可致灰婴综合征的主要原因。

茶碱在不同年龄婴儿的平均半衰期（表1-3）有明显的差别；由于机体对此药的消除取决于肾脏的排泄，因此可以看出刚出生的婴儿其肾脏的排泄功能较差。

婴儿血脑屏障发育尚未完善，对吗啡类药物（包括吗啡、可待因、哌替啶等）特别敏感，易出现呼吸抑制。糖皮质激素、维生素A和四环素服用后能使婴儿脑脊液压力增高，可见婴儿囟门饱满隆起。庆大霉素、依替米星、阿米卡星、链霉素、卡那霉素等氨基糖苷类抗生素可致听神经和前庭不可逆性损害，造成耳聋、眩晕和共济失调。

表 1-3 不同日龄婴儿茶碱清除率和半衰期(平均值及范围)

人群特征	日龄	全身清除率/[ml/(kg·min),平均值(范围)]	半衰期/[h,平均值(范围)]
早产儿	出生后 3~15d	0.29(0.09~0.49)	30(17~43)
	出生后 25~57d	0.64(0.04~1.20)	20(9.4~30.6)
足月儿	出生后 1~2d	NR	25.7(24.0~26.5)
	出生后 3~30 周	NR	11(6~29)

注:①表 1-3 数据源于北美的文献报道;②表 1-3 数据是在茶碱血清浓度 <20mg/L 时测得的;根据非线性药代动力学研究,在茶碱血清浓度 >20mg/L 时,清除率将会减少,半衰期将会延长;NR 表示没有报道。

有些药物对小儿生长发育有较大影响,如雄激素促进骨骼和肌肉生长,但大剂量雄激素却又促进骨骺的早期闭合,因而又妨碍了小儿骨骼的发育。长期应用糖皮质激素,可致骨骼脱钙和生长障碍。婴幼儿服用四环素可使牙齿发黄、珐琅质缺损。早产儿长期应用四环素可使骨骼发育停滞。

幼儿期儿童与新生儿则有所不同,处理药物的器官功能已渐趋成熟,在给药剂量上主要应考虑体重和年龄的双重影响因素。

儿童与成年人对药物的反应差异,有可能来自遗传缺陷,有可能来自各组织器官的生理学和生物化学方面的发育不全,也有可能来自儿童的特殊性疾病状态。这些反应差异可能包括量和质两方面。因此,儿童患者临床用药一定要全面考虑,用药后应密切观察疗效、安全性反应。

临床实践表明,老年患者按照药品说明书中的成人量给药,不良反应风险显著增加,这主要是随着年龄增长,身体功能日趋退化,尤其是肝、肾功能减退,老年人对药物的敏感性无疑是增加的,例如老年人使用某些镇静催眠药后容易出现呼吸抑制。

(二)药物与妊娠

药物致畸性的动物实验研究较多,但不同种属的生物对药物反应差异极大。例如,美克洛嗪对动物胎儿有较高的致畸率,而在人类使用却相当安全。孕妇可能使用的一般药物,都能通过胎盘而进入胎儿循环。研究认为,怀孕前3个月为胚胎器官形成期,由于细胞分裂易受抑制,药物敏感性最高。因此对未经充分研究的药物,尽量少用于孕妇。分娩前期(足月),除非绝对需要时,也应避免用药。

(三)药物与哺乳

任何药物均有一定量分泌到乳汁中,是否对婴儿产生不利影响,取决于药物在乳汁中的浓度和乳儿哺乳量。为了减少可能出现的损害,使用易于进入乳汁的药物或药物剂量较大时，应暂停哺乳。一般原则是母亲服药前哺乳比在服药后为宜。每天只服一次药者，应在睡前服药，夜里可用母乳替代品喂养。

乳汁 pH 为 6.6~7.6，可能显酸性、中性，也可显碱性，但通常偏酸性，可充当碱性药物的“离子收集器”，因而哺乳期妇女使用碱性药物后乳汁中药物浓度比血浆浓度高。反之，酸性药物不易进入乳汁。曾有报道哺乳期妇女服用中枢神经系统抑制药，如苯巴比妥、水合氯醛、地西泮、溴化物可使婴儿昏睡。哺乳期妇女服用泻药，也可使婴儿大便次数增加。

不同抗菌药物自乳汁中排泄差异很大。其中自乳汁中排泄量较大的有红霉素、林可霉素，哺乳期妇女血清药物浓度与乳汁药物浓度比值分别为 1 : 0.5 和 1 : 0.9。尽管有些抗菌药物（如四环素、氯霉素）在乳汁中浓度很高，但达到婴儿体内的药量有限，因而不能达到治疗的有效浓度，相反地可引起婴儿过敏反应和导致耐药菌株的发生。青霉素类在乳汁中均可测得，其量虽微，也可能使婴儿致敏，因而存在过敏反应的可能。哺乳期妇女使用卡那霉素和异烟肼有可能导致乳儿中毒，宜禁用。磺胺类虽非绝对禁忌，但其通过乳汁的药量足以使葡萄糖 -6- 磷酸脱氢酶（G-6-PD）缺乏，导致婴儿发生溶血性贫血。

哺乳期妇女服用硫氧嘧啶，有可能引起婴儿甲状腺肿、中性粒细胞减少或缺乏。

（四）遗传因素和遗传药理学

在药物反应的个体差异中，遗传因素的影响毋庸置疑。遗传因素对药物的体内过程有很大影响，从而对药物的疗效和安全性产生较大的影响。

遗传药理学即研究人体遗传因素对药理作用的影响，以及药物对遗传基因的影响。研究表明，个体的先天性生化缺陷——酶的异常和缺乏，以及遗传的生理差异是影响药物作用的重要因素，这可以很好地解释药物的特异质反应。

例如，葡萄糖 -6- 磷酸脱氢酶（G-6-PD）缺乏患者，服用阿司匹林（大剂量）、磺胺类、伯氨喹有引致溶血性贫血的可能。肝脏内所含乙酰转移酶的量不足（未见质的差别）患者，对异烟肼的代谢显著偏慢（“慢代谢者”），这类患者服用异烟肼易发生外周神经炎，而“快代谢者”可能更易引起异烟肼肝炎。此外，“慢代谢者”服用异烟肼、肼屈嗪与普鲁卡因胺可能诱发系统性红斑狼疮。

具有非正常型血浆假胆碱酯酶者，对氯化琥珀胆碱为“不耐受者”，即由于代谢速率较慢，因而一般剂量的氯化琥珀胆碱产生长时间的骨骼肌麻痹；如麻醉期间剂量设计不当，可因呼吸肌麻痹而死亡。

过氧化氢溶液（双氧水，H_2O_2）可被过氧化氢酶分解产生大量氧气而起消毒作用。少数人缺乏过氧化氢酶,不能分解 H_2O_2,后者则可使血红蛋白氧化为高铁血红蛋白,使创面呈黑色。此种缺陷者易患齿槽溃疡、牙龈萎缩和牙齿脱落等。

(孙安修)

参考文献

[1] 中华医学会临床药学分会,中国药学会医院药学专业委员会,中华医学会肾脏病学分会.碘对比剂诱导的急性肾损伤防治的专家共识[J].中华肾脏病杂志,2022,38(3):265-288.

[2] 中华心血管病杂志(网络版)编辑委员会.口服抗栓药物相关消化道损伤防治专家共识[J].中华心血管病杂志(网络版),2021,4(11):1-8.

[3] 中华医学会变态反应学分会儿童过敏和哮喘学组,中华医学会儿科学分会临床药理学组,《中国实用儿科杂志》编辑委员会.氨茶碱在儿童安全合理使用的专家共识[J].中国实用儿科杂志,2019,34(4):249-255.

第二章

青霉素类及β-内酰胺酶抑制药

药物分类 本章药物包括青霉素类、β-内酰胺酶抑制药以及青霉素类+β-内酰胺酶抑制药复方制剂。

作用特点 本类药物的作用机制相似，主要是作用于青霉素结合蛋白（penicillin-binding protein，PBP），与之结合而抑制转肽酶活性，干扰细菌细胞壁的合成，使菌体失去渗透屏障而膨胀、裂解，同时阻断细菌内源性抑制自溶物质的释放，从而使细菌溶解，导致细菌死亡而发挥抗菌作用。

青霉素是本类药物中最早应用于临床的药物，毒性低，价格低廉，使用方便；目前临床上仍是治疗敏感细菌所致各种感染最广泛使用的药物，但因其抗菌谱窄、易被β-内酰胺酶水解、不耐酸和容易引起过敏反应，因而在使用中受到很大限制。半合成青霉素的不断问世，改变了青霉素的不足之处。它们有：①作用于革兰氏阳性菌的青霉素类（如青霉素、青霉素V、苄星青霉素）；②耐酶青霉素类（如苯唑西林、氯唑西林、氟氯西林）；③广谱青霉素类（如氨苄西林、阿莫西林）；④抗铜绿假单胞菌广谱青霉素类（如哌拉西林、替卡西林、美洛西林、阿洛西林）；⑤抗革兰氏阴性杆菌青霉素类（如美西林）。

β-内酰胺酶抑制药目前临床常用的有：①克拉维酸；②舒巴坦；③他唑巴坦（三唑巴坦）；④阿维巴坦。

用药原则 青霉素目前仍是临床上广泛使用的药物，一方面用于青霉素类药物的皮肤过敏试验，另一方面用于溶血性链球菌、肺炎链球菌、草绿色链球菌、敏感金黄色葡萄球菌、白喉棒状杆菌、梭状芽孢杆菌、脑膜炎奈瑟菌及螺旋体等所致感染。青霉素V对酸稳定，抗菌作用较青霉素为差，主要用于敏感菌引起的轻症感染、恢复期的巩固治疗。

耐酶青霉素类药物的抗菌谱与青霉素相似，抗菌作用较差，能够耐受葡萄球菌所产生的β-内酰胺酶，但不耐革兰氏阴性菌所产生的酶，主要用于耐青霉素的金黄色葡萄球菌感染，其中以氟氯西林作用较强，不宜用于肺炎链球菌、A组溶血性链球菌引起的感染。

广谱青霉素类耐酸，可口服，对革兰氏阳性菌感染的疗效与青霉素相当，也可用于革兰氏阴性菌引起的呼吸道感染、尿路感染、胆道感染、血流感染、皮肤及软组织感染等。因不耐酶，故对耐药金黄色葡萄球菌感染无效。氨苄西林为肠球菌、李斯特菌感染的首选药物。

抗铜绿假单胞菌广谱青霉素类，抗菌谱与氨苄西林相似，特点是对革兰氏阴性杆菌作用强，尤其是对铜绿假单胞菌，但不耐酶，适用于肠杆菌科细菌及铜绿假单胞菌引起的呼吸道感染、尿路感染、胆道感染、腹腔感染、皮肤及软组织感染等。

抗革兰氏阴性杆菌青霉素类，对肠杆菌科细菌有良好的抗菌作用，但对铜绿假单胞菌无效。

注意事项

（一）关于青霉素类药物的过敏反应

1. 青霉素类药物过敏反应　青霉素类药物特别需要注意的是过敏反应，少数患者发生过敏性休克，极少数可导致死亡。过敏反应约50%是在几秒钟到5min内发生的，其余大约在20min发生。

青霉素类药物一般过敏反应发生率为1%~10%，过敏性休克发生率为0.004%~0.04%。

目前，青霉素类药物过敏反应的抗原——主要决定簇（青霉噻唑决定簇）与次要决定簇（青霉烯酸决定簇）已很明确，青霉素类药物本身并不是变应原，变应原主要是生产、贮存过程的降解产物青霉噻唑酸、青霉烯酸以及其聚合物，这些降解产物作为半抗原进入人体后与蛋白质或多肽结合成全抗原，引起过敏反应。

根据《β内酰胺类抗菌药物皮肤试验指导原则（2021年版）》，青霉素类药物皮试对速发型过敏反应的阴性预测值可达70%~97%，阳性预测值可达50%。皮试液的浓度与皮试方法均已有明确的操作规范。

过敏反应主要表现：①支气管痉挛，喉头水肿及肺水肿所致呼吸道阻塞症状，如喉头阻塞、胸闷、心悸、呼吸困难等；②循环衰竭症状，如冷汗、脸色苍白、发绀、烦躁不安、脉搏细弱、血压下降等；③中枢神经系统症状（可能由于脑缺氧或水肿所致），如意识丧失、昏迷、抽搐、大小便失禁等。

2. 青霉素类药物过敏性休克的防治措施

（1）避免局部用药。

（2）详细询问患者过去是否用过青霉素及有无过敏反应，患者只要对任何一种青霉素类药物过敏，所有青霉素类药物均不宜使用。

患者曾有青霉素类药物过敏或皮试强阳性史者，10年内不宜再做皮试，10年后也应谨慎。

（3）详细询问患者本人及其家属是否有过敏性疾病及其他药物过敏史，过敏性鼻炎、过敏性哮喘、特异性皮炎等过敏性疾病患者慎用青霉素类药物。

（4）凡初次使用青霉素类药物，不论何种剂型、何种给药途径，均须先做青霉素皮肤过敏试验（皮试）。成人停用间隔 7 天以上、儿童停用间隔 3 天以上者须重新皮试，皮试阳性者禁用。

口服青霉素类（青霉素 V、阿莫西林、氨苄西林等）也可能发生过敏性休克，故用药前也须做青霉素皮试。

（5）注射用青霉素类药物可采用青霉素钠或原药配制皮试液，口服青霉素类药物均采用青霉素钠配制皮试液。皮试液浓度相同：500U/ml。皮试液配制后室温下只限当日使用，0~4℃环境保存可使用 7 天。

（6）皮试常采用皮内注射法：抽取皮试液 0.05~0.1ml 作前臂屈侧皮内注射（注射 0.02~0.03ml）。20min 后如注射局部出现的红晕斑直径 >1cm，或局部红肿或伴小水疱者，应判断皮试结果为阳性，则不应注射青霉素；如皮试结果为阴性但患者伴胸闷、气喘、皮肤发痒等异常症状者，也不宜注射青霉素。青霉素的皮试对预测青霉素过敏性休克起重要作用，但皮试阴性者不能排除出现过敏反应的可能。

（7）特别要注意的是，青霉素皮试本身也可能引起过敏性休克，且皮试阴性患者使用青霉素类药物过程中仍然有可能发生强阳性反应。部分患者第一次使用青霉素类药物没有发生过敏反应，以后使用青霉素类药物期间，随时都有可能发生过敏反应甚至过敏性休克，因此必须提高警惕，随时准备好抢救药品、器材，防患于未然，不可麻痹。

（8）青霉素类药物的水溶液在室温下均不稳定。20U/ml 青霉素钠水溶液 30℃环境下 24h 后效价下降 56%，青霉烯酸含量增加 200 倍，过敏反应发生率随之增高，故青霉素类注射剂宜新鲜配制。

（9）注射后应观察 30min，以防止发生迟发性过敏反应。患者出现任何类型的过敏反应，应立即停止用药。

（10）抗组胺药、肾上腺皮质激素、丙米嗪、酚噻嗪类药物可干扰皮试结果。皮试前，第一代抗组胺药应停用 2~3d，第二代抗组胺药应停用 3~7d，全身应用肾上腺皮质激素、丙米嗪、酚噻嗪类药品应停用 7d。皮试前应停用 β 受体拮抗剂、血管紧张素转换酶抑制药 24h 以上，否则出现严重过敏反应时，这两类药品不利于升高血压。

（11）避免在饥饿时注射青霉素。

（12）青霉素类药物一旦发生过敏性休克，患者应就地立即抢救：①首选肾上腺素，立即深部肌内注射 0.1% 肾上腺素，成人 0.3~0.5ml，儿童 0.01ml/kg（最大剂量 0.3ml），必要时间隔 3~5min 可重复注射肾上腺素。如心跳停止者，可心内注射 0.1% 肾上腺素 1ml。②给予 H_1 受体拮抗剂如异丙嗪或氯苯那敏，严重病例及早使用糖皮质激素如静脉滴注甲泼尼龙或氢化可的松琥珀酸钠、地塞米松。③血压持久不升者可给予多巴胺等血管活性药。④吸氧、人工呼吸、针刺、纠正酸中毒，输液及其他相应措施等。

（二）青霉素类药物与头孢菌素等其他 β 内酰胺类药物的交叉过敏反应

患者对青霉素类药物过敏者，也可能对头孢菌素或头霉素类过敏。头孢菌素与青霉素之间存在部分交叉过敏反应。

对青霉素过敏患者应用头孢菌素时临床发生过敏反应者达 5%~7%，如作免疫反应测定则青霉素过敏患者对头孢菌素过敏者达 20%。其中，第一代头孢菌素与青霉素交叉过敏反应发生率约 10%，第二代头孢菌素与青霉素交叉过敏反应发生率约 2%~3%，第三代、第四代头孢菌素与青霉素交叉过敏反应发生率 0.17%~0.7%。

（三）孕妇和哺乳期妇女用药

青霉素可安全地应用于孕妇；少量青霉素可进入乳汁，为避免乳儿青霉素过敏，哺乳期妇女应暂停哺乳。

一、青霉素类

青霉素 Penicillin

【又名】青霉素 G，盘尼西林，青霉素钠，青霉素钾。

【医保分类】甲类。

【药动学】口服吸收较少，仅 10%~25%，其余被胃酸及酶破坏；血浆蛋白结合率：60%。血药浓度达峰时间：10~30min（肌内注射）。持续时间：3h。脑脊液 / 血药浓度：1%~10%（脑膜正常时）、10%~30%（脑膜炎症时）。排泄：尿，60%~90%（2h 内，原型，其中 90% 由肾小管分泌，10% 肾小球过滤）。$t_{1/2}$：0.5~1h，肾衰竭时 7~10h，肝、肾衰竭时 20~30h。

【作用和用途】青霉素通过抑制细菌细胞壁合成而发挥杀菌作用，对溶血性链球菌等链球菌属、肺炎链球菌和不产青霉素酶的葡萄球菌具有良好抗菌作用，对肠球菌有中等度抗菌作用，淋病奈瑟菌、脑膜炎奈瑟菌、白喉棒状杆菌、炭疽芽孢杆菌、牛型放线菌、念珠状链杆菌、李斯特菌、钩端螺旋体和梅毒螺旋体对本品敏感。本品对流感嗜血杆菌和百日咳鲍特菌亦具一定抗菌活性，其他需氧革兰氏阴性菌或兼性厌氧菌对本品敏感性差。对梭状芽孢杆菌属、消化链球菌厌氧菌以及产黑色素拟杆菌等具良好抗菌作用，对脆弱拟杆菌的抗菌作用差。

主要用于：①链球菌感染，溶血性链球菌所致咽炎、扁桃体炎、中耳炎、丹毒、猩红热、蜂窝织炎、败血症等；草绿色链球菌感染所致心内膜炎（与氨基糖苷类药物联合）；②肺炎链球菌感染所致肺炎、脓胸、支气管肺炎、急性支气管炎等；③敏感金黄色葡萄球菌感染所致脓肿、痈、败血症、骨髓炎等；④脑膜炎奈瑟菌感染所致流行性脑脊髓膜炎；⑤螺旋体感染所致梅毒、钩端螺旋体病、回归热等；⑥革兰氏阳性杆菌感染所致破伤风、白喉、炭疽和气性坏疽，治疗破伤风、白喉时应加用其抗毒血清；⑦放线菌感染（大剂量、长疗程）；⑧风湿性心脏病或先天性心脏病患者进行口腔、牙科、胃肠道或泌尿生殖道手术或操作前，可用青霉素预防感染性心内膜炎的发生。

【用法和用量】

（1）肌内注射：①成人 80 万 ~200 万 U/d，分 3~4 次给药；②小儿 2.5 万 U/kg，1 次 /12h。

（2）静脉滴注：①成人 200 万 ~2 000 万 U/d，分 2~4 次给药；②小儿一日 5 万 ~20 万 U/kg，分 2~4 次给药。③新生儿（足月产）一次 5 万 U/kg，肌内注射或静脉滴注给药；出生第 1 周 1 次 /12h，1 周以上者 1 次 /8h，严重感染 1 次 /6h；④早产儿一次 3 万 U/kg，出生第 1 周 1 次 /12h，2~4 周者 1 次 /8h；以后 1 次 /6h。

轻、中度肾功能损害者使用常规剂量不需减量，严重肾功能损害者应延长给药间隔或调整剂量。当内生肌酐清除率为 10~50ml/min 时，给药间期自 8h 延长至 8~12h，或给药间期不变、剂量减少 25%；内生肌酐清除率 <10ml/min 时，给药间期延长至 12~18h，或一次剂量减至正常剂量的 25%~50% 而给药间期不变。

抗梅毒青霉素治疗的剂量、用法、疗程等应根据临床各种类型梅毒的不同情况和有关诊疗指南执行。

【主要不良反应】①过敏反应：过敏反应发生率为各种药物的首位。任何年龄、性别，任何青霉素制剂、任何剂量、任何给药途径均可能发生。局部用药及吸收缓慢的制剂发生率高。最严重的为过敏性休克，其他尚有血清病样反应、荨麻疹和各种类型的皮疹，甚至肝、肾损害和紫癜等。②鞘内注射和静脉滴注大剂量可引起青霉素脑病（肌肉阵挛、抽搐、昏迷等）。③梅毒或钩端螺旋体病用青霉素治疗开始可有症状加剧现象，称赫氏反应或治疗矛盾。

【孕妇、哺乳期妇女用药安全性】孕妇慎用，哺乳期妇女用药时宜暂停哺乳。

【禁忌和慎用】有哮喘、荨麻疹等变态反应性疾病慎用。

【注意事项】①静脉滴注时给药速度不能超过 50 万 U/min，以免发生中枢神经系统毒性反应；②青霉素钠每 100 万 U 含钠离子约 40mg，当有肾功能不全或充血性心力衰竭时使用青霉素钠（尤其是大剂量静脉滴注时）可能形成钠潴留；③青霉素钠水溶液性质极不稳定，遇酸、碱、醇及金属离子易破坏，又不耐热，在室温中 24h 大部分即被破坏，不仅效价降低，而且易增加过敏反应发生的机会,因此青霉素溶解后应及时使用,不宜久置;④青霉素的注射器应专用,避免青霉素混入其他药品;⑤1U 青霉素相当于 0.6μg 青霉素钠,1mg 青霉素钠 =1 667U 青霉素。

【药物相互作用】①青霉素静脉滴注时,若加入维生素 C、B 族维生素、去甲肾上腺素、间羟胺、异丙嗪、万古霉素、两性霉素 B 等将出现混浊;②青霉素不宜使用 5%~10% 葡萄糖注射液作为溶剂,因后者 pH3.3~3.5,青霉素在低 pH 的药液中迅速分解(可损失 15%~20%),也不可与碱性溶液(如碳酸氢钠注射液)配伍,否则青霉素分解更迅速,可损失大部分效价。

【剂型与规格】注射剂:0.12g(20 万 U),0.24g(40 万 U),0.48g(80 万 U),0.6g(100 万 U),0.96g(160 万 U),2.4g(400 万 U)。

苄星青霉素 Benzathine Benzylpenicillin

【又名】长效青霉素,长效西林,Bicillin,Tardocillin。

【医保分类】甲类。

【药动学】肌内注射后,青霉素缓慢释放并被吸收。成人肌内注射 240 万 U 后,14d 的血药浓度为 0.12mg/L,有效的低浓度可维持 4 周;血浆蛋白结合率:60%,在组织和体液中分布良好。排泄:尿。

【作用和用途】为青霉素的二苄基乙二胺盐,其抗菌活性成分为青霉素。

用于治疗 A 组溶血性链球菌咽炎、扁桃体炎,预防和治疗 A 组溶血性链球菌引起的风湿热,控制风湿热的复发、流行,并用于治疗梅毒。

【用法和用量】仅供肌内注射,不可作静脉注射、静脉滴注。临用前加适量灭菌注射用水使成混悬液。

一次肌内注射 60 万 U,可使血中有效浓度维持半个月;注射 120 万 U,可维持 1 个月左右。

常用量:成人 60 万 ~120 万 U/ 次;小儿 30 万 ~60 万 U/ 次;均 1~2 次 / 月。

【主要不良反应】【孕妇、哺乳期妇女用药安全性】【禁忌和慎用】见青霉素。

【注意事项】宜同时服用复合维生素 B 制剂。

【剂型与规格】注射剂:30 万 U,60 万 U,120 万 U,300 万 U。

青霉素 V Phenoxymethylpenicillin

【又名】青霉素 V 钾,苯甲氧青霉素,Penicillin V。

【医保分类】甲类。

【药动学】耐酸,口服后不被破坏,约 60% 在十二指肠被吸收,血药浓度达峰时间:0.75h。食物可使达峰时间延缓,峰值下降。血浆蛋白结合率:

75%~89%。排泄：尿 20%~30%（原型）。$t_{1/2}$：1~2h。

【作用和用途】抗菌谱与青霉素相同，但抗菌活性不及青霉素。用于治疗对青霉素敏感菌所致的轻、中度感染，例如呼吸道感染、扁桃体炎、丹毒、猩红热、皮肤和软组织感染等；以及用于预防风湿热的复发等。

【用法和用量】饭后 1h 口服，成人 0.125~0.5g/ 次，3~4 次 /d；小儿 15~50mg/(kg·d)，分 3~6 次服。

【孕妇、哺乳期妇女用药安全性】孕妇慎用，哺乳期妇女慎用或用药期间暂停哺乳。

【主要不良反应】【禁忌和慎用】【注意事项】【药物相互作用】参见青霉素。

【剂型与规格】片剂：0.125g（20 万 U），0.25g（40 万 U）。

苯唑西林 Oxacillin

【又名】新青霉素Ⅱ，苯唑青霉素钠，Bactocill。

【医保分类】甲类。

【药动学】口服吸收 33%。血药浓度达峰时间：0.5~1h（口服）。血浆蛋白结合率：95%。持续时间：2~3h。部分在肝中破坏，部分由胆汁排泄。排泄：尿 55.5%（口服 6h，主要为原型）。$t_{1/2}$：0.4~0.7h。

【作用和用途】本品具有耐酸及耐青霉素酶的作用，抗菌谱与青霉素相仿。对青霉素敏感的细菌疗效不及青霉素。

主要用于耐青霉素的金黄色葡萄球菌感染。口服用于轻度感染（如软组织感染、上呼吸道感染等）或需长期用药的慢性感染（如骨髓炎等）。对严重感染（如败血症、心内膜炎、脑膜炎等），则以肌内注射或静脉滴注为宜。

【用法和用量】

（1）口服：用于轻症感染。成人，0.5~1g/ 次，空腹服下，3~4 次 /d。

（2）肌内注射：用于轻、中、重度感染。①成人，0.5~2g/ 次，3~4 次 /d；②儿童，每次 12.5~25mg/kg，1 次 /6h；③新生儿，每次 25mg/kg，2 次 /d；④早产儿，25mg/(kg·d)，分 2 次。

（3）静脉滴注：分别将上述（2）的 1 次剂量溶于 0.9% 氯化钠或 5% 葡萄糖注射液 100ml 中，滴注 1h。

【孕妇、哺乳期妇女用药安全性】孕妇慎用，哺乳期妇女用药时宜暂停哺乳。

【注意事项】①食物会影响本品吸收，因此口服制剂宜在饭前 1h 或饭后 2h 左右服用；②注射剂溶解后性质不稳定，宜临时配用，24h 内用完。其他参见青霉素。

【主要不良反应】【禁忌和慎用】【药物相互作用】参见青霉素。

【剂型与规格】①片剂(胶囊):0.25g;②注射剂:0.5g,1g。

氯唑西林 Cloxacillin

【又名】邻氯青霉素,氯苯唑青霉素,氯苯西林,Cloxapen。

【医保分类】注射剂甲类。

【药动学】口服吸收 50%,血药浓度达峰时间:0.5~1h(口服)。血浆蛋白结合率:95%。持续时间:4~6h。部分在肝中破坏。排泄:尿 62%(主要为原型),部分由胆汁排泄。$t_{1/2}$:0.5~1h。

【作用和用途】作用与苯唑西林钠相同,但抗菌作用较后者强。

适用于耐青霉素的金黄色葡萄球菌所致的各种感染,如败血症、心内膜炎、脑膜炎、肝脓肿、胆道、尿路感染等。

【用法和用量】①口服(空腹),用于轻症患者,成人 0.25~0.5g/次,4 次/d;儿童:25~50mg/(kg·d),分 4 次给药;②肌内注射,剂量同口服;③静脉注射,成人 4~6g/d,分 2~4 次给药,每 1g 加注射用水或 0.9% 氯化钠注射液 10ml 缓慢静脉注射(一般为 5min);④静脉滴注,成人一般剂量同静脉注射,严重感染时 16g/d,分 4 次快速静脉滴注(溶液浓度一般为 20~40mg/ml);儿童:50~100mg/(kg·d),分 2~4 次给药。

【主要不良反应】过敏反应。

【孕妇、哺乳期妇女用药安全性】孕妇慎用,哺乳期妇女应用本品时宜暂停哺乳。

【禁忌和慎用】对青霉素过敏者禁用。

【注意事项】宜饭前 1h 服用。肌内注射时可加 0.5% 利多卡因。其他参见青霉素。

【主要不良反应】【禁忌和慎用】【药物相互作用】参见青霉素。

【剂型与规格】①胶囊:0.125g,0.25g,0.5g;②注射剂:0.25g,0.5g;③颗粒剂:50mg。

氟氯西林 Flucloxacillin

【又名】氟氯青霉素,Floxacillin,Floxapen。

【药动学】口服吸收较氯唑西林钠好。食物可影响吸收,血药浓度达峰时间:1h(口服),0.5h(肌内注射)。血浆蛋白结合率:95%。排泄:尿(口服后 6h 排出口服量的 50%,肌内注射量的 90% 以上)。$t_{1/2}$:0.5~1.1h。

【作用和用途】抗菌作用及临床应用与氯唑西林钠相似。

【用法和用量】①口服:成人 0.25~0.5g/次,小儿 0.1~0.125g/次,均 3 次/d;

②肌内注射：成人 0.25~0.5g/ 次，3~4 次 /d；小儿 30~50mg/（kg·d），分 3~4 次给予；③静脉给药：成人 0.5g/ 次，4 次 /d；小儿 25~50mg/（kg·d），分 3 次给予，本品溶解稀释后缓慢静脉注射或静脉滴注；④关节腔注射：0.25~0.5g/d，溶于 0.5% 利多卡因注射液中。

【主要不良反应】①过敏反应；②静脉给药时，静脉炎发生率可达 18%。

【注意事项】本品宜单独使用，不可与血液制品、蛋白质、脂肪乳、氨基酸、氨基糖苷类抗生素、环丙沙星、培氟沙星等药物混合使用。其他参见青霉素。

【药物相互作用】①阿司匹林、吲哚美辛等可提高本品血药浓度，延长 $t_{1/2}$，毒性也可能增加；②避免与四环素类、红霉素合用，以免干扰本品杀菌活性。其他参见青霉素。

【孕妇、哺乳期妇女用药安全性】【禁忌和慎用】参见青霉素。

【剂型与规格】①片剂（胶囊）：0.125g，0.25g，0.5g；②糖浆剂：每 5ml 含 0.125g；③注射剂：0.25g，0.5g。

氨苄西林 Ampicillin

【又名】安必仙，恩必欣，氨苄青霉素，Penbritin，Polycillin。

【医保分类】注射剂甲类。

【药动学】空腹口服吸收 20%~70%（平均 50%），食物可明显延迟其吸收。血药浓度达峰时间：2h（口服）、0.5~1h（肌内注射）。血浆蛋白结合率：20%~24%。胆汁药浓度是血药浓度的 9 倍。脑脊液药浓度是血药浓度的 10%~30%（脑膜炎症时），尿药浓度亦高。排泄：尿 25%~30%（口服 6h 内）。$t_{1/2}$：1.5h（肌内注射）、0.8h（静脉滴注）。

【作用和用途】近年来由于耐药菌株的出现和传播，使本品的应用受到很大限制。对革兰氏阴性菌如淋球菌、脑膜炎球菌、沙门菌属、大肠埃希菌、志贺菌属、百日咳鲍特菌等有较强抗菌作用。对革兰氏阳性杆菌、螺旋体的作用不及青霉素。对粪链球菌的作用优于青霉素。对铜绿假单胞菌无效。

用于治疗敏感细菌所致的呼吸道感染、尿路感染、胆道感染、胃肠道感染、软组织感染，脑膜炎、败血症、心内膜炎等。严重病例应与氨基糖苷类抗生素合用。

【用法和用量】①口服，成人 0.5~1g/ 次，4 次 /d；小儿 50~100mg/（kg·d），分 4 次；②肌内注射，成人 0.5~1g/ 次，4 次 /d；小儿 50~150mg/（kg·d），分 4 次；③静脉滴注：成人 1~2g/ 次，2~4 次 /d；小儿 50~150mg/（kg·d），分 2~4 次，静脉滴注液的浓度不宜超过 30mg/ml。

肾功能不全：Ccr 10~50ml/min 者，给药间隔时间延长至 1 次 /6~12h；Ccr<10ml/min 者，给药间隔时间延长至 1 次 /12~16h。

【主要不良反应】皮疹发生率高达 10%。

【孕妇、哺乳期妇女用药安全性】孕妇慎用，哺乳期妇女用药时宜暂停哺乳。

【禁忌和慎用】①对青霉素过敏者禁用；②患有传染性单核细胞增多症、淋巴细胞白血病、淋巴瘤者用药易发生皮疹，不宜使用。

【注意事项】①与青霉素之间有交叉过敏反应，用药前应行青霉素皮试；②本品静脉注射时溶于 0.9% 氯化钠或注射用水中，可稳定 24h；在 5% 葡萄糖注射液中很不稳定，溶好的药物应在 1h 内使用，不可与碳酸氢钠液配伍，以免加速分解；③适宜在空腹时口服。

【药物相互作用】①对严重或混合感染与耐酶青霉素（如苯唑西林钠等）合用可获协同；对肠球菌引起的感染与卡那霉素、庆大霉素、链霉素等合用可获协同；②酸化尿液能提高本品对尿路感染的疗效；③口服避孕药者使用本品可能导致避孕失效；④不可与阿米卡星、庆大霉素、链霉素、四环素、氯霉素、红霉素、葡萄糖酸钙、维生素 C、氨基酸、氢化可的松琥珀酸钠等混合使用。

【剂型与规格】①片剂：0.25g；②注射剂：0.25g，0.5g，1g，2g。

阿莫西林 Amoxicillin

【又名】阿莫仙，阿莫灵，再林，羟氨苄青霉素，Flemoxin。

【医保分类】甲类。

【药动学】口服吸收良好：75%~90%，血药浓度达峰时间：2h（口服），血药浓度为口服同剂量氨苄西林的 2~3 倍。血浆蛋白结合率：20%。排泄：尿 60%（给药 6h 内）。$t_{1/2}$：1~1.3h。

【作用和用途】抗菌谱与氨苄西林相仿，但对肺炎链球菌、肠球菌、沙门菌属、幽门螺杆菌的杀菌作用较其为强。适用于敏感细菌所致的呼吸道、尿路、胆道感染，伤寒及慢性活动性胃炎和消化性溃疡的治疗。

【用法和用量】

（1）饭后口服：①轻症，成人 0.25g/ 次，3~4 次 /d；儿童：20mg/（kg·d），分 4 次服；②较重感染，成人 0.5~1g/ 次，3~4 次 /d，一日剂量不超过 4g；儿童 40~80mg/（kg·d），分 4 次服。

（2）肌内注射或静脉滴注：成人 0.5~1g/ 次，1 次 /6~8h；儿童：50~100mg/（kg·d），分 3~4 次给药。

肾功能不全：Ccr 为 10~30ml/min 者，0.25~0.5g/ 次，1 次 /12h；Ccr<10ml/min 者，0.25~0.5g/ 次，1 次 /24h。

【主要不良反应】以消化道反应和皮疹为主。饭后服可减轻消化道反应。

【禁忌和慎用】①对青霉素过敏者禁用；②传染性单核细胞增多症、巨细胞病毒感染、淋巴细胞白血病、淋巴瘤等患者应避免使用（因应用本品易发生皮疹）。

【孕妇、哺乳期妇女用药安全性】【注意事项】参见青霉素。

【药物相互作用】①与丙磺舒、阿司匹林、吲哚美辛、保泰松、磺胺合用，可提高本品血药浓度；②与 β- 内酰胺酶抑制药（如克拉维酸）合用，本品抗菌作用明显增强；③与避孕药合用，降低口服避孕药的药效。

【剂型与规格】①片剂（胶囊）：0.125g，0.25g，0.5g；②干糖浆：0.125g/ 包；③注射剂：0.5g。

【医保限制】口服液体剂 / 颗粒剂限儿童及吞咽困难患者。

哌拉西林 Piperacillin

【又名】氧哌嗪青霉素，哌氨苄青霉素，Orocin，Pipril。

【医保分类】甲类。

【药动学】口服吸收少。血药浓度达峰时间：0.5h（肌内注射）。血浆蛋白结合率：17%~22%。排泄：尿，50%~70%（给药 12h 内）。$t_{1/2}$：1h。

【作用和用途】本品抗菌谱广，抗菌作用强，对革兰氏阴性杆菌，包括铜绿假单胞菌有很强的抗菌作用。脆弱拟杆菌和多种厌氧菌对本品敏感。对革兰氏阳性菌的作用与氨苄西林相似。不耐酶，对产青霉素酶的金黄色葡萄球菌无效。适用于铜绿假单胞菌、大肠埃希菌和其他肠杆菌科细菌所致的各种感染，包括败血症，肺部、胆道、腹腔、妇科、尿路等处感染。亦可用于肠球菌或拟杆菌所致感染。

【用法和用量】

（1）肌内注射：①成人单纯性尿路感染或社区获得性肺炎，4~8g/d，分 2~4 次给药（静脉注射或静脉滴注剂量同肌内注射）；②单纯性淋病，2g 只注射 1 次，注射前 30min 服丙磺舒 1g。

（2）静脉注射或静脉滴注：院内感染的肺炎、腹腔感染、妇科感染、败血症，3~4g/ 次，1 次 /6h；一日最大剂量不超过 24g。12 岁以下儿童：静脉给药 100~200mg/（kg·d），血液透析患者最高剂量为 6g/d，分 3 次给予。每血液透析 4h 可除去 30%~50% 药物，故每次透析应补给 1g 药物。

【主要不良反应】过敏反应，偶见过敏性休克，转氨酶升高。

【孕妇、哺乳期妇女用药安全性】孕妇慎用，哺乳期妇女应用本品应暂停哺乳。

【禁忌和慎用】①对青霉素过敏者禁用；②溃疡性结肠炎者、假膜性小肠结肠炎者、肝肾功能不全者、有出血史者、12 岁以下儿童、老年人、体弱者慎用。

【注意事项】①用药前应做青霉素皮试；②肌内注射，每次用药量不超过 1~2g，可用 0.25%~0.5% 利多卡因液为溶剂；③静脉注射，每 1g 药物至少溶于 5ml 注射用水或 0.9% 氯化钠注射液中，缓慢注射（3~5min）；④静脉滴注，将药物至少稀释至 50~100ml，以较快速度滴注（20~30min）。

【药物相互作用】①与氨基糖苷类和某些头孢菌素合用有协同作用，与庆大霉素联合对肠球菌无协同作用，与头孢西丁联合呈拮抗作用；②与庆大霉素、阿米卡星合用时不宜置于同一容器中滴注，以免影响效价；③不宜与非甾体抗炎药和抗凝血药合用。

【剂型与规格】注射剂：0.5g，1g，2g。

替卡西林 Ticarcillin

【又名】羧噻吩青霉素钠，Ticarpen。

【药动学】口服不吸收。血药浓度达峰时间：0.5~1h（肌内注射）。血浆蛋白结合率：50%~60%；胆汁中药物浓度高。排泄：尿 92%。$t_{1/2}$：1.3h。

【作用和用途】抗菌谱与哌拉西林近似，主要包括革兰氏阴性菌和某些厌氧菌。主要用于铜绿假单胞菌、吲哚阴性和阳性变形杆菌、大肠埃希菌等以及革兰氏阳性菌的敏感株所致的菌血症、皮肤软组织感染、急性上呼吸道感染及尿路感染。

【用法和用量】肌内注射、静脉注射、静脉滴注。

（1）成人：①一般尿路感染，1g/ 次，4 次 /d（深部肌内注射）；②有合并症的尿路感染，150~200mg/（kg·d），分 4 次用；③严重感染，200~300mg/（kg·d），分 4~6 次给予。

（2）儿童：200~300mg/（kg·d），婴儿 225mg/（kg·d），7 日龄以下新生儿 150mg/（kg·d），均分次给药。

（3）肾功能不全：首次用 3g 负荷量，以后根据肌酐清除率调整用药剂量，Ccr 10~30ml/min 者，2g/ 次，1 次 /8h；Ccr<10ml/min 者，2g/ 次，1 次 /12h，或 1g/ 次，1 次 /6h。

【主要不良反应】可见恶心、呕吐、腹泻等胃肠道反应，有时可发生血清转氨酶升高，中性粒细胞减少，肾功能损害，注射部位出现疼痛、红肿、硬结，甚至静脉炎。

【孕妇、哺乳期妇女用药安全性】孕妇、哺乳期妇女慎用。

【禁忌和慎用】①对青霉素过敏者禁用；②严重肝、肾功能不全者慎用。

【注意事项】①使用本品前应行青霉素皮试；②肌内注射，每 1g 药物用 0.25%~0.5% 利多卡因 2~3ml 溶解；③静脉注射，每 1g 药物用 4ml 溶剂溶解；④静脉滴注，每 1g 药用 4ml 溶剂溶解后加入适量溶液中稀释；⑤本品水溶液不稳定，药液应现配现用，不宜配制后久置。

【剂型与规格】注射剂：1g，3g，6g。

阿洛西林 Azlocillin

【又名】阿乐欣，Alocin，Azlin。

【医保分类】乙类。

【药动学】口服不吸收。血药浓度达峰时间：15~30min（静脉注射）。血浆蛋白结合率：约 30%。排泄：尿 70%~90%（6h，原型）。$t_{1/2}$：1.3h。

【作用和用途】本品对铜绿假单胞菌抗菌活性较强，对耐庆大霉素和羧苄西林的铜绿假单胞菌也有较好作用；对脑膜炎奈瑟菌、淋病奈瑟菌非产酶株、流感嗜血杆菌抗菌作用甚强。对链球菌、肠球菌的作用与氨苄西林相当。对部分脆弱拟杆菌亦有较好作用。本品不耐金黄色葡萄球菌的青霉素酶和肠杆菌科细菌所产生的 β- 内酰胺酶。

适用于铜绿假单胞菌和其他敏感革兰氏阴性杆菌所致的各种感染，如下呼吸道感染，胆道、尿路、骨、皮肤及软组织感染（包括蜂窝织炎）、败血症等。亦可用于腹腔、妇科、生殖道合并厌氧菌的混合感染。

【用法和用量】静脉滴注。

（1）成人：①轻度感染（如无合并症的尿道炎等），2g/ 次，1 次 /6h；②中度感染，3g/ 次，1 次 /6h；③重度感染，3g/ 次，1 次 /4h；或 4g/ 次，1 次 /6h。

（2）儿童：每次 75mg/kg，2~4 次 /d。静脉滴注时可将每次所用药物加在 5% 葡萄糖注射液，0.9% 氯化钠注射液或乳酸钠林格注射液 100ml 中滴注。

（3）肾功能不全

1）Ccr 10~30ml/min 者：①轻度感染，1.5g/ 次，1 次 /12h；②中度感染，1.5g/ 次，1 次 /8h；③重度感染，2g/ 次，1 次 /8h。

2）Ccr<10ml/min 者：①轻度感染，1.5g/ 次，1 次 /12h；②中度感染，2g/ 次，1 次 /12h；③重度感染，3g/ 次，1 次 /12h。

【主要不良反应】可见血清病样反应、类过敏反应、超敏反应、过敏性休克、药物热、嗜酸性粒细胞增多，少数患者可见胃肠道反应。

【孕妇、哺乳期妇女用药安全性】孕妇、哺乳期妇女慎用。

【禁忌和慎用】①对青霉素过敏者禁用；②肝、肾功能不全者慎用。

【注意事项】①用药前应做青霉素皮试；②注射速度不宜过快。

【药物相互作用】①对铜绿假单胞菌和其他一些革兰氏阴性菌，与氨基糖苷类合用有协同作用，使用时应分别给药；②不宜与氯霉素、红霉素、四环素、磺胺类抗菌药物合用，尤其是在治疗脑膜炎或急需杀菌剂的严重感染时。

【剂型与规格】注射剂：0.5g，1g，2g。

美洛西林 Mezlocillin

【又名】磺唑氨苄青霉素，Baypen。

【医保分类】乙类。

【药动学】口服难以吸收。血药浓度达峰时间：5~10min（静脉注射）。血浆蛋白结合率：27%。排泄：尿 70%（原型），胆汁 30%。$t_{1/2}$：1.2~1.8h。

【作用和用途】抗菌谱、抗菌活性与阿洛西林相似。对铜绿假单胞菌的作用较之为弱，对肠杆菌科细菌的作用较之为强。临床应用与阿洛西林同。

【用法和用量】静脉注射或静脉滴注，也可肌内注射。

（1）成人：①一般感染，150~200mg/（kg·d），分 4 次，或 2~3g/ 次，1 次 /6h；②重症感染，200~300mg/（kg·d），分 4 次，或 3g/ 次，1 次 /4h；③极重感染，每日可用到 24g，分 6 次给药。

（2）小儿：①一般感染，100~200mg/（kg·d）；②严重感染，300mg/（kg·d），分 2~4 次给药。

（3）肾功能不全：Ccr 10~30ml/min 者，根据病情，1.5~3g/ 次，1 次 /8h；Ccr<10ml/min 者，1.5g/ 次，1 次 /8h，重症可增至 2g/ 次，1 次 /8h。

【主要不良反应】可见皮疹、药物热及嗜酸性粒细胞增多。

【孕妇、哺乳期妇女用药安全性】孕妇、哺乳期妇女慎用。

【禁忌和慎用】①对青霉素过敏者禁用；②有出血史、消化性溃疡、溃疡性结肠炎者慎用。

【注意事项】①用药前应做青霉素皮试；②本品溶解后冰箱内保存不宜超过 24h。

【药物相互作用】同阿洛西林。

【剂型与规格】注射剂：0.5g，1g，2g，5g。

阿莫西林克拉维酸 Amoxicillin and Clavulanic Potassium

【又名】奥格门汀，安美汀，安灭菌，安克，羟氨苄青霉素棒酸，阿莫维酸钾，Augmentin。

【医保分类】口服常释剂型、口服液体剂、颗粒剂甲类，注射剂乙类。

【作用和用途】两药制成复方制剂后，可抑制葡萄球菌、流感嗜血杆菌、卡他莫拉菌、大肠埃希菌、克雷伯菌、奇异变形杆菌、普通变形杆菌、军团菌、淋病奈瑟菌、脆弱拟杆菌等的 β- 内酰胺酶对阿莫西林的破坏；对不产酶的链球菌属、消化链球菌、肺炎链球菌等也具抗菌作用；对 MRSA 无抗菌活性。用于上述敏感菌所致上、下呼吸道，中耳，鼻窦，皮肤软组织，泌尿生殖系统等部位感染。

【用法和用量】以阿莫西林剂量计。口服(宜在进食时):

(1)成人:①一般感染,0.25g/ 次,1 次 /8h;②肺炎及其他严重感染,0.5g/ 次,1 次 /8h。

(2)40kg 以下儿童:①一般感染,每次 25mg/kg,1 次 /12h,或每次 20mg/kg,1 次 /8h;②严重感染,每次 45mg/kg,1 次 /12h,或每次 40mg/kg,1 次 /8h。

(3)3 个月以下婴儿:每次 15mg/kg,1 次 /12h,疗程均为 7~10d。

静脉滴注:

(1)成人:①一般感染,1g/ 次,1 次 /8~12h;②严重感染,可 1 次 /6h。

(2)儿童(3 个月 ~12 岁):①一般感染,每次 25mg/kg,1 次 /8~12h;②严重感染,可 1 次 /6h。疗程均为 7~14d。

【主要不良反应】【孕妇、哺乳期妇女用药安全性】【禁忌和慎用】参见阿莫西林。

【注意事项】①给药(包括口服、静脉滴注)前必须行皮肤过敏试验,可用青霉素皮试液。也可将本品配制成 500μg/ml 皮试液,皮内注射 0.05~0.1ml,20min 后观察结果。本品溶解后应立即使用,不宜保存。②不宜肌内注射。③不宜与血液制品、蛋白水解液或脂质乳液、葡萄糖、葡聚糖、碳酸氢钠及氨基糖苷类混合。④与氨苄西林有完全交叉耐药,与其他青霉素类和头孢菌素有交叉耐药性。⑤不宜与氯霉素、红霉素、四环素类、磺胺类药物等抑菌药合用。⑥与避孕药合用可降低避孕药药效。⑦高剂量时需要摄入足量的液体以保证足够的尿量排出,以降低阿莫西林结晶尿的可能性。⑧怀疑伴梅毒损害的淋病患者,使用本品前应进行暗视野检查,并至少在 4 个月内每月接受血清试验一次。

【剂型与规格】①片剂:375mg(内含阿莫西林 250mg、克拉维酸钾 125mg,即 2∶1),625mg(内含阿莫西林 500mg、克拉维酸钾 125mg,即 4∶1);②糖浆剂:60ml/ 瓶(每 5ml 中含阿莫西林 125mg、克拉维酸钾 31.25mg);③干糖浆:每包含阿莫西林 125mg、克拉维酸钾 31.25mg;④注射剂:0.6g(内含阿莫西林钠 0.5g、克拉维酸钾 0.1g),1.2g(内含阿莫西林钠 1g、克拉维酸钾 0.2g)。

阿莫西林氟氯西林 Amoxicillin and Flucloxacillin

本品为阿莫西林和氟氯西林按 1∶1 组成的复合抗生素,与其单一药物相比,抗菌谱扩大,杀菌力增强。口服,成人 0.5g/ 次,3 次 /d;2~12 岁儿童:0.25g/ 次,3 次 /d,重症患者可适当加量。静脉滴注:成人 4~6g/d,一日最大剂量为 12g;2~12 岁儿童:50~200mg/(kg·d),均分次给药。

【剂型与规格】①氟氯西林钠 - 阿莫西林胶囊 0.25g(氟氯西林 0.125g、阿莫西林 0.125g);②注射用氟氯西林钠 - 阿莫西林钠:0.5g(氟氯西林 0.25g、阿莫西林 0.25g)，1g(氟氯西林 0.5g，阿莫西林 0.5g)。

其他参见阿莫西林和氟氯西林。

氨苄西林氯唑西林 Ampicillin and Cloxacillin

【又名】安洛欣，氨氯青霉素钠，氨唑西林。

【作用和用途】氨苄西林钠为广谱半合成青霉素，氯唑西林钠为耐酸、耐酶半合成青霉素。两药联合，对革兰氏阳性菌和阴性菌有广谱杀灭作用，又对耐青霉素的金黄色葡萄球菌有效，彼此加强作用和弥补各自单独应用的不足。用于敏感细菌所致的呼吸道、尿路、胃肠道、软组织感染及败血症、心内膜炎、脑膜炎等，也可用于化脓性链球菌或肺炎链球菌与耐青霉素葡萄球菌所致混合感染。

【用法和用量】使用时应新鲜配制。①深部肌内注射，成人 0.5~1g/次，3~4 次/d；②静脉滴注：成人 2~4g/d，小儿按 20~40mg/(kg·d)，均分次给药。

静脉滴注时宜单独使用，若以葡萄糖注射液作为溶剂，则应在 30min 内滴完。

【剂型与规格】注射剂：0.5g(每支含氨苄西林和氯唑西林各 0.25g)，1g(每支含氨苄西林和氯唑西林各 0.5g)。

其他参见氨苄西林和氯唑西林。

氨苄西林舒巴坦 Ampicillin and Sulbactam

【又名】舒氨新，优立新，舒他西林，舒氨西林，Sultamicillin，Unasyn。

【医保分类】注射剂乙类。

【作用和用途】两药联合对葡萄球菌(包括产酶株)、链球菌属、肺炎链球菌、肠球菌属、流感嗜血杆菌、卡他莫拉菌、大肠埃希菌、克雷伯菌属、奇异变形杆菌、普通变形杆菌、淋病奈瑟菌、梭杆菌属、消化球菌属、消化链球菌属以及拟杆菌属(包括脆弱拟杆菌)均具抗菌活性；对铜绿假单胞菌、沙雷菌属、枸橼酸杆菌无抗菌活性。

用于敏感菌所致呼吸道、肝胆系统、泌尿系统、皮肤软组织感染以及需氧菌和厌氧菌混合感染(特别是腹腔和盆腔感染)。

【用法和用量】

(1)口服：①成人，一般 375~750mg/次，2 次/d；淋病单次口服 2.25g，并同时服用丙磺舒 1g；②小儿(体重 30kg 以下)，一般 50mg/(kg·d)，分 2 次。

(2)肌内注射：成人，0.75~1.5g/次，1 次/6h，一日最大剂量不超过 6g。

(3)静脉给药：①成人，一般 1.5~3g/次，1 次/6h，一日最大剂量不超过 12g(其中舒巴坦钠不超过 4g)；②儿童，0.1~0.2g/(kg·d)，分 3~4 次。

肾功能不全：Ccr≥30ml/min 者，1.5~3g/ 次，1 次 /6~8h；Ccr 15~29ml/min 者，1.5~3g/ 次，1 次 /12h；Ccr 5~14ml/min 者，1.5~3g/ 次，1 次 /24h。

【主要不良反应】【孕妇、哺乳期妇女用药安全性】【禁忌和慎用】参见氨苄西林。

【注意事项】①肌内注射应作深部肌内注射，可用 0.5% 利多卡因作溶剂；②药物溶解后应立即使用，本品在弱酸性的葡萄糖注射液中分解较快，宜用 0.9% 氯化钠注射液等中性液体作溶剂，滴注时间 0.5~1h；③与水解蛋白，含氨基酸的营养注射液，多糖（如右旋糖酐 40）、维生素 C、B 族维生素、氯化钙、葡萄糖酸钙等呈配伍禁忌；④较长期用药者应定期检查肝、肾、造血系统功能。

【剂型与规格】氨苄西林钠、舒巴坦钠比例通常为 2∶1。①片剂：0.125g，0.25g，0.375g；②混悬液：每 5ml 含舒他西林 250mg；③注射剂：0.375g，0.75g，1.5g。

哌拉西林他唑巴坦 Piperacillin and Tazobactam

【又名】特治星，他唑星，Tazocin，Tazocillin，Zosyn。

【医保分类】乙类。

【作用和用途】他唑巴坦增强哌拉西林对大多数肠杆菌科细菌产酶株、不动杆菌、流感嗜血杆菌、淋病奈瑟菌和卡他莫拉菌的抗菌作用。本品对甲氧西林敏感金黄色葡萄球菌、链球菌属、多数肠球菌属细菌、革兰氏阳性和阴性厌氧菌敏感。两药联合不增强对铜绿假单胞菌的抗菌作用，对 MRSA 耐药。适用于对哌拉西林耐药但对本品敏感的产 β- 内酰胺酶细菌引起的感染，如社区获得性肺炎、医院获得性肺炎、腹膜炎、阑尾炎、盆腔炎、子宫内膜炎、皮肤软组织感染等。

【用法和用量】静脉滴注，成人一般感染 3.375g（哌拉西林钠 3g、他唑巴坦钠 0.375g，下同）/ 次，1 次 /6h；医院获得性肺炎：3.375g/ 次，1 次 /4h，加入 5% 葡萄糖注射液或 0.9% 氯化钠注射液 250ml 中滴注 30min。

肾功能不全：Ccr 40~90ml/min，3.375g/ 次，1 次 /6h；Ccr 20~40ml/min，2.25g/ 次，1 次 /6h；Ccr<20ml/min，2.25g/ 次，1 次 /8h（哌拉西林钠与他唑巴坦钠比例为 8∶1）。

【主要不良反应】【孕妇、哺乳期妇女用药安全性】【禁忌和慎用】【注意事项】参见哌拉西林。

【药物相互作用】①与抗凝血药、抗血小板药合用需谨慎；②与其他一种抗生素或氨基糖苷类抗生素合用时，不宜置于同一容器中滴注，以免影响效价；③不可将本品与血浆制品、水解蛋白、乳酸钠、碳酸氢钠注射液混合。

【剂型与规格】注射剂：2.5g（哌拉西林2g、他唑巴坦0.5g），3.375g（哌拉西林钠3g、他唑巴坦钠0.375g），4.5g（哌拉西林4g、他唑巴坦0.5g）。

【医保限制】限有明确药敏试验证据或重症感染的患者。

哌拉西林舒巴坦 Piperacillin and Sulbactam

【又名】康力哌，特灭菌。

【医保分类】乙类。

【作用和用途】两药联合对大肠埃希菌、变形杆菌、克雷伯菌属、铜绿假单胞菌抗菌活性强；对流感嗜血杆菌、副流感嗜血杆菌、沙门菌属、志贺菌属、沙雷菌属、枸橼酸杆菌属、不动杆菌属、弧杆菌属、淋病奈瑟菌、脑膜炎奈瑟菌、肺炎链球菌、化脓性链球菌、金黄色葡萄球菌、凝固酶阴性葡萄球菌属、MRSA、肠球菌属、脆弱拟杆菌、消化链球菌有较强抗菌活性。

用于产酶耐药菌引起的呼吸系统、泌尿生殖系统感染。

【用法和用量】静脉滴注，成人一般2.5~5g/次，1次/12h；严重或难治感染1次/8h，1天最大用量不得超过20g（舒巴坦钠每天最大剂量为4g）。

本品先用5%葡萄糖注射液，0.9%氯化钠注射液或灭菌注射用水等适量溶解后，再用同一溶剂稀释至50~200ml中（最大终浓度250mg/ml），静脉滴注30~60min。

【主要不良反应】【孕妇、哺乳期妇女用药安全性】【禁忌和慎用】【注意事项】参见哌拉西林。

【药物相互作用】①与肝素、口服抗凝血药、非甾体抗炎药等药物合用，增加出血危险；与溶栓药合用，可致严重出血。②本品可降低氨基糖苷类的抗菌活性。

【剂型与规格】注射剂：2.5g（哌拉西林钠2g、舒巴坦钠0.5g）。

【医保限制】限有明确的药敏试验证据或重症感染的患者。

替卡西林克拉维酸 Ticarcillin and Clavulanic Acid

【又名】特美汀，泰门汀，Timentin。

【医保分类】乙类。

【作用和用途】两药联合后，对葡萄球菌（产酶或不产酶）、流感嗜血杆菌、卡他莫拉菌、大肠埃希菌、克雷伯菌、奇异变形杆菌、普通变形杆菌、淋病奈瑟菌、脆弱拟杆菌具有较强抗菌活性；对肺炎链球菌、化脓性链球菌、脑膜炎奈瑟菌、梭状芽孢杆菌、消化球菌、消化链球菌、假单胞菌（包括铜绿假单胞菌）、沙雷菌、枸橼酸杆菌也有一定抗菌活性。

用于敏感细菌所致呼吸道、胆道、泌尿系统、皮肤和软组织、耳鼻咽喉、骨和关节感染，以及术后感染和腹膜炎、败血症、脑膜炎奈瑟菌所致脑膜炎。

【用法和用量】静脉滴注。成人：1.6~3.2g/ 次，1 次 /6~8h，最大剂量 3.2g/ 次，1 次 /4h；小儿：每次 80mg/kg，1 次 /6~8h。

肾功能不全：Ccr>30ml/min，3.2g/ 次，1 次 /8h；Ccr 10~30ml/min，1.6g/ 次，1 次 /8h；Ccr<10ml/min，1.6g/ 次，1 次 /16h。

【主要不良反应】【孕妇、哺乳期妇女用药安全性】【禁忌和慎用】参见替卡西林。

【注意事项】①用药前必须行皮肤过敏试验，可用青霉素皮试液，也可用本品配制成 500μg/ml 皮试液，皮内注射 0.05~0.1ml；②不宜肌内注射；③与氨基糖苷类、喹诺酮类药联用，对铜绿假单胞菌有协同抗菌作用；④与碳酸氢钠溶液、血液、血浆制品呈配伍禁忌。

【剂型与规格】注射剂：1.6g（内含替卡西林钠 1.5g、克拉维酸钾 0.1g），3.2g（内含替卡西林钠 3g、克拉维酸钾 0.2g）。

美洛西林舒巴坦 Mezlocillin and Sulbactam

【又名】佳洛坦，开林，美洛巴坦。

【作用和用途】两药联合可增强对多种产酶菌株（如金黄色葡萄球菌、大肠埃希菌）及不动杆菌属、粪产碱杆菌、黏质沙雷菌、产气杆菌、阴沟肠杆菌、枸橼酸杆菌、志贺菌属、铜绿假单胞菌等的抗菌活性，对奇异变形杆菌、普通变形杆菌、摩根菌、梭杆菌属、多形杆菌属等也具抗菌活性。

用于敏感菌所致呼吸系统、泌尿生殖系统、皮肤软组织、腹内等感染以及其他严重感染（如脑膜炎、细菌性心内膜炎、败血症等）。

【用法和用量】静脉滴注，成人：2.5~3.75g（美洛西林钠 2~3g，舒巴坦钠 0.5~0.75g）/ 次，1 次 /8~12h，每天最高剂量不超过 15g（美洛西林钠 12g，舒巴坦钠 3g）。用适量注射用水或氯化钠注射液溶解后，再加入 0.9% 氯化钠注射液或 5% 葡萄糖氯化钠注射液或 5%~10% 葡萄糖注射液 100ml 中，每次滴注 30~50min。

1~14 岁儿童：每次 75mg/kg，2~3 次 /d。

【主要不良反应】【孕妇、哺乳期妇女用药安全性】【禁忌和慎用】参见美洛西林。

【注意事项】①使用本品前应行青霉素钠皮试；②与 pH≤4 或≥8 的药物呈配伍禁忌；③治疗全身性细菌感染、重症感染、混合感染时，应与其他杀菌药联合。

【药物相互作用】①与丙磺舒、阿司匹林、吲哚美辛、保泰松、磺胺类药物合用，本品血药浓度增高；②与氨基糖苷类药物合用，对铜绿假单胞菌、沙雷菌、克雷伯菌有协同抗菌作用；③与头孢他啶合用，对铜绿假单胞菌、大肠埃希菌有协同或累加作用。

【剂型与规格】注射剂：1.25g（美洛西林钠 1g、舒巴坦钠 0.25g），2.5g（美洛西林钠 2g、舒巴坦钠 0.5g）。

二、β- 内酰胺酶抑制药

β- 内酰胺酶抑制药（β-lactamase inhibitor）能与 β- 内酰胺酶较紧密结合，阻止酶与 β- 内酰胺抗生素作用，因而保持抗生素的活性而发挥作用，目前临床使用的克拉维酸、舒巴坦及他唑巴坦有其共同特点：①本身抗菌作用微弱，但能与 β- 内酰胺酶呈不可逆结合，酶被抑制而保护了 β- 内酰胺酶类抗生素的活性。抑酶作用强，抑酶谱广，若与 β- 内酰胺类抗生素联合或组成复方制剂使用，则可使其抗菌谱增宽，抗菌作用增强；②对不产酶的细菌或对 β- 内酰胺类抗生素敏感的细菌不增强抗菌作用；③与配伍的抗生素联合应用时，两者之间的药动学特征相似，以利于两者在感染部位更好地发挥协同抗菌作用；④随着细菌产酶情况不断变化，在临床使用过程中应密切观察酶抑制药结合能力和抑制效果的变化情况。

克拉维酸 Clavulanic acid

又名棒酸，本品可口服亦可注射。药动学特点与阿莫西林、替卡西林相仿，血药浓度达峰时间：1~2h（口服），血浆蛋白结合率：30%。排泄：尿，60%（6h）。$t_{1/2}$：1h。抗菌谱广、活性低、毒性低、抑酶谱广。对金黄色葡萄球菌、肠杆菌、淋病奈瑟菌等质粒介导产生的酶有强大抑制作用；对肺炎克雷伯菌、变形杆菌和脆弱拟杆菌等染色体介导产生的酶有快速抑制作用。

克拉维酸与多种 β- 内酰胺类抗生素合用以增强抗菌作用。目前经典配方产品主要是阿莫西林克拉维酸、替卡西林克拉维酸。

舒巴坦 Sulbactam

又名青霉烷砜，为半合成 β- 内酰胺酶抑制药。口服不吸收，但其酯化物吸收良好。可透过血脑屏障和胎盘屏障，在腹水、盆腔、尿液中浓度高。血浆蛋白结合率：20%~38%。排泄：尿（原型）。$t_{1/2}$：1h。本身抗菌作用弱，但对金黄色葡萄球菌、许多革兰氏阴性菌及拟杆菌属产生的 β- 内酰胺酶具明显抑制作用。对某些头孢菌素酶作用较克拉维酸略强。本品不诱导敏感细菌产生染色体介导的 β- 内酰胺酶。与氨苄西林、头孢哌酮等合用，有明显抗菌协同作用。

目前经典配方产品主要是氨苄西林舒巴坦、头孢哌酮舒巴坦。

他唑巴坦 Tazobactam

又名三唑巴坦，在脑脊液和许多组织中达到较高浓度。血浆蛋白结合率：20%~30%。$t_{1/2}$：0.67h。他唑巴坦是舒巴坦的衍生物，其抑酶作用比克拉维酸和舒巴坦稍强或相似。特别对产酶金黄色葡萄球菌与革兰氏阴性杆菌的 β- 内酰胺酶有较强抑制作用。

目前经典配方产品主要是哌拉西林他唑巴坦。

阿维巴坦 Avibactam

阿维巴坦系新一代非 β- 内酰胺类 β- 内酰胺酶抑制药（NB-BLI），可抑制丝氨酸 β- 内酰胺酶，包括 Ambler A 类的 ESBL、染色体或质粒介导的 C 类 β- 内酰胺酶以及 KPC 等碳青霉烯酶，对金属 β- 内酰胺酶无抑制作用。阿维巴坦与 β- 内酰胺酶共价结合后复合物的半衰期长达 7d，远较他唑巴坦（5h）长。研究显示，阿维巴坦对碳青霉烯酶 KPC-2 和 C 类 β- 内酰胺酶的抑制作用，显著优于克拉维酸、他唑巴坦。

阿维巴坦本身并不具有抗菌活性，但可增强头孢他啶和头孢洛林对产 β- 内酰胺酶肠杆菌科细菌的抗菌活性。例如，阿维巴坦可大幅降低头孢他啶对产 β- 内酰胺酶肠杆菌科细菌的最低抑菌浓度（MIC）。

目前复方产品主要是头孢他啶阿维巴坦，美国于 2015 年 2 月率先上市头孢他啶阿维巴坦（2.5g，注射剂），2019 年 5 月 28 日在中国上市，中文商品名思福妥。用于多重耐药铜绿假单胞菌、碳青霉烯耐药的革兰氏阴性菌、产超广谱 β- 内酰胺酶（ESBL）肠杆菌科细菌引起的复杂性腹腔内感染、复杂性尿路感染（包括肾盂肾炎）、医院获得性肺炎患者。

阿维巴坦比经典 β- 内酰胺酶抑制药（克拉维酸、舒巴坦、他唑巴坦）的抑酶作用更强，对 A 类、C 类和部分 D 类 β- 内酰胺酶抑制作用显著。经典 β- 内酰胺酶抑制药对 C 类酶不具有或仅具有微弱抑制作用，但阿维巴坦抑制 C 类酶作用显著，抑酶谱更广。与已上市酶抑制剂相比，阿维巴坦不会诱导 β- 内酰胺酶产生。

（孙安修）

第三章

头孢菌素类抗生素

药物分类 本章药物包括：①第一代头孢菌素，如头孢氨苄、头孢羟氨苄、头孢唑林、头孢拉定、头孢硫脒、头孢替唑；②第二代头孢菌素，如头孢呋辛、头孢呋辛酯、头孢丙烯、头孢克洛、头孢尼西、头孢替安、头孢孟多；③第三代头孢菌素，如头孢噻肟、头孢曲松、头孢他啶、头孢他啶阿维巴坦、头孢哌酮、头孢哌酮舒巴坦、头孢克肟、头孢地尼、头孢他美酯、头孢布烯、头孢特仑新戊酯、头孢泊肟酯、头孢地嗪、头孢匹胺、头孢唑肟、头孢甲肟；④第四代头孢菌素，如头孢吡肟、头孢匹罗、头孢噻利、头孢克定等；⑤第五代头孢菌素，目前只有头孢比罗酯和头孢洛林酯上市，两药是仅有的可以有效治疗 MRSA 感染的 β- 内酰胺类抗生素，并且可以用于医院内铜绿假单胞菌感染。

作用特点 头孢菌素具有抗菌谱广，杀菌力强，对 β- 内酰胺酶稳定，临床疗效高，毒性低，过敏反应少（与青霉素仅有部分交叉过敏现象）等优点，在临床上得到广泛使用。

头孢菌素具有以下特点：①第一代头孢菌素对革兰氏阳性菌的作用比第二至四代强，对革兰氏阴性菌的作用差，对铜绿假单胞菌、厌氧菌无效。对各种 β- 内酰胺酶稳定性远比第二至四代差。组织穿透力差、脑脊液浓度低，对肾脏有一定毒性。②第二代头孢菌素对革兰氏阳性菌的作用较第一代略逊或相仿，对革兰氏阴性菌的作用比第一代强，对厌氧菌有一定作用，对铜绿假单胞菌无效，对多种 β- 内酰胺酶比较稳定，对肾脏毒性较第一代有所降低。③第三代头孢菌素对革兰氏阳性菌的作用不及第一、二代，但对革兰氏阴性菌的作用则明显超过之。对肠杆菌类、铜绿假单胞菌及厌氧菌有较强作用，对多种 β- 内酰胺酶特别对革兰氏阴性杆菌产生的广谱 β- 内酰胺酶高度稳定，在体内分布广，组织穿透力强，有一定量渗入脑脊液，$t_{1/2}$ 延长，对肾脏基本无毒。④第四代头孢菌素对革兰氏阳性菌和阴性菌均有高效作用，对 β- 内酰胺酶高度稳定，尤其是超广谱质粒、染色体介导的酶稳定。无肾脏毒性。⑤第五代头孢菌素对革兰氏阳性菌（MRSA）、革兰氏阴性菌均有强大杀菌作用。

β- 内酰胺酶抑制药与头孢菌素联合制成的复方制剂，头孢哌酮钠 - 舒巴坦钠和头孢他啶阿维巴坦，对耐药菌感染的疗效显著增强。

用药原则　第一代头孢菌素主要用于治疗敏感细菌所致的呼吸道和尿路感染、皮肤及软组织感染。第二代用于治疗敏感细菌所致肺炎、胆道感染、菌血症、尿路感染和其他组织器官感染等。第三代用于危及生命的败血症、脑膜炎、肺炎、骨髓炎及尿路严重感染。第四代适应证与第三代相同，用于治疗对第三代头孢菌素耐药的细菌感染。第五代头孢菌素适用于革兰氏阳性菌（MRSA）、革兰氏阴性菌引起的肺炎、糖尿病足部感染、皮肤及软组织感染等。

注意事项　头孢菌素的皮试，不同医疗机构实际做法差别较大，甚至同一医疗机构的不同科室之间也采用不同做法。由于医务人员对头孢菌素诱发过敏反应存在担忧，头孢菌素皮试被广泛应用于用药前预测过敏反应。然而，因为对药物过敏反应机制、皮试意义的认识误区，许多医务人员在临床实践中过于依赖皮试，过敏史甄别欠细致、皮试适应证偏宽泛、皮试操作不规范、结果判读不正确等现象较为普遍。由此可能导致浪费医疗资源，延误患者治疗，缩窄头孢菌素选择范围等后果。为澄清头孢菌素过敏反应机制和皮试的临床意义，规范头孢菌素过敏史甄别和皮试临床实践，保障患者安全，促进头孢菌素合理应用，国家卫生健康委员会发布了《β 内酰胺类抗菌药物皮肤试验指导原则（2021 年版）》。

头孢菌素皮试的灵敏度、特异度、阳性预测值及阴性预测值亦未确定。

头孢菌素给药前常规皮试对过敏反应的临床预测价值无充分循证医学证据支持，《抗菌药物临床应用指导原则》和《中华人民共和国药典临床用药须知》均未要求头孢菌素用前常规进行皮试。

不推荐在使用头孢菌素前常规进行皮试，仅以下情况需要皮试：①既往有明确的青霉素或头孢菌素Ⅰ型（速发型）过敏史患者。此类患者如临床确有必要使用头孢菌素，并具有专业人员、急救条件，在获得患者知情同意后，选用与过敏药物侧链不同的头孢菌素进行皮试，其结果具有一定的参考价值；②药品说明书中规定需进行皮试的。应当向药品提供者进一步了解药品引发过敏反应的机制，皮试的灵敏度、特异度、阳性预测值和阴性预测值，并要求提供相应皮试试剂。

有过敏性疾病病史，如过敏性鼻炎、过敏性哮喘、特应性皮炎、食物过敏和其他药物（非 β 内酰胺类抗菌药物）过敏，发生头孢菌素过敏的几率并不高于普通人群，应用头孢菌素前也无须常规进行皮试。但上述患者用药后一旦出现过敏反应，症状可能会更重，应加强用药后观察。

氨曲南侧链结构与头孢他啶 C_7 位侧链结构相同，研究报道二者之间存在交叉过敏，有明确头孢他啶过敏史患者应避免使用氨曲南。

一、第一代头孢菌素

头孢氨苄 Cefalexin

【又名】先锋霉素Ⅳ,头孢菌素Ⅳ,头孢力新,新达宝,Brisoral、Ceporex。

【医保分类】口服常释剂型、颗粒剂甲类。

【药动学】口服易吸收,血药浓度达峰时间:1h。血浆蛋白结合率:10%~15%。胆汁药浓度为血药浓度的1~4倍;脓液和骨髓炎漏管内的浓度与血药浓度基本相似;关节腔渗出液浓度为血药浓度的50%;尿药浓度高。排泄:尿80%~90%(24h内,原型),$t_{1/2}$:1h左右。

【作用和用途】本品主要与细菌的PBP-3相结合而发挥抗菌作用。对葡萄球菌(包括产青霉素酶株)、链球菌、肺炎链球菌、白喉棒状杆菌、炭疽杆菌、脑膜炎奈瑟菌和淋病奈瑟菌等敏感。对大肠埃希菌、肺炎克雷伯菌、沙门菌、痢疾志贺菌、奇异变形杆菌等中度敏感;对铜绿假单胞菌、吲哚阳性变形杆菌、沙雷菌、肠杆菌、粪链球菌等不敏感。

适用于敏感细菌所致的急性扁桃体炎、咽峡炎、中耳炎、鼻窦炎、支气管炎、肺炎、前列腺炎、皮肤软组织以及尿路感染等。

【用法和用量】口服,成人0.25~0.5g/次,1次/6h,最高剂量为4g/d,皮肤感染剂量为1g/d,分2次;小儿25~100mg/(kg·d),分3~4次,皮肤感染剂量为每次12.5~50mg/kg,1次/12h。

【主要不良反应】常见过敏反应、消化道反应,有时可见血尿。

【孕妇、哺乳期妇女用药安全性】孕妇、哺乳期妇女慎用。

【禁忌和慎用】①对本品及其他头孢菌素过敏者禁用;②对青霉素过敏、严重肾功能不全、溃疡性结肠炎患者以及6岁以下小儿均需慎用。

【注意事项】宜空腹服药,因饭后服药影响其吸收。

【剂型与规格】①片剂(胶囊):0.125g,0.25g;②颗粒剂:50mg,125mg。

头孢羟氨苄 Cefadroxil

【又名】力欣奇,欧意,仙逢久,羟氨苄头孢菌素,Duricef,Ultracef。

【医保分类】口服常释剂型、颗粒剂乙类。

【药动学】口服吸收迅速,血药浓度达峰时间:1.5h(口服),体内分布与头孢氨苄相同,血药浓度比头孢氨苄和头孢拉定稍高且持续较久。血浆蛋白结合率:20%。排泄:尿86%~93%(口服6h内,原型)。$t_{1/2}$:1~1.5h。

【作用和用途】抗菌谱与头孢氨苄和头孢拉定相似。对金黄色葡萄球菌(产或不产青霉素酶)、表皮葡萄球菌、肺炎链球菌、A组溶血性链球菌及大肠埃希菌和奇异变形杆菌的抗菌作用与头孢氨苄相仿。对沙门菌属、志贺菌属、流感嗜血杆菌、淋病奈瑟菌的抗菌活性较其为弱。肠杆菌属、沙雷菌属及铜绿假单胞菌对本品耐药,对肠球菌属无抗菌活性。用于敏感细菌所致的呼吸道、尿路、腹腔、耳鼻科、口腔、皮肤软组织及骨关节感染等。

【用法和用量】口服,成人一般 1~2g/d,分 2 次;小儿 30mg/(kg·d),分 2 次。成人肾功能减退者首次剂量为 1g,以后根据肌酐清除率 25~50ml/min、10~25ml/min 和 0~10ml/min 时,分别每 12h、24h、48h 服药 0.5g。

【主要不良反应】常见胃肠道反应,皮疹、皮炎等过敏反应少见。

【孕妇、哺乳期妇女用药安全性】孕妇、哺乳期妇女慎用。

【禁忌和慎用】①对头孢菌素过敏者禁用;②青霉素过敏患者、严重肾功能不全者慎用。

【注意事项】①药物的作用与其剂型有密切关系。本品的速溶素片(力欣奇)吸收较其他口服剂型迅速,故血药浓度亦较高;②本品不宜用于严重感染,如每日用量需超过 4g 时,应考虑改用注射用头孢菌素;③服用本品患者的 Coombs 试验(直接)可出现阳性,尿糖试验(硫酸铜法)可有假阳性反应。

【剂型与规格】①片剂(胶囊):0.125g,0.25g,0.5g;②颗粒剂:0.125g。

头孢唑林 Cefazolin

【又名】先锋霉素Ⅴ,Cefalin,Cefamezin。

【医保分类】甲类。

【药动学】口服吸收差。血药浓度达峰时间:1h(肌内注射)。有效血药浓度可维持 8h,难以透过血脑屏障,能透过胎盘屏障,胎儿血药浓度是母亲血药浓度的 70%~90%。血浆蛋白结合率:75%~86%。排泄:尿 80%~90%(24h 内,原型)。$t_{1/2}$:1.8~2.3h。

【作用和用途】本品对革兰氏阳性球菌(除肠球菌属,耐甲氧西林金黄色葡萄球菌)和杆菌具有良好抗菌活性。对大肠埃希菌、奇异变形杆菌、肺炎克雷伯菌亦有较强抗菌活性。对产酶淋病奈瑟菌、铜绿假单胞菌、脆弱拟杆菌则耐药。

适用于敏感细菌所致的败血症,呼吸道感染(如肺炎、肺脓肿、支气管扩张等),尿路感染,感染性心内膜炎(肠球菌属感染者除外),肝胆系统感染,皮肤软组织感染,骨髓炎,眼耳鼻咽喉科感染等。

本品对预防外科手术后感染的效果良好。可作为关节成形术、心脏手术、主动脉大血管手术、胆囊切除术等的预防用药。

【用法和用量】肌内注射、静脉注射或静脉滴注。

(1)成人:①轻度感染,0.25~0.5g/次,1 次/6h;②中度至重度感染,

0.5~1g/次，1次/6~8h；③危及生命的严重感染（如败血症、心内膜炎等），1~1.5g/次，1次/6h；④肺炎链球菌肺炎，0.5g/次，1次/12h；⑤无合并症的急性尿道感染，1g/次，1次/12h；⑥手术预防感染，手术前0.5~1h给药1g，手术时间在3h以上者术中给药0.5~1g，手术后0.5~1g/6~8h。

（2）小儿（1个月以上）：20~40mg/（kg·d），分3~4次给药，严重感染时可加至100mg/（kg·d）。

（3）肾功能不全：成人首剂0.5g，以后根据肌酐清除率情况。Ccr 35~54ml/min者，0.5g/8h；Ccr 11~34ml/min者，0.25g/12h；Ccr<10ml/min者，0.25g/18~24h。

【主要不良反应】少数人引起皮疹、药物热、嗜酸性粒细胞增加、转氨酶和尿素氮升高、蛋白尿，偶见假膜性小肠结肠炎。

【孕妇、哺乳期妇女用药安全性】孕妇、哺乳期妇女慎用。

【禁忌和慎用】①对头孢菌素过敏者禁用；②青霉素过敏者、严重肾功能不全者慎用。

【注意事项】①1月龄以下儿童或早产儿不宜用此药；②本品可用0.9%氯化钠注射液、5%~10%葡萄糖注射液、乳酸钠林格注射液及5%碳酸氢钠液、注射用水等作注射溶剂；③本品不宜加入碳酸氢钠溶液等碱性溶液；④有的制剂附溶剂（0.5%盐酸利多卡因2ml），供肌内注射时用，不可静脉注射或静脉滴注。

【药物相互作用】与葡萄糖酸钙、阿米卡星、四环素、红霉素、多黏菌素B、戊巴比妥等药物有配伍禁忌。

【剂型与规格】注射剂：0.5g，1g。

头孢拉定 Cefradine

【又名】泛捷复，先锋霉素Ⅵ，君必清，Cefran，Cepdine，Cephradine。

【医保分类】口服常释剂型甲类，颗粒剂、注射剂乙类。

【药动学】口服吸收>90%，血药浓度达峰时间：约1h。可透过胎盘屏障，胆汁药浓度为血药浓度的4倍，血浆蛋白结合率：6%~20%。排泄：尿80%~90%（6h内，原型）。$t_{1/2}$：1~2h。

【作用和用途】抗菌作用与头孢氨苄相似。革兰氏阳性球菌（除MRSA和肠球菌属）和杆菌对本品敏感。对大肠埃希菌和奇异变形杆菌有一定抗菌作用。其余肠杆菌科对本品大多耐药。本品对质粒介导的β-内酰胺酶较其他第一代头孢菌素稳定。适用于敏感细菌所致的呼吸道、泌尿生殖道、软组织感染等。亦可作为骨科、胆道、心血管、腹腔手术等预防术后感染用药。

【用法和用量】①口服，一般0.25~0.5g/次，3~4次/d；小儿25~50mg/（kg·d），分3~4次；②肌内注射或静脉注射，0.5~1g/次，3~4次/d；小儿50~100mg/（kg·d），

分 3~4 次；③静脉滴注（加于 5% 葡萄糖注射液、0.9% 氯化钠或乳酸钠林格注射液 100~150ml 中，1~2h 滴完）：2~4g/d，严重感染者可增至 6g/d，均分 3~4 次；小儿 50~100mg/（kg·d），严重感染者可增至 150mg/（kg·d），均分 3~4 次。

肾功能不全：Ccr>20ml/min 者，0.5g/ 次，4 次 /d；Ccr 5~20ml/min 者，0.25g/ 次，4 次 /d；Ccr<5ml/min 者，0.25g/ 次，1 次 /12h。

【主要不良反应】①血尿；②迟发型变态反应、过敏性休克；③极少数病例尚可出现排尿困难、药物性溶血、心律失常等。

【孕妇、哺乳期妇女用药安全性】孕妇、哺乳期妇女慎用。

【禁忌和慎用】①对头孢菌素过敏者禁用；②对青霉素过敏者、早产儿、1 个月内新生儿、肝肾功能不全者、急性卟啉病患者慎用。

【注意事项】①14 岁以下慎重采用静脉滴注，因为儿童是发生血尿的易感人群，尤其是静脉滴注给药更易发生；②本品溶解后应在 2h 内使用，冰箱内保存不超过 12h；③可出现尿糖试验及 Coombs 试验假阳性。

【药物相互作用】①注射剂中含碳酸钠，与含钙溶液有配伍禁忌；②与氨基糖苷类抗生素可形成相互灭活，不宜在同一容器或同一部位给药；③注射剂不宜与其他抗生素同瓶滴注。

【剂型与规格】①片剂（胶囊）：0.25g，0.5g；②干混悬剂（颗粒剂）：0.125g，0.25g；③注射剂：0.25g，0.5g，1g。

头孢硫脒 Cefathiamidine

【又名】仙力素，阿威欣。

【医保分类】乙类。

【药动学】口服不吸收。注射后体内分布广泛，以胆汁、肝、肺等处含量为高，不透过血脑屏障。在机体内几乎不代谢，主要从尿中排出，12h 尿中排出给药量的 90% 以上。$t_{1/2}$：1.38h。

【作用和用途】对革兰氏阳性菌及部分阴性菌有抗菌活性，对革兰氏阳性球菌的作用尤强。对肺炎球菌、化脓性链球菌、金黄色葡萄球菌（MSSA 菌株）、表皮葡萄球菌（MSSE 菌株）和卡他莫拉菌有较强的抗菌活性，对流感嗜血杆菌亦有较强的抗菌活性。对草绿色链球菌、溶血性链球菌、非溶血性链球菌、白喉杆菌、产气荚膜梭菌、破伤风杆菌和炭疽杆菌均有良好抗菌作用。对金黄色葡萄球菌（MRSA 菌株）、表皮葡萄球菌（MRSE 菌株）的体外抗菌活性不如万古霉素。

用于呼吸系统感染、泌尿生殖系统感染、皮肤软组织感染、腹内感染、心内膜炎、败血症。

【用法和用量】肌内注射或静脉滴注，成人 2~8g/d；小儿 50~200mg/（kg·d），均分 2~4 次。

【主要不良反应】可见过敏性休克及皮疹、肌内注射部位疼痛、血尿素氮、GPT 升高、二重感染等。

【孕妇、哺乳期妇女用药安全性】孕妇、哺乳期妇女慎用。

【禁忌和慎用】①对头孢菌素过敏者禁用；②青霉素过敏者慎用。

【注意事项】肾功能减退患者，肌内注射后血清半衰期延长至 13.2h，约为正常半衰期的 10 倍，24h 尿中仅排出给药量的 3.2%，血液透析可排出给药量的 20%~30%。

【剂型与规格】注射剂：0.5g，1g，2g。

【医保限制】限有明确药敏试验证据的患者。

头孢替唑 Ceftezole

【又名】特子社复。

【药动学】肌内注射 1g，血药浓度达峰时间：25min。代谢：肝。排泄：尿 80%。$t_{1/2}$：1.5h。

【作用和用途】对革兰氏阳性菌尤其是球菌，包括产青霉素酶和不产生青霉素酶的金黄色葡萄球菌、化脓性链球菌、肺炎球菌、B 组溶血性链球菌、草绿色链球菌、表皮葡萄球菌，以及白喉杆菌、炭疽杆菌均比较敏感。对大肠埃希菌、克雷伯菌属、沙门菌属、志贺菌属、奇异变形杆菌等革兰氏阴性菌呈中度敏感。

用于败血症、肺炎、支气管炎、支气管扩张症（感染时）、慢性呼吸系统疾病的继发性感染、肺脓肿、腹膜炎、肾盂肾炎、膀胱炎、尿道炎。

【用法和用量】肌内注射，静脉注射，静脉滴注。成人常用量 0.5~4g/d，分 1~2 次。儿童常用量 20~80mg/（kg·d），分 1~2 次。肌内注射，溶于 0.5% 盐酸利多卡因注射液；静脉注射、静脉滴注可以溶于 0.9% 氯化钠或 5% 葡萄糖注射液。

【主要不良反应】①可出现皮疹、荨麻疹、皮肤发红、瘙痒、发热等过敏反应，极少有过敏性休克发生，过敏性休克早期症状为：不适感、口内异常感、哮喘、眩晕、突然排便异常、耳鸣、出汗等，此时应立即停药，进行抗过敏处置。②偶见恶心、呕吐或畏食。

【孕妇、哺乳期妇女用药安全性】孕妇、哺乳期妇女慎用。

【禁忌和慎用】①对本品或头孢菌素有过敏史者禁用，对利多卡因或酰基苯胺类局部麻醉药有过敏史者（本禁忌证仅限于接受肌内注射的患者）禁用；②对青霉素类有过敏史者，本人或直系亲属中有易发生支气管哮喘、皮疹、荨麻疹等体质者,严重肾功能障碍患者慎用。

【注意事项】①注射液溶解时如因温度原因出现混浊,可加温使其澄清后使用。溶解后最好立即使用,如需保存应置于避光阴凉处,存放时间不应超过24h。②与下列药物有配伍禁忌:氨茶碱、氯化钙、葡萄糖酸钙、盐酸苯海拉明、去甲肾上腺素、间羟胺、苯妥英钠、B族维生素、维生素C等。③严重肾功能障碍患者应视肾功能损害程度,相应减少剂量或延长用药间隔。④为预防休克过敏反应的发生,用药前要详细询问患者过敏史。⑤静脉内大量注射,偶尔可引起血管注射部位疼痛、血栓性静脉炎,故要注意调整注射部位和注射方法,注射速度要尽量缓慢。⑥肌内注射时可发生注射部位疼痛、硬结,故不可在同一部位反复注射。⑦肌内注射时使用的溶剂不能用于静脉注射和静脉滴注。

【药物相互作用】避免与肾毒性药物(强效利尿药呋塞米、依他尼酸、布美他尼以及氨基糖苷类抗生素)联用。

【剂型与规格】注射剂:0.5g,0.75g,1g,1.5g,2g。

二、第二代头孢菌素

头孢呋辛 Cefuroxime

【又名】西力欣,安可欣,伏乐新,头孢呋肟,头孢呋新,Axetine,Curoxim,Zinacef。

【医保分类】甲类。

【药动学】口服吸收迅速完全:98%;血药浓度达峰时间:2~3h(口服),30~45min(肌内注射)。血浆蛋白结合率:33%~50%。排泄:尿(原型96%)。$t_{1/2}$:1.2~1.6h(口服),约80min(肌内注射或静脉注射)。脑膜炎症时可透过血脑屏障。

【作用和用途】第二代头孢菌素。对流感嗜血杆菌、肺炎链球菌、脑膜炎奈瑟菌、淋病奈瑟菌、大肠埃希菌、克雷伯菌、枸橼酸杆菌、沙门菌属、志贺菌属、奇异变形杆菌具有良好或一定的抗菌活性。对铜绿假单胞菌,多数的沙雷菌,肠球菌属,李斯特菌属,普通变形杆菌,难辨梭状芽孢杆菌,MRSA等耐药。

适用于敏感细菌所致的呼吸道、腹腔、尿路、骨和关节、皮肤软组织、耳鼻咽喉感染及败血症、脑膜炎(尤其适用于磺胺类、青霉素或氨苄西林耐药的脑膜炎奈瑟菌,流感嗜血杆菌所致脑膜炎)、淋病等;亦适于胃切除、胆囊切除、胸外科和妇科大手术患者预防性应用,以减少术后感染。

【用法和用量】肌内注射,静脉注射或静脉滴注。

(1)成人:①一般情况0.75g/次;②较严重感染1.5g/次,均1次/8h;③危重者可1.5g/次,1次/6h;④脑膜炎时可3g/次,1次/8h,每天总量不可超过9g;

⑤淋病可单剂量 1.5g 分别于两侧臀部作深部肌内注射，同时口服丙磺舒 1g；⑥预防手术感染：术前 0.5~1.5h 注射 1.5g，若手术时间过长则每 8h 注射 0.75g；⑦开放性心脏手术麻醉前注射 1.5g，以后每 12h 注射 1.5g，总量为 6g。

（2）小儿（3 月龄以上）：50mg/（kg·d），危重者 100mg/（kg·d），均分 3~4 次，总量不可超过成人用量。

【主要不良反应】可有皮肤瘙痒，消化道反应，嗜酸性粒细胞增多，血清转氨酶、胆红素增高及肾功能改变，念珠菌过度生长，头痛、头晕，胃肠道紊乱。用药过量可致脑部不适和惊厥。

【孕妇、哺乳期妇女用药安全性】孕妇、哺乳期妇女慎用。

【禁忌和慎用】①对头孢菌素过敏者禁用；②对青霉素过敏者，肝、肾功能不全者慎用；③3 个月以下小儿不推荐使用。

【注意事项】用药期间和用药后 1 周应避免饮酒、口服或静脉输入含乙醇的药物，以免发生双硫仑样反应。

【药物相互作用】①与氨基糖苷类和甲硝唑联合使用有协同作用，但应避免与氨基糖苷类在同一容器中使用；②与高效利尿药（如呋塞米、依他尼酸等）合用可致肾损害；③本品不宜加入碳酸氢钠溶液中。

【剂型与规格】注射剂：0.25g，0.75g，1.5g。

头孢呋辛酯 Cefuroxime Axetil

【又名】西力欣，达力欣，赛福欣，伏乐新，Zinacef。

【医保分类】口服常释剂型甲类，口服液体剂、颗粒剂乙类。

【药动学】本品脂溶性强，口服吸收良好，吸收后迅速水解为头孢呋辛，分布至全身细胞外液；血清血浆蛋白结合率：50%。餐后口服血药浓度达峰时间：2.5~3h，牛奶等食物可促进本品吸收，空腹和餐后口服本品的绝对生物利用度分别为 37% 和 52%。$t_{1/2}$：1.2~1.6h。排泄：尿（给药 24 内）。

【作用和用途】第二代头孢菌素。口服经胃肠道吸收后迅速水解为头孢呋辛而发挥抗菌作用。用于溶血性链球菌、金黄色葡萄球菌、流感嗜血杆菌、大肠埃希菌、肺炎克雷伯菌、奇异变形杆菌等肠杆菌科细菌敏感菌株所致的成人急性咽炎或扁桃体炎、急性中耳炎、上颌窦炎、慢性支气管炎急性发作、急性支气管炎、单纯性尿路感染、皮肤软组织感染及无并发症淋病奈瑟菌性尿道炎和宫颈炎，儿童咽炎或扁桃体炎、急性中耳炎及脓疱病，尤宜用于儿童。

【用法和用量】口服，成人一般感染：0.25g/ 次，2 次 /d，较重感染时用量加倍。单纯性尿道感染 0.125g/ 次，2 次 /d，必要时药量可加倍；无并发症的淋病，单剂口服 1g；2 岁以上儿童：0.25g/ 次，2 次 /d；2 岁以下儿童：0.125g/ 次，2 次 /d。

【主要不良反应】【孕妇、哺乳期妇女用药安全性】【禁忌和慎用】【药物相互作用】参见头孢呋辛。

【注意事项】①本品应于餐后服用，以增加吸收，提高血药浓度，并减少胃肠道反应；②药片应吞服，不可嚼碎；③5岁以下小儿服用头孢呋辛酯混悬液更为适宜。

【剂型与规格】①片剂（胶囊）：0.125g，0.25g，0.5g；②干混悬剂：0.125g，0.25g；③分散片：0.125g。

头孢丙烯　Cefprozil

【又名】施复捷，希能，亿华，Cefzil。

【医保分类】口服常释剂型、口服液体剂、颗粒剂乙类。

【药动学】空腹口服吸收95%，血药浓度达峰时间：1.5h。血浆蛋白结合率：36%。排泄：尿60%。$t_{1/2}$：1.3h；肾功能完全丧失者 $t_{1/2}$：5.9h。

【作用和用途】第二代头孢菌素。具有广谱抗菌作用，对金黄色葡萄球菌（含产酶株）、肺炎链球菌、化脓性链球菌、流感嗜血杆菌、卡他莫拉菌有很强或较好抗菌活性；对粪肠球菌、单核细胞增多性李斯特菌、表皮葡萄球菌、腐生葡萄球菌、无乳链球菌、链球菌（C、D、F、G组和草绿色链球菌）、枸橼酸杆菌、大肠埃希菌、肺炎克雷伯菌、淋病奈瑟菌（包括产β-内酰胺酶菌株）、奇异变形杆菌、沙门菌属、志贺菌属、弧菌、黑色素拟杆菌、难辨梭状芽孢杆菌、产气荚膜梭菌、梭杆菌属、消化链球菌和痤疮丙酸杆菌具有一定抗菌活性。对MRSA、屎肠球菌、不动杆菌、肠杆菌属、普通变形杆菌、假单胞菌属的多数菌株和沙雷菌不敏感。

适用于上、下呼吸道感染（如咽炎、扁桃体炎、急性鼻窦炎、中耳炎、慢性支气管炎急性发作、急性支气管炎继发细菌感染）、皮肤和皮肤软组织感染等。

【用法和用量】口服。

（1）成人和13岁以上儿童：①咽炎、扁桃体炎，0.5g/次，1~2次/d；②下呼吸道感染，0.5g/次，2次/d；③皮肤软组织感染，0.25g/次，1次/12h或0.5g/次，1次/d；若严重感染，0.5g/次，2次/d。

肾功能不全：Ccr 0~29ml/min，按上述用量的50%（时间间隔不变）。

（2）儿童（2~12岁）：①扁桃体炎、咽炎，每次7.5mg/kg，2次/d，β-溶血性链球菌所致感染，疗程至少10d；②皮肤软组织感染，每次20mg/kg，1次/d。

（3）婴儿和儿童（6个月~12岁）：中耳炎，每次15mg/kg，2次/d。

【主要不良反应】胃肠道反应，皮疹以及头痛、眩晕，血尿素氮、肌酐、GOT、GPT升高，白细胞减少，血红蛋白降低，菌群失调等。

【孕妇、哺乳期妇女用药安全性】孕妇、哺乳期妇女慎用。

【禁忌和慎用】对头孢菌素过敏者忌用，对青霉素过敏者慎用。

【注意事项】①65 岁以上老人的 AUC 比青年人增大 30%~60%，妇女比男子增大 15%~20%；②可致直接 Coombs 试验阳性。

【药物相互作用】①与丙磺舒合用，可使本品 AUC 增加 1 倍；②与强效利尿药、多黏菌素、万古霉素等合用，可加强肾毒性作用。

【剂型与规格】①片剂：0.1g，0.2g，0.25g，0.5g；②干混悬剂：0.125g，0.25g，1.5g。

头孢克洛 Cefaclor

【又名】希刻劳，新达罗，再克，恒运，可福乐。

【医保分类】口服常释剂型、口服液体剂、颗粒剂乙类。

【药动学】口服吸收迅速，分布于全身组织中，血药浓度达峰时间：0.56h。$t_{1/2}$：0.57h。在唾液、泪液、尿液中浓度高，在中耳脓液中可达到足够浓度，胆汁中浓度较血药浓度低。血浆蛋白结合率：25%。代谢：肝 15%。排泄：尿 77%。

【作用和用途】第二代头孢菌素。广谱，对产青霉素酶金黄色葡萄球菌、A 组溶血性链球菌、草绿色链球菌和表皮葡萄球菌的活性与头孢羟氨苄相同，对不产酶金黄色葡萄球菌和肺炎球菌的抗菌作用较头孢羟氨苄强 2~4 倍。对革兰氏阴性杆菌包括对大肠埃希菌和肺炎克雷伯菌等的活性较头孢氨苄强，与头孢羟氨苄相仿，对奇异变形杆菌、沙门菌属和志贺菌属的活性较头孢羟氨苄强。卡他莫拉菌和淋病奈瑟菌对本品很敏感。吲哚阳性变形杆菌、沙雷菌属、不动杆菌属和铜绿假单胞菌均对本品耐药。

主要适用于敏感菌所致的呼吸系统、泌尿系统、耳鼻咽喉及皮肤、软组织感染等。

【用法和用量】口服，成人 0.25g/ 次，3 次 /d。严重感染患者剂量可加倍，但一日总量不超过 4g。小儿一日 20~40mg/kg，分 3 次给予，但一日总量不超过 1g。

【主要不良反应】参见头孢呋辛。

【孕妇、哺乳期妇女用药安全性】孕妇禁用，哺乳期妇女慎用。

【禁忌和慎用】①对头孢菌素过敏者禁用；②5 岁以下小儿不宜服用；③对青霉素过敏者、结肠炎者、有癫痫病史者慎用。

【注意事项】①本品宜空腹口服，因食物可延迟其吸收，牛奶不影响本品吸收；②有胃肠道疾病史者，特别是溃疡性结肠炎、局限性肠炎或抗生素相关性结肠炎者慎用。

【剂型与规格】①片剂（胶囊）：0.25g；②干混悬剂：0.125g，1.5g；③颗粒剂：0.1g，0.125g，0.25g。

头孢尼西 Cefonicid

【又名】西锐，悦康那西。

【药动学】血浆蛋白结合率：98%。在外科伤口液体、子宫组织、骨、胆囊、胆汁、前列腺组织、心、耳以及脂肪组织达到治疗浓度。体内不代谢；排泄：尿84%~98%。$t_{1/2}$：2.6~4.6h。

【作用和用途】第二代头孢菌素。广谱、长效，通过抑制细菌细胞壁合成产生抗菌活性。对革兰氏阳性菌和阴性菌以及一些厌氧菌均有抗菌作用。对大多数β-内酰胺酶稳定，对假单胞菌属、沙雷菌属、肠球菌及不动杆菌属、脆弱拟杆菌属无效。

适用于敏感菌引起的下呼吸道感染、尿路感染、败血症、皮肤软组织感染、骨和关节感染，也适用于手术预防感染。

【用法和用量】肌内注射或静脉注射。肾功能正常患者，一般轻度至中度感染成人 1g/ 次，1 次 /d；严重感染或危及生命的感染，2g/ 次，1 次 /d。无并发症的尿路感染，0.5g/ 次，1 次 /d。

手术预防感染：手术前 1h 单次给药 1g，术中和术后没有必要再用。必要时如关节成形术或开胸手术可重复给药 2d。

【主要不良反应】静脉注射部位烧灼感，静脉炎，腹泻，血小板增加，嗜酸性粒细胞增多，血清转氨酶（GPT、GOT）增高，以及发热、皮疹、荨麻疹、瘙痒、红斑等过敏反应。

【孕妇、哺乳期妇女用药安全性】孕妇慎用，哺乳期妇女慎用。

【注意事项】①与青霉素存在交叉过敏反应；②治疗开始和治疗中可引起肠道紊乱，严重者导致假膜性小肠结肠炎，出现腹泻时应引起警惕，轻度腹泻停药即可，中、重度腹泻患者应给予补充电解质、蛋白质以及适当的抗生素（如万古霉素）治疗；③在剖宫产手术时，本品应在剪断脐带后使用。

【药物相互作用】①与其他头孢菌素及氨基糖苷类抗生素联用时肾脏损害风险增加。②与强效利尿药联用时，肾毒性增加。③四环素、红霉素及氯霉素可降低该药物的作用。④与酒精同时使用时，该药物可能引发代谢紊乱反应。

【剂型与规格】注射剂：0.5g，1g，2g。

头孢替安 Cefotiam

【又名】海替舒，复仙安，锋替新，头孢噻四唑，Ceftiazole，Pansporin。

【医保分类】注射剂乙类。

【药动学】肌内注射血药浓度达峰时间：30min。体内分布以肺、肾、胆汁中浓度高，难以透过血脑屏障。排泄：尿 60%~70%（原型）。$t_{1/2}$：0.72~1.2h。

【作用和用途】第二代头孢菌素。对伤寒沙门菌、大肠埃希菌、流感嗜血杆菌、奇异变形杆菌、克雷伯菌属、肺炎链球菌、淋病奈瑟菌、摩根变形杆菌、敏感的葡萄球菌属、多数厌氧菌（除脆弱拟杆菌）等具有较强或良好抗菌活性。对铜绿假单胞菌、MRSA、肠球菌属、不动杆菌属、非溶血性链球菌等耐药或敏感性差。

用于敏感菌所致的肺部、胆道、尿路、妇科、耳鼻咽喉，皮肤软组织感染及腹膜炎、败血症等。

【用法和用量】肌内注射、静脉注射、静脉滴注。

（1）成人：1~2g/d，较重感染时可增至 4g/d，分 2~4 次给药。

（2）小儿：40~80mg/（kg·d），分 3~4 次，重症感染可增至 160mg/（kg·d）。肌内注射可用 0.25% 利多卡因注射液溶解；静脉滴注时将每次剂量药物加入 5% 葡萄糖注射液、0.9% 氯化钠或氨基酸输液 250ml 中滴注 30min。

【主要不良反应】可见皮疹、药物热和胃肠道反应；偶见血小板减少，Coombs 试验假阳性和肠道菌群改变。

【孕妇、哺乳期妇女用药安全性】孕妇、哺乳期妇女慎用。

【禁忌和慎用】①对头孢菌素过敏者、早产儿、新生儿禁用；②对青霉素类过敏者、肾功能不全者慎用。

【注意事项】①静脉注射大剂量可致血管疼痛和血栓性静脉炎；②本品溶解后应立即使用；③用药期间定期检查肾功能；④本品有肌内注射制剂和静脉给药制剂，两者不可混用。

【药物相互作用】与氨基糖苷类抗生素合用有协同作用。与具有肾毒性的药物合用（如氨基糖苷类、强效利尿药等）可增加肾毒性致肾损害。

【剂型与规格】注射剂：0.25g，0.5g，1g。

【医保限制】限有明确药敏试验证据或重症感染的患者。

头孢孟多 Cefamandole

【又名】头孢羟唑，孟得欣，Cefadole。

【药动学】血药浓度达峰时间：1h（肌内注射）。在组织体液中分布广。胆汁和尿中药浓度均较血药浓度为高。血浆蛋白结合率：65%~75%。排泄：尿 60%~80%。$t_{1/2}$：0.6~1h。

【作用和用途】第二代头孢菌素。对革兰氏阳性菌的活性与第一代头孢菌素相似，对革兰氏阴性菌的作用强于第一代，弱于第三代。对产气肠杆菌，吲哚阳性变形杆菌、厌氧球菌和梭菌属等敏感或有较好抗菌活性。对阴沟肠杆菌、沙雷菌属、不动杆菌属、铜绿假单胞菌、肠球菌属及脆弱拟杆菌耐药。

用于肺炎链球菌、金黄色葡萄球菌和表皮葡萄球菌、大肠埃希菌、变形杆菌等需氧敏感菌所致的呼吸道、尿路、皮肤软组织感染，腹膜炎和盆腔炎等。

【用法和用量】肌内注射、静脉注射或静脉滴注。成人一般2~6g/d，严重感染者8~12g/d；小儿一般50~100mg/（kg·d），严重感染可用至150mg/（kg·d）。均分3~4次。

【主要不良反应】可有皮疹、药物热、血清转氨酶和血尿素氮升高。大剂量可致凝血功能障碍。

【孕妇、哺乳期妇女用药安全性】孕妇、哺乳期妇女慎用。

【禁忌和慎用】①对头孢菌素过敏者禁用；②对青霉素过敏者、严重肾功能不全者慎用；③新生儿和早产儿不推荐使用。

【注意事项】①发现凝血功能异常应适当补充维生素K；②用药期间和用药后1周应避免饮酒、口服或静脉输入含乙醇的药物，以免发生双硫仑样反应。

【药物相互作用】①与具有肾毒性的药物（如氨基糖苷类、多黏菌素类、强效利尿药）联合有增加肾毒性的可能；②与含钙或镁的溶液有配伍禁忌，不可在同一容器内混合使用（包括乳酸钠林格注射液）；③与产生低凝血酶原血症、血小板减少症或胃肠道溃疡的药物同用将干扰凝血功能和增加出血危险。

【剂型与规格】注射剂：0.5g，1g，2g。

三、第三代头孢菌素

头孢噻肟 Cefotaxime

【又名】凯福隆，治菌必妥，挚君必妥，泰可欣，头孢氨噻肟，Cefotax，Claforan。

【医保分类】注射剂甲类。

【药动学】口服不吸收。血药浓度达峰时间：0.5h（肌内注射）。血浆蛋白结合率：30%~50%。排泄：尿80%。$t_{1/2}$：约1h。脑膜炎症时脑脊液中药浓度可达血药浓度的10%~30%。

【作用和用途】第三代头孢菌素。抗菌谱广，对大肠埃希菌、流感嗜血杆菌、化脓性链球菌、肺炎链球菌、淋病奈瑟菌、脑膜炎奈瑟菌、奇异变形杆菌、普通变形杆菌、克雷伯菌属、沙门菌属、枸橼酸杆菌属、厌氧球菌等具有敏感或较强抗菌活性。对铜绿假单胞菌抗菌活性差。对肠球菌属、阴沟肠杆菌和产气肠杆菌无抗菌活性或耐药。

主要用于革兰氏阴性杆菌所致的呼吸道、尿路、胆道、腹腔、妇科、骨关节、皮肤软组织感染及败血症、脑膜炎、淋病等治疗。

【**用法和用量**】肌内注射、静脉注射或静脉滴注。

（1）成人：①一般感染，1g/ 次，1 次 /12h；②中、重度感染，1~2g/ 次，1 次 /8h；③严重感染（如败血症等），2g/ 次，1 次 /6~8h；④危及生命的感染，2g/ 次，1 次 /4h；⑤淋病，单次剂量，1g 肌内注射。

（2）小儿：静脉给药 50~100mg/（kg·d），病情严重者按 150mg/（kg·d），分 2~4 次。

（3）肾功能不全：Ccr 10~30ml/min 者，最大剂量 2g/ 次，1 次 /12h；Ccr<10ml/min 者，最大剂量 2g/ 次，1 次 /24h。

【**主要不良反应**】可见过敏反应、药物热、腹泻、白细胞和粒细胞减少，血清转氨酶升高。

【**孕妇、哺乳期妇女用药安全性**】孕妇慎用，哺乳期妇女应用本品时宜暂停哺乳。

【**禁忌和慎用**】①对头孢菌素过敏者禁用；②对青霉素过敏者、结肠炎患者慎用。

【**注意事项**】①部分生产厂家说明书要求使用前进行皮试；②本品不宜加入碳酸氢钠溶液中；③与氨基糖苷类合用有协同作用，要注意肾毒性，应避免在同一容器中混合使用；④与高效利尿药合用可致肾损害。

【**剂型与规格**】注射剂：0.5g，1g，2g。

头孢曲松 Ceftriaxone

【**又名**】头孢三嗪，罗氏芬，菌必治，安塞隆，泛生舒复，凯塞欣，Locekin，Rocephin。

【**医保分类**】注射剂甲类。

【**药动学**】口服不吸收。血药浓度达峰时间：2~3h（肌内注射）。血浆蛋白结合率：83%~96%。排泄：尿 60%。$t_{1/2}$：7~8h。可透过血脑屏障。

【**作用和用途**】第三代头孢菌素。抗菌谱和抗菌活性与头孢噻肟钠相似。但血清半衰期长，具有长效作用。对产气肠杆菌、大肠埃希菌、流感嗜血杆菌、淋病奈瑟菌、脑膜炎奈瑟菌、化脓性链球菌、肺炎链球菌以及敏感的葡萄球菌、吲哚阳性变形杆菌、沙雷菌等有强大或较强抗菌活性。对流感嗜血杆菌（包括产 β- 内酰胺酶菌株）、淋病奈瑟菌和脑膜炎奈瑟菌的抗菌活性为第三代头孢菌素中最强。对铜绿假单胞菌作用差。对 MRSA、肠球菌属、多数脆弱拟杆菌耐药。

主要用于革兰氏阴性杆菌敏感株所致呼吸道、尿路、胆道、胃肠道、软组织和骨感染及败血症、腹膜炎、脑膜炎、淋病等。

【用法和用量】①肌内注射：成人，一般 1~2g/ 次，1 次 /d；淋病可采用一剂疗法（0.25~0.5g）。②严重感染时静脉注射或静脉滴注：成人，一般 1~2g/ 次，2 次 /d；小儿，重症（除外脑膜炎）50~75mg/（kg·d），分 2 次静脉滴注，每日不超过 2g；脑膜炎：成人 4g/d，小儿 100mg/（kg·d），分 2 次，每日不可超过 4g。③手术前预防用药：手术前 0.5~2h，肌内注射 1g。肌内注射局部疼痛，用 1% 利多卡因注射液作溶剂。静脉滴注时药物溶于 50~100ml 0.9% 氯化钠或 5% 葡萄糖注射液中，时间 30min；静脉注射时溶于 10~20ml 5% 葡萄糖注射液中缓慢推注。

严重肾功能不全：Ccr<10ml/min 时，一日用量不超过 2g。

【主要不良反应】可见过敏反应，恶心，呕吐，腹泻，口炎，舌炎，水肿，头晕，头痛，白细胞、粒细胞和血小板减少，血清转氨酶和血肌酐增高，肠道菌群失调等。

【孕妇、哺乳期妇女用药安全性】孕妇、哺乳期妇女慎用。

【禁忌和慎用】①对头孢菌素过敏者禁用；②新生儿（尤其是早产儿）避免使用；③对青霉素过敏者、胆道阻塞者、溃疡性结肠炎患者慎用。

【注意事项】①部分生产厂家说明书要求使用前进行皮试；②用药期间避免饮酒或使用含乙醇的药物；③本品与含钙药物（包括含钙溶液）联用可能导致严重不良后果，故两者不宜混合或同时使用，且使用本品 48h 内不宜使用含钙药物；④本品静脉输液配伍禁忌药物甚多，应单独使用。

【药物相互作用】与氨基糖苷类合用有协同抗菌作用，要注意肾毒性，应避免在同一容器中混合使用。

【剂型与规格】注射剂：0.25g，0.5g，1g，2g。

头孢他啶 Ceftazidime

【又名】复达欣，凯复定，Ceptaz，Fortum，Fortaz。

【医保分类】注射剂乙类。

【药动学】口服不吸收。血药浓度达峰时间：1~1.5h（肌内注射）。脑膜炎症时脑脊液中药物浓度可达血药浓度的 20%~40%。血浆蛋白结合率：5%~23%。排泄：尿 80%。$t_{1/2}$：1.8h。

【作用和用途】第三代头孢菌素。对大肠埃希菌、克雷伯菌、奇异变形杆菌、普通变形杆菌、流感嗜血杆菌、葡萄球菌、链球菌、肺炎链球菌、脑膜炎奈瑟菌、淋病奈瑟菌、革兰氏阳性厌氧菌及铜绿假单胞菌等具敏感或有良好的抗菌活性。对铜绿假单胞菌的抗菌作用是目前临床应用的头孢菌素中活性最强者。对 MRSA，粪链球菌等肠球菌，李斯特菌属和难辨梭状芽孢杆菌耐药。

适用于敏感的革兰氏阴性菌（尤其是铜绿假单胞菌）引起的较严重感染，

如呼吸道、肝胆系统、腹腔内、盆腔、妇科、尿路、皮肤软组织感染及败血症、脑膜炎、骨髓炎等。

【用法和用量】肌内注射、静脉注射或静脉滴注，1~2g/次，2~3次/d，每日最大用量不宜超过6g；老年人一般不应超过3g；小儿30~100mg/(kg·d)，分2~3次。

肾功能不全：Ccr 30~50ml/min，1g/次，1次/12h；Ccr 15~30ml/min，1g/次，1次/24h；Ccr 5~15ml/min，0.5g/次，1次/24h；Ccr<5ml/min，0.5g/次，1次/48h。

【主要不良反应】可参见头孢噻肟钠；偶见血管神经性水肿、支气管痉挛或低血压等。

【孕妇、哺乳期妇女用药安全性】孕妇、哺乳期妇女慎用。

【禁忌和慎用】①对头孢菌素过敏者禁用；②对青霉素过敏者，有结肠炎病史者、肾功能不全者慎用。

【注意事项】①本品因含有碳酸钠，溶解后可产生CO_2气体，致其颜色加深，仍可使用；②可致Coombs试验假阳性。

【药物相互作用】①与氨基糖苷类合用有协同作用，但应避免在同一容器中混合使用，并注意肾功能变化；②与氯霉素有拮抗作用；③与高效利尿药合用可能致肾损害；④不宜与碳酸氢钠、万古霉素配伍；⑤与美洛西林或哌拉西林合用对铜绿假单胞菌和大肠埃希菌出现协同或累加作用。

【剂型与规格】注射剂：0.5g，1g，2g。

头孢他啶阿维巴坦 Ceftazidime and Avibactam

【又名】思福妥，Zavicefta。

【药动学】头孢他啶与血浆蛋白结合率<10%，蛋白结合的程度不依赖于浓度。阿维巴坦的血浆蛋白结合率很低(5.7%~8.2%)。血脑屏障完整时，头孢他啶很少透过。脑膜炎症情况下，脑脊液中头孢他啶浓度可达4~20mg/L或更高。临床上尚未研究阿维巴坦的血脑屏障透过情况。头孢他啶易进入胎盘，并且可进入乳汁。头孢他啶和阿维巴坦均主要以原型通过尿液排泄。

【作用和用途】头孢他啶与青霉素结合蛋白(PBP)结合后可抑制细菌细胞壁肽聚糖合成，导致细菌细胞裂解和死亡。阿维巴坦是一种β-内酰胺酶抑制药，与酶形成不易水解的共价加合物后起作用。阿维巴坦可抑制Ambler A类和C类β-内酰胺酶和某些D类β-内酰胺酶，包括超广谱β-内酰胺酶(ESBL)、KPC和OXA-48碳青霉烯酶，以及AmpC酶。阿维巴坦不会抑制B类酶(金属β-内酰胺酶)，并且不能抑制多种D类酶。

对需氧型革兰氏阴性杆菌比较敏感，对革兰氏阳性菌、厌氧菌敏感性较低或耐药。

适用于：联合甲硝唑治疗革兰氏阴性菌引起的复杂性腹腔内感染、医院获得性肺炎、呼吸机相关性肺炎，以及肺炎克雷伯菌、阴沟肠杆菌、大肠埃希菌、奇异变形杆菌和铜绿假单胞菌引起的其他感染。

为了减少耐药细菌的出现，本品仅适用于治疗确诊或高度怀疑由敏感细菌所致的感染。应当依据微生物培养和药敏结果选择或调整药物。在缺乏此类数据的情况下，当地流行病学和耐药性分析可能有助于经验性选择治疗。

【用法和用量】适宜剂量加入 100ml 溶媒（0.9% 氯化钠注射液、5% 葡萄糖注射液、5% 葡萄糖氯化钠注射液或乳酸林格液），慢速静脉滴注。

对于肌酐清除率≥50ml/min 的患者，推荐剂量参见表 3-1。

表 3-1　肌酐清除率≥50ml/min 的患者头孢他啶阿维巴坦的用法用量

感染性疾病	剂量 /g	给药频率	输液时间 /h	疗程 /d
复杂性腹腔感染（与甲硝唑联用）	2.5	1 次 /8h	2	5~14
医院获得性肺炎和呼吸机相关性肺炎	2.5	1 次 /8h	2	7~14
成人某些需氧型革兰氏阴性杆菌感染	2.5	1 次 /8h	2	取决于感染严重程度、病原菌、患者临床情况和细菌学进展

对于肌酐清除率≤50ml/min 的患者，推荐剂量参见表 3-2。

表 3-2　肌酐清除率≤50ml/min 的患者头孢他啶阿维巴坦的用法用量

肌酐清除率 /（ml/min）	剂量 /g	给药频率	输液时间 /h
31~50	1.25	1 次 /8h	2
16~30	0.94	1 次 /12h	2
6~15	0.94	1 次 /24h	2
≤5	0.94	1 次 /48h	2

【主要不良反应】常见外阴阴道念珠菌病和口腔念珠菌病、头痛、头晕、胃肠道反应、转氨酶升高、皮肤过敏反应。

【孕妇、哺乳期妇女用药安全性】孕妇、哺乳期妇女慎用。

【禁忌和慎用】禁用于对头孢菌素过敏者，对其他类型 β- 内酰胺类抗菌药物（如青霉素、单酰胺菌素或碳青霉烯类）的严重超敏者（例如速发过敏反应、严重的皮肤反应)。

【药物相互作用】①联用高剂量头孢菌素和肾毒性药物如氨基糖苷类或强效利尿药(如呋塞米),可能会对肾功能产生不良影响;②体外试验表明,氯霉素对头孢他啶和其他头孢菌素类药物有拮抗作用,应避免联合使用。

【剂型与规格】注射剂:2.5g(含头孢他啶2g、阿维巴坦0.5g)。

头孢哌酮 Cefoperazone

【又名】先锋必,先锋必素,达诺欣,依美欣,Cefobine,Cefozone。

【药动学】口服不吸收.血药浓度达峰时间:1h(肌内注射)。血浆蛋白结合率:80%~90%。排泄:主要经胆汁,尿20%~25%。$t_{1/2}$:2h。

【作用和用途】第三代头孢菌素。抗菌谱与头孢噻肟钠相仿。对大肠埃希菌、奇异变形杆菌、普通变形杆菌、流感嗜血杆菌、克雷伯菌属、沙门菌属、化脓性链球菌、淋病奈瑟菌、脑膜炎奈瑟菌、百日咳鲍特菌及铜绿假单胞菌等具敏感或较强抗菌活性。对肠球菌属、MRSA、李斯特菌属、脆弱拟杆菌耐药。

主要用于革兰氏阴性杆菌敏感株所致呼吸道、尿路、肝胆、外科、妇科、泌尿科、皮肤科、耳鼻咽喉科、眼科、口腔科等感染及败血症、脑膜炎等的治疗。

【用法和用量】肌内注射、静脉注射或静脉滴注:一般2~4g/d,分2~3次,严重感染时用量可增至6~8g/d;小儿50~150mg/(kg·d),分2~4次。

【主要不良反应】①过敏性休克、高热、寒战、呼吸困难、喉头水肿、哮喘发作、急性肺水肿、呼吸衰竭、剥脱性皮炎、多形红斑、大疱性表皮坏死松解症等;②双硫仑样反应;③凝血机制障碍(血小板减少、低凝血酶原血症),出现皮肤、消化道出血等;④抽搐、昏迷、心律失常等。

【孕妇、哺乳期妇女用药安全性】孕妇、哺乳期妇女慎用。

【禁忌和慎用】①对头孢菌素过敏者、严重肝功能损害和胆道梗阻者禁用;②青霉素过敏者、早产儿、新生儿慎用。

【注意事项】①用药期间应注意对出血凝血时间、凝血酶原时间进行测定,必要时加用维生素K;②用药期间及停药5d内饮酒,会引起潮红、出汗、头痛、心动过速等反应;③用药期间可出现Coombs试验和尿糖试验假阳性。

【药物相互作用】①与氨基糖苷类抗生素联合对某些肠杆菌科细菌和铜绿假单胞菌有协同作用,但避免与其在同一容器中混合使用;②与能产生低凝血酶原血症、胃肠道溃疡出血的药物及非甾体抗炎药合用可增加出血危险。

【剂型与规格】注射剂:0.5g,1g。

头孢哌酮舒巴坦 Cefoperazone-Sulbactam

【又名】舒普深，铃兰欣，海舒必，仙必他，锋派欣，麦道必，凯斯，Sulperazon。

【医保分类】注射剂乙类。

【作用和用途】两药联合，对不动杆菌属、脆弱拟杆菌、肠杆菌科细菌、产酶葡萄球菌的抗菌活性具有增效作用。其他抗菌谱参见头孢哌酮。适用于革兰氏阴性杆菌，厌氧菌中产酶菌株或可能为产酶菌株所致的呼吸道、尿路、腹腔、盆腔、皮肤软组织感染和混合感染及败血症等。

【用法和用量】静脉滴注。

（1）成人：①一般感染 2~4g/d（头孢哌酮钠 - 舒巴坦钠 1∶1），分等量 1 次 /12h 或 1.5~3g/d（头孢哌酮钠 - 舒巴坦钠 2∶1），分等量 1 次 /12h；②严重或难治感染 8g/d（头孢哌酮钠 - 舒巴坦钠 1∶1），或 12g/d（头孢哌酮钠 - 舒巴坦钠 2∶1）。舒巴坦钠每天最大剂量为 4g，若头孢哌酮钠的需要量超过 4g/d 时，宜采用头孢哌酮钠 - 舒巴坦钠（2∶1）的制剂。

（2）儿童：①一般感染 40~80mg/（kg·d）（头孢哌酮钠 - 舒巴坦钠 1∶1），分等量 1 次 /6~12h 或 30~60mg/（kg·d）（头孢哌酮钠 - 舒巴坦钠 2∶1），分等量 1 次 /6~12h；②严重感染：160mg/（kg·d）（头孢哌酮钠 - 舒巴坦钠 1∶1），或 240mg/（kg·d）（头孢哌酮钠 - 舒巴坦钠 2∶1），均分 2~4 次等量给药。

（3）肾功功能不全：Ccr 15~30ml/min，1g/ 次（以舒巴坦计），1 次 /12h；Ccr<15ml/min，0.5g/ 次（以舒巴坦计），1 次 /12h。

【主要不良反应】【孕妇、哺乳期妇女用药安全性】参见头孢哌酮钠。

【注意事项】本品与多种药物呈配伍禁忌，故宜单独使用。其他参见头孢哌酮。

【剂型与规格】注射剂：1g（头孢哌酮钠、舒巴坦钠各 0.5g），1.5g（头孢哌酮钠 1g、舒巴坦钠 0.5g），2g（头孢哌酮钠、舒巴坦钠各 1g），3g（头孢哌酮钠 2g、舒巴坦钠 1g）。

【医保限制】限有明确药敏试验证据或重症感染的患者。

头孢克肟 Cefixime

【又名】世福素，新福素，达力芬，Cefspan，Suprax。

【医保分类】口服常释剂型、口服液体剂、颗粒剂乙类。

【药动学】口服吸收良好：40%~50%，血药浓度达峰时间：3~4h（口服）。血浆蛋白结合率：70%。排泄：尿 50%（24h，原型）。$t_{1/2}$：3~4h。

【作用和用途】第三代头孢菌素。本品对化脓性链球菌、肺炎链球菌、淋病奈瑟菌、流感嗜血杆菌、卡他莫拉菌、大肠埃希菌、奇异变形杆菌有良好抗菌活性；对肠球菌、铜绿假单胞菌及其他假单胞菌属、李斯特菌、多数葡萄球菌（包括 MRSA）、脆弱拟杆菌和梭状芽孢杆菌耐药。

适用于敏感细菌所致的尿路、咽喉、扁桃体、中耳、支气管和肺部等感染。

【用法和用量】口服，成人，一般 400mg/d，1 次或分 2 次；单纯性尿路感染 200mg 单剂服用。小儿，8mg/（kg·d），1 次或分 2 次。

肾功能不全：Ccr<20ml/min 按正常量的 1/2（即 200mg/d）应用。

【主要不良反应】可见胃肠道反应和皮疹、头晕、头痛等；并可发生过敏性休克，难辨梭状芽孢杆菌所致假膜性小肠结肠炎，念珠菌感染，血清转氨酶、血尿素氮升高等。

【孕妇、哺乳期妇女用药安全性】孕妇、哺乳期妇女慎用。

【禁忌和慎用】①对头孢菌素过敏者禁用；②对青霉素过敏者、肾功能不全者慎用；③6 个月以下小儿不宜服用。

【剂型与规格】①片剂（胶囊）：50mg，0.1g，0.2g，0.4g；②干混悬剂：50mg。

头孢地尼 Cefdinir

【又名】全泽复，头孢狄尼，Cefzon。

【医保分类】口服常释剂型乙类。

【药动学】口服吸收良好，血药浓度达峰时间：2~4h（口服）。血浆蛋白结合率：60%~75%。排泄：尿 26%~33%（给药 24h 内）。$t_{1/2}$：1.6~1.8h。

【作用和用途】第三代头孢菌素。对需氧革兰氏阳性菌和阴性菌均有抗菌活性，如金黄色葡萄球菌、肺炎链球菌、化脓性链球菌、流感嗜血杆菌、副流感嗜血杆菌、卡他莫拉菌以及表皮葡萄球菌、无乳链球菌、大肠埃希菌、肺炎克雷伯菌、奇异变形杆菌等。

主要用于敏感细菌所致的社区获得性肺炎、支气管炎、颌窦炎、咽炎、扁桃体炎、中耳炎、泌尿生殖道及皮肤软组织等感染。

【用法和用量】口服，成人，600mg/d；小儿，14mg/（kg·d），分 1 或 2 次服。均服 5~10d。

肾功能不全：Ccr<10ml/min 时。成人：300mg/ 次，1 次 /d；小儿：每次 7mg/kg，不超过 300mg，1 次 /d。

【主要不良反应】常见为消化道反应及皮疹、瘙痒、嗜睡等。亦可见假膜性小肠结肠炎。检验可见蛋白尿、血尿、尿糖及 GPT、GOT、碱性磷酸酶（ALP）、血尿素氮（BUN）、胆红素、乳酸脱氢酶、血小板、血钾、尿 pH 等上升。

【孕妇、哺乳期妇女用药安全性】孕妇、哺乳期妇女慎用。

【禁忌和慎用】①对头孢菌素过敏者禁用；②新生儿、早产儿不宜使用；③肾功能不全者慎用。

【注意事项】食物可影响本品吸收，故适宜饭前服用。

【药物相互作用】①与制酸药同服，两药间隔至少 2h，否则可使本品血药浓度达峰时间延迟 1h，C_{max} 和 AUC 下降约 40%；②与铁剂同服，本品吸收明显减少，并使粪便显红色，两药服用应间隔 2h；③丙磺舒可使本品 AUC 和 C_{max} 增加近 1 倍，使 $t_{1/2}$ 延长 1 倍。

【剂型与规格】①胶囊：50mg，0.1g，0.3g；②干混悬剂：1.5g。

头孢他美酯 Cefetamet Pivoxil

【又名】头孢美特酯，威锐，力欣美，代宁。

【药动学】口服空腹吸收 30%~40%，食后吸收约 50%。在肠道内经酯酶迅速水解为具有抗菌活性的游离酸头孢他美，血药浓度达峰时间：4~5h（口服），维持有效抗菌浓度：12h。血浆蛋白结合率：22%~25%。排泄：尿 45%~51%（12h 内）。$t_{1/2}$：2~2.5h。

【作用和用途】第三代头孢菌素。对革兰氏阳性菌和阴性杆菌的抗菌活性与头孢克肟相仿。对链球菌、肺炎链球菌、大肠埃希菌、克雷伯菌、奇异变形杆菌、不动杆菌、嗜血杆菌属、淋病奈瑟菌等有抗菌活性。对脆弱拟杆菌亦有较好抗菌活性。对铜绿假单胞菌耐药。适用于敏感细菌所致的呼吸道、尿路感染及败血症等。

【用法和用量】口服。

（1）成人：敏感菌所致肺炎、支气管炎 0.5~1g/ 次，2 次 /d，连用 7~10d；无合并症尿路感染 2g/ 次；复杂性尿路感染 2g/ 次，1 次 /d，连服 10d；肾盂肾炎 1g/ 次，2 次 /d，或 2g/ 次，1 次 /d，连用 10d；单纯性淋球菌性尿道炎，单次服 2g。

（2）儿童：肺炎每次 10mg/kg，2 次 /d；下呼吸道感染每次 10~20mg/kg，2 次 /d，连用 7~12d；β- 链球菌咽炎每次 10~20mg/kg，2 次 /d。

（3）肾功能不全：Ccr 10~40ml/min，0.125g/ 次，1 次 /12h；Ccr<10ml/min，首次 0.5g，以后 0.125g/24h。

【主要不良反应】较常见有消化道反应及皮疹、头痛、眩晕等；转氨酶暂时性升高和嗜酸性粒细胞增高等。

【孕妇、哺乳期妇女用药安全性】孕妇、哺乳期妇女不推荐使用。

【禁忌和慎用】①对头孢菌素过敏者禁用；②老年人、过敏体质者、肝肾功能不全者慎用。

【药物相互作用】①与氨基糖苷抗生素合用时肾毒性增强，应予注意；②抗酸药可能影响本品正常吸收，不宜同时服用。如使用应相隔 2h 以上，分别服用。

【剂型与规格】片剂(胶囊):0.25g,0.5g。

头孢布烯 Ceftibuten

【又名】头孢噻腾,头孢布坦,先力腾,Cedax。

【药动学】口服迅速吸收,达 75%~90%,食物可降低本品吸收,血药浓度达峰时间:2.6h。血浆蛋白结合率:60%~77%。排泄:尿 60%~70%(24h 内,原型)。$t_{1/2}$:2.4h。

【作用和用途】第三代头孢菌素。对大肠埃希菌、化脓性链球菌、肺炎链球菌、流感嗜血杆菌、卡他莫拉菌、克雷伯菌属、吲哚阳性变形杆菌有较强抗菌活性;对大多数厌氧菌抗菌活性较差;对葡萄球菌、肠球菌、不动杆菌、李斯特菌无抗菌活性。

主要用于敏感菌所致呼吸道感染(如慢性支气管炎急性发作、咽炎、扁桃体炎)、泌尿道感染等。

【用法和用量】空腹口服,成人 0.4g/ 次,1 次 /d,连用 10d;小儿每次 9mg/kg,1 次 /d。

肾功能不全:Ccr 在 30~49ml/min 者,使用正常剂量的 1/2;Ccr 在 5~29ml/min 者,使用正常剂量的 1/4。

【主要不良反应】可见腹泻等消化道反应及皮疹、瘙痒、呼吸困难、念珠菌病(阴道炎等),暂时性转氨酶、血尿素氮升高。血红蛋白、血小板,白细胞计数降低。Coombs 试验假阳性。儿童尚可见不安、发热、血尿、易激动及运动功能亢进等。

【孕妇、哺乳期妇女用药安全性】孕妇、哺乳期妇女慎用。

【禁忌和慎用】①对头孢菌素过敏者禁用;②对青霉素过敏者、6 个月以下小儿、慢性结肠炎者、严重肾功能不全者慎用。

【药物相互作用】①与氨基糖苷类合用,对多种需氧革兰氏阴性菌和链球菌有协同作用,但需注意加重肾毒性;②与强效利尿药、多黏菌素 B、万古霉素合用可加重肾毒性;③与抗酸药或 H_2 受体拮抗剂合用,可提高本品生物利用度,但也可能增强肾毒性。

【剂型与规格】片剂(胶囊):0.1g, 0.2g, 0.4g。

头孢特仑新戊酯 Cefteram Pivoxil

【又名】富山龙,托米伦,邦塔,Tomiron。

【药动学】口服吸收,不受食物影响,血药浓度达峰时间:3h。血浆蛋白结合率:75%。排泄:尿 33%(8h,活性物)。$t_{1/2}$:约 0.9h。

【作用和用途】第三代头孢菌素。本品在肠壁细胞和血液中被酯酶水解释出活性物头孢特仑而起作用。对大肠埃希菌、克雷伯菌属、肺炎链球菌、化脓性链球菌、沙门菌属、流感嗜血杆菌、奇异变形杆菌、淋病奈瑟菌等具有较强抗菌活性，对沙雷菌、普通变形杆菌、枸橼酸杆菌等也有一定抗菌活性。对肠球菌、铜绿假单胞菌、MRSA、难辨梭状芽孢杆菌等不敏感。

适用于敏感菌所致呼吸道（如支气管炎、肺炎、咽喉炎、扁桃体炎）、泌尿生殖道感染（如膀胱炎、肾盂肾炎、淋菌性尿道炎、子宫附件炎、子宫内膜炎、宫腔感染等）、中耳炎、鼻窦炎、皮肤软组织感染。

【用法和用量】饭后口服，成人 150~600mg/d，分 3 次服。

【主要不良反应】主要为胃肠道反应和皮疹等。亦可见血清转氨酶升高，嗜酸性粒细胞增多，菌群失调致二重感染。

【孕妇、哺乳期妇女用药安全性】孕妇、哺乳期妇女不宜使用。

【禁忌和慎用】儿童不宜用。

【注意事项】用药期间尿糖试验和 Coombs 试验可呈阳性。

【剂型与规格】片剂：50mg，0.1g。

头孢泊肟酯 Cefpodoxime Proxetil

【又名】搏拿，抗菲，善普兰，恒泽，Banan，Tomiron，Vantin。

【药动学】口服吸收约 50%，血药浓度达峰时间：2~3h。血浆蛋白结合率：18%~23%。排泄：尿 29%~33%（12h 内，原型）。$t_{1/2}$：2.4~2.8h。

【作用和用途】第三代头孢菌素。本品在肠道中经酯酶水解释放出头孢泊肟而起抗菌作用。对金黄色葡萄球菌、腐生葡萄球菌、肺炎链球菌、化脓性链球菌、流感嗜血杆菌、肺炎克雷伯菌、卡他莫拉菌、奇异变形杆菌、淋病奈瑟菌等较敏感，对肠球菌、铜绿假单胞菌、不动杆菌属及 MRSA 等不敏感。适用于敏感细菌所致的肺炎、支气管炎、中耳炎、鼻窦炎、咽炎、扁桃体炎、尿路感染（包括淋病）及皮肤软组织感染等。

【用法和用量】口服。

（1）成人：①急性社区获得性肺炎，0.2g/ 次，2 次 /d，用 10~14d；②上呼吸道感染，0.1g/ 次，2 次 /d，用 5~10d；③单纯性尿路感染，0.1g/ 次，2 次 /d，用 7d；④急性单纯性淋病，单剂 0.2g；⑤皮肤和软组织感染，0.4g/ 次，2 次 /d，用 7~14d。

（2）儿童（5 月龄至 12 岁）：①急性中耳炎，每次 10mg/kg，1 次 /d，或每次 5mg/kg，2 次 /d（用量不超过 0.4g/d），用药 10d；②扁桃体炎、鼻窦炎，10mg/（kg·d）（用量不超过 0.2g/d），用药 10d。

【主要不良反应】较多见胃肠道反应，上腹不适，也可见皮疹、瘙痒、耳鸣、眩晕、血尿、血尿素氮、肌酐升高、发热、咳嗽、呼吸困难、白念珠菌病、阴道炎，偶见转氨酶升高、假膜性小肠结肠炎、过敏性休克等。

【孕妇、哺乳期妇女用药安全性】孕妇慎用，哺乳期妇女禁用或用药停止哺乳。

【禁忌和慎用】对本品和其他头孢菌素有过敏史者禁用。

【注意事项】可致直接 Coombs 试验阳性。

【药物相互作用】①口服不吸收的抗酸药或 H_2 受体拮抗剂，可使本品生物利用度降低；②口服抗胆碱药（如溴丙胺太林）可使本品峰浓度延迟出现；③丙磺舒抑制本品肾排泄，从而可提高本品峰浓度和增大 AUC；④与具肾毒性药物联合应用，应注意肾功能变化。

【剂型与规格】①片剂：0.1g，0.2g；②混悬剂：50mg，100mg。

头孢地嗪 Cefodizime

【又名】头孢双唑，信均福，莫迪，莫敌，Modivid。

【药动学】口服不吸收。注射后血浆中药物浓度显示剂量相关性。胆汁中药物浓度甚高。血浆蛋白结合率：81%~88%。排泄：尿（原型 70%~88%）。$t_{1/2}$：2.5h。

【作用和用途】第三代头孢菌素。抗菌谱和抗菌活性与头孢噻肟钠相似。其特点为具广谱抗菌，提高体内巨噬细胞的吞噬功能，从而增强机体免疫功能而起到双重作用。对大肠埃希菌、克雷伯菌、奇异变形杆菌等革兰氏阴性杆菌有强大抗菌活性。对化脓性链球菌、肺炎链球菌、淋病奈瑟菌、脑膜炎奈瑟菌和对氨苄西林敏感与耐药的流感嗜血杆菌高度敏感，对甲氧西林敏感的金黄色葡萄球菌亦具良好抗菌活性。对铜绿假单胞菌和其他假单胞菌属，表皮葡萄球菌、MRSA、粪肠球菌等耐药。

适用于敏感革兰氏阴性杆菌所致呼吸道、尿路、腹腔、外科、妇科、五官科等感染。由于本品有增强机体免疫功能的作用，故尤适用于老年人、糖尿病患者或慢性尿毒症等免疫功能障碍者合并感染的治疗。

【用法和用量】静脉注射、静脉滴注或肌内注射。

（1）成人，一般 2g/d，分 1~2 次；重症可用 4g/d；淋病 1~2g，一次给予。

（2）小儿，一般按 60~80mg/（kg·d），分 3~4 次；重症可增至 120mg/（kg·d）；治疗细菌性脑膜炎可按 200mg/（kg·d）给予。

【主要不良反应】可见皮疹、药物热、瘙痒及腹泻、恶心、呕吐等消化道反应。少数可发生转氨酶和胆红素升高及眩晕、头痛、贫血、肌内注射部位疼痛等。

【孕妇、哺乳期妇女用药安全性】孕妇、哺乳期妇女慎用。

【禁忌和慎用】①对头孢菌素过敏者禁用；②早产儿、新生儿、严重肾功能不全者慎用。

【注意事项】①用药期间及其后 5d 内避免饮酒及含酒精饮料；②可引起

尿糖试验假阳性反应。

【剂型与规格】注射剂：1g，2g。

头孢匹胺 Cefpiramide

【又名】头孢吡兰，头孢吡四唑，先福吡兰，Cefpiran。

【药动学】肌内注射，血药浓度达峰时间：1h，胆汁中浓度甚高。血浆蛋白结合率：约54%。排泄：尿21%~25%（8h内，原型），其余以原型从胆汁中排出。$t_{1/2}$：4~5h。

【作用和用途】第三代头孢菌素。对多数肠杆菌属细菌、脑膜炎奈瑟菌、淋病奈瑟菌、卡他莫拉菌、流感嗜血杆菌、耐青霉素菌株但非耐甲氧西林菌株的金黄色葡萄球菌和表皮葡萄球菌、链球菌属、肺炎链球菌、肠球菌、产气荚膜梭菌和铜绿假单胞菌具良好抗菌活性。适用于敏感细菌所致呼吸道、胆道、皮肤软组织感染及败血症、脑膜炎等。

【用法和用量】静脉注射或静脉滴注。①成人，一般1~2g/d，分2~3次；严重感染可增至4g/d。②小儿，一般30~80mg/（kg·d），分2~3次；严重感染可增至150mg/（kg·d）。

【主要不良反应】主要有皮疹、瘙痒、发热及消化道反应。偶见出血倾向，一过性血清转氨酶、血尿素氮、肌酐等的升高。

【孕妇、哺乳期妇女用药安全性】孕妇、哺乳期妇女慎用。

【禁忌和慎用】①对青霉素或头孢菌素过敏者、老年人、严重肝肾功能障碍者慎用；②新生儿和早产儿不推荐使用。

【注意事项】①用药期间不宜与乙醇同时应用（影响乙醇代谢）；②不宜与氨基糖苷类抗生素、利尿药等具肾毒性的药物合用；③与抗凝血药合用，可能产生协同作用，导致出血；④可能干扰尿糖检查或直接血清抗球蛋白的检验。

【剂型与规格】注射剂：0.5g，1g。

头孢唑肟 Ceftizoxime

【又名】益保世灵，赛兰欣。

【医保分类】注射剂乙类。

【药动学】广泛分布于全身各种组织和体液中，包括胸腔积液、腹水、胆汁、胆囊壁、脑脊液（脑膜有炎症时）、前列腺液和骨组织中均可达治疗浓度，尿液中药物浓度高。血浆蛋白结合率：30%。体内不代谢。排泄：尿。$t_{1/2}$：1.7h。

【作用和用途】第三代头孢菌素。对β-内酰胺酶（包括青霉素酶和头孢菌素酶）稳定，对大肠埃希菌、肺炎克雷伯菌、奇异变形杆菌等肠杆菌科细菌有强大抗菌作用，对流感嗜血杆菌和淋病奈瑟球菌有良好抗菌作用，各种链球菌对本品均高度敏感。对铜绿假单胞菌等假单胞菌属和不动杆菌属作用弱，耐甲氧西林金黄色葡萄球菌、肠球菌属、艰难梭菌对本品耐药。

用于敏感菌所致的下呼吸道感染、尿路感染、腹腔感染、盆腔感染、败血症、皮肤软组织感染、骨和关节感染、肺炎链球菌或流感嗜血杆菌所致的脑膜炎和单纯性淋病。

【用法和用量】

（1）成人常用量：1~2g/ 次，1 次 /8~12h；严重感染者的剂量可增至 3~4g/ 次，1 次 /8h。治疗非复杂性尿路感染时，0.5g/ 次，1 次 /12h。

（2）6 个月及 6 个月以上的婴儿和儿童常用量：一次 50mg/kg，1 次 /6~8h。

（3）肾功能损害者：肾功能损害的患者需根据其损害程度调整剂量。在给予 0.5~1g 的首次负荷剂量后，肾功能轻度损害的患者（内生肌酐清除率 Ccr 为 50~79ml/min）常用剂量为 0.5g/ 次，1 次 /8h，严重感染时 0.75~1.5g/ 次，1 次 /8h。

【主要不良反应】①皮疹、瘙痒和药物热等过敏反应、腹泻、恶心、呕吐、食欲减退等；②碱性磷酸酶、血清氨基转移酶轻度升高，暂时性血胆红素、血尿素氮和肌酐升高等；③贫血（包括溶血性贫血）、白细胞减少、嗜酸性粒细胞增多或血小板减少少见；④偶见头痛、麻木、眩晕、维生素 K 和维生素 B 缺乏症、过敏性休克；⑤极少数患者可发生黏膜念珠菌病。

【孕妇、哺乳期妇女用药安全性】孕妇慎用，哺乳期妇女应用本品时应暂停哺乳。

【禁忌和慎用】①对本品及其他头孢菌素过敏者禁用；②有胃肠道疾病病史者特别是结肠炎患者应慎用，发生支气管哮喘、皮疹、荨麻疹等过敏性体质者慎用。

【注意事项】①一次大剂量静脉注射时可引起血管痛、血栓性静脉炎，应尽量减慢注射速度以防其发生；②溶解后在室温下放置不宜超过 7h，冰箱中放置不宜超过 48h。

【剂型与规格】注射剂：0.5g，1g。

头孢甲肟 Cefmenoxime

头孢甲肟

四、第四代头孢菌素

头孢吡肟 Cefepime

【又名】马斯平，信力威，恒苏，达力能，先康，来比信，Maxipime。

【医保分类】注射剂乙类。

【药动学】肌内注射，血药浓度达峰时间：1h。一次静脉注射 2g，组织中有效药物浓度可维持 8~12h。血浆蛋白结合率：15%~19%。排泄：尿 80%~90%（24h 内，原型）。$t_{1/2}$：约 2h。

【作用和用途】第四代头孢菌素。与第三代头孢菌素相比，本品抗菌谱进一步扩大，对革兰氏阳性球菌的活性增强，对耐第三代头孢菌素的阴性菌株也显示良好的活性，对金黄色葡萄球菌（甲氧西林敏感株）、表皮葡萄球菌、化脓性链球菌、肺炎链球菌、草绿色链球菌、大肠埃希菌、铜绿假单胞菌、克雷伯菌属、奇异变形杆菌、普通变形杆菌、流感嗜血杆菌、副流感嗜血杆菌、卡他莫拉菌、淋病奈瑟菌、脑膜炎奈瑟菌、沙门菌属、志贺菌属、拟杆菌、产气荚膜梭菌等有较强或良好抗菌活性。对金黄色葡萄球菌（甲氧西林敏感株）、肺炎链球菌、化脓性链球菌、流感嗜血杆菌的抗菌作用优于头孢他啶；对铜绿假单胞菌的活性与头孢他啶相仿，对肠球菌（如粪肠球菌）、MRSA、脆弱拟杆菌、难辨梭状芽孢杆菌不敏感，主要用于敏感细菌所致呼吸道、尿路、骨、妇产科、皮肤软组织感染，败血症及其他严重全身感染。

【用法和用量】静脉注射或静脉滴注。

（1）成人：①一般轻、中度感染，1g/ 次，1 次 /12h；②轻、中度尿路感染，0.5~1g/ 次，1 次 /12h；③重度尿路感染，2g/ 次，1 次 /12h，疗程 10d；④危及生命的严重感染，2g/ 次，1 次 /8h。

（2）2 月龄至 12 岁儿童：①一般感染，每次 40mg/kg，1 次 /12h，疗程 7~14d；②细菌性脑脊髓膜炎，每次 50mg/kg，1 次 /8h。

静脉滴注时，将药物溶于 0.9% 氯化钠注射液或 5% 葡萄糖注射液 100~250ml 中滴注。本品亦可溶于 1% 利多卡因注射液 4~6ml 中肌内注射。

肾功能不全：Ccr 30~60ml/min，0.5~2g/24h；Ccr 11~29ml/min，0.5~1g/24h；Ccr<11ml/min，0.25~0.5g/24h。

【主要不良反应】主要为胃肠道反应及皮疹、头痛等。偶见发热，口腔及阴道念珠菌感染，假膜性小肠结肠炎，肌内注射局部疼痛、红肿、硬结，实验室检查可见凝血酶原效能降低，肝功能异常，碱性磷酸酶升高，血尿素氮、肌酐升高，嗜酸性粒细胞增多，白细胞、中性粒细胞、血小板计数下降，Coombs 试验阳性等。

【孕妇、哺乳期妇女用药安全性】孕妇、哺乳期妇女慎用。

【禁忌和慎用】①对头孢菌素过敏者禁用；②对青霉素过敏者、肾功能不全者、13 岁以下儿童慎用。

【药物相互作用】①不可与甲硝唑、万古霉素、庆大霉素、妥布霉素、奈替米星、阿米卡星和氨茶碱混合使用；②与氨基糖苷类抗生素联合有协同抗菌作用，但可致耳毒性、肾毒性加强，与一些头孢菌素或强效利尿药（如呋塞米）联合也可出现肾毒性加强。

【剂型与规格】注射剂：0.5g，1g，2g。

【医保限制】限有明确药敏试验证据或重症感染的患者。

头孢匹罗 Cefpirome

【又名】赛福乐，派新，佳申罗，艾乐新，头孢吡隆，Cefrom。

【医保分类】注射剂乙类。

【药动学】静脉注射或静脉滴注，组织体液中的药物浓度可超过主要敏感致病菌的 MIC。血浆蛋白结合率：5%~10%。排泄：尿 80%~90%（24h 内）。$t_{1/2}$：1.2~1.7h。

【作用和用途】第四代头孢菌素。对大肠埃希菌、奇异变形杆菌、普通变形杆菌、沙雷菌属、克雷伯菌属、沙门菌属、志贺菌属、流感嗜血杆菌、卡他莫拉菌、脑膜炎奈瑟菌、淋病奈瑟菌、金黄色葡萄球菌（包括耐青霉素菌株）、凝固酶阴性的葡萄球菌属（包括耐青霉素但对甲氧西林敏感的菌株）、肺炎链球菌、化脓性链球菌、草绿色链球菌、痤疮丙酸杆菌、白喉棒状杆菌、铜绿假单胞菌、脆弱拟杆菌（非产 β- 内酰胺酶菌株）等敏感。对粪肠球菌、难辨梭状芽孢杆菌、MRSA、脆弱拟杆菌（产 β- 内酰胺酶菌株）不敏感或耐药。

适用于敏感细菌所致的各种严重感染：如下呼吸道、复杂性尿路、妇科、胆道系统、皮肤软组织感染及腹膜炎、败血症、细菌性脑膜炎等。尤其适用于严重多重耐药菌感染和医院内感染。亦可用于病原菌尚未查明的严重感染或粒细胞减少合并发热患者的经验治疗。

【用法和用量】肌内注射、静脉注射或静脉滴注，成人 2~4g/d，分 2 次，严重感染可用至 6g/d。

肾功能不全：先给予 1~2g 负荷量，然后根据 Ccr 20~50ml/min 者 0.5~1g/ 次，2 次 /d；Ccr 5~20ml/min，0.5~1g/ 次，1 次 /d。

【主要不良反应】可见皮疹、发热、瘙痒及胃肠道反应，转氨酶升高等。

【孕妇、哺乳期妇女用药安全性】孕妇、哺乳期妇女慎用。

【禁忌和慎用】①对头孢菌素过敏者禁用；②12 岁以下儿童不推荐使用；③对青霉素过敏者、有变态反应史者慎用。

【注意事项】静脉给药时用 0.9% 氯化钠或 5% 葡萄糖注射液溶解稀释。肌内注射时用 1% 利多卡因注射液溶解。

【药物相互作用】①不宜与碳酸氢钠溶液同瓶滴注；②与呋塞米合用可能加重肾损害；③影响酒精代谢，饮酒期间不宜使用。

【剂型与规格】注射剂：0.25g，0.5g，1g，2g。

【医保限制】限有明确药敏试验证据或重症感染的患者。

头孢噻利 Cefoselis

【又名】丰迪。

【药动学】口服不吸收。静脉注射体内分布广，肺组织/血浆药浓度：40%~50%。血浆蛋白结合率：60%。排泄：尿 70%~91%。$t_{1/2}$：约 2h。

【作用和用途】第四代头孢菌素。本品抗菌谱广，对革兰氏阳性菌和阴性菌均有强大的抗菌活性。对大肠埃希菌、克雷伯菌、奇异变形杆菌、普通变形杆菌、志贺菌、沙雷菌等的抗菌活性为头孢匹肟的 2~8 倍；对铜绿假单胞菌、流感嗜血杆菌、表皮葡萄球菌、化脓性链球菌、淋病奈瑟菌、肺炎链球菌及 MRSA 等也有良好抗菌活性。本品对 β- 内酰胺酶的稳定性高，细菌对其产生耐药较慢。

适用于呼吸道、消化道、泌尿道、骨关节、皮肤软组织、五官等感染，腹膜炎、胆囊炎、胆管炎及其他腹内感染，败血症、脑膜炎、子宫内膜炎、盆腔炎等。

【用法和用量】静脉滴注，成人，1g/ 次，2 次 /d，连续 14d，严重感染可增至 4g/d；小儿，30~40mg/(kg·d)，分 2 次或多次。

【主要不良反应】可见多种皮疹，瘙痒，消化道反应，头痛，低血压，GOT、GPT 升高，BUN 一过性升高。罕见凝血因子下降。中性粒细胞减少等。

【孕妇、哺乳期妇女用药安全性】孕妇、哺乳期妇女慎用。

【禁忌和慎用】①对头孢菌素过敏者禁用；②早产儿、新生儿，有变态反应史者慎用。

【注意事项】①用药期间及其后 5d 避免饮酒或饮用含酒精饮料；②个别病例用药后可致维生素 K 缺乏，造成出血倾向，大剂量应用时更应注意。

【药物相互作用】与呋塞米合用可能加重肾毒性。

【剂型与规格】注射剂：0.5g，1g。

头孢克定 Cefclidin

【药动学】静脉滴注能广泛分布至体液和组织中。血浆蛋白结合率：30.8%。排泄：尿 82%~86%(24h 内)。$t_{1/2}$：1.92h。

【作用和用途】第四代头孢菌素。对细菌细胞壁的穿透性增强，对 β- 内酰胺酶高度稳定，革兰氏阴性杆菌对本品高度敏感，对铜绿假单胞菌的作用较头孢他啶强 4~16 倍，对其他假单胞菌属也具有良好的抗菌活性。对大多数肠杆菌科细菌的抗菌活性较第三代头孢菌素为强。某些耐第三代头孢菌素的枸橼酸杆菌属、肠球菌属对本品也敏感。适用于敏感细菌所致的各种感染。

【用法和用量】静脉滴注，成人，2g/d，分 2 次，严重感染可用至 4g/d。用 0.9% 氯化钠或 5% 葡萄糖溶解稀释。

【主要不良反应】可见皮疹、药物热、转氨酶轻度升高及嗜酸性粒细胞增多。

【孕妇、哺乳期妇女用药安全性】孕妇、哺乳期妇女慎用。

【禁忌和慎用】①对头孢菌素过敏者禁用；②对青霉素过敏者、哮喘患者慎用。

【注意事项】肾功能不全者需减量使用。

【药物相互作用】①本品可影响酒精代谢，不宜与其同时使用；②与呋塞米合用可能加重肾损害。

【剂型与规格】注射剂：0.5g，1g。

五、第五代头孢菌素

头孢比罗酯于 2008 年先后在加拿大、瑞士上市。

2010 年 10 月，美国 FDA 批准头孢洛林酯注射剂（Teflaro）上市。

头孢比罗酯 Ceftobiprole Medocaril

【药动学】在生理性 pH 环境下水溶性较小，口服吸收较差，所以被制成水溶性前体头孢比罗酯。头孢比罗酯静脉注射后，迅速水解为头孢比罗而发挥抗菌作用。头孢比罗酯半衰期 3~4h，大部分不经肝脏代谢，注射后 24h 内约 85% 的药物以原型从尿排出。肾功能不全患者半衰期有所延长，轻度肾功能不全不需要调整剂量，中度、重度肾功能不全患者需要适当减量。头孢比罗酯不通过 CYP 酶代谢，与其他药物潜在不良相互作用较少，肝功能受损患者剂量不受限制。

【作用和用途】抗菌谱广，对革兰氏阳性菌（包括 MRSA）、革兰氏阴性菌均具有强大杀菌作用，对大部分细菌的 $MIC_{90} \leqslant 4mg/L$，对产超广谱 β- 内酰胺酶的细菌活性较差，厌氧菌中仅对痤疮丙酸杆菌、消化球菌、产气荚膜梭菌有活性，适用于控制糖尿病足感染、复杂性皮肤与软组织感染等。

【用法和用量】对于革兰氏阳性菌引起的皮肤及软组织感染，推荐剂量 500mg，每 12h 给药 1 次，每次静脉滴注 1h 以上，推荐疗程 7~14d。

对于革兰氏阴性菌引起的复杂性皮肤及软组织感染、糖尿病足部感染、社区获得性肺炎，推荐剂量 500mg，每 8h 给药 1 次，每次静脉滴注 2h 以上，推荐疗程 7~14d。

【主要不良反应】由其二乙酰基代谢物引起的恶心（7%）、味觉障碍（1.3%）、腹泻（4.4%）、呕吐（5%）、头痛（7%）、便秘（3.5%）。适当延长给药时间或减少剂量能降低不良反应发生率。

【剂型与规格】注射剂：500mg。

头孢洛林酯 Ceftaroline Fosamil

【又名】Zinforo。

【作用和用途】通过干扰细菌细胞壁发挥作用。肺炎疗效与头孢曲松相当，皮肤感染与万古霉素疗效相当。用于治疗成人社区获得性细菌性肺炎（CABP）与急性细菌性皮肤和皮肤结构感染（ABSSSI），包括 MRSA 感染。

《美国耐甲氧西林金黄色葡萄球菌感染治疗临床治疗指南》《多重耐药菌医院感染预防与控制中国专家共识》均推荐头孢洛林酯用于 MRSA 感染，《南非成人社区获得性肺炎管理指南》建议选择头孢洛林用于青霉素耐药水平高（最小抑菌浓度≥8mg/L）的肺炎链球菌或 MRSA 病例的直接治疗。2018 年北京市疾病预防控制中心制定的《北京市狂犬病暴露预防处置技术指南（试行）》推荐在患者伤口清理后，预防性抗菌药物包括头孢洛林酯等。

【用法和用量】成人推荐剂量为 600mg，每 12h 静脉滴注 1 次，每次静脉滴注 1h 以上。成人社区获得性肺炎推荐疗程 5~7d，皮肤与软组织感染推荐疗程 5~14d。

【主要不良反应】最常报道的不良反应包括腹泻、恶心和皮疹。

【剂型与规格】注射剂：400mg，600mg。

（孙安修）

第四章

青霉烯类、碳青霉烯类、头霉素类和其他 β- 内酰胺类抗生素

药物分类 本章药物包括：①青霉烯类，法罗培南；②碳青霉烯类，如亚胺培南、美罗培南、厄他培南、比阿培南；③头霉素类，如头孢西丁、头孢美唑、头孢米诺、头孢替坦；④其他 β- 内酰胺类，如氨曲南、拉氧头孢、头孢拉宗等。

作用特点 本类药物作用机制与青霉素、头孢菌素相似，主要是作用于青霉素结合蛋白（PBP），与之结合而抑制转肽酶活性，干扰细菌细胞壁的合成，使菌体失去渗透屏障而膨胀、裂解，同时阻断细菌内源性抑制自溶物质的释放，从而使细菌溶解，导致细菌死亡而发挥抗菌作用。

用药原则 碳青霉烯类主要用于对其敏感的多重耐药需氧革兰氏阴性杆菌重症感染、重症需氧菌与厌氧菌混合感染。

头霉素类的抗菌谱和抗菌作用特点与第二代头孢菌素相仿，主要用于由需氧菌和厌氧菌引起的盆腔、腹腔及妇科的混合感染。

单环 β- 内酰胺类用于大肠埃希菌、沙门菌属、克雷伯菌和铜绿假单胞菌等所致的下呼吸道、尿路、软组织感染及脑膜炎、败血症的治疗。

氧头孢烯类与第三代头孢菌素有相似的抗菌谱和抗菌作用，适用于尿路、呼吸道、妇科、胆道感染及脑膜炎、败血症。

注意事项 ①对头孢菌素类抗生素有过敏史或对青霉素类抗生素有过敏性休克史的患者禁用头霉素；②为防止双硫仑样反应，头霉素类（头孢美唑、头孢米诺）以及氧头孢烯类（拉氧头孢）使用期间避免饮酒；③碳青霉烯类可引起中枢神经系统反应，尤其是亚胺培南要避免用于癫痫等严重中枢神经系统疾病患者；④碳青霉烯类可降低丙戊酸的血药浓度，尤其是美罗培南需要避免与丙戊酸钠联用。

一、青 霉 烯 类

法罗培南 Faropenem

【又名】君迪，天显，菲若姆。

【医保分类】口服常释剂型、颗粒剂乙类。

【药动学】口服吸收良好，血药浓度达峰时间：1~15h。排泄：尿。$t_{1/2}$：1h。

【作用和用途】阻止细菌细胞壁合成而显现抗菌、杀菌作用，对需氧革兰氏阳性菌、需氧革兰氏阴性菌及厌氧菌具广泛抗菌活性，尤其对需氧革兰氏阳性菌中的葡萄球菌、链球菌、肺炎球菌、肠球菌，需氧革兰氏阴性菌中的枸橼酸杆菌、肠杆菌、百日咳嗜血杆菌及厌氧菌中的消化链球菌、拟杆菌等显示较强杀菌效力，并对 β- 内酰胺酶稳定。

用于上述细菌引起的：①泌尿系统感染（肾盂肾炎、膀胱炎、前列腺炎、睾丸炎）；②呼吸系统感染（咽喉炎、扁桃体炎、急慢性支气管炎、肺炎、肺脓肿）；③子宫附件炎、子宫内感染、前庭大腺炎；④浅表性皮肤感染、深层皮肤感染、痤疮（伴化脓性炎症）；⑤淋巴管炎、淋巴结炎、腺炎、肛周脓肿、外伤、烫伤和手术创伤等继发性感染；⑥泪囊炎、睑腺炎、睑板腺炎、角膜炎（含角膜溃疡）；⑦外耳炎、耳炎、鼻窦炎；⑧牙周组织炎、牙周炎、腭炎。

【用法和用量】口服，成人通常 100~200mg/ 次，3 次 /d；重症感染成人通常 200~300mg/ 次，3 次 /d。

【主要不良反应】腹泻和稀便（2.1%），腹痛（0.2%）、发疹（0.1%）、过敏性休克（<0.1%）、黄疸（<0.1%）等。

【孕妇、哺乳期妇女用药安全性】孕妇慎用，哺乳期妇女用药期间避免哺乳。

【禁忌和慎用】①对青霉素类、头孢菌素类、碳青霉烯类药物曾有过敏史的患者慎用；②本人或亲属为易于发生支气管哮喘、荨麻疹等变态反应体质患者慎用。

【注意事项】①出现腹泻和稀便时应立即停药并对症处理，尤其是老年患者；②用药后口内出现异常感觉，或喘鸣、呼吸困难、眩晕、便意、耳鸣、发汗、全身潮红、血管水肿、血压低下等症状，应立即停药并对症处置。

【剂型与规格】①片剂：0.2g；②颗粒剂：0.1g。

【医保限制】口服常释剂型限头孢菌素耐药或重症感染患者；颗粒剂限头孢菌素耐药或重症感染儿童患者。

二、碳青霉烯类

亚胺培南西司他丁 Imipenem and Cilastatin

【又名】泰能，俊特，泰宁，联邦倍能安，齐佩能，谱能，Primaxin，Tienam。

【医保分类】注射剂乙类。

【药动学】肌内注射，血药浓度达峰时间：2h，体内分布广。血浆蛋白结合率：亚胺培南，20%，西司他丁，40%。排泄：尿 60%~70%（24h 内）。$t_{1/2}$：1h 左右。

【作用和用途】亚胺培南具有高效、广谱、耐酶等特点，但是其在肾内易被脱氢肽酶水解灭活，加脱氢肽酶抑制剂西司他丁，则可阻断亚胺培南在肾脏内的代谢，提高其在血液及尿中的浓度，以保证药物的有效性。

本品抗菌谱广，对需氧革兰氏阴性菌和阳性菌及厌氧菌均有良好抗菌作用，对多种细菌产生的 β- 内酰胺酶有高度稳定性。对链球菌属、肺炎链球菌、大肠埃希菌、黏质沙雷菌、铜绿假单胞菌、克雷伯菌、普通变形杆菌、奇异变形杆菌、淋病奈瑟菌、流感嗜血杆菌、嗜肺军团菌、弯曲菌属及脆弱拟杆菌等有强或较强的抗菌活性。适用于各种严重的医院内感染，免疫缺陷者的感染，各种耐药菌如 MRSA 所致的感染及需氧菌、厌氧菌的混合感染。如腹腔内、尿路、妇科、下呼吸道、骨和关节、皮肤和软组织感染以及败血症、心内膜炎等。

【用法和用量】通常采用静脉滴注，亦可肌内注射。成人（用量以亚胺培南计），一般 1~2g/d，分 2~4 次，最高剂量不超过 4g/d；小儿（体重 <40kg），每次 15mg/kg，1 次 /6h，一日总量不超过 2g。

肾功能不全：Ccr 30~70ml/min，0.5g/ 次，1 次 /6~8h；Ccr 20~30ml/min，0.25~0.5g/ 次，1 次 /8~12h；Ccr<20ml/min，0.25g/ 次，1 次 /12h。

【主要不良反应】①消化道反应；②精神障碍，肌阵挛或癫痫发作，听觉障碍；③肌内注射局部疼痛，硬结，血栓性静脉炎；④白细胞减少，血小板减少，凝血酶原时间延长；⑤血清转氨酶升高，血清肌酐和血尿素氮升高等；⑥过敏反应：皮疹、药物热等。

【孕妇、哺乳期妇女用药安全性】孕妇慎用，哺乳期妇女用药期间应停止哺乳。

【禁忌和慎用】①禁用于严重休克和心脏传导阻滞患者（因含利多卡因之故）；②避免用于癫痫等严重中枢神经系统疾病患者；③对青霉素过敏、3 月龄小儿、有中枢神经系统疾病、结肠炎、肾功能不全者慎用。

【注意事项】①肌内注射局部疼痛可加入 1% 利多卡因。②本品不能用注射用水溶解。静脉滴注时用 0.9% 氯化钠或 5% 葡萄糖注射液稀释，浓度为 100ml 溶本品 0.5g，本品滴注速度不宜过快。0.25~0.5g 本品滴注时间不低于 20~30min，1g 本品滴注时间不低于 40~60min；溶液配制后不宜久贮，0.9% 氯化钠溶解的药液在室温下只能存放 10h，含葡萄糖的药液只能存放 4h。③用药后部分患者可致尿液颜色发生改变，应与血尿相区别。④部分患者可出现 Coombs 试验假阳性。⑤肌内注射剂不得用于静脉给药。

【药物相互作用】①与氨基糖苷类药物合用，对铜绿假单胞菌有协同抗菌作用；②与茶碱同用可发生茶碱中毒（恶心、呕吐、心悸、癫痫发作等）；③与乳酸钠或其他碱性药液有配伍禁忌，本品静脉滴注时不宜与其他抗生素混合；④与更昔洛韦合用易导致癫痫发作。

【剂型与规格】亚胺培南与西司他丁比例为 1∶1。注射剂：0.25g，0.5g，0.75g。

【医保限制】限多重耐药的重症感染。

美罗培南 Meropenem

【又名】美平，海正美特，倍能，Mepem。

【医保分类】注射剂乙类。

【药动学】血药浓度达峰时间：约 1h（静脉注射）。可溶入多数体液（包括脑脊液）中。血浆蛋白结合率：约 2%。排泄：尿 70%（12h，原型）。$t_{1/2}$：1h。

【作用和用途】本品对肾脱氢酶稳定，对大肠埃希菌、铜绿假单胞菌、流感嗜血杆菌（包括产 β-内酰胺酶菌株）、肺炎克雷伯菌、肺炎链球菌（包括耐青霉素菌株）、脑膜炎奈瑟菌、淋病奈瑟菌、葡萄球菌属、粪肠球菌、脆弱拟杆菌等具有抗菌活性。对 MRSA、耐甲氧西林表皮葡萄球菌（MASE）常耐药。用于呼吸系统、泌尿生殖系统、骨、关节、皮肤软组织、眼、耳鼻咽喉、腹内等感染以及败血症、脑膜炎等。

【用法和用量】静脉给药，成人，一般 0.5~1g/次，细菌性脑膜炎时 2g/次，均 1 次/8h；小儿（3 月龄以上），一般每次 10~20mg/kg，细菌性脑膜炎时每次 40mg/kg，每次用量不超过 2g，均 1 次/8h。静脉滴注，将一次量用溶剂稀释成 100ml，滴注 15~30min；静脉推注，每 0.5g 药物稀释为 20ml，1g 药物稀释成 30ml，推注速度为 5~20ml/3~5min。

稀释液或溶解后允许的保留时间：①氯化钠注射液或林格注射液，室温 4h；4℃时 24h；②乳酸钠林格注射液，室温 4h；4℃时 12h；③葡萄糖输液：室温 1h；4℃时 4h。

病情较轻或经静脉用药后病情好转，亦可给予肌内注射。

肾功能不全：Ccr 26~50ml/min 时，1g/12h；Ccr 10~25ml/min 时，0.5g/12h。

【主要不良反应】消化道反应，如腹泻应提高警惕，注意假膜性小肠结肠炎；精神神经症状，如失眠、激动、谵妄、焦虑、嗜睡、幻觉、精神错乱，感觉异常等；心血管系统，如心动过速或心动过缓，高血压或低血压，晕厥，心肌梗死，肺梗死等。尚有荨麻疹，贫血，末梢水肿，呼吸困难，少尿，肾衰竭等。实验室检查可见：嗜酸性粒细胞、血小板计数上升，GPT、GOT、ALP、乳酸脱氢酶和胆红素值上升，肌酐和 BUN 升高，直接或间接 Coombs 试验阳性等。

【孕妇、哺乳期妇女用药安全性】孕妇、哺乳期妇女慎用。

【禁忌和慎用】①有癫痫史或中枢神经系统不正常者，可诱发癫痫，需谨慎；②肾功能不全者慎用。

【剂型与规格】注射剂：0.5g，1g。

【医保限制】限多重耐药的重症感染。

厄他培南 Ertapenem

【又名】怡万之。

【医保分类】注射剂乙类。

【药动学】肌内注射推荐剂量 1g 后，几乎完全被吸收，平均生物利用度：90%，肌内注射血药浓度达峰时间：2.3h，静脉滴注血药浓度达峰时间：0.5h。血浆蛋白结合率：95%。排泄：尿。$t_{1/2}$：4h。

【作用和用途】通过与青霉素结合蛋白（PBP）结合抑制细菌细胞壁的合成，对需氧革兰氏阳性菌和革兰氏阴性菌以及厌氧菌都有效。对青霉素酶、头孢菌素酶以及超广谱 β-内酰胺酶具有较好的稳定性，但可被金属 β-内酰胺酶水解。

用于治疗①继发性腹腔感染：由大肠埃希菌、梭状芽孢杆菌、迟缓真杆菌、消化链球菌属、脆弱拟杆菌、吉氏拟杆菌、卵形拟杆菌、多形拟杆菌或单形拟杆菌引起者；②复杂性皮肤及附属器感染：由金黄色葡萄球菌、化脓性链球菌、大肠埃希菌、消化链球菌属引起者；③社区获得性肺炎：由肺炎链球菌、流感嗜血杆菌、卡他莫拉菌引起者；④复杂性尿道感染，包括肾盂肾炎：由大肠埃希菌或肺炎克雷伯菌引起者；⑤急性盆腔感染，包括产后子宫内膜炎、流产感染和妇产科术后感染：由无乳链球菌、大肠埃希菌、脆弱拟杆菌、不解糖卟啉单胞菌、消化链球菌属或双路普雷沃氏菌属感染引起者；⑥菌血症。

【用法和用量】肌内注射或静脉滴注。13 岁及以上患者常用剂量为 1g，1 次 /d。3 个月至 12 岁患者按照 15mg/kg，2 次 /d（每天不超过 1g）。静脉滴注给药最长可使用 14d，肌内注射给药最长可使用 7d。静脉滴注给药时滴注时间应超过 30min。

【主要不良反应】①不良反应症状：腹泻（4.3%）、静脉炎（3.9%）、恶心（2.9%）、头痛（2.1%）、皮疹（1%）和阴道炎（1%），变态反应（0.1%~1%），癫痫发作（0.2%）；②检测结果异常：GOT 增高（>2.5 × ULN，5.5%）、GPT 增高（>2.5 × ULN，4.8%）、直接胆红素增高（>2.5 × ULN，4.5%）、碱性磷酸酶增高（>2.5 × ULN，2.4%）。

【孕妇、哺乳期妇女用药安全性】孕妇慎用，哺乳期妇女慎用。

【注意事项】①为减少细菌耐药性的形成，本品只可被用于治疗或预防已经明确或高度怀疑由敏感细菌引起的感染。当获得细菌培养和药物敏感性检测结果后，应据此选择和调整抗菌药物治疗方案。在未得到细菌培养与药敏试验结果之前，可根据当地细菌流行病学资料和药敏特点，即可开始使用本品进行经验性治疗。②由于使用盐酸利多卡因作为稀释剂，所以伴严重休克或心脏传导阻滞的患者禁止肌内注射本品。③导致丙戊酸钠血药浓度低于治疗范围，增加癫痫发作风险，并且增加丙戊酸钠剂量并不足以克服该类相互作用，一般不推荐厄他培南与丙戊酸钠同时给药。癫痫发作期间应考虑选择非碳青霉烯类抗生素治疗感染。如果必须使用本品，应考虑补充抗惊厥治疗药物。④疗程延长可能导致非敏感细菌的过量生长，二重感染（假膜性结肠炎）风险增加，主要为难辨梭状芽孢杆菌引起的腹泻症状。⑤出现癫痫发作风险 0.2%，脑部病变或有癫痫发作史或肾功能损害患者最常发生，慎用于已知惊厥诱发因素的患者。

【剂型与规格】注射剂：1g。

【医保限制】限多重耐药的重症感染。

比阿培南 Biapenem

【又名】天册，安信，诺加南，华劲。

【医保分类】注射剂乙类。

【药动学】能透过血脑屏障，脑脊液中浓度能达血浆浓度的 8%~15%，略优于美罗培南，日本批准用于治疗儿童脑膜炎。排泄：单次静脉滴注后 12h 累计排泄率 62%。

【作用和用途】对革兰氏阳性、革兰氏阴性的需氧菌和厌氧菌有广谱抗菌活性，适用于治疗由敏感细菌所引起的败血症、肺炎、肺部脓肿、慢性呼吸道疾病引起的二重感染、难治性膀胱炎、肾盂肾炎、腹膜炎、妇科附件炎等。

【用法和用量】加入 0.9% 氯化钠或葡萄糖注射液中静脉滴注。成人 0.6g/d，分 2 次滴注，每次 30~60min。根据患者年龄、症状适当增减给药剂量，但一日最大剂量不得超过 1.2g。

【主要不良反应】皮疹、皮肤瘙痒、恶心、呕吐以及腹泻最常见。发生率如下：皮疹（1%）、腹泻（0.7%）、GPT 增高（6.3%）、GOT 增高（4.1%）、嗜酸性粒细胞增多（3.4%），严重不良反应包括休克（<0.1%）、间质性肺炎（0.1%~5%）。

【孕妇、哺乳期妇女用药安全性】孕妇、哺乳期妇女慎用。

【禁忌和慎用】①正在服用丙戊酸钠类药物的患者禁用；②对碳青霉烯类、青霉素类及头孢菌素过敏者慎用，本人或直系亲属有易诱发支气管哮喘、皮疹、荨麻疹等症状的过敏性体质者慎用，严重肾功能不全者慎用，有癫痫史者或中枢神经系统疾病患者慎用。

【注意事项】①进食困难及全身状况恶化者可能会出现维生素 K 缺乏症状；②主要毒性反应为粪便异常，出现稀便、水样便、黏液便等。

【药物相互作用】本品与丙戊酸合用时，可导致丙戊酸血药浓度降低，增加癫痫复发风险，因此，不宜与丙戊酸类制剂合用。

【剂型与规格】注射剂：0.3g。

【医保限制】限多重耐药的重症感染。

三、头 霉 素 类

头孢西丁 Cefoxitin

【又名】法克，海西丁，美福仙，头霉甲氧噻吩，Mefoxin，Cenomycin，Mefoxitin。

【医保分类】注射剂乙类。

【药动学】口服吸收差，血药浓度达峰时间：20~30min（肌内注射）。血浆蛋白结合率：73%。胆汁中有高浓度，可透过胎盘。排泄：尿 85%。$t_{1/2}$：1h。

【作用和用途】抗菌谱广。对革兰氏阳性菌和革兰氏阴性菌均有较强杀菌作用。对厌氧菌有高效。由于对 β-内酰胺酶高度稳定，故对耐青霉素金黄色葡萄球菌以及对头孢菌素的耐药菌有较强活性。对肠球菌属、MRSA、李斯特菌、沙雷菌属和铜绿假单胞菌耐药。

适用于敏感细菌所致的盆腔感染，妇科感染及腹腔等需氧菌与厌氧菌混合感染，败血症等。亦用于治疗下呼吸道感染、急慢性尿路感染、骨科感染等；还可作为腹腔和盆腔手术前的预防用药。

【用法和用量】

（1）成人：①肌内注射，轻度感染 1g，1 次 /6~8h，一日总量 3~4g；②静脉注射或静脉滴注，单纯感染（如肺炎、尿路感染、皮肤感染）1g，1 次 /6~8h，一日总量 3~4g；中、重度感染 1g，1 次 /4h 或 2g，1 次 /6~8h，一日总量 6~8g；严重感染（如气性坏疽）2g，1 次 /4h 或 3g，1 次 /6h，一日总量 12g；预防术后感染术前 1~1.5h 给 2g，以后 1g/6h，直至用药后 24h。

（2）3 个月以上儿童：每次 20~40mg/kg，1 次 /8h。

（3）肾功能不全：首次剂量 1~2g，以后 Ccr 30~50ml/min，1~2g/ 次，1 次 /8~12h；Ccr 10~29ml/min，1~2g/ 次，1 次 /12~24h；Ccr 5~9ml/min，0.5~1g/ 次，1 次 /12~24h；Ccr<5ml/min，0.5~1g/ 次，1 次 /24~48h。

【主要不良反应】可有皮疹、荨麻疹、胃肠道反应、注射部位疼痛、血栓性静脉炎、血清转氨酶升高。肌酐一过性增高及蛋白尿等。

【孕妇、哺乳期妇女用药安全性】孕妇、哺乳期妇女慎用。

【禁忌和慎用】①对头孢菌素过敏者禁用；②3 个月以内婴儿不宜用；③对青霉素过敏者，肾功能不全者慎用。

【注意事项】①肌内注射局部疼痛，可加 1% 利多卡因溶液；②用药期间及用药后 1 周内应避免饮酒，避免口服或静脉输入含乙醇的药物。

【药物相互作用】①与丙磺舒合用，可升高本品的血药浓度和延长 $t_{1/2}$；②与多数头孢菌素合用有拮抗作用，可致抗菌疗效减弱；③与氨基糖苷类合用有协同抗菌作用，但也增加肾毒性。

【剂型与规格】注射剂：0.5g，1g，2g。

【医保限制】限有明确药敏试验证据或重症感染的患者。

头孢美唑 Cefmetazole

【又名】迈力普，先锋美他醇，头孢美他唑，Cefmetazon，Zefazone。

【医保分类】注射剂乙类。

【药动学】肌内注射，血药浓度达峰时间：0.7h。血浆蛋白结合率：65%~85%。脑膜炎症时，透入脑膜的药量可达有效抗菌浓度。排泄：尿 85%~90%（6h 内）。$t_{1/2}$：1~2h。

【作用和用途】本品对葡萄球菌、化脓性链球菌、肺炎链球菌、大肠埃希菌、克雷伯菌、吲哚阴性或阳性变形杆菌、流感嗜血杆菌、脆弱拟杆菌、消化球菌等有较强或一定抗菌活性。对粪链球菌、MRSA、铜绿假单胞菌以及较多肠杆菌耐药，主要用于呼吸道、尿路、女性生殖系统、皮肤及软组织感染，胆囊炎，腹膜炎，败血症等。

【用法和用量】肌内注射、静脉注射或静脉滴注。成人，1~2g/d，分 2 次，重症者可用至 4g/d；小儿，50mg/（kg·d），分 2~4 次，严重感染时可加大到 100~150mg/（kg·d）。

肾功能不全：1~2g/次，Ccr>50ml/min，1 次/12h；Ccr 30~50ml/min，1 次/16h；Ccr 10~30ml/min，1 次/24h；Ccr<10ml/min，1 次/48h。

【主要不良反应】与头孢西丁钠大致相似。本品尚可引起凝血功能障碍所致的出血。

【孕妇、哺乳期妇女用药安全性】孕妇、哺乳期妇女慎用。

【禁忌和慎用】①有青霉素过敏性休克史者禁用；②对其他 β-内酰胺类抗生素过敏者、早产儿、新生儿、肾功能不全者慎用。

【注意事项】①使用本品时应补充维生素 K；②静脉滴注时，药液应于 30min 内滴入，并不得使用注射用蒸馏水溶解；③使用本品期间和用药后 1 周内应避免饮酒。

【药物相互作用】①与丙磺舒合用，可提高本品血药浓度和延长 $t_{1/2}$；②与氨基糖苷类合用，有协同抗菌作用，但亦可能增加肾毒性；③与强效利尿药（如呋塞米）合用，可增加肾毒性。

【剂型与规格】注射剂：0.25g，0.5g，1g，2g。

【医保限制】限有明确药敏试验证据或重症感染的患者。

头孢米诺 Cefminox

【又名】美士灵，信乐海，Melnox，Meicelin。

【医保分类】注射剂乙类。

【药动学】本品肌内注射，血药浓度达峰时间：1.2h，在体内分布以腹水、胆汁、盆腔及尿中浓度高，子宫内膜、卵巢、输卵管中均能达到治疗浓度。排泄：尿 90%（12h，原型）。$t_{1/2}$：2.5h。

【作用和用途】对革兰氏阳性菌和革兰氏阴性菌有广谱抗菌活性，特别对大肠埃希菌、克雷伯菌属、流感嗜血杆菌、变形杆菌属及脆弱拟杆菌有很强的抗菌作用。

用于呼吸系统感染（扁桃体炎、扁桃体周围脓肿、支气管炎、细支气管炎、支气管扩张症感染、慢性呼吸道疾病继发感染、肺炎、肺化脓症）、泌尿系统感染（肾盂肾炎、膀胱炎）、腹腔感染（胆囊炎、胆管炎、腹膜炎）、盆腔感染（盆腔腹膜炎、子宫附件炎、子宫内感染、盆腔死腔炎、子宫旁组织炎）、败血症。

【用法和用量】静脉注射或静脉滴注。成人，一般 1g/ 次，2 次 /d，重症可用至 6g/d，分 3~4 次；小儿，40~80mg/（kg·d），分 3~4 次。溶于 0.9% 氯化钠注射液或 5%~10% 葡萄糖注射液中使用。

【孕妇、哺乳期妇女用药安全性】孕妇、哺乳期妇女慎用。

【注意事项】①不良反应主要为胃肠道反应及皮疹、药物热等过敏反应，亦可见黄疸、肾损害、二重感染等；②与头孢美唑、头孢唑林、青霉素、氨苄西林之间未见免疫学交叉性；③避免与具肾毒性药物联用；④用药期间不宜饮酒。

【剂型与规格】注射剂：0.25g，1g，1.5g，2g。

【医保限制】限有明确药敏试验证据或重症感染的患者。

头孢替坦 Cefotetan

【又名】双硫唑甲氧头孢菌素，Cefotan。

【药动学】静脉注射 53~83mg/kg，40~90min 后脑膜炎患儿的脑脊液浓度可达 1.1~4.8μg/ml。在体内几乎不代谢。血浆蛋白结合率：78%~91%。排泄：尿 75%~83%（24h 内，原型）。$t_{1/2}$：3.4~4.4h。

【作用和用途】作用与第三代头孢菌素近似，对革兰氏阴性菌和厌氧菌有较好作用，耐酶。主要用于呼吸道、肺部感染、腹部感染、尿路感染、妇科感染及中耳炎等。

【用法和用量】肌内注射。成人：1~2g/ 次，2 次 /d，严重感染时可增至 6g/d；小儿：每次 20~30mg/kg，2 次 /d，严重者可用至 100mg/（kg·d），分 2 次。预防用药通常在术前 30~60min 给予 1~2g，剖宫产术则应在脐带结扎即刻给药。

【孕妇、哺乳期妇女用药安全性】孕妇、哺乳期妇女慎用。

【注意事项】①本品主要不良反应为胃肠道和过敏反应，有致出血的可能，可使肌酐检测值增高；②本品肌内注射时应加入 0.5% 或 1% 利多卡因溶液以减轻局部疼痛；③用药期间禁酒；④与氨基糖苷类药物存在配伍禁忌。

【剂型与规格】注射剂：0.5g，1g。

四、其他 β- 内酰胺类

氨曲南 Aztreonam

【又名】君刻单，菌克单，曲安迪，Azactam，Primbactam。

【医保分类】注射剂乙类。

【药动学】口服不吸收。体内分布广，尿药浓度高，血药浓度达峰时间：1h（肌内注射）。血浆蛋白结合率：56%~60%。排泄：尿 70%（12h，原型）。$t_{1/2}$：1.5~2h。

【作用和用途】单环 β- 内酰胺类抗生素，具有耐酶、低毒、对青霉素等无密切交叉过敏的特性。与需氧革兰氏阴性菌的 PBP-3 有高度亲和力。对大肠埃希菌、克雷伯菌、沙雷菌、奇异变形杆菌、吲哚阳性变形杆菌、流感嗜血杆菌、铜绿假单胞菌、枸橼酸杆菌、淋病奈瑟菌有较强抗菌活性；对葡萄球菌属、链球菌属等需氧革兰氏阳性菌以及厌氧菌无抗菌活性。适用于敏感需氧革兰氏阴性菌所致的尿路、下呼吸道、胆道、腹腔、盆腔、骨和关节、皮肤和软组织等感染，以及败血症。本品亦可取代氨基糖苷类药物，与甲硝唑或克林霉素联合用于治疗伴肾功能减退的腹腔、盆腔感染患者，从而避免氨基糖苷类药物的肾毒性和耳毒性。

【用法和用量】肌内注射、静脉注射或静脉滴注。

（1）成人：尿路感染，0.5~1g/ 次，1 次 /8~12h；中度感染，1~2g/ 次，1 次 /8~12h；重度及危及生命感染，2g/ 次，1 次 /6~8h，每天剂量勿超过 8g。单次剂量在 1g 以内可以肌内注射，1g 以上则静脉注射或静脉滴注。

（2）肾功能不全：Ccr 10~30ml/min，用量照上量减半（首次量照常）；Ccr<10ml/min 或依靠透析支持者，首次量照常，维持量则按 1/4 的量给予，每次透析后应补充 1/8 的用量。

本品可用灭菌注射用水、0.9% 氯化钠、5% 或 10% 葡萄糖注射液、乳酸钠林格注射液等作溶剂，加入溶剂后应立即用力振摇，以利溶解。静脉滴注时，每 1g 药物用 50ml 以上溶液溶解，浓度 <2%，滴注时间：20~30min。

【孕妇、哺乳期妇女用药安全性】孕妇、哺乳期妇女慎用。

【注意事项】本品过敏发生率较低，且与头孢菌素基本上无交叉过敏。若怀疑为革兰氏阴性菌感染，如果患者对头孢菌素过敏，可考虑换用氨曲南。

【药物相互作用】①与氨基糖苷类药物联合对多数肠杆菌科细菌和铜绿假单胞菌有协同杀菌作用，但肾毒性也相对增强，故长时间联合用药者应监测肾功能；与哌拉西林、亚胺培南、头孢哌酮联合则很少呈协同作用。②与利尿药合用可增强肾毒性。③与头孢西丁有拮抗作用。

【剂型与规格】注射剂：0.5g，1g，2g。

【医保限制】注射剂限有明确药敏试验证据或重症感染的患者。

拉氧头孢 Latamoxef

【又名】噻吗灵，Festamoxin，Lamoxactam，Shiomarin。

【医保分类】注射剂乙类。

【药动学】血药浓度达峰时间：0.5~1h（肌内注射），迅速分布于全身组织体液中（痰液、腹水、羊水、脑脊液）。血浆蛋白结合率：60%。排泄：尿63%~87.5%（24h 内）。$t_{1/2}$：2.3~2.75h。

【作用和用途】本品为第三代氧头孢烯类药物，对大肠埃希菌、流感嗜血杆菌、克雷伯菌属、变形杆菌属、沙雷菌属、枸橼酸杆菌等具有较强抗菌活性；对厌氧菌（拟杆菌）亦有良好抗菌活性；对假单胞菌和不动杆菌抗菌活性差；对肠球菌耐药。用于敏感细菌所致的呼吸道、尿路、胆道、骨和关节、皮肤和软组织、妇科感染以及败血症、脑膜炎等。

【用法和用量】肌内注射、静脉注射或静脉滴注。成人，一般 0.5~1g/ 次，2 次 /d，严重感染可增至 4g/d；小儿，40~80mg/（kg·d），分 2~4 次，严重感染可增至 150mg/（kg·d）。

【主要不良反应】可见皮疹、瘙痒；恶心、呕吐、腹痛、腹泻；头痛，乏力；红细胞、粒细胞、血小板减少；血清转氨酶、血尿素氮升高及出血等。

【孕妇、哺乳期妇女用药安全性】孕妇、哺乳期妇女慎用。

【禁忌和慎用】①对头孢菌素过敏者禁用；②对青霉素过敏者、早产儿、新生儿、肾功能不全者慎用。

【注意事项】①肌内注射局部疼痛，可加 1% 利多卡因溶液溶解，深部肌内注射。静脉注射、静脉滴注本品可用 0.9% 氯化钠注射液，5%~10% 葡萄糖注射液及注射用水溶解。②本品因可致凝血酶原缺乏，血小板功能障碍影响机体凝血功能而导致出血。故凡用药超过 4g/d，疗程长于 3d 者应警惕出血的发生。要随访出血时间及凝血酶原时间，并适当补充维生素 B 及维生素 K_1。③用药期间及用药后 1 周内应避免饮酒。

【药物相互作用】①本品与甘露醇注射液、脂肪乳、钙剂、氢化可的松、阿米卡星、红霉素等呈配伍禁忌；②与氨基糖苷类、高效利尿药合用可增强肾毒性；③与肝素、华法林等合用，可能增加出血的危险。

【剂型与规格】注射剂：0.25g，0.5g，1g。

【医保限制】限有明确药敏试验证据或重症感染的患者。

头孢拉宗 Cefbuperazone

【又名】头孢布宗。

【药动学】本品吸收后在体内分布广泛，血药浓度达峰时间：6h。在体内几乎不代谢。易透入子宫，在胆汁中也有较高浓度。排泄：尿 85%~90%（6h 内）。$t_{1/2}$：1.5h。

【作用和用途】对大肠埃希菌、克雷伯菌属、枸橼酸杆菌属、肠杆菌属、沙雷菌属和吲哚阳性变形杆菌有较强抗菌活性，对铜绿假单胞菌无效。用于敏感细菌所致呼吸系统、尿路、肝胆、妇产科等感染以及腹膜炎、心内膜炎、败血症等。

【用法和用量】静脉给药，成人，1~2g/d，重症 4g/d，分 2 次；小儿，40~80mg/（kg·d），分 2 次，严重者可用至 120mg/（kg·d）。

【孕妇、哺乳期妇女用药安全性】孕妇、哺乳期妇女慎用。

【禁忌和慎用】新生儿、早产儿、老年人、肾功能不全者慎用。

【注意事项】①本品大剂量静脉注射时，速度应缓慢；②用药期间应补充维生素 K；③用药期间不宜饮酒。

【剂型与规格】注射剂：0.5g，1g。

（孙安修）

第五章

喹诺酮类抗菌药物

药物分类 喹诺酮类抗菌药物包括第一代、第二代、第三代、第四代喹诺酮类。自1962年美国Sterling-Winthrop研究所合成第一个萘啶酸以来，喹诺酮类抗菌药物成为仅次于头孢菌素的研究热点。本类药物广谱、高效，生物利用度高，半衰期长，组织分布广泛，具有良好的药动学特性。

第一代喹诺酮类抗菌药物以萘啶酸、吡咯酸为代表，对革兰氏阳性菌作用弱，且容易出现耐药性，现已淘汰，本书不再叙述。第二代的吡哌酸仍在基层医疗单位应用。第三代品种在喹啉酸结构的C-6位被F取代，改称为氟喹诺酮类。第四代喹诺酮类对需氧、厌氧的革兰氏阴性菌、革兰氏阳性菌及军团菌、衣原体、支原体均显示出较强的抑制作用，并具有较长的抗菌药物后效应（post-antibiotic effect，PAE）。目前临床上以第三代、第四代为主。

作用特点 喹诺酮类抗菌药物是目前临床常用的重要的一类抗菌药物。喹诺酮类抗菌作用机制：DNA回旋酶是喹诺酮类的作用靶点，通过形成DNA回旋酶-DNA-喹诺酮三元复合物，抑制酶的切口活性和封口活性，阻碍细菌DNA复制而达到杀菌作用；另外，还通过对拓扑异构酶Ⅳ的抑制作用，干扰细菌DNA复制以及抑制细菌RNA及蛋白质合成，诱导菌体DNA错误复制等。

其共同特点有：①抗菌谱广，抗菌活性强。对革兰氏阴性菌和阳性菌有强大或较强抗菌作用。某些品种对铜绿假单胞菌、厌氧菌、分枝杆菌、军团菌、支原体、衣原体亦有良好作用。②具有独特的抗菌作用机制，与其他类抗菌药物无明显交叉耐药。③口服吸收好，组织穿透力强，在体内分布广，体液及组织内药物浓度高，可达到有效抑菌或杀菌水平。④各品种代谢过程各有不同特点，如维持时间长短不同，从体内清除的途径（尿、胆汁、粪便）有所差异，这对临床根据患者的不同情况选择用药有利。许多品种有口服制剂且半衰期相对较长，因而服药次数减少，使用方便。⑤随着本类药物临床的广泛应用，其耐药菌株呈增长趋势，且不同品种间存在相当的交叉耐药性，必须引起重视。

用药原则 喹诺酮类抗菌药物适应证如下①泌尿生殖系统感染：治疗单纯性淋病奈瑟菌性尿道炎或宫颈炎，敏感菌所致急、慢性及复杂性前列腺炎，环丙沙星用于铜绿假单胞菌性尿道炎；②胃肠道感染：治疗志贺菌引起的急慢性细菌性痢疾、鼠伤寒、猪霍乱、肠炎等，沙门菌所致的胃肠炎（食物中毒）、伤寒、副伤寒以及旅行者腹泻；③呼吸系统感染：本类药物（除诺氟沙星外）可替代大环内酯类，用于支原体肺炎、衣原体肺炎、嗜肺军团菌引起的军团病，左氧氟沙星、莫西沙星与万古霉素合用可作为对青霉素高度耐药的肺炎链球菌感染的首选方案；④治疗革兰氏阴性杆菌所致骨髓炎、骨关节感染、皮肤软组织感染、五官科感染、外科伤口感染，脑膜炎奈瑟菌鼻咽部带菌者的根治；⑤环丙沙星可用于预防泌尿系统手术切口感染，其他喹诺酮类药物避免用于预防手术切口、外伤创面感染；⑥由于口服生物利用度较高（90%左右），本类药物适宜采用序贯疗法。

由于喹诺酮类药物耐药性日趋严重，很多国家已限制其适应证，并纳入二线用药。

注意事项　①制酸剂和含钙、铝、镁等金属离子的药物可减少本类药物的吸收，应避免同用。②氧氟沙星和依诺沙星主要经肾排泄，故有肾功能减退者使用时应减量。③常见胃部不适、恶心、呕吐、腹泻等胃肠道反应。④中枢神经系统反应，轻则如失眠、头晕、头痛、耳鸣、视力损害，重者出现精神异常、幻觉、抽搐、惊厥、癫痫等。其强度顺序：氟罗沙星 > 诺氟沙星 > 司帕沙星 > 环丙沙星 > 依诺沙星 > 氧氟沙星 > 培氟沙星 > 左氧氟沙星。发生机制与药物抑制 γ-氨基丁酸（GABA）与 GABAA 受体结合，激动 NMDA 受体，导致中枢神经系统兴奋有关。注意有精神病或癫痫病史者使用本类药品以及合用茶碱或 NSAID 者易出现中枢毒性，故不宜用于有癫痫或其他中枢神经系统基本疾病的患者。⑤皮肤反应及光敏反应（在紫外线的激发下，药物氧化生成活性氧，激活皮肤成纤维细胞中的蛋白激酶 C 和酪氨酸激酶，引起皮肤炎症）：皮疹多见，亦有皮肤瘙痒，血管神经性水肿，光照部位皮肤出现瘙痒性红斑，严重者皮肤糜烂、脱落。司帕沙星、洛美沙星、氟罗沙星诱发的光敏反应最常见，其他依次为依诺沙星 > 氧氟沙星 > 环丙沙星 > 莫西沙星 > 加替沙星，故司帕沙星、洛美沙星、氟罗沙星、依诺沙星、氧氟沙星、环丙沙星等应在避免日照条件下保存和使用，患者用上述药物期间应避免接受日光照射。⑥软骨损害：在软骨组织中，药物分子的 C-3 羧基以及 C-4 羰基与 Mg^{2+} 形成络合物，并沉积于关节软骨，造成局部 Mg^{2+} 缺乏而致软骨损伤。本类药物对幼年动物可致软骨损害。儿童用药后可出现关节痛、肌痛和关节水肿。禁用于孕妇和不满 18 岁的未成年人。本类药物可分泌至乳汁中，哺乳期妇女应用时需停止哺乳。⑦心脏毒性：罕见但后果严重，可见心电图 Q-T 间期延长，尖端扭转型室性心动过速（torsade de pointes，TdP）、心室颤动等。TdP 发生率依次为司帕沙星 > 加替沙星 > 左氧氟沙星 > 氧氟沙星 > 环丙沙星。⑧老年患者长期使用可出现跟腱损害（跟腱断裂、跟腱炎）以及肝、肾功能损害，眼毒性，过敏反应等。⑨存在主动脉瘤和主动脉夹层的风险，尤其使用超过 2 个月的老年患者。⑩加替沙星对血糖波动影响较大，糖尿病患者禁用。

药物相互作用 ①可抑制茶碱类、咖啡因和口服抗凝血药在肝中代谢，使上述药物浓度升高，加重不良反应。如上述药物有指征必须合用时，应密切观察或作必要的药物监测。②本类药物于消化道中在酸性条件下吸收较多。抗酸药、含金属离子药物、抗胆碱药、H_2受体拮抗剂均可干扰本类药物胃肠道吸收。③与利福平、氯霉素、呋喃妥因相互有拮抗作用。④避免与NSAID合用。⑤不宜与Ⅰa类及Ⅲ类抗心律失常药或延长心脏Q-T间期的药物（如西沙必利、红霉素、三环类抗抑郁药）合用，以免引起严重心律失常，应予充分注意。

一、第二代喹诺酮类

吡哌酸 Pipemidic Acid

【又名】吡卜酸，PPA。

【医保分类】口服常释剂型甲类。

【药动学】口服部分吸收，血药浓度达峰时间：1~2h（口服）。血浆蛋白结合率：30%，口服400mg血药浓度达不到治疗浓度，尿中浓度超过同期血药浓度。排泄：尿58%~68%（24h内，原型）；粪约20%。$t_{1/2}$：3h。

【作用和用途】第二代喹诺酮类药物。对大肠埃希菌、克雷伯菌、变形杆菌属、枸橼酸杆菌、沙雷菌属、痢疾志贺菌等有较强抗菌活性。适用于敏感菌所致尿路、肠道和耳道感染，如尿道炎、膀胱炎、细菌性痢疾、中耳炎等。

【用法和用量】口服，成人0.5g/次，2次/d，一般疗程不超过10d。

【主要不良反应】少数患者有胃肠道反应。偶见神经系统反应（头晕、头痛等）、过敏反应（药疹、皮肤瘙痒、呼吸困难、过敏性休克、血压下降等）。亦可见转氨酶升高，肌酐、BUN上升，渗出性红斑，重症多形红斑（Stevens-Johnson综合征），中毒性表皮坏死松解症。

【孕妇、哺乳期妇女用药安全性】孕妇、哺乳期妇女禁用。

【禁忌和慎用】①18岁以下青少年禁用；②癫痫等中枢神经系统疾病患者避免使用；③严重肝、肾功能不全者慎用。

【注意事项】①本品可与饮食同服，以减少胃肠道反应；②长期应用，宜定期监测血常规和肝、肾功能。

【药物相互作用】①可显著降低茶碱的清除，致后者血药浓度升高，易于发生毒性反应，两者不宜合用，如需合用应监测茶碱浓度并调整给药剂量；②与庆大霉素、青霉素等常具协同作用。

【剂型与规格】片剂（胶囊）：0.25g，0.5g。

二、第三代喹诺酮类

诺氟沙星 Norfloxacin

【又名】氟哌酸，Fulgram，Noroxin。

【医保分类】口服常释剂型甲类。

【药动学】口服吸收 35%~45%，易受食物影响，空腹比餐后服药的血药浓度高 2~3 倍，血药浓度达峰时间：1~2h（口服）。血浆蛋白结合率：14%。排泄：尿（原型 26%~40%）；粪 28%~30%。$t_{1/2}$：3~4h。

【作用和用途】本品是第一个用于临床的氟喹诺酮类药物。对革兰氏阴性菌具有良好抗菌活性，如大肠埃希菌、产气肠杆菌、阴沟肠杆菌、肺炎克雷伯菌、奇异变形杆菌、沙雷菌属、沙门菌属、志贺菌属、弧菌属以及铜绿假单胞菌；对青霉素耐药的淋病奈瑟菌、流感嗜血杆菌、卡他莫拉菌亦有良好抗菌作用。

用于敏感细菌所致的泌尿道、肠道、耳鼻咽喉科、妇科、外科、淋病及呼吸道感染的治疗，皮肤软组织感染可用软膏，眼部感染可用滴眼液。

【用法和用量】①口服：成人一般 0.1~0.2g/ 次，3~4 次 /d，或 0.4g/ 次，2 次 /d；尿道感染用 3d，膀胱炎用 7~10d，有合并症时用 10~21d；重症：1.6g/d，分 4 次。淋病：0.8g 顿服。②静脉滴注：常用量 0.2g/ 次，2 次 /d；静脉滴注 1.5~2h，严重病例：0.4g/ 次，2 次 /d，静脉滴注 3~4h。

肾功能不全：Ccr≤30ml/min，按 0.4g/ 次，1 次 /d。

【主要不良反应】①常见腹部不适、腹泻、恶心、呕吐等胃肠道反应；②中枢神经系统反应可有头晕、头痛、嗜睡或失眠；③过敏反应：皮疹、皮肤瘙痒，偶可发生渗出性多形红斑及血管神经性水肿。少数患者有光敏反应。

【孕妇、哺乳期妇女用药安全性】孕妇、哺乳期妇女禁用。

【禁忌和慎用】①18 岁以下青少年禁用；②癫痫等中枢神经系统疾病患者避免使用；③严重肝、肾功能不全者慎用。

【注意事项】①口服宜选择在两餐之间空腹服用，并多饮水，保持 24h 尿量在 1.2L 以上；②注射液不可用于静脉直接推注，只宜静脉滴注。

【药物相互作用】①环孢素与本品合用，可使前者的血药浓度升高，必须监测环孢素血药浓度，并调整剂量；②本品与抗凝血药华法林同用时可增强后者的抗凝作用，合用时应严密监测患者的凝血酶原时间；③本品与呋喃妥因有拮抗作用，不推荐联合应用。

【剂型与规格】①片剂（胶囊）：0.1g，0.2g；②注射液：0.2g。

环丙沙星 Ciprofloxacin

【又名】环丙氟哌酸，西普乐，悉复欣，特美力，Cifran，Ciproxin，Temaril。

【医保分类】口服常释剂型、注射剂甲类，环丙沙星葡萄糖、环丙沙星氯化钠注射剂为乙类。

【药动学】口服吸收 70%，吸收后体内分布广，血药浓度达峰时间：1~2h（口服）。血浆蛋白结合率：20%~40%。胆汁药浓度为血药浓度的 10 倍以上。排泄：尿（口服给药 24h 内 40%~50%，原型；静脉给药 50%~70%，原型）。$t_{1/2}$：4~6h。

【作用和用途】本品对革兰氏阴性菌有较强抗菌活性。对铜绿假单胞菌、流感嗜血杆菌、大肠埃希菌等的抗菌活性高于多数氟喹诺酮类药物。对肠球菌、肺炎链球菌、葡萄球菌、军团菌、淋病奈瑟菌的抗菌活性也不低于其他同类药物。对某些氨基糖苷类或第三代头孢菌素的耐药菌株仍有抗菌活性。

适用于革兰氏阴性杆菌所致呼吸道、泌尿生殖道、消化道、骨关节和皮肤软组织感染。

【用法和用量】

（1）口服：成人①常用量 0.5~1.5g/d，分 2~3 次；②急性单纯性下尿路感染 0.25g/ 次，2 次 /d，疗程 5~7d；③复杂性尿路感染 0.5g/ 次，2 次 /d，疗程 7~14d；④肠道感染 0.5g/ 次，2 次 /d，疗程 5~7d；⑤下呼吸道、骨关节、皮肤软组织感染一般 0.5g/ 次，2 次 /d，重症 0.75g/ 次，2 次 /d。

（2）静脉滴注：成人常用量 0.2g/ 次，1 次 /12h；重症 0.8~1.2g/d，分 2~3 次，滴注时间不少于 30min。

肾功能不全：Ccr 30~50ml/min，0.25~0.5g/ 次，1 次 /12h；Ccr 5~30ml/min，0.25~0.5g/ 次，1 次 /18h。

【主要不良反应】【孕妇、哺乳期妇女用药安全性】【禁忌和慎用】参考诺氟沙星。

【注意事项】静脉滴注时，局部有血管刺激反应。可诱发跟腱炎和跟腱撕裂，老年人和运动员慎用。尚可致假膜性小肠结肠炎，应提高警惕。

【药物相互作用】①尿碱化药可减低本品在尿中的溶解度，导致结晶尿和肾毒性。②含铝或镁的制酸药可减少本品口服的吸收，建议避免合用。不能避免时应在服本品前 2h，或服药后 6h 服用。③本品与茶碱类合用时可能由于与 P450 酶结合部位的竞争性抑制，导致茶碱类的肝消除明显减少，血消除半衰期延长，血药浓度升高，出现茶碱中毒症状，如恶心、呕吐、震颤、不安、激动、抽搐、心悸等，故合用时应测定茶碱类血药浓度和调整剂量。

【剂型与规格】①片剂（胶囊）：0.2g，0.25g，0.5g；②注射液：0.1g，0.2g，0.25g。

氧氟沙星 Ofloxacin

【又名】氟嗪酸，奥复星，康泰必妥，泰利必妥，Oflocet，Oxaldin，Tarivid，Zanocin，OFLX。

【药动学】口服吸收迅速而完全；体内分布广，尤以痰中浓度较高，血药浓度达峰时间：0.5~1h。血浆蛋白结合率：20%~25%，胆汁中药物浓度为血药浓度的4~8倍。脑脊液浓度为血药浓度的30%~50%（脑膜无炎症），70%~90%（脑膜炎症时）。排泄：尿75%~90%（24h内）。$t_{1/2}$：5~7h。

【作用和用途】抗菌谱较诺氟沙星广。抗菌活性更强；对大肠埃希菌、产气肠杆菌、阴沟肠杆菌、枸橼酸杆菌、克雷伯菌属、变形杆菌、沙门菌属、志贺菌属、淋病奈瑟菌、葡萄球菌、流感嗜血杆菌、铜绿假单胞菌、肺炎链球菌、溶血性链球菌、沙眼衣原体、支原体、军团菌等均具抗菌活性。

适用于敏感细菌所致的呼吸道、泌尿生殖道、胆道、盆腔、骨关节、前列腺、皮肤软组织、中耳、泪囊等感染及伤寒、淋病等。

【用法和用量】①口服（空腹或餐后），成人一般0.3~0.4g/次，2次/d；单纯性淋病0.4g顿服；伤寒0.3g/次，2次/d，疗程10~14d；抗结核0.3g/次，1次/d。②静脉滴注：用于病情较重或不能口服者，常用量同口服。

肾功能不全：Ccr 10~50ml/min，按正常量，1次/24h；Ccr<10ml/min，按正常半量，1次/24h。

【主要不良反应】【孕妇、哺乳期妇女用药安全性】【禁忌和慎用】【药物相互作用】参考诺氟沙星。

【注意事项】①用药期间应注意避免阳光及紫外线光源，以免发生光敏反应；②静脉滴注时间约1h。

【剂型与规格】①片剂：0.1g，0.2g；②注射液：0.2g，0.4g。

左氧氟沙星 Levofloxacin

【又名】可乐必妥，左克，来立信，利复星，奥维先，左旋氧氟沙星，Cravit。

【医保分类】口服常释剂型、注射剂甲类，左氧氟沙星葡萄糖、左氧氟沙星氯化钠注射剂乙类。

【药动学】口服，吸收完全，近100%，血药浓度达峰时间：0.9~2.4h，体内分布广，组织渗透好。排泄：尿80%（原型）。$t_{1/2}$：5~7h。

【作用和用途】本品为氧氟沙星左旋体，抗菌谱与氧氟沙星相同。抗菌活性是其2倍。对大肠埃希菌、克雷伯菌属、沙雷菌属、变形杆菌、志贺菌属、沙门菌属、枸橼酸杆菌、不动杆菌属、铜绿假单胞菌、流感嗜血杆菌、淋病奈瑟菌等革兰氏阴性菌和部分甲氧西林敏感的葡萄球菌、肺炎链球菌、化脓性链球菌、溶血性链球菌等革兰氏阳性菌以及军团菌、支原体、衣原体均有良好抗菌活性。

适用于呼吸道、泌尿生殖道、胆道、肠道、眼、耳、鼻、口腔、皮肤软组织感染及乳腺炎、外伤及手术伤口感染。

【用法和用量】①口服，成人常用量 0.3~0.4g/d，分 2~3 次；如病情需要可增至 0.6g/d，分 3 次；呼吸道感染，成人 0.2g/ 次，2 次 /d 或 0.1g/ 次，3 次 /d，疗程 7~14d；急性单纯性下尿路感染 0.1g/ 次，2 次 /d，疗程 5~7d；复杂性尿路感染 0.2g/ 次，2 次 /d，疗程 10~14d；细菌性前列腺炎 0.2g/ 次，2 次 /d，疗程 6 周；铜绿假单胞菌感染 0.6g/d，分 3 次服。②静脉滴注：剂量和疗程同口服。本品注射液每 100ml 滴注时间不得少于 60min。

肾功能不全：Ccr 20~49ml/min，首剂 0.4g，维持量 0.2g/24h；Ccr 10~19ml/min，首剂 0.4g，维持量 0.2g/48h。

【主要不良反应】除概述中所述，严重病例尚可出现过敏性休克、过敏样反应、寒战、高热、意识模糊、谵妄、发绀、喉头水肿、呼吸困难、血尿、白细胞减少、血小板减少、血糖异常、变形性红斑型药疹。为此，要严格掌握合理用药知识，注意配伍禁忌，静脉滴注时本品不宜与其他药物同瓶滴注，用药中加强观察。

【主要不良反应】【孕妇、哺乳期妇女用药安全性】【禁忌和慎用】【药物相互作用】参考诺氟沙星。

【注意事项】避免与苯丙胺、联苯丁酸类、非甾体抗炎药合用，以免引起痉挛。避免夜间用药，防止出现睡眠障碍。

【剂型与规格】①片剂：0.1g，0.5g；②注射液：0.1g，0.2g，0.3g。

依诺沙星 Enoxacin

【又名】氟啶酸，复克，Flumark，Gyramid。

【药动学】口服吸收好（90%），不受食物影响，血药浓度达峰时间：1~3h。肾、前列腺药浓度是血药浓度的 2~4 倍。排泄：尿 50%~60%（口服）。$t_{1/2}$：3~6h。

【作用和用途】抗菌谱及抗菌活性与诺氟沙星相似。对厌氧菌作用差，对支原体、衣原体、军团菌、结核分枝杆菌无效。主要用于敏感细菌所致的消化道、胆道、尿路、前列腺、妇科以及呼吸道、脓皮病和软组织感染。

【用法和用量】宜空腹口服，一般 0.1~0.2g/ 次，3 次 /d，或 0.2~0.4g/ 次，

2 次 /d；淋病：0.4g（仅用 1 次，至多 2 次）。

【主要不良反应】【孕妇、哺乳期妇女用药安全性】【禁忌和慎用】【药物相互作用】参考诺氟沙星。

【剂型与规格】片剂（胶囊）：0.1g，0.2g。

培氟沙星 Pefloxacin

【又名】培福新，威力克，典沙，哌氟喹酸，甲氟哌酸，Peflacin。

【药动学】口服吸收 90%~100%；体内分布广，尚可通过炎症脑膜进入脑脊液，可达血药浓度的 60%，血药浓度达峰时间：2.1h（口服），血浆蛋白结合率：20%~30%。代谢：肝。排泄：尿（11% 原型，50% 代谢物）；粪便：20%。$t_{1/2}$：10~12h。

【作用和用途】抗菌谱与诺氟沙星相似，对大肠埃希菌、克雷伯菌属、沙雷菌属、流感嗜血杆菌、金黄色葡萄球菌、沙门菌属、军团菌、奈瑟菌属等均具抗菌活性。对厌氧菌、梭状芽孢杆菌、结核分枝杆菌抗菌活性低。

适用于敏感细菌所致的败血症、心内膜炎、细菌性脑膜炎，呼吸道、胃肠道、腹腔、胆道、泌尿生殖道、骨关节、皮肤和软组织感染。

【用法和用量】口服，成人一般用量 0.4g/ 次，2 次 /d。静脉滴注：0.4g/ 次，1 次 /12h，每次 0.4g 加入 5% 葡萄糖注射液 250ml 中，1h 滴完（每小时 8mg/kg）。本品不能溶于 0.9% 氯化钠或其他含氯离子的溶液中使用。

【主要不良反应】【孕妇、哺乳期妇女用药安全性】【禁忌和慎用】【药物相互作用】参考诺氟沙星。

【剂型与规格】①片剂：0.1g，0.2g，0.4g；②注射剂：0.2g，0.4g。

氟罗沙星 Fleroxacin

【又名】多氟哌酸，多氟沙星，芙璐星，护康，Quinodis。

【药动学】口服吸收 99%，血药浓度达峰时间：1~2h。体内分布广，血浆蛋白结合率：23%。排泄：尿（原型 50%~70%）。$t_{1/2}$：9~13h。

【作用和用途】具广谱、高效、长效的特点。对葡萄球菌属、链球菌属（含肺炎链球菌）、肠球菌属、卡他莫拉菌、淋病奈瑟菌、大肠埃希菌、枸橼酸杆菌属、克雷伯菌、沙雷菌属、变形菌属、流感嗜血杆菌、铜绿假单胞菌、分枝杆菌、厌氧菌、支原体、衣原体等均具较强抗菌活性。适用于敏感细菌所致的呼吸道、泌尿生殖道、消化道（包括伤寒）、皮肤软组织及外科的感染。

【用法和用量】口服，成人，0.2g/ 次，1~2 次 /d，疗程 7~14d；或 0.4g/d，顿服，疗程随病种而异。

【主要不良反应】【孕妇、哺乳期妇女用药安全性】【禁忌和慎用】【药物相互作用】参考诺氟沙星。

【注意事项】本品诱发中枢神经系统毒性的频率高于其他喹诺酮类药物。本品可致光敏反应，与布洛芬等合用，偶可诱发痉挛。其他参见本章概述。

【剂型与规格】片剂（胶囊）：0.1g。

洛美沙星 Lomefloxacin

【又名】罗氟酸，禾乐新，Lomebact，Bareon。

【药动学】口服吸收好：95%~98%，食物可延缓药物吸收，血药浓度达峰时间：0.8~1.4h（口服）。体内分布广，组织、体液中药物浓度高。血浆蛋白结合率：约5%。排泄：尿（原型70%~80%）。$t_{1/2}$：6~8h。

【作用和用途】对革兰氏阴性菌、表皮葡萄球菌、链球菌和肠球菌的抗菌活性与氧氟沙星相似，对大多数厌氧菌的活性不及氧氟沙星。适用于敏感细菌所致的泌尿生殖系统、呼吸系统、消化系统、耳鼻咽喉科、骨、关节、皮肤软组织感染以及手术感染的预防、败血症等。

【用法和用量】口服，成人一般0.4g/次，1次/d，疗程10~14d。静脉滴注：一般0.2g/次，2次/d，加入5%葡萄糖注射液或0.9%氯化钠250ml中，滴注时间不少于60min。

肾功能不全：Ccr 10~40ml/min，首日服0.4g，以后0.2g/d。

【主要不良反应】【孕妇、哺乳期妇女用药安全性】【禁忌和慎用】【药物相互作用】参考诺氟沙星。

【注意事项】①本品不宜用于肺炎链球菌所致的呼吸道感染；②服药期间应多饮水；③本品对茶碱、咖啡因代谢的抑制作用较轻；④用药期间和停药数日，应避免过多暴露于阳光紫外线及明亮光照下。其他参见本章概述。

【剂型与规格】①片剂（胶囊）：0.1g，0.4g；②颗粒剂：0.1g/袋；③注射液：0.2g。

司帕沙星 Sparfloxacin

托氟沙星 Tosulfloxacin

芦氟沙星 Rufloxacin

加替沙星 Gatifloxacin

司帕沙星、托氟沙星、芦氟沙星和加替沙星

三、第四代喹诺酮类

莫西沙星 Moxifloxacin

【又名】拜复乐，维莫思，佰美诺，舒倍达，Avelox。

【医保分类】口服常释剂型、注射剂、莫西沙星氯化钠注射剂乙类。

【药动学】口服吸收好，约 90%，血药浓度达峰时间：1~3h。迅速分布于体液和组织中。血浆蛋白结合率：48%。排泄：尿（50% 为非活性的葡糖醛酸结合物，21% 为原型）；粪 19%（原型）；胆汁：12%（原型）。$t_{1/2}$：14h。

【作用和用途】本品为第四代喹诺酮类，对大多数革兰氏阳性菌、厌氧菌、结核分枝杆菌、衣原体和支原体等具很强的抗菌活性，强于环丙沙星、司帕沙星；对大多数革兰氏阴性菌的作用与诺氟沙星近似。适用于上述敏感细菌所致的呼吸道感染（如急、慢性支气管炎，社区获得性肺炎，上呼吸道感染）；也可用于泌尿生殖道和皮肤软组织感染。

【用法和用量】片剂口服，0.4g/ 次，1 次 /d，连用 5~10d。

注射液静脉滴注，0.4g/ 次，1 次 /d。慢性支气管炎急性发作疗程 5d，社区获得性肺炎疗程 7~14d，急性细菌性鼻窦炎疗程 10d，治疗皮肤和软组织感染疗程 7d。

莫西沙星可以在开始治疗时静脉给药，之后再根据患者情况口服片剂给药。0.4g 莫西沙星注射液在临床试验中最多用过 14d。静脉给药 0.4g 的滴注时间应为 90min。

【主要不良反应】光敏反应较少。

【孕妇、哺乳期妇女用药安全性】孕妇、哺乳期妇女禁用。

【禁忌和慎用】①18 岁以下未成年人禁用；②对原有心脏病者需慎用。

【注意事项】对耐甲氧西林葡萄球菌、铜绿假单胞菌作用弱，其所致的感染本品不宜用。

【药物相互作用】本品不依赖 P450 酶，因此对一些依赖 P450 酶代谢的药物不产生相互作用。避免与其他延长 Q-T 间期的药物如胺碘酮、索他洛尔、普鲁卡因或奎尼丁联合使用。

【剂型与规格】①片剂：0.4g；②注射液：0.4g。

【备注】1999 年上市，半衰期长，体内分布较环丙沙星广，对肺炎链球菌、金黄色葡萄球菌、支原体和衣原体作用明显强于环丙沙星；对肺炎链球菌和金黄色葡萄球菌作用超过司帕沙星。

【医保限制】注射剂限有明确药敏试验证据的如下感染：急性窦炎、下呼吸道感染、社区获得性肺炎、复杂性腹腔感染；莫西沙星氯化钠注射剂限下呼吸道感染、社区获得性肺炎，有明确药敏试验证据的如下感染：急性窦炎、复杂性腹腔感染。

吉米沙星 Gemifloxacin

【又名】吉速星，Factive。

【医保分类】口服常释剂型乙类。

【药动学】口服吸收完全，血药浓度达峰时间：0.5~2h。血浆蛋白结合率：60%~70%。排泄：粪 61%（原型及代谢物）；尿 36%（原型及代谢物）。$t_{1/2}$：约 7h。

【作用和用途】本品保留了对革兰氏阴性菌的高活性，又明显增强对革兰氏阳性菌的作用。对耐青霉素肺炎链球菌、MRSA、MRSE 有良好抗菌活性；对流感或副流感嗜血杆菌、肺炎克雷伯菌、卡他莫拉菌、链球菌属、军团菌、普通变形杆菌、肺炎支原体、肺炎衣原体敏感；对脆弱拟杆菌及其他厌氧菌也具抗菌活性。适用于敏感菌所致社区获得性肺炎，慢性支气管炎急性发作，急性鼻窦炎等。

【用法和用量】口服，成人推荐剂量 0.32g/ 次，1 次 /d，疗程 5~7d；不应超过推荐剂量和疗程。

【主要不良反应】【孕妇、哺乳期妇女用药安全性】【禁忌和慎用】【药物相互作用】参见诺氟沙星。

【注意事项】①本品应完整吞服；②Q-T 间期延长的风险可能会随药物剂量的增加而增加；③用药期间避免光直接照射；④有可能引起颅内压升高、中毒性精神病、严重的急性超敏反应等。其他参见本章概述。

【剂型与规格】片剂：320mg。

【备注】吉米沙星 2003 年在美国上市，最突出之处是显著增强了与靶部位（拓扑异构酶Ⅳ）的亲和力，对革兰氏阳性菌的杀菌力更为显著，是目前对肺炎链球菌活性最高的氟喹诺酮类口服药物，对尿道病原菌包括大肠埃希菌和奇异变形菌也有较强作用。

【医保限制】口服常释剂型限二线用药。

格帕沙星 Grepafloxacin

【又名】格雷沙星。

【药动学】口服吸收快，血药浓度达峰时间：2~5h。代谢：肝 CYP1A2。排泄：胆汁、尿液和粪便。$t_{1/2}$：10.3~15h。

【作用和用途】用于治疗由肺炎链球菌、流感嗜血杆菌或卡他莫拉菌所致的急性支气管炎、慢性支气管炎、上呼吸道感染，肺炎衣原体引起的社区获得性肺炎，淋球菌或衣原体所致的无并发症淋病、非特异性尿道炎（子宫颈炎）、尿道炎，也用于尿道、生殖系统、消化系统、皮肤和软组织感染。

【用法和用量】口服，200~400mg/ 次，1 次 /d，连续 5~7d。对急、慢性支气管炎，400~600mg/ 次，1 次 /d，连续 10d。用于单纯性淋病，单剂量 400mg 顿服，用于非淋球菌性尿道炎，400mg/ 次，1 次 /d，连续 7d。老年患者不需要调整剂量。

【主要不良反应】常见恶心、味觉失常、腹泻、头晕、头痛、皮疹。

【孕妇、哺乳期妇女用药安全性】孕妇、哺乳期妇女禁用。

【禁忌和慎用】16 岁以下儿童慎用，老年人和严重肝、肾功能不全者慎用或减量。

【药物相互作用】本品可降低茶碱的清除率。4h 内服用含有铁、锌、铝、钙、镁的药物可降低本品的吸收。

【剂型与规格】片剂：200mg。

帕珠沙星 Pazufloxacin

【又名】伏立特，锋珠欣，莱美净。

【药动学】给药后迅速分布到组织和体液中，在痰液、肺组织、胆囊、烧伤皮肤组织、女性生殖器官组织以及胆汁、胸水、腹水、脓液、盆腔液、脑脊液均可达有效抑菌浓度。静脉给药 24h 内尿排泄率 90%。

【作用和用途】本品适用于敏感细菌引起的下列感染：①慢性呼吸系统疾病继发性感染，如慢性支气管炎、弥漫性细支气管炎、支气管扩张、肺气肿、肺间质纤维化、支气管哮喘、陈旧性肺结核、肺炎、肺脓肿；②肾盂肾炎、复杂性膀胱炎、前列腺炎；③烧伤创面、外伤伤口感染；④胆囊炎、胆管炎、肝脓肿、腹腔内脓肿、腹膜炎；⑤生殖器官感染，如子宫附件炎、子宫内膜炎、盆腔炎。

【用法和用量】静脉滴注，0.5g/ 次，2 次 /d，疗程为 7~14d。

【主要不良反应】主要临床不良反应为腹泻、皮疹、恶心、呕吐，实验室检查可见 GPT、GOT、ALP 升高，嗜酸性粒细胞增加。

【孕妇、哺乳期妇女用药安全性】孕妇及有可能怀孕的妇女禁用；哺乳期妇女应用时应停止哺乳。

【禁忌和慎用】有支气管哮喘、皮疹、荨麻疹等过敏性疾病家族史的患者慎用。

【药物相互作用】①本品可抑制茶碱在肝脏的代谢，使茶碱的血药浓度升高，可能发生茶碱中毒症状。②本品和苯基乙酸类、二乙酮酸类、非甾体抗炎药合用时可能发生痉挛。③本品和华法林合用时可增强华法林的作用，从而延长凝血时间，所以联合用药时应密切监测 INR。

【剂型与规格】注射剂：0.3g，0.5g。

安妥沙星 Antofloxacin

【又名】优朗。

【药动学】口服吸收较快，血药浓度达峰时间：1h。首次剂量加倍（400mg），然后每次口服 200mg，1 次 /d，连续 2d 血药浓度达稳态。基本代谢途径与氧氟沙星类似。排泄：尿 45.5%（原型）。体内血药浓度 - 时间曲线符合二房室模型特征，分布半衰期（$t_{1/2\alpha}$）约 7.4h，消除半衰期（$t_{1/2\beta}$）约 20.2h。

【作用和用途】我国拥有自主知识产权的一类新药。安妥沙星由左氧氟沙星结构改造而来，药理作用与左氧氟沙星相同。对革兰氏阳性菌、革兰氏阴性菌、厌氧菌、抗酸杆菌，以及非典型致病菌如支原体、衣原体和军团菌均有抗菌活性。对安妥沙星敏感的需氧革兰氏阳性菌包括金黄色葡萄球菌、表皮葡萄球菌、中间型葡萄球菌、腐生葡萄球菌、A 群链球菌（化脓性链球菌）和 B 群链球菌、无乳链球菌、肺炎链球菌、粪肠球菌。对安妥沙星敏感的需氧革兰氏阴性菌包括流感嗜血杆菌、副流感嗜血杆菌、大肠埃希菌、阴沟肠杆菌、产气肠杆菌、聚团肠杆菌、肺炎克雷伯菌、臭鼻克雷伯菌、卡他莫拉菌、变形杆菌属、伤寒沙门菌、志贺菌属、黏质沙雷菌、枸橼酸杆菌、不动杆菌、铜绿假单胞菌、普鲁威登菌、嗜麦芽窄食单胞菌及淋球菌。

适用于敏感菌引起的下列感染：

（1）呼吸道感染：肺炎、化脓性扁桃体炎、急性细菌性鼻窦炎、急性支气管炎、慢性支气管炎急性发作及慢性呼吸系统疾病伴发急性肺感染等。

（2）泌尿系统感染：急性肾盂肾炎、慢性肾盂肾炎急性发作及急性膀胱炎等。

（3）皮肤软组织感染：疖、痈、丹毒、多发性毛囊炎、伤口感染、脓肿、蜂窝织炎及脓疱疮等。

（4）伤口感染：由金黄色葡萄球菌及凝固酶阴性葡萄球菌引起的伤口感染。

【用法和用量】口服。成人首剂 0.4g，以后每次 0.2g，1 次 /d，疗程 7~14d。

【主要不良反应】常见恶心、胃部不适、GPT 升高、头晕。少见不良反应有双下肢水肿、室性期前收缩、GOT 升高、谷氨酰转肽酶（γ-GT）升高、总胆红素（TBIL）升高、尿频、头痛、失眠、白细胞减少、中性粒细胞计数降低、血糖升高。上述不良反应发生率低，患者一般均能耐受，治疗结束后症状逐渐缓解并恢复正常。

【孕妇、哺乳期妇女用药安全性】孕妇、哺乳期妇女禁用。

【禁忌和慎用】癫痫患者、18岁以下患者、有潜在的心律失常或Q-T间期延长患者，如严重的心动过缓或急性心肌缺血患者禁用。肾功能不全者、严重肝功能不全者、有中枢神经系统疾病者慎用。

【药物相互作用】①抑制茶碱代谢，使茶碱血药浓度增加30%，因此尽量避免合用，如需同时应用，应监测茶碱的血药浓度，以调整剂量；②可能与镁或铝制剂、NSAID等存在相互作用，尽量避免合用；③避免与可延长心电图Q-T间期的红霉素、抗精神病药、三环类抗抑郁药等联用。

【注意事项】①使用本品时，不得增加单次剂量和改变用法。②安妥沙星400mg和莫西沙星400mg给药后都可引起Q-T间期延长，但安妥沙星引起的Q-T间期延长较莫西沙星短且没有达到危险程度，其血药浓度与Q-T间期延长之间没有相关性。避免用于患有无法纠正的低钾血症患者及接受ⅠA类（如奎尼丁、普鲁卡因胺）或Ⅲ类（胺碘酮、索他洛尔）抗心律失常药治疗的患者。③正在使用口服降血糖药（如格列本脲）或胰岛素的糖尿病患者，如果使用本品应注意监测血糖。

【剂型与规格】片剂：0.1g。

（孙安修）

第六章

氨基糖苷类抗生素

药物分类 本章药物分子结构中都由一个氨基环醇与一个或多个氨基糖分子通过糖苷键连接成苷而得名。其来源分为两大类。①天然来源的有：从链霉菌属的培养液中获得的链霉素、卡那霉素、妥布霉素、核糖霉素、大观霉素、巴龙霉素等；从小单胞菌属获得的有庆大霉素、小诺霉素、西索米星等；②半合成的有：阿米卡星、异帕米星、奈替米星、地贝卡星等。

作用特点 氨基糖苷类为静止期杀菌剂，其作用机制是干扰细菌蛋白质合成的全过程，从而阻碍细菌蛋白质的合成。此外，还可造成膜结构的破坏，导致细菌细胞内重要物质外漏而死亡。

氨基糖苷类抗生素具有广谱抗菌作用，对多数需氧革兰氏阴性杆菌包括大肠埃希菌、铜绿假单胞菌、变形杆菌属、肠杆菌属、克雷伯菌属、志贺菌属、枸橼酸杆菌属具有强大抗菌活性。对沙雷菌属、沙门菌属、产碱杆菌属、不动杆菌属及嗜血杆菌属具有一定抗菌作用。部分药物（如链霉素、卡那霉素、阿米卡星）对结核分枝杆菌也有较好抗菌活性。

用药原则 氨基糖苷类抗生素主要用于敏感需氧革兰氏阴性杆菌所致的全身感染，如脑膜炎，呼吸道、尿路、胃肠道、皮肤软组织、烧伤、创伤及骨关节感染等。单独应用对严重感染如败血症、肺炎、脑膜炎等效果并不满意，需联合应用其他抗革兰氏阴性杆菌的抗菌药物，如广谱半合成青霉素、第三代头孢菌素及氟喹诺酮类等。利用该类药物口服不吸收的特点，可以用于治疗消化道感染和肠道术前准备。此外，链霉素、卡那霉素、阿米卡星可作为抗结核药。

氨基糖苷类属于浓度依赖性抗菌药物，适宜一日给药 1 次。

氨基糖苷类抗生素对社区获得性上、下呼吸道感染的主要病原菌肺炎链球菌、A 组溶血性链球菌抗菌作用差，又有明显的耳、肾毒性，因此对门急诊中常见的上、下呼吸道细菌性感染不宜选用本类药物治疗。由于其耳、肾毒性反应，本类药物也不宜用于单纯性上、下尿路感染初发病例的治疗。

注意事项

（1）注意耳毒性、肾毒性、神经肌肉阻滞作用。①耳毒性一经出现，常不易完全恢复。使用中应注意观察耳鸣、眩晕等早期症状的出现，进行听力监测。根据患者的肾功能及血药浓度来调整用药剂量。不宜与高效利尿药如呋塞米、依地尼酸合用，因高效利尿药本身对耳蜗产生毒性，合用后此毒性更易发生。耳毒性中前庭功能损伤发生率依次为卡那霉素 > 链霉素 > 西索米星 > 阿米卡星 ≥ 庆大霉素 ≥ 妥布霉素 > 奈替米星。耳蜗听神经功能损伤发生率依次为卡那霉素 > 阿米卡星 > 西索米星 > 庆大霉素 > 妥布霉素 > 奈替米星 > 链霉素。②对肾脏均有一定毒性，对于原有肾功能不良、血容量不足、新近用过一些对肾有毒性的药物等患者，均应慎用。肾毒性发生率依次为卡那霉素 > 庆大霉素 > 妥布霉素 > 奈替米星 > 链霉素。③神经肌肉阻滞作用，表现为神经肌肉麻痹。此为药物能与突触前膜上“钙结合部位”结合，从而阻止乙酰胆碱（acetylcholine, ACh）释放所致。常见于术后腹腔内放置较大量本类药物，亦见于静脉滴注本类药物剂量过大、滴速过快时。重症肌无力患者或合用全身麻醉药（乙醚、硫喷妥钠等）、肌松剂、硫酸镁时尤易发生。一旦出现神经肌肉阻滞症状，可给予钙剂及新斯的明对抗。神经肌肉麻痹的严重程度顺序依次为链霉素 > 卡那霉素 > 奈替米星 > 阿米卡星 > 庆大霉素 > 妥布霉素。

（2）口服均难吸收：注射吸收后，主要分布在细胞外液，不易透过血脑屏障，但可透过胎盘，并可进入乳汁，对母亲、胎儿均有毒性，故孕妇、哺乳期妇女、新生儿、6 岁以下儿童禁用。新生儿、婴幼儿确有应用指征时应进行血药浓度监测，根据监测结果调整给药方案。

（3）由于耳毒性、肾毒性，65 岁以上老年人禁止全身给药，尤其是注射给药。老年患者如确有应用指征，有条件的单位应进行血药浓度监测。

（4）肾功能减退患者应用本类药物时，需根据其肾功能减退程度减量给药，并应进行血药浓度监测，调整给药方案，实现个体化给药。

（5）氨基糖苷类的任何品种均具肾毒性、耳毒性（耳蜗、前庭）和神经肌肉阻滞作用，因此用药期间应监测肾功能（尿常规、血尿素氮、血肌酐），严密观察患者听力及前庭功能，注意观察神经肌肉阻滞症状。一旦出现上述不良反应先兆时，须及时停药。需注意局部用药时亦有可能发生上述不良反应。

（6）本类药物不宜与其他肾毒性药物、耳毒性药物、神经肌肉阻滞剂或强效利尿药同用。与注射用第一代头孢菌素合用时可能增加肾毒性。

（7）本类药物不宜相互联合使用，因为合用会使毒性增大。

（8）细菌对本类药物易产生耐药性，并可产生完全的或部分的交叉耐药性。

（9）值得注意的是链霉素引起的过敏性休克发生率仅次于青霉素，且死亡率高。

（10）氨基糖苷类等耳毒性药不可局部滴耳。

（11）本类药物不可用于眼内或结膜下给药，因可能引起黄斑坏死。

链霉素 Streptomycin

【医保分类】注射剂甲类。

【药动学】口服吸收很少。肌内注射吸收良好，血药浓度达峰时间：1h（肌内注射）；持续时间：12h。血浆蛋白结合率：35%。脑脊液药浓度是血药浓度的10%~50%（脑膜炎症时），胎血药物浓度是母血药物浓度的50%左右，胸、腹腔液中浓度在炎症时接近血清浓度。主要分布在细胞外液。排泄：尿80%~98%（24h内）。尿液pH 8比pH 5.8时抗菌效力增强20~80倍。$t_{1/2}$：2.4~2.7h。

【作用和用途】对鼠疫杆菌、土拉杆菌、布鲁氏菌、变形杆菌、结核分枝杆菌及部分需氧革兰氏阴性杆菌（如大肠埃希菌、肺炎克雷伯菌、沙门菌属、志贺菌属等）具有抗菌活性。

本品对土拉菌病、鼠疫有特效，特别是与四环素类药物联合治疗鼠疫。与青霉素联合用于防治草绿色链球菌、肠球菌所引起的心内膜炎，与异烟肼、利福平等联合用于结核病早期阶段，也用于治疗多重耐药的结核病，与β-内酰胺类抗生素、大环内酯类抗生素合用，治疗革兰氏阴性杆菌引起的肺炎、尿路感染、肠道感染、败血症等。

【用法和用量】肌内注射。①治疗结核病（与异烟肼及其他抗结核药联合），成人0.5g/次，1次/12h；或0.75g/次，1次/d；若临床情况许可，1g/次，2~3次/周；小儿每次20mg/kg，1次/d，一日最大剂量不超过1g。②土拉菌病：0.5~1g/次，1次/12h，连用7~14d。③鼠疫（与四环素合用）：0.5~1g/次，1次/12h，连用10d。④布鲁氏菌病（与四环素合用）：成人本品1~2g/d，分2次，四环素（口服）0.5g/次，4次/d，疗程3周或3周以上。⑤草绿色链球菌所致心内膜炎（与青霉素联用）：1g/次，1次/12h，连用1周后改0.5g/次，1次/12h，再用1周。⑥肠球菌所致心内膜炎（与青霉素联合）：1g/次，1次/12h，连用2周后改0.5g/次，1次/12h，再用4周。⑦其他感染（常与β-内酰胺类抗生素、大环内酯类抗生素联用）：0.5g/次，1次/12h。

肾功能不全：首次给予饱和量，以后Ccr>50~90ml/min，24h给予正常剂量的50%；Ccr 10~50ml/min，每24~72h给予正常量的50%；Ccr<10ml/min，每72~96h给正常量的50%。

【主要不良反应】①耳毒性反应：多见于用量大、疗程长、年老体弱及肾功能差者。孕妇使用可影响胎儿听神经。硫酸链霉素多为前庭神经损害，表现为眩晕、头痛、恶心、呕吐、平衡失调。发现早、及时停药，多数患者经12~18个月有望恢复。因此，用药期间（特别是长期用药的患者）应定期检查听力和前庭功能。如已发生听神经损害，可试用士的宁 2mg/d，肌内注射，连用 5~10d，以及腺苷三磷酸、硫酸软骨素等。少数患者可出现耳蜗损害。②急性毒性反应：多发生于注射后 30~60min；主要表现为口唇周围、面部及四肢麻木感；也可有头晕、头痛、乏力等。除严重者外，一般不需要停药。应用钙剂（如氯化钙、葡萄糖酸钙静脉滴注）可减轻此种毒性反应，Mg^{2+} 能加重之。胸腹腔内放置较大量本品可引起呼吸麻痹，需注意。③过敏反应：可见皮疹、药物热、嗜酸性粒细胞增多、血管神经性水肿，特别要注意过敏性休克的发生（其发生率没有青霉素高，但死亡率较高）。因此用药前应询问有无过敏病史及皮试。一旦发生过敏性休克，就地立即按青霉素过敏性休克办法抢救，并迅速静脉缓注 10% 葡萄糖酸钙 20ml。葡萄糖酸钙应作为链霉素过敏性休克抢救的首选药物。④肾脏损害：表现有蛋白尿、管型尿、血尿等，有肾功能不全者需特别注意。⑤偶可引起造血系统反应，如白细胞减少、粒细胞缺乏、再生障碍性贫血、血小板减少及其所致紫癜等。

【孕妇、哺乳期妇女用药安全性】孕妇禁用，哺乳期妇女用药期间宜暂停哺乳。

【禁忌和慎用】①6 岁以下儿童、65 岁以上老人禁用，结核性脑膜炎、鼠疫、土拉菌病除外；②对本品或其他氨基糖苷类药物过敏者禁用；③失水、第Ⅷ对脑神经损害、重症肌无力、帕金森病、肾功能不全者、接受肌松药治疗的患者慎用。

【注意事项】①本品可以做皮试，但阳性率低，与临床发生过敏反应的符合率不高，不应过于信赖，故用药期间必须密切观察；②与青霉素类、头孢菌素类存在配伍禁忌，故不宜置于同一容器中使用；③细菌对本品极易产生耐药性，一般用药后 4~5d 即可发生，因此宜与其他抗菌药物联合使用以提高疗效，延缓或减少耐药性的产生。

【药物相互作用】①链霉素与庆大霉素和卡那霉素有部分交叉耐药性，且往往是单向的，即对庆大霉素和卡那霉素产生耐药的细菌对本品亦有耐药性，但对本品有耐药性的细菌，对其也常是敏感的；②不宜与神经肌肉阻滞剂，具耳毒性、肾毒性的药物联合使用。

【剂型与规格】注射剂：0.5g，0.75g，1g，2g。

庆大霉素 Gentamicin

【又名】正泰霉素，Gentamycin，Gentalin，Garamycin。

【医保分类】注射剂甲类，口服常释剂型乙类。

【药动学】口服仅吸收 0.2%，血药浓度达峰时间：0.5~1h（肌内注射）。

血浆蛋白结合率<10%。持续时间：6~8h。脑脊液药浓度是血药浓度的6%~50%（脑膜炎症时）。胆汁药浓度是血药浓度的60%~80%。支气管内药浓度是血药浓度的30%~50%。羊水药浓度是母体药浓度的30%~65%。排泄：尿40%~65%（24h内，原型）。尿药浓度为血药浓度的3倍，pH8.5比pH5时其抗菌效力约增强100倍。$t_{1/2}$：2~3h。

【作用和用途】抗菌谱广，抗菌活性强。对大肠埃希菌、变形杆菌、肺炎克雷伯菌、沙门菌、痢疾志贺菌及肠杆菌属等抗菌作用强。尤其对沙雷菌属作用更强。对铜绿假单胞菌亦有较强抗菌活性；对金黄色葡萄球菌（包括耐药菌株）亦有效。对支原体亦有良好抗菌活性。

适用于敏感的革兰氏阴性杆菌（包括铜绿假单胞菌）所致的严重感染，如败血症、骨髓炎、肺炎、腹膜感染、脑膜炎等；常与哌拉西林或头孢菌素联合使用。口服用于肠道感染或术前预防。局部用于皮肤黏膜感染及眼、耳、鼻部感染。

【用法和用量】①口服，用于肠道感染或结肠手术前准备，成人240~640mg/d，小儿10~15mg/（kg·d），均分4次；用于幽门螺杆菌感染的十二指肠溃疡，80~160mg/次，4次/d，连续14~21d；②肌内注射，成人一般剂量80mg/次，或每次1~1.7mg/kg，1次/8h，或每次5mg/kg，1次/24h，共7~14d；小儿：3~5mg/（kg·d），分2~3次；③静脉滴注：剂量同肌内注射，将一次量加入5%葡萄糖注射液或0.9%氯化钠注射液100~200ml中稀释（药物浓度不超过1mg/ml），30~60min内缓慢滴入，不可直接静脉推注；④鞘内注射：4~8mg/次，1次/2~3d，使用剂量浓度不超过2mg/ml。

有学者认为本品PAE显著，因此提出一般感染可按每次1.5~2mg/kg，2次/d或1次/d给药，可供参考。

肾功能不全：Ccr 10~50ml/min，按正常剂量（1~1.7mg/kg）的30%~70%给药，1次/12h；Ccr<10ml/min，按正常剂量的20%~30%给药，1次/24~48h。

【主要不良反应】①耳毒性，前庭神经损害较耳蜗神经明显，表现有头晕、眩晕、耳鸣等，用量过大，特别是对有肾功能不全者可致听力减退，甚至耳聋；②常用量对肾脏有轻度损害，可出现蛋白尿、管型尿，停药后可消失；③皮疹、瘙痒等过敏反应，偶致过敏性休克，胃肠道反应，肝功能异常，白细胞、粒细胞、血小板减少，低钾血症等；④静脉滴注浓度过高，滴速太快可致呼吸抑制。

【孕妇、哺乳期妇女用药安全性】【禁忌和慎用】参见链霉素。

【注意事项】本品不宜与其他药物同瓶滴注，以免产生配伍禁忌。

【药物相互作用】①本品与其他氨基糖苷类有部分交叉耐药性，而且往往是单向的，如对链霉素、卡那霉素产生耐药的葡萄球菌对本品仍然敏感，而对本品产生耐药的细菌对链霉素、卡那霉素常耐药；②与青霉素联合可能对粪球菌及其变种屎球菌有协同抗菌作用；③与碳酸氢钠、氨茶碱等合用，可增强抗菌活性，同时也可能加重肾毒性；④与神经肌肉阻滞剂联用，可加重神经肌肉阻滞作用，导致肌肉软弱，呼吸抑制等症状；⑤与呋塞米合用，可致耳毒性增强。

【剂型与规格】①注射液：20mg，40mg，80mg；②片剂：20mg，40mg；③缓释片：40mg；④颗粒剂：10mg，40mg。

妥布霉素 Tobramycin

【又名】妥布拉霉素，泰星，托普霉素，Distobram，Gernebcin。

【医保分类】注射剂乙类。

【药动学】口服不吸收，血药浓度达峰时间：0.5~1h（肌内注射）。血浆蛋白结合率：30%~40%。排泄：尿 85%~93%（24h 内，原型）。$t_{1/2}$：2~3h；在肾皮质中 $t_{1/2}$：74h。

【作用和用途】抗菌作用与庆大霉素相似，对铜绿假单胞菌作用较庆大霉素强 2~5 倍，且对其耐药者仍有效；对大肠埃希菌、肺炎克雷伯菌、肠杆菌属、变形杆菌属及金黄色葡萄球菌亦有良好的抗菌作用。

主要用于铜绿假单胞菌感染及其他敏感的革兰氏阴性杆菌所致的感染（如下呼吸道、腹腔、泌尿生殖系统、骨骼、皮肤软组织感染及败血症等），以及金黄色葡萄球菌所致的感染，常与半合成青霉素类或头孢菌素类联合。

【用法和用量】肌内注射或静脉滴注，成人 3~5mg/（kg·d），分 2~3 次；每日总量一般不宜超过 5mg/kg，危重患者可增至 6mg/（kg·d），分次静脉滴注，病情好转后应尽早减量。静脉滴注时溶于 5% 葡萄糖注射液或 0.9% 氯化钠注射液 100~200ml 中稀释成浓度 1mg/ml，滴注 30~60min。早产儿及 1 周龄以下新生儿：4mg/（kg·d），分 2 次。一般用药不宜超过 7~10d。

肾功能不全用量参见庆大霉素。

本品具 PAE 作用，近年来主张 2mg/（kg·d），1 次 /d，或每次 1.5mg/kg，2 次 /d 给药。

【主要不良反应】主要为耳毒性及肾脏损害，表现有头晕、眩晕、耳鸣、听力减退，以及蛋白尿、管型尿、血尿素氮和血肌酐升高等。亦可见恶心、呕吐、粒细胞减少、血清转氨酶升高等。

【孕妇、哺乳期妇女用药安全性】【禁忌和慎用】参见链霉素。

【注意事项】与庆大霉素、卡那霉素间存在着一定的交叉耐药性。

【药物相互作用】①不宜与其他氨基糖苷类、高效利尿药、肝素及神经肌肉阻滞剂等同时使用。②与青霉素、头孢菌素联合应用,可增强对金黄色葡萄球菌、链球菌、肠杆菌等的抗菌作用。与哌拉西林、羧苄西林联合应用,可增强对铜绿假单胞菌的抗菌作用,有协同作用。注意不宜与β-内酰胺类药物混合使用。

【剂型与规格】注射液:40mg,80mg。

阿米卡星 Amikacin

【又名】丁胺卡那霉素,阿米卡霉素,安卡星,Amikin,Biklin,Briclin。

【医保分类】注射剂甲类。

【药动学】血药浓度达峰时间:1h(肌内注射)。血浆蛋白结合率:约4%。排泄:尿85%~98%(24h内)。$t_{1/2}$:1.6~2.5h。

【作用和用途】抗菌谱广;对大肠埃希菌、铜绿假单胞菌、变形杆菌等敏感;特别是对其他氨基糖苷类(如庆大霉素、卡那霉素)耐药菌株(包括铜绿假单胞菌)仍有效。适用于对庆大霉素、卡那霉素耐药菌株引起的尿路、肺部感染,以及铜绿假单胞菌、变形杆菌所致的败血症。当粒细胞缺乏或其他免疫缺陷者合并严重革兰氏阴性杆菌感染时,与β-内酰胺类药物联合应用可获得协同作用。

【用法和用量】肌内注射或静脉滴注,成人:全身感染,15mg/(kg·d),分2次;重症患者可增加剂量,但每天总量不超过1.5g。尿路感染:0.25g/次,2次/d。小儿用量同成人。静脉滴注时本品0.5g溶于5%葡萄糖注射液100~200ml中,于30~60min滴入。疗程不宜超过10d。

肾功能不全:首剂饱和量(7.5mg/kg)后,若Ccr 50~90ml/min按正常剂量60%~90%给予,1次/12h;Ccr 10~50ml/min,按正常剂量的20%~30%,1次/24~48h。

【主要不良反应】主要为肾毒性和耳毒性(前庭或永久性双侧耳毒性),大剂量给药可引起神经肌肉阻滞作用。可干扰肠道正常菌群生长;偶见过敏反应。

【孕妇、哺乳期妇女用药安全性】【禁忌和慎用】参见链霉素。

【药物相互作用】①与哌拉西林或替卡西林合用,可增强抗铜绿假单胞菌的作用;②不宜与其他药物在同一容器中混合使用;③不宜与其他氨基糖苷类、强效利尿药(呋塞米、依他尼酸)、右旋糖酐类血浆代用品、肌松药等联合使用,以免增强耳、肾毒性及加强神经肌肉阻滞。

【剂型与规格】注射剂:0.1g,0.2g。

异帕米星 Isepamicin

【又名】异帕霉素,依克沙,Exacin,Isepacin。

【医保分类】注射剂乙类。

【药动学】口服吸收不良，血药浓度达峰时间：1h（肌内注射）。血浆蛋白结合率：3%~8%。排泄：尿 85%（24h）。$t_{1/2}$：1.7h。

【作用和用途】抗菌谱和抗菌活性与阿米卡星相似。对沙雷菌属、肠杆菌科细菌的作用比阿米卡星强 2 倍。对铜绿假单胞菌的作用比阿米卡星稍差。其特点是对细菌产生的多种氨基糖苷类钝化酶稳定。适用于对庆大霉素、妥布霉素、阿米卡星等耐药的严重革兰氏阴性杆菌（包括铜绿假单胞菌）及葡萄球菌感染，如败血症、创伤感染、肺炎、腹膜炎、尿路感染等。

【用法和用量】肌内注射，成人 400mg/ 次，1 次 /d，或 200mg/ 次，2 次 /d；静脉滴注：成人 400mg/d，1 次 /d 或分 2 次。静脉滴注时，每次药量加入 5% 葡萄糖注射液或 0.9% 氯化钠注射液或复方氯化钠注射液 100~200ml 中，滴注 0.5~1h。

肾功能不全：正常量 400mg/24h，Ccr 80ml/min，用 80% 正常量（即 320mg/24h）；Ccr 60ml/min，用 60% 正常量；Ccr 40ml/min，用 40% 正常量；Ccr 20ml/min，初用量 100mg，维持量 80mg；Ccr 10ml/min，初用量 60mg，维持量 40mg。

【主要不良反应】耳毒性（前庭与耳蜗）和肾毒性较其他氨基糖苷类轻。另可见消化道反应、血小板减少、白细胞减少、贫血、注射部位疼痛、硬结等，偶致过敏性休克。其他过敏反应表现为皮疹、红斑、瘙痒、发热、发绀、胸闷、呼吸困难、血压下降等。

【孕妇、哺乳期妇女用药安全性】【禁忌和慎用】参见链霉素。

【注意事项】本品有较强局部刺激性，应注意经常改换注射部位。

【药物相互作用】氨苄西林、头孢菌素、维生素 C 注射液均可使本品活性降低，故应避免在同一容器中混合使用。其余参见阿米卡星。

【剂型与规格】注射剂：0.2g，0.4g。

奈替米星 Netilmicin

【又名】衡实，奈克星，乙基西梭霉素，乙基紫苏霉素，Certomycin，Netromycin。

【医保分类】注射剂乙类。

【药动学】血药浓度达峰时间：0.5~1h（肌内注射）。血浆蛋白结合率 <10%。排泄：尿 80%~90%（24h 内）。$t_{1/2}$：2~2.5h。

【作用和用途】对一些革兰氏阴性杆菌如大肠埃希菌、克雷伯菌属、奇异变形杆菌、铜绿假单胞菌、枸橼酸杆菌、沙门菌属、志贺菌属等具抗菌活性；对不动杆菌、奈瑟菌、吲哚阳性变形杆菌和沙雷菌属的部分菌株有抗菌作用；对葡萄球菌和一些耐其他氨基糖苷类药物的细菌也有效。

适用于敏感革兰氏阴性杆菌所致的各种感染，如尿路、肠道、下呼吸道、皮肤软组织、骨和关节，腹腔及创口部位的感染及败血症；也用于对一些耐其他氨基糖苷药物的细菌所致的感染；与其他抗菌药物联合用于葡萄球菌感染（MRSA 感染除外）。

【用法和用量】肌内注射或静脉滴注。

（1）成人：①尿路感染，3~4mg/（kg·d），分 2 次；②严重系统感染，4~6.5mg/（kg·d），分 2 次，一日最高剂量不超过 7.5mg/kg。

（2）新生儿：①6 周龄以下，每次 2~3mg/kg，1 次 /12h；②婴儿和儿童（6 周龄以上，12 岁以下），每次 2.5~4mg/kg，1 次 /12h，疗程均为 7~14d。

静脉滴注时，每次药量加入 5% 葡萄糖注射液或 0.9% 氯化钠注射液 100~200ml 中，滴注 1.5~2h。

本品有明显的 PEA，故有人主张一日 1 次给药。

【主要不良反应】耳毒性和肾毒性较低，偶见皮疹、发热、消化道反应、视觉和定向障碍、心动过速、体液潴留；并可引起血红蛋白、白细胞和血小板减少、嗜酸性粒细胞增多、凝血酶原时间延长、肝转氨酶升高、血糖升高、注射局部疼痛等。

【孕妇、哺乳期妇女用药安全性】【禁忌和慎用】参见链霉素。

【药物相互作用】①与苯唑西林或氯唑西林联用，对金黄色葡萄球菌有协同抗菌作用；与阿洛西林或羧苄西林联用，对多数铜绿假单胞菌有协同抗菌作用；但不可与羧苄西林混合使用，否则可致本品快速或显著失活；②与青霉素类、头孢菌素类、两性霉素 B、呋喃妥因钠、磺胺嘧啶和四环素等药物呈配伍禁忌，联用时不宜置于同一容器中；③应避免与具有肾毒性、耳毒性和神经阻滞作用的药物联用，以免加重这些毒性反应。

【剂型与规格】注射液：50mg，100mg，150mg。规格换算：1mg=1 000U。

依替米星 Etimicin

【又名】爱大，创成，悉能。

【医保分类】注射剂乙类。

【药动学】血药浓度达峰时间：30~40min（肌内注射）。血浆蛋白结合率：25%。排泄：尿 80%（24h，原型）。$t_{1/2}$：1.2~1.5h。

【作用和用途】本品具有广谱抗菌活性，主要对革兰氏阴性菌如大肠埃希菌、肺炎克雷伯菌、奇异变形杆菌、沙雷菌属、沙门菌属、流感嗜血杆菌，以及葡萄球菌有较强抗菌活性；对庆大霉素、小诺霉素和头孢唑林耐药的部分金黄色葡萄球菌、大肠埃希菌和肺炎克雷伯菌仍具抗菌活性。

适用于敏感菌所致的呼吸系统、泌尿生殖系统、皮肤软组织、创伤和手术后感染及腹膜炎、败血症等。

【用法和用量】静脉滴注，成人 100~150mg/ 次，1 次 /12h，或 200mg/ 次，1 次 /d。静脉滴注时，每次药量稀释于 0.9% 氯化钠注射液或 5% 葡萄糖注射液 100ml 中，滴注 1h，疗程 5~10d。

【主要不良反应】耳、肾毒性较其他氨基糖基类为轻。可见消化道反应，血小板、白细胞减少、贫血、嗜酸性粒细胞增多。GOT、GPT 一过性升高，维生素 B、维生素 K 缺乏，注射部位疼痛硬结。偶见皮疹、红斑、瘙痒、发热、发绀、胸闷、呼吸困难、血压降低等过敏或休克反应。

【孕妇、哺乳期妇女用药安全性】【禁忌和慎用】参见链霉素。

【注意事项】①本品不可静脉推注；②一旦出现神经肌肉阻滞现象，应停药，并静脉注射钙剂（葡萄糖酸钙、氯化钙等）。

【药物相互作用】①与氨苄西林、头孢呋辛、维生素 C 混合应用可降低本品效价，应分开途径给药；②避免与具有肾毒性、耳毒性及肌松作用的药物联合使用，以免加重这些不良反应。

【剂型与规格】注射剂：50mg，100mg。

大观霉素 Spectinomycin

【又名】壮观霉素，淋必治，曲必星，卓青，Trobicin，Spectam。

【医保分类】注射剂乙类。

【药动学】口服不吸收，血药浓度达峰时间：1h（肌内注射）；不与血浆蛋白结合。有效浓度维持时间：8h。排泄：尿 70%~80%（48h 内，原型）。$t_{1/2}$：2.5h。

【作用和用途】本品特点为对淋病奈瑟菌有高度抗菌活性。适用于淋病奈瑟菌所致的急性泌尿系感染、女性急性宫颈炎、直肠炎，以及对青霉素、四环素等耐药的淋病患者或对青霉素过敏者。对近期与淋病患者有性接触者有预防作用。

【用法和用量】肌内注射，成人一般 2g 溶于 3.2ml 稀释液中，摇匀成混悬液，用 20 号针头注于臀外侧深部肌内；对用其他抗生素治疗而迁延未愈者或对耐药菌株流行的地区可一次用 4g，分注于臀部两侧。

【主要不良反应】可见荨麻疹、眩晕、恶心、发热、失眠、尿少、注射部位疼痛、红细胞及血红蛋白减少，肌酐清除率降低、血清转氨酶和尿素氮升高。

【孕妇、哺乳期妇女用药安全性】【禁忌和慎用】参见链霉素。

【注意事项】不可静脉注射。

【药物相互作用】①与碱性药（如碳酸氢钠、氨茶碱等）联用可增强其抗菌活性；②与具肾毒性药物联用，可加重肾毒性。

【剂型与规格】注射剂：2g（200 万 U），稀释液为灭菌注射用水加入 0.9%

（W/V）苯甲醇。

其他氨基糖苷类抗生素见表 6-1。

表 6-1 其他氨基糖苷类抗生素

药名和制剂	作用和用途	用法和用量	备注
西索米星（西梭霉素，紫苏霉素） Sisomicin （Rickamicin） 注射液：50mg，75mg，100mg	抗菌谱与庆大霉素相似，抗铜绿假单胞菌作用比庆大霉素强。 用于敏感菌所致的各种感染，尤其是尿路感染	肌内注射与静脉滴注：成人轻度感染 100mg/d，重度感染 150mg/d。小儿：2~3mg/（kg·d），均分 2~3 次，疗程不超过 7~10d	①存在前庭毒性、肾毒性，神经肌肉阻滞一般少见；②孕妇禁用；③严重肾功能不全者慎用
地贝卡星（达苄霉素） Dibekacin 注射液：50mg	抗菌谱和抗菌作用与庆大霉素相似。用于敏感菌所致呼吸道、尿路、皮肤软组织、手术后感染及腹膜炎、败血症等	肌内注射，成人 0.1~0.2g/d。静脉滴注：成人 0.1g/次，2 次 /d。加入 5% 葡萄糖注射液 100~250ml 中滴注 30~60min	①耳、肾毒性较卡那霉素重，肌内注射局部疼痛；②与庆大霉素、妥布霉素间有很大程度交叉耐药性；③其他参见庆大霉素
核糖霉素（威他霉素） Ribostamycin （Vistamycin） 注射剂：0.5g，1g	抗菌谱与卡那霉素相似，但活性较后者弱。用于敏感革兰氏阴性杆菌所致呼吸道、尿路、五官、皮肤软组织、骨组织、腹腔等感染	肌内注射，成人 1~2g/d，均分 2 次。疗程一般不超过 14d	①耳、肾毒性较小，但仍应注意避免与具耳、肾毒性的药物联合使用；②孕妇不宜用，听力障碍者、肾功能不全者慎用；③与卡那霉素有交叉耐药性
巴龙霉素 Paromomycin （巴母霉素） 片剂：0.1g，0.25g	抗菌谱与卡那霉素基本相同，对阿米巴原虫亦有较强抑制作用。口服可用于治疗肠阿米巴病及细菌性痢疾。也用于艾滋病患者合并隐孢子虫感染	肠阿米巴病，成人口服 0.5g/ 次，3 次 /d，疗程 7d。细菌性肠道感染：成人 30~50mg/（kg·d），分 3~4 次，疗程 7d，隐孢子虫病：成人 0.5~0.75g/ 次，3 次 /d	可见胃肠道反应。偶有吸收不良综合征。大剂量或长疗程服用，对肾脏及第Ⅷ对脑神经有损害，并可能抑制呼吸

续表

药名和制剂	作用和用途	用法和用量	备注
小诺霉素（小诺米星、沙加霉素）Micronomicin（Sagamicin）注射液：30mg，60mg	抗菌谱与庆大霉素近似，用于敏感的革兰氏阴性杆菌所致的呼吸道、尿路感染及败血症、腹膜炎。对卡那霉素、庆大霉素耐药菌株所致的感染有效	肌内注射，成人，泌尿系感染，120mg/次，2次/d，其他感染，60mg/次，2~3次/d；连续应用不超过14d	①对耳、肾毒性较庆大霉素小；偶见过敏性皮疹；②对氨基糖苷类药物有过敏史者禁用；③其他注意事项同庆大霉素
卡那霉素 Kanamycin 注射剂：0.5g，1g；滴眼液：40mg/8ml	抗菌谱、适应证与链霉素相似，抗菌活性强于后者，曾作为二线抗结核药，因毒性较大现已少用，一般感染不作首选药物	肌内注射或静脉滴注：成人与儿童，15mg/（kg·d）分2次；加入0.9%氯化钠注射液或5%葡萄糖注射液250ml中，滴注1h以上	①不宜直接静脉注射；②孕妇、哺乳期妇女不宜用，肾功能不全者慎用；③忌与具耳、肾毒性药物及神经肌肉阻滞剂合用

（孙安修）

第七章

大环内酯类、林可霉素类、糖肽类、多肽类抗生素

药物分类 本章药物包括：大环内酯类、林可霉素类、糖肽类、多肽类抗生素。

作用特点 大环内酯类不可逆地结合到细菌核糖体 50S 亚基的靶位上，十四元大环内酯类阻断肽酰基 t-RNA 移位，而十六元大环内酯类抑制肽酰基的转移反应，选择性抑制细菌蛋白质合成；通常为抑菌作用。林可霉素类抗菌作用机制与大环内酯类相同，它易与革兰氏阳性菌的核糖体形成复合物，故对需氧革兰氏阳性菌有显著活性。糖肽类中的万古霉素类是与细胞壁前体肽聚糖结合，阻断细胞壁合成，造成细胞壁缺陷而杀灭细菌，尤其对正在分裂增殖的细菌呈现快速杀菌作用。多黏菌素类的化学结构很像去垢剂，其亲水基团与细胞外膜磷脂上的亲水性阴离子磷酸根形成复合物，而亲脂链插入膜内脂肪链之间，解聚细胞膜结构，导致膜通透性增加，使细菌细胞内重要物质外漏而造成细胞死亡。同时，本类药物进入细菌体内也影响核质和核糖体的功能。

用药原则 以红霉素为代表的第一代大环内酯类对大多数革兰氏阳性菌、厌氧球菌和包括奈瑟菌、流感嗜血杆菌在内的部分革兰氏阴性菌有强大抗菌作用，对嗜肺军团菌、弯曲菌、支原体、衣原体、弓形虫、非典型分枝杆菌等也有良好作用。对产 β- 内酰胺酶的葡萄球菌和 MRSA 有一定抗菌活性。适用于对其敏感的各种病原体所致的感染及对 β- 内酰胺类抗生素过敏的患者。第二代大环内酯类以阿奇霉素、罗红霉素、克拉霉素等为代表，它们扩大了抗菌范围，增加和提高了对革兰氏阴性菌的抗菌活性。林可霉素类最主要的特点是对各类厌氧菌有强大抗菌作用，对需氧革兰氏阳性菌有显著活性，对部分需氧革兰氏阴性球菌，人型支原体和沙眼衣原体也有抑制作用，是金黄色葡萄球菌引起的急、慢性骨髓炎首选的治疗药物。主要用于厌氧菌，包括脆弱拟杆菌、放线菌等引起的口腔、腹腔和妇科感染，以及治疗需氧革兰氏阳性球菌引起的呼吸道、骨及软组织、胆道感染及败血症、心内膜炎等。糖肽类中的万古霉素类对革兰氏阳性菌具有强大杀菌作用，尤其是 MRSA 和 MRSE。用于严重革兰氏阳性菌感染，特别是 MRSA、MRSE 和肠球菌属所致感染，口服给药用于治疗假膜性小肠结肠炎和消化道感染。多黏菌素类为窄谱慢效杀菌剂，对繁殖期和静止期细菌均有杀菌作用，对某些革兰氏阴性杆菌具有强大抗菌

活性，如对大肠埃希菌、肠杆菌属、克雷伯菌属和铜绿假单胞菌高度敏感，对志贺菌属、沙门菌属、真杆菌属、流感嗜血杆菌、百日咳鲍特菌、嗜肺军团菌及拟杆菌（除外脆弱拟杆菌）也敏感。主要用于革兰氏阴性杆菌所致的全身感染，特别是铜绿假单胞菌引起的败血症，尿路和烧伤创面感染。口服用于肠道术前准备和消化道感染。

注意事项

（1）第一代大环内酯类口服不耐酸，酯化衍生物可增加其口服吸收。而第二代大环内酯类则对胃酸稳定，血药浓度及组织浓度高，$t_{1/2}$ 延长，有良好的 PAE 和免疫调节功能。细菌对大环内酯类各药间有不完全交叉耐药性。

（2）林可霉素类、氯霉素在细菌核糖体 50S 亚基上结合点与大环内酯类相同或相近，故合用时可能发生拮抗作用，也易使细菌产生耐药。

（3）糖肽类：①万古霉素类肌内注射剧痛；静脉给药浓度高或速度过快易致静脉炎；耳毒性和肾毒性，用药期间应定期检查肾功能和听力，不宜与具有耳、肾毒性的药物同时使用。不宜与抗组胺药、吩噻嗪类药物合用，以免掩盖本品可能发生耳毒性的早期症状。②多黏菌素类对肾脏有损害，对神经系统有毒性；静脉滴注剂量过大、速度过快可发生血压下降和呼吸抑制（应用新斯的明无效，个别病例用钙剂后可被解救）；细菌对本类药物一般不易产生耐药性，如果产生则相互之间有完全交叉耐药性。

（4）多肽类：多黏菌素 B 和黏菌素。

一、大环内酯类

传统大环内酯类抗生素有红霉素（乳糖酸红霉素、依托红霉素、琥乙红霉素）、乙酰螺旋霉素、麦迪霉素、交沙霉素、吉他霉素，新型大环内酯类抗生素有克拉霉素、罗红霉素、阿奇霉素等。

大环内酯类抗生素对革兰氏阳性菌、厌氧菌、支原体、衣原体具有较强的抗菌活性。相比于传统大环内酯类抗生素，新型大环内酯类抗生素（克拉霉素、罗红霉素、阿奇霉素）对流感嗜血杆菌、肺炎支原体、肺炎衣原体的抗菌活性增强，口服生物利用度提高，给药剂量减少，不良反应降低，适应证有所扩大。

大环内酯类抗生素适宜作为青霉素过敏的替代药物，用于：①敏感细菌引起的咽炎、扁桃体炎、鼻窦炎、中耳炎、肺炎、气性坏疽、梅毒、李斯特菌病、心内膜炎、风湿热、军团病；②支原体、衣原体引起的呼吸道、泌尿道、生殖道感染；③克拉霉素除上述适应证外，适宜用于幽门螺杆菌感染。

大环内酯类抗生素通常具有肝毒性，肝功能受损者需要适当减量，并定期检测肝功能；孕妇、肝病患者不宜使用红霉素酯化物（依托红霉素、琥乙红霉素）；红霉素、克拉霉素禁止与特非那定合用，以免引起心脏不良反应。

红霉素 Erythromycin

【医保分类】口服常释剂型、注射剂甲类。

【药动学】口服红霉素通常为肠溶红霉素碱、红霉素酯或其酯化物的盐。口服吸收 18%~45%，血药浓度达峰时间：2~4h。血浆蛋白结合率：75%~90%。胆汁药浓度是血药浓度的 30 倍。脑脊液药浓度是血药浓度的 10%~20%（脑膜炎症时，此可为有效浓度）。代谢：肝。部分灭活。排泄：胆汁，尿 5%。$t_{1/2}$：1.5~3h。

【作用和用途】对金黄色葡萄球菌（包括耐药菌）、表皮葡萄球菌、链球菌等抗菌活性强。对脑膜炎奈瑟菌、淋病奈瑟菌、流感嗜血杆菌、百日咳鲍特菌、布鲁氏菌、军团菌等高度敏感。对某些螺旋体、肺炎支原体、立克次体和螺杆菌也有抗菌活性。

适用于：①耐青霉素的轻、中度金黄色葡萄球菌感染和对青霉素过敏患者（对青霉素敏感的金黄色葡萄球菌感染，红霉素效力不及青霉素，且易产生耐药性）；②军团病、弯曲杆菌所致败血症或肠炎，支原体肺炎，白喉带菌，沙眼衣原体所致婴儿肺炎及结肠炎，以上可将红霉素作为首选药；③溶血性链球菌、肺炎链球菌及葡萄球菌等革兰氏阳性菌所致扁桃体炎、咽炎、鼻窦炎、中耳炎、猩红热、蜂窝织炎、皮肤软组织感染等。

【用法和用量】①空腹口服，成人一般 0.25~0.5g/ 次，2~3 次 /d，最大剂量 4g/d；小儿 30~50mg/（kg·d），分 2 次服；严重感染剂量可加倍；②依托红霉素餐后口服，成人一般 0.75~2g/d，小儿 30~50mg/（kg·d），均分 3~4 次。

【主要不良反应】①口服可引起消化道反应，依托红霉素较红霉素为轻；②亦可有皮疹、药物热等过敏反应，依托红霉素可能引起黄疸及转氨酶升高；③可致耳鸣及听觉减退，不宜与其他耳毒性药物（如高效利尿药、氨基糖苷类）联用，因可加重耳毒性。

【孕妇、哺乳期妇女用药安全性】孕妇、哺乳期妇女慎用。

【禁忌和慎用】①对大环内酯类药物过敏者禁用；②肝病患者对依托红霉素应慎用；③重症肌无力患者慎用。

【药物相互作用】①不宜与 β- 内酰胺类、林可霉素类及氯霉素联合使用，因有拮抗作用；②本品可干扰茶碱的代谢，使茶碱血药浓度升高，发生毒性反应；③可抑制西沙必利、特非那定等药物代谢，可出现 Q-T 间期延长及诱发尖端扭转型室性心律失常，忌与其合用；④与酒石酸麦角胺合用，可致急性麦角中毒，忌合用；⑤与溴隐亭合用，可增加后者的血药浓度，从而可导致抗震颤麻痹的活性增强和过量多巴胺类药症状的出现；⑥与避孕药同服，使避孕药药效降低；⑦丙磺舒能提高本品在尿中浓度而降低其血中浓度。

【剂型与规格】①片剂（胶囊）：0.1g，0.125g，0.2g，0.5g；②颗粒剂：75mg/包，0.25g/包；③干糖浆：0.125g/包。

【备注】①红霉素长期以来被认为是没有严重不良反应的药物。但有报道，同时使用红霉素和CYP3A4（红霉素的主要代谢酶）抑制剂（如硝基咪唑类抗真菌药、一些钙通道阻滞剂和一些抗抑郁药等）可使心脏性猝死危险增高5倍；②依托红霉素一个疗程不宜超过10~14d；③1.44g依托红霉素约相当于1g红霉素。

乳糖酸红霉素 Erythromycin Lactobionate

【药动学】除脑脊液、脑组织外，广泛分布于各组织和体液中，尤以肝、胆汁和脾中的浓度为最高，在肾、肺等组织中的浓度可高出血药浓度数倍，胆汁药浓度是血药浓度的10~40倍。在皮下组织、痰及支气管分泌物中的浓度也较高，痰中浓度与血药浓度相仿；在胸腔积液、腹水、脓液等的浓度可达有效水平。本品有一定量（约为血药浓度的33%）进入前列腺及精囊中，但不易透过血脑屏障，脑脊液药浓度是血药浓度的10%（脑膜炎症时，此可为有效浓度）。血浆蛋白结合率：70%~90%。代谢：肝。排泄：胆汁，尿10%~15%。$t_{1/2}$：1.4~2h。

【作用和用途】水溶性的红霉素乳糖醛酸酯。对葡萄球菌属、各组链球菌和革兰氏阳性杆菌均具抗菌活性。奈瑟菌属、流感嗜血杆菌、百日咳鲍特菌等也可对本品呈现敏感。本品对除脆弱拟杆菌和梭杆菌属以外的各种厌氧菌亦具抗菌活性；对军团菌属、胎儿弯曲菌、某些螺旋体、肺炎支原体、立克次体属和衣原体属也有抑制作用。

本品作为青霉素过敏患者的替代用药，用于：①溶血性链球菌、肺炎链球菌等所致的急性扁桃体炎、急性咽炎、鼻窦炎；溶血性链球菌所致的猩红热、蜂窝织炎；白喉及白喉带菌者；气性坏疽、炭疽、破伤风；放线菌病；梅毒；李斯特菌病等；②军团病；③肺炎支原体肺炎，肺炎衣原体肺炎，其他衣原体属与支原体属所致泌尿生殖系感染，沙眼衣原体结膜炎；④厌氧菌所致口腔感染；⑤空肠弯曲菌肠炎；⑥百日咳。

【用法和用量】静脉滴注，成人一般0.5~1g/次，2~3次/d，最高剂量不超过4g/d；小儿20~30mg/（kg·d），分2~3次给药。本品每0.5g先用10ml灭菌注射用水溶解（不可直接与0.9%氯化钠或含盐类的注射液配伍，否则可生成盐酸盐而产生乳白色混浊及沉淀），再加入0.9%氯化钠注射液中，输注浓度为1~5mg/ml，缓缓滴入。因此，本品注射液不宜用酸性溶液配制；注射溶液的pH宜维持在5.5以上，以免使药效降低；本品溶解后若加入含葡萄糖的溶液稀释（因葡萄糖注射液偏酸性），必须每100ml溶液中加入4%碳酸氢钠1ml。

本品静脉滴注时速度应足够慢，若浓度高、时间长、滴速快时可致静脉疼痛和静脉炎。

【主要不良反应】①胃肠道反应多见，有腹泻、恶心、呕吐、中上腹痛、口舌疼痛、胃纳减退等，其发生率与剂量大小有关；②肝毒性少见，患者可有乏力、恶心、呕吐、腹痛、发热及肝功能异常，偶见黄疸等；③大剂量（≥4g/d）应用时，尤其肝、肾疾病患者或老年患者，可能引起听力减退；④过敏反应表现为药物热、皮疹、嗜酸性粒细胞增多等，发生率为0.5%~1%；⑤偶有心律失常、口腔或阴道念珠菌感染。

【孕妇、哺乳期妇女用药安全性】孕妇慎用；哺乳期妇女应用时应暂停哺乳。

【注意事项】①本品为水溶性的红霉素乳糖醛酸酯，刺激性较强，不宜肌内注射；②溶血性链球菌感染用本品治疗时，至少需持续10d，以防止急性风湿热的发生；③用药期间定期随访肝功能，肝病患者和严重肾功能损害者红霉素的剂量应适当减少。

【药物相互作用】①可抑制卡马西平和丙戊酸等抗癫痫药的代谢，导致后者血药浓度增高而发生毒性反应。②与特非那定等抗组胺药合用可增加心脏毒性。③与环孢素合用可使后者血药浓度增加而产生肾毒性。④与氯霉素和林可霉素类有拮抗作用，不推荐合用。⑤长期服用华法林的患者应用本品时可导致凝血酶原时间延长，从而增加出血的危险性，老年患者尤应注意。两者必须合用时，华法林的剂量宜适当调整，并严密观察凝血酶原时间。⑥可使氨茶碱的肝清除减少，导致血清氨茶碱浓度升高和毒性反应增加。这一现象在合用6d后较易发生，氨茶碱清除的减少幅度与本品血清峰值成正比，因此在两者合用疗程中和疗程后，氨茶碱应减量。⑦与肝毒性药物合用可能增强肝毒性。⑧大剂量本品与耳毒性药物合用，尤其肾功能减退患者可能增加耳毒性。⑨与洛伐他汀合用时可抑制其代谢而使血药浓度上升，可能引起横纹肌溶解。⑩与咪达唑仑或三唑仑合用时可减少二者的清除而增强其作用。

【剂型与规格】注射剂：0.25g，0.3g。

依托红霉素 Erythromycin Estolate

【又名】笱力克，红霉素月桂酸酯，Erimec，Eromycin。

【药动学】空腹或饭后口服吸收较快，在胃酸中较稳定。口服后在胃肠道中分解为红霉素丙酸酯，部分在血液中水解成游离的红霉素而起抗菌作用。血浆蛋白结合率：90%~99%。血药浓度达峰时间：2h。吸收后除脑脊液、脑组织外，广泛分布于各组织和体液中，尤以肝、胆汁和脾中的浓度为最高，在肾、肺等组织中的浓度可高出血药浓度数倍，在胆汁中的浓度可达血药浓度的10~40倍，甚至以上。在皮下组织、痰及支气管分泌物中的浓度也较高，痰中浓度与血药浓度相仿；在胸腔积液、腹水、脓液等中的浓度可达有效水平。本品有一定量（约为血药浓度的 33%）进入前列腺及精囊中，但不易透过血脑屏障，脑膜有炎症时脑脊液中浓度仅为血药浓度的 10% 左右。排泄：胆汁，尿 10%~15%。$t_{1/2}$：1.4~2h。

【作用和用途】对葡萄球菌属、各组链球菌和革兰氏阳性杆菌均具抗菌活性。奈瑟菌属、流感嗜血杆菌、百日咳鲍特菌等也可对本品呈现敏感。本品对除脆弱拟杆菌和梭杆菌属以外的各种厌氧菌亦具抗菌活性；对军团菌属、胎儿弯曲菌、某些螺旋体、肺炎支原体、立克次体属和衣原体属也有抑制作用。低浓度抑菌，高浓度杀菌。

本品作为青霉素过敏患者的替代用药，用于：①溶血性链球菌、肺炎链球菌等所致的急性扁桃体炎、急性咽炎、鼻窦炎；溶血性链球菌所致的猩红热、蜂窝织炎；白喉及白喉带菌者；气性坏疽、炭疽、破伤风；放线菌病；梅毒；李斯特菌病等。②军团病。③肺炎支原体肺炎，肺炎衣原体肺炎，其他衣原体属、支原体属所致泌尿生殖系感染，沙眼衣原体结膜炎。④厌氧菌所致口腔感染。⑤空肠弯曲菌肠炎。⑥百日咳。⑦风湿热复发、感染性心内膜炎（风湿性心脏病、先天性心脏病、心脏瓣膜置换术后）、口腔、上呼吸道医疗操作时的预防用药（青霉素的替代用药）。

【用法和用量】口服，成人 0.75~2g/d，分 3~4 次，儿童 20~30mg/（kg·d），分 3~4 次。治疗军团病，成人 0.5~1.0g/ 次，4 次 /d。用作风湿热复发的预防用药时，0.25g/ 次，2 次 /d。用作感染性心内膜炎的预防用药时，术前 1h 口服 1g，术后 6h 再服用 0.5g。

【主要不良反应】①肝毒性反应者较服用其他红霉素制剂为多见，服药数日或 1~2 周后患者可出现乏力、恶心、呕吐、腹痛、皮疹、发热等，有时可出现黄疸，停药后常可恢复；②胃肠道反应如腹泻、恶心、呕吐、中上腹痛、口舌疼痛、胃纳减退等，其发生率与剂量大小有关；③大剂量（≥4g/d）应用时，尤其肝、肾疾病患者或老年患者，可能引起听力减退，停药后大多可恢复；④过敏反应表现为药物热、皮疹、嗜酸性粒细胞增多等，发生率 0.5%~1%；⑤偶有心律失常、口腔或阴道念珠菌感染。

【孕妇、哺乳期妇女用药安全性】孕妇不宜应用；哺乳期妇女应用时宜暂停哺乳。

【剂型与规格】①片剂（胶囊）：0.05g，0.125g；②颗粒剂：75mg，250mg；③混悬液：10ml/0.125g。

琥乙红霉素 Erythromycin Ethylsuccinate

【又名】利君沙，利菌沙，乙琥红霉素，琥珀酸红霉素。

【医保分类】口服常释剂型、颗粒剂乙类。

【药动学】为红霉素的琥珀酸乙酯，在胃酸中较红霉素稳定。口服吸收后，在体内水解、释放出红霉素而发挥抗菌作用。体内分布同红霉素。主要通过胆汁排出，尿中仅 5%。$t_{1/2}$: 39.5~49.2min。

【作用和用途】药理作用、适应证与红霉素相同。

【用法和用量】口服，成人一般 0.4g/ 次，1 次 /6h，严重感染可增至 4g/d；小儿一般 30~50mg/（kg·d），分 4 次（1 次 /6h），严重感染剂量可加倍。

【主要不良反应】【注意事项】【药物相互作用】参见红霉素。

【孕妇、哺乳期妇女用药安全性】孕妇禁用；哺乳期妇女慎用或暂停哺乳。

【禁忌和慎用】对本品或其他红霉素制剂过敏者、慢性肝病患者、肝功能损害者禁用。

【剂型与规格】①片剂：0.1g，0.125g，0.25g，0.4g；②颗粒剂：0.05g/ 袋，0.1g/ 袋，0.125g/ 袋，0.25g/ 袋。

罗红霉素 Roxithromycin

【又名】罗力得，严迪，丽珠星，浦虹，仁苏，罗立萨，信虹，Rulide。

【医保分类】口服常释剂型、颗粒剂乙类。

【药动学】耐胃酸，口服吸收约 93%。血、组织及细胞内药物浓度较高，血药浓度达峰时间：2h（口服）。血浆蛋白结合率：15%~25%。排泄：胆道 53.4%，肺 13.4%，尿 7.8%。$t_{1/2}$: 8.4~15.5h。

【作用和用途】抗菌谱及作用机制与红霉素相似，对金黄色葡萄球菌（MRSA 除外），肺炎链球菌和 A、B、C 型链球菌，棒状杆菌，李斯特菌，卡他莫拉菌，军团菌高度或较敏感；对口腔拟杆菌、黑色素拟杆菌、消化球菌、消化链球菌、痤疮丙酸杆菌等厌氧菌以及脑炎弓形虫、衣原体、支原体、溶脲脲原体、梅毒螺旋体也有良好抑制作用；对螺杆菌、淋病奈瑟菌、脑膜炎奈瑟菌、百日咳鲍特菌等抗菌作用较弱。

适用于上述敏感菌所致呼吸道、泌尿生殖道、皮肤软组织、五官科等感染。

【用法和用量】口服，成人 150mg/ 次，2 次 /d，或 300mg/ 次，1 次 /d；小儿每次 2.5~5mg/kg，2 次 /d，于餐前 15min 服药。

【主要不良反应】可见恶心、呕吐、腹痛、腹泻等消化道反应，眩晕及皮肤过敏反应，可诱发急性胰腺炎及二重感染。

【孕妇、哺乳期妇女用药安全性】孕妇、哺乳期妇女慎用。

【禁忌和慎用】对肝功能不全慎用。

【注意事项】①本品与其他大环内酯类抗生素存在交叉耐药性；②本品用

后可影响驾驶及机械操作能力，需注意。

【药物相互作用】与西沙必利、特非那定、茶碱、麦角胺、华法林、避孕药等合用的结果，参见上述红霉素的【药物相互作用】项下。

【剂型与规格】①片剂（胶囊）：50mg，75mg，150mg；②颗粒剂：50mg，150mg。

【医保限制】颗粒剂限儿童。

地红霉素 Dirithromycin

【又名】派盛，路迪，Diritross，Nortron。

【药动学】口服吸收 10%，在体内迅速转化为红霉酰胺而起作用，血药浓度达峰时间：4~5h（口服）。吸收后在呼吸道、泌尿生殖道及细胞内的药浓度明显高于血药浓度。可达数十倍。血浆蛋白结合率：15%~30%。排泄：粪便 81%~97%。血浆 $t_{1/2}$：8h。

【作用和用途】对金黄色葡萄球菌（甲氧西林敏感株）、肺炎链球菌、化脓性链球菌、流感嗜血杆菌、嗜肺军团菌、卡他莫拉菌、肺炎支原体等具有抗菌活性；对肠球菌和多数 MRSA 耐药。用于敏感菌所致慢性支气管炎急性发作、急性支气管炎、社区获得性肺炎、咽炎、扁桃体炎。

【用法和用量】餐时口服，成人 0.5g/ 次，1 次 /d，疗程 7~14d。

【主要不良反应】常见消化道反应、头痛、皮疹、瘙痒、咳嗽。检验可见血小板、嗜酸性粒细胞增多，CK、GOT、GPT、胆红素、肌酐、血钾等上升，血碳酸氢盐下降。各种不良反应发生率在大环内酯类中较高。

【孕妇、哺乳期妇女用药安全性】孕妇禁用，哺乳期妇女慎用。

【禁忌和慎用】较重肝功能异常者慎用。

【注意事项】①本品对茶碱、特非那定等药物的代谢酶抑制作用不强，但合用仍需谨慎观察；②本品为肠溶衣片，不可掰开服用；③对其他大环内酯类抗生素耐药的细菌对本品也耐药。

【剂型与规格】片剂：0.25g。

阿奇霉素 Azithromycin

【又名】希舒美，舒美特，其仙，里奇，芙琦星，维宏，阿齐红霉素。

【医保分类】口服常释剂型、颗粒剂甲类，口服液体剂、注射剂乙类。

【药动学】口服吸收 37%，血药浓度达峰时间：3h（口服）。组织药浓度是血药浓度的 10~100 倍。血浆蛋白结合率：20%~30%。排泄：粪 50%，尿 6%。$t_{1/2}$：35~48h。

【作用和用途】十五元环大环内酯类抗生素。其抗菌谱较红霉素广，增加了革兰氏阴性菌的抗菌作用。对流感嗜血杆菌（作用强度10倍于红霉素）、化脓性链球菌、肺炎链球菌、葡萄球菌、支原体、衣原体以及大肠埃希菌、沙门菌、志贺菌、淋病奈瑟菌、军团菌等具抗菌活性。

适用于流感嗜血杆菌、肺炎链球菌、肺炎支原体所致肺炎；化脓性链球菌所致急性咽炎、急性扁桃体炎；衣原体及非多种耐药淋病奈瑟菌所致尿道炎、宫颈炎、盆腔炎以及敏感菌所致急性支气管炎、慢性支气管炎急性发作、急性中耳炎、鼻窦炎、皮肤软组织感染、军团病等。

【用法和用量】

（1）口服：①一般细菌性感染，成人0.5g/次，1次/d，连服3d；亦可首剂0.5g，以后（第2~5日）0.25g/次，1次/d，5d为一个疗程。儿童10mg/kg，1次/d，连用3d。于饭前1h或饭后2h服用。②尿路感染，成人1次空腹服用1g。

（2）静脉滴注：中度或重度感染，0.25~0.5g/次，1次/d，溶于5%葡萄糖注射液或氯化钠注射液250~500ml中，滴注时间不少于1h，滴注浓度不得高于2mg/ml，用药约2d，感染基本控制时可改为口服。

【主要不良反应】消化道反应发生率9.6%，表现为上腹不适、腹泻、恶心、呕吐。偶见腹胀、头痛、嗜睡、听力损害、皮疹、白细胞减少、肝转氨酶可逆性升高、阴道炎、过敏反应、Q-T间期延长、难辨梭菌相关性腹泻等。

【孕妇、哺乳期妇女用药安全性】孕妇、哺乳期妇女慎用。

【禁忌和慎用】以前使用阿奇霉素出现胆汁淤积性黄疸或肝功能不全病史者禁用；肾功能不全者、严重肝病患者慎用。

【药物相互作用】①忌与麦角生物碱及其衍生物类药物同时服用；②不应与抗酸剂在同一时间服用；③与华法林同服应注意监测凝血酶原时间；④可使地高辛的血药浓度升高；⑤可减慢三唑仑、卡马西平、环孢素、苯妥英、他克莫司等的代谢，必要时监测血药浓度；⑥与H_1受体拮抗剂合用可引起心律失常。

【剂型与规格】①片剂（胶囊）：0.125g，0.25g；②干混悬剂：0.1g/袋；③注射剂：0.125g，0.25g。规格换算：0.1g=10万U。

克拉霉素 Clarithromycin

【又名】利迈先，克拉仙，诺邦，甲红霉素，Klacid。

【医保分类】口服常释剂型、颗粒剂乙类。

【药动学】口服吸收50%~60%，血药浓度达峰时间：1~2h（口服）。血浆蛋白结合率：65%~70%。组织中浓度高于血药浓度。排泄：尿36%，粪便52%。$t_{1/2}$：4~7h。

【作用和用途】本品是半合成十四元大环内酯类抗生素，其抗菌谱与红霉素相似。对金黄色葡萄球菌、链球菌、嗜肺军团菌、肺炎支原体及溶脲脲原体等革兰氏阳性菌的抗菌活性是大环内酯类中最强者。对流感嗜血杆菌、厌氧菌、沙眼衣原体、肺炎衣原体的抗菌活性较红霉素强。对肠球菌、脑膜炎奈瑟菌、淋病奈瑟菌的抗菌活性与红霉素相仿。适用于敏感菌所致呼吸道、皮肤软组织感染，衣原体、脲原体所致泌尿生殖系感染及幽门螺杆菌感染（溃疡病与慢性胃炎）。

【用法和用量】口服，成人 0.25g/ 次，1 次 /12h；严重感染者 0.5g/ 次，1 次 /12h，疗程 7~14d。小儿每次 7.5mg/kg。2 次 /d，疗程 5~10d。

【主要不良反应】可见恶心、腹痛、腹泻、口腔异味、味觉改变、头痛、关节痛、皮疹、转氨酶暂时性升高，血尿素氮、肌酐值升高，偶见假膜性小肠结肠炎，过敏性休克等。

【孕妇、哺乳期妇女用药安全性】孕妇禁用，哺乳期妇女慎用。

【禁忌和慎用】①心动过缓、心律失常、缺血性心脏病、充血性心力衰竭、Q-T 间期延长者禁用；②肝、肾功能不全者慎用。

【药物相互作用】①与特非那定合用，会导致 Q-T 间期延长；与西沙必利合用导致 Q-T 间期延长，心律失常（如室性心律失常、室颤）和充血性心力衰竭，忌与上述药物联合；②与卡马西平合用，可致后者血药浓度升高而发生毒性反应及降低本品药效；③与华法林合用，可增加出血危险；④与氨茶碱合用，可致后者血清浓度升高和 / 或毒性反应增加；⑤与其他大环内酯类、林可霉素、克林霉素可出现交叉耐药性。

【剂型与规格】片剂（胶囊）：50mg，125mg，250mg，500mg。

规格换算：1mg=1 000U。

泰利霉素 Telithromycin

【又名】肯立克，Ketek。

【药动学】口服生物利用度 57%，食物不影响吸收，血药浓度达峰时间：1h；有较好组织渗透性，广泛分布于支气管、肺组织。血浆蛋白结合率：60%~70%。代谢：肝。排泄：粪 75%（原型及代谢物），尿 13%（原型）。$t_{1/2}$：7.2~10.6h。

【作用和用途】抗菌作用类似红霉素，增加了多重耐药肺炎链球菌（包括耐红霉素和青霉素的菌株），耐青霉素的金黄色葡萄球菌、肠球菌、流感嗜血杆菌等的抗菌活性。

主要用于敏感菌所致社区获得性肺炎、急性支气管炎、慢性支气管炎急性发作、急性上颌窦炎、咽炎、扁桃体炎等。

【用法和用量】口服，成人800mg/次，1次/d，疗程7~10d。

肾功能不全：Ccr<30ml/min者剂量减半或600mg/次，1次/d。

【主要不良反应】常见有恶心、呕吐、腹痛、腹泻、头晕、头痛、皮疹、瘙痒等；少见有咳嗽、疲乏、鼻炎、哮喘、呼吸困难。

【孕妇、哺乳期妇女用药安全性】孕妇、哺乳期妇女慎用。

【禁忌和慎用】①重症肌无力者禁用；②严重肝、肾功能不全慎用。

【注意事项】本品可引起一过性意识丧失或视觉障碍，可能影响操作危险机械的能力。

【药物相互作用】肝药酶CYP3A4抑制剂西咪替丁、克拉霉素、伊曲康唑、利托那韦等可抑制本品代谢。

【剂型与规格】片剂（胶囊）：400mg，800mg。

其他大环内酯类药物见表7-1。

表7-1 其他大环内酯类药物

药名和制剂	作用和用途	用法和用量	备注
乙酰螺旋霉素 Acetylspiramycin 片（胶囊）：0.1g（10万U），0.2g（20万U）	抗菌谱与红霉素近似，抗菌作用强度不及红霉素，但比红霉素具有更好的PAE	口服，成人0.8~1.2g/d，分3~4次，重症可用至1.6~2.0g/d；小儿20~30mg/（kg·d），分3~4次	对大环内酯类药过敏者禁用，严重肝、肾功能不全者，孕妇慎用
螺旋霉素 Spiramycin 片剂：0.05g，0.2g	抗菌作用近似于红霉素，肺中浓度高	口服，成人0.4g/次，4次/d；小儿50mg/（kg·d），分2~4次	参见乙酰螺旋霉素
麦迪霉素 Midecamycin 片剂：0.1g，0.2g，0.4g；胶囊：0.2g（20万U）	抗菌谱与红霉素相似，抗菌作用略弱，不易诱导细菌产生耐药性，对部分耐红霉素金黄色葡萄球菌仍然有效	空腹口服，成人0.8~1.2g/d，小儿30~40mg/（kg·d），均分3~4次	对大环内酯类药物过敏者禁用，严重肝、肾功能不全，早产儿，新生儿，孕妇及哺乳期妇女慎用。片剂口服时不宜咀嚼
乙酰麦迪霉素（美欧卡霉素）Acetylmidecamycin（Miocamycin）片剂：0.1g，0.2g；颗粒剂：0.1g/袋	体内释出麦迪霉素发挥作用，生物利用度高，抗菌活性较其为弱，味不苦，尤其适用于儿童	口服，成人0.8~1.2g/d，小儿30~40mg/（kg·d），均分3~4次	参见麦迪霉素

续表

药名和制剂	作用和用途	用法和用量	备注
麦白霉素 Meleumycin 片剂(胶囊):0.1g	主要由麦迪霉素 A_1 与吉他霉素 A_2 两种组分组成,抗菌谱和抗菌活性与麦迪霉素、吉他霉素相似	空腹口服,成人 0.8~1.2g/d,小儿 30mg/(kg·d),均分 3~4 次	参见麦迪霉素
吉他霉素(柱晶白霉素) Kitasamycin 片剂:0.1g,2g; 注射剂:0.2g	抗菌谱与红霉素相似,而抗菌活性不如红霉素,但对大多数耐红霉素或耐青霉素的金黄色葡萄球菌仍有效,与红霉素之间有交叉耐药性	空腹口服,成人 0.6~1.6g/d,分 3~4 次;小儿每次 7.5~25mg/kg,1 次 /6h。静脉注射(用于较重感染),成人 0.2~0.4g/ 次,2~3 次 /d	①注射剂仅供静脉使用;②静脉注射药物量大或速度快时可致心率加快,血栓性静脉炎
交沙霉素 Josamycin 片剂:0.1g,2g; 干糖浆:0.1g/ 袋	抗菌谱与红霉素相仿。对嗜肺军团菌、淋病奈瑟菌(包括产酶株)、革兰氏阳性及阴性厌氧菌及耐红霉素葡萄球菌均有良好抗菌作用。临床应用与红霉素相似	口服,成人 0.8~1.2g/d,严重感染时可增至 1.6g/d。小儿 30mg/(kg·d),均分 3~4 次	片剂不宜咀嚼,应整片吞服,其他参见红霉素

二、林可霉素类

林可霉素类包括林可霉素、克林霉素。

林可霉素类对革兰氏阳性菌、厌氧菌具有良好抗菌活性,其中克林霉素的体外抗菌活性优于林可霉素,但目前肺炎链球菌对本类药物耐药率较高。

林可霉素类适用于厌氧菌、需氧菌(肺炎链球菌、A 组溶血性链球菌、金黄色葡萄球菌)引起的下呼吸道感染(肺炎、肺脓肿、脓胸),皮肤及软组织感染,妇产科感染(子宫内膜炎、盆腔炎、阴道侧切手术感染),腹腔感染(腹膜炎、腹腔脓肿)。

妇产科及腹腔感染需要同时联合抗需氧革兰氏阴性菌药物。

静脉制剂除上述适应证外，也可用于血流感染、骨髓炎。

本类药物值得注意的是：①注射剂不可静脉推注，静脉滴注浓度不可偏高，且滴注速度应缓慢；②本类药物具有神经肌肉阻滞作用，避免与氨基糖苷类等具有神经肌肉阻滞作用的药物联用；③警惕本类药物可引起的抗生素相关性腹泻、假膜性小肠结肠炎，如发生应及时停药；④不推荐用于新生儿；⑤孕妇慎用，哺乳期妇女用药期间停止哺乳；⑥肝功能损害患者避免使用，确有必要使用时应减量；⑦前列腺增生的老年患者使用剂量偏大时，偶可出现尿潴留。

克林霉素 Clindamycin

【又名】力派，奥丽先，特丽仙，力弘，氯洁霉素，氯林可霉素，Cleocin，Lujiemycin。

【医保分类】克林霉素注射剂、口服常释剂型甲类，克林霉素磷酸酯注射剂、口服常释剂型甲类，克林霉素棕榈酸酯口服常释剂型甲类，克林霉素棕榈酸酯颗粒剂、口服液体剂乙类。

【药动学】口服吸收90%，不受食物影响，血药浓度达峰时间：1~2h（口服）。血浆蛋白结合率：90%。体内分布广，特别是可渗透到骨组织中，难以透过血脑屏障。代谢：肝。排泄：尿10%。$t_{1/2}$：3h。

【作用和用途】对各类厌氧菌（如消化球菌、消化链球菌、真杆菌、丙酸杆菌、双歧杆菌、脆弱拟杆菌和其他拟杆菌、梭杆菌属以及多数放线菌属）有强大抗菌活性。对需氧革兰氏阳性菌（如金黄色葡萄球菌，包括产酶株、表皮葡萄球菌、溶血性链球菌、肺炎链球菌和草绿色链球菌）有显著活性。对弓形虫敏感以及对部分需氧革兰氏阴性球菌、人型支原体、沙眼衣原体也有抑制作用。本品对革兰氏阴性杆菌耐药。

适用于厌氧菌所致严重感染，如肺脓肿、腹腔感染及女性盆腔感染；对金黄色葡萄球菌引起的急慢性骨髓炎、关节炎，本品为首选；治疗需氧革兰氏阳性球菌引起的呼吸道、骨及软组织、胆道感染及败血症、心内膜炎等，也用于弓形虫病（与乙胺嘧啶联合）和衣原体感染。

【用法和用量】

（1）口服：成人一般150~300mg/次，4次/d，重症感染可增至450mg/次，4次/d；小儿（4周及4周以上）一般8~16mg/（kg·d），重症感染可增至17~20mg/（kg·d），均分3~4次。

（2）肌内注射：中度感染，成人0.6~1.2g/d，分2~4次，每次不超过0.6g；小儿15~25mg/（kg·d），分3~4次（用0.9%氯化钠配制成50~150mg/ml，即时使用）。

（3）静脉滴注：严重感染，成人1.2~2.4g/d，分2~4次，对危及生命的感染可增至4.8g/d，分2~4次；小儿25~40mg/（kg·d），分3~4次。每0.6g用100~

200ml 0.9% 氯化钠或 5% 葡萄糖注射液稀释成浓度不超过 6mg/ml 的药液；滴注时间不少于 30min，1h 内用药量不超过 1.2g。

【主要不良反应】可见胃肠道反应，少数可发生腹泻和假膜性小肠结肠炎。偶见皮肤过敏反应、白细胞和血小板减少，一过性肝转氨酶升高，注射部位疼痛，大剂量快速静脉滴注可引起血压下降和心电图变化，偶可出现心跳、呼吸停止。有前列腺增生的老年男性患者使用剂量较大时，偶可出现尿潴留。严重不良反应表现为过敏性休克、过敏样反应、高热、寒战、喉头水肿、呼吸困难、血尿、急性肾衰竭、剥脱性皮炎、抽搐、晕厥、溶血、腹痛、过敏性紫癜、听力下降等。

【孕妇、哺乳期妇女用药安全性】孕妇、哺乳期妇女慎用。

【禁忌和慎用】①新生儿禁用；②60 岁以上老年人、4 岁以下儿童、溃疡性结肠炎者、肾功能不全者慎用。

【注意事项】①用药期间或停药不久出现腹泻症状，特别是较严重腹泻，应警惕可能是假膜性小肠结肠炎；②本品除必须静脉滴注外，尽量选择口服或肌内注射；③静脉滴注避免剂量过大、滴速过快、浓度过高。

【药物相互作用】①不宜同时应用铝制剂及含糖精的饮料，否则可降低本品的消化道吸收；②与林可霉素有交叉耐药性；③与红霉素有拮抗作用；④具有神经肌肉阻滞作用，与麻醉药、肌松药联合应用时应调整用量；⑤本品注射剂与氨苄西林、苯妥英钠、苯巴比妥、氨茶碱、葡萄糖酸钙、硫酸镁有配伍禁忌，不宜合用。

【剂型与规格】①片剂（胶囊）：75mg，0.15g，0.2g；②注射剂：0.15g，0.3g，0.6g。

【医保限制】克林霉素棕榈酸酯口服液体剂限儿童或经口鼻饲管途径给药。

林可霉素 Lincomycin

林可霉素

三、糖　肽　类

本类药物有万古霉素、去甲万古霉素、替考拉宁等。

糖肽药物为时间依赖性杀菌剂，对革兰氏阳性菌（葡萄球菌属、肠球菌属、链球菌属、梭状芽孢杆菌）活性强。目前糖肽类药物耐药菌极少。

适宜用于革兰氏阳性菌尤其是耐药革兰氏阳性菌引起的重症感染，包括MRSA、耐甲氧西林凝固酶阴性葡萄球菌（MRCNS）、青霉素耐药肺炎链球菌、氨苄西林耐药肠球菌引起的感染，也可用于青霉素过敏患者的革兰氏阳性菌重症感染。

避免局部冲洗，避免用于 MRSA 带菌状态的清除和肠道清洁，避免用于中心或周围静脉导管留置术后的预防感染、持续腹膜透析或血液透析的预防感染、粒细胞缺乏伴发热患者的经验治疗，外科手术不宜常规性预防性使用。

提倡监测血药浓度（谷浓度），以调整剂量方案。

本类药物值得注意的是：①在怀孕妇女使用本品方面，尚未有足够及良好对照的研究资料，孕妇禁用，确有必要使用时，需要进行血药浓度监测；②哺乳期妇女用药期间暂停哺乳；③本类药物具有耳毒性、肾毒性，用药期间定期监测听力、肾功能；④避免与氨基糖苷类、利尿药等同样具有耳毒性、肾毒性的药物联用；⑤肾功能不全患者、老年人、新生儿除了监测肾功能、血药浓度外，疗程一般不宜超过 14d；⑥本类药物与麻醉药合用时可能引起血压下降，确有必要联用时，减慢滴速并监测血压。

万古霉素 Vancomycin

【又名】稳可信，方刻林，万君雅，Vancocin。

【医保分类】注射剂乙类。

【药动学】口服不易吸收。血浆蛋白结合率：30%~60%。排泄：尿 80%~90%（24h 内，原型）。$t_{1/2}$：6h。

【作用和用途】本品对革兰氏阳性菌具有强大杀菌作用，对正在分裂增殖的细菌呈快速杀菌作用，对 MRSA、MRSE、肺炎链球菌、肠球菌属、溶血性链球菌及草绿色链球菌高度敏感。对白喉棒状杆菌、炭疽杆菌、破伤风梭状芽孢杆菌、产气荚膜梭菌作用亦强。临床仅用于严重革兰氏阳性球菌（如葡萄球菌、肠球菌、链球菌）感染，特别是对其他抗菌药物耐药的 MRSA、MRSE 及肠球菌属所致严重感染，如败血症、肺炎、心内膜炎，骨髓炎等；也用于对 β- 内酰胺类过敏的上述严重感染患者；口服给药用于治疗难辨梭状芽孢杆菌（特别是林可霉素引起的）及葡萄球菌引起的假膜性小肠结肠炎疗效好，还可用于消化道感染。

【超说明书适应证】美国 FDA 批准用于成人和儿童难辨梭状芽孢杆菌相关性腹泻。

【用法和用量】

（1）口服：假膜性小肠结肠炎（包括难辨梭状芽孢杆菌引起的），经甲硝唑治疗无效者。①成人，0.125~0.5g/次，1次/6h，每天剂量不超过4g；②小儿（肠道感染），每次10mg/kg，1次/6h，疗程均为5~10d。

（2）静脉滴注（用于全身感染）：①成人，每次7.5mg/kg，1次/6h；严重感染可3~4g/d，短期应用；②小儿，每次10mg/kg，1次/6h。用前将本品0.4g或0.5g以10ml注射用水溶解后，加入5%葡萄糖注射液或0.9%氯化钠注射液中，每次量不少于250ml（儿童酌减），每次滴注不少于1h，疗程一般不超过2周。

肾功能不全：给予首次冲击量0.75~1g（静脉滴注）后，Ccr 50~80ml/min，每1~3日，1g；Ccr 10~50ml/min，每3~7日，1g；Ccr<10ml/min，每7~14日，1g。

【主要不良反应】①耳毒性：可见耳鸣、听力减退，甚至耳聋；大剂量、长疗程、肾功能不全及老年患者容易发生；②肾毒性：为肾小管损害，轻者有蛋白尿、管型尿，重者出现血尿、少尿、肾衰竭；③过敏反应：可见药物热、皮疹、瘙痒等；④静脉滴注速度过快可出现面、颈、上肢、上身皮肤潮红、瘙痒，血压下降等，称红人综合征（可用抗组胺药、糖皮质激素治疗）；⑤口服可有呕吐、口腔异味感；静脉给药易引起血栓性静脉炎。

【孕妇、哺乳期妇女用药安全性】孕妇、哺乳期妇女慎用。

【禁忌和慎用】①对轻症感染、肾功能不全、新生儿、早产儿及老年患者不宜选用；②听力减退者慎用。

【注意事项】①本品肌内注射剧痛，仅限静脉给药；②严格控制浓度与滴速，如注射浓度过高或速度过快易引起静脉炎，尽量避免药液外漏，经常更换注射部位；③用药期间有条件者应监测血药浓度；定期检查尿常规、肾功能和听力，如发现耳鸣应立即停药；④与其他抗生素无交叉耐药性；⑤注射剂可供口服。

【药物相互作用】①不宜与具有耳、肾毒性的药物同时使用，以免加重耳、肾毒性；②不宜与抗组胺药、吩噻嗪类药物合用，以免掩盖本品可能发生耳毒性的早期症状，如耳鸣、头晕、眩晕等；③与碱性溶液有配伍禁忌。遇重金属离子可发生沉淀；④与第三代头孢菌素合用，对金黄色葡萄球菌和肠球菌有协同抗菌作用。

【剂型与规格】①注射剂：0.125g，0.25g，0.5g，1g；②片剂：0.25g，0.5g。

【医保限制】注射剂限甲氧西林耐药阳性球菌感染，病原不明的中枢神经系统、心血管系统重症感染及菌血症。

去甲万古霉素 Norvancomycin

【又名】万迅，Demethylvancomycin。

【医保分类】注射剂乙类。

【药动学】口服难吸收，血浆蛋白结合率：55%。排泄：尿 80%~90%（24h 内）。$t_{1/2}$：6h。抗菌活性较万古霉素强约 10%。临床应用同万古霉素。

【用法和用量】①口服：用于难辨梭状芽孢杆菌、葡萄球菌所致的假膜性小肠结肠炎以及肠道感染，成人 0.4g/ 次，4 次 /d；小儿 15~30mg/（kg·d），均分 4 次。②静脉滴注：用于全身感染，成人 0.8~1.6g/d，分 2 次；小儿 15~30mg/（kg·d），分 2~3 次。用前先将每瓶药物（0.4g）用 10ml 注射用水溶解，然后将每次剂量的药物用不少于 250ml 的 5% 葡萄糖注射液或 0.9% 氯化钠稀释后缓慢静脉滴注，每次滴注时间不少于 1h，静脉滴注部位应经常变换，以防止静脉炎的发生。

【作用和用途】【主要不良反应】【孕妇、哺乳期妇女用药安全性】【禁忌和慎用】【药物相互作用】参见万古霉素。

【注意事项】本品不可肌内注射及静脉推注，静脉滴注速度不宜过快。

【剂型与规格】①片剂：0.2g；②注射剂：0.4g（相当于万古霉素 0.5g）。

【医保限制】注射剂限甲氧西林耐药阳性球菌感染，病原不明的中枢神经系统、心血管系统重症感染及菌血症。

替考拉宁 Teicoplanin

【又名】他格适，加立信，壁霉素，Targocid，Techomycin。

【医保分类】注射剂乙类。

【药动学】口服难以吸收。注射吸收后迅速分布于各组织及体液中，水疱液中药物浓度可达血药浓度的 75%。血浆蛋白结合率：90%~95%。排泄：尿 80%（原型）。$t_{1/2}$：47~99h。

【作用和用途】抗菌谱与万古霉素相似，对需氧和厌氧的革兰氏阳性菌具有强大抗菌作用。对肺炎链球菌、化脓性链球菌、金黄色葡萄球菌（包括产酶及 MRSA）、表皮葡萄球菌、粪肠球菌、梭状芽孢杆菌属、棒状杆菌属和李斯特菌属的抗菌作用比万古霉素强 2~4 倍。临床应用与万古霉素相似，用于革兰氏阳性球菌（特别是 MRSA、MRSE）及对 β- 内酰胺类抗生素过敏患者的严重感染，如败血症、心内膜炎、肺炎、皮肤软组织感染、尿路感染及骨髓炎等。口服用于难辨梭状芽孢杆菌所致的假膜性小肠结肠炎。

【用法和用量】

（1）成人：①中度感染 0.4g/d，静脉滴注，病情改善后 0.2g/d，静脉滴注或肌内注射；②严重感染 0.4g/ 次，1 次 /12h，静脉滴注，给药 3 次后改为 0.4g/d，静脉滴注或肌内注射。

（2）小儿：①中度感染，前 3 次剂量为每次 10mg/kg，1 次 /12h，随后剂量为每次 6mg/kg，1 次 /d；②严重感染（2 月龄以上），前 3 次剂量为每次 10mg/kg，1 次 /12h，随后维持量每次 10mg/kg，1 次 /d。

口服治疗难辨梭状芽孢杆菌性假膜性小肠结肠炎疗程 10d。静脉滴注时药物加入 0.9% 氯化钠注射液或 5% 葡萄糖注射液中，滴注时间不少于 30min。

【主要不良反应】可见恶心、呕吐，注射部位疼痛、皮疹、瘙痒，药物热，白细胞及粒细胞减少，血小板增多，暂时性肝功能异常，耳毒性和肾毒性较万古霉素少而小。

【孕妇、哺乳期妇女用药安全性】孕妇、哺乳期妇女慎用。

【禁忌和慎用】肾功能不全者、老年人慎用。

【注意事项】①本品应临时配制，立即使用，若配制后保存在 4℃条件下不可超过 24h；②与万古霉素有交叉过敏反应，但极少引起“红人综合征”；③治疗严重感染时，本品血药浓度不应低于 10mg/L。

【药物相互作用】①与具有耳毒性、肾毒性药物联用可致毒性增强；②与环丙沙星合用，可增加发生惊厥的危险。

【剂型与规格】注射剂：0.2g，0.4g。

【医保限制】注射剂限甲氧西林耐药阳性球菌感染的二线治疗。

四、多 肽 类

目前市场上有多黏菌素 B、黏菌素。

本类药物对需氧革兰氏阴性菌（包括铜绿假单胞菌）具有较强的抗菌活性，多重耐药鲍曼不动杆菌、多重耐药铜绿假单胞菌、碳青霉烯类耐药肠杆菌科细菌依然对本类药物保持较高的敏感性，因此本类药物适用于多重耐药革兰氏阴性菌感染。

本类药物肾毒性较大，因此全身用药较少，主要供局部使用，包括创面或呼吸道感染气溶吸入，结肠术前准备，中性粒细胞缺乏患者清除肠道细菌。

口服可用于小儿大肠埃希菌引起的肠炎及其他敏感细菌引起的肠道感染。

本类药物值得注意的是：①本类药品不宜静脉推注，也不宜快速静脉滴注；②严格控制适应证，一般不作为首选用药；③剂量不宜偏大，疗程不宜超过 10~14d，并且疗程中监测肾功能；④肾功能不全患者不宜使用，超过常规剂量引起急性肾小管坏死、少尿、肾衰竭的风险增加；⑤避免与氨基糖苷类、第一代头孢菌素、利尿药等肾毒性药品联用；⑥本类药物可引起神经肌肉阻滞，不宜与肌松药、麻醉药合用，如果发生神经肌肉阻滞，可采用人工呼吸，钙剂（葡萄糖酸钙、氯化钙）可能有效，新斯的明无效；⑦孕妇禁用。

多黏菌素 B Polymyxin B

【又名】雅乐，孚诺，帕利百。

【医保分类】注射剂乙类。

【作用和用途】本品系窄谱慢效杀菌剂，对繁殖期和静止期细菌都有杀菌作用。对大肠埃希菌、肠杆菌属、克雷伯菌属和铜绿假单胞菌等革兰氏阴性杆菌具有强大的抗菌活性。对志贺菌属、沙门菌属、不动杆菌属、流感嗜血杆菌、百日咳鲍特菌、嗜肺军团菌及拟杆菌（除外脆弱拟杆菌）也敏感。

适用于：①对其他抗生素耐药的铜绿假单胞菌所致败血症，尿路和烧伤创面感染及鞘内注射治疗铜绿假单胞菌脑膜炎；②对其他抗生素耐药的革兰氏阴性杆菌（如大肠埃希菌、除外变形杆菌）引起的严重感染，如败血症、脑膜炎；与利福平、磺胺类和 TMP 等合用可提高治疗多重耐药的革兰氏阴性杆菌导致的医院内感染；③眼、耳、皮肤黏膜创面感染（局部用药）；④手术前肠道消毒，其他药物耐药的大肠埃希菌性肠炎、细菌性痢疾或预防白血病中性粒细胞缺乏者的细菌感染（口服）。

本品的抗菌作用尤其是对铜绿假单胞菌优于多黏菌素 E，肾毒性较多黏菌素 E 明显。

【用法和用量】①静脉滴注（用于铜绿假单胞菌感染）：成人与儿童按 1.5~2.5mg/（kg·d），分 2 次（1 次 /12h），每 50mg（50 万 U）溶于 300~500ml 5% 葡萄糖注射液中滴注。②鞘内注射（用于铜绿假单胞菌性脑膜炎）：住院患者方可实施，成人与 2 岁以上儿童 5mg/ 次（一次不宜超过 5mg），1 次 /d（用 0.9% 氯化钠注射液配成 5mg/ml 浓度），3~4d 后改为隔日 1 次，待脑脊液培养阴性，糖含量恢复正常 2 周后方可停药。2 岁以下儿童按上法，但每次用量 2.5mg/0.5ml，此法现已少用。③滴眼（用于铜绿假单胞菌眼部感染），溶液浓度 5 000U/ml，最初 5~10min 给药 1 次，以后逐渐延长。

【主要不良反应】①常见神经毒性，暂时性神经系统改变如头晕、眩晕、共济失调、口齿迟钝、视物模糊、嗜睡、精神错乱、肢体麻木、口感异常等。大剂量可致神经肌肉阻滞，造成呼吸停顿。②具有肾毒性，可出现蛋白尿、管型尿，偶有肾衰竭和急性肾小管坏死。③肌内注射疼痛明显。④偶可引起白细胞减少和肝毒性反应等。

【孕妇、哺乳期妇女用药安全性】孕妇、哺乳期妇女慎用。

【禁忌和慎用】运动员慎用。

【剂型与规格】①注射剂：50mg（50 万 U）；②滴眼液：100ml（50 万 U）。

【**医保限制**】注射剂限有药敏试验证据支持的多重耐药细菌感染的联合治疗。

黏菌素 Colistin

黏菌素

（孙安修）

第八章

四环素类、甘氨酰环素类和氯霉素类抗生素

本类药物包括：①四环素类：多西环素、米诺环素、金霉素等；②甘氨酰环素类：替加环素；③氯霉素类：氯霉素、甲砜霉素。

一、四环素类

四环素类包括四环素、金霉素、土霉素、米诺环素、多西环素、美他环素。目前临床常见致病菌感染已经很少使用土霉素、四环素，但米诺环素、多西环素、金霉素仍然具有独特的临床地位。

四环素类具有广谱抗菌活性，对葡萄球菌属、链球菌属、肠杆菌科（大肠埃希菌、克雷伯菌属）、不动杆菌属、嗜麦芽窄食单胞菌具有抗菌活性，尤其是对布鲁氏菌属抗菌活性较强。

四环素类的抗菌活性强弱依次为：米诺环素（二甲胺四环素）> 多西环素（强力霉素）> 美他环素（甲烯土霉素）> 四环素 > 土霉素。

四环素类作为首选，适用于非典型致病菌引起的感染，包括①支原体感染：支原体肺炎、解脲脲原体尿道炎；②衣原体感染：衣原体肺炎、宫颈炎、沙眼衣原体感染；③立克次体病：斑疹伤寒、恙虫病；④布鲁氏菌病：需要与氨基糖苷类联用；⑤霍乱；⑥鼠疫。

四环素类可用于青霉素类过敏患者的破伤风、气性坏疽、梅毒、淋病、钩端螺旋体病的治疗，也可用于炎症反应显著的痤疮治疗。近年来，鲍曼不动杆菌对各类抗菌药物的耐药性较高，治疗较为棘手。米诺环素可作为多重耐药鲍曼不动杆菌感染的联合用药之一。

本类药物值得注意的是：①由于四环素类可引起牙齿黄染、牙釉质发育不良，故孕妇、8 岁以下儿童禁用；②哺乳期妇女用药期间停止哺乳；③四环素类可引起肝损害，肝功能受损患者不宜使用，确有必要使用时可适当减少剂量。

多西环素 Doxycycline

【又名】强力霉素，脱氧土霉素，福多力，Monodoxin，Vibramycin。

【医保分类】口服常释剂型甲类，注射剂乙类。

【药动学】口服吸收 90%~100%，血药浓度达峰时间：2~3h。血浆蛋白结

合率：80%~93%。持续时间：25h 以上（一次口服 0.15g）。胆汁药浓度是血药浓度的 10~25 倍。代谢：肝。排泄：尿 31.9%~40%（24h 内）。$t_{1/2}$：12~20h。

【作用和用途】抗菌谱与四环素相似，抗菌作用比其强 2~10 倍。常用于上呼吸道感染、老年慢性支气管炎、肺部感染、胆道感染、尿路感染、前列腺炎。对治疗伴肾功能损害的肾外感染，本品为四环素类药物中的首选药。也用于痤疮、酒渣鼻、旅行者腹泻及在耐氯喹和耐乙氨嘧啶 - 磺胺多辛的恶性疟流行区作短期（4 个月）旅行的预防用药。其他适应证参见四环素。

【用法和用量】①口服，成人一般首剂量 0.2g，以后 0.1g/ 次，1~2 次 /d，8 岁以上小儿 2.2mg/（kg·d）；②预防恶性疟疾：成人 0.2g/ 周，8 岁以上小儿每周 2mg/kg，在进入疟区前 1~2d 开始服，直至离开疟区 4 周止。

【主要不良反应】主要为消化道反应，如恶心、呕吐、腹泻等。易引起光敏性皮炎。二重感染少见。

【孕妇、哺乳期妇女用药安全性】孕妇、哺乳期妇女禁用。

【禁忌和慎用】8 岁以下儿童禁用。

【注意事项】①口服时应大量水送服，并保持直立体位 30min 以上，以免引起食管炎；饭后服药，可减少胃肠道反应。②用药期间不要直接暴露于阳光或紫外线下。

【药物相互作用】①与碳酸氢钠和含钙、镁、铝、铁等金属离子的药品同服，可影响本品的吸收，但不受食物的影响；②与苯巴比妥、戊巴比妥、异戊巴比妥、苯妥英钠等合用，加速本品代谢灭活（诱导肝药酶之故），导致其 $t_{1/2}$ 缩短为 7h 左右，并使血药浓度降低而影响疗效；③与抗肿瘤化疗药合用，可加重肝毒性；与强效利尿药合用，可加重肾毒性。

【剂型与规格】片剂（胶囊）：0.05g（5 万 U），0.1g（10 万 U）。

【医保限制】注射剂限无法使用多西环素口服制剂的患者。

米诺环素 Minocycline

【又名】玫满，美满霉素，二甲胺四环素，Minocin，Minomycin，Klinomycin。

【医保分类】口服常释剂型乙类。

【药动学】口服 100% 吸收，血药浓度达峰时间：2~3h（口服）。血浆蛋白结合率：76%~83%。脑脊液药浓度是血药浓度的 25%~50%（脑膜炎症时）。胆汁药浓度是血药浓度的 10~30 倍。排泄：粪 34%，尿 4.7%~9.6%（24h 内）。$t_{1/2}$：14~18h。

【作用和用途】与四环素相似，其抗菌作用为四环素类中最强者。对四环素耐药的金黄色葡萄球菌、A 组及 B 组链球菌、大肠埃希菌等仍有效。

主要用于敏感菌、支原体、衣原体、立克次体、螺旋体等引起的尿路感染、胆道感染、前列腺、眼耳鼻部感染等。本品易穿透皮肤，故亦适用于治疗痤疮、酒渣鼻及脓皮病等。

【用法和用量】口服，成人首剂 0.2g，以后 0.1g/ 次；8 岁以上小儿首剂 4mg/kg，以后每次 2mg/kg，均 1 次 /12h。

【主要不良反应】①主要为胃肠道反应，但较四环素类其他药物为轻；②可有感光过敏，偶致过敏性休克；③小儿可出现前囟隆起；④可引起对前庭神经的毒性。

【孕妇、哺乳期妇女用药安全性】孕妇、哺乳期妇女禁用。

【禁忌和慎用】①8 岁以下儿童禁用；②对第Ⅷ对脑神经功能减退者慎用。

【注意事项】①口服不受食物的影响；②用药期间不要直接暴露于阳光或紫外线下；③用药时应避免从事驾驶，以及危险性较大的机械操作及高空作业。

【药物相互作用】参见多西环素。

【剂型与规格】片剂：0.05g，0.1g。

金霉素 Chlortetracycline

金霉素、四环素和土霉素

四环素 Tetracycline

土霉素 Oxytetracycline

二、甘氨酰环素类

目前仅有替加环素。

替加环素超广谱，对葡萄球菌属（包括 MRSA）、糖肽类中介金黄色葡萄球菌、粪肠球菌、屎肠球菌、链球菌属具有高度抗菌活性；对大肠埃希菌、肺炎克雷伯菌等肠杆菌科细菌具有良好的抗菌活性；对鲍曼不动杆菌、嗜麦芽窄食单胞菌体外具有抗菌活性；对碳青霉烯类耐药肠杆菌科细菌、不动杆菌、衣原体属、分枝杆菌、厌氧菌（拟杆菌属、消化球菌）均具有较好的抗菌活性。

值得注意的是，铜绿假单胞菌、变形杆菌属对替加环素天然耐药。

适用于 18 岁以上患者的各类敏感细菌感染，尤其适用于肠杆菌科、粪肠球菌、金黄色葡萄球菌（包括 MRSA）、消化性链球菌引起的复杂性腹腔感染，以及上述细菌引起的复杂性皮肤和软组织感染。对流感嗜血杆菌、嗜肺军团菌引起的社区获得性肺炎也取得较好疗效。

本类药物值得注意的是：①18 岁以下患者不推荐使用；②孕妇、哺乳期妇女禁用；③轻至中度肝功能损害者不需要调整剂量，但重度肝功能损害患者维持剂量减半，并密切监测肝功能。

替加环素 Tigecycline

【又名】泰阁，泽坦，海正力星，替格环素，替吉环素，Tygacil。

【医保分类】注射剂乙类。

【药动学】血浆蛋白结合率：71%~89%，分布到肺泡、胆囊、结肠中浓度高于血清，而在皮肤水疱液、滑膜液和骨组织中浓度则低于血清。体内代谢较少（代谢产物不到给药量的 10%）。排泄：59%（胆道 - 肠道），尿 33%（其中 22% 原型）。$t_{1/2}$：27.1~42.4h。

【作用和用途】应用前应进行药敏试验，证实对本品敏感后方可应用。

可用于皮肤或皮肤软组织的合并感染［由大肠埃希菌、粪肠球菌（VSE 株）、金黄色葡萄球菌（MSSA 和 MRSA 株）、无乳链球菌、咽峡炎链球菌、化脓性链球菌和脆弱拟杆菌所致］，合并性腹腔感染［由大肠埃希菌、阴沟肠杆菌、弗氏枸橼酸杆菌、产气克雷伯菌、肠炎克雷伯菌、粪肠球菌（VSE 株）、金黄色葡萄球菌（MSSA 株）、咽峡炎链球菌、脆弱拟杆菌及一些其他拟杆菌、产气荚膜梭菌和小消化链球菌所致］。

【用法和用量】静脉滴注，成人首剂 100mg，以后 50mg/ 次，1 次 /12h；每次剂量加入 0.9% 氯化钠注射液或 5% 葡萄糖注射液中，滴注 30~60min。

【主要不良反应】胃肠道反应：恶心、呕吐、腹痛、腹泻、畏食，口干，味觉改变，发热，失眠，低血糖，低钠血症，低磷血症，酸中毒，血尿素氮，血肌酐值升高，GOT、GPT 升高，白细胞、血小板增多，凝血酶原时间（PT）、活化部分凝血活酶时间（APTT）延长等。

【孕妇、哺乳期妇女用药安全性】孕妇、哺乳期妇女禁用。

【禁忌和慎用】①8 岁以下小儿禁用；②重度肝功能不全者慎用。

【药物相互作用】①与华法林合用，应密切监测凝血酶原时间比值或国际标准化比值（INR），以控制或调整华法林用量；②与炔雌醇、炔诺酮、炔诺孕酮等口服避孕药合用，可致避孕药的药效降低。

【剂型与规格】注射剂：50mg。

【医保限制】限复杂性腹腔感染、复杂性皮肤及软组织感染、社区获得性肺炎的重症患者，以及多重耐药的鲍曼不动杆菌或碳青霉烯类耐药的肠杆菌感染患者（不包括中枢神经系统、尿路感染）。

三、氯 霉 素 类

本类目前使用品种有氯霉素、甲砜霉素。

广谱抗菌药物，能杀灭需氧革兰氏阴性菌及革兰氏阳性菌、厌氧菌、立克次体属、螺旋体、衣原体属、流感嗜血杆菌、肺炎链球菌、脑膜炎奈瑟菌。

适用于氨苄西林耐药流感嗜血杆菌、脑膜炎奈瑟菌、肺炎链球菌引起的脑膜炎,与青霉素合用可治疗需氧菌与厌氧菌混合感染引起的耳源性脑脓肿,与其他适宜抗菌药物合用于治疗需氧菌与厌氧菌引起的腹腔、盆腔感染,并可用于治疗伤寒。

本类药物值得注意的是:①孕妇禁用,哺乳期妇女用药期间停止哺乳;②新生儿、早产儿应用后可引起灰婴综合征,故禁用;③肝功能损害患者避免使用;④用药期间监测周围血常规,如果外周血细胞计数显著降低,则及时停药。

氯霉素 Chloramphenicol

【医保分类】注射剂、滴眼剂甲类。

【药动学】口服吸收 76%~93%,血药浓度达峰时间:2h。血浆蛋白结合率:50%~60%。持续时间:6~8h。脑脊液药浓度是血药浓度的 45%~89%。胎血药浓度是母血药浓度的 30%~80%。代谢:90% 在肝中与葡糖醛酸结合而失活。排泄:尿 75%~90%(24h 内,其中 5%~10% 为原型,余为无效产物)。$t_{1/2}$:2.5h(成人),28h(新生儿)。眼后房水中药物浓度为血药浓度的 50%。

【作用和用途】主要用于流感嗜血杆菌(多菌耐药)所致脑膜炎、立克次体病、鹦鹉热及其他衣原体感染(沙眼),脆弱拟杆菌引起的腹腔、盆腔炎,非流行期的伤寒患者及复发病例,布鲁氏菌病等。

【用法和用量】①片剂(颗粒剂)口服,成人 1.5~3g/d,分 3~4 次;小儿 25~50mg/(kg·d),分 3~4 次;②混悬剂口服,成人 10~20ml/ 次,3~4 次 /d;小儿 1~2ml/(kg·d),分 3~4 次;③静脉滴注:用于危重者,成人 0.6g/ 次,2~3 次 /d;小儿 10~20mg/(kg·d),分次用;④局部用药:溶液滴眼,或皮肤感染应用软膏(1%)涂敷。

【主要不良反应】①造血系统毒性:表现为贫血、血小板减少、白细胞(特别是粒细胞)减少,早期发现及停药,一般可以恢复。其中部分患者可能发展成致死性再生障碍性贫血或急性髓细胞性白血病,后果严重,应特别警惕。发生再生障碍性贫血与用药量、疗程无关。②灰婴综合征:主要用于新生儿或早产儿大剂量[100mg/(kg·d)以上]使用本品时。表现为畏食、腹胀、呕吐、进行性苍白、发绀、循环衰竭、呼吸不规则等,可能在症状发生数小时内死亡。③神经系统反应:可引起视神经炎、视力障碍、多发性神经炎、神经性耳聋以及严重失眠等。有时也可发生中毒性精神病,表现有幻觉、幻听、定向力丧失、精神失常等,一般于停药后可消失。④口服(特别是大量、长期)可发生食欲减退、腹胀、恶心、呕吐、腹泻、口腔充血、糜烂、口角及舌炎等。补充 B 族维生素和维生素 C 可使症状减轻。久服引起肠道菌群失调而致二重感染。⑤有可能引起溶血性贫血、心肌损害、皮疹、日光性皮炎、剥脱性皮炎等。

【孕妇、哺乳期妇女用药安全性】妊娠后期孕妇、哺乳期妇女禁用。

【禁忌和慎用】①早产儿、新生儿、有精神病史者禁用；②肝肾功能不全者、葡萄糖-6-磷酸脱氢酶（G-6-PD）缺乏者慎用。

【注意事项】①用药期间定期检查血常规；②氯霉素对眼组织通透性好，无论全身或局部用药均能在眼内获得有效浓度，长期滴眼偶有发生再生障碍性贫血者；③当其他抗菌药物能够安全并有效控制病情或患者感染原因不明时，绝不要使用氯霉素；⑤注射用琥珀氯霉素，0.125g，0.25g，0.5g（按氯霉素计），静脉注射用5%~10%浓度，静脉滴注稀释成2.5~5mg/ml；⑥注射用琥珀氯霉素含碳酸钠，加注射用水后会发生气泡，在开始溶解时勿振摇，待气泡大量放出后再缓缓振摇使之完全溶解，并且注射速度应缓慢，一般不宜与碱性药物配伍。

【药物相互作用】①一般不宜与青霉素合用，以免降低青霉素疗效；与四环素联合，通常是相加或无关作用；与大环内酯类、林可霉素类竞争与细菌核糖体50S亚基结合，合用时抗菌作用相互拮抗。②与苯巴比妥合用，本品效力降低；与双香豆素类抗凝血药、甲苯磺丁脲、氯磺丙脲、苯妥英等合用，可使它们的作用增强，并表现出毒性（因本品抑制肝药酶）；与口服避孕药合用可使避孕效果降低。③抗肿瘤药、秋水仙碱、保泰松、青霉胺等忌与氯霉素合用，以免增加对造血系统的毒性。④本品可拮抗维生素B_{12}的造血作用，可促使维生素B_6的排泄增加。

【剂型与规格】①片剂：0.05g，0.125g，0.25g；②注射液：0.125g，0.25g；③滴眼液：10mg/8ml，12.5mg/5ml；④眼膏：1%，3%。

棕榈氯霉素（无味氯霉素，其70mg相当于氯霉素40mg），①混悬剂：25mg/ml；②颗粒剂：0.1g/袋。

甲砜霉素 Thiamphenicol

甲砜霉素

（孙安修）

第九章

硝基咪唑类、噁唑烷酮类、磷霉素类、磺胺类及其他抗菌药物

本章药物包括：①硝基咪唑类；②噁唑烷酮类；③磷霉素类；④磺胺类；⑤其他抗菌药物。

一、硝基咪唑类

本类药物包括甲硝唑、替硝唑、奥硝唑、左奥硝唑、吗啉硝唑等。

硝基咪唑类对革兰氏阴性和阳性厌氧菌，包括脆弱拟杆菌、艰难梭状芽孢杆菌等均有良好的抗菌活性。还具有抗破伤风梭状芽孢杆菌、抗滴虫和抗阿米巴原虫的作用。

硝基咪唑类中的甲硝唑、替硝唑其抗菌作用机制可能是抑制细菌脱氧核糖核酸的合成，干扰细菌的生长繁殖，最终导致细菌死亡，对阿米巴原虫是抑制其氧化还原反应，使原虫氮链发生断裂。奥硝唑是以有细胞毒作用的药物原型或活性代谢物作用于厌氧菌、阿米巴、滴虫等细胞的DNA，使其螺旋结构断裂或阻断其转录复制而致使其死亡。

硝基咪唑类适用于厌氧菌，特别是脆弱拟杆菌所致的口腔、腹腔、女性生殖道、下呼吸道、骨和关节等部位的感染；对幽门螺杆菌感染的消化性溃疡及四环素耐药艰难梭状芽孢杆菌所致的假膜性小肠结肠炎效果好，与破伤风抗毒素合用治疗破伤风。本类药物对阿米巴原虫和滴虫等疗效另章详述。

硝基咪唑类可见双硫仑样反应、胃肠道反应、过敏反应、外周神经炎等。

甲硝唑 Metronidazole

【又名】 灭滴灵，灭滴唑，Flagyl。

【医保分类】 栓剂、阴道泡腾片、口服常释剂型、注射剂甲类，凝胶剂乙类，甲硝唑葡萄糖、甲硝唑氯化钠注射剂乙类。

【药动学】 口服吸收约95%，生物利用度：80%以上，血药浓度达峰时间：1~2h（口服）。血浆蛋白结合率：10%~20%。持续时间：12h。易通过血脑屏障及胎盘。脑脊液药浓度是血药浓度的43%。排泄：尿60%~80%（24h内，其

中 20% 为原型），也可从唾液、乳汁、精液及阴道分泌物中排出。$t_{1/2}$：约 8h。

【作用和用途】对多种厌氧菌如拟杆菌属（包括脆弱拟杆菌）、梭状芽孢杆菌属（包括破伤风梭状芽孢杆菌）、部分真杆菌、消化球菌和消化链球菌等有良好的作用。特别是对脆弱拟杆菌（常见于口腔、盆腔和腹腔）所致的腹腔、消化道、女性生殖道、下呼吸道、皮肤软组织、骨和关节、口腔等部位感染及败血症、心内膜炎、脑膜感染、应用抗生素引起的假膜性小肠结肠炎均有良好的防治作用。

对阿米巴滋养体、阴道毛滴虫、贾第鞭毛虫都有杀灭作用；对幽门螺杆菌也有作用。用途：①治疗肠道和肠外阿米巴病（如阿米巴肝脓肿、胸膜阿米巴病等），目前是治疗阿米巴病的首选药物；②对阴道滴虫病有特效，一个疗程治愈达 90%，重复治疗仍有 90% 有效，且不影响阴道正常菌丛的生长；③对毛囊虫病、痤疮、酒渣鼻及幽门螺杆菌感染导致的消化性溃疡等，本品亦有一定疗效。

【用法和用量】①口服（轻症病例），成人 0.25~0.5g/ 次，1 次 /6h，每日量不超过 4g；小儿 20~50mg/（kg·d），分 3~4 次，疗程不低于 7d；②静脉滴注（重症病例），成人首剂 15mg/kg，6h 后改维持量每次 7.5mg/kg，1 次 /6~8h，1 次最大剂量不超过 1g；小儿每次 7.5mg/kg，临用时将药物稀释至 8mg/ml 以下，滴注 1h，疗程一般为 7~10d 或根据病情而定，病情好转可改为口服；③预防手术感染：口服，成人于术前 48h 开始，每 8h 用 0.5g，最后一次用药最晚在术前 12h，或在术前滴注 7.5mg/kg；④阿米巴病：成人，肠道阿米巴病，口服 0.4~0.6g/ 次，3 次 /d，疗程 7d；肠外阿米巴病，0.6~0.8g/ 次，3 次 /d，疗程 20d；小儿阿米巴病：35~50mg/（kg·d），分 3 次服，疗程 10d；⑤滴虫病：已婚男女双方均需服药，口服 0.2g/ 次，3~4/d，另每晚以泡腾片 0.2g 或栓剂 0.5g 放入阴道内；小儿 15~25mg/（kg·d），分 3 次服，均 7~10d 为一个疗程；⑥贾第鞭毛虫病：成人 0.4g/ 次，3 次 /d，疗程 5~10d；小儿 15~25mg/（kg·d），分 3 次服，连服 10d；⑦幽门螺杆菌相关性胃炎及消化性溃疡：成人口服，0.5g/ 次，3 次 /d，并与其他抗生素联用，疗程 7~14d；⑧酒渣鼻：5%~10% 甲硝唑霜局部涂抹，必要时可口服，0.2g/ 次，3 次 /d。

【主要不良反应】①大量口服常见消化道反应；口中常有金属味；偶见舌炎、口腔炎，以及头晕、头痛，故使用 0.8g/ 次剂量时应谨慎；②亦可有皮疹、瘙痒、阴道及尿道烧灼感、排尿困难等；③尚可有共济失调、精神错乱、周围神经炎、惊厥等。

【孕妇、哺乳期妇女用药安全性】孕妇、哺乳期妇女禁用。

【禁忌和慎用】有中枢神经系统疾病、血液病者禁用。

【注意事项】①在重复疗程前宜行白细胞计数，治疗中发现运动失调立即停药；②治疗阴道滴虫时应注意阴部卫生，每日更换内裤，消毒洗涤用具，以免重复感染；③患者尿可能呈红棕色，系因存在药物衍生的水溶性色素之故；④重复治疗应间隔4~6周；⑤用药期间及停药5d内不宜饮酒。本品可干扰乙醇的氧化过程，导致体内乙醛蓄积，出现双硫仑样反应（面部潮红、恶心、呕吐、腹痛、气促，心率加快，血压降低、嗜睡，幻觉等），故在用药期间及停药后1周内，禁止饮酒和含乙醇的药品及饮料。

【药物相互作用】①甲硝唑+红霉素+TMP口服治疗牙周病有良好效果；②本品能增强华法林等抗凝血药的作用；苯巴比妥和皮质激素可降低血浆中本品的浓度；与西咪替丁合用，可减缓本品代谢及排泄，$t_{1/2}$延长。

【剂型与规格】①片剂：0.2g，0.5g；②阴道泡腾片：0.2g；③栓剂：0.5g，1g；④注射液：0.05g/10ml，0.1g/20ml，0.5g/100ml，0.5g/250ml，1.25g/250ml；⑤霜剂：5%，10%。

替硝唑 Tinidazole

【医保分类】口服常释剂型甲类，注射剂乙类，替硝唑葡萄糖、替硝唑氯化钠注射剂乙类。

【药动学】口服吸收迅速完全，生物利用度：80%以上，血药浓度达峰时间：2h（口服）。可通过胎盘、血脑屏障。血浆蛋白结合率：12%。代谢：肝。排泄：尿（25%原型，12%代谢物）。$t_{1/2}$：12~14h。

【作用和用途】对厌氧菌有强大抗菌活性。对脆弱拟杆菌、梭状芽孢杆菌、幽门螺杆菌、消化球菌和消化链球菌、痤疮丙酸杆菌等有较强抗菌活性。用于其所致的口腔、胸腔、腹腔、呼吸道、阴道、盆腔、子宫内膜、卵巢等部位的感染，以及阿米巴病、阴道滴虫病、贾第鞭毛虫病、胃及十二指肠溃疡等。

【用法和用量】口服，成人首日2g，以后1g/次，1次/d；静脉滴注：0.8g/d，一般用药5~6d，以后视病情而定。①预防厌氧菌感染：术前12h单次口服2g或术前及术后12h各静脉给药0.8g（加入5%葡萄糖注射液或等渗氯化钠注射液中滴注，每0.8g滴注40min）。②阿米巴病：肠阿米巴病，成人口服2g/次，1次/d，连用2~3d，亦可0.6g/次，2次/d，连用5d，必要时可延长至10d；小儿50mg/(kg·d)，1次/d，连用3d。阿米巴肝病，成人口服2g/次，1次/d，连用3d，必要时可用至5d；或0.6g/次，2次/d，连用5d，必要时可用至10d；小儿按50mg/(kg·d)，1次/d，连用5d。肝内有脓液者应同时配合抽取。③阴道滴虫病：成人口服2g，1次顿服，必要时可重复1次或0.15g/次，3次/d，连用5d，已婚夫妇男女双方同治；小儿按50mg/kg，1次顿服。必要时可重复1次。④贾第鞭毛虫病：成人口服2g，1次顿服，必要时可重复1次，或0.15g/次，2次/d，连用

7d；小儿 50mg/kg，1 次顿服，必要时可重复 1 次。⑤急性牙龈炎：成人一次服 2g。

【主要不良反应】不良反应较轻微，主要为恶心、呕吐、上腹痛、食欲下降及口腔金属味，可有头痛、眩晕、皮肤瘙痒、皮疹、便秘及全身不适。此外还可有血管神经性水肿、中性粒细胞减少、双硫仑样反应及黑尿，偶见滴注部位轻度静脉炎。高剂量时也可引起癫痫发作和周围神经病变。

【孕妇、哺乳期妇女用药安全性】妊娠 3 个月内应禁用。3 个月以上的孕妇只有具明确指征时才选用本品。哺乳期妇女应避免使用，若必须用药应暂停哺乳，并在停药 3d 后方可授乳。

【禁忌和慎用】有活动性中枢神经系统疾病和血液病者禁用。

【注意事项】本品应在餐时或餐后即服。

【剂型与规格】①片剂：0.1g，0.5g；②注射液：0.2g，0.4g，0.8g，1.6g。

奥硝唑 Ornidazole

【又名】圣诺，圣诺安，圣诺康，滴比露，氯丙硝唑，Tiberal。

【医保分类】注射剂、口服常释剂型乙类。

【药动学】口服吸收良好，生物利用度 >90%，血药浓度达峰时间：1~2h（口服）；可维持有效血药浓度 48h。血浆蛋白结合率 <15%。代谢：肝。排泄：尿（代谢物 63%）。$t_{1/2}$：12~14h。

【作用和用途】同替硝唑。

【用法和用量】①通常口服，成人 0.5g/ 次，2 次 /d；小儿（体重不足 35kg）按 20mg/（kg·d），分 2 次，体重 >35kg 则按成人剂量。②必要时采用静脉滴注：成人首剂 0.5~1g，溶于 0.9% 氯化钠注射液或 5% 葡萄糖注射液中，浓度 2.5~5mg/ml，滴注 30min，以后滴注 0.5g/12h，连用 3~6d。患者症状改善改口服；小儿 20~30mg/（kg·d），每 12h 滴注 1 次。③手术前后预防：成人于术前 1~2h 滴注 1g，术后 12h、24h 各滴注 0.5g。④阿米巴病：阿米巴痢疾，成人每晚服 1.5g；小儿体重 >35kg，每晚服 1.5g，体重 <35kg，餐后顿服 40mg/kg，均连服 3d。其他阿米巴病，成人口服 0.5g/ 次，2 次 /d；小儿体重 >35kg，0.5g/ 次，2 次 /d，体重 <35kg，一日顿服 25mg/kg，均连服 5~10d。严重阿米巴病：成人首剂静脉滴注 0.5~1g，滴注不少于 30min，以后 0.5g/12h，共 3~6d；小儿按 20~30mg/（kg·d），每 12h 滴注 1 次，共 3~6d。⑤滴虫病（夫妇同治）：急性滴虫病，成人夜间顿服 1.5g，女子也可顿服 1g，同时 0.5g 阴道给药；小儿一日顿服 25mg/kg；慢性滴虫病，成人口服 0.5g/ 次，2 次 /d；疗程 5d。⑥贾第鞭毛虫病：成人夜间顿服 1.5g，用药 1~2d；小儿体重 >35kg，剂量疗程同成人，体重 <35kg，顿服 40mg/kg，共服 1~2d。

【主要不良反应】可见胃部不适、恶心、呕吐、口腔异味、头痛、困倦、眩晕、四肢麻木、运动失调、神经错乱、皮疹、瘙痒、紫癜、氨基转移酶和胆红素升高、血白细胞减少等。

【孕妇、哺乳期妇女用药安全性】妊娠早期和哺乳期妇女慎用。

【禁忌和慎用】①各种器官硬化症，脑和脊髓病变，慢性酒精中毒者禁用；②3 岁以下儿童不建议使用注射剂；③中枢神经系统疾病（尤其是癫痫）、肝病、酗酒者慎用。

【注意事项】①根据病情，尽量采用口服治疗；②使用本品注射剂静脉滴注时，先将其溶解于 50~100ml 的 0.9% 氯化钠注射液或 5% 葡萄糖注射液中，终浓度为 2.5~5mg/ml；③治疗阴道滴虫病参见甲硝唑相关内容；④使用本品期间无须戒酒。

【剂型与规格】①片剂：0.5g；②注射剂：0.5g。

左奥硝唑 Levornidazole

【又名】优诺安。

【医保分类】左奥硝唑氯化钠注射剂乙类。

【作用和用途】用于治疗由脆弱拟杆菌、狄氏拟杆菌、卵圆拟杆菌、多形拟杆菌、普通拟杆菌、梭状芽孢杆菌、真杆菌、消化球菌和消化链球菌、幽门螺杆菌、黑色素拟杆菌、梭杆菌、CO_2 噬纤维菌、牙龈拟杆菌等敏感厌氧菌所引起的多种感染性疾病。

【用法和用量】静脉滴注，滴注时间为每瓶（100ml，浓度为 5mg/ml）0.5~1h 内滴完，用量如下。①术前术后预防用药：成人手术前 1~2h 静脉滴注 1g 左奥硝唑，术后 12h 静脉滴注 0.5g，术后 24h 静脉滴注 0.5g。②治疗厌氧菌引起的感染：成人起始剂量为 0.5~1g，然后每 12h 静脉滴注 0.5g，连用 5~10d。如患者症状改善，可改为口服给药，0.5g/ 次，1 次 /12h。③儿童用量为每日 20~30mg/kg，每 12h 静脉滴注 1 次。④如果患者的肝脏功能严重受损，建议给药间期延长 1 倍。

【主要不良反应】①消化系统：包括轻度胃部不适、胃痛、口腔异味等；②神经系统：包括头痛及困倦、眩晕、颤抖、四肢麻木、痉挛和精神错乱等；③过敏反应：如皮疹、瘙痒等；④局部反应：包括刺感、疼痛等；⑤其他：白细胞减少等。

【孕妇、哺乳期妇女用药安全性】妊娠早期（怀孕前 3 个月）和哺乳期妇女禁用。

【禁忌和慎用】①禁用于对本品及硝基咪唑类药物过敏的患者；②禁用于中枢神经系统有器质性病变的患者，如癫痫患者、各种器官硬化症患者等；

③禁用于造血功能低下患者、慢性酒精中毒患者。

【药物相互作用】①同其他硝基咪唑类药物相比，本品对乙醛脱氢酶无抑制作用；②因为有报道奥硝唑能抑制抗凝血药华法林的代谢，使其半衰期延长，增强抗凝血药的药效，当与华法林同用时，应注意观察凝血酶原时间并调整给药剂量，所以左奥硝唑也应给予注意；③据文献报道，奥硝唑与呋布西林钠、萘夫西林钠、奥美拉唑、沃必唑、注射用炎琥宁、阿洛西林钠存在配伍禁忌，左奥硝唑在使用时也应注意。

【剂型与规格】注射剂：0.5g。

【医保限制】注射剂限二线用药。

二、噁唑烷酮类

目前仅有利奈唑胺。

利奈唑胺 Linezolid

【又名】斯沃，利奈唑烷。

【医保分类】口服常释剂型、利奈唑胺葡萄糖注射剂乙类。

【药动学】口服吸收迅速完全，近 100%，血药浓度达峰时间：1.5h（口服）。血浆蛋白结合率：31%。排泄：尿 30%［其中羟乙基氨基乙酸代谢物（代谢物 B）占 40%，氨基乙氧基乙酸代谢物（代谢物 A）占 10%］。$t_{1/2}$：4.4~5.2h。

【作用和用途】本品为合成的噁唑烷酮类药物，其抗菌机制是与细菌细胞 50S 亚基的 23S 核糖体 RNA 上的位点相结合，阻止其形成具有功能性的 70S 复合物，从而抑制了细菌细胞染色体的转录过程而发挥抗菌作用。本品对革兰氏阳性菌（包括对其他抗生素耐药的细菌）有效，是目前对耐万古霉素肠球菌唯一有效的药物。适用于耐万古霉素屎肠球菌所致的系统感染，如败血症、新生儿肺炎以及去甲万古霉素治疗无效的 MRSA、MRSE。

【用法和用量】口服或静脉滴注：成人 0.6g/ 次，1 次 /12h，较轻感染可 0.4g/ 次，1 次 /12h。

【主要不良反应】可见胃肠道反应及失眠、头痛、头晕、皮疹、药物热等。检验可见血小板、白细胞、中性粒细胞减少，GOT、GPT、酯酶、淀粉酶、总胆红素、BUN 和肌酐等的变化。

【孕妇、哺乳期妇女用药安全性】孕妇、哺乳期妇女慎用。

【禁忌和慎用】高血压患者慎用。

【注意事项】①本品可空腹或食后服用（注意避开高脂饮食）；②使用本品必须要有明确的指征并应控制使用，对一般肠球菌（对其他药物尚敏感者）感染尽量避免首先使用本品。

【药物相互作用】①本品有可逆的非选择性单胺氧化酶抑制作用，服药期间对含酪胺的食物（如奶酪、豆制品、肉干）及饮料（如啤酒、红酒等）应加控制；②肾上腺素能药物（如伪麻黄碱、苯丙醇胺、多巴胺、肾上腺素等）、5-HT再摄取拮抗药（如抗抑郁药）与本品合用可产生不良反应。

【剂型与规格】①片剂：0.4g；②注射剂：0.2g，0.4g。

【医保限制】口服常释剂型和利奈唑胺葡萄糖注射剂限万古霉素治疗不可耐受的重症感染的二线治疗，限耐万古霉素的肠球菌感染。

三、磷霉素类

磷霉素类市场上主要品种是磷霉素，包括磷霉素钙、注射用磷霉素钠。

磷霉素 Fosfomycin

【又名】美乐力，復安欣，复安欣，维尼康，赐福美仙。

【医保分类】注射剂甲类，口服常释剂型、磷霉素氨丁三醇口服散剂与颗粒剂乙类。

【药动学】口服吸收30%~40%，血药浓度达峰时间：1.5~2h（口服）。不与血浆蛋白结合，易透过血脑屏障。脑脊液药浓度是血药浓度的50%以上（脑膜炎症时）。排泄：尿90%。$t_{1/2}$：1.5~2h，肾功能不全时可延长至6~12h。

【作用和用途】抗菌谱广。对葡萄球菌属和链球菌属有较强抗菌活性。对大肠埃希菌、志贺菌属及沙雷菌属也有良好抗菌活性。对铜绿假单胞菌、变形杆菌属、产气肠杆菌、肺炎克雷伯菌和部分厌氧菌也有一定抗菌活性。其钙盐主要用于敏感菌所致肠道与尿路、口腔、耳、咽喉部和皮肤软组织感染；钠盐用于敏感菌所致呼吸道感染，与其他抗菌药物联合，也可用于腹膜炎、骨髓炎及败血症和脑膜炎。

【用法和用量】①口服（磷霉素钙）：一般用于尿路感染及轻症感染，成人2~4g/d，小儿50~100mg/（kg·d），均分3~4次。②静脉滴注（磷霉素钠）：成人4~12g/d，严重感染可用至16g/d；小儿0.1~0.3g/（kg·d）。用5%葡萄糖注射液或5%葡萄糖氯化钠注射液溶解后分2~3次静脉滴注（每4g磷霉素溶于至少250ml液体中）。滴注射间应在1~2h以上。

【主要不良反应】一般轻微；可见胃肠道反应、皮疹、一过性转氨酶升高。肌内注射局部疼痛和硬结，静脉给药过快可致血栓性静脉炎、心悸等。

【孕妇、哺乳期妇女用药安全性】孕妇慎用，哺乳期妇女禁用。

【禁忌和慎用】①5岁以下小儿禁用注射剂；②5岁以上儿童、老年人、肝肾功能不全者慎用。

【注意事项】①与其他抗菌药物无交叉耐药性；②本品每克含Na^+ 333mg

(14.5mmol),使用时应注意钠盐平衡。

【药物相互作用】①与β-内酰胺类、氨基糖苷类、四环素类、红霉素、氯霉素、林可霉素联合使用,有协同作用;②不宜与钙剂、镁盐配伍;③不能与氟喹诺酮类药物在同一输液瓶中使用,也不可经同一输液通道使用,临床应分开使用。

【剂型与规格】①片剂(胶囊):0.1g,0.25g,0.5g;②注射剂:0.5g,1g,2g,4g。

规格换算:1mg=1 000U。

四、磺　胺　类

磺胺类的使用近年来逐渐减少,目前常用的是复方磺胺甲噁唑、柳氮磺吡啶(SASP)。

磺胺类属于广谱抑菌剂,对大多数革兰氏阳性菌和阴性菌有良好的抗菌活性,其中最敏感的是A组链球菌、肺炎链球菌、脑膜炎奈瑟菌、淋病奈瑟菌、鼠疫耶尔森菌和诺卡菌属;对沙眼衣原体、放线菌、疟原虫、卡氏肺孢子虫和弓形虫滋养体也有抑制作用,磺胺米隆(甲磺灭脓,SML)和磺胺嘧啶银(SD-Ag)对铜绿假单胞菌有效。

磺胺类药物因其结构和对氨基苯甲酸(PABA)相似,与其竞争二氢叶酸合酶,阻碍细菌二氢叶酸的合成,从而发挥抑菌作用。

磺胺类药物对流行性脑脊髓膜炎首选磺胺嘧啶(SD),亦用作易感者的预防。磺胺异噁唑(SIZ)用于泌尿系统感染,复方磺胺甲噁唑(SMZ-TMP)用于伤寒、副伤寒、呼吸道感染等。柳氮磺吡啶(SASP)用于溃疡性结肠炎,SML和SD-Ag适用于烧伤创面感染,磺胺醋酰(SA)用于沙眼、结膜炎及角膜炎。

本类药物值得注意的是:①全身性感染用药应注意足够的剂量和疗程,首剂应该用加倍量(突击量);②用药1周以上应适当补充维生素K和维生素B_1;③为了预防肾损害应服用同等剂量碳酸氢钠,并多饮水,使尿量保持1.5L/d以上;④可致肝损害,甚至急性重型肝炎,故肝功能受损者避免使用;⑤与口服抗凝血药、口服降血糖药、甲氨蝶呤、苯妥英钠和硫喷妥钠等合用,可使它们作用时间延长或毒性发生;⑥不宜与抗酸药(铝、镁盐等)同服(减少磺胺类药物在胃肠道的吸收);⑦使用青霉素类药物的患者最好避免同时使用本类药物,以免有可能干扰其杀菌作用;⑧尽量避免局部用药(SML、SD-Ag、SA例外);⑨用药1周以上者,每2~3日查一次尿常规,如发现血尿应立即停药,根据需要服用4%碳酸氢钠溶液(必要时可静脉滴注)。

复方磺胺甲噁唑 Compound Sulfamethoxazole

【又名】复方新诺明，SMZ-TMP。

【医保分类】口服常释剂型甲类，注射剂乙类。

【药动学】本品中的磺胺甲噁唑（SMZ）和甲氧苄啶（TMP）口服后自胃肠道吸收完全，均可吸收给药量的90%以上，并可穿透血脑屏障，达治疗浓度，血药浓度达峰时间：1~4h。代谢：肾；排泄：尿。SMZ和TMP的$t_{1/2}$分别为10h和8~10h。

【作用和用途】近年来由于许多临床常见病原菌对本品常呈现耐药，故治疗细菌感染需参考药敏试验结果。

适应证为敏感菌株所致的下列感染：①大肠埃希菌、克雷伯菌属、肠杆菌属、奇异变形杆菌、普通变形杆菌和摩根菌属敏感菌株所致的尿路感染；②肺炎链球菌或流感嗜血杆菌所致2岁以上小儿急性中耳炎；③肺炎链球菌或流感嗜血杆菌所致的成人慢性支气管炎急性发作；④由福氏或宋氏志贺菌敏感菌株所致的肠道感染、志贺菌感染；⑤卡氏肺孢子虫肺炎的治疗，本品系首选；⑥卡氏肺孢子虫肺炎的预防，可用已有卡氏肺孢子虫病至少一次发作史的患者，或人类免疫缺陷病毒（HIV）成人感染者，其CD4淋巴细胞计数≤200/mm^{3}或少于总淋巴细胞数的20%；⑦由产肠毒素大肠埃希菌所致的旅行者腹泻。

【用法和用量】口服，2片/次，1次/12h。首剂可加倍。

【主要不良反应】过敏反应较为常见，可表现为药疹，严重者可发生渗出性多形红斑、剥脱性皮炎和大疱性表皮松解萎缩性皮炎等；也有表现为光敏反应、药物热、关节及肌肉疼痛、发热等血清病样反应。偶见过敏性休克。

【孕妇、哺乳期妇女用药安全性】孕妇宜避免应用；哺乳期妇女禁用。

【禁忌和慎用】①由于本品阻止叶酸的代谢，加重巨幼细胞贫血患者叶酸盐的缺乏，所以该病患者禁用本品；②小于2个月的婴儿禁用本品；③重度肝、肾功能损害者禁用本品。

【注意事项】如因服用本品引起叶酸缺乏时可同时服用叶酸制剂，后者并不干扰TMP的抗菌活性，因细菌并不能利用已合成的叶酸。如有骨髓抑制征象发生，应即停用本品，并给予叶酸3~6mg肌内注射，一日1次，使用2d或根据需要用药至造血功能恢复正常，对长期、过量使用本品者可给予高剂量叶酸并延长疗程。

【药物相互作用】不能与对氨基苯甲酸合用，对氨基苯甲酸可代替本品被细菌摄取，两者相互拮抗。

【剂型与规格】①片剂：120mg，每片含 SMZ 100mg、TMP 20mg；480mg，每片含 SMZ 400mg、TMP 80mg；②注射液：480mg，每支含 SMZ 400mg、TMP 80mg。

柳氮磺吡啶 Sulfasalazine

【又名】柳氮磺胺吡啶，Salicylazosulfapyridine，Salazosulfapyridine，SASP。

【医保分类】口服常释剂型、栓剂甲类。

【药动学】口服后吸收较少。代谢：肠（分解为磺胺吡啶和 5- 氨基水杨酸）。分解产物绝大部分由肾排出。$t_{1/2}$：7.6h。

【作用和用途】本品为 5- 氨基水杨酸与磺胺吡啶的偶氮化合物，在肠微生物作用下分解成磺胺吡啶（SP）和 5- 氨基水杨酸，前者具有微弱的抗菌作用，并发挥载体作用阻止 5- 氨基水杨酸盐在胃和十二指肠吸收。后者在结肠中呈现抗菌消炎和免疫抑制作用，适用于慢性溃疡性结肠炎的治疗，能抑制溃疡性结肠炎的急性发作并延长其缓解期。也可用于节段性回肠炎，栓剂用于溃疡性直肠炎。亦用于治疗类风湿关节炎。

【超说明书适应证】中华医学会风湿病学分会发布的《强直性脊柱炎诊断及治疗指南》推荐用于强直性脊柱炎。

【用法和用量】

（1）慢性溃疡性结肠炎：①口服，成人开始 2~3g/d，分 3~4 次，如无消化道或过敏反应，则增至 4~6g/d。症状好转后，逐渐减量至 1.5~2g/d，并维持之，直至症状消失后还需维持用药数个月。过早停药容易复发。小儿：开始，口服 40~60mg/（kg·d），分 3~6 次，取得一定疗效后改维持量 30mg/（kg·d），分 4 次。②灌肠：如口服不能耐受，则可灌肠治疗。用本品 2g 粉剂（或同时加白及粉 3g），加在 0.9% 氯化钠溶液 20~200ml 中，均匀混合后灌肠，1~2 次 /d。

（2）类风湿关节炎：适用于较早期的轻症患者，一般从小剂量开始。如第 1 周，每晚口服 0.25g；第 2 周，早晚各 0.25g；第 3 周，早 0.25g，晚 0.5g；第 4 周，早晚各 0.5g。如 2 个月后未出现不良反应，剂量可增至 3g/d，同时合用甲氨蝶呤 7.5~15mg/d（每周用药 1d），可增加疗效。

【主要不良反应】过敏反应较为常见，可表现为药疹，严重者可发生渗出性多形红斑、剥脱性皮炎和大疱性表皮松解萎缩性皮炎等；也有表现为光敏反应、药物热、关节及肌肉疼痛、发热等血清病样反应。

【孕妇、哺乳期妇女用药安全性】孕妇、哺乳期妇女应禁用。

【禁忌和慎用】①2 岁以下小儿禁用；②肝、肾功能不全患者慎用。

【注意事项】①本品在治疗慢性溃疡性结肠炎时，对轻症患者比重症患者起效快、疗效好，重症患者宜同时联合激素或硫唑嘌呤治疗，可取得较为满意疗效；②灌肠液中可加氢化可的松及普鲁卡因；③长期用药可影响精子活动能力；④在使用前及使用后对血细胞计数、肝肾功能进行评估和监测；⑤治疗期间出现喉咙痛、发烧、全身不适、面色苍白、紫瘢、黄疸等，应立即就诊，这表示骨髓抑制、溶血或肝毒性的发生。

【剂型与规格】①肠溶片：0.25g；②栓剂：0.5g。

磺胺嘧啶 Sulfadiazine

【医保分类】口服常释剂型、注射剂甲类，口服液体剂乙类。

【药动学】口服吸收 70% 以上，但吸收较缓慢，血药浓度达峰时间：3~6h。血浆蛋白结合率：38%~48%。可透过血 - 脑脊液屏障，脑膜无炎症时，脑脊液中药物浓度约为血药浓度的 50%，脑膜有炎症时，脑脊液中药物浓度可达血药浓度的 50%~80%。排泄：尿（原型 60%~85%）。肾功能正常者 $t_{1/2}$：8~13h。肾衰竭者 $t_{1/2}$：48~72h。

【作用和用途】中效磺胺类药物。对非产酶金黄色葡萄球菌、化脓性链球菌、肺炎链球菌、大肠埃希菌、克雷伯菌属、沙门菌属、志贺菌属、淋球菌、脑膜炎球菌、流感嗜血杆菌具有抗菌作用，此外在体外对沙眼衣原体、星形诺卡菌、疟原虫和弓形虫也有抗微生物活性。本品抗菌活性同磺胺甲噁唑。但近年来细菌对本品的耐药性增高，尤其是链球菌属、奈瑟菌属以及肠杆菌科细菌。

首先用于流行性脑脊髓膜炎的预防，普通型流行性脑脊髓膜炎的治疗，诺卡菌属引起的肺部感染、脑膜炎和脑脓肿的治疗，与乙氨嘧啶合用治疗弓形虫病；也可用于敏感菌所致急性支气管炎、轻度肺炎、中耳炎、皮肤软组织感染，与 TMP 相同，有协同抗菌作用。

【用法和用量】

（1）片剂：口服。①预防流行性脑脊髓膜炎：成人 0.5g/ 次，2 次 /d，连服 7d；小儿 0.5g/d，分 2 次服，连用 2~3d；②治疗流行性脑脊髓膜炎：成人，首剂 2g，以后 1g/ 次，4 次 /d。

（2）注射剂：静脉注射或静脉滴注。治疗流行性脑脊髓膜炎，成人首剂 50mg/kg，维持量 100mg/（kg·d），分 3~4 次；小儿 100~150mg/（kg·d），分 3~4 次。

【主要不良反应】①过敏反应较为常见，可表现为药疹，严重者可发生渗出性多形红斑、剥脱性皮炎和大疱性表皮松解萎缩性皮炎等；也有表现为光敏反应、药物热、关节及肌肉疼痛、发热等血清病样反应；②可出现中性粒细胞减少或缺乏症、血小板减少症及再生障碍性贫血，表现为咽痛、发热、苍白和出血倾向；③可出现溶血性贫血及血红蛋白尿，缺乏葡萄糖 -6- 磷酸脱氢酶（G-6-PD）患者应用磺胺类药物后易发生，在新生儿和小儿中较成人为多见；④可出现高胆红素血症和新生儿核黄疸，由于磺胺类药物与胆红素竞争蛋白结合部位，可致游离胆红素增高，新生儿肝功能发育不完善，故较易发生高胆红素血症和新生儿黄疸，偶可发生核黄疸；⑤可出现肝脏损害，表现为黄疸、肝功能减退，严重者可发生急性重型肝炎；⑥可出现肾脏损害，表现为结晶尿、血尿和管型尿，偶有患者发生间质性肾炎或肾小管坏死等严重不良反应；⑦中枢神经系统毒性反应偶可发生，表现为精神错乱、定向力障碍、幻觉、欣快感或抑郁感，一旦出现均需立即停药；⑧少见但可致命的反应如渗出性多形红斑、剥脱性皮炎、大疱性表皮松解萎缩性皮炎、急性重型肝炎、粒细胞缺乏症、再生障碍性贫血等血液系统异常，治疗时应严密观察，当皮疹出现时应立即停药。

【孕妇、哺乳期妇女用药安全性】孕妇宜避免应用，哺乳期妇女禁用本品。

【禁忌和慎用】①2 个月以下婴儿禁用；②肝、肾功能不良者禁用。

【注意事项】①药物在尿中溶解度低，易发生结晶尿；每次服用本品时应饮用足量水分。服用期间也应保持充足进水量，使成人每日尿量至少维持在 1 200ml 以上。如应用本品疗程长、剂量大时，除多饮水外宜同服碳酸氢钠。②由于本品在尿中溶解度低，出现结晶尿机会增多，故一般不推荐用于尿路感染的治疗。③由于本品能抑制大肠埃希菌的生长，妨碍 B 族维生素在肠内的合成，故使用本品超过 1 周者，应同时给予 B 族维生素以预防其缺乏。

【药物相互作用】①因本品有可能干扰青霉类类药物的杀菌作用，最好避免与此类药物同时应用；②合用尿碱化药可增加本品在碱性尿中的溶解度，使排泄增多；③不宜与含对氨苯甲酰基的局麻药如普鲁卡因、苯佐卡因、丁卡因等合用；④与口服抗凝血药、口服降血糖药、甲氨蝶呤、苯妥英钠和硫喷妥钠同用时，上述药物需调整剂量，因本品可取代这些药物的蛋白结合部位或抑制其代谢，以致药物作用时间延长或毒性发生；⑤与骨髓抑制药同用时可能增强此类药物潜在的不良反应，如有指征需两类药物同用时，应严密观察可能发生的毒性反应；⑥与避孕药（口服含雌激素者）长时间合用可导致避孕的可靠性减少，并增加经期外出血的机会；⑦与溶栓药合用时可能增大其潜在的毒性作用；⑧与肝毒性药物合用时可能引起肝毒性的发生率增高，对此类患者尤其是用药时间较长及以往有肝病史者应进行严密监测；⑨与光敏感药物（氟喹诺酮类）合用时可能发生光敏感的相加作用；⑩用药患者对维生素 K 的需要量增加，可适当补充维生素 K。

【剂型与规格】①片剂：0.5g；②注射剂：0.4g，1g。

其他磺胺类药物见表 9-1。

表 9-1 其他磺胺类药物

药名和制剂	作用和用途	用法和用量
复方磺胺嘧啶片 每片含磺胺嘧啶 400mg、TMP 50mg	作用和用途与磺胺嘧啶相同	口服,2 片 / 次,2 次 /d;首剂加倍
磺胺异噁唑 Sulfafurazole (SIZ) 片剂:0.5g	抗菌效力强于 SD。尿中浓度较高,可达 1 000~2 000mg/L,是治疗泌尿道感染的较好药物。与 TMP 合用治疗急慢性泌尿道感染,疗效可明显提高	口服,1g/ 次,4 次 /d,首剂加倍。小儿 50~100mg/(kg·d),分 4 次,首剂加倍
磺胺多辛(周效磺胺) Sulfadoxine 片剂:0.5g	作用与 SMZ 相似,$t_{1/2}$ 平均 170h。用于一般细菌感染,与乙胺嘧啶合用治疗耐氯喹恶性疟的治疗	首剂 1~1.5g,以后每 4~7d 服 0.5g
复方磺胺多辛片:每片含磺胺多辛 0.5g,乙胺嘧啶 25mg	作用和用途与磺胺多辛相同	
磺胺嘧啶银(烧伤宁,烧烫宁) Sulfadiazine Silve(SD-Ag) 乳膏(软膏):1%~2%	局部应用可发挥 SD 及硝酸银两者的抗菌作用;对铜绿假单胞菌抑制作用强大,同时具有收敛,促进创面愈合的作用。用于Ⅱ、Ⅲ度烧伤的治疗	乳膏或软膏:涂敷创面
磺胺米隆 Mafenide 水溶液或乳膏:5%~10%	局部应用能迅速渗入创面及结痂中而发挥作用,可抑制铜绿假单胞菌、金黄色葡萄球菌及破伤风梭状芽孢杆菌。适用于烧伤感染及化脓创面	局部湿敷:用 5%~10% 溶液;或软膏涂敷。较大创面应用时,不宜应用盐酸盐;本品不受脓液、坏死组织的影响

五、其他抗菌药物

莫匹罗星 Mupirocin

【又名】百多邦,Bactroban。

【医保分类】软膏剂乙类。

【药动学】本品涂于皮肤,可从损伤皮肤吸收约 0.25%,24h 角质层中仍可测到微量药物。吸收后迅速降解成无活性代谢物由肾排泄。

【作用和用途】本品为局部应用抗生素,抗菌作用主要是通过可逆性地与异亮氨酸转移RNA合成酶结合，阻止异亮氨酸渗入，终止细胞内含异亮氨酸的蛋白质合成而起到杀菌（高浓度时）或抑菌（很低浓度时）作用。对金黄色葡萄球菌包括MRSA、化脓性链球菌具有良好抗菌活性。对大肠埃希菌、流感嗜血杆菌、李斯特菌、奈瑟菌属亦有良好抗菌活性。

适用于金黄色葡萄球菌或链球菌所致的皮肤感染，如脓疱疮、毛囊炎、疖肿、皮肤溃疡。手术创口、小面积烧伤、皮肤外伤等继发感染；鼻部金黄色葡萄球菌及MRSA携带者。据报道在慢性肾衰竭透析患者用本品软膏外涂插管口，可使菌血症发生率降低67%。

【用法和用量】局部涂于患处。必要时可用敷料包扎或敷盖。3次/d，5d为一个疗程，必要时可重复一个疗程。

【主要不良反应】可有面部疼痛、烧灼感、红斑、瘙痒等。

【孕妇、哺乳期妇女用药安全性】孕妇、哺乳期妇女慎用。

【禁忌和慎用】严重肾功能不全者慎用。

【注意事项】①本品软膏不适合眼、鼻内使用，用于皮肤大面积烧伤需特别注意，以防吸收后引起肾损害；②长期应用本品易产生耐药性；③本品误入眼，用水冲洗即可。

【药物相互作用】与氯霉素联合应用时可降低本品抗菌活性。

【剂型与规格】软膏：每支5g（含莫匹罗星0.1g）。

硝呋太尔 Nifuratel

【又名】朗依。

【医保分类】口服常释剂型、阴道片乙类。

【药动学】尚无人体内药动学研究资料。体外试验表明本品不通过皮肤和黏膜。

【作用和用途】细菌性阴道病、滴虫性阴道炎、念珠菌性外阴阴道炎、阴道混合感染。

【用法和用量】阴道给药，1次/d，于晚上临睡前清洗外阴后，将本品1粒放入阴道后穹窿处，连用6d。建议使用1~2个疗程。

【主要不良反应】不良反应较少。临床使用本品后可出现轻度外阴灼热、阴道干涩和恶心。

【孕妇、哺乳期妇女用药安全性】孕妇、哺乳期妇女慎用。

【禁忌和慎用】葡萄糖-6-磷酸脱氢酶缺乏症（俗称蚕豆病）患者禁用。

【注意事项】①为获得较好疗效，尽量将本品置入阴道深处，第2天应进行阴道冲洗；②治疗期间应避免性生活；③使用本品期间勿饮用酒精饮料，因酒精会引起双硫仑样反应，表现为皮肤潮红、瘙痒、发热、头痛、恶心、腹痛、心动过速、血压升高、胸闷、烦躁等，故服药期间禁止饮酒，并避免使用含乙醇类其他药品；④为防止复发，男方应同时接受治疗，可用硝呋太尔口服片或油膏；⑤长期使用导致发生过敏反应时，应暂停用药或调整剂量；⑥请将此药品放在儿童不能接触的地方。

【剂型与规格】①片剂（胶囊）500mg；②软膏剂：0.5g。

夫西地酸 Fusidic Acid

【又名】立思丁，夫司名，奥络，褐霉素，Fucidin。

【医保分类】注射剂乙类。

【药动学】口服吸收迅速，血药浓度达峰时间：2~3h（口服）。分布全身组织，不易透过血脑屏障。血浆蛋白结合率：97%。排泄：胆汁。$t_{1/2}$：4.8~5.6h。

【作用和用途】夫西地酸为天然抗生素，具有甾体骨架，主要对革兰氏阳性菌及奈瑟球菌、结核分枝杆菌抗菌作用较强。本品作用于细菌核糖体，抑制 mRNA 的移位，阻断蛋白合成而导致细菌死亡。对金黄色葡萄球菌、凝固酶阴性的葡萄球菌有高度抗菌作用。对产酶金黄色葡萄球菌及 MRSA 亦有良好抗菌活性。对淋病奈瑟菌、脑膜炎奈瑟菌、难辨梭状芽孢杆菌、脆弱拟杆菌、白喉棒状杆菌、破伤风梭状芽孢杆菌、产气荚膜梭菌及炭疽杆菌亦敏感。

适用于葡萄球菌属（对其他抗生素耐药的细菌或其他抗生素治疗失败的）所致各种感染，如疖、痈、创面感染、关节炎、骨髓炎、肺炎、败血症、心内膜炎及难辨梭状芽孢杆菌所致的假膜性小肠结肠炎。

【用法和用量】①口服：成人用片剂或胶丸，一般 1.5g/d，1 次 /8h，严重时加倍；小儿用混悬剂，30~40mg/（kg·d）。②静脉滴注：成人 0.5g/ 次，3 次 /d（每天剂量不超过 2g）。每次所给剂量先用 10ml 缓冲液溶解，再用 0.9% 氯化钠注射液或 5% 葡萄糖注射液稀释至 250~500ml 中，缓慢滴注（应超过 2~4h）。

【主要不良反应】有消化道反应、皮疹，静脉给药可引起血管痉挛及静脉炎，偶见黄疸。

【孕妇、哺乳期妇女用药安全性】妊娠的后 3 个月，孕妇应避免使用。哺乳期妇女可使用本品。

【禁忌和慎用】早产儿或伴黄疸的新生儿慎用。

【药物相互作用】①与利福平、大环内酯类药物联合有协同作用；②与青霉素类合用有可能产生拮抗，应避免联合应用；③避免与氨基酸、血液制品等同瓶应用。

【剂型与规格】①片剂：0.25g；②混悬剂：0.25g/5ml；③注射剂：0.5g。

【备注】①细菌对本品与其他抗菌药物间无交叉耐药性；②细菌对本品易

产生耐药性，宜与其他抗菌药物联合应用。

【医保限制】注射剂限甲氧西林耐药阳性球菌感染。

达托霉素 Daptomycin

【又名】克必信。

【医保分类】注射剂乙类。

【药动学】血浆蛋白结合率：92%。排泄：尿 60%（24h 内，2/3 为原型）。不能透过血脑屏障。$t_{1/2}$：7.7~8.1h。

【作用和用途】本品适用于金黄色葡萄球菌（包括甲氧西林敏感和甲氧西林耐药）导致的伴发右侧感染性心内膜炎的血流感染（菌血症）。

【用法和用量】金黄色葡萄球菌（包括甲氧西林敏感和甲氧西林耐药）导致的伴发右侧感染性心内膜炎的血流感染（菌血症）：将 6mg/kg 本品溶解在 0.9% 氯化钠注射液中，以 30min 的时程滴注，1 次 /24h，至少 2~6 周。疗程应根据主管医师的实际诊断而定。使用本品超过 28d 的安全数据很有限。在Ⅲ期研究中，共有 14 名患者接受了超过 28d 的克必信治疗，其中 8 人治疗超过了 6 周。

【主要不良反应】最常见便秘、恶心、头痛、腹泻与呕吐。胃肠道的反应是由于药物对肠道菌群的影响。另外，健康志愿者接受该药多剂量静脉给药后出现一过性肌无力、肌痛及 CK 升高，不良反应在中止用药后自行消失或部分逆转。在任何剂量下，达托霉素均与神经毒性无关。

【孕妇、哺乳期妇女用药安全性】孕妇、哺乳期妇女慎用。

【禁忌和慎用】不能用于肺炎治疗。

【注意事项】①抗生素的使用可能会促进不敏感性菌的选择。如果在治疗过程中发生二次感染，应采取适当的措施。在未确认或强烈怀疑为细菌感染的情况下，使用本品不能为患者带来益处，反而会增加耐药菌发展的危险。②持续性或复发性金黄色葡萄球菌感染：患有持续性或复发性金黄色葡萄球菌感染或临床疗效欠佳的患者，应该进行重复血培养。

【剂型与规格】注射剂：500mg。

【医保限制】限有证据支持的金黄色葡萄球菌菌血症（含右心心内膜炎）。

利福昔明 Rifaximin

【又名】昔服申，金喜利，威利宁，万联福宁。

【医保分类】口服常释剂型、口服液体剂乙类。

【药动学】在鼠、犬和人体药动学的研究证明，本品经口服不被吸收（吸

收 <1%)。

【作用和用途】属于利福霉素类，对多种需氧革兰氏阳性菌和革兰氏阴性菌、厌氧菌均有高度抗菌活性，在感染性腹泻(旅行者腹泻)、肝性脑病、肠内胀气、憩室病、炎性肠病(IBD)以及幽门螺杆菌感染等疾病治疗中应用日趋广泛并取得了较好疗效。

利福昔明在肠道内有较高浓度，起效快、作用强、安全性高是其特点。

与利福平、利福定不同的是，利福昔明口服几乎不被肠道吸收，所以不用于结核病。

【用法和用量】成人口服，0.2g(1 粒)/ 次，3~4 次 /d。6~12 岁儿童口服，0.1~0.2g(0.5~1 粒)/ 次，4 次 /d。12 岁以上儿童，剂量同成人。可根据医嘱调节剂量和服用次数。除非是遵照医嘱的情况下，每一个疗程不应超过 7d。

【主要不良反应】部分患者用药后可出现恶心(通常出现在第一次服药后)，但症状可迅速消退。大剂量长期用药，极少数患者可能出现荨麻疹样皮肤反应。

【孕妇、哺乳期妇女用药安全性】孕妇、哺乳期妇女慎用。

【注意事项】①儿童连续服用本品不能超过 7d；②6 岁以下儿童建议不要服用本品片剂；③长期大剂量用药或肠黏膜受损时，会有极少量(<1%)被吸收，导致尿液呈粉红色。

【药物相互作用】口服利福昔明只有少于 1% 口服剂量经胃肠道吸收，所以利福昔明不会引起因药物的相互作用而导致的全身问题。

【剂型与规格】片剂(胶囊)：0.2g。

呋喃唑酮 Furazolidone

【又名】痢特灵，Furoxone，Nifurazolidone。

【医保分类】口服常释剂型甲类。

【药动学】口服不易吸收(5%)，胃肠道中浓度高。

【作用和用途】抗菌谱与呋喃妥因相似，但仅用于难以根除的幽门螺杆菌感染。

【用法和用量】口服，成人 0.1g/ 次，3~4 次 /d。

【主要不良反应】严重皮肤反应；剂量超过 0.4g/d，连续用药或总剂量超过 3g，即易引起多发性神经炎，应予警惕。

【孕妇、哺乳期妇女用药安全性】孕妇、哺乳期妇女禁用。

【禁忌和慎用】①14 岁以下儿童禁用；②葡萄糖 -6- 磷酸脱氢酶缺乏者禁用；③肾功能不全者慎用。

【注意事项】①服药期间和停药后 5d 内不宜饮酒或含酒精的饮料，否则可产生非常严重的双硫仑反应；②忌食富含酪胺的食物；③用药期间尿呈深黄色。

【药物相互作用】不宜与麻黄碱、间羟胺、左旋多巴等合用，否则可引起血压增高，甚至发生高血压危象。因为本品系一单胺氧化酶抑制剂。

【剂型与规格】片剂：0.1g。

【备注】国家药品监督管理局组织专家进行安全性再评价后认为，含呋喃唑酮的复方制剂存在严重不良反应，患者风险大于获益，并发布《关于停止生产销售使用含呋喃唑酮复方制剂的公告》，国家药品监督管理局决定复方雪胆呋喃唑酮胶囊、呋喃苦参黄连素片、二维呋喃唑酮片、谷海生片停止使用。

呋喃妥因 Nitrofurantoin

【又名】呋喃旦啶，呋喃坦啶，Furantoin，Furadantin。

【医保分类】口服常释剂型甲类。

【药动学】口服后吸收迅速而完全。血浆蛋白结合率：60%，在体内约50%很快被组织破坏，其余（40%~50%）以原型迅速自肾排出。血药浓度低，而尿中浓度高，一般剂量下可达50~250mg/L以上。$t_{1/2}$：约30min。

【作用和用途】对多种革兰氏阳性菌和阴性菌具有抑菌或杀菌作用，与其他抗菌药物之间无交叉耐药性。主要用于大肠埃希菌、肠球菌、葡萄球菌引起的肾盂肾炎、膀胱炎、尿道炎、前列腺炎等尿路感染。

【用法和用量】口服，成人0.1g/次，3~4次/d。小儿5~7mg/（kg·d），分3~4次。连续用药不宜超过2周。

【主要不良反应】①常见胃肠道反应；②末梢神经炎：这是一种较严重的反应，长期、大量使用易发生，表现有皮肤感觉异常、肌肉软弱无力、麻痹及运动障碍，往往迁延难愈；③长期使用也可造成肺损伤，如肺浸润或肺纤维化，老年患者用药后可突然发生寒战、咳嗽、喘息等类似心力衰竭症状；④偶可有过敏反应，如哮喘、皮疹、药物热等；精神症状，如烦躁、幻觉；以及溶血、黄疸等。

【孕妇、哺乳期妇女用药安全性】妊娠后期不宜应用，足月孕妇禁用；哺乳期妇女服用本品应停止哺乳。

【禁忌和慎用】葡萄糖-6-磷酸脱氢酶缺陷者，肾功能不全者，新生儿禁用。

【注意事项】①在pH5.5环境下的抗菌效力比pH 8环境下增强100倍，所以不宜与碳酸氢钠等可使尿液碱化药物合用；②发现末梢神经炎症状时应及时停药，并用维生素B_1、维生素B_6等治疗；③用药期间，应每24~48h查血、尿常规一次；④其褐色代谢产物可使尿呈深黄色，应向患者说明。

【剂型与规格】片剂：0.05g，0.1g。

甲氧苄啶 Trimethoprim

溴莫普林 Brodimoprim

甲氧苄啶和溴莫普林

（孙安修）

第十章

抗真菌药

药物分类 抗真菌药,分为:①唑类,如酮康唑、咪康唑、克霉唑、氟康唑、伊曲康唑、伏立康唑、联苯苄唑、益康唑、泊沙康唑等;②抗生素类,如两性霉素B、制霉菌素、卡泊芬净等;③丙烯胺类:如特比萘芬、布替萘芬;④嘧啶类:如氟胞嘧啶;⑤其他:如阿莫罗芬、美帕曲星等。

作用特点 根据致病真菌对人体入侵部位不同,真菌感染可分为:①浅表和局部真菌感染,常由表皮癣菌属、毛癣菌属、小孢子菌属及白念珠菌引起,主要侵犯皮肤、毛发、指(趾)甲、口腔、阴道、消化道等;②深部真菌感染,常由念珠菌、隐球菌、荚膜组织胞浆菌、粗球孢子菌、皮炎芽生菌等引起,主要侵犯内脏器官和深部组织,可引起脑膜炎、肺炎、败血症、心内膜炎、骨髓炎等。

抗真菌药发挥抗真菌作用,有的作用于真菌细胞膜,抗生素类中的两性霉素 B 和制霉菌素选择性地与真菌细胞膜中的麦角固醇结合,从而改变膜通透性,引起真菌细胞内小分子物质和电解质外渗,导致真菌生长停止或死亡;唑类干扰真菌细胞中麦角固醇的生物合成,使真菌细胞膜缺损,增加膜通透性,进而抑制真菌生长或使真菌死亡。丙烯胺类为鲨烯环氧酶的非竞争性、可逆性抑制剂,鲨烯环氧酶与鲨烯环化酶一起将鲨烯转化为羊毛固醇,在真菌细胞中,如果鲨烯不能转化为羊毛固醇,羊毛固醇向麦角固醇的转化也被阻断,继而影响细胞膜的结构和功能。氟胞嘧啶通过胞嘧啶透性酶作用而进入敏感真菌的细胞内,在胞嘧啶脱氨酶的作用下转化为氟尿嘧啶,从而影响 DNA 的合成,同时掺入 RNA,影响蛋白质合成,结果导致真菌被抑制或死亡。

用药原则 浅表和局部真菌感染,其治疗药物主要为唑类,如酮康唑、咪康唑、益康唑、克霉唑、联苯苄唑、制霉菌素、丙烯胺类抗真菌药、阿莫罗芬等;深部真菌感染其治疗药物有两性霉素 B 和唑类抗真菌药,如伊曲康唑、氟康唑、伏立康唑等。目前,两性霉素 B 为治疗深部真菌感染首选药物之一,对真菌性脑膜炎常与氟胞嘧啶联合,同时鞘内注射;治疗艾滋病患者隐球菌性脑膜炎则以氟康唑为首选,与氟胞嘧啶合用可增强疗效;对组织胞浆菌感染和芽生菌感染,伊曲康唑为首选;对多种耐氟康唑、两性霉素 B 的真菌深部感染,伏立康唑有显著疗效。

注意事项 由于长期不合理应用广谱抗生素、免疫抑制药、糖皮质激素、细胞毒类抗恶性肿瘤药以及放疗、化疗、器官移植、导管手术及艾滋病发生率的增加，人类真菌感染的发病率和严重性都在增加，特别是深部真菌感染。

一、唑类抗真菌药

氟康唑 Fluconazole

【又名】大扶康，麦道福慷，Biozolene，Diflucan，Elazor。

【医保分类】口服常释剂型甲类，注射剂、颗粒剂、氟康唑葡萄糖注射剂、氟康唑氯化钠注射剂乙类。

【药动学】口服吸收 90%~100%，血药浓度达峰时间：1~2h。血浆蛋白结合率：11%~12%。可透过血脑屏障。脑脊液药浓度是血药浓度的 80%（真菌性脑膜炎时）。排泄：尿 63%~80%。$t_{1/2}$：30h。

【作用和用途】第一代三唑类广谱抗真菌药，用于隐球菌、念珠菌所引起的深部、浅表和局部感染，如白念珠菌引起的肺部感染、腹腔感染、肝脓肿、肾盂肾炎、败血症及口腔、食管和阴道黏膜感染，隐球菌所致的脑膜炎。治疗艾滋病患者隐球菌性脑膜炎时本品首选。

【用法和用量】口服或静脉滴注：①隐球菌性脑膜炎，首日 0.4g，以后 0.2~0.4g/d，1 次 /d；②播散性念珠菌病、念珠菌败血症：首日 0.4g，以后 0.2g/d，1 次 /d；③口咽部念珠菌病：首日 0.2g，以后 0.1g/d，1 次 /d；④食管念珠菌病：同上剂量，也可 0.2g/d；⑤阴道念珠菌病：单剂 0.15g；⑥浅表真菌病（如手足癣、体癣、股癣、甲癣）：0.15g/ 次，1 次 / 周；⑦接受化疗或放疗而易感染真菌患者：预防用量为 50mg/d，一次服。以上用药的疗程依据病情而定。3~13 岁儿童：3~6mg/（kg·d）。

静脉滴注给药应先行稀释（可用 5% 葡萄糖注射液或林格溶液、氨基酸注射液、0.9% 氯化钠等）。滴注速度不超过 10ml/min（200mg/h）。

肾功能不全：Ccr 20~50ml/min，按上量 50%，Ccr 10~20ml/min，按上量 25%。

【主要不良反应】为咪唑类抗真菌药中毒性最低。可有胃肠道反应，皮肤过敏反应及头痛、头晕、失眠等。肿瘤患者使用后可能出现肝、肾及造血功能异常。少数艾滋病患者使用后引起皮肤大疱或多形红斑。偶见剥脱性皮炎（常伴随肝功能损害发生）。

【孕妇、哺乳期妇女用药安全性】孕妇慎用，哺乳期妇女不推荐使用。

【药物相互作用】①与华法林钠、磺酰脲类药物（氯磺丙脲、格列本脲、格列吡嗪、甲苯磺丁脲）及苯妥英等合用，本品抑制其代谢，故必须严密观察反应和调整剂量；②与利福平和异烟肼合用，可使本品血药浓度降低；③与氢氯噻嗪合用，可使本品血药浓度升高 40%；④与具有肝毒性药物联合，可使肝毒性发生率增加；⑤禁止与西沙必利合用。

【剂型与规格】①片剂（胶囊）：50mg，0.1g，0.15g，0.2g；②注射液：0.1g，0.2g。

伊曲康唑 Itraconazole

【又名】斯皮仁诺，Sporanox。

【医保分类】口服常释剂型、注射剂、口服液体剂、颗粒剂乙类。

【药动学】口服吸收良好：55%，血药浓度达峰时间：3~4h（口服）。血浆蛋白结合率：99.8%，对皮肤和阴道黏膜有较高亲和力。代谢：肝。排泄：尿、胆汁。$t_{1/2}$：20~30h。

【作用和用途】第一代三唑类广谱抗真菌药，对白念珠菌、球孢子菌、新型隐球菌、组织胞浆菌、类球孢子菌、芽生菌等均有作用。用于敏感真菌所致浅表局部及深部感染。组织胞浆菌和芽生菌感染的首选药物。

【用法和用量】口服。

（1）成人：①甲真菌病，连续疗法，0.2g/d，1 次 /d，连用 3 个月；冲击疗法：0.2g/ 次，2 次 /d，连服 1 周作为一个冲击疗程，隔 3 周后再用第 2 个冲击疗程（指甲感染需 2 个冲击疗程，趾甲感染需 3 个冲击疗程）。②体癣、股癣：0.1g/d，疗程 15d；手足癣：0.2g/ 次，2 次 /d，疗程 7d 或 0.1g/d，疗程 30d；花斑癣：0.2g/d，1 次 /d，疗程 7d。③念珠菌病：口腔念珠菌病，0.1g/ 次，1 次 /d，疗程 15d；念珠菌性阴道炎，0.2g/ 次，2 次 /d，疗程 1d 或 0.2g/ 次，1 次 /d，疗程 3d。④真菌性角膜炎：0.2g/ 次，1 次 /d，疗程 21d。⑤系统深部真菌感染：隐球菌（包括隐球菌性脑膜炎）、念珠菌、曲菌及组织胞浆菌等深部感染，静脉滴注，第 1~2 日，0.2g/ 次，2 次 /d，用 0.9% 氯化钠注射液 50ml 稀释，立即使用，滴注 1h；第 3 日起，0.2g/ 次，1 次 /d，14d 为一个疗程。口服，开始 0.2g/d，疗效欠佳时增至 0.4g/d，疗程时间根据临床和检验结果确定。

（2）儿童：全身性真菌感染，口服，3~5mg/（kg·d）。

【主要不良反应】较常见为胃肠道反应，如畏食、恶心、腹痛、便秘；较少见有头痛，可逆性转氨酶升高，月经紊乱，头晕和过敏反应（如瘙痒、红斑、风团和血管性水肿），充血性心力衰竭。长疗程治疗时（大约 1 个月）可见低钾血症、水肿、肝炎和脱发。偶见外周神经病变和 Stevens-Johnson 综合征。极罕见急性肝衰竭。

【孕妇、哺乳期妇女用药安全性】孕妇、哺乳期妇女慎用。

【禁忌和慎用】①充血性心力衰竭及其病史者禁用；②活动性肝病患者不

宜使用。

【药物相互作用】①胃酸降低时会影响本品的吸收，因此不能与抗酸药、H_2受体拮抗剂等同服，必要时至少相隔 2h；②本品与口服抗凝血药、环孢素、地高辛、甲泼尼龙等合用，应减少它们的用量；③与利福平、苯妥英钠合用应监测本品血药浓度；④与阿托伐他汀、辛伐他汀合用，可增加肌病或者横纹肌溶解的风险；⑤与口服降血糖药合用，可出现严重低血糖；⑥与两性霉素 B 合用，有相互拮抗作用；⑦忌与特非那定、西沙必利、洛伐他汀合用。

【剂型与规格】①片剂（胶囊）：50mg，0.1g，0.2g；②注射液：250mg（50ml）。

【医保限制】口服液体剂限有 HIV 诊断或免疫缺陷患者口腔或食管真菌感染；注射剂限重症侵袭性真菌感染。

伏立康唑 Voriconazole

【又名】威凡，Vfend。

【医保分类】口服常释剂型、注射剂、口服液体剂乙类。

【药动学】口服吸收好：96%，血药浓度达峰时间：1~2h（口服）。血浆蛋白结合率：60%。代谢：肝。排泄：尿（主要为代谢产物，1% 原型）。$t_{1/2}$：5~6h。

【作用和用途】第二代三唑类抗真菌药，广谱抗真菌，抗真菌活性为氟康唑的 10~500 倍。除对常见真菌有良好作用外，对一些少见的真菌，如分支霉菌属、链孢霉菌属及曲霉菌均有杀灭作用。适用于治疗曲霉菌、足分支霉菌、链孢霉菌等引起的严重感染。对多种耐氟康唑、两性霉素 B 的真菌深部感染有显著疗效。

【用法和用量】成人：口服，餐前 1h 餐后 2h。体重 >40kg 者，首日 0.4g/ 次，1 次 /12h，用 2 次；以后 0.2g/ 次，1 次 /12h。体重 <40kg 者，按上述减半。

静脉滴注：首日每次 6mg/kg，1 次 /12h，用 2 次，以后每次 4mg/kg，1 次 /12h。12 岁以上儿童用法与剂量同成人。本品应单独滴注，滴注前先用注射用水溶解，然后加入 0.9% 氯化钠或 5% 葡萄糖注射液 100~500ml 中静脉滴注，滴速最快每小时不超过 3mg/kg，每次滴注时间≥2h。本品不可静脉推注。

【主要不良反应】常见视觉障碍（18.7%）、发热（5.7%）、恶心（5.4%）、皮疹（5.3%）、呕吐（4.4%）、寒战（3.7%）、头痛（3%）、肝功能检查值升高（2.7%）、心动过速（2.4%）、幻觉（2.4%）。导致停药的最常见不良事件包括肝功能检查值升高、皮疹和视觉障碍。

【孕妇、哺乳期妇女用药安全性】孕妇、哺乳期妇女慎用。

【禁忌和慎用】2 岁以下小儿禁用。肝、肾疾病患者慎用。

【注意事项】①用药前应纠正电解质紊乱，包括低钾血症、低镁血症和低钙血症等；②不宜与血液制品或任何电解质补充剂同时滴注；③用药期间应避免驾驶或操纵机器。

【药物相互作用】①苯巴比妥、卡马西平、利福平可降低本品血药浓度，西咪替丁则可提高本品血药浓度，尽量避免合用；②本品抑制 P450 酶同工酶的活性，可使特非那定、西沙必利、环孢素、华法林、香豆素类、他汀类降血脂药、苯二氮䓬类、泼尼松、苯妥英等血药浓度升高，忌与它们合用。

【剂型与规格】①片剂：0.1g，0.2g；②注射剂：200mg。

【医保限制】限有明确的重度免疫缺陷诊断并发严重真菌感染的临床证据，曲霉菌肺炎或中枢神经系统感染。

泊沙康唑 Posaconazole

【又名】诺科飞，波萨康唑，Noxafil。

【医保分类】口服混悬液乙类。

【药动学】口服吸收迅速，生物利用度：8%~47%，进食和高脂肪餐可提高吸收和生物利用度。体内分布广泛，血浆蛋白结合率：98%~99%。代谢：肝（经葡糖醛酸化代谢成无活性物）；排泄：粪 77%，尿（少量原型）。$t_{1/2}$：16~31h。

【作用和用途】第一代三唑类广谱抗真菌药，适用于预防严重免疫受损者的播散性念珠菌病或曲霉菌属感染、口咽部念珠菌病（包括用伊曲康唑和氟康唑治疗无效的难治性口咽部念珠菌病）。

【超说明书适应证】中国医药教育协会感染疾病专业委员会、中华结核和呼吸杂志编辑委员会和中国药学会药物临床评价研究专业委员会发布的《抗菌药物超说明书用法专家共识》推荐用于治疗毛霉菌感染。

【用法和用量】随餐口服。

（1）预防严重免疫受损者的播散性念珠菌病或曲霉菌属感染：0.2g/ 次，3 次 /d，治疗时间取决于中性粒细胞减少或免疫抑制的恢复情况。

（2）口咽部念珠菌病：①首日，0.1g/ 次，2 次 /d；第 2 日起，0.1g/ 次，1 次 /d，连用 13d；②对伊曲康唑和 / 或氟康唑耐药者，0.4g/ 次，2 次 /d，用药时间根据病情和临床反应而定。

【主要不良反应】可有恶心、呕吐、腹泻、口干、头痛、头晕、失眠、肌肉骨骼痛、皮疹、瘙痒、水肿、高血压、低血压、Q-T 间期延长、心动过速、高血糖症、低钙血症、低钾血症、低镁血症、咳嗽、呼吸困难、GOT 及 GPT 升高、视觉障碍、视物模糊，罕见尖端扭转型室性心动过速、肾上腺皮质功能不全、肝衰竭。

【孕妇、哺乳期妇女用药安全性】孕妇、哺乳期妇女不宜用。

【禁忌和慎用】有肝功能不全、潜在心律失常风险者慎用。

【注意事项】①口服混悬液服用前应充分振摇；②长期应用宜定期检查肝

功能。

【药物相互作用】忌与特非那定、西沙必利、匹莫齐特、奎尼丁、麦角类生物碱联合应用。

【剂型与规格】①片剂：200mg，400mg；②口服混悬剂：4.2g。

【医保限制】本品系 2022 年国家协议期内谈判药品，限以下情况可以支付：①预防移植后（干细胞及实体器官移植）及恶性肿瘤患者有重度粒细胞缺乏的侵袭性曲霉菌和念珠菌感染；②伊曲康唑或氟康唑难治性口咽念珠菌病；③接合菌纲类感染。

酮康唑 Ketoconazole

【又名】采乐，里素劳，霉康灵，Fungarest，Nizoral。

【医保分类】栓剂、软膏剂乙类。

【药动学】局部外用几乎不经皮肤吸收。

【作用和用途】广谱抗真菌药，对皮肤癣菌如发癣菌属、表皮癣菌属、小孢子菌属及酵母菌如念珠菌均具有抑菌或杀菌作用。因此它能迅速缓解通常由花斑癣、脂溢性皮炎和头皮糠疹（头皮屑）引起的脱屑和瘙痒。

【用法和用量】

（1）洗剂：局部外用，适量（约 5ml）涂于已润湿的头发上，轻揉以产生大量泡沫，轻轻按摩头皮 3~5min，然后用清水冲净。如需要，每日可再重复 1 次。治疗头皮屑：每周 2 次，连用 2~4 周，控制头屑，按需使用。为防复发，症状消失后根据病变维持一段时间。

（2）乳膏剂：局部外用，取本品适量涂于患处。一日 2~3 次。为减少复发，体癣、股癣、花斑癣及皮肤念珠菌病应连续使用 2~4 周，手足癣应连续使用 4~6 周。

（3）阴道栓剂：对于阴道念珠菌病，每晚睡前将 1 枚阴道栓剂置于洗净的阴道内；3~5d 为一个疗程。性伴侣若有感染也应进行相应的治疗。

【孕妇、哺乳期妇女用药安全性】孕妇、哺乳期妇女慎用。

【主要不良反应】外用制剂一般耐受性良好，少部分人由于局部刺激或过敏，用药局部可能会出现皮肤烧灼感、瘙痒或接触性皮炎。

【注意事项】①洗剂含护发成分，用后通常无须再使用护发素。如需要也可配合其他护发素或洗发液使用。②洗剂不得用于皮肤破溃处，避免接触眼和其他黏膜（如口、鼻等）。③乳膏剂不宜大面积使用。④股癣患者勿穿紧身内裤或化纤内裤，在外用乳膏剂时可散布撒布剂（如痱子粉）。⑤足癣患者，浴后将皮肤揩干，特别是趾间。宜穿棉纱袜，每天更换。鞋应透气，散布撒布剂或抗真菌粉剂于趾间、足、袜和鞋中，每日 1 次或 2 次。⑥用药部位如有烧灼感、红肿等情况应停药,并将局部药物洗净。

【剂型与规格】①洗剂:1%,每克含酮康唑 20mg,5ml/ 瓶,100ml/ 瓶;②乳膏剂:0.2~10g/ 支;③阴道栓剂:0.4g/ 枚。

【备注】口服制剂因存在严重肝毒性,2015 年 6 月 25 日起停止生产销售使用,撤销药品批准文号。

咪康唑 Miconazole

【又名】达克宁,克霉灵,霉康唑,Micatin,Miconal。

【医保分类】栓剂、软膏剂、阴道软胶囊、阴道片、阴道泡腾片甲类。

【药动学】口服吸收 25%~30%,不易透过血脑屏障。血浆蛋白结合率:90%。代谢:肝 50%;排泄:尿(<5%)。$t_{1/2}$:20~24h。

【作用和用途】第一代三唑类广谱抗真菌药。对念珠菌、新型隐球菌、组织胞浆菌等抗菌活性强,对球孢子菌、芽生菌、皮肤癣菌亦有效,对革兰氏阳性菌(如葡萄球菌、链球菌、炭疽杆菌)亦有作用。口服用于治疗肠道念珠菌感染;局部用药治疗皮肤黏膜真菌感染,疗效优于克霉唑和制霉菌素。

【用法和用量】具体剂量和疗程根据病原菌而异。

胶囊:口服,成人常用量 250~500mg/ 次,2 次 /d,疗程视病情而定。

散剂:撒布在洗净的患处,早晚各 1 次;撒于鞋袜可一日 1 次。

栓剂:阴道给药,置于阴道深处,每晚 1 枚,连续 7 日为一个疗程。也可采用 3 日疗法:第 1 日晚置 1 枚,随后 3 日早晚各置 1 枚。

乳膏剂:①皮肤感染:适量涂患处,早晚各 1 次,症状消失后继续用药 10 日,以防复发;②念珠菌阴道炎:每日就寝前将药膏(约 5g)挤入阴道深处,连续用药 2 周。

阴道软胶囊:阴道给药,每晚置 1 粒,连续 3 日为一个疗程。

【主要不良反应】口服给药可见恶心、呕吐、腹泻,外用可致皮疹、瘙痒等反应。

【孕妇、哺乳期妇女用药安全性】孕妇禁止长期、大面积外用,哺乳期妇女慎用。

【禁忌和慎用】孕妇、1 岁以下小儿禁口服。

【注意事项】①口服长期用药时应定期检查血小板、血钠、肝功能;②阴道软胶囊给药后即使症状迅速消失,也要完成治疗疗效,且月经期也应坚持给药。

【药物相互作用】口服给药:①与香豆素等口服抗凝血药合用,可增强抗凝血药的作用,导致凝血酶原时间延长,须监测凝血酶原时间,调整抗凝血药剂量;②与降血糖药合用,可抑制后者代谢致严重低血糖反应;③与环孢素合用，可使环孢素血药浓度增高，增加肾脏毒性的风险，故合用时须监测环孢素的血药浓度；④利福平可增强本药的代谢，增加肝脏毒性，且本药血药浓度降低，疗效减弱。

【剂型与规格】①胶囊：0.25g；②散剂：0.4g；③栓剂：0.2g；④乳膏剂：2%，每支 10g 或 20g；⑤阴道软胶囊：0.4g。

其他唑类抗真菌药见表 10-1。

表 10-1 其他唑类抗真菌药

药名和制剂	作用和用途	用法和用量	备注
克霉唑 Clotrimazole 霜剂、软膏：1%~3% 口腔药膜：4mg 阴道栓剂：0.15g	口服吸收差；主要局部用药，用于毛发癣菌、小孢子菌和表皮癣菌所致手足癣、股癣、体癣，口咽部、阴道念珠菌感染	局部用药：霜剂、软膏，2~4 次 /d；口腔药膜，4mg/ 次，3 次 /d；阴道栓剂，每晚 1 次 150mg，塞入阴道深部	本品口服毒性大，不良反应多，仅作局部用药，可见皮炎等局部反应
益康唑 Econazole 霜剂、软膏、喷剂、溶液剂：1% 阴道栓剂：0.15g 乳膏剂：15g/ 支（含硝酸益康唑 0.15g，曲安奈德 15mg）	外用于皮肤癣病（如体癣、股癣、手足癣）及念珠菌性阴道炎	皮肤癣病用 1% 霜剂局部涂搽，每日 2~3 次。念珠菌性阴道炎，每晚用 0.15g/ 粒栓剂，3d 为一个疗程	①孕妇、哺乳期妇女、皮肤结核、梅毒或病毒（疱疹、牛痘、水痘）感染者禁用；②主要是瘙痒和灼烧感
联苯苄唑 Bifonazole 霜剂：10mg/g 溶液：10mg/ml 外用粉末：10mg/g	广谱抗真菌药，对毛癣菌、小孢子菌、表皮癣菌、隐球菌、曲霉菌及革兰氏阳性球菌和痤疮棒状杆菌有抗菌作用。适用于手足、股、体部癣病和指间糜烂症、念珠菌病、花斑癣等	①霜剂：用于干燥和脱屑类病变；②粉末：用于皮肤皱褶处渗出性病变；③溶液：用于有渗出和面积大的病变，每日使用 1 次	①不良反应有局部烧灼感、红斑、刺激、瘙痒；②怀孕前 3 个月不宜使用；③避免接触眼睛
噻康唑 Tioconazole 霜剂：2%，0.6g/30g 栓剂：0.1g	对皮肤真菌、酵母菌等病原真菌具有广谱抗菌作用，适用于发癣菌病、念珠菌病和花斑癣	2% 霜剂，2~3 次 /d，患处涂敷。栓剂用于阴道炎，每晚睡前 1 枚塞入阴道，连续 3~6d	①孕妇、哺乳期妇女禁用，肝功能不全、妇女月经期慎用；②不可用于角膜、结膜等部位

二、抗真菌抗生素

两性霉素 B Amphotericin B

【又名】欧泊，庐山霉素，Fungilin，Fungizone。

【医保分类】注射剂甲类。

【药动学】口服、肌内注射均难以吸收，血药浓度达峰时间：1~4h（静脉滴注）。血浆蛋白结合率：91%~95%。有效浓度可维持 24h 以上，不易透过血脑屏障。代谢：肝。排泄：缓慢，尿 2%~5%（24h 内，原型）。$t_{1/2}$：约 24h。

【作用和用途】对新型隐球菌、白念珠菌、芽生菌、荚膜组织胞浆菌、粗球孢子菌、孢子丝菌、毛霉菌和曲菌等有抑制作用，高浓度时有杀菌作用。

适用于深部或全身性的真菌感染，如隐球菌性脑膜炎和真菌所致肺炎、败血症、心内膜炎、骨髓炎、关节炎及尿路感染。

【用法和用量】成人和小儿：①静脉滴注，开始按每次 0.02~0.1mg/kg，以后逐渐增加至每次 0.5~0.7mg/kg，每次最高剂量不超过 1mg/kg，先用注射用水溶解成 5mg/ml 澄明液，然后加入 5% 葡萄糖注射液中（pH>4.2），避光缓滴（浓度不可 >10mg/100ml，1~1.5ml/min，约 6h 滴完），每日或隔日 1 次。一个疗程总量成人争取达到 3g（隐球菌性脑膜炎）或 1g（白念珠菌感染）。②鞘内注射，除静脉滴注外，隐球菌性脑膜炎患者应加用鞘内注射，鞘内注射开始 0.05~0.1mg/ 次，以后渐增至 0.5mg/ 次，每次最高剂量不超过 1mg，隔日 1 次或 2~3 次 / 周，成人一个疗程总量 15mg。本品先用注射用水溶解（可加地塞米松），以后可用脑脊液多次稀释后缓慢注入鞘内。③雾化吸入（用于肺和支气管等呼吸道真菌感染），5~10mg/d，配成 0.2~0.3mg/ml 溶液，一日分 2 次喷雾。④局部注射，如真菌性脓胸及关节炎患者，抽脓后可注入 5~10mg，每周 1~3 次。

【主要不良反应】①滴注过程中可发生寒战、高热、头痛、呕吐等；滴速过快，可引起心律失常，甚至心室颤动；②肾脏损害：如蛋白尿、颗粒管型尿、氮质血症、低钾血症、肾小管性酸中毒等；③鞘内注射可能致严重反应，如蛛网膜炎、下肢疼痛和知觉丧失；④尚可有肝损害、贫血、血小板和白细胞减少、血栓性静脉炎、皮疹等。偶见双目失明。

【孕妇、哺乳期妇女用药安全性】孕妇、哺乳期妇女慎用。

【禁忌和慎用】①严重肝病患者禁用；②肝、肾功能不全者慎用。

【注意事项】①本品是目前治疗深部真菌感染的主要药物，但毒性明显，故使用本品必须明确诊断，且病情严重并呈进行性发展者不可轻易使用。②隐球菌性脑膜炎常与氟胞嘧啶合用，有协同抗菌作用。③两性霉素 B 的剂量减至 0.3~0.5mg/(kg·d),氟胞嘧啶 0.1~0.12g/(kg·d),但要注意可增加氟胞嘧啶毒性。④本品溶解后应于 24h 内用完,否则失效。⑤为了减轻滴注中的反应,滴注前半小时可服用阿司匹林或抗组胺药,也可在输液瓶内加氢化可的松 25~50mg 或地塞米松 2~5mg(勿作常规使用)。⑥治疗过程中应定期进行血尿常规、肝肾功能、心电图等监测。⑦本品治疗如中断 7d 以上者,需重新从小剂量(0.25mg/kg)开始,逐渐增至所需剂量。

【药物相互作用】①与糖皮质激素合用,可能加重本品诱发的低钾血症,除在控制本品的药物反应时可合用外,一般不推荐两者合用;如需合用时(如反应较严重时),则后者宜给予最小剂量和最短疗程,并监测患者的血钾浓度和心脏功能。②与有潜在肾毒性的药合用可加重肾毒性,应避免合用。③本品用 0.9% 氯化钠溶解可发生沉淀。④本品与多种药物有配伍禁忌,宜单独使用。⑤与唑类抗真菌药合用,可致抗菌效能减低。

【剂型与规格】注射剂:5mg,10mg,25mg,50mg(1mg=1 000U)。

两性霉素 B 脂质体 Amphotericin B Liposome

【又名】安浮特克,锋克松。

【医保分类】注射剂乙类。

【药动学】静脉给药后,药物进入体内迅速分布至各组织,符合三室开放模型。两性霉素 B 脂质体易被网状内皮系统(reticulo-endothelial system,RES)的巨噬细胞所吞噬而较多地分布在肝、脾、肺、肾、心脏、脑、甲状腺,在各脏器的分布与普通两性霉素 B 不同,尤其在肾组织内浓度低,呈现非线性消除。

【作用和用途】脂质体剂型既保留了两性霉素 B 的高度抗菌活性,又降低了其毒性,因此药物用量可以加大到 5mg/kg,以加强疗效。适用于对普通两性霉素 B 无效或不能耐受其毒副作用的真菌感染患者。

【用法和用量】静脉滴注,成人开始 0.1mg/(kg·d),第 2 日开始 0.25~0.5mg/(kg·d),逐渐递增至 1~3mg/(kg·d);对中枢神经系统感染:最大剂量 1mg/(kg·d),将所用药物以 5% 葡萄糖注射液溶解(不可用 0.9% 氯化钠注射液溶解),滴注浓度不宜 >0.15mg/ml,滴速宜慢(不得超过 30 滴 /min,滴注时间 6h)。

【主要不良反应】【孕妇、哺乳期妇女用药安全性】【禁忌和慎用】【注意事项】【药物相互作用】参见两性霉素 B。

【剂型与规格】注射剂(以两性霉素 B 计):2mg(2 000U),10mg(10 000U)。

【医保限制】限用于因肾损伤或药物毒性而不能使用有效剂量两性霉素 B 的患者。

制霉菌素 Nystatin

【又名】制霉素，Fungicidin，Nilstat。

【医保分类】口服常释剂型、栓剂、阴道泡腾片甲类。

【作用和用途】口服不吸收。抗真菌作用与两性霉素 B 基本相同，对阴道滴虫有一定作用。因毒性大，不作注射用。局部用药，治疗皮肤、口腔、阴道念珠菌感染及口服防治消化道念珠菌病。

【用法和用量】①消化道念珠菌病：口服，成人 50 万 ~100 万 U/ 次，3~4 次 /d；小儿 5 万 ~10 万 U/（kg·d），分 3~4 次，均连用 7~10d；②口腔念珠菌病：成人口服混悬剂，40 万 ~60 万 U/ 次；小儿 10 万 ~20 万 U/ 次，均 4 次 /d；③阴道念珠菌病：成人（栓剂）10 万 U/ 次，每晚 1~2 次；④皮肤念珠菌病，软膏：2~3 次 /d，取适量涂于患处。

【主要不良反应】①口服可引起恶心、呕吐、腹泻等；②阴道栓剂用后可引起白带增多。

【孕妇、哺乳期妇女用药安全性】孕妇禁用，哺乳期妇女慎用。

【剂型与规格】①片剂：10 万 U，25 万 U，50 万 U；②软膏：10 万 U/g；③栓剂：10 万 U/ 粒；④混悬液：10 万 U/ml。

卡泊芬净 Caspofungin

【又名】科赛斯，Cancidas。

【医保分类】注射剂乙类。

【药动学】口服吸收差，静脉注射给药。血浆蛋白结合率：97%。代谢：缓慢（水解和 *N*- 乙酰化）。排泄：尿 41%，粪 34%。$t_{1/2}$：9~11h。

【作用和用途】本品系棘白菌素类抗真菌药，通过抑制 β-（1，3）-D- 葡聚糖的合成而导致细胞壁完整性、渗透性和稳定性的破坏及细胞溶解。适用于对其他药物（如两性霉素 B 脂质体、伊曲康唑等）治疗无效或不能耐受的侵袭性曲霉菌病、侵袭性念珠菌病、食管念珠菌病。

【用法和用量】静脉滴注。①曲霉菌病：成人首日 70mg，以后 50mg/d，平均疗程 30d；②念珠菌菌血症：成人首日 70mg，以后 50mg/d，用药时间根据培养结果而定；③食管念珠菌病：50mg/d，持续治疗 14d。

将本品 50mg 或 70mg，只能先用灭菌注射用水 10ml 溶解后，再加入 0.9% 氯化钠注射液或乳酸钠林格注射液 250ml 中混匀，并立即使用，滴注 1h。不得将本品与任何其他药物混合或同时滴注。

肝功能中度受损者，首日 70mg，以后 35mg/d。

【主要不良反应】可见恶心、呕吐、腹痛、腹泻、发热、皮疹、瘙痒、皮肤潮红、头痛、血栓性静脉炎、尿蛋白、尿红细胞或白细胞增多，血清总蛋白降低，白蛋白降低，低钾、低钠、低钙血症，GPT、GOT 升高，贫血，白细胞、血小板减少，嗜酸性粒细胞增多，偶见呼吸困难。

【孕妇、哺乳期妇女用药安全性】孕妇禁用，哺乳期妇女慎用。

【禁忌和慎用】①18 岁以下儿童不推荐使用；②肝脏疾病、骨髓抑制、肾功能不全者慎用。

【药物相互作用】①与利福平、地塞米松、苯妥英、卡马西平联用，可使本品血药浓度下降，因此本品与上述药物合用时，本品维持剂量应增至 70mg/d；②与环孢素合用，可使本品 AUC 增加约 35%；③与他莫克司合用，可使其 12h 后血药浓度下降 26%。

【剂型与规格】注射剂：50mg，70mg。

【医保限制】限三唑类衍生物无效的念珠菌血症；其他治疗无效或不能耐受的侵袭性曲霉菌病的二线治疗。

三、丙烯胺类抗真菌药

特比萘芬 Terbinafine

【又名】兰美抒，疗霉舒，采特，顺峰康宁，丁克，Lamisil。

【医保分类】口服常释剂型、软膏剂乙类。

【药动学】口服吸收良好：70%，血药浓度达峰时间：2h（口服），在毛囊、毛发、皮肤和甲板等处长时间维持较高浓度。血浆蛋白结合率：99%。代谢：肝。排泄：尿 70%~80%。$t_{1/2}$：17h。

【作用和用途】本品对曲霉菌、镰孢菌和其他丝状真菌具有良好抗菌活性。适用于由发癣菌、大小孢子菌、絮状表皮癣菌所引起的皮肤感染，如体癣、股癣、手足癣、头癣、甲癣。

【用法和用量】口服，0.25g/d，顿服。用药疗程：体、股癣 2~4 周，手足癣 2~6 周，头癣 4 周，甲癣 6~12 周（指甲 6 周、趾甲 12 周）。

局部给药：有 1% 乳膏、1% 凝胶、1% 溶液、搽剂、散剂、喷雾剂等。

肾功能不全：Ccr≤50ml/min 或血肌酐 >300μmol/L 时，口服用量减半。

【主要不良反应】主要有胃肠道反应，亦有皮疹、荨麻疹、味觉丧失，肝损害严重者可致肝衰竭，罕见严重皮肤反应，如红斑狼疮、脓疱、Stevens-Johnson 综合征以及中毒性表皮坏死松解症。

【孕妇、哺乳期妇女用药安全性】孕妇、哺乳期妇女慎用。

【禁忌和慎用】①严重肝、肾功能不全者禁用；②2 岁以下小儿不推荐使用；③口服避孕药妇女及肝、肾功能不全者慎用。

【注意事项】外用制剂不能局部用于眼、口腔或阴道内。

【药物相互作用】①与两性霉素 B 和唑类抗真菌药合用，有一定协同作用；②与苯巴比妥、利福平合用，加速本品代谢。

【剂型与规格】①片剂：125mg，250mg；②乳膏剂：10mg/1g（1%），100mg/10g（1%）；③凝胶剂：100mg/10g（1%）；④溶液剂：100mg/10ml（1%）；⑤搽剂：150mg/15ml；⑥散剂：100mg/10g；⑦喷雾剂：150mg/15ml。

布替萘芬 Butenafine

【医保分类】软膏剂乙类。

【作用和用途】对皮肤真菌、小孢子菌属、曲霉菌、毛癣菌属、念珠菌属有抗菌活性。用于皮肤、阴道真菌感染及足部、臂部、体部的白癣和花斑癣。

【用法和用量】外用：1 次 /d，患处涂敷。

【注意事项】①角膜、结膜、明显糜烂的皮肤处不可用；②3 岁以下小儿慎用。

【剂型与规格】①软膏剂：1%，1g/100g；②溶液剂：1%，1g/100ml。

四、嘧啶类抗真菌药

氟胞嘧啶 Flucytosine

【又名】5- 氟胞嘧啶，安确治，Ancotil，5-Flurocytosine，5-FC。

【医保分类】注射剂、口服常释剂型乙类。

【药动学】口服吸收良好：80%，血药浓度达峰时间：2~4h。血浆蛋白结合率：约 5%。脑脊液药浓度是血药浓度的 65%~90%。排泄：尿（原型 80%~90%）。$t_{1/2}$：3.5~6h。

【作用和用途】本品主要对隐球菌、念珠菌、着色霉菌有效。适用于隐球菌和念珠菌感染，如隐球菌性败血症、脑膜炎；念珠菌呼吸道、消化道、尿路感染及败血症、心内膜炎等。

本品单用易产生耐药，常与两性霉素 B 合用，对念珠菌（包括耐氟胞嘧啶的白念珠菌）和隐球菌有协同抗菌作用。

【用法和用量】口服，成人 50~150mg/（kg·d），分 3~4 次服。静脉滴注，成人 100~150mg/（kg·d），分 2~3 次，每次滴注制成含 1% 的输液，滴速 4~10ml/min，一般滴注 20~40min。

肾功能不全：Ccr 20~40ml/min，75mg/（kg·d），给药间隔 12h。Ccr 10~20ml/min，37.5mg/（kg·d），给药间隔 24h。

【主要不良反应】可有恶心、呕吐、腹泻等消化道反应，以及皮疹、药物热；

亦可有转氨酶升高、黄疸、贫血、白细胞及血小板减少、尿素氮和肌酐升高、低血糖、低血钾、共济失调、周围神经炎、呼吸障碍、心搏骤停等。

【孕妇、哺乳期妇女用药安全性】孕妇禁用，哺乳期妇女慎用。

【禁忌和慎用】①严重肝、肾功能不全禁用；②儿童不宜使用；③肝、肾功能不全，骨髓抑制者慎用。

【注意事项】①真菌对本品易产生耐药，故开始宜用较大剂量；②应定期检查血常规和肝、肾功能；③定期进行血液透析和腹膜透析的患者，每次透析后应补给一次剂量。

【药物相互作用】①与两性霉素B合用有协同作用，静脉给药时两药应分开使用，不可混合；②同时使用对骨髓有抑制的药物可增强本品的血液系统毒性；③与阿糖胞苷联合，后者可通过竞争抑制而灭活本品的抗真菌活性。

【剂型与规格】①片剂（胶囊）：0.25g，0.5g；②注射液：1%。

五、其他抗真菌药

阿莫罗芬 Amorolfine

【又名】罗每乐。

【医保分类】软膏剂乙类。

【作用和用途】为局部广谱抗真菌药。对皮肤癣菌、霉菌、酵母菌、白念珠菌均有抑制作用。治疗指（趾）甲和表皮敏感真菌感染。

【用法和用量】指（趾）甲感染，用5%搽剂涂抹甲面（先用甲锉锉光甲表面），每周1~2次，至新指（趾）甲长出，疗程一般为6~12个月。表皮感染用0.25乳膏剂涂抹于患部，1次/d。

【主要不良反应】涂用时略有烧灼感。

【孕妇、哺乳期妇女用药安全性】孕妇及可能怀孕者禁用，哺乳期妇女慎用。

【禁忌和慎用】儿童禁用。

【注意事项】①用药期间不得使用化妆用指甲油；②避免与眼、耳、口腔黏膜接触。

【药物相互作用】如正在使用其他药物时，使用本品前请向医师或药师咨询。

【剂型与规格】①搽剂：5%；②乳膏：5g/0.25%，10g/0.25%，20g/0.25%。

美帕曲星 Mepartricin

【又名】依普可芬。

【药动学】口服吸收迅速,体内分布广,在肝、肾、肺有较高浓度。排泄:尿(30h)。

【作用和用途】广谱抗真菌药;作用机制与两性霉素 B 相同;用于念珠菌性阴道炎和肠道念珠菌病;也用于阴道或肠道滴虫病。

【用法和用量】①念珠菌性阴道炎或阴道滴虫病:片剂,10 万 U/ 次,1 次 /12h,3d 为一个疗程(可酌情延长);良性前列腺肿大:5 万 U/ 次,3 次 /d,疗程 30~60d,均饭后口服。②黏膜用:乳膏;③阴道局部用药:用阴道片。

【主要不良反应】消化道反应,如恶心、肠胀气等。

【孕妇、哺乳期妇女用药安全性】孕妇不宜使用,尤其妊娠前 3 个月内不宜使用;哺乳期妇女慎用。

【剂型与规格】①片剂:5 万 U;②阴道片:2.5 万 U。

（王根宝）

第十一章

抗病毒药

药物分类 本章抗病毒药包括：①抗流感病毒药，如奥司他韦、扎那米韦、阿比多尔、利巴韦林、金刚烷胺；②抗乙型肝炎病毒药，如拉米夫定、阿德福韦酯、恩替卡韦、替比夫定；③抗丙型肝炎病毒药，如索磷布韦维帕他韦、艾尔巴韦格拉瑞韦、来迪派韦索磷布韦、可洛派韦；④抗疱疹病毒药，如阿昔洛韦、更昔洛韦、伐昔洛韦、泛昔洛韦、喷昔洛韦、缬更昔洛韦、阿糖腺苷、膦甲酸钠；⑤抗人类免疫缺陷病毒（HIV）药，如洛匹那韦利托那韦、齐多夫定、利托那韦、司他夫定、奈韦拉平、艾考恩丙替、奈韦拉平齐多拉米双夫定、艾博韦泰；⑥干扰素，如聚乙二醇干扰素 α-2a、重组人干扰素 α-2b、干扰素 γ 等。

作用特点 抗病毒药如核苷类抗病毒药在被感染的细胞内，在病毒腺苷激酶和细胞激酶的催化下，转化为三磷酸无环鸟苷，对病毒 DNA 多聚酶呈强大的抑制作用，阻滞病毒 DNA 的合成。与拉米夫定相比，阿德福韦酯在治疗过程中出现耐药性的概率极低。恩替卡韦临床试验显示，其疗效优于拉米夫定，对拉米夫定耐药患者仍然有效，并且在目前有效的核苷类抗乙型肝炎病毒（HBV）药物中，恩替卡韦可以被推荐作为一线药物。对伴早期肝纤维化和肝硬化的慢性乙型肝炎患者，采用恩替卡韦进行长期治疗后，表现出组织学上的改善，并出现肝纤维化和肝硬化的逆转现象，反映肝纤维化和肝炎的血清标志物在使用恩替卡韦治疗 1 年后均得到了显著改善。单用替比夫定或联合拉米夫定治疗 HBV 感染的效果明显优于单用拉米夫定。而联合治疗的效果并没有明显好于单用替比夫定，研究显示，经过 52 周的治疗后，无论是对于 HBeAg 阳性还是阴性的患者，替比夫定在许多病毒学标志物抑制方面显著优于拉米夫定。

奥司他韦抑制病毒神经氨酸酶（neuraminidase，NA），有效抑制病毒颗粒释放，阻抑甲型和乙型流感病毒的传播。干扰素和聚肌胞可增强免疫功能，能激活宿主细胞的某些酶，降解病毒的 mRNA，抑制蛋白的合成、翻译和装配。膦甲酸通过与病毒 DNA 多聚酶焦磷酸盐解离部位结合，防止核苷前体连接到 DNA，从而抑制病毒生长。金刚烷胺主要作用于病毒复制早期，通过防止 A 型流感病毒进入宿主细胞，干扰宿主细胞中 A 型流感病毒 RNA 脱壳和病毒核酸到宿主胞质的转移而发挥作用，以及抑制病毒装配，从而影响病毒的复制。

干扰素具有广谱抗病毒、抗肿瘤及免疫调节功能。适用于慢性活动性乙型肝炎、急慢性丙型肝炎、尖锐湿疣及毛状细胞白血病、多发性骨髓瘤、低度恶性非霍奇金淋巴瘤、慢性髓性白血病等疾病。

用药原则　利巴韦林治疗呼吸道合胞病毒肺炎和支气管炎效果最佳；目前阿昔洛韦是治疗单纯疱疹病毒感染的首选药；更昔洛韦对巨细胞病毒抑制作用较强；干扰素主要用于急性病毒感染；曲氟尿苷是治疗疱疹性角膜结膜炎应用最广泛的核苷类衍生物。

注意事项　①无论哪一种抗病毒药，耐药性都值得重视，尤其长期治疗肝炎的患者；②大多数抗病毒药存在潜在致畸风险，孕妇都要避免使用，育龄期女性长期用药要采取避孕措施；③部分抗病毒药存在肾毒性，用药期间需要补充水分；④干扰素为生物制品，需要 2~8℃避光保存。

一、抗流感病毒药

奥司他韦　Oseltamivir

【又名】达菲，奥尔菲，奥司米韦，可威，Tamiflu。

【医保分类】口服常释剂型、颗粒剂乙类。

【药动学】口服易吸收，不受食物影响，血药浓度达峰时间：2~3h；大部分被转氨酶、肠酯酶转化成活性代谢物。至少口服量的 75% 以活性物形式进入体循环。活性代谢物可进入肺、气管、肺泡、鼻黏膜和中耳部位，血浆蛋白结合率：42%，活性代谢物 <3%。排泄：尿 72%，粪便 20%。$t_{1/2}$：6~10h（活性代谢物）。

【作用和用途】流感病毒神经氨酸酶抑制剂，该酶为新形成的病毒颗粒从感染细胞释放和感染性病毒在体内进一步传播的关键性物质。本品活性代谢物（奥司他韦羧酸盐）在低浓度即有效抑制病毒颗粒释放，阻抑甲型和乙型流感病毒的传播。适用于治疗甲型和乙型流感，也可用于 SARS 病毒所致的严重呼吸困难症状。

【用法和用量】口服，治疗（成人），75mg/ 次，2 次 /d，连服 5d；预防（成人和 13 岁以上青少年），75mg/ 次，1 次 /d（与感染者密切接触后，预防用药时间不少于 7d，流感流行期间则应为 6 周）。

肾功能不全：Ccr 10~30ml/min 时，治疗：75mg/ 次，1 次 /d，连用 5d；预防：75mg/ 次，隔日 1 次或 30mg/ 次，1 次 /d。

儿童（1~13 岁以下）治疗：≤15kg，30mg/ 次，2 次 /d；15~23kg：45mg/ 次，2 次 /d；23~40kg，60mg/ 次，2 次 /d；>40kg：成人量。

【主要不良反应】主要有呕吐、腹痛、腹泻、失眠、头痛、咽痛和咳嗽。

【孕妇、哺乳期妇女用药安全性】孕妇一般不推荐使用。

【注意事项】①Ccr<10ml/min 者不推荐使用；②本品早期服用疗效好，治疗流感应在出现流感症状 2d（最好在 24h）内开始用药，预防流感（已与感冒患者密切接触后或处于一个流感暴发的群体中）2d 内开始用药；③本品不能取代流感疫苗，在使用减毒活流感疫苗 2 周内不应服用本品，在服用本品后 48h 内不应使用减毒活流感疫苗，三价灭活流感疫苗可在服用本品前后任何时间使用。

【剂型与规格】①胶囊：30mg，45mg，75mg；②颗粒剂：25mg/ 袋；③混悬液：300mg/25ml。

【医保限制】限重症流感高危人群及重症患者的抗流感病毒治疗。

扎那米韦 Zanamivir

【又名】依乐韦。

【药动学】经口吸入 10mg 后，生物利用度：4%~17%，血药浓度达峰时间：1~2h。血浆蛋白结合率 <10%。排泄：尿 4%~17%（鼻腔给药）。$t_{1/2}$：2.5~5.1h。

【作用和用途】病毒的神经氨酸酶抑制剂，通过抑制病毒从感染细胞表面释放而抑制病毒播散。适用于治疗 A 型或 B 型流感病毒引起的流感。

【用法和用量】出现流感症状 48h 内开始治疗（越早治疗效果越好）。成人及 7 岁以上儿童经口吸入 10mg/ 次，1 次 /12h，连用 5d。

【主要不良反应】对哮喘和慢性阻塞性肺疾病者，可能发生支气管痉挛或肺功能下降，进而发展为哮喘加剧、窘迫，呼吸困难，低氧血症等，严重时可致死。

【孕妇、哺乳期妇女用药安全性】怀孕期间不可使用，尤其是在前 3 个月内；哺乳期妇女慎用。

【注意事项】①扎那米韦吸入粉雾剂不得临时配成溶液，通过喷雾或机械通气给药；②由于研究病例数有限，对于扎那米韦治疗有严重哮喘或其他严重呼吸性疾病的流感患者还没有充分的评价，本品不推荐用于有呼吸道疾病或潜在呼吸道疾病患者流感的治疗；③任何患者在使用扎那米韦后有呼吸功能减退和 / 或支气管痉挛症状，应立即停药并治疗；④尚无证据显示扎那米韦对甲型流感和乙型流感以外的其他疾病有效，因此本品的使用应限于当地已有甲型和乙型流感病毒感染记录，且有典型流感症状的患者；⑤使用本品泡囊（blister）时，常通过一种吸入装置（diskhaler），将泡囊放入装置中，经口或鼻吸入时，泡囊被刺破，药物随气流释放；⑥有呼吸道疾病者使用本品时，身边应备有吸入型速效支气管扩张药。

【药物相互作用】①用本品前 2 周内及后 48h 不要接种减毒活流感疫苗；②与支气管扩张药联合应用，应先用支气管扩张药。

【剂型与规格】粉雾剂：5mg/ 泡。

阿比多尔 Arbidol

【又名】壮彤，玛诺苏。

【医保分类】口服常释剂型、颗粒剂乙类。

【药动学】口服吸收迅速，生物利用度：35.6%。排泄：粪便（原型 38.9%），尿 0.12%。$t_{1/2}$：10.5h。

【作用和用途】抑制流感病毒脂膜与宿主细胞的融合，从而阻断 A、B 型流感病毒的复制。尚具有干扰素诱导和免疫调节作用。

预防和治疗 A、B 型流感病毒引起的上呼吸道感染。

【用法和用量】口服，200mg/ 次，3 次 /d；服用 5d。

【主要不良反应】常见恶心、腹泻、头晕和血清转氨酶增高，发生率 6.2%。

【孕妇、哺乳期妇女用药安全性】孕妇、哺乳期妇女、严重肾功能不全者、有窦房结病变或功能不全者慎用。

【禁忌和慎用】伴窦房结病变或功能不全的患者、严重肾功能不全者慎用。

【剂型与规格】①片剂：100mg；②颗粒剂：100mg。

【医保限制】口服常释剂型限重症流感高危人群及重症患者的抗流感病毒治疗。颗粒剂系 2022 年国家协议期内谈判药品，限重症流感高危人群及重症患者的抗流感病毒治疗。

利巴韦林 Ribavirin

【又名】病毒唑，三氮唑核苷，Virazole，Tribavirin。

【医保分类】滴眼剂、口服常释剂型甲类，注射剂乙类。

【药动学】口服吸收迅速而完全，绝对生物利用度：64%，血药浓度达峰时间：1~1.5h（口服）。几乎不与血浆蛋白结合，脑脊液药浓度是血药浓度的 67%。可通过胎盘，也能进入乳汁。代谢：肝。排泄：尿 30%~55%（72~80h 内），粪 15%（72h）。$t_{1/2}$：24h。

【作用和用途】本品为广谱抗病毒药，对多种 RNA 和 DNA 病毒有效，如呼吸道合胞病毒、流感病毒、单纯疱疹病毒、腺病毒、甲型和丙型肝炎病毒、麻疹病毒、出血热病毒等。适用于呼吸道合胞病毒引起的肺炎和支气管炎、流感，腺病毒肺炎，单纯疱疹病毒性角膜炎，麻疹及流行性出血热（早期）的防治。

【用法和用量】①口服：0.8~1g/d，分3~4次。②肌内注射或静脉滴注：10~15mg/（kg·d），分2次，静脉滴注速度宜缓慢。小儿口服，肌内注射或静脉滴注均按10~15mg/（kg·d）。早期流行性出血热：1g/d，连用3~5d。③滴鼻：用0.5%溶液，1次/h。④滴眼：治疗疱疹感染，用0.1%溶液，一日数次。⑤气雾吸入：用20mg/ml溶液，用蒸馏水配制，不含其他添加物，每次吸入2~5ml（40~100mg）。

注射液配制用5%葡萄糖注射液或0.9%氯化钠稀释（浓度为1mg/ml）。

【主要不良反应】溶血性贫血、肾损害（多为重度肾小管损伤或急性肾小管坏死）；大剂量使用（包括滴鼻）可致心脏损害、血胆红素增高、呼吸抑制以及脱发、白细胞计数下降。

【孕妇、哺乳期妇女用药安全性】孕妇和有可能近期怀孕的妇女禁用；哺乳期妇女不推荐使用。

【禁忌和慎用】①有心脏病及病史者禁用；②老年患者、活动性结核，Ccr<50ml/min者，地中海贫血和镰状细胞贫血患者不推荐使用；③严重贫血、肝肾功能异常者慎用。

【剂型与规格】①片剂：20mg，50mg，100mg；②注射液：100mg，250mg；③利巴韦林葡萄糖注射液：200mg/100ml，500mg/250ml；④滴鼻液：50mg/10ml；⑤滴眼液：8mg/8ml。

金刚烷胺 Amantadine

详见第三十三章 中枢神经系统退行性疾病用药。

二、抗乙型肝炎病毒药

拉米夫定 Lamivudine

【又名】贺普丁，益平维。

【医保分类】口服常释剂型乙类。

【药动学】口服吸收良好，生物利用度：80%~85%，血浆蛋白结合率低（小于16%~36%）。排泄：尿。$t_{1/2}$：5~7h。

【作用和用途】核苷类抗病毒药，可阻断病毒DNA的合成，减轻或阻止肝脏纤维化的进展。用于慢性乙型肝炎、艾滋病。

【用法和用量】口服，100mg/次，1次/d；用于艾滋病治疗剂量为150mg/次，2次/d。

【主要不良反应】常见乏力、呼吸道感染、头痛、腹痛、恶心、呕吐和腹泻。

【孕妇、哺乳期妇女用药安全性】孕妇禁用，哺乳期妇女慎用。

【注意事项】①治疗过程中，至少应每3个月测一次GPT水平，每6个月测一次乙型肝炎病毒（HBV）DNA 和 HBeAg。②HBsAg 阳性但 GPT 水平正常的患者，即使 HBeAg 和 / 或 HBV DNA 阳性，也不宜开始拉米夫定治疗，应定期随访观察，根据病情变化再考虑。③随拉米夫定治疗时间的延长，在部分患者中可检测到乙型肝炎病毒的 YMDD 变异株，这种变异株对拉米夫定的敏感性下降。如果患者的临床情况稳定，HBV DNA 和 GPT 水平仍低于治疗前，可继续治疗并密切观察。有少数患者出现 YMDD 变异后，由于拉米夫定的作用降低，可表现为肝炎复发，可出现 HBV DNA 和 GPT 水平回升到治疗前水平或以上。④如果 HBeAg 阳性的患者在血清转换前停用本品，或者因治疗效果不佳而停药者，一些患者有可能出现肝炎加重，主要表现为 HBV DNA 重新出现及血清 GPT 升高。⑤如果停止拉米夫定治疗，应对患者的临床情况和血清肝功能指标（GPT 和胆红素水平）进行定期监测至少 4 个月，之后根据临床需要进行随访。

【药物相互作用】同时使用拉米夫定和扎西他滨时，拉米夫定可能抑制后者在细胞内的磷酸化，因此建议不要同时使用这两种药物。

【剂型与规格】①片剂：100mg；②溶液剂：5mg/ml。

【医保限制】口服常释剂型限有活动性乙型肝炎的明确诊断及检验证据或母婴乙型肝炎传播阻断。

阿德福韦酯 Adefovir

【又名】贺维力，名正，阿迪仙。

【医保分类】口服常释剂型乙类。

【药动学】口服生物利用度：59%，口服给药后，阿德福韦酯迅速地转化为阿德福韦，口服阿德福韦酯 10mg 稳态 24h 从尿中回收阿德福韦 45%。$t_{1/2}$：7.5h。

【作用和用途】无环核苷类似物，在细胞激酶的作用下转化为有活性的代谢产物即阿德福韦二磷酸盐。阿德福韦二磷酸盐通过下列两种方式来抑制 HBV DNA 多聚酶（逆转录酶）：一是与自然底物脱氧腺苷三磷酸竞争，二是整合到病毒 DNA 后引起 DNA 链延长终止。阿德福韦 3 年累积耐药发生率 3.9%。体外研究显示，阿德福韦耐药相关的 HBV 对拉米夫定的敏感性降低 2~3 倍。

用于治疗乙型肝炎病毒活动复制和血清氨基转移酶持续升高的肝功能代偿的成年慢性乙型肝炎患者。

【用法和用量】口服，成人，10mg/ 次，1 次 /d。

【主要不良反应】常见头痛、腹痛、恶心、腹泻、消化不良、白细胞减少（轻度）、脱发（中度）、尿蛋白、肌酐升高及可逆性肝脏转氨酶升高。

【孕妇、哺乳期妇女用药安全性】孕妇慎用，哺乳期妇女使用本品应停止哺乳。

【注意事项】①对于肾功能障碍或者有潜在肾功能风险的患者，使用阿德福韦酯长期治疗会导致肾毒性，这些患者必须密切监测肾功能并适当调整剂量；②因为对发育中人类胚胎的潜在危险性尚不明确，所以建议用阿德福韦酯治疗的育龄期妇女要采取有效的避孕措施。

【剂型与规格】片剂（胶囊）：10mg。

恩替卡韦 Entecavir

【又名】博路定，天丁。

【医保分类】口服常释剂型乙类。

【药动学】口服后吸收迅速，0.5~1.5h 达到峰浓度，广泛分布于各组织，血浆蛋白结合率：13%。排泄：尿。$t_{1/2}$：128~149h。

【作用和用途】鸟嘌呤核苷类似物，对 HBV 多聚酶具有抑制作用。拉米夫定耐药的病毒株对恩替卡韦的显性敏感性降低 8~30 倍。

用于病毒复制活跃，血清谷丙转氨酶（GPT）持续升高或肝脏组织学显示有活动性病变的慢性成人乙型肝炎的治疗。

【用法和用量】成人和 16 岁及以上的青少年，口服，0.5mg/ 次，1 次 /d。拉米夫定治疗时发生病毒血症或出现拉米夫定耐药突变的患者为 1 次 /d，1mg/ 次。

【主要不良反应】常见头痛、眩晕、恶心、GPT 升高、腹痛、肌痛、失眠，多为轻到中度。

【孕妇、哺乳期妇女用药安全性】孕妇、哺乳期妇女慎用。

【注意事项】①用药前或治疗过程中应严密监测肝功能；②使用恩替卡韦治疗前需要进行 HIV 抗体的检测。

【剂型与规格】片剂：0.5mg，1mg。

替比夫定 Telbivudine

【又名】素比伏。

【医保分类】口服常释剂型乙类。

【药动学】每日口服一次替比夫定 600mg，血药浓度达峰时间：1~4h，替比夫定广泛分布于全身各组织，在血浆和血细胞间分布均匀。排泄：尿（原型）。$t_{1/2}$：40~49h。

【作用和用途】胸腺嘧啶脱氧核苷类抗 HBV DNA 多聚酶药物。替比夫定在细胞激酶的作用下被磷酸化为有活性的代谢产物腺苷，从而抑制 HBV DNA

多聚酶的活性，造成 HBV DNA 链延长终止，从而抑制乙型肝炎病毒的复制。

用于有病毒复制证据以及有血清转氨酶持续升高或肝组织活动性病变证据的慢性乙型肝炎成人患者。

【超说明书适应证】美国肝病学会发布的《慢性乙型肝炎治疗指南》推荐用于围生期预防慢性乙型肝炎的传播。

【用法和用量】成人和青少年（≥16 岁）：本品治疗乙型肝炎的推荐剂量为 600mg，1 次 /d。本品可用于有肾功能受损的慢性乙型肝炎患者，对于肌酐清除率≥50ml/min 的患者，无须调整推荐剂量；对于肌酐清除率 <50ml/min 的患者及正接受血液透析治疗的终末期肾病（ESRD）患者需要调整给药间隔，肌酐清除率为 30~49ml/min 时，推荐剂量为 600mg，1 次 /48h，肌酐清除率 <30ml/min（无须透析）时，推荐剂量为 600mg，1 次 /72h，对于终末期肾病患者，推荐剂量为 600mg，1 次 /96h，且应在血液透析后服用。

【主要不良反应】常见 CK 升高、恶心、腹泻和肌痛。

【孕妇、哺乳期妇女用药安全性】孕妇慎用，哺乳期妇女应用本品则暂停哺乳。

【注意事项】一般来说，考虑到老年患者因伴随疾病或使用其他药物导致肾功能下降的可能性较高，这类患者使用替比夫定治疗时必须要谨慎，应监测肾功能。

【药物相互作用】由于替比夫定主要通过肾排泄消除，所以同时服用可改变肾功能的药物可能影响替比夫定的血药浓度。

【剂型与规格】片剂：600mg。

【医保限制】口服常释剂型限有活动性乙型肝炎的明确诊断及检验证据或母婴乙型肝炎传播阻断。

三、抗丙型肝炎病毒药

索磷布韦维帕他韦 Sofosbuvir and Velpatasvir

【又名】丙通沙。

【医保分类】片剂乙类。

【药动学】索磷布韦口服吸收迅速，血药浓度达峰时间：1h，血浆蛋白结合率：61%~65%，代谢：肝。排泄：尿。$t_{1/2}$：0.5h。

维帕他韦血浆蛋白结合率 >99.5%，是 CYP2B6、CYP2C8、CYP3A4 的底物，胆汁排泄是其主要消除途径。

【作用和用途】索磷布韦、维帕他韦复方制剂。

索磷布韦是丙型肝炎非结构蛋白 5B 依赖性 RNA 聚合酶抑制剂，是核苷酸药物前体，代谢产物嵌入丙型肝炎病毒 RNA 中，导致病毒终止复制。

维帕他韦是丙型肝炎非结构蛋白 5A 依赖性 RNA 聚合酶抑制剂。

索磷布韦、维帕他韦复方制剂适用于治疗成人慢性丙型肝炎病毒（HCV）感染。

【用法和用量】口服，每日 1 次，每次 1 片。

【主要不良反应】常见头痛、疲劳、恶心。

【孕妇、哺乳期妇女用药安全性】不推荐用于孕妇、哺乳期妇女。

【注意事项】①食物增加吸收；②不宜与胺碘酮、其他降低心率的药物联用。

【药物相互作用】①与胺碘酮以及其他降低心率的药物联用时，可出现严重心动过缓或心脏传导阻滞；②禁止与强效 P- 糖蛋白诱导剂、强效 P450 酶诱导剂联用。

【剂型与规格】片剂：500mg，其中含索磷布韦 400mg，维帕他韦 100mg。

【医保限制】本品系 2022 年国家协议期内谈判药品，限用于成人慢性丙型肝炎病毒（HCV）感染。

四、抗疱疹病毒药

阿昔洛韦 Aciclovir

【又名】无环鸟苷，舒维疗，Acyclovir，Acycloguanosine，ACV，Zovirax。

【医保分类】口服常释剂型、软膏剂、滴眼剂甲类，注射剂、颗粒剂、凝胶剂乙类。

【药动学】口服吸收 15%~30%，血药浓度达峰时间：1~4h。广泛分布于各组织与体液中，可通过胎盘，脑脊液药浓度是血药浓度的 50%。血浆蛋白结合率：9%~33%。代谢：肝。排泄：尿（口服 14%，注射 45%~79%）。$t_{1/2}$：2.5h。

【作用和用途】本品是核苷酸类抗 DNA 病毒药，是广谱高效抗病毒药，是目前最有效的抗Ⅰ型和Ⅱ型单纯疱疹病毒（herpes simplex virus，HSV）药物之一，对水痘 - 带状疱疹病毒（varicella-zoster virus，VZV）、EB 病毒（Epstein-Barr virus）、巨细胞病毒（cytomegalovirus，CMV）有效。主要用于单纯疱疹病毒感染，如角膜结膜炎、皮肤黏膜感染、生殖器疱疹、脑炎及带状疱疹等。

【用法和用量】

（1）口服：成人，①急性带状疱疹：200~800mg/ 次，1 次 /4h，每日 5 次，连用 7~10d；②生殖器疱疹：初发 200mg/ 次，1 次 /4h，每日 5 次，连用 10d；慢性复发 200~400mg/ 次，2 次 /d，连续 4~6 个月或 12 个月；然后进行评估再行治疗；③水痘：800mg/ 次，4 次 /d，连用 5d。

（2）静脉滴注：①重症生殖器疱疹初治，每次5mg/kg，1次/8h，共5d；②皮肤黏膜单纯疱疹病毒感染，每次5mg/kg，1次/8h，共7d；③重症带状疱疹，每次10mg/kg，1次/8h，用7d；12岁以下儿童每次250mg/m^2，1次/8h；④单纯疱疹性脑炎，每次成人10mg/kg，1次/8h，用10d，6月龄~12岁儿童每次250mg/m^2。

使用注射剂滴注前先将500mg加入10ml注射用水中，充分摇匀，然后再用0.9%氯化钠或5%葡萄糖注射液稀释，最后药液浓度不超过7g/L，匀速滴注至少1h。

肾功能不全：Ccr 25~50ml/min，按正常量，间隔12h一次，Ccr 10~25ml/min，按正常量，间隔24h一次，Ccr 0~10ml/min，按正常量一半，间隔24h一次。

局部用药：0.1%眼药水滴眼，8~10次/d；3%眼膏剂，4~6次/d；5%霜剂，外用涂搽，5次/d。

【主要不良反应】血尿、蛋白尿、尿素氮和血肌酐升高、肾绞痛、急性肾功能不全、急性肾小管坏死、急性肾衰竭，静脉快速滴注时易致急性肾损害。

【孕妇、哺乳期妇女用药安全性】孕妇、哺乳期妇女慎用。

【禁忌和慎用】老年人、2岁以下小儿、精神异常者、脱水者、肝肾功能不全者慎用。

【注意事项】①注意监测肾功能和造血功能；②用药期间多饮水；③本品静脉制剂不宜与其他药物配伍；④本品静脉制剂专供静脉滴注，不宜作肌内、皮下、静脉注射。

【药物相互作用】①与青霉素类，头孢菌素类和丙磺舒合用可致其血药浓度升高；②与具有肾毒性药物联用，可加重肾毒性，应避免；③与膦甲酸钠合用，能加强本品对HSV感染的抑制作用。

【剂型与规格】①片剂（胶囊）：0.1g，0.2g，0.8g；②注射剂：0.25g，0.5g；③阿昔洛韦氯化钠注射液：100mg/100ml，250mg/250ml，250mg/500ml；④阿昔洛韦葡萄糖注射液：125mg/250ml，250mg/250ml；⑤滴眼液：0.1%；⑥眼膏：60mg/2g；⑦霜剂：0.5g/10g。

更昔洛韦 Ganciclovir

【又名】羟甲基无环鸟苷，赛美维，Cymevene，Cytovene。

【医保分类】口服常释剂型、注射剂乙类。

【药动学】进食后口服吸收6%~9%，静脉注射广泛分布于各种组织，可透过胎盘，可也进入眼组织。脑脊液药浓度是血药浓度的24%~70%。血浆蛋白结合率：1%~2%。药物在体内不代谢。排泄：粪86%，尿5%。$t_{1/2}$：4.8h（口服）；3.5h（静脉给药）。

【作用和用途】高效低毒、选择性高的抗病毒药，是阿昔洛韦的同系物。对 HSV 和 VZV 的抑制作用与阿昔洛韦相似，而对巨细胞病毒的抑制强度约为阿昔洛韦的 100 倍，适用于艾滋病、器官移植、恶性肿瘤时严重巨细胞病毒（CMV）感染性肺炎、肠炎及视网膜炎等。

【用法和用量】

（1）口服（与食物同服）：成人，①CMV 视网膜炎的维持治疗：诱导治疗后 1g/ 次，3 次 /d；②晚期 HIV 感染患者 CMV 感染的预防、器官移植受者 CMV 感染的预防：均 1g/ 次，3 次 /d。

（2）静脉滴注：成人，①治疗 CMV 视网膜炎：初始剂量 5mg/kg，1 次 /12h，连用 14~21d，维持剂量 5mg/kg，1 次 /d，1 周 5 日，或 6mg/kg，1 次 /d，1 周 5 日；②预防器官移植受者的 CMV 感染：初始剂量 5mg/kg，1 次 /12h，连用 7~14d，维持剂量 5mg/kg，1 次 /d，一周 7 日，或 6mg/kg，1 次 /d，一周 5 日。

输液或注射剂稀释后滴注 1h 以上。静脉滴注 1 次最大剂量为 6mg/kg。

肾功能不全：Ccr 50~70ml/min 者，每次用量减半。

【主要不良反应】较为多见。常见有白细胞及血小板减少，可见尿素氮升高、肝功能异常、肾损害及精子形成抑制、妇女永久性不孕。

【孕妇、哺乳期妇女用药安全性】孕妇禁用，哺乳期妇女用药应停止哺乳。

【禁忌和慎用】小儿、精神病患者、白细胞及血小板减少者慎用。

【注意事项】①注射剂不可肌内注射；②男、女患者用药期间及以后 90d 内均应避孕；③避免与可能引起骨髓抑制及肾损害的药物合用；④用药期间应注意补充水分，避免药物结晶沉积于肾小管。

【剂型与规格】①片剂（胶囊）：0.25g，0.5g；②注射剂：50mg/2ml，0.125g/2ml，0.25g/10ml，0.5g/10ml。

伐昔洛韦 Valacyclovir

【又名】明竹欣，VCV。

【医保分类】口服常释剂型乙类。

【药动学】口服吸收 65%。血浆蛋白结合率：13.5%~17.9%。排泄：尿、粪。$t_{1/2}$：2.5~3.3h。

【作用和用途】本品为阿昔洛韦的缬氨酸酯，口服后代谢转化成阿昔洛韦和缬氨酸。抗病毒活性及作用机制与阿昔洛韦相同。用于治疗带状疱疹、单纯疱疹和原发性或复发性生殖器疱疹。

【用法和用量】口服，成人，①单纯疱疹：治疗，0.5g/ 次，2 次 /d；预防，免疫功能正常者，0.5g/d，分 1~2 次，免疫缺陷者：0.5g/ 次，2 次 /d；②带状疱疹：

1g/ 次,3 次 /d,共 7d;③生殖器疱疹:初发 1g/ 次,2 次 /d,共 10d;复发 0.5g/ 次,2 次 /d,共 5d。

肾功能不全:Ccr 30~49ml/min,1g/ 次,1 次 /12h;Ccr 10~30ml/min,1g/ 次,1 次 /24h;Ccr<10ml/min,每 24h 服 0.5g。

【主要不良反应】心动过速、白细胞减少、粒细胞减少、血栓性血小板减少性紫癜。

【孕妇、哺乳期妇女用药安全性】孕妇、哺乳期妇女慎用。

【禁忌和慎用】①2 岁以下小儿禁用;②肾功能不全、脱水者慎用。

【剂型与规格】片剂:0.15g,0.3g,0.5g。

泛昔洛韦 Famciclovir

【又名】凡乐,罗汀,Famvir。

【医保分类】口服常释剂型乙类。

【药动学】口服迅速吸收:77%,血药浓度达峰时间:1~1.5h。体内分布广泛。排泄:尿,70%(原型)。$t_{1/2}$:2.5h。

【作用和用途】在体内氧化酶的作用下,迅速转化为喷昔洛韦而发挥抗病毒作用。对单纯疱疹病毒(HSV-1 及 HSV-2)和水痘 - 带状疱疹病毒均有抑制作用。适用于急性带状疱疹及生殖器疱疹复发的治疗。

【用法和用量】口服,带状疱疹,0.5g/ 次,1 次 /8h,共 7d;生殖器疱疹复发,0.125g/ 次,2 次 /d,共 5d。

肾功能不全:①带状疱疹,Ccr 40~59ml/min,减为 2 次 /d;Ccr 20~40ml/min,减少为 1 次 /d;Ccr<20ml/min,0.25g/ 次,1 次 /48h;②生殖器疱疹复发,Ccr 20~39ml/min,减为 1 次 /d;Ccr<20ml/min 减为 1 次 /48h。

【主要不良反应】可见胃肠道症状及眩晕、头痛、失眠、感觉异常、皮疹、周身及关节疼痛等。

【孕妇、哺乳期妇女用药安全性】孕妇慎用,哺乳期妇女用药期间停止哺乳。

【注意事项】动物实验可见睾丸损害,可能对生殖有影响,需注意。

【剂型与规格】片剂:0.125g,0.25g。

喷昔洛韦 Penciclovir

【又名】丹普乐,可由,丽科爽,夫坦,丽珠君乐,Danpule,Denavir,Vectavir。

【医保分类】软膏剂、凝胶剂乙类。

【作用和用途】本品为无环核苷类抗病毒药,为泛昔洛韦的活性代谢物。

可抑制病毒DNA的合成及复制。对HSV-1、HSV-2、EB及带状疱疹病毒均有效。可保持长时间的高效抗病毒作用，明显减少带状疱疹后神经痛的发生。对耐阿昔洛韦的HSV仍有效。

本品口服难以吸收，多为外用。临床外用治疗成人复发性口唇单纯疱疹感染。

【用法和用量】尽可能在疱疹感染症状首次出现时开始用药，每次少许，每2h在感染部位涂敷1次，连续4日为一个疗程。

【主要不良反应】常见头痛、恶心、腹泻、瘙痒、局部灼热感。

【孕妇、哺乳期妇女用药安全性】孕妇、哺乳期妇女慎用。

【药物相互作用】与别嘌醇、西咪替丁、茶碱、地高辛有潜在的相互作用。

【剂型与规格】乳膏剂（1%）：20mg/2g，100mg/10g。

【备注】不宜用于黏膜、眼周、眼内。

缬更昔洛韦 Valganciclovir

【又名】万赛维，Valcyte。

【药动学】口服易吸收，生物利用度：60%（比更昔洛韦大10倍）。排泄：尿。$t_{1/2}$：0.4~0.6h（本品）；3.7~4.6h（代谢物更昔洛韦）。

【作用和用途】本品为更昔洛韦的前体药物，口服后被体内酯酶迅速转化为更昔洛韦。用于治疗艾滋病（AIDS）患者合并CMV性视网膜炎和预防高危实体器官移植患者的CMV感染。

【用法和用量】进食时口服，诱导治疗900mg/次，2次/d，连用21d；维持治疗900mg/次，1次/d。

肾功能不全：Ccr 40~59ml/min，诱导剂量，450mg/次，2次/d。维持剂量450mg/次，1次/d；Ccr 25~39ml/min，诱导剂量450mg/次，1次/d，维持剂量450mg/次，隔日1次；Ccr 10~24ml/min，诱导剂量450mg/次，隔日1次，维持剂量：450mg/次，1周2次。

【主要不良反应】口腔念珠菌病、贫血、中性粒细胞减少、血小板减少、幻觉、精神异常、意识模糊、呼吸困难、关节痛、视物模糊、视网膜脱离、肾功能减退、精子生长抑制等。

【孕妇、哺乳期妇女用药安全性】孕妇应避免使用，哺乳期妇女应暂停哺乳。

【禁忌和慎用】①中性粒细胞 <500个/μl，血小板 <25×10^9/L，血红蛋白 <80g/L，血液透析患者禁用；②不推荐儿童使用；③肾功能不全者慎用。

【注意事项】①服药期间和以后90d应采取避孕措施；②用药期间避免驾驶和操作机器。

【药物相互作用】参见更昔洛韦。

【剂型与规格】片剂：450mg。

阿糖腺苷 Vidarabine

【又名】海美汀，华城奥欣，Arasena-A，Vira-A。

【药动学】口服在体内迅速脱氨成为阿拉伯糖次黄嘌呤，血药浓度达峰时间：30min（静脉滴注）。血浆蛋白结合率：20%~30%。脑脊液药浓度 / 血药浓度为 1∶3。排泄：尿 41%~53%（24h，以次黄嘌呤核苷的形式）。$t_{1/2}$：平均 3.3h（阿拉伯糖次黄嘌呤）。

【作用和用途】本品为抗脱氧核糖核酸病毒药，其药理作用是与病毒的脱氧核糖核酸聚合酶结合，使其活性降低而抑制 DNA 合成。本品抗病毒谱广。对单纯疱疹病毒Ⅰ型和Ⅱ型、水痘病毒、带状疱疹病毒、巨细胞病毒、乙型肝炎病毒均具抗病毒活性，适用于单纯疱疹病毒性脑炎；亦可用于慢性乙型肝炎、免疫抑制患者的带状疱疹和水痘。外用治疗疱疹病毒角膜炎、生殖器疱疹。

【用法和用量】①单纯疱疹病毒性脑炎：静脉滴注，15mg/（kg·d），连续滴注时间不少于 12h，1 次 /d，疗程为 10d，静脉滴注前将本品溶于 5% 葡萄糖注射液中（按 0.04% 浓度）；②带状疱疹：10mg/（kg·d），连用 5d，用法如上；③免疫功能缺陷者水痘感染：10mg/（kg·d），疗程 5~7d；④外用 10% 凝胶剂用于复发早期的生殖器疱疹，白天每 4h 涂抹 1 次（4 次 /d），连用 7d。3% 眼膏，5 次 /d，治疗疱疹性角膜炎。

【主要不良反应】较常见为畏食、恶心、呕吐、腹泻，以及乏力、嗜睡、眩晕、幻觉、震颤、共济失调、意识模糊、癫痫发作、低钾血症、白细胞和血小板减少等。

【孕妇、哺乳期妇女用药安全性】孕妇、哺乳期妇女禁用。

【禁忌和慎用】肝、肾功能不全和造血功能不全者慎用。

【注意事项】①本品溶解度低，吸收差，故不宜口服、肌内注射、皮下注射、静脉推注和静脉快速滴注；②本品应用大剂量液体输入体内，应注意患者的水和电解质平衡；③配制的输液不可冷藏，以免析出结晶；④禁止与含钙的输液配伍。

【药物相互作用】别嘌醇和茶碱对黄嘌呤氧化酶有抑制作用，与本品合用可导致严重的神经系统毒性反应。

【剂型与规格】①注射液：200mg，1 000mg；②凝胶剂：10%；③眼膏：3%。

膦甲酸钠 Foscarnet Sodium

【又名】可耐，易可亚，卡耐信，膦羟基甲酸钠，Foscarvir。

【医保分类】膦甲酸钠注射剂、膦甲酸钠氯化钠注射剂、膦甲酸钠葡萄糖注射剂乙类。

【药动学】口服吸收差，生物利用度：12%~22%；脑脊液药浓度是血药浓度的43%。在体内不被代谢。血浆蛋白结合率：14%~17%。排泄：尿 80%~87%。$t_{1/2}$：3.3~6.8h。

【作用和用途】广谱抗病毒药，对单纯疱疹病毒、带状疱疹病毒、EB 病毒、巨细胞病毒都有抑制作用。它对病毒 DNA 多聚酶更具选择性。用于治疗艾滋病患者巨细胞病毒性视网膜炎和耐阿昔洛韦的单纯疱疹病毒感染，也可与更昔洛韦合用治疗对二者单用耐药的患者，也可用于艾滋病或 HIV 感染患者并发的鼻炎、肺炎、结膜炎和巨细胞病毒视网膜炎。与齐多夫定合用可抑制 HIV 复制。

【用法和用量】静脉滴注，初始剂量每次 60mg/kg，1 次 /8h，至少 1h 恒速滴注。连用 2~3 周，根据临床情况再调节剂量。维持量 90~120mg/（kg·d），多数患者用 90mg/（kg·d），滴注 2h。

静脉滴注时用 5% 葡萄糖注射液或 0.9% 氯化钠稀释（浓度 12mg/ml），一次剂量不超过 60mg/kg，滴速不得 >1mg/（kg·min）。不可与其他药物混合静脉滴注，亦不可静脉推注。

外用（耐阿昔洛韦的皮肤黏膜 HSV 感染）乳膏：3~4 次 /d，取适量涂抹于患处，连用 5d 为一个疗程。滴眼（HSV 性角膜炎）用滴眼液：2 滴 / 次，6 次 /d；3d 后改 2 滴 / 次，4 次 /d。

肾功能不全者按肌酐清除率减量。

【主要不良反应】可见乏力、发热、寒战、头痛、眩晕、幻觉、精神错乱、共济失调、惊厥、抽搐、癫痫发作、血压异常、室性心律失常、低钙、低镁、低钾等。

【孕妇、哺乳期妇女用药安全性】孕妇禁用，哺乳期妇女慎用。

【禁忌和慎用】①Ccr<0.4ml/min（以体重计）禁用；②儿童、肾功能不全者慎用。

【药物相互作用】避免与具肾毒性药物合用，以免加重肾损害。

【剂型与规格】①注射剂：0.64g，2.4g/100ml，3g/250ml，6g/250ml，6g/500ml，12g/500ml；②乳膏：150mg/5g，300mg/10g；③滴眼液：150mg/5ml。

五、抗人类免疫缺陷病毒药

洛匹那韦利托那韦 Lopinavir and Ritonavir

【又名】克力芝，Aluvia。

【医保分类】口服常释剂型乙类。

【药动学】

（1）洛匹那韦：推荐剂量连续给药 10~16d 后血药浓度达到稳定，血浆峰浓度：（9.8 ± 3.7）μg/ml。血浆蛋白结合率：99%。代谢：主要经肝 P450 酶的 CYP3A 同工酶代谢。消除：原型从尿中排泄的洛匹那韦不到给药剂量的 3%，肾功能不全不影响总体清除率。轻至中度肝功能损害的患者，AUC 值升高 30%，血浆峰浓度升高 20%。

（2）利托那韦是一个强效的 CYP3A 抑制剂，可抑制洛匹那韦的代谢，因此能够提高洛匹那韦的血药浓度。血药浓度达峰时间为 4h。

【作用和用途】洛匹那韦是一种 HIV-1 和 HIV-2 的蛋白酶抑制剂，阻断 Gag-Pol 聚蛋白的分裂，导致产生未成熟的、无感染力的病毒颗粒。作为复方制剂，利托那韦可以抑制 CYP3A 介导的洛匹那韦代谢，从而提高血浆中洛匹那韦的药物浓度。

单独或与抗逆转录病毒的核苷类药物合用，治疗晚期或非进行性的艾滋病患者。

【用法和用量】口服，最好与食物同服。

（1）片剂，成人与体重≥40kg 的儿童，每次 2 片，2 次 /d。

（2）口服液，成人与体重≥40kg 的儿童，每次 6ml，2 次 /d。

体重 <40kg 的儿童：推荐使用口服液。

【主要不良反应】患者一般耐受性良好。用药 2~4 周发生率最高。常见的不良反应有恶心（23%~26%）、呕吐（13%~15%）、腹泻（13%~18%）、虚弱（9%~14%）、腹痛（3%~7%）、畏食（1%~6%）、味觉异常（1%~10%）、感觉异常（3%~6%）。

【孕妇、哺乳期妇女用药安全性】孕妇慎用，哺乳期妇女服药时避免母乳喂养婴儿。

【禁忌和慎用】①严重肝病患者禁用；②12 岁以下儿童的疗效和安全性还未确定，故不宜使用本品。

【注意事项】①本品应该整片咽下，不能咀嚼、掰开或压碎；②与依非韦伦、奈韦拉平、安泼那韦、奈非那韦合并使用，不需要调整剂量；③本品经肝脏代谢，故肝功能损伤患者初始几个月内应监测 GOT/GPT。

【药物相互作用】①本品对 P450 酶系同工酶 CYP3A 具有强力抑制作用，CYP2D6 也能被本品抑制，因此本品会减慢通过这些酶介导的药物代谢，增加这些药物的血药浓度；而增加 CYP3A 活性的药物可使本品代谢增加，血药浓度降低。因此，在合并治疗中，本品很可能与许多药物发生相互作用。②禁止与阿普唑仑、胺碘酮、氯氮平、地西泮、二氢麦角胺、艾司唑仑、氟西泮、咪达唑仑、哌替啶、吡罗昔康、普罗帕酮、特非那定、三唑仑合用。

【剂型与规格】①片剂：每片含洛匹那韦200mg、利托那韦50mg，每盒120片；②口服液：每1ml含洛匹那韦80mg、利托那韦20mg，每瓶160ml。

【医保限制】限人类免疫缺陷病毒感染。

齐多夫定 Zidovudine

【又名】艾健，克度，鼎特，克艾斯，奇洛克。

【医保分类】口服液体制剂、注射剂乙类。

【药动学】口服吸收良好，生物利用度均可达到60%~70%。血浆蛋白结合率较低（34%~38%），可以通过胎盘。排泄：尿50%~80%。$t_{1/2}$：1.1h。

【作用和用途】天然胸腺嘧啶核苷的合成类似物。嵌入病毒DNA来抑制HIV逆转录酶从而使病毒DNA合成终止。相对于晚期HIV感染，早期HIV感染患者HIV对齐多夫定敏感度下降的概率高，幅度大。病毒对齐多夫定敏感性的降低和对齐多夫定耐药株的出现限制了临床单药治疗的应用。齐多夫定与拉米夫定联合应用时，本已对齐多夫定耐药的病毒株可因对拉米夫定耐药性的出现而恢复对齐多夫定的敏感性。齐多夫定与拉米夫定的联合应用可延迟对齐多夫定耐药性在抗逆转录病毒患者中的出现。齐多夫定与许多其他抗HIV制剂，特别是拉米夫定、α-干扰素有疗效叠加效应或协同作用，可更有效地抑制HIV的复制。国际上认可的指导原则推荐在意外暴露于HIV感染的血液事件中如针刺伤，应立即给予齐多夫定和拉米夫定联合治疗（1~2h内）。在高危情况下，还应包括蛋白酶抑制剂。建议抗逆转录病毒预防持续4周。

齐多夫定与其他抗逆转录病毒药物联合使用，用于治疗HIV感染的成年人和儿童；由于齐多夫定显示出可降低HIV的母婴传播率，其亦可用于HIV阳性的怀孕妇女及其新生儿。

【用法和用量】

（1）本品与其他抗逆转录病毒药物合用时，片剂或胶囊成人推荐500mg/d或600mg/d，分2~3次给药；注射剂采用静脉滴注，成人推荐每次1mg/kg，注射时间应超过1h，5~6次/d。

（2）预防母婴传播：孕妇（孕周>14周）推荐每次口服片剂或胶囊100mg，5次/d，连续用药至分娩。分娩期间改用注射剂，静脉给药2mg/kg，给药时间为1h以上。随后继续静脉注射1mg/（kg·h）至脐带结扎。新生儿应按2mg/kg的剂量给予齐多夫定口服溶液，每6h服药1次。生后12h内开始给药并持续服至 6 周。不能口服的婴儿应静脉给予齐多夫定 1.5mg/kg，每 6h 给药 1 次，每次给药时间 >30min。

用 5% 的葡萄糖注射液稀释至浓度≤4mg/ml。

【主要不良反应】最严重的不良反应包括贫血、中性粒细胞减少和白细胞减少，常见的其他不良反应包括恶心、呕吐、畏食、腹痛、头痛、皮疹、低热、肌痛、异感症、失眠、不适、虚弱、消化不良。

【孕妇、哺乳期妇女用药安全性】孕妇慎用，哺乳期妇女服用时避免母乳喂养婴儿。

【禁忌和慎用】禁用于中性粒细胞计数异常低下（<0.75 × 10^9/L）者或血红蛋白水平异常低下（4.65mmol/L）者。

【注意事项】①使用注射给药的患者应能耐受口服给药；此剂量相当于每 4h 口服 100mg 的给药剂量。②注射剂不可肌内注射，使用时应匀速滴注，且滴注时间应超过 1h，应避免滴注过快。③稀释后的注射液在室温下 24h 内可保持稳定，在冰箱中（2~8℃）可保存 48h。需要注意的是，若在 25℃保存的稀释溶液，最好在 8h 内使用；2~8℃下保存的溶液，最好在 24h 内使用，以避免微生物污染溶液。④当高剂量（1 200~1 500mg/d）或晚期 HIV 感染患者（尤其是治疗前骨髓储量少的患者），特别是 $CD4^+$ 细胞数低于 100/mm^3 患者，易出现贫血、中性粒细胞减少和白细胞减少。故必要时减少用药量或停止治疗。⑤应特别注意乳酸性酸中毒及重度脂肪肝，特别是肝脏疾病已知危险因素的患者。

【剂型与规格】①片剂：0.1g，0.3g；②口服液：1g/100ml。

【医保限制】限人类免疫缺陷病毒感染。

其他抗 HIV 药见表 11-1。

表 11-1　其他抗 HIV 药

药名和制剂	作用和用途	用法和用量	备注
利托那韦（爱治威） Ritonavir 胶囊：100mg	艾滋病用药。与其他抗逆转录病毒药物联用，治疗 HIV-1 感染	HIV 感染：成人初始 300mg，每次加量 100mg，在 14d 内增至 600mg；2 次 /d。2 岁以上儿童：250mg/m^2，每 2~3d 加量 50mg/m^2，至 400mg/m^2，2 次 /d。最大剂量 600mg，2 次 /d	未经医师检查不要擅自停止服用本品或减少剂量，肝损害者减少剂量

续表

药名和制剂	作用和用途	用法和用量	备注
茚地那韦(佳息患) Indinavir (Crixivan) 胶囊:200mg	可与抗逆转录病毒制剂(如核苷和非核苷类逆转录酶抑制剂)合用治疗成人的HIV-1感染。单独应用治疗不适宜用核苷或非核苷类逆转录酶抑制剂的成年患者	推荐每8h口服800mg(通常给予2粒400mg胶囊)。用佳息患治疗必须以2.4g/d的推荐剂量开始。无论是单独使用或与其他抗逆转录病毒制剂联合使用,佳息患的剂量都相同	不能与特非那定、西沙必利、三唑仑、匹莫齐特或麦角衍生物同时服用。本品抑制CYP3A4而引起上述药物血药浓度增高,可能会导致严重的甚至危及生命的不良反应
司他夫定(赛瑞特) Stavudine 胶囊:20mg	本品适用于HIV感染者的联合用药	司他夫定用药间隔为12h。服用司他夫定与进餐无关。≥60kg患者:一次40mg;<60kg患者,一次30mg;<30kg儿童:每次1mg/kg;>30kg儿童按成人剂量服用。1次/12h	①警惕外周神经痛;②乳酸性酸中毒/脂肪变性重度肝大;③胰腺炎
奈韦拉平(艾极,维乐命,艾韦宁) Nevirapine 片剂:200mg,400mg;溶液:50mg/5ml	奈韦拉平与其他抗逆转录病毒药合用治疗HIV-1感染。单用此药会很快产生耐药病毒	成人:最初14d,200mg/d(这一导入期的应用可以降低皮疹发生率)。导入期后2次/d,每次200mg,并同时使用至少两种抗逆转录病毒药物。对于2个月到8岁的儿童:初始2周按4mg/kg,1次/d,之后为7mg/kg,2次/d。8岁以上儿童:初始2周按4mg/kg,1次/d,之后为4mg/kg,2次/d	对由于严重皮疹,皮疹伴全身症状,过敏反应和奈韦拉平引起的肝炎而永久中断本品治疗的患者不能重新服用。在服用本品期间,继往出现GOT或GPT超过正常值上限5倍,重新应用本品后迅速复发肝功能不正常的患者应禁用

六、干 扰 素

聚乙二醇干扰素 α-2a Peginterferon alfa-2a

【又名】派罗欣,罗扰素,奥平,贝尔芬。

【医保分类】注射剂乙类。

【来源】本品系通过 DNA 重组技术,由含有高效表达人干扰素 α-2a 基因的大肠埃希菌经发酵、分离和高度纯化,并与聚乙二醇 PEG 化而成。

【药动学】生物利用度:61%~84%。代谢:肝。排泄:尿。$t_{1/2}$:3~4h。

【作用和用途】抑制病毒蛋白质的合成和病毒核酸密码的转录,分解病毒 RNA,调节免疫功能。

用于:①病毒性疾病,如伴 HBV DNA、DNA 多聚酶阳性或 HBeAg 阳性等病毒复制标志的成人慢性活动性乙型肝炎患者,伴 HCV 抗体阳性和谷丙转氨酶增高,但不伴肝功能失代偿的成人慢性丙型肝炎患者,尖锐湿疣,带状疱疹,小儿病毒性肺炎及上呼吸道感染,慢性宫颈炎等;②肿瘤性疾病,如慢性白血病、非霍奇金淋巴瘤。

【用法和用量】①慢性活动性乙型肝炎,皮下注射,500 万 U/ 次,3 次 / 周,1 个月后病毒复制标志如无下降,可增加剂量,3~4 个月后症状未改善,停止治疗,共 6 个月。②急慢性丙型肝炎,皮下注射,300 万 ~500 万 U/ 次,3 次 / 周。维持治疗,GPT 正常患者需要维持治疗,300 万 U/ 次,3 次 / 周,持续 3 个月。GPT 异常者停药。

【主要不良反应】1/3~1/2 患者发生短暂白细胞减少、血小板减少;约 1/5 癌症患者可见短暂低血压、高血压、水肿、发绀、心律失常、心悸和胸痛;少数患者出现关节痛、背痛、骨痛、肌痛。

【孕妇、哺乳期妇女用药安全性】孕妇禁用本品栓剂;哺乳期间停用本品,但可正常使用本品栓剂。

【禁忌和慎用】①严重心脏病或有心脏病史者、有癫痫等中枢神经系统疾病者、严重肾功能或骨髓功能不全者、伴晚期失代偿性肝病或肝硬化的肝炎患者、自身免疫性肝炎患者、即将接受同种异体骨髓移植的 HLA 抗体识别相关的慢性非淋巴细胞白血病患者禁用;②儿童禁用本品栓剂;③正在接受或近期接受免疫抑制药治疗的慢性肝炎患者(短期“去激素”治疗者除外)禁用。

【注意事项】①对病情严重的颜面疱疹和生殖器疱疹应与核苷类药物合用;②用药期间应监测白细胞和血小板计数;③2~8℃避光保存。

【剂型与规格】①注射剂:100 万 U,300 万 U,500 万 U;②凝胶剂:5g/100 万 U,10g/200 万 U;③栓剂:6 万 U,50 万 U;④软膏:5g/10 万 U。

【备注】1957 年，英国病毒生物学家 Alick Isaacs 和瑞士研究人员 Jean Lindenmann 在利用鸡胚绒毛尿囊膜研究流感干扰现象时认识到病毒感染的细胞能产生一种因子，后者作用于其他细胞，干扰病毒的复制，故将其命名为干扰素。干扰素是一种细胞因子，其本质是蛋白质，类型可分为 α、β、γ、ω 等几种，具有抑制细胞分裂、调节免疫、抗病毒、抗肿瘤等多种作用。

1980—1982 年，科学家用基因工程方法在大肠埃希菌及酵母菌细胞内获得了干扰素，从每 1 000ml 细胞培养物中可以得到 20~40ml 干扰素。从 1987 年开始，用基因工程方法生产的干扰素进入了工业化生产，并且大量投放市场。

根据干扰素蛋白质的氨基酸结构、抗原性和细胞来源，可将其分为：IFN-α、IFN-β、IFN-γ。基因工程干扰素再按基因表达分子结构和抗原性可分为 α、β、γ 型，同一型内按氨基酸组成差异再分 20 多个亚型：α-1、α-2、α-3 等，在同一亚型内又因氨基酸的差异而细分，如 α-2 有 3 种：α-2a、α-2b、α-2c。

【医保限制】注射剂限用于丙型肝炎、慢性活动性乙型肝炎患者，连续使用 6 个月无效时停药，连续使用不超过 12 个月。

重组人干扰素 α-2b Recombinant HumanInterferon Alfa-2b

【又名】干扰能，甘乐能，佩乐能。

【医保分类】注射剂乙类。

【药动学】肌内或皮下注射吸收超过 80%，血药浓度达峰时间：3.5~8h，肾脏分解代谢为干扰素主要消除途径，而胆汁分泌与肝脏代谢的消除是重要途径。$t_{1/2}$：4~12h。

【作用和用途】用于慢性乙型肝炎、慢性丙型肝炎、尖锐湿疣、毛细胞白血病、慢性粒细胞白血病的治疗。

【用法和用量】肌内注射、皮下注射和病灶注射。

（1）慢性乙型肝炎：皮下或肌内注射，（3~6）$\times 10^6$U/d，连用 4 周后改为 3 次 / 周，连用 16 周以上。

（2）急慢性丙型肝炎：皮下或肌内注射，（3~6）$\times 10^6$U/d，连用 4 周后改为 3 次 / 周，连用 16 周以上。

（3）丁型肝炎：皮下或肌内注射，（4~5）$\times 10^6$U/d，连用 4 周后改为 3 次 / 周，连用 16 周以上。

（4）带状疱疹：肌内注射，1×10^6U/d，连用 6d，同时口服阿昔洛韦。

（5）尖锐湿疣：可单独应用，肌内注射，（1~3）$\times 10^6$U/d，连用 4 周。也可与激光或电灼等合用，一般采用疣体基底部注射，1×10^6U/ 次。

（6）毛细胞白血病：（2~8）$\times 10^6$U/（$m^2 \cdot d$），连用至少 3 个月。

（7）慢性粒细胞白血病：（3~5）$\times 10^6$U/（$m^2 \cdot d$），肌内注射。可与化疗药物羟基脲、阿糖胞苷等合用。

（8）多发性骨髓瘤：作为诱导或维持治疗，（3~5）$\times 10^6$U/m^2，肌内注射，3 次 / 周，并与 VMCP 等化疗方案合用。

（9）非霍奇金淋巴瘤：作为诱导或维持治疗，（3~5）$\times 10^6$U/m^2，肌内注射，3 次 / 周，并与 CHVP 等化疗方案合用。

（10）恶性黑色素瘤：6 $\times 10^6$U，肌内注射，3 次 / 周，与化疗药物合用。

（11）肾细胞癌：6 $\times 10^6$U，肌内注射，3 次 / 周，与化疗药物合用。

（12）喉乳头状瘤：3 $\times 10^6$U/m^2，肌内注射或皮下注射，每周 3 次（隔日 1 次）。

（13）卡波西肉瘤：50 $\times 10^6$U/（$m^2 \cdot d$），连续 5d，每次静脉滴注 30min。至少间隔 9 天再进行下一个 5 天的治疗期。

（14）基底细胞癌：5 $\times 10^6$U，瘤灶内注射，3 次 / 周，3 周。

（15）卵巢癌：（5~8）$\times 10^6$U，肌内注射，3 次 / 周，与化疗药物合用。

【主要不良反应】常见发热、头痛、寒战、乏力、肌痛、关节痛等症状，常出现在用药的第 1 周，不良反应多在注射 48h 后消失。少数患者可出现白细胞减少、血小板减少等血常规异常，停药后即可恢复正常。

【孕妇、哺乳期妇女用药安全性】孕妇禁用，哺乳期妇女慎用。

【禁忌和慎用】严重心脏疾病、严重肝肾或骨髓功能不正常、癫痫及中枢神经系统功能损伤者禁用。

【注意事项】①2~8℃避光保存；②应一次用完，不得放置保存，以免生物活性下降或污染。

【药物相互作用】干扰素可能会改变某些酶的活性，尤其可减低 P450 酶的活性，因此西咪替丁、华法林、茶碱、地西泮、普萘洛尔等药物代谢受到影响。在与具有中枢作用的药物合并使用时，会产生相互作用。

【剂型与规格】注射剂：100 万 U，300 万 U，500 万 U，600 万 U。

【医保限制】限白血病、淋巴瘤、黑色素瘤、肾癌、多发性骨髓瘤、丙型肝炎、慢性活动性乙型肝炎。丙型肝炎、慢性活动性乙型肝炎患者连续使用 6 个月无效时停药，连续使用不超过 12 个月。

干扰素 γ Interferonγ

【又名】伽玛。

【药动学】肌内注射或皮下注射后被缓慢吸收，吸收比例 89% 以上，血药浓度达峰时间：3.4h。$t_{1/2}$：3.4h。

【作用和用途】全身性抗病毒、抗肿瘤和免疫调节药物，用于急性、慢性及复发性病毒感染性疾病，以及神经系统炎性免疫性疾病，缓解复发型多发性硬化疾病，如带状疱疹、生殖器疱疹、阴唇疱疹、乳头瘤病毒感染、扁平疣和尖锐湿疣、慢性活动性乙型肝炎、戊型肝炎，以及宫颈上皮内肿瘤、肿瘤性胸腔积液、毛细胞白血病。

【用法和用量】皮下或肌内注射，开始每天注射 50 万 U，连续 3~4d 后，无明显不良反应，将剂量增加到每天 100 万 U，第 2 个月开始隔天注射 150 万 ~200 万 U，总疗程 3 个月。

【主要不良反应】常见发热，常在注射后数小时出现，持续数小时自行消散。

【孕妇、哺乳期妇女用药安全性】孕妇、哺乳期妇女禁用。

【禁忌和慎用】有心绞痛、心肌梗死病史以及其他严重心、脑血管病史者禁用。

【剂型与规格】注射剂：50 万 U。

（孙安修）

第十二章

抗感染植物药制剂

黄连、大蒜、穿心莲、鱼腥草等部分清热解毒中药饮片，经过提取、分离出单体成分，药理实验证实单体成分具有杀灭或抑制细菌、病毒、支原体、衣原体、真菌等病原微生物的作用。该类药物因为成分、药理作用明确，批准文号按照化学药品管理。

小檗碱 Berberine

【又名】黄连素。

【医保分类】口服常释剂型甲类。

【来源】本品为黄连或三颗针的有效抗菌成分。

【作用和用途】口服不易吸收。对志贺菌属抗菌作用最强，对大肠埃希菌、溶血性链球菌、金黄色葡萄球菌、霍乱弧菌、脑膜炎奈瑟菌、志贺菌属、伤寒杆菌、白喉杆菌抑制作用亦较强。但志贺菌属、溶血性链球菌、金黄色葡萄球菌等极易对本品耐药。对流感病毒、阿米巴原虫、幽门螺杆菌也有一定抑制作用。能增强白细胞及肝脏网状内皮系统的吞噬能力。此外，还具有抗心律失常，促进胆汁分泌的作用。主要用于胃肠道感染，也可用于慢性胆囊炎的治疗。对治疗室性期前收缩，室性心动过速也有一定疗效。

【用法和用量】口服，①成人，0.1~0.3g/次，3~4次/d；②小儿，5~10mg/(kg·d)，分3~4次。

【主要不良反应】常用剂量下不良反应小，偶见恶心、呕吐、皮疹等。

【孕妇、哺乳期妇女用药安全性】怀孕前3个月慎用。

【禁忌和慎用】因本品可引起溶血性贫血，溶血性贫血患者、葡萄糖-6-磷酸脱氢酶缺乏的儿童禁用。

【药物相互作用】不宜与胰酶、胃蛋白酶、乳酶生同服；不宜与铁剂（琥珀酸亚铁、蔗糖铁、硫酸亚铁等）合用。

【剂型与规格】胶囊：25mg，50mg，100mg。

鞣酸小檗碱 Berberine Tannate

【又名】无味黄连素。

【药动学】口服吸收差。药物分布广，以心脏、骨、肝、肺等组织中为多。在组织中滞留的时间短暂，24h 后仅剩微量，绝大部分药物在体内代谢清除，48h 内以原型排出仅占给药量的 5% 以下。

膜剂局部用药后只有少量经黏膜吸收。

【作用和用途】鞣酸小檗碱在肠道中分解成小檗碱和鞣酸，前者有抗菌作用，后者有收敛作用。片剂主要用于胃肠道感染。

膜剂用于治疗敏感细菌引起的宫颈糜烂。

【用法和用量】片剂口服，首剂加倍。成人 0.3~0.9g/ 次，3 次 /d；1~2 岁儿童 0.1g/ 次，3 次 /d；2~4 岁 0.1~0.2g/ 次，3 次 /d；4~6 岁 0.2g/ 次，3 次 /d；6~9 岁 0.3g/ 次，3 次 /d；9~14 岁 0.4g/ 次，3 次 /d。

膜剂：窥器暴露宫颈，消毒棉球擦去阴道分泌物及宫颈黏液，取药膜，贴于宫颈糜烂面，一次 1~2 片，1 次 /d。

【主要不良反应】【孕妇、哺乳期妇女用药安全性】【禁忌和慎用】【药物相互作用】参见小檗碱。

【剂型与规格】①片剂：0.1g，0.3g；②膜剂：50mg/ 张。

大蒜素 Allitride

【又名】绿君宁，泽荣，清远。

【医保分类】口服常释剂型、注射剂乙类。

【作用和用途】本品对金黄色葡萄球菌、链球菌、大肠埃希菌、痢疾志贺菌、伤寒杆菌、白喉棒状杆菌、百日咳鲍特菌、结核分枝杆菌以及白念珠菌、隐球菌、病毒、阿米巴原虫、滴虫、蛲虫等有抑制作用，并能降低血胆固醇、甘油三酯的作用。

【用法和用量】①口服：成人 40~60mg/ 次，3 次 /d，饭后服，儿童酌减。②静脉滴注：一次 60~120mg，儿童酌减，稀释在 500~1 000ml 的 5%~10% 葡萄糖或 5% 葡萄糖氯化钠注射液中，缓慢滴注，1 次 /d。

【主要不良反应】个别患者在静脉滴注时有刺痛感觉，在使用数次后或增加稀释倍数即可消失。如出现全身灼热感、出汗等现象，可减慢滴注速度。

【注意事项】①因大蒜素对胃有刺激性且易被胃液破坏，服用本品时宜整粒吞服，不得咬碎。②注射液对皮肤、黏膜有刺激性，不宜作皮下或肌内注射。

【剂型与规格】①胶囊：20mg；②注射剂：60mg。

炎琥宁 Potassium Sodium Dehydroandrographolide Succinate

【又名】康极行，穿心莲内酯琥珀酸盐。

【来源】本品系植物穿心莲提取物（穿心莲内酯）经酯化、脱水、成盐精制而成的脱水穿心莲内酯琥珀酸半酯钾钠盐，与穿琥宁在体内活性代谢物为同一物质（穿琥宁为穿心莲内酯半酯单钾盐）。

【作用和用途】穿心莲内酯：①对细菌内毒素引起发热的家兔有较强的解热作用，能促进发热的消退，作用迅速并可维持4h以上；②对抗二甲苯或组胺所引起的毛细血管通透性增高；③能缩短戊巴比妥钠引起的小白鼠睡眠潜伏期，延长其睡眠时间，还能加强阈下量的戊巴比妥钠作用，引起小白鼠睡眠，该实验结果提示本品有明显的镇静作用；④能明显促进大白鼠肾上腺皮质功能，增加机体对病原体感染的应急能力；⑤对流感病毒甲Ⅰ型、甲Ⅲ型、肺炎腺病毒（Adv）Ⅲ型、Ⅳ型，肠合胞病毒及呼吸道合胞病毒（Rsv）均有一定灭活作用。

主要用于病毒性肺炎和病毒性上呼吸道感染。

【用法和用量】

（1）片剂：口服，0.1~0.15g/次，3~4次/d。

（2）注射液：肌内注射，40~80mg/次，1~2次/d。静脉滴注，用5%葡萄糖注射液或5%葡萄糖氯化钠注射液稀释后滴注，0.16~0.4g/d，分1~2次。

【孕妇、哺乳期妇女用药安全性】孕妇禁用，哺乳期妇女慎用。

【药物相互作用】①本品忌与酸、碱性药物或含有亚硫酸氢钠、焦亚硫酸钠为抗氧剂的药物配伍。②本品不宜与氨基糖苷类、喹诺酮类药物配伍。

【剂型与规格】①片剂（胶囊）：80mg；②注射液：200mg。

穿心莲内酯 Andrographolide

【来源】由穿心莲提取，穿心莲内酯是其主要有效成分。

【作用和用途】具有抗炎、解热、增强机体对疾病防御和抵抗能力的作用。

主要用于急性扁桃体炎、咽炎、腮腺炎、肠炎痢疾、急慢性支气管炎、轻型肺炎等。

【用法和用量】①穿心莲内酯片：口服，成人0.1~0.15g/次，3~4次/d；②穿心莲浸膏片：成人0.42~0.63g/次，3~4次/d。

【孕妇、哺乳期妇女用药安全性】孕妇慎用。

【剂型与规格】①穿心莲内酯片：0.05g；②穿心莲浸膏片：0.105g。

鱼腥草素 Houttuyfonate

【医保分类】口服常释剂型甲类。

【来源】本品为自三白草科蕺菜属植物蕺菜（*Houttuynia sulfite*）提取的主要有效成分。

【作用和用途】对细菌只有微弱的抗菌作用，对金黄色葡萄球菌、流感嗜血杆菌、白念珠菌等有一定抑制作用。本品有提高血清备解素水平，增强白细胞吞噬能力的作用。

适用于慢性支气管炎及其他上呼吸道感染性疾病等。

【用法和用量】片剂，口服，60~90mg/次，3次/d。

【孕妇、哺乳期妇女用药安全性】孕妇禁用。

【禁忌和慎用】①2岁以下小儿禁用；②高血压、冠心病、甲状腺功能亢进及胃溃疡患者禁用；③心律失常、糖尿病、青光眼、前列腺增生、过敏体质患者慎用。

【注意事项】服药期间不得驾驶机、车、船，从事高空作业、机械作业及操作精密仪器。

【剂型与规格】片剂：30mg，60mg。

新鱼腥草素 New Houttuyfonate

【来源】本品为三白草科植物蕺菜挥发油中一种醛类成分的化学合成物。

【作用和用途】对肺炎球菌、伤寒杆菌、金黄色葡萄球菌、大肠埃希菌及孢子丝菌等有明显抑制作用。可提高机体免疫力，增强患者白细胞的吞噬功能，提高血清备解素水平，提高机体非特异性免疫力。

用于盆腔炎、附件炎、慢性宫颈炎等妇科各类炎症，并用于上呼吸道感染、慢性支气管炎、肺炎等。

【用法和用量】

（1）肌内注射：8mg/次，2次/d。

（2）静脉滴注：16~20mg/次，用5%~10%葡萄糖注射液250~500ml稀释后缓慢滴注。

【主要不良反应】过敏反应如皮疹、注射后头晕等。

【孕妇、哺乳期妇女用药安全性】孕妇、哺乳期妇女慎用。

【禁忌和慎用】对本品中任何成分过敏者禁用。

【注意事项】使用过程中应密切观察可能的过敏反应。

【剂型与规格】注射剂：4mg，8mg，10mg，16mg，20mg。

（孙安修）

第十三章

抗寄生虫药

一、抗滴虫药和抗阿米巴药

抗滴虫药主要是指对阴道毛滴虫有作用的药物。甲硝唑、替硝唑、奥硝唑不仅对阿米巴滋养体有作用，而且对阴道毛滴虫也具有强大的杀灭作用。它们既是阿米巴病的首选药，也是阴道滴虫病的特效药，并可口服，男女双方同时服用，不仅效果良好，还可达到根治的效果（因男方尿道中常寄生滴虫，是女方反复感染的根源）。

目前抗阿米巴药主要是对滋养体有作用，有的能直接杀灭滋养体，如甲硝唑、替硝唑、奥硝唑等；有的通过抑制阿米巴的共生菌群，间接发挥抗阿米巴作用，如四环素类和红霉素。从治疗效果来说，有的药物对肠内、肠外阿米巴病都有作用，如甲硝唑、替硝唑、奥硝唑等。有的主要对肠内阿米巴病有作用，如二氯尼特、四环素类和红霉素等；有的只对肠外阿米巴病有效，如氯喹。

治疗滴虫病则以甲硝唑、替硝唑、奥硝唑为主，详见第九章　硝基咪唑类、噁唑烷酮类、磷霉素类、磺胺类及其他抗菌药物。

治疗阿米巴病药物的选用，主要根据感染部位和类型。急性或重症阿米巴痢疾：主要选用甲硝唑、替硝唑、奥硝唑；慢性阿米巴痢疾及无症状排包囊者主要选择二氯尼特；阿米巴肝病选择甲硝唑、替硝唑、奥硝唑。如使用前者无效或禁忌时，可考虑使用氯喹。

值得注意的是，甲硝唑、替硝唑、奥硝唑治疗阴道滴虫病时，夫妇双方应同时服用。治愈前暂停性生活，避免相互传染而难以治愈；治疗急性阿米巴痢疾必须彻底，以免转成慢性。甲硝唑等治疗后通常还需加用杀灭肠内阿米巴原虫的药物，以求治愈；对阿米巴肝脓肿，在用抗阿米巴药治疗的同时，应结合脓腔穿刺，以期提高和加速痊愈；要注意耐格里阿米巴和棘阿米巴引起的原发性阿米巴性脑膜脑炎。目前尚无理想药物治疗；依米丁等抗阿米巴药因毒性大、疗效差，一般少用。乙酰胺胂等杀滴虫老品种现已不用。

甲硝唑、替硝唑、奥硝唑参见第九章　硝基咪唑类、噁唑烷酮类、磷霉素类、磺胺类及其他抗菌药物。

二氯尼特 Diloxanide

【又名】安特酰胺，二氯散，糠酯酰胺，Entamide，Furamide。

【药动学】口服吸收迅速，血药浓度达峰时间：1h。排泄：尿 60%~90%（48h 内，大部分以葡糖醛酸结合形式）。$t_{1/2}$：约 6h。

【作用和用途】为目前最有效的杀灭阿米巴包囊药，临床通常使用其糠酸酯。主要用于无症状的包囊携带者以及用甲硝唑控制症状后再用本品肃清肠腔内包囊，有效防止复发。

【用法和用量】口服，成人 0.5g/ 次，3 次 /d；1 月龄 ~12 岁，一次 6.6mg/kg，3 次 /d；12~18 岁 0.5g/ 次，3 次 /d。均连服 10d。

【主要不良反应】可见肠道胀气、恶心、呕吐、荨麻疹和皮肤瘙痒。大剂量时可导致流产。

【孕妇、哺乳期妇女用药安全性】孕妇不宜用。

【禁忌和慎用】2 岁以下小儿不宜用。

【剂型与规格】片剂：0.25g，0.5g。

二、驱 肠 虫 药

驱肠虫药物包括驱肠线虫（主要为蛔虫、蛲虫、钩虫、鞭虫）药，驱绦虫药。

驱蛔虫主要选阿苯达唑、甲苯咪唑，也可选噻嘧啶、哌嗪；驱钩虫主要选阿苯达唑、甲苯达唑，也可选噻嘧啶；驱蛲虫主要选阿苯达唑、甲苯达唑，也可选噻嘧啶、哌嗪；驱鞭虫主要选甲苯咪唑；驱绦虫主要选吡喹酮，也可选氯硝柳胺；囊虫病主要选吡喹酮、阿苯达唑；棘球蚴病，主要选阿苯达唑，也可选吡喹酮、甲苯咪唑；肠虫混合感染，宜选用广谱驱肠虫药。

驱肠虫一般采用半空腹服药法，因其既能减少药物吸收中毒，又可增加药物与虫体的接触，以提高疗效。氯硝柳胺等药物，驱绦虫时需用泻药；对于原有便秘或服药后久未排便者可酌情联用泻药，其他情况一般不用泻药。泻药宜用盐类泻药，如硫酸镁，成人 20~30g，小儿酌减。疗程完毕后复查大便，如未根治者则应进行第 2 个疗程。但两疗程间至少间隔 1~2 周。驱蛲虫为避免再感染，每日晨应彻底洗净肛周。睡衣、内衣和床上用品，均应每日更换和洗涤。饭前、便后要彻底洗手和指甲缝。全家要同时进行治疗。在疗程结束时，要彻底清洗寝室和盥洗室地面等。对有心、肝、肾疾病，孕妇或婴幼儿，选用驱肠虫药应十分谨慎。

（一）驱肠线虫药

阿苯达唑 Albendazole

【又名】肠虫清，丙硫咪唑，Abentel，Valbazen，Zentel。

【医保分类】口服常释剂型甲类。

【药动学】口服吸收缓慢，生物利用度 <5%，血药浓度达峰时间：2.5~3h。代谢：肝（迅速转化为砜和亚砜）。排泄：尿 87%（24h，原药及代谢物）；粪 13%。$t_{1/2}$：8.5~10.5h。

【作用和用途】本品为高效、低毒广谱抗肠虫药。本品影响虫体多种生化代谢途径；与虫体微管蛋白结合抑制微管聚集，从而抑制分泌颗粒转运和其他亚细胞器运动，抑制虫体对葡萄糖的摄取，导致糖原耗竭；抑制虫体线粒体延胡索酸还原酶系统，减少 ATP 生成，干扰虫体生存及繁殖而死亡。

适用于蛔虫、蛲虫、钩虫、鞭虫感染，粪类圆线虫病，皮肤和内脏幼虫移行症，旋毛虫病，囊虫病，棘球蚴病等。对华支睾吸虫病、肺吸虫病、绦虫病亦有一定疗效。

【用法和用量】①蛔虫和蛲虫感染：成人 0.4g/d，顿服；②钩虫、鞭虫感染：成人 0.4g/ 次，2 次 /d，连服 3d；③粪类圆线虫病：0.4g/d，顿服，连服 6d，必要时 2 周后重复一个疗程；④旋毛虫病：0.4g/ 次，2 次 /d，连服 7d；⑤囊虫病：10~20mg/（kg·d），分 2 次服，10d 为一个疗程，隔 15~20d 可进行第 2 个疗程，一般需 2~3 个疗程；⑥棘球蚴病：20mg/（kg·d），分 2 次服，疗程 1 个月，间隔 7~10d 使用第 2 个疗程；一般需 5 个疗程以上；⑦华支睾吸虫病：0.4g/d，1 次或分 2 次服，7d 为一个疗程；⑧绦虫病：0.4~0.8g/d，连服 3d。

以上治疗，小儿剂量 2~12 岁小儿用量减半。

【主要不良反应】可见恶心、口干、胃部不适、食欲减退、轻微腹痛，头晕、失眠、畏寒、乏力等。治疗脑囊虫病和棘球蚴病时可见头痛、低热、视力障碍、恶性脱发、过敏性休克、癫痫发作、颅内压升高、脱髓鞘脑病、贫血、白细胞及血小板减少、肝功能损害等。

【孕妇、哺乳期妇女用药安全性】孕妇、哺乳期妇女禁用。

【禁忌和慎用】①2 岁以下小儿、各种急性疾病、化脓性皮炎、蛋白尿、活动性溃疡病，严重心、肝、肾功能不全，眼囊虫病患者手术摘除虫体前禁用；②癫痫史者慎用。

【剂型与规格】①片剂（胶囊）：0.1g，0.2g，0.4g；②颗粒剂：0.1g，0.2g。

甲苯咪唑 Mebendazole

【又名】安乐士，Pantelmin，Vermox。

【医保分类】口服常释剂型甲类。

【药动学】口服吸收不超过 10%，脂肪饮食可增加药物吸收，血药浓度达峰时间：2~5h。排泄：粪 90%（大部分为原型）；尿 5%~10%。$t_{1/2}$：2.5~5.5h。

【作用和用途】本品为高效广谱抗肠虫药。作用与阿苯达唑相似，适用于蛔、蛲、钩、鞭虫及其混合感染以及粪类圆线虫、绦虫病、棘球蚴病和旋毛虫病。

【用法和用量】①驱蛔虫、蛲虫：0.2g 顿服；②驱钩虫、鞭虫：0.1g/ 次，2 次 /d，连服 3~4d；未见效者，可予 3 周后行第 2 个疗程；③驱粪类圆线虫，绦虫：0.3g/ 次，2 次 /d，连服 3d；④棘球蚴病：50mg/（kg·d），分 3 次服，疗程 3 个月。

【主要不良反应】可有恶心、腹痛、腹泻、嗜睡、皮肤瘙痒等。偶见乏力，皮疹，剥脱性皮炎，脱毛，GPT、GOT、血尿素氮升高，粒细胞减少以及脑炎综合征（迟发反应）。

【孕妇、哺乳期妇女用药安全性】孕妇、哺乳期妇女禁用。

【禁忌和慎用】①2 岁以内小儿禁用；②肝、肾功能不全者慎用。

【注意事项】①合并较严重蛔虫感染者宜先行用左旋咪唑等，以免本品致蛔虫游走而发生意外；②溃疡性结肠炎者服用本品易致吸收，大剂量可引起毒性反应；③治疗棘球蚴病时，由于囊壁破坏后囊液外流可引起过敏反应，应注意。

【剂型与规格】①片剂：50mg，100mg；②复方甲苯咪唑片（速效肠虫净片）：每片含甲苯咪唑 100mg、盐酸左旋咪唑 25mg，口服，驱蛲虫 1 片顿服，用药 2 周和 4 周后各重复用药一次；驱蛔虫 2 片顿服；驱鞭虫、钩虫或蛔虫、鞭虫、钩虫混合感染，1 片 / 次，2 次 /d，连服 3d。

噻嘧啶 Pyrantel

【又名】抗虫灵，驱虫灵，噻吩嘧啶，噻烯氢嘧啶，Antiminth，Cobantril，Helmex。

【作用和用途】本品具有强而持久的烟碱样作用及抑制胆碱酯酶的作用，能使虫体产生痉挛，肌肉先显著收缩，其后麻痹不动（痉挛性或收缩性麻痹）。对蛔虫、钩虫、蛲虫均有较好作用；对鞭虫也有效。适用于蛔虫、钩虫、蛲虫、鞭虫的单独感染或其混合感染。

【用法和用量】①驱蛔虫：10mg/kg，1 次 /d，睡前服，疗程 1~2d；②驱钩虫：10mg/kg，1 次 /d，睡前服，连服 3d；③驱蛲虫：成人 5~10mg/（kg·d），连服 3~7d；小儿 10mg/（kg·d），睡前服，连服 1 周；④驱鞭虫：每次 6mg/kg，2 次 /d；连服 2d。

局部给药驱蛲虫：每晚睡前以温水洗净肛周，然后将本品肛用软膏管拧上塑料注入管，先挤出少许软膏涂于肛门周围，再轻插入肛内挤出软膏 1~1.5g，一般连用 7d 多可治愈，如用药 2 周不愈者应换用其他药物。

【主要不良反应】可发生恶心、呕吐、腹痛、腹泻、头晕、头痛、胸闷等；少数患者转氨酶升高。

【孕妇、哺乳期妇女用药安全性】孕妇禁用。

【禁忌和慎用】①2 岁以下儿童、肝功能不全者禁用；②冠心病、肾病，严重溃疡病者慎用。

【药物相互作用】与哌嗪呈拮抗，不可同时服用。

【剂型与规格】①片剂：0.3g；②颗粒剂：0.15g；③双羟萘酸噻嘧啶肛用软膏：3%。

哌嗪 Piperazine

【又名】哌哔嗪，驱蛔灵，Helmexine。

【医保分类】口服常释剂型、锭剂乙类。

【作用和用途】抗虫作用机制是通过改变虫体肌细胞膜对离子的通透性引起膜超极化，阻断神经肌肉接头处传递，导致虫体弛缓性麻痹，虫体随粪便排出体外，也能干扰虫体糖代谢，使肌肉收缩的能量供应受阻。适用于蛔虫、蛲虫感染。

【用法和用量】①驱蛔虫：（枸橼酸盐）成人 3~3.5g/d，睡前服，连服 2d；小儿 100~160mg/（kg·d），最大量不超过 3g/d，连服 2d。（磷酸盐）成人 2.5~3g/d，睡前服，连服 2d；小儿：80~130mg/（kg·d），最大量不超过 2.5g/d，连服 2d。②驱蛲虫：（枸橼酸盐）成人 2~2.5g/d，分 2 次服；小儿 60mg/（kg·d），分 2 次服，最大量不超过 2g/d；均连服 7~10d。（磷酸盐）成人 1.5~2g/d，分 2 次服，小儿 50mg/（kg·d），分 2 次服。最大用量不超过 2g/d，均连服 7~10d。

【主要不良反应】大剂量（如超过 6g/d）可发生乏力、健忘、震颤、共济失调、视觉障碍，极少数患者发生癫痫症状，甚至呼吸抑制。暂时性肢体麻痹，反射消失等。

【孕妇、哺乳期妇女用药安全性】孕妇特别是怀孕前 3 个月者不宜使用。

【禁忌和慎用】肝、肾功能不全，神经系统疾病及有癫痫史者禁用。

【注意事项】哌嗪枸橼酸盐 0.12g 相当于哌嗪磷酸盐 0.1g。

【药物相互作用】①与氯丙嗪避免合用，因可能引起抽搐；②与噻嘧啶不可同时服用。

【剂型与规格】①枸橼酸哌嗪片（驱蛔灵片）：0.25g，0.5g；②磷酸哌嗪片：0.2g，0.5g；③枸橼酸哌嗪糖浆（驱蛔灵糖浆）：16% 浓度（每毫升内含 0.16g）。

（二）驱绦虫药

吡喹酮 Praziquantel

【医保分类】口服常释剂型甲类。

【药动学】口服迅速吸收：80%，血药浓度达峰时间：1h 左右，肝中浓度高。门静脉血药浓度是周围血药浓度的 10 倍以上。脑脊液药浓度是血药浓度的 15%~20%。乳汁中药物浓度是血清中药物浓度的 25%。代谢：肝首过消除率高。排泄：尿 72%（24h，主要为代谢物）。$t_{1/2}$：0.8~1.5h，代谢物 4~5h。

【作用和用途】广谱抗蠕虫药，对各种绦虫、华支睾吸虫、肺吸虫、姜片虫、囊虫等均有良效。

适用于治疗各期（急性期、慢性期、晚期）血吸虫病、绦虫病、华支睾吸虫病、肺吸虫病、姜片虫病、囊虫病等。

【用法和用量】按每千克体重计算，如体重超过 60kg，则仍以 60kg 计算，每日分服者每次间隔时间应 4~6h。

（1）日本血吸虫病：①急性期，成人总剂量为 120mg/kg，体重高于 60kg 者按 60kg 计算（小儿 140mg/kg）；4~6 日疗法：每日用量分 2~3 次服，一般病例可按每次 10mg/kg，3 次 /d，连服 4d。②慢性期，成人总剂量为 60mg/kg，体重高于 60kg 者按 60kg 计算（小儿体重 <30kg 者总剂量为 70mg/kg，30kg 以上者与成人剂量相同），分成 4 份，2 次 /d，连服 2d。现场大规模治疗，在轻、中流行区按 40mg/kg，一剂疗法；重流行区按 50mg/kg，分 2 次于 1d 服完。③晚期，一般可按总剂量 40mg/kg，1 次或分 2 次服，1d 内服完。

（2）肺吸虫病：口服，每次 25mg/kg，3 次 /d，连服 3d。

（3）华支睾吸虫病：总量为 210mg/kg，可 3 次 /d，连服 3d；也可每次 14mg/kg，3 次 /d，5d 为一个疗程。

（4）绦虫病：带绦虫病（猪肉绦虫、牛肉绦虫），10mg/kg，清晨顿服。1h 后服硫酸镁；短膜壳绦虫和阔节裂头绦虫病按 25mg/kg，顿服。

（5）姜片虫病：按 10~15mg/kg，顿服。

（6）囊虫病：一般情况，50~60mg/（kg·d），分 3 次服，3~5d 为一个疗程；脑囊虫病（需住院治疗），20mg/（kg·d），分 3 次服，9d 为一个疗程，总量 180mg/kg；2 个疗程间隔 3~4 个月。

【主要不良反应】不良反应与剂量及所治的虫种有关。①头晕、头痛、乏力、失眠、多梦、多汗、眼球震颤、视物模糊、肢痛麻木等，一般于服药后 0.5~2h 即可出现；②胸闷、心悸、期前收缩、心电图异常等；成年患者多见心率减慢，而儿童多见心率加快。

【孕妇、哺乳期妇女用药安全性】孕妇慎用，哺乳期妇女若使用，则应停止哺乳直至停药后 72h 内。

【禁忌和慎用】①眼囊虫病者禁用。合并眼囊虫者，须先手术摘除虫体，而后进行药物治疗；②4 岁以下儿童使用本品的安全性尚未确定；③心、肝、肾严重疾病，有精神病史患者慎用。

【注意事项】①本品不宜嚼碎服用，应吞服；②服药后若有明显头晕和嗜睡者，在服药期间和停药后 24h 内不可进行驾驶，高空或复杂而危险的机器作业；③皮肤涂搽 0.1% 浓度吡喹酮，12h 内对血吸虫尾蚴有可靠的防护作用。

【药物相互作用】禁止与细胞色素 P450 强诱导剂（如利福平）合用。必须使用两药者，可先停用利福平 4 周再使用吡喹酮；在完成吡喹酮治疗后的 1 天，即可恢复利福平的治疗。

【剂型与规格】①片剂：0.2g，0.25g；②缓释片：0.2g。

氯硝柳胺 Niclosamide

【又名】灭绦灵，育米生，血防 -67，Yomesan，Cestocid，Mansonil。

【作用和用途】对牛肉绦虫、猪肉绦虫、鱼绦虫、阔节裂头绦虫、短膜壳绦虫均有良好疗效。抗虫机制为抑制虫体细胞内线粒体氧化磷酸化过程，使能量物质 ATP 生成减少，妨碍虫体生长发育，并增强虫体对蛋白水解酶的敏感性，从而杀死其头节和颈节，随后由粪便排出。对钉螺、螺卵、血吸虫毛蚴、尾蚴均有强大杀灭作用；可防止血吸虫传播。

【用法和用量】

（1）驱牛肉绦虫、猪肉绦虫：清晨空腹服 1g，1h 后再服 1g，2h 后服硫酸镁导泻。小儿体重 10~35kg 者，用法同成人，体重 <10kg 者，剂量减半。

（2）驱短膜壳绦虫：清晨空腹服用，第 1 日服 2g（分 2 次，间隔 1h 服 1 次），以后 1g/d，连服 6d；必要时可间隔 1 个月复治；小儿 >6 岁剂量同成人，2~6 岁者 1g/d，<2 岁者 0.5g/d，服法同成人。

【主要不良反应】常有恶心、呕吐、腹痛、头晕、发热、瘙痒等。

【孕妇、哺乳期妇女用药安全性】孕妇宜在分娩后使用。

【注意事项】①为使药物在十二指肠上部达到高浓度，宜将药片嚼碎吞服，并尽量减少饮水；②驱猪肉绦虫前宜先服止吐药（甲氧氯普胺），以防呕吐而可能导致囊虫病。

【剂型与规格】片剂：0.5g。

三、抗吸虫药、抗丝虫药和抗黑热病药

吡喹酮对各种吸虫（日本血吸虫、肺吸虫、绦虫、姜片虫、囊虫、华支睾吸虫）均有杀灭作用。对日本血吸虫来说，吡喹酮具有高效、低毒、疗程短、口服有效诸优点，实乃血吸虫病防治史上的一个突破。吡喹酮在有效浓度时可导致虫体发生痉挛性麻痹，失去吸附能力，虫体脱离宿主组织，从肠系膜静脉被血流冲入肝脏；在较高浓度时，可引起虫体表膜损伤，暴露隐藏的抗原，引起一系列生化变化，最后在宿主防御机制参与下，导致虫体破坏死亡，此作用具有高度的选择性。抗丝虫药是指对马来丝虫和班氏丝虫有效的药物。乙胺嗪的作用是其分子中的哌嗪部分可使微丝蚴的肌肉组织超极化产生弛缓性麻痹

而从寄生部位脱离，被集中到肝微血管，同时破坏微丝蚴表膜的完整性，暴露抗原，最后在宿主防御机制参与下，将其消灭。抗黑热病药葡萄糖酸锑钠在体内还原成三价锑，抑制利什曼原虫的活动和繁殖，然后由网状内皮系统吞噬而杀灭。

吡喹酮是目前治疗吸虫病的最有效药物。抗丝虫药常用的是乙胺嗪。乙胺嗪对马来丝虫的疗效较超过班氏丝虫；治疗黑热病的首选药是葡萄糖酸锑钠，对于抗锑性或不能用锑治疗者可使用喷他脒。

值得注意的是吡喹酮服后有明显头晕和嗜睡者，在服药期间和停药后24h内不可进行驾驶、高空或复杂而危险的机器作业；乙胺嗪要注意大量微丝蚴被杀灭后放出大量异性蛋白所致过敏反应。

（一）抗吸虫药

吡喹酮，参见本章驱绦虫药。

（二）抗丝虫药

乙胺嗪 Diethylcarbamazine

【又名】海群生，益群生，Hetrazan，Banocide。

【药动学】口服吸收快，血药浓度达峰时间：1~2h（口服）。排泄：尿（24h，70%为代谢物，10%~20%原型）。$t_{1/2}$：8h。

【作用和用途】本品对马来丝虫的疗效较班氏丝虫为好。

【用法和用量】①丝虫病：成人口服0.2g/次，3次/d，7d为一个疗程，总量为4.2g，间歇1~2个月，可应用2~3个疗程。②大剂量短程疗法：马来丝虫，成人1~1.5g，顿服或分2次服，可间歇服用2~3个疗程；班氏丝虫，成人1~1.5g，夜间顿服，可间歇服用2~3个疗程；也可总量3g，2~3d内分服。③流行区预防服药：成人按5~6mg/（kg·d），连服6~7d，也可1周或1个月服1d，使总量达70~90mg/kg。

【主要不良反应】本品毒性小。主要为大量微丝蚴被杀灭后释出大量异性蛋白所致过敏反应，如畏寒、发热、皮疹、关节肌肉酸痛、血管神经性水肿，偶可引起脑病。成虫死亡可致局部炎症反应，如淋巴管炎、淋巴结肿大。

【孕妇、哺乳期妇女用药安全性】孕妇、哺乳期妇女禁用。

【禁忌和慎用】急性传染病，活动性肺结核，严重心、肺、肾疾病患者应暂缓用本品治疗。

【注意事项】①治疗中出现喉头水肿，支气管痉挛者要及时抢救，以防窒息，可用0.1%肾上腺素0.5ml皮下注射，并密切观察；出现发热、关节肌肉酸痛可用复方阿司匹林（APC）片。②合并蛔虫感染者，在治疗丝虫病前宜先驱蛔虫，以免发生胆道蛔虫症、蛔虫性肠梗阻、肠穿孔等。③本品一次治疗不能达到完全消灭微丝蚴和成虫的目的，要彻底消灭之常需多次反复，每隔半年复治1次，连续3次，才能达到近乎消灭的目的。

【剂型与规格】片剂：50mg，100mg。

（三）抗黑热病药

葡萄糖酸锑钠 Sodium Stibogluconate

【又名】斯锑黑克，斯锑康，可乐锑，圣露斯锑新，Stihek，Sticon。

【医保分类】注射剂甲类。

【药动学】肌内注射吸收良好，血药浓度达峰时间：1~2h（肌内注射），肝、脾中含量最高，在体内小部分由五价锑还原为三价锑。排泄：尿80%（肌内注射6h），12%积聚于血管外腔隙，经5d达饱和。

【作用和用途】治疗黑热病极为有效。

【用法和用量】肌内注射或静脉注射。按五价锑量计，成人0.6g（6ml）/次，1次/d，连用6~10d，疗程总量60~90mg/kg。

对于不甚敏感的虫株感染，可每日注射6ml，连续10d；间隔10d后再进行第2个疗程，共用3个疗程。

小儿对本品耐受性较强，可按总量150~200mg/kg，等分6次，1次/d。

【主要不良反应】可有恶心、呕吐、腹痛、腹泻、头痛、昏睡、肝区痛、肌痛、心电图T波倒置或低平、Q-T间期延长，偶见鼻出血、白细胞减少、肝肾功能损害；罕见休克和突然死亡。

【禁忌和慎用】肺炎，肺结核，严重心、肝、肾疾病患者禁用。

【注意事项】用药期间注意心律变化，并加强监护。

【剂型与规格】注射剂：0.6g。

喷他脒 Pentamidine

喷他脒

四、抗疥螨药

疥螨是疥疮的病原体，寄生于人体的皮肤表层内，多见于皮肤嫩薄皱褶处。疥螨寄生处对皮肤引起刺激和损伤，如继发感染则引起脓疱疥。其分泌物可使皮肤发生奇痒，夜间尤甚。

疥疮的防治首先是加强卫生，养成良好的卫生习惯，勤洗澡、勤换衣，不互穿衣服，不共用被褥，注意性卫生，避免与患者直接接触。

克罗米通 Crotamiton

【又名】优立肤，Eurax。

【医保分类】软膏剂乙类。

【作用和用途】能杀灭疥螨，但机制尚未阐明。适用于疥疮。昆虫叮咬及瘙痒。

【用法和用量】①治疗疥疮：洗净擦干皮肤，特别是皱褶、夹缝等处，然后全身皮肤涂搽本品，24h 后再涂搽 1 次，等 2 次涂搽后 48h，洗去本品，亦有人采用每日涂搽 1 次，连用 5~7d。对顽固病例，可间隔 1 周后重复使用 1 次。②治疗瘙痒：瘙痒处涂搽乳膏或洗剂，每日数次，连用数日后沐浴洗除药物。

【主要不良反应】可引起皮炎。

【孕妇、哺乳期妇女用药安全性】孕妇、哺乳期妇女慎用。

【禁忌和慎用】①皮肤有急性炎症性糜烂或渗出性皮肤损害者禁用；②10 岁以下儿童慎用；③月经期不适用。

【注意事项】①不可将药物进入眼结膜内；②家中有同样患者应同时治疗；③每次将涂搽药洗去后，应更换干净衣服及床上用品。

【剂型与规格】①乳膏剂：1g/10g，3g/30g；②洗剂：10%。

林旦 Lindane

【又名】疥得治。

【医保分类】软膏剂乙类。

【药动学】本品为外用制剂，属局部用药，只有少量经皮肤吸收。

【作用和用途】本品与疥虫和虱体体表直接接触后，透过体壁进入体腔和血液，引起神经系统麻痹而致死。

用于疥疮和阴虱病。

【用法和用量】①疥疮：自颈部以下将药均匀擦全身，无皮疹处亦需擦到。成人一次不超过 30g。擦药后 24h 洗澡，同时更换衣被和床单。首次治疗 1 周后，如未痊愈，可进行第 2 次治疗。②阴虱病：剃去阴毛后涂搽本品，一日 3~5 次。

【主要不良反应】①可能有局部刺激等症状，数日后消退。②擦药后偶有头晕，1~2d 后消失。长期大量使用后，也可由于药物经皮肤吸收后，对中枢神经系统产生较大的毒性作用，如癫痫发作等。③少数患者可出现荨麻疹。

【孕妇、哺乳期妇女用药安全性】孕妇慎用，哺乳期妇女使用本品需停药

4d 后方可哺乳。

【禁忌和慎用】癫痫病患者禁用。

【注意事项】擦药前勿用热水洗澡。

【剂型与规格】软膏剂：1%。

硫黄 Sulfur

【又名】升华硫软膏。

【作用和用途】用于痤疮、酒渣鼻。

【用法和用量】外用，用药前先用温水与中性肥皂洗净面部，取少许药膏均匀搽于面部患处，2 次 /d。

【主要不良反应】偶见皮肤刺激如烧灼感，或过敏反应如皮疹、瘙痒等。

【孕妇、哺乳期妇女用药安全性】孕妇、哺乳期妇女慎用。

【禁忌和慎用】小儿慎用。

【注意事项】①避免接触眼睛和其他黏膜（如口、鼻等）。②用药部位如有烧灼感、瘙痒、红肿等情况应停药，并将局部药物洗净，必要时向医师咨询。

【药物相互作用】①本品不可与铜制品接触，防止变质。②本品与其他治疗痤疮药、脱屑药、清洁剂、维 A 酸以及其他含酒精的制剂并用，可增加对皮肤的刺激，使皮肤干燥。③本品不可与含汞（水银）制剂同用，否则易变质，且增加刺激性。

【剂型与规格】软膏剂：10g。

五、抗 疟 药

抗疟药可分为：①主要用于控制症状的抗疟药；②主要用于控制复发和传播的抗疟药；③主要用于病因性预防的抗疟药。

抗疟药对不同种类的疟原虫、相同种类疟原虫的不同发育阶段在作用强度以及敏感性方面有着显著的区别。对原发性红细胞外期有作用的抗疟药，能起到病因性的预防作用，如乙胺嘧啶；对继发性红细胞外期有作用的抗疟药，能阻止间日疟的复发，起到根治的作用，如伯氨喹；对红细胞内期有作用的抗疟药，能控制临床症状，如氯喹、青蒿素、奎宁等，对雌、雄配子体在蚊体内发育有抑制作用的抗疟药，能控制疟疾的传播和流行，如伯氨喹。

目前使用的抗疟药中，尚无一种药物能对各期疟原虫都有杀灭作用，因此根据疟疾感染情况的不同，选择相应的一种或几种抗疟药联合，以期提高治疗效果，进而达到根治目的。一般选择如下。①间日疟及恶性疟急性发作：氯喹 + 伯氨喹；②脑型恶性疟：二盐酸奎宁、青蒿琥酯、双氢青蒿素及蒿甲醚等；③预防用药：乙胺嘧啶（病因性预防）、氯喹（临床性预防）；④休止期治疗：乙

胺嘧啶 + 伯氨喹；⑤抗氯喹恶性疟：青蒿素、双氢青蒿素、青蒿琥酯、蒿甲醚、哌喹、咯萘啶联合使用奎宁、磺胺多辛、乙胺嘧啶等。恶性疟因无继发性红细胞外期，所以应用控制症状的抗疟药如氯喹即能达到根治，而不复发。

本类药物值得注意的是：干扰同一代谢环节的抗疟药之间往往有交叉耐药性；抗疟药使用中，要特别重视氯喹的赫氏反应和心脏的各种反应，奎宁的急性溶血（即黑尿热），伯氨喹的高铁血红蛋白血症和急性溶血；乙胺嘧啶味微香甜，应严加保管，注意勿被儿童误当糖果服用而导致意外。

（一）主要用于控制症状的抗疟药

羟氯喹 Hydroxychloroquine

【又名】羟氯喹啉，Oxychloroquine。

【医保分类】口服常释剂型乙类。

【药动学】口服吸收迅速，生物利用度 74%，红细胞中药物浓度为血药浓度的 2~5 倍，可透过胎盘屏障，血浆蛋白结合率：50%。代谢：肝（具活性代谢物）。排泄：尿 23%~25%（原型）。$t_{1/2}$：32~40h。

【作用和用途】抗疟作用与氯喹相同，并具有抗炎、免疫调节作用。适用于防治疟疾和红斑狼疮、类风湿关节炎的治疗。

【用法和用量】①预防疟疾发作：口服，在进入疟疾流行区前 1 周开始服，成人 400mg/d，小儿 5mg/（kg·d），分 2 次服（间隔 6h），1 次 / 周，一直持续用至离开疟区后 8 周。②治疗疟疾急性发作：成人和儿童，口服，首次 10mg/kg，第 2 次（与首次相隔 6h）5mg/kg，第 3 次（与第 2 次相隔 18h）5mg/kg，第 4 次（与第 3 次相隔 24h）5mg/kg。③红斑狼疮、类风湿关节炎：开始服 400mg/d，分 1~2 次服；根据患者反应，该剂量可持续数周或数个月，长期维持治疗按 200~400mg/d。

【主要不良反应】防治疟疾时可出现消化道反应、头晕、头痛。长期应用则有兴奋、情绪改变、精神失常、眩晕、耳鸣、眼球震颤、神经性耳聋、惊厥、共济失调、骨骼肌无力、腱反射减退或消失、角膜水肿、混浊、视野缺损、畏光、远距离视物模糊、脱发、白细胞血小板减少、粒细胞缺乏等。

【孕妇、哺乳期妇女用药安全性】孕妇、哺乳期妇女禁用。

【禁忌和慎用】①新生儿、肝病患者禁用；②G-6-PD 缺陷、慢性酒精中毒、银屑病、肾功能不全、儿童慎用。

【注意事项】①进食或饮牛奶时服本品，可增加胃肠道的耐受性；②如膝、踝反射检查出现肌无力现象，或眼科检查发现视敏度、视野或视网膜黄斑区出现任何异常现象或出现任何视觉症状，且不能用调节困难或角膜混浊完全解释时，应立即停药。

【药物相互作用】①与抗酸药合用，可减少本品吸收；②与西咪替丁合用，可增加本品血药浓度。

【剂型与规格】片剂：0.1g，0.2g。

氯喹 Chloroquine

【又名】氯喹啉，Aralen。

【医保分类】口服常释剂型、注射剂甲类。

【药动学】口服吸收快而完全：80%~90%，血药浓度达峰时间：1~2h。蛋白结合率55%。分布：肝、脾、肺、脑组织及红细胞中本品的浓度分别为血浆的200~700倍、10~30倍、10~20倍；疟原虫侵入的红细胞中本品浓度又比正常红细胞中高25倍。代谢：肝。排泄：尿（原型10%~25%）。$t_{1/2}$：70~120h。

【作用和用途】①对各种疟原虫的红细胞内期裂殖体均有较强的杀灭作用，具有起效快、疗效高的特点，也能预防性抑制疟疾症状的发作；②对阿米巴滋养体有杀灭作用；③大剂量氯喹能抑制免疫反应。

主要用于疟疾急性发作，能根治恶性疟。此外，用于肠外阿米巴病，尤其是阿米巴肝炎与肝脓肿；也可用于治疗自身免疫性疾病。

【用法和用量】均按磷酸氯喹计。①控制疟疾发作：成人口服首剂1g，6h后再服0.5g；第2、3日各服0.5g；总疗程3d，共2.5g。如与伯氨喹合用，只需第1日服1g；小儿首剂16mg/kg，6~8h后及第2、3日各服1次，按8mg/（kg·d）。②恶性疟疾：静脉滴注首剂要求在患者入院后12h内用1.5g，加入10%葡萄糖注射液或5%葡萄糖氯化钠中（每500ml加磷酸氯喹0.5~0.75g），40~50滴/min，第2、3日各为0.5g，疗程为3d，总量2.5g。脑型恶性疟：小儿第1日按18~24mg/kg，第2日12mg/kg，第3日10mg/kg（加入5%葡萄糖注射液或5%葡萄糖氯化钠注射液中的浓度与成人相同），根据不同年龄滴速控制在10~20滴/min。首次剂量应于患者入院后8~12h滴完。③抑制性预防疟疾：成人0.5g/次，1次/周。小儿每次8mg/kg，1次/周。直至离开疟区6~8周为止。④阿米巴肝炎、肝脓肿：成人口服，第1、2日，0.5g/次，2~3次/d，以后0.5g/d，连用2~3周；小儿10mg/（kg·d）分2~3次服，一日最大剂量为600mg，连服2周，休息1周后，可重复一个疗程。

【主要不良反应】①如在疟疾发作期一次大量使用，可能发生赫氏反应；②大量长期使用可致不可逆的视网膜损害，表现为视力下降、视物模糊、畏光、色视受损、出现暗点，严重者失明；③神经肌肉痛、听力损害、白细胞计数下降、剥脱性皮炎等；④偶可引起窦房结抑制，导致心律失常、休克，严重时发生阿-斯综合征而导致死亡；⑤长期使用产生抗药性。

【孕妇、哺乳期妇女用药安全性】孕妇、哺乳期妇女禁用。

【禁忌和慎用】①心脏病患者、肝肾功能不全者禁用；②原有视网膜病变患者不应服用；③重症多形红斑、血卟啉病、银屑病、精神病等患者慎用。

【注意事项】①本品禁止静脉推注，不宜肌内注射，尤其是儿童，否则易致心肌抑制，老人、儿童采用静脉滴注应谨慎；②酒精可加重本品的不良反应，用药期间避免饮酒。

【药物相互作用】①不宜与具肝毒性的药物合用（如氯丙嗪），以免增加肝脏负担；②与保泰松或金属制剂合用，易引起药物性皮炎，应避免合用；③与氯化铵合用，由于尿液酸化，使本品排泄增加而降低浓度；④与骨髓抑制药合用，可加重骨髓抑制；与单胺氧化酶抑制剂合用，可使毒性增加；与甲硝唑合用，可发生急性肌张力降低；⑤制酸药可减少本品吸收，如联用应间隔 4h；⑥不宜与氨基糖苷类抗生素联用。

【剂型与规格】①片剂：0.25g；②糖浆：120mg/5ml；③注射液：129mg，250mg，322mg。

青蒿素 Artemisinin

【又名】黄蒿素，Arteannuin。

【医保分类】甲类。

【药动学】口服吸收迅速完全，血药浓度达峰时间：1~1.5h（口服）。有效浓度维持时间短。可通过血脑屏障进入脑组织。代谢：肝 90%，迅速被转化。排泄：尿及肠道 84%（24h）。$t_{1/2}$：2.27h。

【作用和用途】为一高效、速效、低毒的抗疟药。对各种疟原虫红细胞内期裂殖体有快速的杀灭作用，48h 内疟原虫从血中消失。主要用于治疗耐氯喹或多药耐药的恶性疟，也可用于治疗凶险型恶性疟，如脑型、黄疸型等。近年来也用于治疗系统性红斑狼疮与盘状红斑狼疮。

【用法和用量】直肠给药：成人首剂 0.6g，4h 后 0.6g，第 2、3 日各 0.4g。如肛塞后 2h 内排便，应补用 1 次。

【主要不良反应】①可出现一过性的转氨酶升高及轻度皮疹；②也有报道可出现一过性心脏传导阻滞，白细胞减少和短暂的发热。

【孕妇、哺乳期妇女用药安全性】孕妇（尤其是妊娠早期）慎用，哺乳期妇女用药应暂停哺乳。

【药物相互作用】①与奎宁合用，抗疟作用相加；与氯喹或乙胺嘧啶合用，则表现为拮抗；②与伯氨喹合用，可根治间日疟。

【剂型与规格】栓剂：0.1g，0.2g，0.3g，0.4g，0.6g。

【备注】①本品治疗疟疾有一定复发率；②疟原虫对单用本品已发现耐药性，而本品复方制剂治疗疟疾的有效率为 95%，且产生耐药性可能性极小；③治疗系统性红斑狼疮及盘状红斑狼疮时，在治疗初期病情可能有所加重（全身出现蚁走感），半个月后逐渐减轻，1个月后一般可得到改善。

双氢青蒿素 Dihydroartemisinin

【又名】科泰新，安立康。

【医保分类】甲类。

【药动学】本品口服吸收良好。生物利用度约为青蒿素的10倍，血药浓度达峰时间：1.33h。分布广。$t_{1/2}$：1.57h。

【作用和用途】本品对疟原虫无性体有强杀灭作用，能迅速控制症状和杀灭疟原虫。可用于各类疟疾，尤其适用于抗氯喹、抗哌喹恶性疟和凶险型脑型疟的救治。

【用法和用量】口服，成人：60mg/次，1次/d，首剂量加倍；小儿剂量按年龄折算。均连用5~7d。

【主要不良反应】推荐剂量未见不良反应，少数病例有轻度网织红细胞一过性减少。

【孕妇、哺乳期妇女用药安全性】孕妇慎用。

【剂型与规格】片剂：20mg。

奎宁 Quinine

【又名】金鸡纳霜，Chinine。

【医保分类】口服常释剂型甲类，注射剂乙类。

【药动学】口服吸收迅速，血药浓度达峰时间：1~3h（口服）。血浆蛋白结合率：70%。脑脊液中浓度低，肝中浓度最高。1次/6~8h给药可维持血中有效浓度。代谢：肝中氧化分解。排泄：尿（24h排完，代谢物为主，原型10%）。$t_{1/2}$：8.5h。

【作用和用途】抗疟作用：对红细胞内期各种疟原虫裂殖体均有杀灭作用，但与氯喹相比则较弱；此外，尚有减弱心肌收缩力，兴奋子宫平滑肌，轻度的阻断神经肌肉接头和微弱的解热镇痛作用。适用于脑型疟疾，耐氯喹恶性疟和其他严重恶性疟，以及控制疟疾的临床症状。

【用法和用量】①耐氯喹恶性疟：口服硫酸奎宁，成人0.3~0.6g/次，3次/d；小儿每次10mg/kg，1次/8h，均7d为一个疗程。②脑型疟和其他严重的恶性疟：静脉滴注，成人或小儿用二盐酸奎宁，首剂均按5~10mg/kg（最高量0.5g），加入5%葡萄糖注射液或5%葡萄糖氯化钠注射液500ml中（稀释浓度为0.5~1mg/ml），4h内滴注完。12h后可重复1次，病情好转后即改为口服。

【主要不良反应】①金鸡纳反应：表现为恶心、呕吐、耳鸣、头痛、视听力减退、严重者产生暂时性耳聋，停药后一般可恢复；②本品致死量 8g，大剂量中毒时可直接导致神经系统和视力损害，还可抑制心肌，扩张外周血管致血压骤降，呼吸变慢变浅，发热、烦躁、谵妄等，多死于呼吸麻痹；③少数恶性疟患者使用本品小剂量即可发生急性溶血（黑尿热）致死，有些患者可发生皮疹、瘙痒、哮喘等；④肌内注射可引起局部疼痛及坏死。

【孕妇、哺乳期妇女用药安全性】孕妇禁用，哺乳期妇女慎用。

【禁忌和慎用】①重症肌无力、心肌病、G-6-PD 缺乏者禁用；②心脏疾病、视神经炎史、哮喘、月经期妇女慎用。

【注意事项】①严禁静脉推注，因抑制心肌易致休克；②静脉滴注时要密切注意心音、心率、节律、血压等变化；③孕妇若受到疟疾感染危及生命且又必须使用奎宁时，不可拘泥本品对子宫的作用，但使用本品静脉滴注速率每 8h 不能超过 10mg/kg；④企图用本品终止妊娠者必须禁止（效果既不可靠，而且又不安全）。

【药物相互作用】①与奎尼丁合用，金鸡纳反应可增加；与抗凝血药合用，抗凝作用可增强；与地高辛合用，可使其血药浓度升高，易发生毒性反应；与降血糖药合用，可致严重低血糖；与肌松药合用，可致呼吸抑制；与利福平合用，可降低本品血药浓度和疗效。②制酸药与含铝制剂能延缓或减少本品的吸收；酸化尿液能加速本品由尿排出，碱化尿液可导致本品血药浓度与毒性增加。

【剂型与规格】①片剂：0.1g，0.3g；②注射剂：0.25g。

蒿甲醚 Artemether

【医保分类】口服常释剂型甲类。

【药动学】血药浓度达峰时间：7h（肌内注射）。$t_{1/2}$：约 13h。

【作用和用途】本品系青蒿素的脂溶性衍生物，作用同青蒿素，抗疟作用强度为青蒿素的 10~20 倍。适用于各型疟疾，复发率较其为低。本品也可作退热药用，有中枢性退热效果，

【用法和用量】①常用肌内注射：成人，首剂 160mg，第 2~5 日，每日 1 次 80mg；或第 1~2 日，各 200mg，第 3~4 日各 100mg，总量 600mg。小儿：首日 3.2mg/kg，第 2~5 日，每日 1.6mg/kg，1 次 /d。②口服：成人，首剂 160mg，次日起 80mg/ 次，1 次 /d；连服 5~7d。

【主要不良反应】不良反应轻微，可有一过性低热，网织红细胞减少，转氨酶升高等。

【孕妇、哺乳期妇女用药安全性】怀孕前 3 个月妇女慎用。

【注意事项】①为防复燃，须与伯氨喹联用；②本品注射剂遇冷有凝固现

象，可加温溶解后使用。

【剂型与规格】①片剂（胶囊）：25mg，40mg，50mg，100mg；②油注射剂：80mg，0.1g，0.2g。

青蒿琥酯 Artesunate

青蒿琥酯、哌喹、咯萘啶和本芴醇

哌喹 Piperaquine

咯萘啶 Malaridine

本芴醇 Lumefantrine

（二）主要用于控制复发和传播的抗疟药

伯氨喹 Primaquine

【又名】伯喹，伯氨喹啉，磷酸伯氨喹，Primachin。

【医保分类】口服常释剂型甲类。

【药动学】口服易吸收：96%，血药浓度达峰时间：1~2h（口服）。代谢：肝中浓度较高；大部分在体内代谢。排泄：尿（原型 1%）。$t_{1/2}$：5.8h。

【作用和用途】常用其磷酸盐，对良性疟的继发性红细胞外期及各种配子体均有较强的杀灭作用；对疟原虫红细胞内期作用弱。抗疟机制可能是其损伤线粒体以及代谢产物 6- 羟衍生物促进氧自由基生成或阻碍疟原虫电子传递而发挥作用。

适用于根治间日疟及控制疟疾的传播。

【用法和用量】①根治间日疟：成人口服 39.6mg（相当于伯氨喹 22.5mg）/d，分 3 次服，连服 7d 或 26.4mg（相当于伯氨喹 15mg）/ 次，1 次 /d，连服 14d（服此药第 1~3 日同服氯喹或在第 1~2 日同服乙胺嘧啶）。小儿口服 0.39mg（按伯氨喹计）/（kg·d），连服 14d。②控制疟疾传播：成人口服（配合氯喹）26.4mg（相当于伯氨喹 15mg）/d，连服 3d。

【主要不良反应】①本品毒性较其他抗疟药相对为大。每日用量超过 52.8mg（相当于伯氨喹 30mg）时易发生疲倦、头晕、恶心、呕吐、腹痛等；②少数患者可出现药物热、粒细胞缺乏等，一般停药后即能恢复；③患者红细胞内缺乏 G-6-PD 者服用本品后可导致急性溶血性贫血和高铁血红蛋白血症。

【孕妇、哺乳期妇女用药安全性】孕妇禁用，哺乳期妇女慎用。

【禁忌和慎用】①G-6-PD 缺乏、系统性红斑狼疮、类风湿关节炎患者禁用；②有肝、肾、血液系统疾病患者与糖尿病患者慎用。

【注意事项】①发生急性溶血时应立即停药，给予补液，严重时输血；碱化尿液，防止血红蛋白在肾小管中沉淀。高铁血红蛋白血症者用亚甲蓝每次1~2mg/kg中静脉注射，能迅速改善症状。②用药期间定期检查红细胞计数及血红蛋白量。

【剂型与规格】①片剂：13.2mg（相当于伯氨喹7.5mg），26.4mg（相当于伯氨喹15mg）；②复方止疟片：每片含磷酸氯喹110mg、磷酸伯氨喹8.8mg。

（三）主要用于病因性预防的抗疟药

乙胺嘧啶 Pyrimethamine

【又名】乙氨嘧啶，息疟定，达拉匹林，Daraprin，Malocide。

【医保分类】口服常规制剂甲类，磺胺多辛乙胺嘧啶口服常释剂型乙类。

【药动学】口服吸收较完全，血药浓度达峰时间：4h（口服）。排泄：尿10%~20%（5~7d内，原型），乳汁。$t_{1/2}$：80~100h。

【作用和用途】本品能抑制二氢叶酸还原酶，使二氢叶酸不能转变为四氢叶酸，导致核酸的合成减少，使疟原虫的繁殖受到抑制。它对恶性疟及间日疟某些株的原发性红细胞外期有效，故可作病因性预防药；对红细胞内期未成熟的裂殖体有抑制作用；含本品的血液被吸入蚊体后能阻止疟原虫在蚊体内的孢子增殖，因而能起到阻断传播的作用。亦用于治疗弓形虫病及预防中枢神经系统白血病。

【用法和用量】①预防疟疾：口服，成人25mg/次，小儿每次0.9mg/kg，均1次/周。应于进入疟区前1~2周开始服，至离开疟区6~8周止。②配合伯氨喹抗复发治疗：口服，成人25~50mg/d，连用2d，小儿按上法减量用药。③耐氯喹恶性疟：成人口服50mg/d，分2次服，小儿每次0.3mg/kg，3次/d，疗程均3d。④治疗弓形虫病：口服；第1~3日，50mg/d，以后25mg/d，疗程1个月，同时配合服SD，4g/d。小儿1mg/（kg·d），分2次服，1~3日后减为0.5mg/（kg·d），分2次服，疗程4~6周。

【主要不良反应】①治疗量比较安全。若一次大量服用，可出现味觉改变或丧失、口腔溃疡、吞咽困难、恶心、呕吐、腹痛、发热、发绀、惊厥，甚至死亡。一旦发生应及时采取各种相应对症措施。②若较长期大量服用，因干扰叶酸代谢，可发生巨幼细胞贫血或白细胞减少、血小板减少、全血细胞减少。一旦发现，及时停药，必要时可使用叶酸制剂。

【孕妇、哺乳期妇女用药安全性】孕妇、哺乳期妇女禁用。

【禁忌和慎用】肾功能不全者、G-6-PD缺乏者、巨幼细胞贫血者慎用。

【注意事项】①本品味微香甜，注意勿被儿童误当糖果服用而导致意外，应严加保管；②长期用药者应定期检查血常规。

【药物相互作用】与磺胺类药物（如磺胺多辛）、砜类药物合用，可提高抗疟效果，以及减少耐药性的产生。

【剂型与规格】①片剂：6.25mg，25mg；②抗疟 2 号片：每片含磺胺多辛 0.25g 及乙胺嘧啶 17.5mg。

（刘阳晨）

第十四章

抗结核药和抗麻风药

药物分类 抗结核药的分类,按效力与药品不良反应大小分类:①一线抗结核药,疗效好,不良反应小。常用有异烟肼(INH)、链霉素(SM)、吡嗪酰胺(PZA)、利福平(RFP)、乙胺丁醇(EMB)。②二线抗结核药,疗效好,不良反应大;或疗效差,不良反应小。常用有氨硫脲(TB1)、丙硫异烟胺(1321TH)、卡那霉素(KM)、对氨基水杨酸钠(PAS)等。近年上市的品种有贝达喹啉、德拉马尼等。

按杀菌与抑菌作用分类:①杀菌药,用常规剂量的药物在试管内能达到MIC的10倍以上,具有杀菌作用,对细胞内外、酸性与碱性环境、生长繁殖快与慢的细菌均有杀灭作用的药物为全杀菌药。目前有链霉素、阿米卡星、异烟肼、利福平、环丙沙星、左氧氟沙星等。②抑菌药,如乙胺丁醇、对氨基水杨酸等,通常与杀菌药联用。

抗麻风药:以氨苯砜、氯法齐明为常用。

作用特点 抗结核药对结核分枝杆菌具有杀灭或抑制作用,在结核病的治疗中起着决定性作用。临床常用的抗结核药如异烟肼,抗菌机制可能是抑制结核菌菌壁分枝菌酸的合成,从而使结核分枝杆菌丧失多种能力(耐酸染色、增殖力、疏水性)而死亡;异烟肼还能与结核菌菌体辅酶结合,起到干扰脱氧核糖核酸和核糖核酸合成的作用,从而达到杀灭结核菌的目的。利福平特异性地与结核菌的菌体核糖核酸聚合酶结合后,干扰脱氧核糖核酸及蛋白质的合成。而且对耐药的各种结核菌的变异菌株,无论细菌代谢能力的强弱,或者结核菌在细胞内或细胞外,都有抑灭菌活力。乙胺丁醇可能与二价金属离子如 Mg^{2+} 螯合,抑制生长繁殖期细菌的RNA合成有关。吡嗪酰胺口服后,被人体白细胞中含结核菌的巨噬细胞吸收,并转化为吡嗪酸而对人型结核分枝杆菌起杀菌作用。因此,它具有在细胞内的杀菌作用。这是与其他抗结核药所不同的地方。链霉素仅对吞噬细胞外的结核菌具有杀菌作用,为半效杀菌药。其作用机制为阻碍结核菌蛋白质合成的多个环节,主要通过干扰氨酰基-tRNA和核糖体30S亚基结合,抑制70S复合物形成,因而抑制肽链的延长而影响合成蛋白质,致细菌死亡。

抗麻风药对麻风杆菌具有抑制作用。氨苯砜抗菌机制与磺胺类药物相似。氯法齐明干扰麻风杆菌的核酸代谢，从而抑制菌体白质的合成，此外尚有明显的抗炎和免疫抑制作用。

用药原则

（一）抗结核药的应用原则：早期、联合、全程、规律

1. 早期　结核病早期局部组织破坏少，毛细血管网尚存在，有利于药物渗入。此外早期病灶中的结核菌代谢旺盛，繁殖快，对于抗结核药敏感性强。因此，早期用药，病灶常可完全吸收。

2. 联合　至今从理论和实践上都已证明，结核病的治疗必须采用多种抗结核药联合，制订科学、合理的化疗方案并能规律用药才可获得成功。主要原因是病灶内的结核菌往往是敏感菌和耐药菌混合存在，如果单一用药，虽然能杀死敏感菌，但耐药菌却可残留继续繁殖，从而导致化疗失败。目前所知，任何一种抗结核药单独使用都较易产生耐药性而降低效力。因此，除异烟肼对症状轻微的、早期浸润性无空洞的、痰菌阴性的肺结核病可单独应用外，都必须联合用药。抗结核药的联合使用，可降低毒性、延缓细菌耐药性的产生，能显著提高疗效。一般是以异烟肼为基础，进行二联或三联。如异烟肼＋链霉素或乙胺丁醇或利福平。急重症结核病可用三联，如异烟肼＋链霉素＋利福平或乙胺丁醇。治疗一段时间后，还要调整药物品种，以提高疗效，减少不良反应。

3. 全程　为了巩固疗效，结核病灶稳定后的一段时间内，还要继续服药。轻者至少需服药 1 年；重者痰菌阴性、空洞闭合后也应继续用药 1 年半以上，以防复发。

4. 规律　要有计划地联合应用抗结核药。给药量要足，给药间隔时间要有规律，既不能乱用药，也不能用用停停。经过适当疗程后可调换药物品种，但不可中途任意调换。如果采用间歇疗法，不能超过间歇期限，应保证药物的疗效。

根据结核病患者的病情，采用不同的化疗方案。目前比较公认的先进的结核病防治措施是直接面视下督导化疗（directly observed treatment，DOT），国际防痨和肺病联合会、世界卫生组织均推荐这一方法，作为控制结核病传染源、阻断结核分枝杆菌传播和解决结核病转为难治性疾病的主要技术政策。

（二）国家推荐免费治疗肺结核病方案

1. 初治活动性肺结核　初治涂阳和初治涂阴（含未查痰）肺结核患者均采用此方案。

（1）方案 1

强化期：异烟肼、利福平、吡嗪酰胺、乙胺丁醇，隔日 1 次，共 2 个月。

继续期：异烟肼、利福平，隔日 1 次，共 4 个月。

（2）方案 2

强化期：异烟肼、利福平、吡嗪酰胺、乙胺丁醇（或链霉素），每日 1 次，共 2 个月。

继续期：异烟肼、利福平，每日 1 次，共 4 个月。

2. 复治涂阳肺结核（指初治失败仍排菌的肺结核）

（1）方案 1

强化期：异烟肼、利福平、吡嗪酰胺、乙胺丁醇、链霉素，隔日 1 次，共 2 个月。

继续期：异烟肼、利福平、乙胺丁醇，隔日 1 次，共 6 个月。

（2）方案 2

强化期：异烟肼、利福平、吡嗪酰胺、乙胺丁醇、链霉素，每日 1 次，共 2 个月。

继续期：异烟肼、利福平、乙胺丁醇，每日 1 次，共 6 个月。

乙胺丁醇与链霉素疗效无明显差异，但乙胺丁醇使用方便，还可避免由于使用注射器所致的交叉感染。建议对成人首选乙胺丁醇，对儿童为避免导致视力障碍应慎用乙胺丁醇（可选用链霉素）。结核病的复治与结核耐药者的治疗是结核病治疗的一大难题，特别是多重耐药结核病（MDR-TB）往往疗效差，预后欠佳。

MDR-TB 化疗方案选择原则：①方案的选择应由敏感的一线和二线药物混合组成；②首先选择患者以往从未使用过的药物或药敏试验证实敏感的一、二线药物；③根据患者的可接受性、耐受性，药物的潜在毒性，药物供应和经济承受能力，按杀菌药和抑菌药活性分类原则，选择化疗方案；④为了保证治疗效果，应采取每日用药及 DOT 管理，在前 6 个月内每个月作痰细菌学检查，以指导化疗方案的调整和考核疗效。

3. MDR-TB 标准化治疗方案

（1）治疗方案：6 个月卡那霉素（阿米卡星、卷曲霉素），左氧氟沙星（莫西沙星），环丝氨酸（对氨基水杨酸、乙胺丁醇），丙硫异烟胺 /18 个月吡嗪酰胺，左氧氟沙星（莫西沙星），环丝氨酸（对氨基水杨酸、乙胺丁醇），丙硫异烟胺。

（2）方案说明：①注射剂每日用药 1 次；口服药中，左氧氟沙星每日用药 1 次，吡嗪酰胺、丙硫异烟胺每日用药 3 次；②丙硫异烟胺应从小剂量开始使用，300mg/d，3~5d 后逐渐加大至足量，600~800mg/d；③如果可以获得环丝氨酸，首先选用环丝氨酸；如果不能获得环丝氨酸，可选用对氨基水杨酸或乙胺丁醇替代。

（3）药物替代：MDR-TB 患者治疗过程中，如果出现的不良反应经处理不能缓解或出现新的耐药情况，必须更换标准化治疗方案中的药物，替代原则如下：①口服药物需替代时，在提供药物中选择敏感或可能敏感的药物，例如乙胺丁醇、环丝氨酸等；②卡那霉素需替代时，使用阿米卡星或卷曲霉素；③若左氧氟沙星耐药，可使用莫西沙星替代；④如果对氨基水杨酸出现不良反应，用乙胺丁醇替代；⑤如果前四种药物不能组成有效方案，可以选用第五种药物组成有效方案。

4. 多重耐药肺结核常用药物剂量（中国方案）见表14-1。

表14-1　多重耐药肺结核常用药物剂量（中国方案）

组别	药物	<50kg/（mg/d）	≥50kg/（mg/d）	最大剂量/（mg/d）
第一组：一线口服抗结核药	吡嗪酰胺	1 500	1 750	2 000
	乙胺丁醇	750	1 000	1 500
第二组：注射用抗结核药	卡那霉素	500	750	1 000
	阿米卡星	400	400~600	800
	卷曲霉素	750	750	750
第三组：氟喹诺酮类药	氧氟沙星	400	600	800
	左氧氟沙星	400	500	600
	莫西沙星	400	400	400
第四组：口服抑菌二级抗结核药	丙硫异烟胺	600	600~800	800
	对氨基水杨酸	8 000	10 000	12 000
第五组：疗效不确切抗结核药	阿莫西林克拉维酸	1 125	1 500	—
	克拉霉素	500	750	1 000
	利奈唑胺	300	600	600

5. 多重耐药肺结核常用药物剂量（国外方案）见表14-2。

抗结核药服用方法是否正确，直接影响药物的疗效，即便是同一剂型的药物，由于服药方式和服药时间不同，所获得血药浓度和达峰时间各异。口服抗结核药一般采用1次/d，空腹顿服的方式最佳。采用顿服的方式用药，是指一日量在同一时间一次服用。分次服药是错误的，这会使药物很难发挥协同作用，至少抗菌作用不充分。异烟肼、利福平、吡嗪酰胺、乙胺丁醇四种药物联合顿服，在体内各种药物均超过各自的半衰期，但由于各药均有时间不等的

表 14-2 多重耐药肺结核常用药物剂量(国外方案)

组别	药物	<33kg/(mg/d)	33~50kg/(mg/d)	51~70kg/(mg/d)	70kg/(mg/d)
第一组：一线口服抗结核药	吡嗪酰胺	30~40	1 000~1 750	1 750~2 000	2 000~2 500
	乙胺丁醇	25	800~1 200	1 200~1 600	1 600~2 000
第二组：注射用抗结核药	卡那霉素	15~20	500~750	1 000	1 000
	阿米卡星	15~20	500~750	1 000	1 000
	卷曲霉素	15~20	500~750	1 000	1 000
第三组：氟喹诺酮类药物	氧氟沙星	800mg/d	800	800	800~1 000
	左氧氟沙星	15~20	750	750	750~1 000
	莫西沙星	7.5~10	400	400	400
第四组：口服抑菌二级抗结核药	丙硫异烟胺	15~20	500	750	750~1 000
	环丝氨酸	15~20	500	750	750~1 000
	对氨基水杨酸	150	8g/d	8g/d	8g/d
第五组：疗效不确切抗结核药	阿莫西林克拉维酸	成人常用剂量每次 875mg/125mg，每日 2 次；或者每次 500mg/125mg，每日 3 次			
	克拉霉素	成人 500mg，每日 2 次			

抗菌药物后效应，其所达的血药浓度尚足以维持抗菌浓度，有利于杀灭快速生长、繁殖的菌群，对结核病的痊愈有重要意义。

注意事项 ①机体的功能状态与结核病和麻风病的康复关系密切，因此要鼓励患者调动各种积极性，配合适宜的营养，适当的休息和体育锻炼等综合措施；②某些结核病除全身用药外，还应局部用药(如支气管结核)，有的尚需配合手术(如寒性脓疡、肾结核致使肾功能丧失者)；③结核病与麻风病都要较长期用药，某些药物毒性较大，不良反应多，在用药过程中应密切观察反应，定期进行有关项目检测，以便发现问题及时处理；④结核菌抗药性主要在于患者缺乏依从性，为避免不依从和伴随发生的抗药性结核菌，建议采取直接面视下督导化疗；⑤临床上不宜单凭细菌耐药试验结果来选择药，尚应根据痰菌、胸片和临床症状好转等情况，作出临床综合判断是非常重要的，以免将有效药物误认为已耐药停用，从而影响疗效；⑥麻风病患者一经发现就应尽早治疗。

为了提高疗效，减少耐药菌株的产生，防止复发，目前多采用联合疗法，并应坚持长期用药（2~3 年）。

一、抗 结 核 药

异烟肼 Isoniazid

【又名】雷米封，异烟酰肼，Rimifon，Isonicotinylhydrazide。

【医保分类】口服常释剂型、注射剂甲类。

【药动学】口服吸收 95%，血药浓度达峰时间：1~2h（口服）。蛋白结合率 0~10%。脑脊液药浓度是血药浓度的 20%~30%（正常时），脑膜炎症时脑脊液中浓度与血浆浓度接近。代谢：肝。主要为乙酰化（有快、慢两型，中国人慢代谢型约占 25.6%，快代谢型占 49.3%）。排泄：尿 70%（24h，原型和代谢产物）。$t_{1/2}$：0.5~1.6h（快代谢型），2~5h（慢代谢型）。

【作用和用途】只对分枝杆菌，主要是生长繁殖期的细菌有效。主要用于各型肺结核的进展期、溶剂扩散期、吸收好转期，尚用于结核性脑膜炎和其他肺外结核等。本品常需和其他抗结核药联合应用，以增强疗效和克服耐药性。此外，对痢疾、百日咳、睑腺炎等也有一定疗效。

【用法和用量】①口服：成人 0.3g/ 次，顿服；急性粟粒性肺结核或结核性脑膜炎 0.2~0.3g/ 次，3 次 /d；细菌性痢疾 0.2g/ 次，3 次 /d，连服 3~7d；百日咳按 10~15mg/（kg·d），分为 3 次；睑腺炎按 4~10mg/（kg·d），分为 3 次。②静脉注射或静脉滴注：对较重度浸润结核，肺外活动结核等，0.3~0.6g/ 次，加 5% 葡萄糖注射液或 0.9% 氯化钠注射液 20~40ml，缓慢推注；或加入输液 250~500ml 中静脉滴注。③局部注射（胸腔内注射治疗局灶性结核等）：50~200mg/ 次。

【主要不良反应】①用药后可导致严重肝炎，停药数个月后亦可能发生；②可引起中枢神经症状和周围神经炎，多见于慢乙酰化者，并与剂量有明显关系，表现为步态不稳、麻木针刺感、烧灼感或手脚疼痛；③可能出现变态反应和血液系统反应。

【孕妇、哺乳期妇女用药安全性】孕妇禁用，哺乳期妇女使用时应暂停哺乳。

【禁忌和慎用】肝功能不全、精神病、癫痫患者禁用。

【注意事项】①用药前及用药期间应定期监测转氨酶，急性肝病患者应暂缓结核病的预防治疗；②用药期间避免饮用酒精饮料；③用药期间避免进食含组胺的药物（如箭鱼、金枪鱼、其他热带鱼等）；④本品应空腹服用，食物可减少本品吸收；⑤本品用于结核病应采用联合用药，防止耐药性；⑥用药后出现轻度手脚发麻、头晕，可服用维生素 B_1 和维生素 B_6，若重度者或有呕血现象，应立即停药；成人同时口服维生素 B_6 50~100mg/d 以助于防止或减轻周围神经炎或维生素 B_6 缺乏症状；⑦如治疗过程中出现视神经炎症状，需立即进行眼部检查，并定期复查。

【药物相互作用】可加强香豆素类抗凝血药、某些抗癫痫药、抗高血压药、抗胆碱药、三环类抗抑郁药等的作用，合用时须注意。抗酸药尤其是氢氧化铝可抑制本品的吸收，不宜同服，或在口服制酸药前至少 1h 服用本品。

【剂型与规格】①片剂：0.05g，0.1g，0.3g；②注射液：0.05g，0.1g。

附：复方制剂

（1）异福平片：本品是异烟肼和利福平的复方制剂。两者合用可以加强抗菌活性，并减少耐药菌株的产生。适合于结核病的初治和非多重耐药的结核病患者的 4 个月维持期治疗。

（2）异福酰胺片：本品是利福平、异烟肼和吡嗪酰胺的复方制剂。三者合用可显著加强抗菌活性，提高对结核病的疗效，并且延缓耐药性的产生，适用于结核病的初治和非多重耐药的结核病患者的 2 个月强化期治疗。

利福平 Rifampicin

【又名】甲哌利福霉素，利米定，Rifamycin，Rimactane。

【医保分类】口服常规制剂、注射剂、滴眼剂甲类。

【药动学】空腹口服：吸收 90% 以上，生物利用度：90%~95%；血药浓度达峰时间：1.5~4h，个体差异大，有效浓度可维持 6h。血浆蛋白结合率：80%~91%。脑脊液药浓度是血药浓度的 20%（脑膜炎症时）。持续时间：8~12h。代谢：肝（脱乙酰基，仍有一定抗菌作用）。排泄：粪便 60%~65%，尿（原型 6%~15%，15% 为活性代谢物）。$t_{1/2}$：2~5h。

【作用和用途】①与其他抗结核药联用于各种结核病的初治和复治（包括结核性脑膜炎）。与其他药物联合用于麻风和非结核分枝杆菌感染；②与耐酶青霉素或万古霉素联合治疗表皮链球菌或金黄色葡萄球菌引起的骨髓炎和心内膜炎；③用于消除脑膜炎奈瑟菌和肺炎嗜血杆菌引起的咽部带菌症，用于厌氧菌感染；④滴眼液用于沙眼、结膜炎、角膜炎。

【用法和用量】①肺结核及其他结核病，成人口服，0.45~0.6g/ 次，1 次 /d，清晨空腹顿服，一日不超过 1.2g，疗程半年左右；1~12 岁儿童 10mg/kg，2 次 /d；新生儿 5mg/kg，2 次 /d。②其他感染 0.6~1g/d，分 2~3 次给予，饭前 1h 服用。③治疗细菌性痢疾，本品 0.6g 加 TMP 0.2g，2 次 /d，服用 1~2d。

【主要不良反应】①肝毒性为主要不良反应，少见 GPT、GOT 升高，肝大，黄疸，大多为无症状的 GPT、GOT 一过性升高，可自行恢复；②多见消化道反应。

【孕妇、哺乳期妇女用药安全性】怀孕前 3 个月以内者禁用，哺乳期妇女慎用。

【禁忌和慎用】胆道阻塞者禁用，严重肝功能不全者慎用。

【注意事项】①食物影响本品吸收，应于餐前 1h 或餐后 2h 服用，清晨空腹顿服吸收最好；②本品静脉滴注时间应超过 2~3h，但应在 4h 内滴完，静脉滴注液需现配现用，仅限 1 次使用；③用药期间饮酒可导致本品肝毒性增加；④可用于无症状脑膜炎奈瑟菌带菌者，以消除鼻咽部脑膜炎奈瑟菌，但不适用于脑膜炎奈瑟菌感染；⑤间歇使用本品治疗宜每周 3 次以上，以免发生免疫反应；⑥本品需与其他药物合用，减缓耐药性发生，治疗可能持续 6 个月 ~2 年，甚至数年；⑦治疗开始前、治疗中应密切监测肝功能；⑧本品静脉滴注仅用于住院患者，尤其适用于不耐受口服治疗（如手术后、昏迷、胃肠道吸收功能损害）的患者；⑨本品可能引起白细胞、血小板减少，并导致牙龈出血和感染、伤口愈合延迟，此时应避免拔牙等手术，注意口腔卫生，剔牙需谨慎，服药期间应定期检查血常规；⑩服药后大小便、唾液、痰液、泪液可呈橘红色；⑪因本品可能导致角膜接触镜永久染色，用药期间避免佩戴角膜接触镜。

【药物相互作用】①食物可阻碍利福平吸收，宜空腹服药；②与异烟肼联合使用，对结核分枝杆菌有协同作用，但肝毒性也加强，应予注意，与对氨基水杨酸钠合用也可加强肝毒性；③与乙胺丁醇合用有加剧视力损害的可能；④本品为 CYP3A4 诱导剂而有酶促作用，可使双香豆素类抗凝血药、口服降血糖药、洋地黄、糖皮质激素、氨苯砜等药物加速代谢而降效，长期服用本品可降低口服避孕药的作用而导致避孕失败。

【剂型与规格】①片剂（胶囊）：0.15g，0.225g，0.3g，0.45g，0.6g；②注射剂：0.15g，0.45g，0.6g；③滴眼液：5mg/10ml，10mg/10ml。

链霉素 Streptomycin

详见第六章　氨基糖苷类抗生素。

利福喷丁 Rifapentine

【又名】迪克菲，环戊去甲利福平，Rickfer。

【医保分类】口服常规制剂甲类。

【药动学】在胃肠道的吸收缓慢且不完全，其微晶生物利用度可提高。血药浓度达峰时间：5~15h（口服）。在体内分布广，尤其肝组织中分布最多，但不易透过血脑屏障，蛋白结合率 >98%。主要经胆汁排入肠道随粪便排出，本品存在肝肠循环，由胆汁排入肠道的原药部分可被再吸收。$t_{1/2}$：18~30h。

【作用和用途】具有抗菌谱广、抗菌力强、作用维持时间长的特点，对结核分枝杆菌、非结核分枝杆菌、麻风杆菌、金黄色葡萄球菌、革兰氏阳性菌及某些革兰氏阴性菌有抑菌或杀菌作用，对利福平以外的抗结核药耐药的结核分枝杆菌有较强的作用。从临床的治疗结果看，每周 1 次给药治疗与利福平每日给药治疗的疗效相同，不良反应明显低于利福平。用途：①联合用于各种结核病的初治和复治，但不宜用于结核性脑膜炎；②医务人员直接观察下的短程化疗；③非结核分枝杆菌感染；④联合用于麻风治疗。

【用法和用量】空腹时（餐前 1h）口服。抗结核：0.6g/ 次，1 次 /d，一周服药 1~2 次。需与其他抗结核药联合应用，肺结核初始患者其疗程一般为 6~9 个月。

【主要不良反应】少数患者可出现白细胞、血小板减少，GOT 及 GPT 升高，皮疹，头晕，失眠等。

【孕妇、哺乳期妇女用药安全性】孕妇禁用，哺乳期妇女应暂停哺乳。

【禁忌和慎用】胆道阻塞、严重肝功能不全、血细胞显著减少、黄疸患者禁用。

【注意事项】①服药期间应经常监测血常规和肝功能的变化情况；②如曾间歇服用利福平因产生循环抗体而发生变态反应，如血压下降或休克、急性溶血性贫血、血小板减少或急性间质性肾小管肾炎者，均不宜再用；③如服用利福平出现胃肠道刺激症状者，可改服本品；④本品具有脂溶性，进食高脂饮食后服药有利于本品吸收；⑤本品与其他利福霉素有交叉过敏性。

【剂型与规格】片剂（胶囊）：0.1g，0.15g，0.2g，0.3g。

利福定 Rifandin

【又名】异丁哌利福霉素，利康霉素，Riconmycin。

【药动学】口服吸收良好，血药浓度达峰时间：2~4h（口服）。血浆蛋白结合率：约 80%。排泄：粪 80%（24h），尿 10%~20%（24h 内）。$t_{1/2}$：约 5h。

【作用和用途】抗菌谱与利福平相似，对结核分枝杆菌、麻风杆菌有良好的抗菌活性，其用量为利福平的 1/3 时，可获得近似或较高的疗效。对金黄色葡萄球菌有良好作用，对部分大肠埃希菌也有一定抗菌活性。此外，对沙眼衣原体也有抑制作用。适用于各型结核病、麻风、沙眼、急性结膜炎、病毒性角膜炎、严重化脓性感染等。

【用法和用量】成人150~200mg/d，早晨空腹1次服用。儿童3~4mg/kg，1次服用。治疗肺结核病的疗程为6~12个月。眼部感染采取局部用药（滴眼剂浓度0.05%）。

【剂型与规格】①片剂（胶囊）：75mg，150mg；②滴眼剂：0.05%。

利福布汀 Rifabutin

【又名】安沙霉素。

【医保分类】口服常释剂型乙类。

【药动学】口服吸收迅速，血药浓度达峰时间：2~4h，绝对生物利用度20%，脂溶性高。肺中药浓度是血药浓度的5~10倍，组织中浓度高。代谢：肝。排泄：尿53%（代谢物），粪30%。$t_{1/2}$：12~18h。

【作用和用途】与利福平有相似的结构和活性，除具有抗革兰氏阴性菌和阳性菌的作用外，还有抗结核分枝杆菌和鸟分枝杆菌的活性。最近的研究表明，在HIV感染的淋巴细胞中，使用本品0.1μg/ml，对92%的逆转录酶有抑制作用。适合与其他抗结核药联合治疗结核分枝杆菌所致的各型结核病，亦可用于非结核分枝杆菌感染的治疗。还适用于晚期HIV感染患者预防鸟型结核分枝杆菌复合体（MAC）的播散。

【用法和用量】①结核病，口服150~300mg，1次/d；②MAC，口服300mg，1次/d。

【主要不良反应】主要包括白血病、中性粒细胞减少和皮疹，还有角膜沉积症，但并不影响视力。

【孕妇、哺乳期妇女用药安全性】怀孕前3个月内应避免使用。

【禁忌和慎用】用药后出现过血小板减少性紫癜的患者禁用。

【注意事项】①HIV/AIDS合并活动性结核患者在没有其他抗结核药联合治疗的情况下，利福布汀不能用于预防MAC，易导致结核分枝杆菌对利福布汀和利福平产生耐药；②合并严重肾功能损害的剂量应减半，而轻、中度肾功能损害者无须调整剂量；③进食高脂肪食物可减慢本品的吸收速度，但不影响其吸收量；④用药过程中应该定期检查肝功能和血常规。

【剂型与规格】胶囊：0.15g，0.3g。

乙胺丁醇 Ethambutol

【又名】乙二胺丁醇，Ebutol，Mycobutol。

【医保分类】口服常释剂型甲类。

【药动学】口服：吸收 70%，血药浓度达峰时间：2~4h，易进入红细胞，脑脊液（脑膜炎时）药浓度是血药浓度的 15%~50%。血浆蛋白结合率：20%~30%。代谢：肝。排泄：尿 50%（24h，原型）。$t_{1/2}$：3~4h。

【作用和用途】本品干扰结核分枝杆菌的 DNA 和 RNA 合成，对生长繁殖期结核分枝杆菌有较强的抑制作用，与其他抗结核药无交叉耐药性，长期服用可缓慢产生耐药性。适用于对链霉素或异烟肼产生耐药的患者，与利福平或异烟肼联用，可增强疗效并延缓耐药性的产生，治疗各型活动性结核病。

【用法和用量】由于乙胺丁醇的安全阈较窄，剂量必须严格按体重计算。①结核初治，一次 15mg/kg，1 次 /d 顿服；或一次 25~30mg/kg，最高 2.5g，3 次 / 周；或 50mg/kg，最高 2.5g，2 次 / 周；②结核复治，一次 25mg/kg，1 次 /d 顿服，连续 60d，继以一次 15mg/kg，1 次 /d 顿服；③非典型分枝杆菌感染，一次 15~25mg/kg，1 次 /d 顿服。

【主要不良反应】常见视神经损害，如球后视神经炎、视神经中心纤维损害，其发生率与剂量、疗程有关，表现为视物模糊、眼痛、红绿色盲或视力减退、视野缩小（一日用量 >25mg/kg 易发生），视力改变可为单侧或双侧。

【禁忌和慎用】无法监测视觉不良反应或视力改变（如昏迷）的患者禁用。

【孕妇、哺乳期妇女用药安全性】孕妇、哺乳期妇女慎用。

【注意事项】①治疗前、治疗过程中每个月检查 1 次视野、视力、红绿鉴别力等，尤其是疗程长、一日用量 >15mg/kg 的患者。一旦出现视觉障碍应视情况减量或停药，发生视神经炎时需立即停药，并予大剂量 B 族维生素治疗。②本品一日用量分次服用可能达不到有效血药浓度，故一日用量宜顿服。③单用本品可迅速产生耐药性，应与其他抗结核药联用，增强疗效并延缓耐药性产生。④本品可与食物同服，减少胃肠道刺激。⑤本品可使血清尿酸浓度升高，引起痛风发作，故在治疗过程中应定期监测血清尿酸。

【剂型与规格】①片剂：0.1g，0.2g，0.25g；②胶囊：0.25g。

吡嗪酰胺 Pyrazinamide

【又名】异烟酰胺，Aldinamide，PZA。

【医保分类】口服常释剂型甲类。

【药动学】口服易吸收，血药浓度达峰时间：2h。蛋白结合率：50%。脑脊液与血液的药物浓度相近。代谢：肝。排泄：尿 70%（24h，代谢物为主）。$t_{1/2}$：

9~10h。

【作用和用途】与其他抗结核药联合用于经一线抗结核药治疗无效的结核病。本品仅对分枝杆菌有效。以往作为二线药，常用于其他抗结核药治疗失败的复治患者。经大量临床研究表明：含本品的短程治疗方案适用于痰菌阳性的初治病例，一般应用 2~3 个月，此种方案可使治疗结束后痰菌的复阳率明显降低。本品目前已被公认为短程化疗中三联或四联方案的组成之一。

【用法和用量】口服成人常用量，与其他抗结核药联合，15~30mg/(kg·d)顿服或 50~70mg/kg，每周 2~3 次；每日服用者最高 2g/d，每周 3 次者最高 3g/ 次，每周服 2 次者最高 4g/ 次。

【主要不良反应】常见肝损害、关节痛，偶见过敏反应。

【孕妇、哺乳期妇女用药安全性】孕妇禁用，哺乳期妇女慎用。

【禁忌和慎用】①3 岁以下小儿、痛风、糖尿病、肝功能损害者禁用；②胃溃疡、卟啉血症患者等慎用。

【注意事项】①本品可使血清尿酸浓度升高，引起痛风发作，故在治疗过程中应定期监测血清尿酸；②孕妇结核病患者可先用异烟肼、利福平、乙胺丁醇治疗 9 个月，如对上述药物中任一种耐药而对吡嗪酰胺可能敏感者可考虑采用。

【剂型与规格】①片剂：0.25g，0.5g；②胶囊：0.25g。

对氨基水杨酸钠 Sodium Aminosalicylate

【又名】对氨柳酸钠，Pas-Na。

【医保分类】口服常释剂型、注射剂甲类。

【药动学】口服吸收快而完全，血药浓度达峰时间：1.5~2h，血浆蛋白结合率：15%。代谢：肝。排泄：尿 85%(7h 内，其中 50%~55% 乙酰化物)。$t_{1/2}$：约 1h。

【作用和用途】适用于结核分枝杆菌所致的肺及肺外结核病。仅对分枝杆菌有效，单独应用时结核分枝杆菌对本品能迅速产生耐药性，因此必须与其他抗结核药合用。链霉素和异烟肼与本品合用时能延缓结核分枝杆菌对前二者耐药性的产生。本品对不典型分枝杆菌无效。主要用作二线抗结核药。

【用法和用量】①口服，成人 2~3g/ 次，4 次 /d；小儿 0.2~0.3g/(kg·d)，分 3~4 次，儿童每日用量不超过 12g；②静脉滴注，成人 4~12g/d，临用前加灭菌注射用水适量使溶解后再用 5% 葡萄糖注射液 500ml 稀释，2~3h 滴完；小儿

0.2~0.3g/(kg·d),应在避光下,在 5h 内滴完,变色后不可再用。

【主要不良反应】①恶心、呕吐、食欲减退、腹泻、腹痛较多见,饭后服或与碳酸氢钠同服可减轻症状;②偶见皮疹、剥脱性皮炎、药物热、结晶尿、蛋白尿、白细胞减少、肝损害、黄疸。

【禁忌和慎用】肝肾功能减退者、充血性心力衰竭、胃溃疡、葡萄糖-6-磷酸脱氢酶缺乏症患者慎用。

【孕妇、哺乳期妇女用药安全性】孕妇禁用,哺乳期妇女慎用。

【注意事项】①单独应用时结核分枝杆菌对本品能迅速产生耐药性,因此必须与其他抗结核药合用,链霉素和异烟肼与本品合用时能延缓结核分枝杆菌对前二者耐药性的产生;②忌与水杨酸类药物同服,以免胃肠道反应加重及导致胃溃疡;③能干扰利福平的吸收,故与之同用时,给药时间最好间隔 6~8h。

【剂型与规格】①片剂:0.5g;②注射剂:2g,4g,6g。

贝达喹啉 Bedaquiline

【又名】斯耐瑞。

【医保分类】片剂乙类。

【药动学】血药浓度达峰时间:5h(口服)。血浆蛋白结合率 >99.9%。代谢:肝。排泄:粪便。

【作用和用途】二芳基喹啉类抗分枝杆菌药物。作为联合用药的一部分,用于治疗成人(≥18 岁)耐多药肺结核(MDR-TB),只有当不能提供其他有效治疗方案时,方可使用本品。

【用法和用量】①口服 400mg,1 次/d,用药 2 周;然后 200mg,3 次/周,用药 22 周,每次服药至少间隔 48h,治疗的总持续时间是 24 周;②用水送下,整片吞服,并与食物同服,提高生物利用度;③如果治疗第 1~2 周漏服 1 次,不必补足漏服药物,应跳过并继续正常给药方案,从第 3 周起,如果漏服 200mg 剂量,患者应尽快服用漏服剂量,然后继续每周 3 次的给药方案。

【主要不良反应】可见死亡率增加、Q-T 间期延长、肝毒性。

【禁忌和慎用】不可用于结核分枝杆菌所致潜伏感染、药物敏感性结核病、肺外结核病、非结核分枝杆菌所致感染。

【注意事项】①本品应在直接面视督导下化疗;②仅在与其他抗分枝杆菌药物联合治疗时使用;③注意用药依从性,用药前应检测血清中钾、钙、镁浓度,抗结核分枝杆菌分离株背景治疗的药物敏感性信息;④本品应与至少 3 种对患者 MDR-TB 分离株敏感的药物联合治疗;⑤本品可延长 Q-T 间期,在用药前及用药后至少2周、12周、24周时，应进行心电图检查；⑥服用本品应避免饮酒、摄入含酒精的饮料、使用其他肝毒性药物，治疗前及治疗期间每个月监测1次肝功能。

【剂型与规格】片剂：100mg。

【备注】2012年12月获美国FDA加速审批通过。贝达喹啉是全球首个抗耐多药结核病药，与传统抗结核药无交叉耐药性。2018年世界卫生组织将其列为耐多药结核病或耐利福平结核病长疗程方案的A组首选药物。2018年贝达喹啉在中国正式上市，为我国耐多药结核病患者带来新的选择。

【医保限制】本品系国家协议期内谈判药品，限耐多药结核患者。

丙硫异烟胺 Protionamide

【又名】丙基硫异烟胺，Trevintix。

【医保分类】口服常释剂型乙类。

【药动学】口服迅速吸收（80%以上），广泛分布于全身组织体液中。蛋白结合率约10%。服药后1~3h血药浓度达峰，有效血药浓度可持续6h，$t_{1/2}$约3h。主要经肝代谢，肾排泄。

【作用和用途】与其他抗结核药联用于结核病经一线药物治疗无效者。本品仅对分枝杆菌有效。

【用法和用量】成人常用量一次250mg，2~3次/d。儿童一次口服4~5mg/kg，3次/d。

【主要不良反应】①精神抑郁（中枢神经系统毒性）发生率较高；②如持续发生以下情况者应予注意：腹泻、唾液增多、流口水、食欲减退、口中金属味、恶心、口痛、胃痛、胃部不适、呕吐（胃肠道紊乱、中枢神经系统毒性）、眩晕（包括从卧位或坐位起身时）、嗜睡、软弱（中枢神经系统毒性）。

【孕妇、哺乳期妇女用药安全性】孕妇禁用。

【禁忌和慎用】①12岁以下儿童不宜服用；②糖尿病、严重肝功能减退患者慎用。

【注意事项】①用药前和疗程中每2~4周测定谷丙转氨酶、谷草转氨酶，但上述试验值增高不一定预示发生临床肝炎，并可能在继续治疗过程中恢复；②眼部检查，如治疗过程中出现视力减退或其他视神经炎症状时应立即进行眼部检查，并定期复查。

【剂型与规格】片剂：0.1g。

其他抗结核药见表14-3。

表 14-3 其他抗结核药

药名和制剂	作用和用途	用法和剂量	备注
利福霉素 Rifamycin 注射剂：0.125g（供肌内注射），0.25g（供静脉滴注）	对结核分枝杆菌、革兰氏阳性球菌（尤其是耐药金黄色葡萄球菌）有很强抗菌作用。用于不能口服的结核患者；也用于革兰氏阳性球菌所致胆道、呼吸道、尿路等感染	①肌内注射，0.25~0.5g/次，2~3次/d；②静脉滴注：1~1.5g/d，分2~3次，加于0.9%氯化钠中使用。小儿10~30mg/（kg·d），分2~3次	①孕妇、哺乳期妇女、肝肾功能不全者慎用；②与庆大霉素、卡那霉素合用有协同作用；③供肌内注射的含有利多卡因；供静脉滴注的不含利多卡因
利福米特（利福酰胺）Rifamide（Rifamycin M-t4，Rifocin-M）注射剂：0.15g，0.3g	对结核分枝杆菌或非结核分枝杆菌作用极强。对革兰氏阳性菌、阴性菌均有活性。与其他抗结核药联合治疗结核病	肌内注射，0.15g/次，2~4次/d，连用6个月	【主要不良反应】、【禁忌和慎用】、【备注】均参见利福布汀
氨硫脲（结核安）Thioacetazone（Amithiozone，TB_1）片剂：25mg	对结核分枝杆菌和麻风杆菌有抑制作用。用于异烟肼等耐药的结核病及各型活动性肺结核。对支气管内膜结核、皮肤结核、淋巴结核、其他黏膜结核有效，亦与氨苯砜合用治疗麻风病	口服，成人3mg/（kg·d），小儿2mg/（kg·d），分2~3次。成人以100mg/d为宜。从小剂量开始，于7~10d内达到正常量。总量不宜超过125mg/d	①不宜与链霉素合用；②糖尿病、贫血患者不宜用；③用药期间定期检查血常规和肝、肾功能；④与乙硫异烟胺、丙硫异烟胺、戊氧苯硫脲有交叉耐药性
乙硫异烟胺 Ethionamide 片剂：0.1g，0.375g；栓剂：0.3g	对渗出性及浸润性干酪病变疗效较好。用于对异烟肼、链霉素耐药的结核病或与其他抗结核药联合使用。 亦用于艾滋病并发鸟分枝杆菌播散性感染及与利福平、氨苯砜联合应用治疗麻风病	治疗结核病多与其他抗结核药合用。成人0.5~0.8g/d，1次顿服或分3次服（以1次顿服效果为好），必要时可从小剂量0.3g/d开始	①肠溶片及给予复方维生素B或维生素B_6可减轻不良反应；②孕妇和12岁以下小儿不宜用，糖尿病、肾功能不全者慎用；③定期检查肝、肾功能

续表

药名和制剂	作用和用途	用法和剂量	备注
卷曲霉素（卷须霉素）Capreomycin 注射剂：0.5g，1g	对结核分枝杆菌有抑制作用；与其他抗结核药联合用于复治耐药的病例，口服不吸收	深部肌内注射，0.75~1g/d，分 2 次，连用 2~3 个月后，改为 1g/ 次，2~3 次 / 周，老年患者一日量不宜超过 0.75g，连续 6~12 个月	①不良反应与链霉素相似。易引起低钾血症、低镁血症、低钙血症和碱中毒；②孕妇、小儿忌用，哺乳期妇女、老年人、听力减退者、帕金森病者、重症肌无力者、肝肾功能不全者慎用

二、抗麻风药

氨苯砜 Dapsone

【又名】二氨二苯砜，对位氨基双苯砜，Diaminodiphenylsulfone，DDS。

【医保分类】口服常释剂型甲类。

【药动学】口服吸收迅速而完全，血药浓度达峰时间：4~8h。血浆蛋白结合率：50%~60%。分布于全身组织和体液中，病变皮肤浓度是正常皮肤浓度的 10 倍；有效抑菌浓度可持续 10d。有肝肠循环。排泄：尿 70%~85%。$t_{1/2}$：20~30h。

【作用和用途】①与其他抗麻风药联合用于由麻风分枝杆菌引起的各种类型麻风和疱疹样皮炎的治疗；②用于脓疱性皮肤病、类天疱疮、坏死性脓皮病、复发性多软骨炎、环形肉芽肿、系统性红斑狼疮的某些皮肤病变、放线菌性足分支菌病、聚合性痤疮、银屑病、带状疱疹的治疗；③可与甲氧苄啶联合用于治疗卡氏肺孢子虫感染；④与乙胺嘧啶联合用于预防氯喹耐药性疟疾；亦可与乙胺嘧啶和氯喹三者联合用于预防间日疟。

【用法和用量】①抑制麻风：口服，与一种或多种其他抗麻风药合用。成人 50~100mg/ 次，1 次 /d，最高剂量 200mg/d。可开始口服 12.5~25mg/d，以后逐渐加量到 100mg/d。小儿 0.9~1.4mg/kg，1 次 /d。由于本品有蓄积作用，故每服药 6d 停药 1d，每服药 10 周停药 2 周。②治疗疱疹样皮炎：口服，成人起始 50mg/d，如症状未完全抑制，剂量可增加至 300mg/d，成人最高剂量 500mg/d，待病情控制后减至最低有效维持量。小儿开始 2mg/kg，1 次 /d，如症状未完全抑制，可逐渐增加剂量，待病情控制后减至最小有效量。③预防疟疾：本品 100mg 与乙胺嘧啶 12.5mg 联合，1 次顿服，每 7 日服药 1 次。

【主要不良反应】①药疹、剥脱性皮炎；②氨苯砜综合征：发热、淋巴结肿大、肝肾功能损害和单核细胞增多；③急性中毒，一次服用大剂量本品可使血红蛋白转为高铁血红蛋白，造成组织缺氧、发绀、中毒性肝炎、肾炎和神经精神等损害，如未及时治疗可致死亡。

【孕妇、哺乳期妇女用药安全性】孕妇禁用，哺乳期妇女慎用。

【禁忌和慎用】①对磺胺类药物、磺酰脲类药物、噻嗪类药物等过敏者禁用；②严重肝功能损害和精神障碍者禁用；③严重贫血、肝肾功能减退、胃和十二指肠溃疡病及有精神病史者慎用。

【注意事项】①本品适宜与铁剂、维生素 C 同服。②单用本品治疗麻风易产生细菌耐药性，应与其他抗麻风药联用。③对结节样麻风或混合性麻风患者，在麻风的临床活动期得到控制后，应继续服药 3 年。对临界期结节样麻风患者，在麻风的临床活动期得到控制后，应继续服用全剂量本品 5 年。对瘤型麻风及临界期麻风患者，应服药 3~10 年。临界期麻风患者服用本品时间可以超过 10 年，瘤型麻风患者可能终身服药。④治疗疱疹样皮炎时，应食用无麸质饮食，连续 6 个月后，本品剂量可减少 50% 或停用。⑤用药中如出现严重“可逆性”反应（Ⅰ型）或神经炎时，应合用大剂量糖皮质激素。⑥用药前后及用药时应监测肝、肾功能，如肌酐清除率 <4ml/min 时，应测定血药浓度。⑦用药前和治疗第 1 个月中每周 1 次监测血常规，此后每个月 1 次，连续 6 个月，以后每半年 1 次。

【剂型与规格】①片剂：50mg，100mg；②凝胶：5%。

醋氨苯砜 Acedapsone

苯丙砜 Solasulfone

醋氨苯砜和苯丙砜

氯法齐明 Clofazimine

【又名】克风敏，氯苯噻吩，Lamprene。

【医保分类】口服常释剂型乙类。

【药动学】微粒晶体口服吸收：50%~70%。体内分布广泛，组织药物浓度高于血药浓度；可通过胎盘和进入乳汁。排泄极缓慢。$t_{1/2}$：70d。

【作用和用途】①用于瘤型麻风和其他型麻风病，对砜类药物耐药的麻风杆菌感染也有效；②用于红斑结节性麻风反应及其他药物引起的急性麻风反应。

【用法和用量】口服，对麻风病，50~100mg/d；对麻风反应，开始 100mg/ 次，3 次 /d，根据反应控制程度和胃肠道反应逐渐减量到 100mg/d。成人一日最大剂量不得超过 300mg。

【主要不良反应】①可发生恶心、呕吐、腹泻症状，与用量大小有关。②服药 2 周后即可出现皮肤黏膜红染，呈粉红色、棕色甚至黑色，着色程度与剂量、疗程成正比。停药 2 个月后色素逐渐减退，1~2 年才能褪完，并且尿液、汗液、乳汁、精液、唾液呈淡红色，且可通过胎盘使胎儿着色。③70%~80% 服药患者皮肤有鱼鳞病样改变，尤以冬季四肢为主，停药 2~3 个月后可好转。④偶见服药发生肠梗阻或消化道出血，应高度注意服药期间出现急腹症症状者。

【孕妇、哺乳期妇女用药安全性】孕妇、哺乳期妇女禁用。

【禁忌和慎用】严重肝、肾功能障碍和胃肠道疾病患者禁用。

【注意事项】①本品应与食物或牛奶同时服用；②为防止耐药性产生，应与 1 种或多种其他抗麻风药联用；③治疗伴红斑结节麻风反应的多种杆菌性麻风时，如有神经损害或皮肤溃疡凶兆，可与糖皮质激素合用；④多种杆菌性麻风疗程应持续 2 年以上，甚至终身给药；⑤一日用量超过 100mg 时应严密观察，疗程应尽可能短；⑥用药期间，患者出现腹部绞痛、恶心、呕吐、腹泻时应减量、延长给药间期或停药。

【剂型与规格】胶囊（胶丸）：50mg。

沙利度胺 Thalidomide

【又名】反应停，Distaval。

【医保分类】口服常释剂型乙类。

【作用和用途】为谷氨酸衍生物，对麻风病无治疗作用，与抗麻风药同用可以减少麻风反应，治疗各型麻风反应（瘤型麻风反应症），如淋巴结肿大、结节性红斑、发热、关节痛及神经痛等疗效较好。

【超说明书适应证】美国 FDA 批准沙利度胺联合地塞米松治疗成人多发性骨髓瘤。

中华医学会风湿病学分会发布的《系统性红斑狼疮诊断及治疗指南》《白塞病诊断和治疗指南》《强直性脊柱炎诊断及治疗指南》分别推荐沙利度胺用于轻型系统性红斑狼疮、白塞病、强直性脊柱炎。

【用法和用量】口服，25~50mg/次，4次/d，可渐增至50~100mg/次，症状控制后减量，维持量为25~50mg/d，可较长期服药。

【主要不良反应】①致畸作用；②周围性神经炎：最主要的剂量限制性毒性，发生与总剂量有关，与疗程及每日用量无关，一般用药达到40~50g时出现。

【孕妇、哺乳期妇女用药安全性】孕妇、哺乳期妇女禁用。

【禁忌和慎用】①儿童禁用；②驾驶员及机械操纵者禁用。

【注意事项】①本品致畸作用强，用药期间应该严格采取有效避孕措施以防止胎儿畸形；②一旦出现手足末端麻木或感觉异常，应立即停药。

【剂型与规格】片剂：25mg，50mg。

（邓立东）

第十五章

抗高血压药

药物分类　抗高血压药一线用药包括：①利尿药，如吲达帕胺、氢氯噻嗪；②钙通道阻滞剂（CCB），如氨氯地平等；③β受体拮抗剂，如美托洛尔、普萘洛尔等；④血管紧张素Ⅰ转换酶抑制药（ACEI），如卡托普利等；⑤血管紧张素Ⅱ受体阻滞药（ARB），如氯沙坦等；⑥肾素抑制剂，如阿利吉仑；⑦其他抗高血压药，包括α受体拮抗剂哌唑嗪，中枢性抗高血压药可乐定、甲基多巴，肾上腺素能神经末梢递质耗竭药利血平、胍乙啶，血管扩张药肼屈嗪、米诺地尔，醛固酮受体拮抗剂等。

作用特点　高血压（原发性高血压）的病理生理变化是外周小动脉管腔变小，阻力增加，舒张压升高。这些变化与交感神经-肾上腺素系统及肾素-血管紧张素系统功能紊乱密切相关。此外，血管舒缓肽-激肽-前列腺素系统、血管内皮松弛因子-收缩因子系统等都参与了血压调节。抗高血压药可分别作用于上述不同环节，直接或间接引起血管扩张而发挥降压作用。合理地使用抗高血压药可预防或改善高血压所引起的心力衰竭、肾衰竭和脑血管意外等并发症的发生。

用药原则　治疗高血压的主要目的是最大限度地降低心血管发病和死亡的危险。因此选用的药物不仅要降低高血压，而且要避免各种危险因素。现代高血压的治疗强调：①有效、平稳降压与终身治疗；②个体化治疗；③联合用药；④保护靶器官。

（1）有效、平稳降压与终身治疗：所谓有效降压就是将血压控制在目标值以下，普通高血压患者血压降至<140/90mmHg（最近提出目标血压是138/83mmHg），年轻人或糖尿病及肾病患者降至<130/80mmHg，老年人收缩压降至<150mmHg。已有的研究表明血压不稳定可导致器官损伤。血压在24h内存在自发性波动，在血压水平相同的高血压患者中，血压波动性高者，靶器官损伤严重。因此，应尽可能减少人为因素造成的血压不稳定。短效的抗高血压药常使血压波动增大，最好使用24h内能稳定持续降压的长效制剂，后者的标志之一是降压谷峰比值>50%（即给药24h后仍保持50%以上的最大降压效应）。高血压病因不明，无法根治，需要终身治疗。为增加患者用药的依从性，应选用作用持久、使用方便、价廉及不良反应少的药物。

（2）个体化治疗：《中国高血压防治指南（2018年修订版）》指出，利尿药、β受体拮抗剂、ACEI、ARB、CCB这五类主要抗高血压药都可以作为降压治疗的起始用药和维持用药。然而，由于各患者的发病因素、生理情况、并发症及对药物的耐受性存在差异，因此在选用抗高血压药时遵循个体化用药原则是非常必要的，详见表15-1。一些研究提示，①预防脑卒中：ARB优于β受体拮抗剂，钙通道阻滞剂优于利尿药；②预防心力衰竭：利尿药优于其他类；③延缓糖尿病和非糖尿病肾病的肾功能不全：ACEI或ARB优于其他类；④改善左心室肥厚：ARB优于β受体拮抗剂；⑤延缓动脉粥样硬化：CCB优于利尿药或β受体拮抗剂；对于合并前列腺肥大者可优先使用α受体拮抗剂。

表15-1 高血压个体化治疗的药物选择

因素或并发症	优先选用	避免应用
老年人	CCB，氢氯噻嗪	β受体拮抗剂，利血平
青壮年	β受体拮抗剂，ACEI，ARB	氢氯噻嗪
孕妇	拉贝洛尔，CCB，甲基多巴，肼屈嗪	ACEI，ARB
左心室肥厚	ACEI，长效CCB，ARB	血管扩张药，利尿药
充血性心力衰竭	ACEI，β受体拮抗剂，ARB，利尿药	CCB（长效二氢吡啶类除外）
心绞痛	β受体拮抗剂，长效CCB，ACEI	肼屈嗪
高脂血症	哌唑嗪，ACEI	β受体拮抗剂
糖尿病	ACEI，ARB	β受体拮抗剂
肾功能不全	ACEI，ARB，袢利尿药，CCB	氢氯噻嗪
心肌梗死后	β受体拮抗剂，ACEI	维拉帕米
脑卒中	ARB，ACEI，CCB，吲达帕胺	血管扩张药

（3）联合用药：各类抗高血压药单独应用一般仅使血压下降4%~8%，往往不能达到控制高血压的目的，而增大剂量易出现不良反应。随机临床试验证明，70%以上患者需要联合用药才能达到血压控制目标值。将不同作用机制的药物联合应用多数能起到协同作用，由于联合应用的药物剂量均减少，所以不良反应可以降低，甚至有的可相互抵消之。《中国高血压防治指南（2018年修订版）》推荐以下几种联合用药方案：①利尿药和ACEI或ARB，其中ARB+噻嗪类利尿药是一类被各国广泛推荐的组合，这两类药物联合可双重阻断高血压形成的血管阻力机制与容量机制，协同降压，减少不良反应；②利尿药和β受体拮抗剂；③CCB（二氢吡啶类）和β受体

拮抗剂；④CCB 和 ACEI 或 ARB；⑤CCB 和利尿药；⑥α 受体拮抗剂和 β 受体拮抗剂。

合并用药有两种方式：一是采取各药的按需剂量配比处方，其优点是可以根据临床需要调整品种和剂量。二是采用固定配比复方，其优点是方便，有利于提高患者的依从性。

（4）保护靶器官：高血压的靶器官损害包括心肌肥厚、肾小球硬化和小动脉重构等。在抗高血压的治疗中必须考虑逆转或阻止靶器官损伤。一般而言，降低血压即能减少靶器官损伤，但并非所有药物均如此。比如对左心室肥厚逆转较好的有 ACEI、CCB 和 ARB，β 受体拮抗剂和利尿药可能有逆转作用。各种抗高血压药对肾脏的影响也是不同的，ACEI、ARB 和 CCB 对高血压肾病有保护作用，可延缓其疾病进程，利尿药和 β 受体拮抗剂保护作用不明显，甚至有报道利尿药可使高血压肾病恶化。

注意事项

（1）用药初始阶段应密切监测血压，根据血压变化随时调整剂量。从开始治疗起到血压降到正常，至少应每 1~2 周门诊复查 1 次。以后在维持治疗过程中，每年门诊复查 4 次左右。

（2）应告知患者或其家属：①有条件的应学会自己测血压；②凡有镇静作用的药物，在服药早期应谨慎或暂停驾车或高空作业；③血压下降开始阶段，常感疲乏或工作能力下降，此时应坚持治疗，这些症状一般可在数周内自动消失。

（3）限制盐的摄入：大量证据表明，限制盐的摄入可有效降低高血压及心血管事件发生率。鉴于高盐饮食在我国非常普遍，专家建议将每日人均盐摄入量减少 1/3，以后再逐步降低到 5g/d 的 WHO 限盐标准。

（4）注意调脂治疗：降压治疗和调脂治疗对心血管事件的防治均具有重要意义。对于高血压患者，应常规检查血脂，如果同时有其他心血管危险因素，即使血浆胆固醇水平不高，也应给予他汀类药物降脂治疗，联合治疗对高血压患者有额外益处。

（5）老年患者应选用 CCB 和利尿药：血压降至 140/90mmHg 后不宜降压，注意直立性低血压的可能和利尿药所致低钾血症。

（6）孕期不宜使用的抗高血压药：ACEI 和 ARB，可能引起胎儿生长迟缓，羊水过少。长期用 β 受体拮抗剂亦可能如此。利尿药可减少血容量，使胎儿缺氧加重。

（7）长期应用可乐定、普萘洛尔，不能突然停药，以免血压反跳性升高。突然停用普萘洛尔可诱发心绞痛，致死性心肌梗死或心律失常，所以要缓慢减少用药量。

一、利 尿 药

吲达帕胺 Indapamide

【又名】钠催离，寿比山，Arifon，Ipamix。

【医保分类】吲达帕胺口服常释剂型、缓释控释剂型甲类，吲达帕胺（Ⅱ）缓释控释剂型乙类。

【药动学】口服易吸收，生物利用度：93% 以上。血药浓度达峰时间：2h。代谢：肝。排泄：尿 70%（代谢物为主，原型药 5%）。$t_{1/2}$：13~18h。

【作用和用途】是一种磺胺类利尿药，有降压和利尿作用。降压作用机制为松弛血管平滑肌，降低血管壁的张力和血管对升压物质的反应性，这与细胞内 Na^+ 浓度降低进而导致胞内 Ca^{2+} 浓度下降有关。长期应用对血脂没有影响。

适用于：治疗轻、中度高血压，尤其适用于老年高血压。也可用于充血性心力衰竭引起的水钠潴留。

【用法和用量】口服，2.5mg/ 次，1 次 /d。如疗效不显著，可增至 5mg/ 次，1 次 /d。治疗水肿时宜早晨给药。

【主要不良反应】用药初期偶见上腹部不适、食欲减退、乏力、头痛、失眠；长期大剂量用药可使血钾轻度降低。

【孕妇、哺乳期妇女用药安全性】孕妇、哺乳期妇女禁用。

【禁忌和慎用】对磺胺类药物过敏、对本品过敏、严重肝肾功能不全、肝性脑病、低钾血症患者禁用。

【剂型与规格】片剂：2.5mg。

氢氯噻嗪 Hydrochlorothiazide

【医保分类】口服常释剂型甲类。

利尿药，可降低血压，常与其他抗高血压药合并使用。成人常用量：口服，治疗高血压，25~100mg/d，分 1~2 次服用，并按降压效果调整剂量。

二、钙通道阻滞剂

氨氯地平 Amlodipine

【又名】络活喜，压氏达，安内真，兰迪。

【医保分类】口服常释剂型甲类。

【药动学】口服吸收缓慢，生物利用度：63%。血药浓度达峰时间：6~12h。

代谢：肝。排泄：尿 60%（代谢物）。$t_{1/2}$：35~48h。

【作用和用途】钙通道阻滞剂，阻滞心肌和血管平滑肌细胞外钙离子经细胞膜的钙离子通道（慢通道）进入细胞，故可直接舒张血管平滑肌，降低外周血管阻力，从而降低血压。

本品特点是起效慢、作用平缓及持续时间长，为长效类抗高血压药。对缺血性心脏病，可通过扩张全身小动脉、降低心脏后负荷和心肌耗氧量，以及扩张冠状动脉及冠状小动脉，使冠脉血流量增加而发挥作用。适用于高血压和心绞痛的治疗。

【用法和用量】口服，开始剂量为 5mg/ 次，1 次 /d，可增至为 10mg/d。肾功能不全者可用正常剂量。

【主要不良反应】常有头痛、踝和足水肿、头晕面红，少见心悸、乏力、恶心。

【孕妇、哺乳期妇女用药安全性】孕妇慎用，哺乳期妇女应用本品则应暂停哺乳。

【禁忌和慎用】①重度主动脉瓣狭窄者禁用；②肝功能不全者慎用。

【剂型与规格】①片剂（胶囊）：2.5mg，5mg；②滴丸剂：5mg。

左氨氯地平 Levamlodipine

【又名】施慧达，玄宁。

【医保分类】口服常释剂型乙类。

【药动学】口服吸收缓慢，生物利用度 64%~80%。血药浓度达峰时间：6~12h。代谢：肝。排泄：尿（代谢物 60%）。$t_{1/2}$：49.6h。

【作用和用途】本品为氨氯地平（左旋体和右旋体各占 50%）的左旋体，因右旋体几乎没有降压作用，故 2.5mg 本品与 5mg 氨氯地平作用相当。

适用于高血压和心绞痛的治疗。

【用法和用量】治疗高血压和心绞痛的初始剂量为 2.5mg，1 次 /d；根据患者的临床反应可增加剂量，最大可增至 5mg，1 次 /d。

【主要不良反应】【孕妇、哺乳期妇女用药安全性】【禁忌和慎用】参见氨氯地平。

【剂型与规格】片剂：2.5mg。

硝苯地平 Nifedipine

【又名】拜新同，心痛定，欣然，硝苯吡啶，Adalat。

【医保分类】硝苯地平口服常释剂型、缓释控释剂型甲类，硝苯地平Ⅰ缓释控释剂型甲类，硝苯地平Ⅱ缓释控释剂型甲类，硝苯地平Ⅲ缓释控释剂型甲类，硝苯地平Ⅳ缓释控释剂型甲类。

【药动学】口服吸收90%（口服或舌下）。显效时间：5min（舌下，口服）。血药浓度达峰时间：4~6h（缓控释片），持续时间：8~12h（口服）；12~24h（缓控释片）。血浆蛋白结合率：92%~98%。代谢：肝。排泄：尿80%，粪20%。$t_{1/2}$：3~4h（普通片），7h（缓释片）。

【作用和用途】钙通道阻滞剂。①舒张冠脉，可解除冠脉痉挛，增加冠脉流量及侧支循环量，改善缺血区的供血和供氧；②扩张小动脉，降低血压，有助于减轻心脏的负荷和需氧量；③保护缺血心肌细胞：由于阻滞 Ca^{2+} 内流，限制胞内和线粒体内 Ca^{2+} 聚积，减慢ATP的分解速率，减轻缺血对细胞的损害。该药整体效应表现为轻度兴奋心脏和加快心率作用。

用于：①冠心病，对变异型心绞痛最为有效，亦可用于劳累性心绞痛；②急性心肌梗死；③高血压；④顽固性充血性心力衰竭。

【超说明书适应证】中华医学会编著的《临床诊疗指南：妇产科学分册》推荐用于妊娠期高血压，中华医学会妇产科学分会发布的《早产临床诊断与治疗指南》推荐用于早产抑制宫缩。

【用法和用量】①口服：10~20mg/次，3次/d；②缓释片：初始剂量20mg/次，1~2次/d，后可逐渐增至40~60mg/次，每日最大量不超过120mg（不能咀嚼或掰碎服用）；③控释片：30mg/次，1次/d（不能咀嚼或掰碎服用）。

【主要不良反应】6%~17%患者产生食欲减退、恶心、面部潮红、轻度怠倦、眩晕，个别有直立性低血压和指端麻木感、腿痉挛以及踝部水肿。

【孕妇、哺乳期妇女用药安全性】孕妇、哺乳期妇女禁用。

【剂型与规格】①片剂（胶囊）：5mg，10mg；②胶丸：5mg；③缓释片（缓释胶囊）：10mg，20mg；④控释片：30mg。

非洛地平 Felodipine

【又名】波依定，费乐地平，Hydac。

【医保分类】非洛地平口服常释剂型甲类、缓释控释剂型乙类，非洛地平Ⅱ缓释控释剂型乙类。

【药动学】口服吸收完全，血药浓度达峰时间：45~120min，绝对生物利用度：13%~16%。血浆蛋白结合率：约99%。代谢：肝70%。排泄：尿70%。$t_{1/2}$：7~12h。

【作用和用途】特点为：①对小动脉平滑肌有高度选择性，降低全身外周血管阻力，导致血压下降；②可降低肾血管阻力，降压时肾血流量不变甚至稍有增加；③有轻度排钠利尿作用，但不影响电解质。

适用于各种程度的高血压，可单用，也可与 β 受体拮抗剂或利尿药合用。

【用法和用量】口服，最初剂量 5mg/ 次，2 次 /d。可根据个体反应调整剂量。剂量调整间隔一般不少于 2 周。

【主要不良反应】①治疗开始或增加剂量时可出现面部潮红、头痛、心悸，继续用药可减轻或消失；②偶见牙龈增生或踝关节肿胀。

【孕妇、哺乳期妇女用药安全性】孕妇、哺乳期妇女禁用。

【禁忌和慎用】严重低血压、重度主动脉瓣狭窄禁用。

【剂型与规格】①片剂：2.5mg，5mg；②缓释片：2.5mg，5mg，10mg。

尼群地平 Nitrendipine

【又名】硝苯乙吡啶，硝苯甲乙吡啶。

【医保分类】口服常释剂型甲类。

【药动学】口服吸收 80%，生物利用度约 30%，血药浓度达峰时间：1~2h。血浆蛋白结合率：98% 以上。代谢：肝。排泄：尿。$t_{1/2}$：2~4h。

【作用和用途】选择性阻滞血管平滑肌钙通道，阻抑 Ca^{2+} 内流，使血管平滑肌松弛。对冠状动脉和肾小管等全身血管都有扩张作用，从而外周阻力下降，血压下降。与硝苯地平相比，本品具有降压作用温和、持久的特点，为中效类抗高血压药。临床治疗原发性轻度和中度高血压。

【用法和用量】开始 10mg/ 次，1 次 /d，以后可根据血压水平调为 20mg/ 次，2 次 /d。

【主要不良反应】少数患者可产生头痛、面部潮红和心悸，但均轻微，停药即可消失。

【孕妇、哺乳期妇女用药安全性】孕妇、哺乳期妇女慎用。

【禁忌和慎用】严重主动脉瓣狭窄者禁用。

【注意事项】①与其他抗高血压药如 β 受体拮抗剂、ACEI 合用可加强降压作用；②与 β 受体拮抗剂合用可减轻本品降压后发生的心动过速。

【剂型与规格】①片剂：10mg，20mg；②胶囊：10mg。

尼卡地平 Nicardipine

【又名】佩尔，贝立宁，硝苯苄胺啶，Perdipine。

【医保分类】口服常释剂型、缓释控释剂型、注射剂乙类。

【药动学】口服吸收迅速而完全，血药浓度达峰时间：20~120min。代谢：肝。排泄：胆汁、粪便。$t_{1/2}$：1.5h，肝功能不全时半衰期明显延长。

【作用和用途】二氢吡啶类钙通道阻滞剂。对血管平滑肌钙通道具有高度选择性。主要扩张周围动脉,减少外周阻力,降压作用强而持久。对心脏传导系统和心肌收缩功能无明显影响。并可改善受损肥厚左心室的舒张功能,具抗动脉粥样硬化作用。可使肾血流量增加而不影响肾小球滤过率,可产生一过性但不明显的利尿和促尿钠排泄作用,因此能防止移植患者出现环孢素诱发的肾脏灌注不足。

作用特点:①松弛血管平滑肌作用较强,降压作用迅速稳定,但维持时间短,为短效类抗高血压药;②能扩张冠状动脉,增加冠脉血流量;③因减轻心脏后负荷而降低心肌耗氧量,故兼有抗心绞痛作用。

适用于:①高血压;②心绞痛;③高血压急症及手术时高血压急救处理。

【用法和用量】①口服,开始 10mg/ 次,1 次 /d,以后可根据血压水平调为 20mg/ 次,2 次 /d。②静脉滴注,高血压急症,用 0.9% 氯化钠或 5% 葡萄糖注射液稀释后(0.01%),以 0.5~6μg/(kg·min)的滴注速度给予。从 0.5μg/(kg·min)开始,根据血压监测调整滴速。

【主要不良反应】可见脚肿、头晕、头痛、面红、心悸、恶心等反应。

【孕妇、哺乳期妇女用药安全性】孕妇禁用,哺乳期妇女慎用。

【禁忌和慎用】①颅内出血、重度主动脉瓣狭窄者禁用;②青光眼者、低血压者、肝肾功能不全和有脑卒中史者慎用。

【剂型与规格】①片剂:10mg;②缓释片:20mg,40mg;③缓释胶囊:40mg;④注射液:2mg,5mg。

尼索地平 Nisoldipine

【又名】硝苯异丙啶。

【药动学】口服吸收完全,生物利用度:4%~8%。血浆蛋白结合率:99%。血药浓度达峰时间:1h。代谢:肝。排泄:尿 70%。$t_{1/2}$:变异较大。

【作用和用途】本品为作用最强的钙通道阻滞剂,扩张血管作用比硝苯地平强 5~10 倍,且作用持久,对心率及心收缩力影响极小。

适用于:①高血压,单用或与其他抗高血压药合用;②心绞痛。

【用法和用量】口服,5~10mg/ 次,1 次 /d。可按血压每周逐渐调整,可达 40mg/ 次,1 次 /d。停药时应逐渐减量。

【主要不良反应】主要有头痛、颜面潮红、发热、心悸、肢体下垂部位水肿。

【孕妇、哺乳期妇女用药安全性】孕妇、哺乳期妇女禁用。

【剂型与规格】①片剂:5mg;②胶丸:5mg;③缓释片:10mg;④缓释胶囊:10mg。

拉西地平 Lacidipine

【又名】司乐平。

【医保分类】口服常释剂型乙类。

【药动学】口服从胃肠道吸收迅速，生物利用度 2%~9%，血药浓度达峰时间：30~150min。血浆蛋白结合率 95%。代谢：肝。排泄：粪便。$t_{1/2}$：12~15h。

【作用和用途】二氢吡啶类钙通道阻滞剂，高度选择性作用于平滑肌的钙通道。主要扩张周围动脉，减少外周阻力，降压作用强而持久。对心脏传导系统和心肌收缩功能无明显影响，并可改善受损肥厚左心室的舒张功能，及抗动脉粥样硬化作用。可使肾血流量增加而不影响肾小球滤过率，可产生一过性但不明显的利尿和促尿钠排泄作用，因此能防止移植患者出现环孢素诱发的肾脏灌注不足。

【用法和用量】成人：起始剂量 4mg，1 次 /d，在早晨服用较好。饭前、饭后均可。如需要 3~4 周可增加至 8mg，1 次 /d。肝病患者初始剂量为 2mg，1 次 /d。

【主要不良反应】常见头痛、皮肤潮红、水肿、眩晕和心悸，少见无力、皮疹（包括红斑和瘙痒）、胃纳不佳、恶心、多尿，极少数有胸痛和牙龈增生。

【孕妇、哺乳期妇女用药安全性】孕妇慎用，哺乳期妇女应用本品则应暂停哺乳。

【剂型与规格】片剂：4mg。

三、β 受体拮抗剂

比索洛尔 Bisoprolol

【又名】康忻，康可，博苏，荣宁。

【医保分类】口服常释剂型甲类。

【药动学】口服吸收迅速完全，生物利用度 >90%，血药浓度达峰时间：1.7~3h，作用持续时间：24h。代谢：肝 50%。排泄：尿（原型 50%）。$t_{1/2}$：10h。

【作用和用途】为选择性 β_1 受体拮抗剂，其作用比阿替洛尔强，无内在拟交感活性和膜稳定作用。

（1）降压机制可能有：①阻断心脏 β_1 受体而减少心输出量；②抑制中枢和外周交感神经活性，减少去甲肾上腺素释放；③抑制肾素释放。

（2）本品可使心肌收缩力减弱、心率减慢、心肌耗氧量下降，故可治疗心绞痛和心肌缺血。

（3）本品尚可上调心脏 β_1 受体，抑制心力衰竭时交感神经系统和 RAAS

活性的异常增高，使心力衰竭患者死亡率明显下降。

本品特点为作用时间长，可达 24h 以上。对呼吸系统抑制作用微弱，对脂质和糖代谢无明显影响。适用于治疗高血压、心绞痛和慢性心力衰竭。

【用法和用量】①口服起始剂量 2.5mg，1 次 /d，此后按需要调整，一天最大用量 10mg；②治疗慢性心力衰竭：起始 1.25mg，1 次 /d，以后视耐受情况，每 2 周递增剂量 1.25mg，1 次 /d，以能达到的最大耐受剂量作为维持量，每日最多不超过 10mg。

【主要不良反应】服药初期可能出现乏力、胸闷、头晕、头痛、心悸等，继续服药可自动减轻或消失。

【孕妇、哺乳期妇女用药安全性】孕妇、哺乳期妇女禁用。

【禁忌和慎用】①休克、低血压、心动过缓、房室传导阻滞、病态窦房结综合征、支气管哮喘患者，儿童禁用；②糖尿病患者及肺、肝、肾功能不全者慎用。

【剂型与规格】①片剂（胶囊）：2.5mg，5mg，10mg；②比索洛尔氢氯噻嗪片：含比索洛尔 2.5mg 或 5mg，氢氯噻嗪 6.25mg。

其他 β 受体拮抗剂见表 15-2。

表 15-2 其他 β 受体拮抗剂

药名和制剂	用法和用量	备注
拉贝洛尔 Labetalol 片剂：50mg，100mg；注射液：25mg，50mg，50mg	口服，100mg/ 次，2 次 /d，2~3d 后可增至 200~400mg/ 次，2 次 /d；静脉给药：25~100mg/ 次，用 10% 葡萄糖稀释至 20~40ml，于 10min 内缓慢静脉注射，如无效可于 15min 后重复注射 1 次，或以 1~2mg/min 的速度静脉滴注	可见头晕、恶心、乏力、感觉异常、哮喘加重等，大剂量可致直立性低血压。脑出血、心动过缓、传导阻滞及支气管哮喘患者禁用
美托洛尔 Metoprolol 片剂：25mg，50mg，100mg；缓释片：25mg，50mg，100mg；注射剂：2mg，5mg	一般 25~50mg/ 次，2~3 次 /d，或 100mg/ 次，2 次 /d	疲乏、眩晕、抑郁多见，其他有头痛、多梦、失眠等，偶见幻觉、气短、心动过缓、腹泻等
普萘洛尔 Propranolol 片剂：10mg；缓释片：40mg，80mg；注射液：5mg	口服，初始剂量 10mg，3~4 次 /d，可单独使用或与利尿药合用。剂量应逐渐增加，最大剂量 200mg/d	有头晕、血压下降、无力、失眠等

续表

药名和制剂	用法和用量	备注
奈必洛尔 Nebivolol 片剂：5mg	口服，5mg/次，1次/d。肝肾功能不全及老年人可适当减量	常见头痛、眩晕、乏力、感觉异常、便秘、腹泻等。这些不良反应通常是一过性的，很少诱发心力衰竭或引起严重缓慢型心律失常
卡维地洛 Carvedilol 片剂：10mg， 胶囊：10mg	口服，开始12.5mg/次，1次/d，2d后可加至25mg/次，1次/d；必要时可在2周后加至最大量50mg/d，分1~2次服用	纽约心脏病学会心功能分级（NYHA分级）Ⅳ级失代偿性心功能不全，需要静脉使用正性肌力药物患者

四、血管紧张素Ⅰ转换酶抑制药

卡托普利 Captopril

【又名】开博通，开富林，巯甲丙脯酸，甲巯丙脯酸，Capoten，Lopirin。

【医保分类】口服常释剂型甲类，复方卡托普利口服常释剂型乙类。

【药动学】口服吸收迅速，显效时间：15min，血药浓度达峰时间：1~1.5h。持续时间：6~10h。代谢：肝。排泄：尿（原型58%）。$t_{1/2}$：2~3h。

【作用和用途】本品为首个ACEI，能与血管紧张素Ⅰ（AT-Ⅰ）或缓激肽竞争AT-Ⅰ转换酶，从而抑制AT-Ⅰ转化为AT-Ⅱ，减弱后者收缩血管、升高血压的作用，并保留缓激肽的扩张血管作用。能减少醛固酮分泌，扩张肾血管，从而利于钠的排出。尚可抑制交感神经活性。

适用于：①各型高血压，特别适用于合并有糖尿病及胰岛素抵抗、左心室肥厚、心力衰竭、急性心肌梗死、肾病的高血压患者，对心、肾、脑有保护作用，停药不反跳。单用或与其他抗高血压药（如利尿药）合用。②慢性心力衰竭和心肌梗死。③糖尿病肾病和其他肾病。

【超说明书适应证】美国FDA批准用于1型糖尿病且有视网膜病变的糖尿病肾病（尿蛋白>500mg/24h）。

【用法和用量】①口服：开始25mg/次，3次/d（饭前服用），渐增至为50mg/次，3次/d。维持量：50~100mg/次，3次/d。最大剂量：6mg/（kg·d），分3次服。②静脉给药：常用量为每次25mg溶于10%葡萄糖20ml中缓慢静脉注射（10min），随后用50mg溶于10%葡萄糖500ml中静脉滴注1h。

【主要不良反应】①皮疹常见，出疹时瘙痒并伴发热；②咳嗽；③味觉迟钝；④偶有蛋白尿、粒细胞减少。值得重视的是肾病综合征（发生率 1%）、心悸、心动过速、胸痛。

【孕妇、哺乳期妇女用药安全性】孕妇禁用，哺乳期妇女慎用。

【禁忌和慎用】①孤立肾、移植肾、双侧肾动脉狭窄者禁用；②老年患者首剂服药易发生直立性低血压，应酌情减量。

【剂型与规格】①片剂：12.5mg，25mg；②复方卡托普利片：每片含卡托普利 10mg 及氢氯噻嗪 6mg；③注射液：50mg。

依那普利 Enalapril

【又名】悦宁定，依苏，Vasotec。

【医保分类】口服常释剂型甲类。

【药动学】口服吸收迅速，生物利用度：约 65%。起效时间：1h。血药浓度达峰时间：4~6h。持续时间：24h 以上。代谢：肝。转化为具有活性的依那普利拉。排泄：尿。$t_{1/2}$：11h。

【作用和用途】第二代强效 ACEI，降压机制与卡托普利相似，作用较卡托普利强 10 倍，起效慢，持续时间较长。本身是前体药，在体内水解为活性的依那普里拉而发挥作用，肝功能受损时转化速度减慢。

适用于高血压、充血性心力衰竭的治疗。

【用法和用量】开始 5~10mg/ 次，1~2 次 /d，根据血压水平调整剂量，最大剂量 40mg/d，常用量 10~20mg/d。如疗效不满意，可加用利尿药。老年人用药需酌情减量。

【主要不良反应】不含巯基，不良反应较少。长期用药可见头晕、皮疹、咳嗽、味觉障碍，个别有白细胞减少和蛋白尿，减量或停药可避免或消失。

【孕妇、哺乳期妇女用药安全性】孕妇禁用，哺乳期妇女慎用。

【禁忌和慎用】①孤立肾、移植肾、双侧肾动脉狭窄者禁用；②肾功能不全者慎用。

【剂型与规格】片剂（胶囊）：2.5mg，5mg，10mg。

贝那普利 Benazepril

【又名】洛汀新，倍尼，苯那普利，Lotensin。

【医保分类】口服常释剂型乙类。

【药动学】口服吸收迅速，血药浓度达峰时间：0.5~1h。血浆蛋白结合率：96.7%。排泄：胆道 11%~12%。$t_{1/2}$：0.6h。

【作用和用途】本品经肝代谢几乎全部转变为贝那普利拉，后者活性强于本品。$t_{1/2}$：10~11h。轻、中度肾功能减退或肝硬化时药动学无改变。适用于各型高血压和充血性心力衰竭。

【用法和用量】口服，成人，10~20mg/ 次，1 次 /d，最大剂量为 40mg/d。严重肾衰竭初始量为 5mg/d。充血性心力衰竭初始量为 5mg/d，维持量可用 5~10mg/ 次，1 次 /d。

【主要不良反应】①常见头痛、咳嗽、头晕、疲乏、嗜睡、恶心；②少见症状性低血压、直立性低血压、晕厥、心悸、周围性水肿、便秘、焦虑、失眠、感觉异常、关节痛、肌痛、哮喘等；③血管神经性水肿罕见。

【孕妇、哺乳期妇女用药安全性】孕妇禁用，哺乳期妇女慎用。

【禁忌和慎用】①有血管神经性水肿史者禁用；②孤立肾、移植肾、双侧肾动脉狭窄而肾功能减退者禁用。

【注意事项】用本品时如肌酐清除率 <30ml/min 或血尿素氮、肌酐升高，须减低本品的剂量和 / 或停用利尿药。偶见血钾升高，尤其在肾功能不全和并用治疗低钾血症的药物时。偶见氨基转移酶升高。脑或冠状动脉供血不足，可因血压降低而加重。肝功能障碍时本品在肝内的代谢降低。

【药物相互作用】①与利尿药合用降压作用增强，可能引起严重低血压，故原用利尿药应停药或减量，本品开始用小剂量，逐渐调整剂量；②与其他血管扩张药合用可能导致低血压，如合用应从小剂量开始；③与保钾利尿药（如螺内酯、氨苯喋啶、阿米洛利）合用可引起血钾过高；④与非甾体抗炎药合用可通过抑制前列腺素合成及水钠潴留，使本品降压作用减弱；⑤与其他抗高血压药合用，降压作用加强，其中与引起肾素释出或影响交感活性的药物呈较大的相加作用，与 β 受体拮抗剂合用呈小于相加的作用。

【剂型与规格】①片剂：2.5mg，10mg；②氨氯地平贝那普利片：每片含盐酸贝那普利 10mg，氨氯地平 5mg；③贝那普利氢氯噻嗪片：每片含盐酸贝那普利 10mg，氢氯噻嗪 12.5mg。

培哚普利 Perindopril

【又名】雅施达，达吲哚丙脯酸，Acertil。

【医保分类】培哚普利口服常释剂型乙类，培哚普利吲达帕胺口服常释剂型乙类。

【药动学】口服吸收迅速，生物利用度：93%，不受食物影响。血浆蛋白结合率：71%~79%，血药浓度达峰时间：1~2h。代谢：肝。排泄：尿（原型 70%）。$t_{1/2}$：14~18h。

【作用和用途】在体内水解为培哚普利拉发挥作用。为强效、长效的 AECI，可使外周血管阻力降低，而心排出量和心率不变。1 次服药可持续 24h。适用于治疗高血压和充血性心力衰竭。

【用法和用量】①各型高血压和糖尿病高血压：口服，成人，4mg/次，1次/d，最大量8mg/d；老年患者以2mg/d开始治疗。②充血性心力衰竭：口服，2~4mg/次，1次/d。

【孕妇、哺乳期妇女用药安全性】孕妇、哺乳期妇女禁用。

【禁忌和慎用】严重肾功能不全、肝性脑病或严重肝功能不全、高钾血症患者禁用。

【注意事项】为减少电解质平衡失调出现的可能，宜用较小的有效剂量，并应定期监测血钾、钠、钙、血糖及尿酸等，注意维持水与电解质平衡。

【药物相互作用】与二甲双胍合用易出现乳酸性酸中毒。

【剂型与规格】①片剂：4mg；②培哚普利吲达帕胺片：含培哚普利2mg，吲达帕胺0.625mg。

赖诺普利 Lisinopril

【又名】捷赐瑞，利压定，赖诺普利，Carace，Zestril。

【医保分类】口服常释剂型乙类。

【药动学】口服：吸收率25%（6%~60%），进食不影响吸收。血药浓度达峰时间：7h。排泄：粪70%。

【作用和用途】为依那普利和赖氨酸的衍生物，其特点为：与ACE结合牢固，故作用持久。每日服用1次可控制24h血压。用于治疗高血压和充血性心力衰竭，心功能的改善优于卡托普利。

【用法和用量】开始5mg/d，根据血压水平调整剂量，常用量：20~40mg/d。心力衰竭，开始2.5mg/d，常用量10~20mg/d。

【主要不良反应】常见直立性低血压、咳嗽、性功能障碍、眩晕、头痛、腹泻、呕吐等。

【孕妇、哺乳期妇女用药安全性】孕妇、哺乳期妇女慎用。

【药物相互作用】与布比卡因合用可引起严重心动过缓和低血压，甚至意志丧失。

【剂型与规格】片剂：5mg，10mg，20mg。

福辛普利 Fosinopril

【又名】蒙诺。

【医保分类】口服常释剂型乙类。

【药动学】血药浓度达峰时间：3h左右。蛋白结合率>95%。代谢：肝。在胃肠黏膜和肝脏迅速并完全水解成具有活性的福辛普利拉。$t_{1/2}$：11.5h。

【作用和用途】本品在肝内水解为福辛普利拉，福辛普利拉是一种竞争性的 AECI,使血管紧张素Ⅰ不能转换为血管紧张素Ⅱ,结果使血管阻力降低,醛固酮分泌减少,血浆肾素活性下降。福辛普利拉还抑制缓激肽的降解,也使血管阻力降低。本品扩张动脉与静脉,降低周围血管阻力或后负荷,减低肺毛细血管楔压或前负荷,也降低血管阻力,从而改善心排血量。本品适用于治疗高血压和心力衰竭。治疗高血压时,可单独使用作为初始治疗药物,或与其他抗高血压药联合使用。治疗心力衰竭时,可与利尿药合用。

【用法和用量】口服,成人和大于 12 岁儿童的用法与用量如下。①不用利尿药治疗的高血压患者:剂量为 10~40mg/d,单次服药,与进餐无关,患者服用正常初始剂量为 10mg,1 次 /d。约 4 周后,根据血压的反应适当调整剂量。剂量超过 40mg/d,不增强降压作用。如单独使用不能完全控制血压,可加服利尿药。②同时服用利尿药治疗的高血压患者:在开始用本品治疗前,利尿药最好停服几天以减少血压过分下降的危险。如果经约 4 周的观察期后血压不能被充分控制,可以恢复用利尿药治疗。另一种选择是,如果不能停服利尿药,则在给予本品初始剂量 10mg 时,应严密观察几小时,直至血压稳定为止。用利尿药治疗的高血压患者,尽管服用本品后血压显著降低,但在 4~24h 能维持平均脑血流量。③心力衰竭:推荐的初始剂量为 10mg,1 次 /d,并作严密的医学监护。如果患者能很好耐受,则逐渐增量至 40mg,1 次 /d。即使在初始剂量后出现低血压,也应继续谨慎地增加剂量,并有效地处理低血压症状,本品应与利尿药合用。④心力衰竭的高危患者、老年人及肝或肾功能减退的患者不需降低剂量。

【主要不良反应】最常见头晕、咳嗽、恶心、呕吐、腹泻、腹痛、心悸、胸痛、瘙痒、骨骼肌疼痛、疲劳和味觉障碍。

【孕妇、哺乳期妇女用药安全性】妊娠中晚期、哺乳期妇女禁用。

【禁忌和慎用】孤立肾、移植肾、双侧肾动脉狭窄而肾功能减退者禁用。

【剂型与规格】片剂:10mg。

咪达普利 Imidapril

【又名】达爽,依达普利。

【医保分类】口服常释剂型乙类。

【药动学】血药浓度达峰时间:6~8h。排泄:尿 25.5%。肾功能障碍患者的血浆浓度与健康成年人比较,可见半衰期延长和血药峰浓度增大。$t_{1/2}$: 8h。

【作用和用途】口服后,在体内转换成活性代谢物咪达普利拉,后者可抑制 ACE 的活性,阻止血管紧张素Ⅰ转换成血管紧张素Ⅱ,使外周血管舒张,降低血管阻力,产生降压作用。

适用于:①治疗原发性高血压;②肾实质性病变所致继发性高血压。

【用法和用量】口服,成人一次 5~10mg,1 次 /d;重症高血压,或肾实质性病变继发性高血压患者起始剂量为 2.5mg/d。

【主要不良反应】不良反应大多轻微，主要有咳嗽（4.5%）、咽部不适（0.5%）、头晕（0.2%）、直立性低血压（0.2%）、皮疹（0.1%）等。偶有伴呼吸困难的面、舌、咽喉部血管神经性水肿，血小板减少，肾功能损害，氨基转移酶升高。

【孕妇、哺乳期妇女用药安全性】妊娠或可能妊娠的妇女禁用；哺乳期妇女慎用，必须用药时应中止哺乳。

【禁忌和慎用】禁用于：①用其他血管紧张素转换酶抑制药引起血管神经性水肿的患者；②用葡萄糖硫酸纤维素吸附器进行治疗的患者；③用丙烯腈甲烯丙基磺酸钠膜进行血液透析的患者。

【剂型与规格】片剂：2.5mg，5mg，10mg。

喹那普利 Quinapril

【又名】益恒。

【药动学】口服本品后，喹那普利很快被吸收并水解成活性的喹那普利拉，喹那普利和喹那普利拉分别于给药 1h 和 2h 血药浓度达到峰值，喹那普利拉浓度比喹那普利高 4 倍，二者的 $t_{1/2}$ 分别为 0.8h 和 1.9h。

【作用和用途】本品为无巯基、长效、口服 ACEI，口服后在肝脏水解成具有活性的喹那普利拉，可抑制 ACE，阻止血管紧张素Ⅰ转换为血管紧张素Ⅱ，从而使血管紧张素Ⅱ所介导的血管收缩作用减弱，降低动脉的血管阻力，同时抑制醛固酮的合成，减少醛固酮所产生的水和钠的潴留，使血压下降。本品具有持续 24h 的长效降压作用，具有降低动脉静脉外周阻力的作用，也能对充血性心力衰竭发挥疗效，是治疗心力衰竭除洋地黄及利尿药外的主要辅助药。本品为血管紧张素转换酶抑制药，强效及特异性高。用于治疗对标准疗法无效或有不良反应的各级原发性高血压，与强心苷或利尿药联用治疗充血性心力衰竭。

【用法和用量】口服，首剂每天 5mg，以后每次 10~20mg，2 次 /d。最大剂量每天 40mg，增量时通常间隔 1~2 周，肝、肾功能损害者酌情减量。已服用利尿药的患者起始剂量应减半。对重度高血压增量后的疗效仍不满意，可加用小剂量噻嗪类利尿药或钙通道阻滞剂。

【主要不良反应】常见干咳、头痛、眩晕、疲劳和感觉异常。

【孕妇、哺乳期妇女用药安全性】孕妇禁用，哺乳期妇女慎用。

【禁忌和慎用】既往应用 ACEI 致血管神经性水肿者禁用。

【剂型与规格】片剂：10mg。

雷米普利 Ramipril

【又名】瑞泰，瑞素坦，Altace，Delix，Ramace，Tritace。

【医保分类】口服常释剂型乙类。

【药动学】口服后 60% 被吸收。在肝脏中水解为雷米普利拉，其血药峰值时间约为 3h。本品为双通道清除，60% 经肾脏、40% 经肝脏清除。雷米普利和雷米普利拉的消除相 $t_{1/2}$ 分别为 3h 和 15h。

【作用和用途】同西拉普利，为含羧基类 ACEI，有强效、长效、前体药特点，抗 ACE 活性比依那普利强 10 倍；其有效代谢产物为雷米普利拉。用于高血压、充血性心力衰竭及降低急性心肌梗死后死亡率。

【用法和用量】①高血压：开始时口服 2.5mg/ 次，1 次 /d，根据患者的反应，酌情间隔 2~3 周后药量加倍。一般维持量为 2.5~5mg/d，最大剂量为 10mg/d。肾功能不全时，初始剂量通常减半，1.25mg/ 次，1 次 /d，最大剂量为 5mg/d。②充血性心力衰竭：初始剂量 1.25mg/ 次，1 次 /d，酌情 1~2 周后加倍。如每天需服 2.5mg 或更大剂量，可以一次服用或分两次服用。最大剂量为 10mg/d。肾功能不全者，剂量减半。③心肌梗死：最初剂量为 2.5mg/ 次，2 次 /d。如患者不能耐受，可以减半服用 2d，再酌情增加。肾功能不全患者初始剂量为 1.25mg，每天剂量不得超过 2.5~5mg；慢性充血性心力衰竭、肝功能损伤患者用药剂量参照初始剂量使用。

【主要不良反应】不良反应少而轻，主要有头晕、头痛、乏力、恶心、皮疹、瘙痒、味觉障碍、血管神经性水肿等。咳嗽的发生率仅为其他 ACEI 的 50%，女性发生率明显高于男性。

【孕妇、哺乳期妇女用药安全性】孕妇禁用，哺乳期妇女慎用。

【剂型与规格】片剂：1.25mg，2.5mg，5mg。

西拉普利 Cilazapril

【又名】一平苏，抑平舒，Inhibace。

【药动学】本品能有效被吸收并迅速被转化为具有药理活性的西拉普利拉。进食后服用会轻微减慢和降低其吸收率，但并不影响疗效。生物利用度：60%，血药浓度达峰时间：2h。排泄：尿。$t_{1/2}$：9h。

【作用和用途】作用与卡托普利相似。降压作用特点：温和、渐进。用于治疗轻、中度原发性高血压及肾性高血压，也可用于预防和改善高血压对脑、心、肾等重要器官结构和功能的损害。

【用法和用量】①原发性高血压：2.5~5mg/ 次，1 次 /d，由最小剂量开始，每隔 2~4 周调整一次剂量，可加用非保钾利尿药以增加疗效。肾功能不全者应酌情减量。②肾性高血压：开始低剂量 0.5mg，逐渐增加剂量，因人而异。

【主要不良反应】最常见头痛、头晕，发生率少于 2% 的不良反应包括乏力、低血压、消化不良、恶心、皮疹和干咳。大多数不良反应是短暂性的，轻度或中度，无须中止用药。

【孕妇、哺乳期妇女用药安全性】孕妇禁用，哺乳期妇女不应使用。

【禁忌和慎用】主动脉瓣狭窄或心脏流出道阻塞患者禁用。

【注意事项】若患者在服用血管紧张素转换酶抑制药期间，同时接受用黄蜂或蜜蜂毒液作脱敏治疗，可能发生过敏反应。因此，在接受脱敏治疗前一定要停止服用西拉普利，在这种情况下，不可用β受体拮抗剂来代替西拉普利。

【药物相互作用】①本品与保钾利尿药合用，可引起血钾增高，特别是在肾功能不全者；②和其他 ACEI 一样，与 NSAID 合用时，可能会降低本品的降压作用。

【剂型与规格】片剂：2.5mg。

血管紧张素Ⅰ转换酶抑制药的复方制剂，见表 15-3。

表 15-3 血管紧张素Ⅰ转换酶抑制药的复方制剂

药名和制剂	成分	用法和用量	备注
依那普利叶酸 片剂：依那普利/叶酸（5mg/0.4mg），依那普利/叶酸（10mg/0.4mg），依那普利/叶酸（10mg/0.8mg）	依那普利和叶酸的不同剂量组合	通常推荐起始用量为每日 5mg/0.4mg	如果出现低血压，患者应仰卧，必要时静脉滴注 0.9% 氯化钠。短暂性低血压反应并不是继续用药的禁忌证。通常在扩充血容量后，一旦血压上升便可给药
复方卡托普利 片剂：卡托普利/氢氯噻嗪（10mg/6mg）	成分为卡托普利和氢氯噻嗪	口服，12.5mg/次，2~3 次/d，按需要1~2 周增至 50mg，2~3 次/d，疗效仍不满意时可加用其他抗高血压药	逾量可致低血压，应立即停药并扩容以纠正，在成人还可用血液透析清除
赖诺普利氢氯噻嗪 片剂：赖诺普利/氢氯噻嗪（10mg/12.5mg）	成分为赖诺普利和氢氯噻嗪	口服，1 片/次，1 次/d。通常 2~3 周后根据血压变化调整剂量	噻嗪类利尿药可能导致间歇、轻微的血清钙浓度升高，而显著的钙浓度升高可能为甲状旁腺功能亢进的反应，故进行相关检查前应停用噻嗪类利尿药
氨氯地平贝那普利 片剂：氨氯地平/贝那普利（5mg/10mg）	成分为氨氯地平和贝那普利	口服，2.5~10mg/次，1 次/d，而贝那普利有效剂量为 10~80mg	由于其扩张血管作用，偶可发生急性低血压，因此严重主动脉狭窄患者合用本品和任何其他扩张外周血管药物时应小心

五、血管紧张素Ⅱ受体阻滞药

氯沙坦 Losartan

【又名】科索亚，缓宁，罗沙藤，洛沙坦，Cozzar。

【医保分类】口服常释剂型乙类。

【药动学】口服易吸收，生物利用度：33%。血药浓度高峰：原药 1h，代谢物 3~4h。作用维持 24h。本品的 14% 在肝内转变为活性代谢物 EXP-3174，后者活性强于本品 10~40 倍。排泄：尿 35%，粪便 60%。$t_{1/2}$：原药 2h，代谢物 6~9h。

【作用和用途】本品为新型的非肽类 ARB。本品和代谢物均可选择性地与 AT_1 受体结合，对抗 AngⅡ引起的血管收缩、醛固酮释放、平滑肌细胞增生等作用，从而降低血压。此外，能改善心力衰竭，防治高血压并发的血管壁增厚和心肌肥厚；可增加肾血流量、肾小球滤过率，具有肾脏保护作用。适用于高血压（各期）和充血性心力衰竭的治疗。

【超说明书适应证】美国 FDA 批准用于成人糖尿病肾病。

【用法和用量】口服，25~50mg/ 次，1 次 /d；必要时可增至 100mg/d。维持量 50mg/ 次，1 次 /d。剂量增加，抗高血压效果并不增加。可与地高辛同时应用于充血性心力衰竭，不影响后者的药动学性质。

【主要不良反应】较少见，少数患者出现头晕、疲乏。

【孕妇、哺乳期妇女用药安全性】孕妇、哺乳期妇女禁用。

【禁忌和慎用】肾动脉狭窄者禁用。

【剂型与规格】片剂：50mg，100mg。

缬沙坦 Valsartan

【又名】代文，穗悦，缬克，丙戊沙坦。

【医保分类】口服常释剂型甲类。

【药动学】口服吸收迅速，生物利用度：23%，个体差异大。起效时间：2h，作用高峰时间：4~6h，持续时间：24h。排泄：粪便（原型 83%）。$t_{1/2}$：9h。

【作用和用途】本品是一种强效和特异性的 ARB。通过阻断血管紧张素Ⅱ与 AT_1 受体的结合，使血管阻力下降，醛固酮分泌减少，从而降低血压。长期给药也能逆转左心室肥厚和血管壁增厚。对总胆固醇、甘油三酯、血糖或血尿酸无明显影响。适用于高血压和充血性心力衰竭的治疗。

【超说明书适应证】美国 FDA 批准用于成人心力衰竭，美国心脏病学会发布的《成人高血压预防、检测、评估和管理指南》推荐用于糖尿病肾病患者降低尿蛋白。

【用法和用量】①高血压：80mg/次，1次/d，2~4周后可酌情增加至160mg，1次/d。维持量80~160mg，1次/d。②充血性心力衰竭：起始40mg/次，2次/d，以后视耐受情况，渐增至80mg，2次/d；160mg，2次/d。老年人、肾功能不全、非胆汁型肝硬化患者无须调整剂量。

【主要不良反应】较少，主要有头痛、头晕、疲乏。

【孕妇、哺乳期妇女用药安全性】孕妇、哺乳期妇女禁用。

【剂型与规格】片剂：40mg，80mg，160mg。

替米沙坦 Telmisartan

【又名】美卡素，嘉瑟宜，浦美特，倍迪宁。

【医保分类】口服常释剂型乙类。

【药动学】口服吸收迅速，约3h起降压作用，持续24h以上，连用4周后停药，降压作用仍可持续1周左右。

【作用和用途】降压作用与缬沙坦相似。用于原发性高血压的治疗。

【用法和用量】口服，40~80mg/次，1次/d。超过80mg/d并不能提高疗效。

【主要不良反应】常见腹痛、腹泻、胃肠功能紊乱、关节痛、腿痉挛或腿痛、肌痛。

【孕妇、哺乳期妇女用药安全性】怀孕前3个月不宜使用，禁用于妊娠中末期；哺乳期禁用。

【禁忌和慎用】胆道阻塞性疾病患者、严重肝功能不全患者、严重肾功能不良患者禁用。

【注意事项】驾驶员和操作机械者应掌握用药时间，减少药物的不良影响。

【药物相互作用】锂剂与ACEI合用，可引起可逆性的血锂水平升高和毒性反应。也有个别病例是锂剂与ARB合用引起的。因此，锂剂和本品合用须慎重。如需合用，则合用期间应监测血锂水平。

【剂型与规格】片剂：40mg，80mg。

厄贝沙坦 Irbesartan

【又名】安博维，伊达力，普利宁，伊贝沙坦。

【医保分类】口服常释剂型乙类。

【药动学】口服给药吸收良好；绝对生物利用度：60%~80%，进食不会明显影响其生物利用度。血药浓度达峰时间：1~1.5h。3d 内达稳态。血浆蛋白结合率：90%。本品及代谢物经胆道和肾脏排泄。$t_{1/2}$：11~15h。

【作用和用途】本品通过选择性地阻断血管紧张素Ⅱ与 AT_1 受体的结合，抑制血管收缩和醛固酮的释放，产生降压作用。本品不抑制血管紧张素转换酶（ACE）、肾素、其他激素受体，也不抑制与血压调节和钠平衡有关的离子通道。适用于高血压的治疗。

【超说明书适应证】美国 FDA 批准用于 2 型糖尿病且有高血压病史的糖尿病肾病。

【用法和用量】口服，推荐起始剂量为 150mg，1 次 /d。根据病情可增至 300mg，1 次 /d。可单独使用，也可与其他抗高血压药合用。对重度高血压及药物增量后血压下降仍不满意时，可加用小剂量利尿药（如噻嗪类）或其他抗高血压药。

【主要不良反应】常见头痛、眩晕、心悸等。

【孕妇、哺乳期妇女用药安全性】孕妇、哺乳期妇女禁用。

【剂型与规格】片剂：75mg，150mg，300mg。

坎地沙坦酯 Candesartan Cilexetil

【又名】必洛斯，悉君宁。

【医保分类】口服常释剂型乙类。

【药动学】坎地沙坦酯为坎地沙坦的前体药，在经胃肠道吸收期间即迅速、完全地水解为坎地沙坦。坎地沙坦的绝对生物利用度：15%，血药浓度达峰时间：3~4h。血浆蛋白结合率：>99%。极少部分在肝脏经 *O*- 去乙基化反应生成无活性代谢产物。排泄：尿、粪。$t_{1/2}$：9h。

【作用和用途】坎地沙坦酯在体内迅速被水解成活性代谢物坎地沙坦，坎地沙坦为选择性 ARB，通过与血管平滑肌 AT_1 受体结合而拮抗血管紧张素Ⅱ的血管收缩作用，从而降低末梢血管阻力。另有认为：坎地沙坦可通过抑制肾上腺分泌醛固酮而发挥一定的降压作用。坎地沙坦不抑制激肽酶Ⅱ，不影响缓激肽降解。在高血压患者进行的试验显示：患者多次服用本品可致血浆肾素活性、血管紧张素Ⅰ浓度及血管紧张素Ⅱ浓度升高；本品 2~8mg，1 次 /d 连续服用，可使收缩压、舒张压下降，左室心肌重量、末梢血管阻力减少，而对心排出量、射血分数、肾血管阻力、肾血流量、肾小球滤过率无明显影响；对有脑血管障碍的原发性高血压患者，对脑血流量无影响。用于高血压的治疗。

【超说明书适应证】美国 FDA 批准用于治疗成人心力衰竭（NYHA 分级

为Ⅱ~Ⅳ级，射血分数≤40%）。

【用法和用量】口服，一般成人 4~8mg/ 次，1 次 /d，必要时可增加剂量至 12mg。

【主要不良反应】①血管性水肿；②晕厥和失去意识；③急性肾衰竭；④高钾血症；⑤肝功能恶化或黄疸；⑥粒细胞缺乏症；⑦横纹肌溶解；⑧间质性肺炎。

【孕妇、哺乳期妇女用药安全性】妊娠或可能妊娠的妇女禁用，哺乳期妇女避免使用。

【禁忌和慎用】严重的肝、肾功能不全或胆汁淤滞患者禁用。

【剂型与规格】片剂：4mg，8mg，12mg。

奥美沙坦酯 Olmesartan Medoxomil

【又名】傲坦，兰沙。

【医保分类】口服常释剂型乙类。

【药动学】口服吸收迅速、完全，生物利用度：26%，血药浓度达峰时间：1~2h。蛋白结合率：99%。代谢：肝。排泄：尿 35%~50%，其余经胆汁、粪便。$t_{1/2}$：13h。

【作用和用途】本品与血管紧张素Ⅱ受体（AT_1 型）结合牢固，拮抗作用强。与血管紧张素转换酶抑制药（ACEI）相比，奥美沙坦不引起 ACEI 所致的干咳、皮疹和血管神经性水肿等，不良反应小，具有强而持久的降压作用。用于高血压的治疗。

【用法和用量】口服给药初始用量，20mg/ 次，1 次 /d，共 2 周。一般用量，一次 20~40mg，1 次 /d。最大用量，40mg/ 次，1 次 /d。

【主要不良反应】胸痛、乏力、外周性水肿、眩晕、腹痛、消化不良、恶心、心动过速、高胆固醇血症、高脂血症、高尿酸血症、关节疼痛、肌肉疼痛、面部水肿等。

【孕妇、哺乳期妇女用药安全性】妊娠中晚期妇女禁用，哺乳期妇女慎用。

【注意事项】①肾功能不全、肝功能不全患者无须调整剂量。②血容量不足或者低钠患者（例如那些使用大剂量利尿药治疗的患者），在首次服用本品后可能会发生症状性低血压，必须在周密的医疗监护下使用该药治疗。如果发生低血压，患者应仰卧，必要时静脉注射 0.9% 氯化钠。一旦血压稳定，可继续用本品治疗。

【剂型与规格】片剂：20mg。

依普沙坦 Eprosartan

【又名】泰洛欣。

【药动学】口服吸收迅速，生物利用度：13%，血药浓度达峰时间：2~6h。血浆蛋白结合率：98%。代谢：肝。排泄：粪便90%。$t_{1/2}$：6h。

【作用和用途】本品为一种新型的非联苯四唑类AT_1受体拮抗剂，与AT_1受体呈竞争性拮抗。作用与氯沙坦相似，通过选择性阻断AngⅡ与AT_1受体结合而发挥药理作用。

【用法和用量】口服给药，400mg/次，1次/d，饭后服用。最大日用量不超过800mg。

【主要不良反应】常见咳嗽、肌痛、头痛、眩晕、恶心、呕吐、腹泻、无力。

【孕妇、哺乳期妇女用药安全性】妊娠中晚期妇女禁用，哺乳期妇女禁用。

【禁忌和慎用】显著双侧肾血管疾病或唯一的功能肾有严重狭窄的患者禁用。

【注意事项】肾功能不全患者的肾清除率降低，需要适当减量。

【剂型与规格】片剂：200mg，400mg。

阿齐沙坦酯 Azilsartan Medoxomil

【又名】易得平，Edaibi。

【药动学】口服吸收良好，血药浓度达峰时间：1.5~3h，生物利用度：60%。血浆蛋白结合率：99%。代谢：P450酶（CYP2C9）。排泄：尿。

【作用和用途】在体内代谢为阿齐沙坦，发挥阻断血管紧张素Ⅱ受体（AT_1）的作用。用于治疗高血压。

【用法和用量】口服给药，80mg/次，次/d。

【主要不良反应】常见低血压、充血性心力衰竭、咳嗽、肌肉痉挛、血清肌酐升高、头晕、腹泻、恶心。

【孕妇、哺乳期妇女用药安全性】孕妇禁用，哺乳期妇女用药时应停止哺乳。

【注意事项】①中度至重度肾功能不全或大于75岁患者，在接受本品治疗时更容易发生血清肌酯升高。②对于肾功能不全患者，本品可增加少尿、渐进性氮质血症、急性肾衰竭和死亡风险。

【剂型与规格】片剂：40mg，80mg。

血管紧张素Ⅱ受体阻滞药的复方制剂见表15-4。

表 15-4 血管紧张素Ⅱ受体阻滞药的复方制剂

药名	组分	用法和用量	备注
厄贝沙坦氢氯噻嗪	每片含厄贝沙坦 150mg 及氢氯噻嗪 12.5mg	起始剂量为 1 片 / 次，1 次 /d。疗效不满意时，可增加剂量至 2 片 / 次，1 次 /d。可单独服用或与其他抗高血压药联合应用	孕妇、哺乳期妇女、严重肾功能不全或肝功能异常者和低血容量患者禁用
氯沙坦氢氯噻嗪	每片含氯沙坦钾片 50mg 及氢氯噻嗪 12.5mg	常用起始和维持剂量为 1 片 / 次，1 次 /d。对此剂量反应不足的患者，剂量可增至 2 片 / 次，1 次 /d。最大服用剂量为 2 片 / 次，1 次 /d。通常在服药后 3 周内达到抗高血压疗效。老年患者不需调整起始剂量。饭前、饭后均可服用。可与其他抗高血压药联合使用	孕妇、哺乳期妇女禁用
奥美沙坦酯氢氯噻嗪	每片含奥美沙坦酯 20mg 及氢氯噻嗪 12.5mg	通常推荐起始剂量为 20mg，1 次 /d。对经 2 周治疗后仍需进一步降低血压的患者，剂量可增至 40mg。剂量大于 40mg 未显示出更大的降压效果。当日用量相同时，2 次 /d 给药与 1 次 /d 给药相比没有显示出优越性	在妊娠中期和晚期引起胎儿肢体挛缩、颅面畸形以及肺部发育不全
替米沙坦氢氯噻嗪	每片含替米沙坦 80mg，氢氯噻嗪 12.5mg	对于单用替米沙坦不能充分控制血压的成人患者，应给予复方制剂，1 次 /d，饮水送服，餐前或餐后服用	孕妇用药可导致胎儿损伤甚至死亡，因此孕妇禁用
缬沙坦氢氯噻嗪	每片含缬沙坦 80mg，氢氯噻嗪 12.5mg	缬沙坦推荐剂量 80mg/ 次，1 次 /d。降压效果不满意时，每日用量可增加至 160mg。氢氯噻嗪的有效用量为 12.5~50mg/ 次，1 次 /d。通常只在单药治疗不能达到满意疗效时才考虑联合用药	妊娠期用药可导致发育中胎儿的损伤甚至死亡，因此，孕妇禁用
缬沙坦氨氯地平	每片含缬沙坦 80mg，氨氯地平 5mg	氨氯地平 2.5~10mg/d 可有效控制血压，而缬沙坦有效剂量为 80~320mg。每日 5~10mg 氨氯地平和 80~320mg 缬沙坦，降压疗效随着剂量升高而增加	如果用药期间妊娠，应立即停用

六、肾素抑制剂

阿利吉仑 Aliskiren

【又名】锐思力。

【药动学】口服 1~3h 达到血药浓度峰值。绝对生物利用度：2.6%。血药浓度达峰时间：5~7d。吸收后广泛分布于血管以外的组织中。血浆蛋白结合率：47%~51%。91% 以原型经尿液排出，1.4% 经肝脏 CYP3A4 代谢。排泄：粪便（原型 91%）。$t_{1/2}$：40h（34~41h）。

【作用和用途】非肽类、高选择性的肾素直接抑制剂，作用于肾素 - 血管紧张素系统，阻止血管紧张素原转化为血管紧张素Ⅰ，从而降低血浆肾素活性（PRA），降低血管紧张素Ⅰ及血管紧张素Ⅱ的水平。

单用或者联合其他抗高血压药，治疗原发性高血压。

【用法和用量】口服，通常推荐起始剂量 150mg，1 次 /d。对于血压仍不能完全控制的患者，剂量可以增加至 300mg，1 次 /d。

【主要不良反应】最常见的不良反应为腹泻（2.3%）。

【孕妇、哺乳期妇女用药安全性】妊娠中期和晚期（中间 3 个月和妊娠末 3 个月）禁用。

【药物互相作用】①本品可与其他抗高血压药联合使用。迄今为止，最多的是与利尿药和血管紧张素受体拮抗剂（缬沙坦）联用，在最大推荐剂量下，联合用药比各自单独使用增加降压疗效。目前尚不清楚阿利吉仑与血管紧张素转换酶抑制药或 β 受体拮抗剂联用是否产生协同作用。②禁止与环孢素、维拉帕米联用。

【注意事项】①食物对药动学影响极小，因此可伴进食或不伴进食用药；②最好在每天同一时间服用；③300mg 以上的剂量并不能进一步降低血压，反而会增加腹泻的发生率；④在治疗 2 周后达到药物的确切降压效果（85%~90%）；⑤老年患者、肾功能损伤患者、肝功能损伤患者均无须调整初始剂量；⑥当患者出现任何显示有过敏反应的症状（特别是呼吸或吞咽困难，或面部、四肢末端、眼、唇部或舌头肿胀）时，必须停止用药并将症状告知医师；⑦可能引起血钾升高，因此需常规监测电解质。

【剂型与规格】片剂：150mg，300mg。

七、其他抗高血压药

（一）血管扩张药

硝普钠 Sodium Nitroprusside

【又名】亚硝基铁氰化钠，Nipride。

【医保分类】注射剂甲类。

【药动学】静脉滴注 30s~1min 起效，仅在持续输液给药时有效，停止静脉滴注后 2~15min 作用消失。代谢：肝。由硫氰酸转化为硫氰酸盐。排泄：尿。$t_{1/2}$：7d（由硫氰酸盐测定），低钠、肾功能不全者延长。

【作用和用途】强效、速效和短时间抗高血压药。能直接松弛小动脉和小静脉平滑肌。机制为在体内代谢为一氧化氮而发挥强大的扩血管作用。由于血管扩张使心脏前、后负荷均减低，心排出量改善，故对心力衰竭有益。

适用于：①高血压急症，如高血压危象、高血压脑病、恶性高血压、嗜铬细胞瘤、手术前后阵发性高血压，以及外科麻醉期间进行控制性降压；②急性心力衰竭、急性肺水肿。

【用法和用量】静脉滴注，50mg 溶于 5%~10% 葡萄糖注射液 500ml 中（每 1ml 内含 100μg），滴注速度 0.5~1ml/min；必要时可缓慢增至 2ml/min（200μg/min）。停药时应逐渐减量。极量为 10μg/（kg·min），总量为 3.5mg/kg。小儿静脉滴注，1.4μg/（kg·min）。

【主要不良反应】短期适量应用无明显不良反应，但下列 3 种情况下不良反应较为明显：①血压下降过快会出现眩晕、大汗、头痛、肌肉抽搐、神经紧张或焦虑、烦躁、反射性心动过速或心律失常，症状的发生与给药速度有关；②硫氰酸盐中毒或逾量时，可出现运动失调、视物模糊、谵妄、眩晕、头痛、意识丧失、呕吐、耳鸣、气短；③氰化物中毒或超极量时，可出现反射消失、昏迷、心音遥远、低血压、脉搏消失、皮肤粉红色、呼吸浅、瞳孔散大。

【孕妇、哺乳期妇女用药安全性】孕妇禁用，哺乳期妇女慎用。

【禁忌和慎用】①代偿性高血压、外周血管阻力降低引起的充血性心力衰竭、症状性低血压等患者禁用；②脑血管或冠状血管供血不足、颅内压增高、甲状腺功能减退、肺功能不全及肝肾功能不全等患者慎用。

【注意事项】①放置阴凉处，严格避光，本品遇光后即分解为有毒物质，故在使用时应用黑纸将全部输液瓶、输液器包裹；②临用前配制（不得超过 4h），其正常溶液颜色为淡棕色，如色泽变蓝、绿或深红，则不能再用；③应用硝普钠时应补足血容量，监测血压。容量不足可增加血管对药物的敏感性，血压过低可导致不可逆的缺血性损伤或死亡；④发生快速耐受性或代谢酸中毒，即表示用药过量、氰化物蓄积中毒现象，应立即停药；⑤连续用药不应超过 72h：连续大剂量应用，可因血中的代谢产物硫氰酸盐过高而发生中毒；⑥用药过程中应监测酸碱平衡、静脉血氧浓度，同时观察氰化物中毒指征；⑦不宜与其他药物配伍应用。

【剂型与规格】注射剂：25mg，50mg。

肼屈嗪 Hydralazine

【又名】平压肼，肼苯达嗪，肼酞嗪，Apresoline，Hipoftalin。

【医保分类】口服常释剂型乙类。

【药动学】口服吸收良好，生物利用度：30%~50%。显效时间：1h，持续时间：3~8h。代谢：肝。慢乙酰化者用药后血中浓度较高，约为快乙酰化者的 2 倍。排泄：尿（原型 3%~14%）。$t_{1/2}$：2~8h。

【作用和用途】中等强度的降压作用，直接松弛血管平滑肌，主要扩张小动脉，降低外周血管阻力，以舒张压降低为主；使心排出量增加，后负荷下降，有益于心力衰竭患者。适用于中度及重度高血压，但很少单独应用，多与其他抗高血压药合并使用，亦可用于充血性心力衰竭。

【用法和用量】口服，成人开始 10mg/次，4 次/d，以后酌情递增，每日最大量不超过 300mg。与其他抗高血压药合用，应将剂量适当减少。小儿 0.75mg/（kg·次），2~4 次/d。

【主要不良反应】①用量较大可引起头痛、心悸、心动过速、恶心、呕吐、面部潮红、鼻塞、低血压、体液潴留、眼周围和踝部局部水肿等；②大剂量、长期应用可出现类风湿关节炎或系统性红斑狼疮症状，必须及时停药并加用糖皮质激素。

【孕妇、哺乳期妇女用药安全性】孕妇禁用，哺乳期妇女慎用。

【禁忌和慎用】①冠状动脉硬化者有时可诱发或加重心绞痛，甚至发生心肌梗死，故禁用；②脑血管疾病、风湿性心脏病、心动过速、心绞痛患者禁用。

【剂型与规格】片剂：10mg，25mg，50mg。

米诺地尔 Minoxidil

【又名】长压定，敏乐啶，敏乐血定，Loniten。

【药动学】口服吸收完全，显效时间：1.5h。血药浓度达峰时间：2~3h。持续时间：24h 或更长（75h）。代谢：肝。排泄：尿。$t_{1/2}$：2.8~4.2h，肾功能障碍时不变。

【作用和用途】为钾通道开放药，使 K^+ 外流增多，Ca^{2+} 内流减少，血管平滑肌舒张，血压下降。适用于：①严重的顽固性高血压；②肾衰竭的高血压。为第二或第三线用药。

【用法和用量】口服，初始量从2.5~5mg/次开始，1次/d；以后将剂量加倍。维持量10~40mg/次，1次/d。最多不超过100mg/d。

【主要不良反应】常见体液潴留、心率加速、心律失常、皮肤潮红、多毛症。其中多毛症以脸、臂及背部较显著，常在用药3~6周出现，停药1~6周消退。

【禁忌和慎用】①嗜铬细胞瘤患者禁用；②脑血管病、非高血压所致的心力衰竭、冠心病、心绞痛、心肌梗死、心包积液患者慎用。

【剂型与规格】片剂：10mg。

二氮嗪 Diazoxide

二氮嗪

其他非典型血管扩张药见表15-5。

表15-5 其他非典型血管扩张药

药名和制剂	作用和用途	用法和用量	备注
双肼屈嗪 Dihydralazine 片剂：12.5mg，25mg	主要扩张小动脉，降压作用强，降低外周总阻力而降压，可改善肾、子宫和脑的血流量。降低舒张压的作用较降低收缩压为强	12.5~25mg/次，3~4次/d。发生耐受性后，可加大到50mg/次，3次/d	易产生耐药性
复方硫酸双肼屈嗪 Compound Dihydralazine Sulfate 每片含硫酸双肼屈嗪7mg、氢氯噻嗪5mg、盐酸可乐定0.015mg	主要扩张小动脉，可使周围血管阻力降低，心率增快，心排出量增加，同时增加肾血流量	饭后口服，开始1片/次，3次/d，以后根据血压增减服药剂量和次数。最大剂量4片/次，3次/d	老年人对复方硫酸双肼屈嗪的降压作用较为敏感，在服用期间应根据血压情况适当减少服药剂量和次数

（二）α受体拮抗剂

乌拉地尔 Urapidil

【又名】亚宁定，压宁定，利喜定，裕优定，优匹敌，Ebrantil。

【医保分类】注射剂、缓释控释剂型乙类。

【药动学】口服吸收较快，血药浓度达峰时间：4~6h。代谢：肝。排泄：尿（原型 10%~20%），粪。$t_{1/2}$：4.7h（口服），2.7h（静脉）。

【作用和用途】本品具有外周和中枢双重降压作用。外周主要阻断肾上腺素能神经末梢突触后 α_1 受体，使血管扩张，外周阻力下降。同时也有较弱的突触前 α_2 受体阻断作用，阻断儿茶酚胺的收缩血管作用；中枢作用主要通过激动 5-HT_{1A} 受体，降低延髓心血管中枢的交感反馈调节而降压。在降血压的同时，本品不会引起反射性心率加快，亦不影响糖及脂肪代谢，不损害肾功能。对心功能不全的患者应用本品可降低心肌耗氧量、降低肺楔嵌压及外周阻力，改善左心室功能，增加心排血量。

适用于：①原发性高血压、肾性高血压、嗜铬细胞瘤引起的高血压（口服）；②高血压危象、难治性高血压以及围手术期高血压（静脉给药）。

【用法和用量】①口服：成人，30~60mg/ 次，2 次 /d，维持剂量 30~180mg/d。②静脉注射，10~50mg，5min 后可重复注射。③静脉滴注：初始 6mg/min，维持 2mg/min，最长不超过 48h。静脉给药患者须取卧位。

【主要不良反应】眩晕、头痛、恶心、倦怠。亦有瘙痒、失眠等。

【孕妇、哺乳期妇女用药安全性】孕妇、哺乳期妇女禁用。

【禁忌和慎用】①主动脉峡部狭窄或动静脉分流患者禁用；②驾车或操作机器者应慎用。

【剂型与规格】①缓释片：30mg；②缓释胶囊：30mg；③注射剂：25mg，50mg。

多沙唑嗪 Doxazosin

【又名】可多华，多喜林。

【医保分类】口服常释剂型、缓释控释剂型乙类。

【药动学】口服吸收迅速，血药浓度达峰时间：2~3h，生物利用度：65%。血浆蛋白结合率：98%。代谢：肝。排泄：90% 粪便。$t_{1/2}$：19~22h。

【作用和用途】长效 α_1 受体拮抗剂。①使周围血管扩张，血管阻力降低而降低血压，对心排出量影响不大；②使膀胱颈、前列腺、前列腺包膜平滑肌松弛，尿道和膀胱阻力减低，从而减轻前列腺增生引起的尿道阻塞症状。

用于原发性高血压、良性前列腺增生。

【用法和用量】口服，成人起始剂量 1mg/ 次，1 次 /d，1~2 周后根据临床反应和耐受情况调整剂量；首剂及调整剂量时宜睡前服。维持量为 1~8mg/ 次，1 次 /d，但超过 4mg 易引起直立性低血压。

【主要不良反应】发生率低于 10% 的不良反应有头晕、头痛、倦怠不适；

发生率在 2%~10% 的不良反应有嗜睡、水肿、恶心、鼻炎、呼吸困难、直立性低血压、心悸、眩晕、口干、视觉异常、神经质、性功能障碍、腹泻、多尿、胸痛和全身疼痛。直立性低血压、水肿和呼吸困难常为剂量依赖性。

【孕妇、哺乳期妇女用药安全性】孕妇、哺乳期妇女慎用。

【注意事项】①为减少首剂效应和直立性低血压，首次剂量应为 1mg，每 1~2 周按需增加剂量，初次及每增量后第 1 剂，都宜睡前服用；②患者在开始治疗以及治疗中增加剂量时应避免引起突然性体位变化和行动，以免引起直立性低血压；③如发生晕厥，应置患者于平卧位；④前列腺癌和前列腺增生的许多症状相同，且两者常合并存在，故在开始多沙唑嗪治疗良性前列腺增生前，应先排除前列腺癌；⑤肝硬化患者减少 40% 剂量比较适宜，但老年或肾功能受损患者影响不大。

【剂型与规格】片剂：1mg，2mg。

特拉唑嗪 Terazosin

【又名】高特灵，马沙尼，泰乐，四喃唑嗪，Hytrin。

【医保分类】口服常释剂型甲类。

【药动学】口服吸收迅速、完全，血药浓度达峰时间：1h。代谢：肝。排泄：尿 40%，粪 60%。$t_{1/2}$：12h。

【作用和用途】选择性阻断肾上腺素能神经末梢突触后膜 α_1 受体。前列腺体、包膜及膀胱颈部含有丰富 α_1 的受体，故 α_1 受体拮抗剂通过这些部位的受体，使前列腺、平滑肌松弛而用于治疗轻、中度高血压及前列腺肥大。

【用法和用量】①用于前列腺肥大：口服，一般 1~2mg/d，逐渐增至 5~10mg/d；维持量：1~2mg/d。②用于高血压：首剂 1mg，睡前服，第 1 周 1mg/d，以后根据血压下降的反应每周递增剂量，血压稳定后改维持量 1mg/d。

【主要不良反应】头痛、头晕、恶心、心悸、直立性低血压等。

【孕妇、哺乳期妇女用药安全性】孕妇、哺乳期妇女禁用。

【禁忌和慎用】对喹唑啉类药物过敏者、12 岁以下儿童禁用。应警惕其直立性低血压的发生。

【注意事项】患者在开始及增加剂量时应避免可导致头晕或乏力的突然性姿势变化或行动。

【剂型与规格】①片剂（胶囊）：1mg，2mg，5mg；②滴丸剂：1mg。

哌唑嗪 Prazosin

【又名】脉宁平，哌唑静，Furozosin，Minipress。

【医保分类】口服常释剂型甲类。

【药动学】口服吸收完全,生物利用度:50%~80%。显效时间:30min,血药浓度达峰时间:1~2h。持续时间:6~10h。代谢:肝。大部分与葡糖醛酸结合。排泄:尿、粪。$t_{1/2}$:10h。

【作用和用途】高度选择性阻断突触后膜 α_1 受体,使血管舒张而降压。

适用于:①轻、中度高血压,及伴肾功能障碍的高血压患者,作为二线药物,常在一线药物治疗不满意时采用或合用;②治疗顽固性心功能不全,可口服,适用于门诊应用。

【用法和用量】口服,1mg/次(首剂减半),3次/d,以后酌情递增至15mg/d,分2~3次服。

【主要不良反应】①"首剂现象"或低血压反应,即第1次给药后某些患者出现直立性低血压、眩晕、心悸,严重时可突然虚脱以致意识丧失,多发生于服药后30~90min内,故首次用量应减为0.5mg,睡时服用;②体液潴留。

【孕妇、哺乳期妇女用药安全性】孕妇禁用。

【禁忌和慎用】严重心脏病、精神病患者慎用。

【剂型与规格】片剂:1mg,2mg,5mg。

(三)肾上腺素能神经末梢递质耗竭药

利血平 Reserpine

【又名】利舍平,蛇根碱,血安平,寿比安。

【医保分类】注射剂甲类。

【药动学】口服吸收不完全。显效时间:1~3h(注射),数日至数周(口服),血药浓度达峰时间:4~12h(注射),3~6周(口服)。代谢:肝。排泄:粪。$t_{1/2}$:45~168h(口服)。

【作用和用途】降压作用缓慢、温和而持久;连续服用1周以上才显效,2~3周达高峰,停药后仍可维持3~4周。其降压机制是由于交感神经末梢递质耗竭,使外周小动脉扩张,血压下降;同时心率减慢,心肌收缩力减弱。本品极少单独作为一线用药,只在复方制剂中存在。

【用法和用量】①口服,复方制剂见后;②肌内注射或静脉注射,用于高血压危象,高血压脑病,1mg/次,1次/4~6h,必要时,肌内注射最大剂量1.5~2mg/次。

【主要不良反应】①精神抑郁、表情淡漠、嗜睡等,抑郁症发生率与剂量有关;②心动过缓、胃酸分泌增加、腹泻、散瞳、鼻塞以及阳痿等;③水钠潴留:长期应用可致水肿;④锥体外系反应(肌肉震颤)。

【孕妇、哺乳期妇女用药安全性】孕妇、哺乳期妇女禁用。

【禁忌和慎用】①胃、十二指肠溃疡病,溃疡性结肠炎,抑郁症病史者及肥胖患者禁用；②嗜铬细胞瘤、肾功能损害、年老、体弱、用电休克治疗的患者均应慎用。

【注意事项】利血平注射液（1mg/ml）不可与下列注射液混合使用：毒毛旋花素G、溴甲阿托品、盐酸硫胺、维生素B_6、维生素C、复方维生素B、维生素B_2、麦角新碱等。

【剂型与规格】①片剂：0.1mg，0.25mg；②注射液：1ml。

含利血平的复方制剂见表15-6。

表15-6 含利血平的复方制剂

药名和制剂	组分	用法和用量
复方利血平氨苯蝶啶片（北京降压0号）	每片含利血平0.1mg，硫酸双肼屈嗪12.5mg，氢氯噻嗪12.5mg，氨苯蝶啶12.5mg，氯氮䓬3mg	口服，成人常用量1片/次，1次/d；维持量1片/次，2~3日1次
复方利血平片（复方降压片，复降片）	每片含利血平0.032mg，氢氯噻嗪3.1mg，维生素B_6 1mg，硫酸双肼屈嗪4.2mg，三硅酸镁30mg，氯化钾30mg，维生素B_1 1mg，盐酸异丙嗪2.1mg，泛酸钙1mg	成人口服1~2片/次，3次/d
双肼屈嗪利血平片	每片含利血平0.1mg、双肼屈嗪10mg	成人口服，1~2片/次，1~3次/d
复方利血平氢氯噻嗪片	每片含利血平0.15mg，氢氯噻嗪10mg，罗通定5mg，维生素$B_6$10mg，甲基橙皮苷10mg，氯化钾30mg	成人口服，2片/次，3次/d

（四）中枢性抗高血压药

可乐定 Clonidine

【又名】氯压定，催压降，Catapres，Dixarit。

【医保分类】口服常释剂型、贴剂乙类。

【药动学】口服吸收70%~80%。显效时间：30min，血药浓度达峰时间：3~5h。持续时间：6~10h。能透过血脑屏障。代谢：肝50%。排泄：尿（原型50%）。$t_{1/2}$：6~23h（平均12.7h）。

【作用和用途】降压机制：①作用于延髓咪唑啉受体（I_1受体）；②激动孤束核突触后膜α_2受体。作用于上述两种受体后使外周交感张力下降，血管阻力降低，从而使血压下降。

适用于：①各型高血压，但不作为一线药，常与其他抗高血压药配合使用，可用于消化性溃疡的高血压患者，亦可用于高血压急症；②预防偏头痛、绝经期潮热、痛经；③阿片成瘾者脱毒治疗。

【用法和用量】①口服，起始剂量0.1mg/次，2次/d；需要时，间隔2~4d递增0.1~0.2mg/d。维持剂量为0.3~0.9mg/d，分2~4次服。②静脉注射，0.15mg加入葡萄糖注射液缓慢注射。24h内总量不宜超过0.75mg。

【主要不良反应】①长期口服有口干、嗜睡、眩晕、便秘等，多在停药后消失；②久用可致水钠潴留；③突然停药可引起反跳性血压升高，故需在1~2周内逐渐减量。α受体拮抗剂酚妥拉明能对抗之。

【孕妇、哺乳期妇女用药安全性】孕妇禁用，哺乳期妇女慎用。

【禁忌和慎用】①因可引起嗜睡，故汽车司机、机械工人及需要精神集中的工作者应慎用；②脑血管病、冠状动脉供血不足、抑郁史、近期心肌梗死、雷诺病、慢性肾功能障碍、窦房结或房室结功能下降、血栓性闭塞性脉管炎患者均应慎用。

【剂型与规格】①片剂：0.075mg，0.1mg；②注射液：0.15mg；③透皮贴剂：1mg，1.5mg，2mg；④控释贴剂：2.5mg，5mg。

【医保限制】贴剂限持续使用可乐定，且有因进食、吞咽困难等无法使用可乐定口服制剂的患者。

（葛晓群）

第十六章

缺血性脑卒中治疗药物

药物分类 本章主要介绍缺血性脑卒中治疗药物，包括：

（1）改善脑循环药物：①溶栓药，如阿替普酶（rt-PA）、尿激酶等；②降纤药：如巴曲酶、降纤酶等；③抗凝血药：如肝素、低分子量肝素等；④抗血小板药：如阿司匹林、氯吡格雷等；⑤血管扩张药：如长春西汀等；⑥扩容药：如低分子右旋糖酐、羟乙基淀粉等（见第二十二章）。

（2）神经保护剂：如甲钴胺等。

（3）降颅内压药：如甘油果糖氯化钠、甘露醇等。

有关出血性脑卒中治疗药物，如降颅内压药、抗高血压药、止血药、神经营养剂等，以及混合型脑卒中治疗药物，如脱水剂、抗高血压药等均在其他相应章节有叙述，本章不再重复。

作用特点 缺血性脑卒中占脑卒中的59.8%，其发病机制较为复杂。涉及脑组织的能量代谢紊乱、局部脑血流和代谢的变化、脑水肿和血脑屏障的损害、兴奋性氨基酸毒性、自由基损伤、神经细胞凋亡、炎症反应及神经细胞内钙超载等多环节。治疗缺血性脑卒中的药物正是针对上述各环节而发挥作用的。

用药原则 应根据不同的病因、发病机制、临床类型、发病时间等确定治疗方案，实施以分型、分期为核心的个体化治疗。在一般内科支持治疗的基础上（应特别注意血压的调控），可酌情选用改善脑循环、脑保护、抗脑水肿、降颅内压药物等。腔隙性脑梗死不宜用脱水药，主要应用改善脑循环的药物；大、中脑梗死应积极抗脑水肿降颅内压，防止脑疝形成。

（1）溶栓药：在卒中后6h内有适应证者可使用溶栓药物治疗。①经过严格选择的发病3h内的急性缺血性脑卒中患者，应首选阿替普酶，无条件采用阿替普酶时可用尿激酶替代；②发病3~6h的急性缺血性脑卒中患者，可应用静脉尿激酶溶栓治疗，但选择患者应更严格。

（2）降纤药：很多证据显示脑梗死急性期血浆中纤维蛋白原和血液黏滞度增高。该类药物适用于合并高纤维蛋白原血症患者。

（3）抗凝血药：应用该类药物一直存在争议。一般急性脑梗死患者不推荐常规立即使用抗凝血药。在3种情况下可考虑使用：①心源性梗死易复发卒中的患者;②缺血性脑卒中伴易栓症等患者;③卧床的脑梗死患者预防深静脉血栓和肺栓塞。

（4）抗血小板药:该类药物应用有益,但须把握好用药时间。对于不溶栓患者,卒中后越早用越好;而对于溶栓患者,应在溶栓治疗 24h 后再使用。

（5）血管扩张药:应用有异议。有学者认为不仅无意义,反而使病情恶化,故要慎重。《中国脑血管病防治指南》治疗药物中未推荐该类药物。

（6）扩容药:对一般缺血性脑梗死患者而言,目前尚无充分的随机临床对照研究支持扩容升压可改善预后,对于脑血流低灌注所致的急性脑梗死可酌情考虑扩容治疗,但应注意可能加重脑水肿、心力衰竭等并发症。

（7）神经保护剂:《中国脑血管病防治指南》推荐胞磷胆碱、吡拉西坦、CCB 等。大量临床试验对各种神经保护剂的疗效显示出阴性或令人失望的结果。目前,唯一经大规模临床试验证实有效并且被日本推荐的神经保护剂是依达拉奉。

（8）中药:临床经验显示,中药对缺血性脑卒中的预后有帮助。

注意事项　①对于急性缺血性脑卒中患者,超过时间窗溶栓通常不会增加治疗效果,且会增加再灌注损伤和出血并发症,不宜溶栓,恢复期患者应禁用溶栓治疗;②应注意把握各类药物的应用时机:如溶栓药、降纤药多用于缺血性脑卒中急性期,脑神经保护剂依达拉奉越早应用效果越好,而尼莫地平等只能用于恢复期;③颅内出血者、低血压者、肝肾功能不全者、孕妇、哺乳期妇女等一般均禁用;④降颅内压药,老年人、孕妇、充血性心力衰竭者、颅内活动性出血者、急性肺水肿者、严重肺淤血者、急性肾小管坏死者均应禁用。

一、改善脑循环药物

（一）溶栓药

阿替普酶、尿激酶、重组链激酶、瑞替普酶:详见第二十二章　影响血液及造血系统的药物。

（二）降纤药

国内一项多中心、随机、双盲、安慰剂平行对照研究结果显示,巴曲酶治疗急性脑梗死有效,可显著降低纤维蛋白原水平,症状改善快且较明显,不良反应轻,但应注意出血倾向。

国内大样本多中心、随机、双盲、安慰剂对照的临床试验证实,应用国产降纤酶可有效降低脑梗死患者血液中的纤维蛋白原水平,改善神经功能,并减少卒中的复发率,发病 6h 内应用效果更佳。值得注意的是纤维蛋白原降至 1.3g/L 以下时有增加出血的倾向。

蚓激酶由人工养殖赤子爱胜蚓中提取而得,为多种酶复合物,含有纤溶酶原激活物和纤溶酶，以及类似组织型纤溶酶原激活物（t-PA）的成分。适用于缺血性脑血管病、纤维蛋白原增高及血小板聚集率增高的患者。

巴曲酶、降纤酶、蚓激酶：详见第二十二章 影响血液及造血系统的药物。

（三）抗凝血药

抗凝血药包括普通肝素、低分子量肝素、类肝素、维生素 K 拮抗剂、新型口服抗凝血药等。

抗凝治疗的目的主要是防止缺血性脑卒中的早期复发、血栓的延长及防止堵塞远端的小血管继发血栓形成，促进侧支循环。虽然急性期抗凝治疗已广泛应用多年，但一直存在争议，对卒中复发率和死亡率影响无明确结果。《中国脑血管病防治指南》建议：

1. 一般急性脑梗死患者不推荐常规立即使用抗凝血药。

2. 使用溶栓治疗的患者，一般不推荐在 24h 内使用抗凝血药。

3. 如果无出血倾向、严重肝肾疾病、血压 >180/100mmHg 等禁忌证时，下列情况可考虑选择性使用抗凝血药：①心源性梗死（如人工瓣膜、心房纤颤、心肌梗死伴附壁血栓、左心房血栓形成等）患者，容易复发卒中；②缺血性脑卒中伴蛋白 C 缺乏、蛋白 S 缺乏、活性蛋白 C 抵抗等患者；症状性颅外夹层动脉瘤患者；颅内外动脉狭窄患者；③卧床的脑梗死患者可使用低剂量肝素或相应剂量的低分子量肝素预防深静脉血栓形成和肺栓塞。

肝素、依诺肝素、那屈肝素钙、达肝素钠、华法林、达比加群酯、利伐沙班：详见第二十二章 影响血液及造血系统的药物。

（四）抗血小板药

阿司匹林、双嘧达莫、噻氯匹定、氯吡格雷、普拉格雷、曲克芦丁，详见第二十二章 影响血液及造血系统的药物。

（五）血管扩张药

川芎嗪 Ligustrazine

【又名】川青，齐嗪，盐酸川芎嗪，Tetramethylpyrazine。

【医保分类】注射剂乙类。

【药动学】口服吸收完全，能快速透过血脑屏障，在脑中持久存在。代谢：肝。排泄：尿（代谢物）。$t_{1/2}$：约 3h。

【作用和用途】①改善微循环，增加脑血流量；②阻断缺血再灌注损伤：通过抗氧化、抑制钙超载（阻滞钙通道）、抑制炎症、保护内皮细胞等作用，对心、脑、肝、肾、脊髓等缺血再灌注损伤有明确阻断作用，从而保护重要脏器的功能；③抑制腺苷二磷酸引起的血小板聚集，对已聚集的血块有解聚作用；

④扩张冠脉、增加冠脉流量；降低冠脉阻力；⑤降低血压，减少心率，减少心肌耗氧量，提高心肌对缺氧的耐受性。

用于：①缺血性脑血管病的急性期、恢复期及其后遗症，如脑供血不足、脑血栓形成、脑栓塞、脑动脉硬化等；②缺血性心血管疾病，如冠心病、心绞痛、心肌梗死、脉管炎等。

【用法和用量】①口服，0.1g/次，3次/d，1个月为一个疗程；②肌内注射（磷酸盐）：0.05~0.1g/次，1~2次/d，15d为一个疗程；③静脉滴注（磷酸盐）：每次0.05~0.15g加于5%~10%葡萄糖注射液或0.9%氯化钠注射液250~500ml中静脉滴注，1次/d，15d为一个疗程。盐酸川芎嗪适用于急性缺血性脑血管病：以40~80mg加于5%~10%葡萄糖注射液250~500ml缓慢静脉滴注，1次/d，以10d为一个疗程。

【禁忌和慎用】脑出血及有出血倾向的患者禁用。

【注意事项】①酸性强，不宜肌内大量注射；②不宜与碱性药配伍。

【剂型与规格】①片剂：50mg；②注射液：40mg，50mg。

【医保限制】注射剂限急性缺血性脑血管疾病，支付不超过14d。

银杏叶提取物　Extract of Ginkgo Biloba Leaf

详见第三十三章　中枢神经系统退行性疾病用药。

长春西汀　Vinpocetine

长春西汀

桂哌齐特　Cinepazide

【又名】克林澳。

【药动学】注射吸收迅速，血药浓度达峰时间：30~45min。排泄：尿。$t_{1/2}$：30~75min。

【作用和用途】钙通道阻滞剂，通过阻止Ca^{2+}跨膜进入血管平滑肌细胞内，使血管平滑肌松弛，脑血管、冠状血管和外周血管扩张，从而缓解血管痉挛、降低血管阻力、增加血流量；能增强腺苷和环磷酸腺苷（cAMP）的作用，降低氧耗；能抑制cAMP磷酸二酯酶，使cAMP数量增加；还能提高红细胞的柔韧性和变形性，提高其通过细小血管的能力，降低血液的黏性，改善微循环；通过提高脑血管的血流量，改善脑的代谢。

用于：①脑血管疾病，脑动脉硬化，一过性脑缺血发作，脑血栓形成，脑栓塞、脑出血后遗症和脑外伤后遗症；②心血管疾病，冠心病、心绞痛，如用于治疗心肌梗死，应配合有关药物综合治疗；③外周血管疾病，下肢动脉粥样硬化病，血栓闭塞性脉管炎，动脉炎，雷诺病等。

【用法和用量】静脉滴注，320mg/次，1次/d。稀释于10%葡萄糖注射液或0.9%氯化钠注射液500ml中，速度为100ml/h。

【主要不良反应】偶尔发生粒细胞缺乏、白细胞减少、血小板减少、腹泻、腹痛、便秘、胃痛、胃胀、头痛、头晕、失眠、GOT与GPT升高。

【孕妇、哺乳期妇女用药安全性】孕妇、哺乳期妇女慎用。

【禁忌和慎用】禁用于：脑内出血后止血不完全（止血困难）、白细胞减少、白细胞减少病史的患者。

【剂型与规格】注射剂：80mg。

法舒地尔 Fasudil

【又名】依立卢，川威。

【医保分类】注射剂乙类。

【药动学】注射作用迅速，血药浓度达峰时间：30min。代谢：肝。排泄：尿。$t_{1/2}$：16min。

【作用和用途】肌球蛋白轻链磷酸化酶抑制剂。可抑制平滑肌收缩最终阶段的肌球蛋白轻链磷酸化，从而扩张血管，抑制血管痉挛。表现为：①缓解及预防脑血管痉挛；②改善脑血流；③改善脑葡萄糖利用率；④抑制脑神经细胞损伤。

用于：改善和预防蛛网膜下腔出血术后的脑血管痉挛及引起的脑缺血症状。

【用法和用量】静脉滴注，成人，30mg/次，2~3次/d。以50~100ml 0.9%氯化钠或葡萄糖注射液稀释，每次滴注30min。给药应在蛛网膜下腔出血术后早期开始，连用2周。

【主要不良反应】①颅内出血（1.63%）；②消化道出血、肺出血、鼻出血、皮下出血（0.29%）等。

【孕妇、哺乳期妇女用药安全性】孕妇、哺乳期妇女应避免使用。

【禁忌和慎用】禁用于：①颅内出血及可能发生颅内出血的患者；②低血压患者。

【剂型与规格】注射剂：30mg。

【医保限制】注射剂限新发的蛛网膜下腔出血后患者，支付不超过14d。

二氢麦角碱 Dihydroergotoxine

【又名】弟哥静，培磊能，喜得镇，海特琴，氢化麦角碱，Hydergine。

【医保分类】口服常释剂型、缓释控释剂型乙类。

【药动学】口服吸收不完全，生物利用度：8.8%，故本品片剂仅作为舌下给药。血药浓度达峰时间：1h。代谢：肝（有首过效应，仅 25%~50% 进入血液循环）。排泄：粪，尿（原型 0.5%）。$t_{1/2}$：3.5h。

【作用和用途】为麦角毒碱的加氢化合物。

（1）对 α 受体有较强的拮抗作用，可降低脑血管张力，并能扩张周围血管、降低血压、减慢心率。

（2）改善和提高脑代谢：①能提高脑内神经递质（多巴胺、5- 羟色胺）的浓度，从而改善神经细胞间的突触传递和神经细胞功能；②改善脑细胞代谢，增加胶质细胞氧及营养物质的摄取；③能使影响脑代谢的琥珀酸脱氢酶、单胺氧化酶及碱性磷酸酶的浓度恢复正常，从而减轻胶质细胞水肿，扩大毛细血管口径，降低血管阻力，增加脑血管流量；④改善老年人的异常脑电图（α 波频率加快，振幅加大）。

用于：①急性缺血性脑卒中、卒中或脑外伤后遗症；②轻至中度血管性痴呆；③外周血管病（血管栓塞性脉管炎、雷诺病、手足发绀、冻伤、痉挛性偏头痛）。此外，本品为人工冬眠合剂二号成分之一（参见第三十五章　氯丙嗪）。

【用法和用量】①舌下含服：0.25~2mg/ 次，3~4 次 /d。对脑退化患者，须连续 3~4 周后才显疗效，一般需 3 个月的治疗；②肌内注射：0.3~0.6mg/ 次，1 次 /d 或隔日 1 次；③静脉注射：0.3mg/ 次，1~2 次 /d；④静脉滴注：2~4mg/d，1 次 /d。

【主要不良反应】恶心、呕吐、直立性低血压以及失眠、眩晕等。

【孕妇、哺乳期妇女用药安全性】孕妇、哺乳期妇女禁用。

【禁忌和慎用】低血压、器质性心脏病、严重心动过缓、严重肝肾功能不全禁用。

【注意事项】①患者注射后必须卧床 2h，以避免直立性低血压；②服药期间避免开车或操作机械；③过量服用可出现急性中毒，包括脑血管和冠状动脉供应不足的低血压、呕吐，严重时可出现血管痉挛、惊厥和意识缺损，需要对症治疗。

【剂型与规格】①片剂：1mg，1.5mg；②注射液：0.3mg。

己酮可可碱 Pentoxifylline

【又名】舒安灵，奥诺红，点可舒，Torental。

【医保分类】口服常释剂型、缓释控释剂型、注射剂乙类。

【药动学】口服吸收快，有首过效应，血药浓度达峰时间 <1h。代谢：肝。代谢产物某些具有活性。排泄：尿（代谢物）。$t_{1/2}$：0.4~0.8h（原药），1~1.6h（代谢物）。

【作用和用途】属黄嘌呤类生物碱，能扩张血管，改善脑和外周的血液循环。可增加大脑血容量，降低大脑血管阻力，促进大脑氧和葡萄糖代谢。己酮可可碱及其代谢产物通过降低血液黏度改善血液流变性，确切的作用方式和导致临床症状改善的作用尚未确定。对患有慢性外周动脉血管疾病的患者，本品可增加血流量，影响微循环并提高组织的供氧量。

用于：①脑部血液循环障碍如暂时性脑缺血发作、卒中后遗症、脑缺血引起的脑功能障碍；②外周血液循环障碍性疾病如伴间歇性跛行的慢性闭塞性脉管炎等。

【用法和用量】①口服：0.2~0.4g/次，2~3次/d；缓释片0.4g/次，1次/d。②静脉滴注：初次剂量0.1g，于2~3h内输入，最大滴速不可超过0.1g/h。根据患者耐受性可每次增加0.05g，但每次用药量不可超过0.2g，1~2次/d。每日最大用量不应超过0.4g。

【主要不良反应】偶致头晕及消化道反应等不良反应。

【孕妇、哺乳期妇女用药安全性】孕妇禁用。

【禁忌和慎用】急性心肌梗死、严重冠状动脉硬化、高血压者禁用。

【剂型与规格】①片剂：0.1g；②缓释片：0.4g；③注射液：0.1g。

罂粟碱 Papaverine

【又名】帕帕非林。

【医保分类】口服常释剂型、注射剂乙类。

【药动学】口服可吸收，生物利用度：54%。代谢：肝。排泄：尿（代谢物）。$t_{1/2}$：2h。

【作用和用途】为非特异性血管扩张药。对磷酸二酯酶有强大的抑制作用，并能抑制腺苷摄取。故可扩张脑血管、冠状血管及外周血管，降低血管阻力；尚能扩张支气管、胃肠道、输尿管及胆道平滑肌。

用于：①脑血栓、脑血管痉挛、脑栓塞；②肺栓塞、肢端动脉痉挛症、动脉栓塞性疼痛。

【用法和用量】①口服：30~60mg/次，3次/d；极量200mg/次，600mg/d。②肌内注射：30mg/次，90~120mg/d，每日不宜超过300mg。③静脉滴注：60mg，加入5%葡萄糖注射液500ml中，慢滴；极量：100mg/次，300mg/d。

【主要不良反应】有恶心、呕吐、嗜睡、头痛、心悸等。静脉滴注速度过快或过量可致房室传导阻滞、室性期前收缩，甚至心室颤动，故一般静脉注射。

长期应用有成瘾性，不宜久用。

【禁忌和慎用】完全房室传导阻滞者、帕金森病者禁用。

【剂型与规格】①片剂：30mg，100mg；②注射液：30mg。

二、神经保护剂

甲钴胺 Mecobalamin

【又名】弥可保，奇信，怡神保。

【医保分类】口服常释剂型、注射剂乙类。

【药动学】口服可吸收，血药浓度达峰时间：3h。排泄：尿。

【作用和用途】内源性辅酶 B_{12}，参与一碳单位循环，在由同型半胱氨酸合成蛋氨酸的转甲基反应过程中起重要作用。动物实验发现本品比氰钴胺易于进入神经元细胞器，参与脑细胞和脊髓神经元胸腺嘧啶核苷的合成，促进叶酸的利用和核酸代谢，且促进核酸和蛋白质合成作用较氰钴胺强。本品能促进轴突运输功能和轴突再生，使链脲霉素诱导的糖尿病大鼠坐骨神经轴突骨架蛋白的运输正常化，对药物引起的神经退变具有抑制作用，如多柔比星、丙烯酰胺、长春新碱引起的神经退变及自发性高血压大鼠神经疾病等。在大鼠组织培养中发现本品可以促进卵磷脂合成和神经元髓鞘形成。本品能使延迟的神经突触传递和神经递质减少恢复正常，通过提高神经纤维兴奋性恢复终板电位诱导，能使饲以胆碱缺乏饲料的大鼠脑内乙酰胆碱恢复到正常水平。

用于周围神经病、巨幼细胞贫血。

【用法和用量】

（1）口服：成人 1 片（0.5mg）/ 次，3 次 /d，可根据年龄、症状酌情增减。

（2）肌内注射或静脉注射：①周围神经病，成人 0.5mg/ 次，1 次 /d，一周 3 次；②巨幼细胞贫血，成人 0.5mg/ 次，1 次 /d，一周 3 次，给药约 2 个月后，作为维持治疗 1~3 个月。

【主要不良反应】偶有皮疹、食欲减退、恶心、呕吐、腹泻。

【孕妇、哺乳期妇女用药安全性】孕妇、哺乳期妇女慎用。

【剂型与规格】①片剂：0.5mg；②注射剂：0.5mg。

【医保限制】注射剂限维生素 B_{12} 缺乏的巨幼细胞贫血且有禁食医嘱或因吞咽困难等，无法使用甲钴胺口服制剂的患者。

氟桂利嗪 Flunarizine

氟桂利嗪适用于脑供血不足、脑卒中恢复期、脑动脉硬化症等，详见第三十一章 抗偏头痛药及其他镇痛药。

硫辛酸 Thioctic

【又名】奥力宝,奥天利。

【医保分类】注射剂乙类。

【药动学】口服易吸收,血药浓度达峰时间:0.5h。排泄:尿。$t_{1/2}$:10~20min。

【作用和用途】本品是丙酮酸脱氢酶复合物、酮戊二酸和氨基酸氢化酶复合物的辅助因子。可抑制神经组织的脂质氧化,阻止蛋白质的糖基化,抑制醛糖还原酶,阻止葡萄糖或半乳糖转化成为山梨醇。阻止糖尿病的发展,促进葡萄糖的利用,防止高血糖造成的神经病变。

用于治疗糖尿病多发性周围神经病变。

【用法和用量】①口服:0.2g/次,3次/d;或0.6g/次,1次/d,早餐前30min服用。对于较严重的症状,建议起始先采用注射治疗。由于糖尿病周围神经病变是慢性疾病,一般需长期服用,具体使用时间由医师根据个体特点决定。②静脉注射:静脉注射应缓慢,最大速度为50mg/min硫辛酸。③静脉滴注:250~500mg硫辛酸加入100~250ml 0.9%氯化钠注射液中,静脉滴注时间约为30min。除非有特别医嘱,对严重的糖尿病周围神经病变引起的感觉异常的患者,可用静脉滴注给药,每天300~600mg,2~4周为一个疗程。

【主要不良反应】静脉滴注过快偶可出现头胀和呼吸困难,但可自行缓解,极个别患者出现抽搐、复视、紫癜以及由于血小板功能异常引起的出血倾向。

【孕妇、哺乳期妇女用药安全性】孕妇、哺乳期妇女禁用。

【剂型与规格】①胶囊:0.1g;②注射液:0.6g。

【医保限制】限用于有明确神经电生理检查证据的痛性糖尿病外周神经病变诊断的患者。

尼莫地平 Nimodipine

【又名】尼莫同,尼立苏。

【医保分类】口服常释剂型甲类,注射剂乙类。

【药动学】口服吸收快,血药浓度达峰时间:1h,生物利用度:13%。血浆蛋白结合率:98%。代谢:肝。排泄:尿20%,粪80%。$t_{1/2}$:约2h。

【作用和用途】为钙通道阻滞剂。①有对抗脑血管收缩和抗局部缺血的作用,并能抑制和缓解各种血管活性物质(如去甲肾上腺素、5-HT、前列腺素、组胺)和血液分解物引起的血管收缩;②适宜剂量选择性扩张脑血管和增加脑血流量,受损伤脑区灌流量增多,在蛛网膜下腔出血后脑血管痉挛时更明显；③显著减少因血管痉挛引起的缺血性神经损伤和死亡率，对脑梗死及脑卒中后遗症作用明显，有保护和促进记忆的作用。

用于：①治疗和预防蛛网膜下腔出血所致的脑血管痉挛；②脑梗死等缺血性脑卒中恢复期、偏头痛、突发性耳聋等治疗；③冠心病、心绞痛和各型轻至中度高血压，特别是高血压合并脑血管疾病的治疗；④治疗老年性脑功能障碍，如记忆力减退，定向力和注意力障碍和情绪波动，治疗前应确定这些症状不是由需要特殊治疗的潜在疾病引起的。

【用法和用量】①静脉滴注：开始 2h 内，1mg/h，即 15μg/(kg·h)，如血压无明显下降时，2h 后剂量可提高至 2mg(10ml)/h[30μg/(kg·h)]；体重轻于 70kg 和血压变化敏感者剂量可改为 0.5mg(2.5ml)/h。静脉滴注 5~14d 后可改口服。②口服：30~60mg/ 次，4 次 /d，不可嚼碎，用温开水吞服，1 次 /6h，连服 7d。

【主要不良反应】①口服偶有消化不良、头痛、头晕、热感、面部潮红等；②静脉滴注出现血压下降、心率加快、面潮红、静脉炎、转氨酶及碱性磷酸酯酶升高。

【孕妇、哺乳期妇女用药安全性】孕妇禁用，哺乳期妇女慎用。

【禁忌和慎用】①颅内出血尚未完全止血者、脑水肿及颅内压增高者禁用；②低血压、脑梗死刚发生后、心绞痛及心肌梗死新病例，合并肝炎或肝功能异常慎用。

【剂型与规格】①片剂：20mg，30mg；②缓释片：60mg；③注射液：10mg/50ml，20mg/100ml。

胞磷胆碱 Citicoline

【又名】尼可林，尼古林，胞二磷胆碱，胞胆碱，Nicholin。

【医保分类】注射剂、口服常释剂型乙类。

【作用和用途】胞嘧啶核苷酸衍生物，为脑功能改善药。本品有促进卵磷脂的生物合成和抗磷脂酶 A 的作用。能增加脑血流量，改善脑循环和代谢，促进脑卒中偏瘫患者上肢运动功能的恢复。对大脑和中枢神经系统受到多种外伤所产生的脑组织代谢障碍和意识障碍有改善和促进苏醒作用。

用于：①急性颅脑外伤和脑部手术后的意识障碍；②颅脑损伤或脑血管意外所致的神经系统后遗症。

【用法和用量】①静脉滴注：急性期，1.0g/d，用 5% 或 10% 葡萄糖注射液稀释后缓缓滴注，连用 2 周；慢性期 0.25~0.5g/d，5~10d 为一个疗程；②肌内注射，0.2g/d，分 1~2 次注射；③口服，0.1~0.2g/ 次，3 次 /d。

【主要不良反应】偶见失眠、胃痛、食欲减退、腹泻等。

【孕妇、哺乳期妇女用药安全性】孕妇、哺乳期妇女慎用。

【禁忌和慎用】癫痫、低血压等患者慎用。

【注意事项】①急性期脑内出血患者不宜用大剂量。一般不采用肌内注射，只有在静脉滴注或静脉注射困难时才肌内注射。②用于脑梗死急性期意识障碍患者时，最好在卒中发作后的 2 周内开始给药。

【药物相互作用】本品不可与甲氯芬酯合用。

【剂型与规格】①胶囊：0.1g；②注射剂：0.25g，0.5g。

【医保限制】注射剂限用于出现意识障碍的急性颅脑外伤和脑手术后的患者。

桂利嗪 Cinnarizine

【又名】脑益嗪，桂益嗪。

【药动学】代谢：肝。72h 经尿排泄 23%，粪排泄 66%。

【作用和用途】钙通道阻滞剂，对血管平滑肌有直接舒张作用，对脑血管有一定选择作用，可解除脑血管痉挛，显著改善脑循环，对冠状动脉循环也有一定改善作用。

用于：脑血管障碍如脑栓塞、脑动脉硬化症、高血压所致的脑循环障碍及头部外伤的后遗症。

【用法和用量】①口服，25~50mg/次，3 次 /d，饭前服；②静脉注射，20~40mg/次，缓慢推注。

【主要不良反应】镇静、疲倦、嗜睡、体重增加，偶有胃肠功能障碍、皮疹等，停药即可恢复。

【孕妇、哺乳期妇女用药安全性】孕妇禁用。

【禁忌和慎用】颅内出血未止、脑梗死急性期、帕金森病以及有抑郁症病史的患者禁用。

【注意事项】①静脉注射可引起血压短暂下降，切勿推注过快，而口服对血压无影响；②由于患者可能发生嗜睡的不良反应，特别是在疗程开始时，所有患者在驾驶或操作危险性机器的活动时应谨慎。

【剂型与规格】①片剂：25mg；②注射剂：20mg。

吡拉西坦 Piracetam

【又名】脑复康，乙酰胺吡咯烷酮，Euvifor。

【医保分类】口服常释剂型、注射剂乙类。

【药动学】口服易吸收，生物利用度：90%，血药浓度达峰时间：30~45min。血浆蛋白结合率：30%。能透过血脑屏障，大脑皮质中浓度较高。易通过胎盘屏障。原型排泄：尿 98%，粪 2%。$t_{1/2}$：5~6h。

【作用和用途】γ- 氨基丁酸的衍生物。可激活腺苷酸激酶,提高大脑 ATP 与 ADP 比值,增加大脑对氨基酸、蛋白质、葡萄糖的吸收和利用。促进大脑细胞代谢,提高大脑皮质抵抗缺氧的能力。①改善脑功能,选择性作用于中枢神经系统,对脑细胞代谢具有激活作用;②促智作用,通过影响谷氨酸受体系统而产生,因为谷氨酸是参与记忆过程的主要神经递质,并与神经保护作用有关;③提高皮质抗缺氧能力,防止各种化学物质等引起的记忆功能缺失。本品没有镇静或兴奋作用,亦没有扩血管作用。

用于:①轻至中度记忆、认知功能障碍的 AD 和 VD;②脑梗死、脑出血及多灶性脑梗死等脑血管病后的记忆功能减退;③老年性良性记忆障碍(健忘症);④儿童脑功能发育迟缓者。

【用法和用量】①口服,儿童 0.4~0.8g/ 次,3 次 /d;成人 0.8~1.6g/ 次,3 次 /d,15d 为一个疗程,症状缓解后减半;②肌内注射,1g/ 次,2~3 次 /d;③静脉注射,4~6g/ 次,2 次 /d;④静脉滴注:4~8g/ 次,1 次 /d,用 5%~10% 葡萄糖注射液或 0.9% 氯化钠注射液 250ml 稀释后使用。

【主要不良反应】失眠、食欲下降、腹部不适等,偶见轻度肝功能损害,表现为轻度转氨酶升高,与药物剂量无关。

【孕妇、哺乳期妇女用药安全性】孕妇、哺乳期妇女禁用。

【禁忌和慎用】①锥体外系疾病、亨廷顿(Huntington)病者禁用;②新生儿、重度肝肾功能障碍者禁用;③轻至中度肝、肾功能障碍者慎用,并应适当减少剂量。

【注意事项】与华法林联合应用时,可延长凝血酶原时间,诱导血小板聚集的抑制。在接受抗凝治疗的患者中,同时应用吡拉西坦时应特别注意凝血时间,防止出血危险,并调整抗凝治疗的药物剂量和用法。

【剂型与规格】①片剂(胶囊):0.2g,0.4g;②口服液:0.4g/10ml,0.8g/10ml;③注射液:1g,2g,4g,8g。

【医保限制】注射剂限用于脑外伤所致的脑功能障碍患者,支付不超过 14d。

茴拉西坦 Aniracetam

本品是 γ- 氨基丁酸的环化衍生物。具有对抗缺氧及各种化学物质引起的学习、记忆缺失的作用。用于中、老年人记忆减退;脑卒中后轻至中度认知和行为障碍。参见第三十三章 中枢神经系统退行性疾病用药。

依达拉奉 Edaravone

【又名】必存,易达生。

【医保分类】依达拉奉氯化钠注射剂乙类。

【药动学】血浆蛋白结合率：92%。代谢：肝。排泄：尿 71%~79.9%（代谢物）。$t_{1/2}$：2.27h。

【作用和用途】脑功能保护剂（自由基清除剂），可清除自由基，抑制脂质过氧化，从而抑制脑细胞、血管内皮细胞、神经细胞的氧化损伤。临床研究表明脑梗死急性期患者应用依达拉奉，可抑制梗死周围局部脑血流量的减少，明显减小梗死面积，减轻梗死后脑水肿，改善神经元缺失，减轻症状，增强活动能力，起到脑组织保护作用。发病 24h 内治疗效果更好。

用于：急性脑梗死和脑水肿。

【超说明书适应证】美国 FDA 批准用于成人肌萎缩侧索硬化（ALS）。

【用法和用量】静脉滴注，30mg/次，2 次/d；临用前加入适量 0.9% 氯化钠注射液中稀释后静脉滴注，30min 内滴完，避免漏于血管外。14d 为一个疗程。尽可能在发病后 24h 内开始给药。

【主要不良反应】GOT 升高（7.71%）、GPT 升高（8.23%）、黄疸、血小板减少、弥散性血管内凝血、急性肾衰竭。

【孕妇、哺乳期妇女用药安全性】孕妇、哺乳期妇女禁用。

【禁忌和慎用】①严重肾功能障碍者禁用；②高龄患者、轻至中度肾功能障碍、心脏病、肝功能障碍者慎用。

【剂型与规格】①注射液：10mg，15mg，30mg；②依达拉奉氯化钠注射剂：30mg。

【医保限制】依达拉奉氯化钠注射剂限肌萎缩侧索硬化（ALS）患者。

（葛晓群）

第十七章

抗动脉粥样硬化药

药物分类 抗动脉粥样硬化药可分为四大类：

（1）调血脂药：①他汀类，如洛伐他汀、辛伐他汀等；②贝特类，如非诺贝特、苯扎贝特等；③胆酸螯合剂，如考来烯胺等；④烟酸类，如烟酸等。

（2）抗氧化剂：如普罗布考等。

（3）多烯脂肪酸类，如 n-3 型多烯脂肪酸等。

（4）保护动脉内皮药：如硫酸软骨素等。

作用特点 在动脉粥样硬化（AS）的发病中，高脂血症是一项重要因素，调节血脂是防治动脉粥样硬化的一个重要方面。通常将高脂血症分为 5 型（表 17-1），而不同类别的血脂调节药对各型的作用有所不同。

表 17-1 高脂血症的分型

分型	脂蛋白变化	脂质变化
Ⅰ	CM ↑	TC ↑ TG ↑↑↑
Ⅱa	LDL ↑	TC ↑↑
Ⅱb	VLDL、LDL ↑	TC ↑↑ TG ↑↑
Ⅲ	IDL ↑	TC ↑↑ TG ↑↑
Ⅳ	VLDL ↑	TG ↑↑
Ⅴ	CM、VLDL ↑	TC ↑ TG ↑↑↑

注：CM，乳糜微粒；LDL，低密度脂蛋白；VLDL，极低密度脂蛋白；IDL，中间密度脂蛋白；TC，总胆固醇；TG，甘油三酯。

他汀类药物主要通过抑制羟甲基戊二酰辅酶 A（HMG-CoA）还原酶而抑制胆固醇的合成，以降低 LDL- 胆固醇（LDL-C）和 TC 为主，降 TG 作用很弱，HDL- 胆固醇（HDL-C）略有升高。胆酸螯合剂作用类似，是通过阻止肠道吸收胆酸或胆固醇，促进其从粪便中排出而起效的。由于螯合剂用量大，味道差，现较少应用。

贝特类如非诺贝特等以降低血浆 TG 和 VLDL 为主，并升高 HDL-C。烟酸及多烯脂肪酸类如二十碳五烯酸（EPA）和二十二碳六烯酸（DHA）的作用与贝特类相似。

氧自由基可使血管内皮损伤，对 LDL 进行氧化修饰产生 Ox-LDL，后者可促使动脉粥样硬化形成与发展。普罗布考降脂作用较弱，而抗氧化作用较强，通过抑制 Ox-LDL 产生和调节血脂而发挥抗 AS 作用。

用药原则 首先明确诊断，先通过控制饮食和改变生活方式进行治疗，此称为治疗性生活方式改变（therapeutic life-style change，TCL），是控制高脂血症的基本和首要措施。若仅靠 TCL 不能使血脂达标，则应根据高脂血症类型和治疗需要达到的目的，选择合适的调脂药物。

注意事项

（1）临床试验表明，TCL 能起到与调脂药相近似的治疗效果。其内容包括：①减少饱和脂肪酸和胆固醇的摄入；②选择能够降低 LDL-C 的食物（如植物甾醇、可溶性纤维）；③减轻体重；④增加有规律的体力活动；⑤采取针对其他心血管病危险因素的措施如戒烟、限盐以降低血压等。上述前 4 项措施均能够起到降低 LDL-C 的作用，其中第 1 项效果最明显。第 5 项虽然不直接影响 LDL-C 水平，但可控制心血管病综合危险。

（2）他汀类药物不良反应发生率很低，患者出现肌痛、肌无力和血浆肌酸激酶浓度升高等横纹肌溶解症状较为罕见，一般发生率低于 0.1%，但如果同烟酸、贝特类（尤其是吉非贝齐）、大环内酯类（红霉素、克拉霉素）、吡咯类抗真菌药等联用，将增加横纹肌溶解等肌病的发生率，故联用药物须慎重。

（3）调血脂药种类多，通常服药时间较长，要注意其胃肠道反应及对肝功能的影响。

一、调 血 脂 药

洛伐他汀 Lovastatin

【又名】美降之，美降脂，海立片，罗华宁，Mevinolin，Mevacor。

【医保分类】口服常释剂型乙类。

【药动学】口服吸收 30%，血药浓度达峰时间：2~4h。血浆蛋白结合率：95%。降脂显效时间：2 周，停药后作用持续 4~6 周。代谢：肝。排泄：粪 85%，尿 10%。$t_{1/2}$：3h。

【作用和用途】本品无活性，在体内转化为活性 β- 羟基酸，系羟甲基戊二酰辅酶 A（HMG-CoA）还原酶抑制剂。该酶是胆固醇生物合成的限速酶，故可减少肝脏胆固醇的合成，使血浆胆固醇浓度降低，反馈上调细胞表面 LDL 受体，加速血浆 LDL 的分解代谢，此外还可抑制 VLDL 的合成。因此本品降低 LDL-C 最强（40mg/d，降低 31%），TC 次之，降低 TG 较弱，而 HDL-C 略有升高。此外，本品还具有抗炎、保护血管内皮功能等作用。循证医学证据表明，该类药物可明显降低冠心病死亡率和致残率，尤其是总死亡率显著降低，而非心血管病（如癌症、自杀等）死亡率并未增加。

用于：①杂合子家族性和非家族性高胆固醇血症（Ⅱa、Ⅱb 型）和混合性高脂血症；②2 型糖尿病和肾病综合征引起的高胆固醇血症。

【用法和用量】口服，初剂量 10~20mg/d，1 次 /d，晚餐时服。剂量可按需要调整，但最大剂量不超过 80mg/d。

【主要不良反应】常见胃肠道不适、头痛等暂时性反应；偶见无症状性转氨酶升高、肌酸激酶（CK）水平升高，停药后即恢复正常；罕见肌炎、肌痛、横纹肌溶解。

【孕妇、哺乳期妇女用药安全性】孕妇、哺乳期妇女禁用。

【禁忌和慎用】①活动性肝病、胆汁淤积、不明原因的血清转氨酶持续升高禁用；②大量饮酒及有肝病史的患者慎用。

【剂型与规格】片剂（胶囊）：10mg，20mg。

瑞舒伐他汀 Rosuvastatin

【又名】可定，罗伐他汀，罗素他汀，Crestor。

【医保分类】口服常释剂型乙类。

【药动学】血药浓度达峰时间：3h。排泄：粪 90%，尿 10%。$t_{1/2}$：20.8h。

【作用和用途】①降血脂作用：一般他汀类药物降低低密度脂蛋白胆固醇（LDL-C）的水平为 17%~54%，而瑞舒伐他汀剂量为 80mg 时其降 LDL-C 达 65%，是目前他汀类药物中降血脂作用最强的。②对肝细胞的选择性作用：源于肝细胞的胆固醇是形成血胆固醇的主要原因，而源于非肝细胞的胆固醇是正常细胞所必需的。瑞舒伐他汀比普伐他汀或辛伐他汀对肝组织的选择性要高，对胆固醇的抑制效力比在成纤维细胞中高 1 000 倍。③抗动脉粥样硬化作用：瑞舒伐他汀能降低血脂，减少脂质浸润和泡沫细胞形成，抑制平滑肌细胞增殖和促进细胞凋亡而稳定粥样斑块，延缓动脉粥样硬化的发生、发展。

用于治疗原发性高胆固醇血症、家族性高胆固醇血症及其他原因引起的脂质紊乱。

【用法和用量】①高胆固醇血症及混合型血脂障碍（高脂蛋白血症Ⅱa 和Ⅱb 型）：口服，推荐起始剂量 10mg，常用剂量 5~40mg，1 次 /d，饭前或饭后服用。②纯合子家族性高胆固醇血症：口服，推荐起始剂量 20mg，1 次 /d，最大日用量 40mg。亚裔患者：推荐开始剂量 5mg，1 次 /d，剂量可根据情况调整为 5mg/d、10mg/d、20mg/d。正在服用环孢素的患者：推荐剂量 5mg，1 次 /d。严重肾功能不全患者(肌酐清除率 <30ml/min):推荐剂量 5mg,1 次 /d,最大日用量 10mg。

【孕妇、哺乳期妇女用药安全性】孕妇禁用。

【禁忌和慎用】活动性肝病患者、肌病患者禁用。

【剂型与规格】片剂:5mg,10mg,20mg,40mg。

同类药

他汀类药物尚有阿托伐他汀、辛伐他汀、普伐他汀、氟伐他汀等。它们的作用、作用机制、用途及不良反应相似。作用强度有所差异,对脂质和脂蛋白的影响见表 17-2。目前认为,使用他汀类药物应使 LDL-C 至少降低 30%~40%,要达到这种降低幅度所需各种他汀类药物的剂量见表 17-3"备注"。

表 17-2 他汀类药物对高胆固醇血症患者脂质和脂蛋白影响的比较

他汀类药物 /mg					脂质和脂蛋白的改变水平 /%			
阿托伐他汀	辛伐他汀	洛伐他汀	普伐他汀	氟伐他汀	TC	LDL-C	HDL-C	TG
—	10	20	20	40	–22	–27	4~8	–10~15
10	20	40	40	80	–27	–34	4~8	–10~20
20	40	80	—	—	–32	–41	4~8	–15~25
40	80	—	—	—	–37	–48	4~8	–20~30
80	—	—	—	—	–42	–55	4~8	–25~35

表 17-3 其他他汀类药物

药名和制剂	其他作用	用法和用量	备注
辛伐他汀(舒降脂)Simvastatin 片剂(胶囊):5mg,10mg,20mg,40mg,50mg,80mg	能延缓 AS 病变进展和恶化;还有抗炎症、抗氧化、稳定斑块等作用	口服,10mg/d,晚间顿服。必要时于 4 周内增量至 40mg/d,晚间顿服	降低 LDL-C 水平 30%~40% 所需剂量:20~40mg/d
普伐他汀(帕瓦停)Pravastatin 片剂:5mg,10mg,20mg	尚具有抗炎、抗氧化、减少内皮素生成、稳定斑块等作用	口服,成人,10~20mg/ 次,1 次 /d,睡前服用。最高剂量为 40mg/d	降低 LDL-C 水平 30%~40% 所需剂量:40mg/d

续表

药名和制剂	其他作用	用法和用量	备注
氟伐他汀(来适可)Fluvastatin 片剂:20mg,40mg 缓释片:80mg	能抑制血小板聚集、改善胰岛素抵抗、改善内皮功能、稳定斑块	口服,20~40mg/次,1次/d,于晚间服用。考来烯胺可影响氟伐他汀的吸收,合用时应错开服药时间	降低LDL-C水平30%~40%所需剂量:40~80mg/d。 不推荐用于18岁以下患者
阿托伐他汀(立普妥)Atorvastatin 片剂:10mg,20mg,40mg	能抑制血小板聚集,具有抗炎、抗氧化、减少内皮素生成、稳定斑块等作用	口服,10mg/d;如需要每4周为时间间隔逐步调整剂量,最大剂量80mg/d	降低LDL-C水平30%~40%所需剂量:10mg/d

依折麦布 Ezetimibe

【又名】依泽麦布,葆至能,益适纯。

【医保分类】口服常释剂型乙类。

【药动学】口服吸收迅速,血药浓度达峰时间:1~2h。血浆蛋白结合率:88%~92%。排泄:尿,粪。$t_{1/2}$:22h。

【作用和用途】本品为口服的强效降脂药物,其作用机制与其他降脂药物不同(如他汀类、胆酸螯合剂、苯氧酸衍生物和植物性固醇酯化物)。该药附着于小肠绒毛刷状缘,抑制胆固醇的吸收,从而降低小肠中的胆固醇向肝脏中的转运,使得肝脏胆固醇贮量降低而增加血液中胆固醇的清除。本品不增加胆汁分泌(如胆酸螯合剂),也不抑制胆固醇在肝脏中的合成(如他汀类)。

用于治疗原发性高胆固醇血症、纯合子家族性高胆固醇血症、纯合子谷甾醇血症或植物甾醇血症。

【用法和用量】本品推荐剂量为10mg/次,1次/d,可单独服用,但更常与他汀类或非诺贝特联合应用。本品可在1天之内任何时间服用,可空腹或与食物同时服用。

【主要不良反应】腹痛、腹泻、肠胃气胀、疲倦、GPT升高、GOT升高。

【孕妇、哺乳期妇女用药安全性】孕妇禁用。

【禁忌和慎用】活动性肝病或不明原因的血清转氨酶持续升高的患者禁用。

【剂型与规格】片剂:10mg。

【医保限制】口服常释剂型限他汀类药物治疗效果不佳或不耐受的患者。

考来烯胺 Colestyramine

【又名】消胆胺，降胆敏，胆苯烯胺，Cuemid，Questran，Quantalan。

【药动学】口服难以吸收，显效时间：1~2 周。持续时间：停药后 2 周脂质恢复治疗水平。排泄：粪。

【作用和用途】是一种强碱性阴离子交换树脂，在肠道中不被吸收，与胆酸牢固结合，阻断了胆酸的肝肠循环，使胆酸不能反复利用，促进胆固醇向胆酸转化。故可降低 TC 和 LDL-C，HDL 无影响，TG 和 VLDL 影响较小。

特别适用于Ⅱ型高脂血症及杂合子家族性高脂血症。对纯合子家族性高胆固醇血症无效。

【用法和用量】口服，开始 4g/ 次，3 次 /d，饭前、饭时或睡前服；视病情可增加至 8g/ 次，通常 12~16g/d，最大量不超过 24g。服用时应加于水或其他饮料中混匀。

【主要不良反应】①此药有刺激性臭及异味，易致胃肠道症状；②服用量超过 24g 可引起脂肪痢。

【孕妇、哺乳期妇女用药安全性】孕妇禁用，哺乳期妇女慎用。

【禁忌和慎用】禁用于Ⅲ、Ⅳ、Ⅴ型高脂血症，完全性胆道梗阻患者。

【注意事项】①可与华法林、阿司匹林、苯巴比妥、甲状腺素、氢氯噻嗪结合，妨碍它们的吸收；②可减少肠道维生素 A、D、K 的吸收；③对Ⅱb 型高脂血症者因有时反而使甘油三酯增多，所以不宜单独给药，应与贝特类或烟酸合用；④在用本品 1h 前或 4h 后再服用其他药物。

【剂型与规格】粉剂：4g/ 袋。

吉非罗齐 Gemfibrozil

【又名】吉非贝齐，诺衡，Lopid。

【医保分类】口服常释剂型乙类。

【药动学】口服吸收快而完全，血药浓度达峰时间：1~2h。代谢：肝。排泄：尿 70%，粪便 6%。$t_{1/2}$：1.5~2h。

【作用和用途】本品为非卤化的氯贝丁酯类药物。具调脂作用和非调脂作用。调脂作用较强，可降低血浆 TG、VLDL-C、TC、LDL-C，升高 HDL；非调脂作用有抗凝血、抗血栓和抗炎作用。两方面共同发挥抗动脉粥样硬化效应。其作用机制可能与激活过氧化物酶体增殖物激活受体 α（PPARα）有关。通过增强脂蛋白酯酶（LPL）脂解活性，加速 CM 和 VLDL 分解代谢；增加 HDL 的合成，促进胆固醇逆向转运；以及促进 LDL 颗粒的清除，从而产生上述调血脂作用。

循证医学证据表明贝特类药物可延缓冠状动脉粥样硬化的进展，减少主要冠状动脉事件。吉非贝齐可使非致死性心肌梗死和卒中发生的危险性下降，而不增加自杀和癌症死亡的危险性。

用于：原发性高 TG 血症，对Ⅲ型和混合型高脂血症疗效较好，亦可用于 2 型糖尿病引起的高脂血症。

【用法和用量】口服，0.3~0.6g/ 次，2 次 /d，于早、晚餐前 30min 服。1 个月后血脂水平如明显下降，可减量维持 0.3~0.6g/d。

【主要不良反应】胃肠道不适、腹痛、腹泻，少数出现皮疹、瘙痒，大剂量时有谷丙转氨酶升高，偶有胆石症和横纹肌溶解症。

【孕妇、哺乳期妇女用药安全性】孕妇禁用。

【禁忌和慎用】肝、肾功能不全者禁用。

【注意事项】①与口服抗凝血药合用，应减少后者的剂量；②与他汀类药物合用可能增加肌病的发生。

【剂型与规格】胶囊：0.3g。

非诺贝特 Fenofibrate

【又名】力平之，普鲁脂芬，Procetoken。

【医保分类】口服常释剂型乙类。

【作用和用途】本品为丙酸异丙酯类调脂药（贝特类）。在肠道或肝脏转化为活性酸形式发挥作用，故 $t_{1/2}$ 长（22h）。除调脂作用外，尚可降低血浆纤维蛋白原和尿酸水平。其他均与吉非贝齐相似，但安全性高于后者。胆石症者禁用。

【用法和用量】口服，0.1g/ 次，3 次 /d，维持量：0.1g/ 次，1~2 次 /d。

【孕妇、哺乳期妇女用药安全性】孕妇禁用，哺乳期妇女慎用。

【药物互相作用】①合并使用其他贝特类药物横纹肌溶解症风险增加，故禁止两种贝特类药物联用。②合并使用 HMG-CoA 还原酶抑制剂（他汀类），横纹肌溶解症风险增加，故除非调脂治疗的获益可能超过横纹肌溶解症风险，否则应避免联合使用贝特类与他汀类。③与香豆素类口服抗凝药（华法林）合用时，非诺贝特能够与血浆白蛋白结合紧密，从蛋白结合部位置换出抗凝血药，会增强后者的抗凝效应，使 PT 和 INR 进一步延长，出血风险增加。为了避免出血，合用非诺贝特时，应当减低口服抗凝血药的剂量，更频繁地监测 PT 和 INR 直至达到稳定。④由于贝特类主要从肾脏排泄，具有肾毒性的免疫抑制药（环孢素、他克莫司）会升高血清肌酐并降低肌酐清除率，上述两类药物联用可能导致患者肾功能减退，故应慎重权衡联用的风险和获益；如果必须使用则应当使用最小有效剂量,并监测肾功能。⑤由于胆酸结合剂会结合同时服用的其他药物,因此应至少在服用胆酸结合剂 1h 前或 4~6h 后再服用非诺贝特,以避免非诺贝特的吸收减少。

【剂型与规格】①片剂:0.1g;②胶囊:0.1g,0.2g;③缓释胶囊:0.25g。

同类药

苯扎贝特 Bezafibrate

【又名】必降脂,阿贝他。

【医保分类】口服常释剂型乙类。

【作用和用途】除调脂作用外,尚有降低血糖、抑制血小板聚集、降低血浆纤维蛋白原的作用。其他同吉非贝齐,但安全性高于后者。胆石症者禁用。

【用法和用量】口服,0.2~0.4g/ 次,3 次 /d。缓释胶囊:1 粒 / 次,1 次 /d。

【剂型与规格】①片剂(胶囊):0.1g,0.2g;②缓释胶囊:0.25g。

其他调血脂药见表 17-4。

表 17-4 其他调血脂药

药名和制剂	作用和用途	用法和用量	备注
氯贝丁酯 Clofibrate(Androtor) 片剂(胶囊):0.125g,0.25g,0.5g	能降低富 TG 脂蛋白 VLDL 水平,HDL 水平略有升高,而对 LDL 影响不稳定。主要用于以 TG 增高为主的高脂血症	1.5~2g/d,分 3~4 次,饭后服	肝肾功能不良患者、胆道疾病患者、孕妇、哺乳期妇女禁用
烟酸 Nicotinic Acid 片剂:50mg,100mg	烟酸在体内参与脂质代谢,具有较强的降低血中 TG 和 VLDL 作用,并可增加 HDL 水平,降低脂蛋白(a)。此外,还有抑制血小板聚集和扩张血管的作用。对Ⅱb 和Ⅳ型疗效较好。与他汀类或贝特类合用可提高疗效。适用于高甘油三酯血症和混合性高脂血症	口服,由小剂量开始,0.1g/ 次,3 次 /d,渐增至 0.5~1.5g/ 次,3 次 /d,饭后服	溃疡病、糖尿病及肝功能异常者禁用

续表

药名和制剂	作用和用途	用法和用量	备注
烟酸肌醇酯（烟肌酯） Inositol Nicotinate 片剂：0.2g	本品为肌醇与烟酸结合而成的酯，口服后经酶在体内逐渐水解出烟酸而发挥作用，因而扩血管作用较烟酸缓和、持久，无颜面潮红、胃部不适等不良反应。除用于高脂血症外，尚可用于冻疮、偏头痛及各种血管末梢障碍性疾病，如血栓闭塞性脉管炎、雷诺病等	口服，0.2~0.4g/次，3次/d。必要时，可增加至3~4g/d（分2次服），连续服3周~3个月	胃酸缺乏时，需加服稀盐酸或柠檬汁以减少不良反应
阿昔莫司 Acipimox 胶囊：250mg	为烟酸类衍生物。作用与烟酸相似，与胆酸结合树脂合用可加强降低LDL-C作用，作用强而持久。不良反应较少而轻	口服，250mg/次，2~3次/d，饭后服	严重消化性溃疡患者、孕妇、哺乳期妇女、儿童忌用
匹伐他汀 Pitavastatin 片剂：1mg，2mg	对HMG-CoA还原酶有强力抑制作用，能够高效抑制人肝细胞HepG2中生成胆固醇的过程，从而阻碍胆固醇的合成。适用于高脂血症和家族性高胆固醇血症的治疗	口服，1~2mg/次，1次/d，晚饭后服用，最大用量不超过4mg/d	常见腹痛、便秘等胃肠道不适

二、抗氧化剂

普罗布考 Probucol

【又名】之乐，丙丁酚，Lorelco。

【医保分类】口服常释剂型乙类。

【药动学】口服吸收有限，生物利用度5%~10%，血药浓度达峰时间：8~24h。可在脂肪蓄积，停药后存留6个月以上。排泄：胆道、粪便。$t_{1/2}$：约47d。

【作用和用途】①抗氧化作用：本品为强效脂溶性抗氧化剂，可分布到各种脂蛋白中，抑制 ox-LDL 的生成，减缓 AS 病变的一系列过程；②调血脂作用：可使血浆 TC 和 LDL-C 下降，HDL 亦下降，对 TG 和 VLDL-C 无影响；③对 AS 病变的影响：可使 AS 病变减轻，黄色瘤减轻或消退。

用于：各型高胆固醇血症，包括纯合子和杂合子家族性高胆固醇血症。

【用法和用量】口服，0.5g/ 次，2 次 /d，早、晚餐时服用。

【主要不良反应】①常见腹泻、恶心、消化不良等（发生率约 10%）；②能延长 Q-T 间期，对有 Q-T 间期延长倾向者要慎用，并注意监测心电图。

【孕妇、哺乳期妇女用药安全性】孕妇及计划怀孕妇女禁用，不推荐哺乳期妇女使用。

【剂型与规格】片剂：0.125g，0.25g。

三、多烯脂肪酸类（多不饱和脂肪酸）

ω-3 脂肪酸 Omega（ω）Oil-fatty Acid

【来源】ω-3 脂肪酸（n-3 型多烯脂肪酸）主要为二十碳五烯酸（EPA，含 5 个不饱和键）和二十二碳六烯酸（DHA，含 6 个不饱和键），来自海洋生物或海鱼。

【又名】多烯康。

【作用和用途】①调血脂作用：本品含不饱和键较多，能显著降低血浆 TG 和 VLDL-TG，升高 HDL-C，对 TC 和 LDL-C 无影响；②非调血脂作用：参与花生四烯酸代谢，生成前列腺素类化合物 PGI_3 及血栓素 A_3（TXA_3，无生理活性）。PGI_3 具有舒张血管和抗血小板聚集作用。此外，尚可防止血栓形成。

用于：高甘油三酯血症。

【用法和用量】该类产品较多，其制剂中的 EPA 和 DHA 含量应大于 85%，否则达不到临床调脂效果。常用制剂及用量如下①多烯康胶丸：口服，0.9~1.8g/ 次，3 次 /d；②Max EPA 丸：口服，1~2 丸 / 次，3 次 /d；③Super EPA 丸：口服，2 丸 / 次，1 次 /d；④Promega 丸：口服，1~2 丸 / 次，3 次 /d；⑤Proto-Chol 丸：口服，2~3 丸 / 次，3 次 /d；⑥Epanol 丸：口服，2~3 丸 / 次，3 次 /d。

【主要不良反应】长期大量应用可出现免疫反应低下和出血时间延长。

【禁忌和慎用】有出血性疾病患者禁用。

【剂型与规格】①多烯康胶丸：每丸 300mg（含 EPA 和 DHA 甲酯或乙酯 210mg）；450mg（含 EPA 和 DHA 甲酯或乙酯 315mg）；②Max EPA 丸：每丸 1 200mg（含 EPA 180mg 及 DHA 120mg）；③Super EPA 丸：每丸 1 000mg（含 EPA 225mg 及 DHA 150mg）；④Promega 丸：每丸 1 000mg（含 EPA 350mg 及

DHA 150mg)；⑤Proto-Chol 丸：每丸 1 000mg(含 EPA 180mg 及 DHA 120mg)；⑥Epanol 丸：每丸 1 000mg(含 EPA 180mg 及 DHA 120mg)。

四、保护动脉内皮药(黏多糖类和多糖)

硫酸软骨素 A Chondroitin Sulfate A

【又名】康得灵，硫酸软骨素。

【作用和用途】由动物结缔组织提取的一种酸性黏多糖类物质，也是一种类肝素，有类似肝素的结构和药理特性：①降低 TC、LDL、TG 和 VLDL，升高 HDL；②保护动脉内皮，抗粥样斑块形成；③具有抗炎、加速伤口愈合、修复作用；④抗凝作用较弱。

用于：①高脂血症；②神经性头痛、神经痛、关节痛；③骨伤修复、骨折手术后恢复期。

【用法和用量】①口服，600~1 200mg/次，2~3 次/d；②肌内注射，40mg/次，2 次/d。

【不良反应】剂量过大可引起出血。

【剂型与规格】①片剂(胶囊)：120mg，300mg；②注射剂：40mg，80mg。

藻酸双酯钠 Alginic Sodium Diester

【又名】赛咯尔，破栓开塞，多糖硫酸酯，PSS。

【作用和用途】自海洋生物生产的酸性多糖类药物，有类肝素的生理活性。①能增加血管内膜表面的阴电荷，抑制血小板和血细胞在其表面的黏附，以保护动脉内皮；②抑制血小板聚集；③扩张血管，改善微循环；④调节血脂：降低血浆中 TC、TG、LDL、VLDL 水平及升高 HDL 水平；⑤降低血液黏度。

用于：缺血性心脏病和脑病，高脂蛋白血症，防止血栓形成。

【用法和用量】①口服：50~100mg/次，2~3 次/d。②静脉滴注：每次 1~3mg/kg，最大剂量不超过 150mg。加入 500~1 000ml 5% 葡萄糖注射液或 0.9% 氯化钠中，缓慢滴注；1 次/d，10~14d 为一个疗程。

【不良反应】①可有发热、白细胞及血小板减少、肝功能及心电图异常；②子宫或眼结合膜下出血。

【禁忌和慎用】有出血史及严重肝、肾功能不全者禁用。

【注意事项】禁用静脉推注或肌内注射。

【剂型与规格】①片剂：50mg；②注射液：50mg，100mg。

(葛晓群)

第十八章

抗心律失常药

药物分类 本章介绍用于治疗快速型心律失常的药物，可分为4类。①钠通道阻滞剂（Ⅰ类）：Ⅰa类，适度阻滞钠通道，如奎尼丁、普鲁卡因胺、丙吡胺等；Ⅰb类，轻度阻滞钠通道，如利多卡因、苯妥英钠、美西律等；Ⅰc类，明显阻滞钠通道，如普罗帕酮等；②β受体拮抗剂，如美托洛尔、普萘洛尔等；③延长动作电位时程药，如胺碘酮等；④钙通道阻滞剂，如维拉帕米等。

作用特点 ①降低自律性，为抗心律失常药的共同机制，对异位节律点的抑制作用强，对窦房结自律性（普萘洛尔例外）作用均弱；②延长或相对延长有效不应期，使异常冲动落入正常组织的不应期中而终止折返；③减慢传导，从而有利于消除折返；或恢复原来的传导速度，从而消除单向传导阻滞。各药作用特点见表18-1。

表18-1 抗心律失常药的作用特点

药物	作用部位	自律性		不应期	传导速度
		窦房结	异位点		
普萘洛尔	窦房结、房室结	↓	↓	延长	减慢
维拉帕米	窦房结、房室结	↓	↓	延长	减慢
利多卡因	希-浦纤维及室肌	0	↓	延长	减慢/加快
苯妥英钠	希-浦纤维及室肌	↑	0	延长	加快
奎尼丁	房肌、室肌、希-浦纤维	0	↓	延长	减慢
普鲁卡因胺 胺碘酮	房室结、希-浦纤维	0	0	延长	减慢
钾盐	低钾	0	↑	延长	减慢
	高钾		↓	缩短	

用药原则 根据各药作用特点及心律失常原因选择用药。①窦性心动过速：常为生理现象，一般不需要治疗，如因自主神经功能失调、交感神经功能性亢进或甲状腺功能亢进引起，可使用β受体拮抗剂如普萘洛尔；不能使用β

受体拮抗剂时，可选用维拉帕米或地尔硫䓬（见抗心绞痛药）。②期前收缩：分为房性、结性、室性者，其病因有功能性与器质性两类，后者多见于冠心病、风湿性心脏病、心力衰竭、心肌炎、洋地黄中毒等，宜用维拉帕米、奎尼丁、普鲁卡因胺。多源性室性期前收缩宜用苯妥英钠、利多卡因、美西律。③心房颤动：350~700 次 /min，室率超过 100 次 /min，应给予洋地黄制剂，尽管不能终止颤动，可减低室率。无效时改用奎尼丁、普鲁卡因胺。④心房扑动（250~280 次 /min）：用药同心房颤动。⑤阵发性心动过速：室性者，用利多卡因、奎尼丁、苯妥英钠、普鲁卡因胺。室上（房性或房室交界性）者，常采用增强迷走神经功能的措施，如压迫颈动脉窦或眼球等，以中断发作。或应用维拉帕米、强心苷类药物。

注意事项 ①抗心律失常药过量时本身也可引起心律失常，因此对同时有房室传导阻滞的患者一般均慎用或禁用。用药期间应密切注意血压、心率、心律，尤其采用静脉滴注时应进行心电图监测。②抗心律失常药的疗效可因缺氧、缺钾、休克、心力衰竭、酸碱中毒、心肌损害程度而不同，因此必须了解病因，根据患者具体情况合理选用药物。

一、钠通道阻滞剂

普罗帕酮 Propafenone

【又名】心律平，利他脉，Rytmonorm。

【医保分类】口服常释剂型、注射剂甲类。

【药动学】口服吸收好，但首过效应明显，生物利用度：4.8%~23.5%。起效时间：30min，血药浓度达峰时间：2~3h，维持时间：8h 以上。血浆蛋白结合率：97%。代谢：肝。排泄：尿（约 1% 原型）。$t_{1/2}$：3.5~5h（快代谢型），32h（慢代谢型）。

【作用和用途】能降低浦肯野纤维、心室肌和心房肌的自律性，减慢其传导速度。此外，尚有轻度的 β 受体拮抗作用和微弱的钙通道阻滞作用。抗心律失常特点为起效迅速、作用持久、疗效确切。

用于：防治室性期前收缩、室性和室上性心动过速、预激综合征及电转复律后室颤发作等。由于本品具有轻度降压和扩张冠状动脉作用，对高血压、冠心病引起的心律失常有良好疗效。

【用法和用量】①口服，150~200mg/ 次，2~4 次 /d，餐后或餐时服用，不得嚼碎。最大剂量 800mg/d。维持量 150mg/ 次，2 次 /d。②静脉注射，70mg/ 次，1 次 /8h，或在 1 次静脉注射后继以 20~40mg/h 静脉滴注，一日总量不超过 210mg。小儿：口服每次 5~7mg/kg，3 次 /d，起效后减量。

【主要不良反应】①味觉异常最常见，还有口干、舌唇麻木（本品有轻度局麻作用);②胃肠道不适、头痛、头晕等,多出现在服药后 2~3d,一般不影响治疗,减量或继续服药可自行消失;③老年患者易发生低血压。

【孕妇、哺乳期妇女用药安全性】孕妇禁用,哺乳期妇女慎用。

【剂型与规格】①片剂(胶囊):50mg,100mg,150mg;②注射液:17.5mg,35mg,70mg。

美西律 Mexiletine

【又名】慢心律,慢心利,脉律定,脉克定,Mexitil。

【医保分类】口服常释剂型甲类。

【药动学】口服吸收良好,起效时间:30min,血药浓度达峰时间:2~4h。持续时间:8h。有效血药浓度:0.5~2μg/ml。代谢:肝。排泄:尿(原型仅10%)。$t_{1/2}$:10~25h。

【作用和用途】心肌细胞电生理效应与利多卡因相似;但口服有效,作用持久,可用于利多卡因控制心律失常后作维持治疗。

用于:①室性心律失常,如室性期前收缩、室性心动过速、心室颤动及强心苷中毒引起的心律失常;②慢性室性心律失常(口服);③急性室性心律失常和对利多卡因治疗无效的室性心律失常(静脉注射)。

【用法和用量】①口服,100~200mg/次,3次/d,心律失常控制后酌情减量维持;②静脉注射,每次100mg加入5%葡萄糖注射液20ml,于3~5min内缓慢推注,如无效,5~10min后再给50~100mg,然后以1.5~2mg/min静脉滴注维持,3~4h后滴速减至0.75~1mg/min,并维持24~48h。

【主要不良反应】常见胃肠道反应、嗜睡、头痛和眩晕,偶见心动过缓、传导阻滞和低血压。

【孕妇、哺乳期妇女用药安全性】孕妇禁用,哺乳期妇女慎用。

【禁忌和慎用】①重度心力衰竭、严重窦房结功能障碍、Ⅱ或Ⅲ度房室传导阻滞及双束支阻滞、严重肝功能损害、心源性休克、重度低血压和心动过缓者禁用;②肝、肾功能不全慎用。

【剂型与规格】片剂:50mg,100mg;注射剂:100mg(2ml)。

莫雷西嗪 Moracizine

【又名】安脉静,乙吗噻嗪,吗拉西嗪,Ethmozine。

【医保分类】口服常释剂型甲类。

【药动学】口服易吸收,生物利用度:38%,血药浓度达峰时间:0.5~2h,维持3h以上。代谢:肝60%。排泄:粪56%。$t_{1/2}$:1.5~3.5h。抗心律失常作用与血药浓度的高低和时程无关。

【作用和用途】本品属Ⅰ类抗心律失常药，具体分类尚有不同意见。可抑制 Na^+ 通道，具有膜稳定作用，缩短动作电位时间和有效不应期。对窦房结自律性影响很小，但可延长房室及希 - 浦系统的传导。

适用于：室性心律失常，包括室性期前收缩及室性心动过速。

【用法和用量】剂量应个体化，在应用本品前应停用其他抗心律失常药1~2个半衰期。口服，成人常用量150~300mg/次，3次/d，极量900mg/d。

【主要不良反应】头晕、头痛、嗜睡、腹痛、消化不良、呕吐、感觉异常、复视等，心律失常发生率约3.7%。

【孕妇、哺乳期妇女用药安全性】孕妇、哺乳期妇女慎用。

【禁忌和慎用】①Ⅱ或Ⅲ度房室传导阻滞及双束支传导阻滞且无起搏器者禁用；②心源性休克与过敏者禁用；③肝、肾功能不全与严重心力衰竭者慎用。

【剂型与规格】片剂：50mg。

利多卡因 Lidocaine

详见第四十五章　麻醉药。

苯妥英钠 Phenytoin Sodium

详见第三十二章　抗癫痫药与抗惊厥药。

奎尼丁 Quinidine

普鲁卡因胺 Procainamide

丙吡胺 Disopyramide

奎尼丁、普鲁卡因胺和丙吡胺

二、β 受体拮抗剂

美托洛尔 Metoprolol

【又名】倍他乐克。

【医保分类】口服常释剂型、注射剂甲类，缓释控释剂型乙类。

【药动学】口服吸收>90%，生物利用度：40%~75%，食物可增加吸收。血药浓度达峰时间：1~2h。血浆蛋白结合率：约12%，可透过血脑屏障和胎盘。代谢：肝。排泄：尿（原型5%）。$t_{1/2}$：3~4h（快代谢型者）；7.55h（慢代谢型者）。

【作用和用途】美托洛尔为选择性 $β_1$ 受体拮抗剂，无内在拟交感活性，膜稳定作用弱。本品治疗心力衰竭机制如前所述，一方面上调心脏 β_1 受体，恢复其功能，另一方面抑制交感活性和 RAAS 的激活。其他作用及机制同普萘洛尔。

适用于：①慢性心力衰竭；②心律失常；③高血压；④心绞痛；⑤急性心肌梗死；⑥肥厚型心肌病；⑦甲状腺功能亢进。

【用法和用量】口服，①慢性心力衰竭：起初 6.25mg/ 次，2~3 次 /d，以后视临床情况每数日至一周增加 6.25~12.5mg/ 次，2~3 次 /d，最大剂量可用至 50~100mg/ 次，2 次 /d。最大剂量不应超过 300~400mg/d。在用药初期如症状、体征加重，应缓慢增量，甚至可略减用药剂量，增加 ACEI 或利尿药的用量。大部分患者继续坚持服药 1~2 周后就会好转。②高血压、心绞痛、心律失常、肥厚型心肌病、甲状腺功能亢进等：一般 25~50mg/ 次，2~3 次 /d；或 100mg/ 次，2 次 /d。③急性心肌梗死：先静脉注射本品 2.5~5mg/ 次（2min 内），1 次 /5min，共 3 次（10~15mg）。15min 后开始口服 25~50mg，1 次 /6~12h，共 24~48h，然后口服 50~100mg/ 次，2 次 /d。

【主要不良反应】中枢神经系统不良反应较多，以疲乏、眩晕、抑郁多见，其他有头痛、多梦、失眠等。偶见幻觉、气短、心动过缓、腹泻等。

【孕妇、哺乳期妇女用药安全性】孕妇禁用，哺乳期妇女慎用。

【剂型与规格】①片剂：25mg，50mg，100mg；②缓释片：25mg，50mg，100mg；③注射剂：2mg，5mg；④注射液：2mg，5mg。

普萘洛尔 Propranolol

【又名】心得安，萘心安，Inderal。

【医保分类】口服常释剂型甲类，缓释控释剂型、注射剂乙类。

【药动学】口服：吸收 90%，生物利用度：30%。血药浓度达峰时间：1~1.5h。血浆蛋白结合率：93%。代谢：肝。排泄：尿（<1% 原型药）。$t_{1/2}$：2~3h。

【作用和用途】抑制自律性，减慢心率，抑制异位节律，并减慢房室传导，从而对室上性心律失常有作用，对运动或情绪变动所致的室性心律失常亦有效。

用途：①对室上性心律失常疗效好，特别是对儿茶酚胺释放过多，如甲状腺功能亢进、情绪激动及嗜铬细胞瘤所致的窦性心动过速效果最好；②对心房纤颤和心房扑动单用可明显减慢心室率，与强心苷合用治疗心房颤动疗效更佳，少数患者可恢复窦性心律；③对强心苷中毒引起的室性心律失常也有效。

【超说明书适应证】美国 FDA 批准用于治疗≤1 岁儿童的血管瘤。

【用法和用量】①高血压：口服，初始剂量 10mg，3~4 次 /d，可单独使用或与利尿药合用。剂量应逐渐增加，日最大剂量 200mg。②心绞痛：开始时

5~10mg，3~4 次 /d；每 3 日可增加 10~20mg，可渐增至 200mg/d，分次服。③心律失常：10~30mg/d，3~4 次 /d。饭前、睡前服用。④心肌梗死：30~240mg/d，2~3 次 /d。⑤肥厚型心肌病：10~20mg/ 次，3~4 次 /d。按需要及耐受程度调整剂量。⑥嗜铬细胞瘤：10~20mg/ 次，3~4 次 /d。术前用 3d，一般应先用 α 受体拮抗剂，待药效稳定后加用普萘洛尔。

【主要不良反应】有头晕、血压下降、无力、失眠等。静脉注射时可发生呼吸抑制及支气管痉挛等反应。

【孕妇、哺乳期妇女用药安全性】孕妇禁用，哺乳期妇女慎用。

【禁忌和慎用】禁用于：①支气管哮喘；②心源性休克；③心脏传导阻滞（Ⅱ或Ⅲ度房室传导阻滞）；④重度或急性心力衰竭；⑤窦性心动过缓。

【注意事项】①如果出现下呼吸道感染并伴有呼吸困难和喘息，则应暂时停药并及时就医；②第一次摄入和每次剂量增加后，监测血压和心率；③用药过程进食或呕吐时，容易出现低血糖，低血糖可以表现为癫痫发作、昏睡或昏迷，如果出现低血糖上述症状，应及时补充含糖液体，并暂时停药。

【剂型与规格】①片剂：10mg；②缓释片：40mg，80mg；③注射液：5mg。

阿替洛尔 Atenolol

【又名】氨酰心安，阿坦洛尔。

【医保分类】口服常释剂型甲类。

【药动学】口服吸收 50%，食物减少生物利用度，血药浓度达峰时间：2~4h，作用维持时间：24h。排泄：尿（主要以原型）。$t_{1/2}$：6~7h。

【作用和用途】为长效、选择性 β_1 受体拮抗剂，对心脏的作用与普萘洛尔相似，其优点是对血管和支气管平滑肌的收缩作用较弱；能降低血浆肾素活性。

适用于：①高血压，尤其适用于心率较快的高血压患者，可与利尿药和血管扩张药合用；②心律失常，对窦性心动过速和阵发性室上性心动过速疗效较好，对室性期前收缩和室性心动过速也有效；③稳定型心绞痛，对兼患高血压或心律失常者更为适用；④急性心肌梗死早期用药可缩小梗死范围，减少合并心律失常和死亡率；⑤甲状腺功能亢进和嗜铬细胞瘤。

【用法和用量】①抗心律失常：开始口服 12.5~25mg/ 次，1 次 /d，2 周后增至 50mg 或 100mg/ 次，1 次 /d；②心绞痛：开始 12.5~25mg/ 次，1~2 次 /d，逐渐增至 150mg/d；③高血压：开始 25mg/ 次，1~2 次 /d，逐渐增至 200mg/d。

【孕妇、哺乳期妇女用药安全性】孕妇禁用，哺乳期妇女慎用。

【剂型与规格】①片剂：12.5mg，25mg，50mg，100mg；②注射液：5mg。

三、延长动作电位时程药

胺碘酮 Amiodarone

【又名】可达龙,乙胺碘呋酮,乙胺酮,安律平,Miodaron。

【医保分类】口服常释剂型、注射剂甲类。

【药动学】口服吸收缓慢且不规则(约 50%),血药浓度达峰时间:3~7h。但起效慢:需 4~5d,血药浓度达峰时间:5~7d,停药后作用持续 8~10d,偶可持续 4~6 周。静脉注射 5min 起效,停药可持续 20min 至 4h。代谢:肝。排泄:胆汁为主,尿排出 1%。$t_{1/2}$:13~30d。

【作用和用途】广谱抗心律失常药。主要作用是延长心房肌、心室肌、房室结和希 - 浦纤维的动作电位时程和有效不应期,这一作用比其他抗心律失常药强,有利于消除折返激动。用药时间延长,也可抑制窦房结自律性,减慢房室结和希 - 浦纤维传导速度,减慢心率。此外尚有直接扩张血管作用,可增加冠脉血流量,降低外周血管阻力,减轻心脏做功,减少心肌耗氧量。

适用于:①危及生命的阵发性室性心动过速和心室颤动;②其他药物无效的阵发性室上性心动过速、心房颤动和心房扑动;③心房颤动和心房扑动电转复律后的维持治疗;④利多卡因治疗无效的室性心动过速,及急诊控制心房颤动、心房扑动的心室率(静脉滴注)。

【用法和用量】①口服,开始 0.2g/ 次,3 次 /d,饭后服;1~2 周后改维持量 0.2g/ 次,1~2 次 /d 或 0.1g/ 次,3 次 /d;②静脉注射,3~5mg/kg,以 5% 葡萄糖注射液 20ml 稀释,缓慢推注(5min 以上),仅限病情紧急时使用;③静脉滴注,5mg/kg,以 5% 葡萄糖注射液 250ml 稀释,30min 内滴完。然后以 1~1.5mg/min 速度静脉滴注维持。每日总量 1.2g。

【主要不良反应】①胃肠道反应;②角膜和皮肤色素沉着,停药后自行消失;③因含碘,长期用药可影响甲状腺功能,引起甲状腺功能减退或亢进;④窦性心动过缓、窦房或房室传导阻滞,偶见尖端扭转型室性心动过速;⑤静脉推注可致低血压,甚至引起致命的心源性休克;⑥个别患者出现间质性肺炎或肺纤维化。

【孕妇、哺乳期妇女用药安全性】孕妇禁用,哺乳期妇女禁用。

【禁忌和慎用】①Ⅱ或Ⅲ度房室传导阻滞、甲状腺功能障碍、对碘过敏者禁用;②心动过缓、低血压者慎用;③未安装人工起搏器的窦性心动过缓、窦房传导阻滞、高度房室传导障碍的患者禁用,双或三分支传导阻滞(除非安永久人工起搏器)患者禁用;④甲状腺功能异常患者禁用;⑤循环衰竭、严重低血压患者禁用。

【注意事项】①与β受体拮抗剂合用，可致显著的心动过缓，故最好不要联合用药；②与维拉帕米合用，偶见心搏骤停；③与奎尼丁、地高辛、安普林定、丙吡胺、普鲁卡因胺、普罗帕酮合用，可使Q-T间期延长；④单胺氧化酶抑制剂可使本品代谢减慢，不宜合用；⑤优先采用静脉滴注，静脉推注禁用于低血压、严重呼吸衰竭、心肌病或心力衰竭的患者；⑥用药期间必须预防低血钾；⑦用药期间必须监测Q-T间期。

【剂型与规格】①片剂（胶囊）：0.1g，0.2g；②注射剂：0.15g。

四、钙通道阻滞剂

维拉帕米 Verapamil

【又名】异搏定，异搏停，Isoptin，Iproveratril。

【医保分类】口服常释剂型、注射剂甲类，缓释控释剂型乙类。

【药动学】口服吸收10%~30%。显效时间：1~2h，最大作用：3~4h，作用维持：6h。血浆蛋白结合率：90%。代谢：肝（80%）。排泄：尿、胆汁。$t_{1/2}$：6~12h。

【作用和用途】选择性地阻滞心肌细胞膜上的钙离子通道，使细胞内Ca^{2+}浓度下降，呈现以下作用：①降低窦房结自律性及异位节律；②减慢房室结传导，并延长其不应期，从而消除房室结折返，防止房扑、房颤引起的心室率加快；③抑制心肌收缩力，减少心肌耗氧量。

适用于：①室上性心律失常，包括预激综合征的阵发性室上性心动过速、室上性期前收缩，效果较好；②控制房扑、房颤心室率；③各种类型心绞痛；④轻至中度高血压，肥厚型心肌病。

【用法和用量】①口服，80~120mg/d，分3次服，宜小剂量开始，可增加到160mg/d，最大剂量480mg/d。2~4周为一个疗程。②静脉注射，5~10mg/次（0.1~0.15mg/kg），静脉注射5min以上，若无效，15~30min后可重复注射1次。控制症状后改用口服维持。

【主要不良反应】①约9%患者出现头痛、眩晕、潮红、肢体麻木感、恶心、呕吐等；②快速静脉注射或剂量过大或原有心肌病变患者可出现心动过缓，甚至窦性停搏、低血压、心源性休克、高度房室传导阻滞，故静脉推注时应同时观察心电图及血压，推注速度宜慢。

【孕妇、哺乳期妇女用药安全性】孕妇禁用，哺乳期妇女不宜使用或停止哺乳。

【禁忌和慎用】①对有束支或Ⅱ、Ⅲ度房室传导阻滞者，低血压，病态窦房结综合征，心源性休克患者禁用；②强心苷中毒传导阻滞者禁用；③心力衰竭者慎用。

【注意事项】忌与β受体拮抗剂合用。

【剂型与规格】①片剂：40mg；②缓释片（缓释胶囊）：120mg，180mg，240mg；③注射剂：5mg，10mg。

（葛晓群）

第十九章

抗心绞痛药

药物分类 ①硝酸酯类：如硝酸甘油，硝酸异山梨酯等；②β 受体拮抗剂：如普萘洛尔等；③钙通道阻滞剂与其他抗心绞痛药：如硝苯地平、曲美他嗪等；④植物提取药：如丹参酮ⅡA 等。

作用特点 本章药物抗心绞痛的共同作用环节是：①降低心肌耗氧量，恢复对氧的供需平衡；②改善缺血区供血，增加缺血区的血流灌注。

各类药物作用机制有所不同。硝酸甘油主要是通过：①扩张外周静脉和动脉血管，使血压下降，回心血量减少，心室容积缩小，室壁张力下降，从而降低心肌的耗氧量；②扩张冠状动脉，包括侧支血管，从而增加缺血区的血流；③使左心室舒张末期压力和室壁张力下降，有利于血液向缺血区流动。

钙通道阻滞剂如硝苯地平等，通过抑制 Ca^{2+} 内流，造成心肌细胞和血管平滑肌的少钙状态，从而抑制心肌的收缩，减少耗氧量；对各类冠状血管包括输送、侧支和阻力血管均具有舒张作用，尤其是处于痉挛状态的血管有显著的解痉效果，故而使冠脉流量增加，缺血区的血流供应增加，心肌缺血得到改善。这类药物呈现不同程度的降低血压作用，也有助于减轻心脏的负荷和耗氧量。

β 受体拮抗剂如普萘洛尔等，通过阻断心脏 β 受体，使心肌收缩力下降，心率减慢，血压下降，这些作用均可造成心肌耗氧量大大降低，超过了因心室容积增大所致耗氧量的增加；虽然该类药物可降低冠脉血流量，但降低的主要是非缺血区血流，缺血区血流反而有所增加，加之由于心率减慢，舒张时间延长，也有利于心内膜下缺血区血流的维持。

此外，硝酸甘油和钙通道阻滞剂对缺血心肌还有良好的保护作用。

至于植物提取药治疗冠心病具有多方面药理作用，不但扩张冠状血管，增加心肌供氧，还可减慢心率，降低心肌耗氧以及抗心律失常，有的还有降低血液黏稠度、降脂、抗血小板聚集、抗凝等效应。

用药原则

（1）应用抗心绞痛药的目的，一是预防心绞痛发作，二是缓解症状，防止心肌持续缺血造成心肌损伤。

（2）选药原则：①劳累性心绞痛应首选硝酸酯类（硝酸甘油舌下含化）

和 β 受体拮抗剂（普萘洛尔），后者推荐使用无内在拟交感活性的 β 受体拮抗剂。钙通道阻滞剂硝苯地平等则在前两类药物应用无效或因心动过缓不能用 β 受体拮抗剂时用。②变异型心绞痛：首选硝苯地平，但应注意给药与发作时间的关系。夜间、早晨是本症易发作时间，有必要在睡前服用。如睡前给药不能控制时，应增加给药 1 次（早晨），一般作用时间为 6~8h。硝酸酯类可选用硝酸甘油（或硝酸异山梨酯），由于作用时间短，睡前口服不能预防次晨的发作，多用于发作时舌下含服。③劳动兼安静时心绞痛：用钙通道阻滞剂硝苯地平有效，但 β 受体拮抗剂一般效果不理想。

注意事项 ①本章药物属于减轻症状及改善缺血的药物，对于心绞痛的治疗而言，应与预防心肌梗死和猝死的药物联合应用。后者如阿司匹林、氯吡格雷以及调节血脂的他汀类等药物。β 受体拮抗剂则兼具上述两方面作用。②硝酸酯类连续用 2~3 周后耐受性达到高峰，加大剂量也难奏效，应停药 10d 后方可恢复。故每天用药时应注意给予足够的无药间期，以减少耐受性的发生。③硝酸甘油与普萘洛尔二药联合应用，既可发挥协同治疗作用，又可互补缺点。例如硝酸甘油可反射性引起心率加快，被普萘洛尔对抗；而普萘洛尔增大心室容积可被硝酸甘油减少回心血量缩小心室容积而克服。④长期用 β 受体拮抗剂治疗心绞痛时，突然停药可使心绞痛加重，甚至诱发心肌梗死或突然死亡。故应逐渐减量，缓慢停药。

一、硝 酸 酯 类

硝酸甘油 Nitroglycerin

【又名】保欣宁，耐较咛，信舒，三硝酸甘油酯，Nitroglycerol。

【医保分类】口服常释剂型、注射剂甲类，舌下片剂、吸入剂乙类。

【药动学】吸入、皮肤、黏膜均可吸收 40%，生物利用度：8%，显效时间：2~5min（舌下）。血药浓度达峰时间：3~15min（舌下）。持续时间：10~30min（舌下）；3h（局部）；5h（口服）。代谢：肝。排泄：尿。$t_{1/2}$：0.5~1.8h。

【作用和用途】本品为速效、短效硝酸酯类抗心绞痛药，有直接扩张血管作用。在体内生成 NO，激活 cGMP，兴奋 cGMP- 依赖蛋白激酶，改变细胞内各种蛋白质磷酸化，使肌球蛋白去磷酸化。

适用于：①缓解心绞痛发作，作用迅速，疗效肯定，尤其对稳定型劳累性心绞痛的急性发作具有良好的治疗作用；②运动性心绞痛患者在活动之前含用本品可预防发作；③治疗急性心肌梗死，可降低左心室充盈压，减轻心肌梗死合并心力衰竭的肺淤血；④手术中控制血压；⑤慢性心力衰竭。

【用法和用量】①舌下含服：0.5~0.6mg/ 次，一般连用不超过 3 次，每次相隔 5min。②气雾剂：0.4mg/ 次，15min 内不超过 1.2mg。③皮肤贴片：5mg/ 次，1 次 /d，注意要定时揭去。④注射液：用 5% 葡萄糖注射液或 0.9% 氯化钠注射液稀释后静脉滴注，开始剂量为 5μg/min，最好用输液泵恒速输入。用于控制性降压或治疗心力衰竭，可每 3~5min 增加 5μg/min 以达满意疗效。如在 20μg/min 时无效，可以 10μg/min 递增，以后可以 20μg/min 递增。一旦有效则逐渐减量和延长给药间期。患者对本品的个体差异很大，静脉滴注无固定适合剂量，应根据个体的血压、心率和其他血流动力学参数来调整用量。

【主要不良反应】①头痛、头胀、面部潮红、灼热感、耳鸣、眩晕、心动过速等；②用药过量或敏感患者，全身血管扩张可引起直立性低血压，甚至晕厥；③长期连续使用会产生耐受性，需增加剂量与次数。

【孕妇、哺乳期妇女用药安全性】孕妇、哺乳期妇女慎用。

【禁忌和慎用】①青光眼、心肌梗死急性期、冠状动脉闭塞及血栓形成、脑出血、颅内压增高、贫血、虚脱状态特别是易发生晕厥特异质者禁用；②严重肝、肾功能不全者慎用。

【注意事项】①静脉滴注禁用于缩窄性心包炎、严重低血压或未纠正的血容量过低；②服药期间从卧位或坐位突然站起需谨慎，以免突发直立性低血压；③中度或过量饮酒时，本品可导致血压过低；④与抗高血压药或血管扩张药合用，可使硝酸甘油的直立性降压作用增强；⑤与三环类抗抑郁药合用，可加强后者的作用，引起低血压和抗胆碱效应。

【剂型与规格】①片剂：0.5mg；②贴片：25mg；③控释口颊片：1mg，2.5mg；④气雾剂：100mg；⑤注射液：1mg，2mg，5mg。

硝酸异山梨酯 Isosorbide Dinitrate

【又名】消心痛，异舒吉，二硝酸异山梨酯，硝异梨醇，Carvasin。

【医保分类】口服常释剂型、注射剂甲类，缓释控释剂型乙类。

【药动学】口服：口腔黏膜及胃肠道吸收 58%；显效时间：5~10min（舌下）；30min（口服）。持续时间：2~3h（舌下）；3~5h（口服）。缓释片 30min 起效，持续时间 12h。$t_{1/2}$：2.5~5h。

【作用和用途】速效、长效硝酸酯类，作用不如硝酸甘油强，但持续时间稍久。

用于：①治疗和预防心绞痛发作；②慢性心力衰竭。

【用法和用量】

（1）片剂或胶囊：①心绞痛发作时，舌下含化，5~10mg/ 次。一般在 1~2h 后改服维持量。常与普萘洛尔交替使用。②预防心绞痛：口服，5~10mg/ 次，2~3 次 /d。必要时 1 次可口服大剂量 10~30mg。缓释片或缓释胶囊 40~80mg/ 次，

2~3 次 /d。③治疗心力衰竭：口服，5~20mg/ 次，3~4 次 /d。

（2）注射剂：静脉滴注，一般有效剂量为 2~7mg/h，可根据患者的反应调整剂量。静脉滴注开始速度为 60μg/min，一般速度为 60~120μg/min，1 次 /d，10d 为一个疗程。

【主要不良反应】参见硝酸甘油。

【孕妇、哺乳期妇女用药安全性】孕妇禁用，哺乳期妇女慎用。

【注意事项】不宜突然停止用药，以避免反跳现象。

【剂型与规格】①片剂：5mg，10mg；②缓释片（缓释胶囊）：20mg，40mg，60mg；③注射剂：2.5mg，5mg，10mg，20mg，25mg。

单硝酸异山梨酯 Isosorbide Mononitrate

【又名】依姆多，索尼特，欣康，莫诺确特，伊索曼，艾司莫，再晟，长效心痛治。

【医保分类】口服常释剂型甲类，缓释控释剂型、注射剂乙类。

【药动学】口服吸收良好，无首过效应。生物利用度：100%。血药浓度达峰时间：1h。持续时间：6~8h。$t_{1/2}$：5h。

【作用和用途】作用与硝酸异山梨酯相同，但持续时间较长。疗效优于长效硝酸异山梨酯和长效硝酸甘油。

用于：①治疗和预防心绞痛急性发作与长期治疗冠心病；②治疗心肌梗死后和肺循环高压；③治疗慢性心力衰竭。

【用法和用量】①口服：20mg/ 次，2 次 /d，必要时增至 3 次 /d，饭后服，不宜嚼碎，需要时也可临睡前服用。缓释片或胶囊：40~60mg/ 次，1 次 /d。②静脉滴注：临用前加 0.9% 氯化钠注射液或 5% 葡萄糖注射液稀释后静脉滴注。药物剂量可根据患者的反应调整，一般有效剂量为 2~7mg/h。开始给药速度为 60μg/min，一般速度为 60~120μg/min，1 次 /d，10d 为一个疗程。③舌下喷雾：治疗心绞痛，2 喷 / 次（每喷含主药量 2.5mg）；预防，2 喷 / 次，3 次 /d。

【主要不良反应】治疗初期可能有血压下降。其余参见硝酸甘油。

【孕妇、哺乳期妇女用药安全性】孕妇、哺乳期妇女慎用。

【注意事项】低充盈压的急性心肌梗死患者，应避免收缩压低于 90mmHg。

【剂型与规格】①片剂（胶囊）：10mg，20mg；②缓释片（缓释胶囊）：30mg，40mg，50mg，60mg；③注射剂：10mg，20mg，25mg，50mg；④喷雾剂：90mg/5ml，180mg/10ml。

复方单硝酸异山梨酯缓释片：单硝酸异山梨酯 60mg，阿司匹林 75mg。

【医保限制】注射剂限无法口服硝酸酯类药物的患者。

二、β受体拮抗剂

普萘洛尔 Propranolol

详见第十八章 抗心律失常药。

三、钙通道阻滞剂与其他抗心绞痛药

地尔硫䓬 Diltiazem

【又名】合心爽，恬尔心，Anginyl，Dilzem，Tildiem。

【医保分类】口服常释剂型甲类，缓释控释剂型、注射剂乙类。

【药动学】吸收快而完全，首过效应为50%，转化为活性的去乙酰地尔硫䓬。显效时间：15min；达高峰时间：30min。代谢：肝60%。排泄：尿40%。$t_{1/2}$：4h。

【作用和用途】本品为钙通道阻滞剂，降低窦房结自律性及异位节律，减慢房室结传导，并延长其不应期，从而消除房室结折返，防止房扑、房颤引起的心室率加快。

对心脏和血管的作用介于维拉帕米和硝苯地平，抑制心肌收缩力和减慢心率的作用弱于维拉帕米，扩张冠状血管作用比硝苯地平弱。

用于：①心绞痛，常用于伴心房颤动和心房扑动的心绞痛患者；②轻、中度高血压；③室上性快速型心律失常。

【用法和用量】

（1）片剂或缓释胶囊：①片剂，30~60mg/次，3次/d；最大剂量为90mg/次，3次/d。②缓释胶囊，60mg/粒，60mg/次，2次/d；90mg/粒，90mg/次，1~2次/d；120mg/粒，120mg/次，1次/d。

（2）注射剂：①静脉注射，5~10mg/次。稀释成1%浓度，在3min内缓慢注射，15min可重复1次。②静脉滴注：5~15mg/（kg·min）。

【主要不良反应】头痛、头晕、食欲减退、胃肠道不适及心跳缓慢，必要时减量或停用。

【孕妇、哺乳期妇女用药安全性】孕妇禁用。

【禁忌和慎用】传导阻滞、病态窦房结综合征、心源性休克患者禁用。

【注意事项】本品可延长房室结不应期，除病态窦房结综合征外不明显延长窦房结恢复时间。罕见情况下此作用可异常减慢心率（特别在病态窦房结综合征患者）或致Ⅱ或Ⅲ度房室传导阻滞。

【药物相互作用】本品与β受体拮抗剂或洋地黄合用可导致对心脏传导

减缓的协同作用。

【剂型与规格】①片剂：30mg；②缓释胶囊：60mg，90mg，120mg，150mg，180mg，240mg；③注射剂：10mg，50mg。

维拉帕米 Verapamil

详见第十八章 抗心律失常药。

硝苯地平 Nifedipine

详见第十五章 抗高血压药。

曲美他嗪 Trimetazidine

【又名】万爽力，心康宁，三甲氧苄嗪。

【医保分类】口服常释剂型、缓释控释剂型乙类。

【药动学】口服吸收迅速，血药浓度达峰时间：2h。排泄：尿。$t_{1/2}$：6h。

【作用和用途】是一种哌嗪类衍生物，可促进心肌代谢及心肌能量的产生，增加冠脉血流储备，延迟运动诱发的缺血发生，显著降低心绞痛发作的频率。用于预防心绞痛发作。

【用法和用量】口服，20mg/ 次，3 次 /d。

【孕妇、哺乳期妇女用药安全性】孕妇慎用，哺乳期妇女不宜使用或停止哺乳。

【注意事项】①此药不作为心绞痛发作时的对症治疗用药，也不适用于对不稳定型心绞痛或心肌梗死的初始治疗；②此药不应用于入院前或入院后最初几天的治疗；③心绞痛发作时，对冠状动脉病况应重新评估，并考虑治疗的调整（药物治疗和可能的血运重建）。

【剂型与规格】片剂：20mg。

【医保限制】口服常释剂型、缓释控释剂型限稳定型心绞痛患者的二线治疗。

环磷腺苷 Adenosine Cyclophosphate

【又名】沃平，天安欣。

【医保分类】注射剂乙类。

【作用和用途】蛋白激酶致活剂，系核苷酸的衍生物，由腺苷三磷酸在腺苷酸环化酶催化下生成，在细胞内发挥激素调节生理功能和物质代谢作用，能改变细胞膜的功能，促使肌浆网内的钙离子进入肌纤维，从而增强心肌收缩，并可促进呼吸链氧化酶的活性，改善心肌缺氧，缓解冠心病症状及改善心电图。此外,对糖、脂肪代谢、核酸、蛋白质的合成调节等起着重要的作用。

用于心绞痛、心肌梗死、心肌炎及心源性休克。对改善风湿性心脏病的心悸、气急、胸闷等症状有一定作用。对急性白血病结合化疗可提高疗效,亦可用于急性白血病的诱导缓解。此外,对老年慢性支气管炎、各种肝炎和银屑病也有一定疗效。

【用法和用量】肌内注射或静脉注射,20mg/ 次,2 次 /d。静脉滴注,40mg 溶于 5% 葡萄糖注射液 250~500ml 中,1 次 /d。冠心病以 15d 为一个疗程,可连续应用 2~3 个疗程。

【主要不良反应】大剂量静脉注射(每分钟达 0.5mg/kg)时,可引起腹痛、头痛、肌痛、睾丸痛、背痛、四肢无力、恶心、手脚麻木、高热等。

【孕妇、哺乳期妇女用药安全性】孕妇禁用。

【剂型与规格】注射剂:20mg。

四、植物提取药

丹参酮ⅡA TanshinonⅡA

【医保分类】注射剂乙类。

【来源】本品为丹参中分离的丹参酮ⅡA 经磺化而得到的水溶性药物。

【作用和用途】具有钙通道阻滞作用。增加冠脉血流量,改善缺血区心肌的侧支循环及局部供血,改善缺氧心肌的代谢紊乱,提高心肌耐缺氧能力,抑制血小板聚集及抗血栓形成,缩小实验动物缺血心肌梗死面积,在一定剂量下亦能增强心肌收缩力。

用于冠心病、心绞痛、心肌梗死的辅助治疗。

【用法和用量】①肌内注射:40~80mg/ 次,1 次 /d;②静脉注射:40~80mg/ 次,用 25% 葡萄糖注射液 20ml 稀释;③静脉滴注:40~80mg/ 次,加于 5% 葡萄糖注射液 250~500ml 中静脉滴注。

【剂型与规格】注射液:10mg。

【医保限制】本品系 2022 年国家协议期内谈判药品,限明确冠心病稳定型心绞痛诊断的患者,支付不超过 14d。

葛根素 Puerarin

【又名】普乐林,普乐宁,普润,黄豆苷元,葛根黄素。

【医保分类】注射剂乙类。

【来源】是从豆科植物野葛中提取的异黄酮类物质。

【作用和用途】血管扩张药,有扩张冠状动脉和脑血管、降低心肌耗氧量、改善微循环和抗血小板聚集的作用。

可用于辅助治疗冠心病，心绞痛，心肌梗死，视网膜动静脉阻塞，突发性耳聋。

【用法和用量】①注射剂：静脉滴注，200~400mg/ 次，加入 5% 葡萄糖注射液 500ml，1 次 /d，10~20d 为一个疗程，可连续使用 2~3 个疗程。超过 65 岁的老年人连续使用总剂量不超过 5g。②片剂：口服，50mg/ 次，3 次 /d。

【主要不良反应】少数患者可出现皮疹、过敏性哮喘、过敏性休克、发热等过敏反应，极少数患者出现溶血反应。个别患者在用药开始时出现暂时性腹胀、恶心等消化道反应，继续用药自行消失。偶见急性血管内溶血、寒战、发热、黄疸、腰痛、尿色加深等。

【孕妇、哺乳期妇女用药安全性】孕妇、哺乳期妇女慎用。

【禁忌和慎用】严重肝、肾功能不全，心力衰竭及其他严重器质性疾病患者禁用。出血倾向者慎用。

【注意事项】①合并糖尿病患者，应用 0.9% 氯化钠注射液稀释本品后静脉滴注；②出现寒战、发热、黄疸、腰痛、尿色加深等症状者，需立即停药，及时治疗。

【剂型与规格】①注射剂：50mg，100mg，200mg/100ml，400mg/250ml；②片剂：25mg。

【医保限制】注射剂限视网膜动静脉阻塞或突发性耳聋患者，支付不超过 14d。

（葛晓群）

第二十章

慢性心力衰竭用药

药物分类 慢性心力衰竭用药可分为6类。①肾素-血管紧张素-醛固酮系统（RAAS）抑制药：包括ACEI，如卡托普利等；ARB，如缬沙坦等；醛固酮受体拮抗剂，如螺内酯；②β受体拮抗剂，如美托洛尔等；③利尿药，如呋塞米、氢氯噻嗪；④强心苷类药物，如地高辛等；⑤非苷类强心药，如米力农等；⑥血管扩张药，如硝普钠等。本章主要介绍前5类，血管扩张药参见第十五章、第二十一章。

作用特点 慢性心力衰竭发生发展的基本机制是心肌重构。其特征表现为心肌细胞肥大和凋亡及细胞外基质过度纤维化。当各种原因导致心肌损伤后，体内肾素-血管紧张素-醛固酮系统（RAAS）和交感神经系统兴奋性增高，多种内源性的神经内分泌和细胞因子被激活；这些神经内分泌系统的长期激活促进了心肌重构，加重了心肌损伤和心功能恶化，反过来又进一步激活神经内分泌和细胞因子等，形成恶性循环。因此，治疗心力衰竭的关键就是阻断神经内分泌的过度激活，阻断心肌重构。

在目前适用于治疗心力衰竭的药物中，凡是能够抑制RAAS，或抑制交感神经过度激活，或抑制心血管重构的药物，在心力衰竭最终事件的发生上都可产生有益的影响：如RAAS抑制药和β受体拮抗剂。ACEI通过抑制RAAS和提高缓激肽水平，协同扩张血管，降低交感神经活性，抑制心肌及血管重构，从而改善心功能。ARB通过阻断血管紧张素Ⅱ（AngⅡ）与AT_1（血管紧张素Ⅱ的Ⅰ型受体）的结合，从而阻断或改善因AT_1过度兴奋导致的诸多不良影响。螺内酯通过阻断醛固酮受体来拮抗心力衰竭时过多醛固酮引起的水钠潴留和促进心肌重构的不良作用。因此，患者应用上述药物后最大的益处是死亡率和因心力衰竭住院率的显著降低。β受体拮抗剂虽然应用初期有对心功能的明显抑制，但长期治疗后（>3个月）能够改善心功能，延缓和逆转心肌重构。这是由于该类药物能够拮抗过量儿茶酚胺对心脏的毒性和减少肾素分泌、抑制RAAS、防止高浓度AngⅡ对心脏损害的缘故。所以，心力衰竭患者也能从β受体拮抗剂的治疗中获益，还能使猝死率明显下降。

实践证明，正性肌力药物对心力衰竭最终事件并无有利影响，甚至有害。例如β受体激动剂多巴胺，磷酸二酯酶抑制剂米力农和氨力农，都可兴奋心脏使其收缩力增强，耗氧量增加，对近期血流动力学效应是肯定的，故长期口服或长期间歇静脉滴注米力农均可使心力衰竭患者死亡率显著增加。正性肌力药中唯一长期治疗不增加死亡率的药物是强心苷类。这是由于强心苷不仅能加强心肌收缩力，而且还能通过降低神经内分泌系统的活性起到一定治疗心力衰竭的作用。强心苷的作用特点是改善心力衰竭的临床症状效果好，特别是对重症患者。长期使用疗效肯定，在不影响生存率的情况下可降低因心力衰竭住院的危险。

利尿药，如袢利尿药和噻嗪类，它们通过抑制肾小管特定部位氯化钠的重吸收，遏制心力衰竭时的钠潴留，减少静脉回流和降低前负荷，从而减轻肺淤血，提高运动耐量。该类药物缓解症状作用最为迅速，数小时或数天内即见效，是唯一能充分控制心力衰竭患者液体潴留的药物。

血管扩张药可通过扩张静脉和动脉血管而降低心脏前后负荷。然而，目前尚没有证据支持应用于治疗心力衰竭患者。

用药原则 《中国心力衰竭诊断和治疗指南 2018》指出，慢性心力衰竭的治疗药物包括利尿药、ACEI、ARB、血管紧张素受体脑啡肽酶抑制剂（angiotensin receptor neprilysin inhibitor，ARNI）、β 受体拮抗剂、醛固酮受体拮抗剂和伊伐布雷定。为进一步改善症状、控制心率等，可再联用地高辛进行治疗。

心力衰竭的发生发展可分为四个阶段。阶段 A：为前心力衰竭阶段。指心脏结构或功能尚无异常，也无心力衰竭症状的心力衰竭高发危险阶段。这一阶段主要指高血压、冠心病、糖尿病、肥胖等。阶段 B：为前临床心力衰竭阶段。患者从无心力衰竭症状，但已发展成结构性心脏病，即无症状性心力衰竭。阶段 C：为临床心力衰竭阶段。患者已有基础的结构性心脏病，以往或目前有心力衰竭症状。这一阶段包括 NYHA 分级Ⅱ级、Ⅲ级和部分Ⅳ级心功能患者。阶段 D：为难治性终末期心力衰竭阶段。目前强调药物治疗应根据心力衰竭分期进行。

各阶段用药原则为：

阶段 A：目的是预防心力衰竭。①积极治疗高危人群原发病；②戒烟和纠正血脂异常，有规律地运动，限制饮酒，控制代谢综合征等；③有多重危险因素者可应用 ACEI，ARB 也可应用。

阶段 B：①包括所有阶段 A 的措施；②ACEI、β 受体拮抗剂可应用于左室射血分数（LVEF）低下的患者；③不能耐受 ACEI 的患者可应用 ARB。

阶段 C：①所有阶段 A 的措施；②常规应用利尿药、ACEI、β 受体拮抗剂；③为改善症状可加用地高辛；④醛固酮受体拮抗剂、ARB、硝酸酯类（Ⅱb 类，C 级）等可用于某些无禁忌证的患者。

阶段 D：①所有阶段 A、B、C 的措施；②静脉滴注正性肌力药以缓解症状。

注意事项 心力衰竭治疗除注意祛除诱发因素以及药物治疗外，还应注意调整生活方式、心理干预以及避免合用可能加重心力衰竭的药物。

（1）监测体重：每日测定体重是早期发现液体潴留的有效方法。若 3d 内体重突然增加 2kg 以上，可能存在隐性水肿。

（2）限钠：钠盐摄入量应控制在轻度患者 2~3g/d，中到重度者 <2g/d。应避免成品食物，因其含钠量较高。盐代用品需慎用，因富含钾盐，如与 ACEI 合用，可致高钾血症。

（3）限水：严重低钠血症（血钠 <130mmol/L）者，液体摄入量应 <2L/d。

（4）营养和饮食：宜低脂饮食，肥胖患者应减轻体重，需戒烟。

（5）心理和精神治疗：对有压抑、焦虑和孤独症者应给予心理疏导，因为它们可导致心力衰竭恶化。必要时可应用抗抑郁药。

（6）避免可以加重心力衰竭症状的药物：①NSAID 和 COX-2 抑制剂，可引起水钠潴留和肾功能恶化；②噻唑烷二酮类（格列酮类）降血糖药；③糖皮质激素；④Ⅰ类抗心律失常药；⑤大多数钙通道阻滞剂，如地尔硫䓬、维拉帕米、短效二氢吡啶类。

一、肾素 - 血管紧张素 - 醛固酮系统（RAAS）抑制药

血管紧张素Ⅰ转换酶抑制药

【作用和用途】 通过减少 AngⅡ生成和增加缓激肽的含量，使血管扩张，降低心脏后负荷；减少醛固酮分泌，减轻水钠潴留，降低心脏前负荷；由于减少组织中 AngⅡ和醛固酮的形成，因此能防止和逆转心肌与血管重构；加上降低交感神经活性，故可改善心功能。用药后心力衰竭症状缓解，运动耐量时间延长。对无症状性心力衰竭患者使用 ACEI 后可以较少发展为症状性心力衰竭；对症状性心力衰竭患者可以显著降低死亡率、因心力衰竭住院率和再梗死率。各种 ACEI 对症状改善和对心力衰竭的存活率没有明显差异。

应用 ACEI 的主要目的是减少死亡和住院率，虽然 ACEI 改善症状较慢，一般需数周至数个月，但即使症状改善不显著，它仍可减少疾病进展的危险性。因此 ACEI 被公认是治疗心力衰竭的基石和首选药物。适用于所有心力衰竭患者（各阶段），除非有禁忌证或不能耐受，ACEI 需终身应用。临床上一般与 β 受体拮抗剂合用，因二者有协同作用。

【用法和用量】 基本原则是从很小剂量开始，逐渐递增，直至达到目标

剂量，一般每隔1~2周剂量倍增1次。一旦调整到合适剂量应终身维持使用，突然撤除ACEI有可能导致临床状况恶化，应予避免。各种ACEI剂量见表20-1。

表20-1 治疗慢性心力衰竭的ACEI及其剂量

药物	起始剂量	目标剂量
卡托普利	6.25mg，t.i.d.	50mg，t.i.d.
依那普利	2.5mg，b.i.d.	10mg，b.i.d.
福辛普利	5mg/d	20~30mg/d
赖诺普利	5mg/d	20~30mg/d
培哚普利	2mg/d	4~8mg/d
雷米普利	2.5mg/d	10mg/d
贝那普利	2.5mg/d	10~20mg/d

【注意事项】①ACEI治疗早期可能出现一些不良反应，但一般不会影响长期应用；②不能因为未达到ACEI目标剂量而推迟β受体拮抗剂的使用；③对有液体潴留的患者需与利尿药合用，但不能合用保钾利尿药或钾盐，确需合用醛固酮受体拮抗剂时，ACEI应减量，并立即加用袢利尿药；④与阿司匹林合用并无相互不良作用，对冠心病患者利大于弊。

其他参见第十五章 抗高血压药。

血管紧张素Ⅱ受体阻滞药

【作用和用途】该类药物可阻断AngⅡ与AT_1（血管紧张素Ⅱ的Ⅰ型受体）的结合，从而阻断或改善因AT_1过度兴奋导致的诸多不良作用，如血管收缩、水钠潴留、组织增生、胶原沉积、促进细胞坏死和凋亡等。该类药物的作用特点是对非ACE（如糜酶）途径生成的AngⅡ也有阻断作用（ACEI则无）；另外，对缓激肽的代谢无影响，故一般不引起咳嗽，但也不能通过提高缓激肽浓度来发挥有利的作用。循证医学证据表明坎地沙坦、缬沙坦和氯沙坦可降低心力衰竭患者的病死率。

临床适应证与ACEI相同。可用于A阶段患者，以预防心力衰竭的发生；亦可用于B、C和D阶段患者。对于不能耐受ACEI者，可替代ACEI作为一线治疗。各种药物均可使用，以坎地沙坦、缬沙坦和氯沙坦临床证据较为明确。

【用法和用量】从小剂量开始，逐步增加到目标推荐剂量，见表20-2。

表 20-2 治疗慢性心力衰竭的 ARB 及其剂量

药物	起始剂量	目标剂量
坎地沙坦	4mg/d	32mg/d
缬沙坦	20~40mg/d	80~160mg, b.i.d.
氯沙坦	25mg/d	100~150mg/d
厄贝沙坦	75mg/d	300mg/d
替米沙坦	40mg/d	80mg/d
奥美沙坦	10mg/d	20~40mg/d

注意事项同 ACEI。其他参见第十五章 抗高血压药。

二、β 受体拮抗剂

β 受体拮抗剂是一种很强的负性肌力药，以往一直被禁用于心力衰竭的治疗。它之所以从心力衰竭的禁忌证转而成为心力衰竭常规治疗的一部分，就是因为走出了短期“药理学”治疗的误区，发挥了长期治疗的“生物学”效应，是生物学治疗的典型范例。

【作用和用途】交感神经系统和 RAAS 的激活是心力衰竭时最重要的神经内分泌变化。该类药物通过阻断心脏 β_1 受体，拮抗过量儿茶酚胺对心脏的毒性；同时减少肾素分泌，抑制 RAAS，防止高浓度 AngⅡ对心脏的损害，改善心肌重构。此外，慢性心力衰竭患者的心肌 β_1 受体下调且功能受损。β 受体拮抗剂可上调 β_1 受体，恢复其信号转导能力。该药治疗初期对心功能有明显抑制作用，左心室射血分数降低，但长期应用后却显示出独特的治疗效果：①改善心力衰竭症状，提高射血分数，并能显著降低猝死率；②较长期治疗（>3 个月）能改善心功能；治疗 4~12 个月能降低心室肌重量与容量，改善心室形状，提示心肌重构延缓或逆转。

用于：结构性心脏病，伴左心室射血分数下降的无症状心力衰竭患者。有症状或曾经有症状的心功能分类Ⅱ、Ⅲ级病情稳定者需终身使用，除非有禁忌证或不能耐受。目前常用的药物有美托洛尔、比索洛尔和卡维地洛，其疗效相似，均可使死亡率下降约 35%。

【用法和用量】剂量应个体化。从极小剂量开始，逐步增加剂量，至清晨静息心率为 55~60 次 /min，即为最大耐受量。

【禁忌和慎用】支气管痉挛性疾病、心动过缓（心率 <55 次 /min）、Ⅱ度及以上房室阻滞（除非已安装起搏器），均不能应用。

【注意事项】①应尽早开始应用 β 受体拮抗剂，不要等到其他疗法无效时才用,因患者可能在延迟用药期间死亡,而β受体拮抗剂如能早期应用,有可能防止死亡;②应告知患者:症状改善常在治疗2~3个月后才出现,即使症状不改善,亦能防止疾病的进展;不良反应常发生在治疗早期,但一般不妨碍长期用药;③一般应在利尿药和ACEI的基础上加用β受体拮抗剂。

卡维地洛 Carvedilol

【又名】金络,络德,卡维洛尔。

【医保分类】口服常释剂型乙类。

【药动学】口服易吸收,首过效应显著,生物利用度22%。药效维持24h。血浆蛋白结合率98%。代谢:肝。排泄:粪,尿16%。$t_{1/2}$:6~10h。

【作用和用途】非选择性β受体及α_1受体拮抗剂,阻断β受体作用较强,为普萘洛尔的3倍。无内在拟交感活性,具有膜稳定性。对心输出量及心率影响不大,极少产生水钠潴留。此外,本品还有抗氧化和心脏保护作用。卡维地洛不会使β_1受体密度上调,但同样对心力衰竭有效。

适用于:①慢性心力衰竭;②原发性高血压。

【用法和用量】口服。①心力衰竭:开始剂量3.125mg/次,2次/d,2周后患者如能耐受,可每周从小剂量成倍增加一次剂量,直至达到最大剂量25~50mg/次,2次/d;②原发性高血压:开始剂量12.5mg/次,1次/d,2d后可增至25mg/次,1次/d,2周后视病情可增至50mg/次,1次/d。

【孕妇、哺乳期妇女用药安全性】孕妇慎用,哺乳期妇女不宜使用或停止哺乳。

【注意事项】患者必须避免驾驶或危险操作。

【剂型与规格】片剂:6.25mg,12.5mg,25mg。

其他β受体拮抗剂见表20-3。

表20-3 其他β受体拮抗剂

药名和制剂	用法和用量
美托洛尔 Metoprolol ①片剂(胶囊):25mg,50mg,100mg;②缓释片:25mg,50mg,100mg;③注射剂:2mg,5mg	慢性心力衰竭:起初6.25mg/次,2~3次/d,以后视临床情况每数日至一周增加6.25~12.5mg/次,2~3次/d,最大剂量不应超过300~400mg/d
比索洛尔 Bisoprolol 片剂(胶囊):2.5mg,5mg,10mg	口服,开始剂量1.25mg/次,1次/d;渐增至目标剂量10mg,1次/d。剂量加倍时,间隔不少于2周

三、利　尿　药

常用药物：袢利尿药（呋塞米）、噻嗪类（氢氯噻嗪）利尿药和留钾利尿药。

【作用和用途】利尿药可降低心力衰竭患者颈静脉压，减轻肺淤血、腹水、外周水肿和体重，并改善心功能和运动耐量，是唯一能充分控制心力衰竭患者液体潴留的药物。因此利尿药是心力衰竭治疗的基础，为标准治疗中必不可少的组成部分。

对轻度心力衰竭，可单独应用噻嗪类利尿药；对中、重度心力衰竭或单独用噻嗪类疗效不佳者，可用袢利尿药或噻嗪类与留钾利尿药合用；对严重心力衰竭、慢性心力衰竭急性发作、急性肺水肿或全身水肿者，噻嗪类药物常无效，宜静脉注射呋塞米。

【注意事项】①利尿药适用于有液体潴留或曾经有过液体潴留的心力衰竭患者。阶段B患者因无液体潴留，不需应用利尿药。②利尿药必须最早应用。因利尿药缓解症状最迅速，而ACEI、β受体拮抗剂需数周或数个月。③利尿药应与ACEI和β受体拮抗剂联合应用。④袢利尿药应作为首选。噻嗪类仅适用于轻度液体潴留、伴高血压和肾功能正常的心力衰竭患者。⑤利尿药通常从小剂量开始（氢氯噻嗪12.5mg/d，呋塞米20mg/d），逐渐加量。氢氯噻嗪100mg/d已达最大剂量，呋塞米剂量不受限制。一旦病情控制即以最小有效量长期维持。在长期维持期间，仍应根据液体潴留情况随时调整剂量。每日体重的变化是最可靠的检测利尿药效果和调整利尿药剂量的指标。⑥长期服用利尿药应严密观察不良反应的出现，如电解质紊乱、症状性低血压以及肾功能不全，特别在服用剂量大和联合用药时。

利尿药详见第十五章　抗高血压药、第二十六章　泌尿系统疾病用药。

四、强心苷类药物

根据强心苷的作用时间可分为3类。①长效类：洋地黄毒苷；②中效类：常用地高辛；③短效类：去乙酰毛花苷和毒毛花苷K。这些强心苷的药理作用、用途、不良反应等都相似，仅作用强度及药动学方面有所差别。

【作用和用途】

（1）对心脏的作用：①加强心肌收缩力（正性肌力作用），强心苷类能选择性地、直接地加强心肌收缩力，使心动周期中收缩期缩短，舒张期相对延长，在增加心输出量的同时，并不增加心肌耗氧量，甚至使心肌耗氧量有所下降。这一作用是通过抑制心肌细胞Na^+-K^+-ATP酶，使胞内Ca^{2+}浓度增加所致。②减慢窦性频率（负性频率作用），这一方面是继发于心输出量增多后反射迷走兴奋的结果，另一方面是强心苷直接增加心肌对迷走神经的敏感性所致。③减慢传导速度（负性传导作用），治疗量所引起的传导减慢乃是上述心肌收缩力增强后的继发性作用。这一作用在心房纤颤和心房扑动的治疗中具有重要的意义。

（2）对神经和内分泌系统的作用：强心苷能兴奋迷走神经中枢，使抑制性传入冲动增加，从而对抗交感神经兴奋性。还能降低血浆肾素活性，减少AngⅡ和醛固酮含量，对心力衰竭时过度激活的RAAS有拮抗作用。

（3）利尿作用：这是心功能改善后肾血流量和肾小球滤过率的增加，以及直接抑制肾小管对钠的重吸收的结果。

适用于：①慢性心力衰竭；②心房纤颤和心房扑动；③阵发性室上性心动过速。

【主要不良反应】主要见于大剂量时，而心力衰竭治疗不需要大剂量。因此与传统观念相反，目前认为地高辛维持量疗法的不良反应较小、安全、耐受性良好。大剂量时出现的不良反应主要包括①心律失常：如期前收缩、折返性心律失常和传导阻滞，严重的出现室性心动过速，甚至室颤；②胃肠道症状：畏食、恶心和呕吐等；③神经精神症状：视觉异常、定向力障碍、昏睡及精神错乱。

【中毒防治】

（1）预防：警惕诱发中毒的各种因素，如低钾、高钙、低镁血症，老年人肾功能低下（对地高辛而言）、心肌缺氧等。出现下述中毒的先兆症状，及时停用强心苷及排钾利尿药：①出现一定次数的室性期前收缩、二联律；②室性心动过缓（低于60次/min）；③色视障碍等。

（2）治疗：轻度中毒者停药后症状可逐渐消失。对快速型心律失常者，可补充钾盐和镁盐。轻症者口服氯化钾溶液，1g/次，1次/4h。病情紧急，可将1g氯化钾溶于5%葡萄糖注射液250ml中作静脉滴注，时间不少于1h。补镁可口服门冬氨酸钾镁，10ml/次，3次/d，或静脉滴注20~30ml。也可选用苯妥英钠（以0.125~0.25g稀释于20ml注射用水中，于5~10min静脉注射完毕）。对室性心律失常的中毒者可静脉注射利多卡因1~2mg/kg，或以1mg/min的速度静脉滴注。对强心苷中毒的传导阻滞或窦性心动过缓，宜用阿托品0.5~1mg肌内注射或静脉注射。当地高辛严重中毒时（危及生命）可应用地高辛免疫片段（地高辛抗体）以解救。

地高辛 Digoxin

【又名】狄戈辛，狄高辛，Lanoxin。

【医保分类】口服常释剂型、注射剂、口服液体剂甲类。

【药动学】口服：吸收 75%，0.5~2h 起效，2~3h 达高峰，4~8h 获最大效应。血浆蛋白结合率：25%。代谢：肝转化较少，约 7% 进入肝肠循环。排泄：尿（原型 85%）。$t_{1/2}$：36h（肾功能正常）。

【作用和用途】轻、中度心力衰竭患者应用地高辛后能改善症状和心功能，提高生活质量和运动耐量，重症患者长期使用亦能获益。但它不能明显降低心力衰竭患者的死亡率，因而不主张早期应用。心功能分类Ⅰ级者不宜使用。

适用于：①应用 ACEI（或 ARB）、β 受体拮抗剂和利尿药治疗，而仍持续有症状的心力衰竭患者；②重症患者可将地高辛与 ACEI（或 ARB）、β 受体拮抗剂和利尿药同时应用；③伴快速心室率的房颤和房扑患者。

【用法和用量】治疗心力衰竭目前多采用维持量疗法，即开始使用维持量，并一直维持下去。地高辛的维持量为 0.125~0.25mg/d。70 岁以上或肾功能减退者剂量减半。控制房颤和房扑的心室率可采用较大剂量 0.375~0.5mg/d。

【主要不良反应】常见室性期前收缩、食欲减退、恶心、呕吐、腹痛、无力、软弱，少见反应包括视物模糊或色视症如黄视、绿视，以及中毒症状。

【孕妇、哺乳期妇女用药安全性】孕妇、哺乳期妇女禁用。

【禁忌和慎用】①伴窦房传导阻滞、Ⅱ度或高度房室传导阻滞患者应禁用；②急性心肌梗死（AMI）后患者，特别是有进行性心肌缺血者，应慎用或不用地高辛。

【注意事项】①监测血药浓度，剂量实现个体化；②注射液为 70% 乙醇溶液，静脉注射时勿漏出血管外，以免对局部刺激；③用药期间应注意随访检查心电图、血压、心率及心律、心功能、血电解质（尤其钾、钙和镁）。

【药物相互作用】①卡托普利、维拉帕米、地尔硫䓬、胺碘酮、克拉霉素、红霉素等与地高辛合用时，可使地高辛血药浓度增加；②螺内酯可延长本品的半衰期。

【剂型与规格】①片剂：0.25mg；②注射液：0.5mg；③口服液：2.5mg/50ml。

同类药

甲地高辛 Metildigoxin

【又名】β- 甲基地高辛，Methyldigoxin。

【药动学】本品为地高辛的甲基衍生物，脂溶性高于地高辛。口服吸收迅速、完全且规则，吸收率达 91%~95%。服后 30~40min 血药浓度达峰值，1h 最大效应，约 6d 作用完全消失。

【作用和用途】与地高辛相似。其特点为口服吸收良好，起效快，作用较强，安全性较高。疗效优于地高辛，对不能耐受地高辛者改用本品常可耐受。

【用法和用量】维持量 0.1mg/次，2~3次/d。

【剂型与规格】片剂：0.1mg。

去乙酰毛花苷 Deslanoside

【又名】西地兰，去乙酰毛花苷丙，Cedilanid D。

【医保分类】注射剂甲类。

【药动学】静脉注射后约10min出现作用，1~2h作用达高峰。血浆蛋白结合率：25%。代谢：在体内转变成地高辛；每日约20%失活。排泄：尿，3~6d完全消失。$t_{1/2}$：33~36h。

【作用和用途】适用于：①急性心功能不全或慢性心功能不全急性加重的患者。②控制房颤、房扑患者的心室率。凡患者在2周内未服用过洋地黄毒苷或在1周内未曾用过地高辛病情较急者，可选用本品静脉注射。

【用法和用量】

（1）成人：静脉注射，首剂0.4mg以5%葡萄糖注射液20ml稀释后，缓慢静脉注射（时间不少于5min），经4~6h可再注射0.2~0.4mg。总量1.2~1.6mg，达到疗效后，口服地高辛以维持疗效。

（2）小儿：静脉注射，2岁以下，0.02mg/kg；2岁以上，0.025mg/kg；在获全效后，口服地高辛维持。

【孕妇、哺乳期妇女用药安全性】孕妇禁用，哺乳期妇女慎用。

【禁忌和慎用】急性心肌炎、心肌梗死患者禁用。余参阅地高辛。

【剂型与规格】注射液：0.2mg，0.4mg。

五、非苷类强心药

非苷类强心药包括2类：①β受体激动剂，主要选择性激动心肌β受体，并较少增加心肌耗氧量，如多巴胺、多巴酚丁胺；②磷酸二酯酶抑制药，能使细胞内cAMP含量增加，因而能兴奋心肌，如氨茶碱、氨力农、米力农等。

氨力农 Amrinone

【又名】安诺可，氨利酮，氨吡酮。

【药动学】口服后自胃肠道吸收，吸收良好且迅速，生物利用度：93%，服后1h达血药有效浓度，血药浓度达峰时间：1~3h，$t_{1/2}$：4~6h。

【作用和用途】加强心肌收缩力，使心排血量增加；加快房室结传导；直接松弛血管平滑肌，降低外周阻力，改善心功能。限用于其他药物无效的心力衰竭。

【用法和用量】静脉注射，每次 0.5~0.75mg/kg，以 0.9% 氯化钠稀释缓慢注射（不少于 2~3min），30min 后可重复 1 次，以后静脉滴注维持，每分钟 5~10μg/kg，24h 最大量不超过 10mg/kg。

【主要不良反应】不良反应较轻，对心脏毒性较强心苷类小，偶见胃肠道反应，如恶心、呕吐、腹痛、畏食等。

【孕妇、哺乳期妇女用药安全性】孕妇禁用，哺乳期妇女慎用。

【禁忌和慎用】①本品注射液不能用葡萄糖注射液稀释；②治疗期间应作血小板计数；③呋塞米不能在滴注本品的管道中给药。

【剂型与规格】注射剂：50mg，100mg。

米力农 Milrinone

【又名】伊克维，鲁南力康，米利酮。

【医保分类】注射剂乙类。

【药动学】口服 30min 起效，血药浓度达峰时间：1~3h，作用维持 4~8h。心力衰竭患者生物利用率：76%。$t_{1/2}$：1h，心力衰竭患者则延长达 2h 以上。米力农近 80%~85% 以原型经肾排出，故肾功能受损时半衰期延长，用量应适当减少。

【作用和用途】作用与氨力农相似，但较强，且耐受性较好，血小板减少的不良反应较少发生。用于阶段 D 难治性终末期心力衰竭患者。

【用法和用量】静脉注射负荷量 40~50μg/kg，然后以 0.375~0.75μg/（kg·min）静脉滴注维持，每天最大剂量不超过 1.13mg/kg。

【主要不良反应】头痛、心动过速、低血压及心肌缺血加剧等。室性心律失常亦有发生。长期用药常致液体潴留，偶见腹泻。长期正性肌力刺激，能使心肌遭受损害。

【孕妇、哺乳期妇女用药安全性】孕妇、哺乳期妇女慎用。

【剂型与规格】注射剂：5mg，10mg，20mg。

左西孟旦 Levosimendan

【又名】海合天欣。

【医保分类】注射剂乙类。

【药动学】血浆蛋白结合率：97%~98%。代谢：肝。排泄：尿 54%，粪便 44%，95% 以上药物在 1 周内排泄。$t_{1/2}$：1h。轻度肝功能异常、肾功能异常患者，代谢不受影响。

【作用和用途】 本品是钙增敏剂，以钙离子浓度依赖的方式与心肌肌钙蛋白C结合而产生正性肌力作用，增强心肌收缩力，但并不影响心室舒张；同时本品可通过使ATP敏感的K通道（KATP）开放而产生血管舒张作用，使得冠状动脉阻力血管和静脉容量血管舒张，从而改善冠脉的血流供应，并可抑制磷酸二酯酶Ⅲ。在心力衰竭患者中，左西孟旦的正性肌力和扩血管作用可以使心肌收缩力增强，降低前后负荷，而不影响其舒张功能。

适用于传统治疗（利尿药、ACEI和洋地黄类）疗效不佳，并且需要增加心肌收缩力的急性失代偿性心力衰竭（ADHF）的短期治疗。

【用法和用量】 治疗的初始负荷剂量为6~12μg/kg，时间应大于10min，然后应持续滴注0.1μg/（kg·min）。

【主要不良反应】 最常见头痛、低血压和室性心动过速，发生率超过10%；低钾血症、期前收缩、心力衰竭、心肌缺血、血红蛋白减少发生率为1%~10%。

【孕妇、哺乳期妇女用药安全性】 孕妇禁用；哺乳期妇女在滴注左西孟旦后14d内不可进行授乳。

【禁忌和慎用】 ①显著影响心室充盈和/或射血功能的机械性阻塞性疾病患者禁用；②严重肝功能损伤、肾功能操作损伤（肌酐清除率<30ml/min）患者禁用；③严重低血压和心动过速患者禁用；④有尖端扭转型室性心动过速（TdP）病史的患者禁用；⑤18岁以下青少年禁用；⑥慎用于轻到中度肾或肝功能损伤、贫血所致的缺血性心血管病、低血压、窦性心动过速、房颤、冠脉缺血或长Q-T间期综合征的患者。

【注意事项】 ①密闭、遮光、低温（2~8℃）保存，不可冷冻结冰。②稀释后的左西孟旦输液单独滴注。③对处于急性失代偿期的严重慢性心力衰竭患者，持续给药时间通常为24h。在左西孟旦停药后，未发现有耐药和反弹现象。血流动力学效应至少可持续24h，停药后，此效应可能持续9d。④对于同时应用血管扩张药和/或正性肌力药物的患者，治疗初期的推荐负荷剂量为6μg/kg。较高的负荷剂量会产生较强的血流动力学效应，并可能导致不良反应发生率短暂升高。⑤在负荷剂量给药时以及持续给药开始30~60min内，密切观察患者的反应，如反应过度（低血压、心动过速），应将滴注速率减至0.05μg/（kg·min）或停止给药。⑥如初始剂量耐受性好且需要增强血流动力学效应，则滴注速率可增至0.2μg/（kg·min）。

【剂型与规格】 注射剂：12.5mg。

【医保限制】 注射剂限规范治疗效果不佳的急性失代偿性心力衰竭短期治疗。

其他非苷类强心药见表20-4。

表 20-4　其他非苷类强心药

药名和制剂	作用和用途	用法和用量	备注
多巴胺 Dopamine 注射液：20mg	扩张内脏血管，增加肾血流量；排钠利尿；兴奋心脏，增加心排血量。用于各种休克、急性心力衰竭、利尿药抵抗及阶段 D 难治性终末期心力衰竭患者	静脉滴注，20mg 加入 5% 葡萄糖 250ml 中，以 75~100μg/min 速度静脉滴注，最大剂量为 500μg/min	用于休克时应小剂量，并补足血容量
多巴酚丁胺 Dobutamine 注射剂：20mg，125mg，250mg	选择性兴奋心脏 β_1 受体，增强心肌收缩力，增加心排血量。用于对强心苷反应不佳的严重慢性心力衰竭	静脉滴注，本品加入 5% 葡萄糖中稀释后，以 2.5~10μg/（kg·min）速度，最大滴速不超过 10μg/（kg·min）	不能稀释在碱性溶液中。血压明显下降者不宜使用。低血容量时需先补足血容量

（葛晓群）

第二十一章

抗休克血管活性药

药物分类 本章药物依其作用机制不同，可分成以下两大类：

（1）血管收缩药（vasoconstrictors）：以拟肾上腺素类药为主，有去甲肾上腺素、肾上腺素、间羟胺、多巴胺等。

（2）血管扩张药（vasodilators）：可分为 3 小类。①β 受体激动剂，如异丙肾上腺素；②α 受体拮抗剂，如酚妥拉明；③直接解除微血管痉挛与扩张血管药，如山莨菪碱、阿托品及硝普钠等。

作用特点 血容量、血管阻力和血压是影响人体组织器官血液灌注的三大要素。休克（shock）是指在各种强烈因素作用下，引起有效循环血量急剧减少，导致以机体组织血流灌注不足为特征的循环衰竭状态。在此状态下，血流不足以提供细胞的营养需求和代谢物的有效清除，导致细胞功能障碍甚至死亡。根据病因及临床表现的不同，休克可分为不同的类型。按照病因，休克可以分为：①感染性休克；②低血容量（失血、失液）性休克；③心源性休克；④过敏性休克；⑤神经源性休克等。按照临床表现，休克可以分为：①暖休克，也称高排低阻型休克或高动力型休克（hyperdynamic shock），可有意识改变、尿量减少或代谢性酸中毒，但四肢温暖、心率快、脉搏有力、血压降低；②冷休克，也称低排高阻型休克或低动力型休克（hypodynamic shock），除意识改变、尿量减少外，还表现为皮肤黏膜苍白或花斑纹、四肢凉、脉搏细数而弱。休克是危重综合征，临床进展较快，抢救措施应积极而及时。

病因治疗是抢救各类休克的根本措施，而用血管活性药调整血管阻力，在休克治疗中也占有十分重要的地位。血管活性药的选用适应证，使用的剂量、方法等与其效果有很重要的关系，应根据药物作用特点及休克类型，有针对性地使用。

血管收缩药习称升压药，以激动 α 受体为其主要作用，其中去甲肾上腺素、间羟胺、美芬丁胺等兼有轻微的 β_1 受体激动作用。去甲肾上腺素作用强烈而短暂，间羟胺作用缓和而持久。长时间大剂量应用血管收缩药，由于减少组织器官微循环灌流量，会导致器官缺氧，尤以肾血流量减少引起少尿、无尿和肾实质损伤。

血管扩张药种类较多，因作用靶点不同而各具特点。β 受体激动剂中，异丙肾上腺素扩张血管、激动心脏，可使心率加快。α 受体拮抗剂酚妥拉明等可阻断外周血管 α 受体而发挥扩血管作用，目前主要用于高血压领域，很少用于抗休克治疗。山莨菪碱、硝普钠等直接作用于微血管。

用药原则

（1）应在病因治疗、液体复苏、纠正酸中毒等基础上使用血管活性药。

（2）应结合休克类型及其临床表现，个体化地选用血管活性药。一般情况下，血管收缩药用于小动脉扩张的低阻型休克（暖休克），如过敏性休克、神经源性休克及某些感染性休克，也可用于已使用相当量的血管扩张药，并配合补充血容量、纠正酸血症、液体复苏等综合措施后，休克症状仍无好转或反趋恶化等情况。血管扩张药则主要用于低排高阻型休克（冷休克），如低血容量性休克、心源性休克及某些感染性休克；也用于血压低或正常而尿少，经补液后尿量未增加及疑有或已有肺水肿等情况。

（3）在休克早期，血容量尚未能补足之前可试用小剂量血管收缩药，如用药后血压回升、脉压增大、尿量增多、四肢末端转暖且红润，可继续使用，以稳定血压，确保血流灌注；如果效果相反，则要停用或加用扩张血管药。

（4）在休克中、晚期，临床表现比较复杂。此时，既要解除血管痉挛，改善微循环灌注，又要维持重要器官的最低灌注水平，单用血管收缩药或单用血管扩张药均不能收到满意效果，必须采取联合用药的方法，以提高疗效。如去甲肾上腺素 0.1~0.5μg/（kg · min）和硝普钠 1.0~10μg/（kg · min）联合使用，可增加心排血指数 30%，减少外周阻力 45%，使收缩压提高到 80mmHg 以上。目前临床常用的联合用药方式有：①多巴胺（或多巴酚丁胺）+ 硝普钠；②去甲肾上腺素 + 硝普钠；③去甲肾上腺素 + 山莨菪碱；④多巴胺（或多巴酚丁胺）+ 山莨菪碱；⑤多巴胺 + 间羟胺。这些联合是否适合当时患者的情况，要根据治疗效果而决定选用或弃用。

注意事项　①抗休克治疗的目的在于改善全身血流灌注，恢复和维持患者的正常代谢和器官功能。因此，抢救措施包括血管活性药的应用要及时、恰当，争取在短时间（1~4h）内改善微循环障碍，避免不可逆的脏器损害。②休克的病因治疗和液体复苏都是抢救患者的关键措施，也是使用血管活性药的前提条件。③应用血管收缩药时，宜将收缩压维持在 90~100mmHg（原无高血压者），不宜过高；脉压维持在 20~30mmHg 以上。若疗效不明显，血压不升高，也不要急于增加药物浓度与滴注速度（滴速为 20~40 滴 /min），应全面分析患者情况，如水和电解质平衡与否，酸中毒是否得到纠正，血容量有否补足等，找出原因，采取相应措施。④如果选用某药后疗效不佳，应及时改换药物，此时有可能血压上升。联合用药亦广泛应用。⑤本类药物大部分易被氧化而变色，因此应避光保存。如已变红色则不能再供药用。与碱性药物如碳酸氢钠、青霉素钠、氨茶碱等注射液配伍均可使其减效或失活，因此不宜混合作静脉滴注。

一、血管收缩药——拟肾上腺素药

（一）α、β 受体激动剂

肾上腺素 Epinephrine

【又名】副肾素，Adrenaline。

【医保分类】注射剂甲类。

【药动学】口服无效。皮下注射 6~15min 起效，作用维持 1~2h；肌内注射吸收快而完全，作用维持 80min 左右；静脉滴注后 10~15min 可达到药动学稳态。可透过胎盘，不易透过血脑屏障。代谢：肝。排泄：尿（代谢产物）。$t_{1/2}$<5min。

【作用和用途】本品对 α 和 β 受体均有强大的兴奋作用，可增强心肌收缩力，加快心率，使心排出量增加；升高收缩压，对舒张压的影响与剂量有关。此外，能松弛平滑肌（胃肠、支气管），升高血糖。

适用于：①因支气管痉挛所致的严重呼吸困难；②缓解药物等引起的过敏性休克；③延长浸润麻醉用药的作用时间；④抢救各种原因引起的心搏骤停；⑤过敏反应的急救治疗，治疗荨麻疹、花粉症、血清反应及神经性血管水肿等；⑥局部给药，制止鼻黏膜及牙龈出血；⑦对液体复苏无效的低血压或休克。

【用法和用量】视疾病的不同，用法和用量各异。①过敏性休克：成人皮下或肌内注射初量为 0.5mg；必要时可每隔 5~15min 重复给药一次，用量可逐渐增加至 1mg/ 次。静脉注射剂量为 0.1~0.5mg，用 0.9% 氯化钠稀释至 10ml 后缓慢注射。小儿每次 0.02~0.03mg/kg。②心搏骤停：常用剂量为 0.25~0.5mg，可增至 1mg，稀释后缓慢静脉注射；间隔 3~5min 重复用药。对电击伤患者，在使用电除颤器或利多卡因的同时也可使用。③急性支气管哮喘：成人皮下注射 0.25~0.5mg，必要时 0.5~1h 可重复注射；小儿 0.01mg/kg。气雾吸入：每次雾化相当于 160μg 或 200μg 的游离盐基。④制止鼻黏膜出血和牙龈出血：一般将浸有 0.1% 肾上腺素溶液的纱布填塞出血处。但有继发性血管扩张作用，可能再出血。

皮下、心室内注射极量：1mg/ 次。

小儿常用量：①抗支气管痉挛，皮下注射，0.01mg/kg 或 0.3mg/m^2，最大剂量 0.5mg/ 次，必要时每隔 15min 重复给药 1 次，共 2 次，以后 1 次 /4h。②用于心搏骤停，心内或静脉注射 0.005~0.01mg/kg，或 0.15~0.3mg/m^2。

【主要不良反应】①主要有心悸、心前区不适、震颤、不安、头晕、头痛、失眠；②过量或静脉注射太快，可致血压急剧升高甚至发生脑出血，亦可引起心律失常（心室纤颤）。

【孕妇、哺乳期妇女用药安全性】孕妇禁用，哺乳期妇女慎用。

【禁忌和慎用】①高血压、器质性心脏病、冠心病、心源性哮喘、糖尿病、甲状腺功能亢进、洋地黄中毒、外伤性及出血性休克等患者禁用；②器质性心脏病除外的心血管疾病、精神神经系统疾病、青光眼、嗜铬细胞瘤等患者慎用，儿童、老年人等慎用。

【注意事项】①用于抗过敏性休克时，须补充血容量；用于与感染性休克相关的低血压前应尽可能充分地纠正血容量，作为急救措施时，因必须维持主动脉血压以防止脑部或冠状动脉局部缺血，可在血容量恢复前或恢复过程中使用。②皮下注射误入血管时，可引起血压骤升，甚至诱发脑出血。③不宜用于手指、脚趾等局麻，以免肢端组织供血不足而致坏死。④如静脉滴注部位出现皮肤发白，应考虑改变滴注部位。⑤严格掌握用药剂量。静脉滴注过程中，调整剂量的同时应监测生命体征，推荐进行有创动脉压监测和中心静脉压监测。⑥本品应避光冷藏，溶液变成棕色或发生沉淀时，即不可再用。

【剂型与规格】注射液：0.5mg，1mg。

多巴胺 Dopamine

【医保分类】注射剂甲类。

【药动学】口服无效。显效时间：2~4min（静脉注射）。作用持续时间<10min（静脉注射）。静脉滴注后体内分布广泛，不易透过血脑屏障。代谢：肝。25% 代谢为去甲肾上腺素。排泄：尿。$t_{1/2}$：约 2min。

【作用和用途】主要激动 α、β 受体和外周多巴胺受体，并促进神经末梢释放去甲肾上腺素。作用与剂量或浓度有关：①小剂量时，主要作用于多巴胺受体，扩张肾及肠系膜血管，使肾血流量及肾小球滤过率增加，尿量及钠排泄量增加；②中剂量，直接激动 β_1 受体，对心肌产生正性肌力作用；③大剂量时，主要激动血管 α 受体，导致外周血管阻力增加，由于心排血量和周围血管阻力均增加，致使收缩压和舒张压均增高。

主要用于各种休克，如感染中毒性休克、心源性休克和出血性休克等。对于补充血容量疗效不佳的休克，尤其是少尿及外周血管阻力正常或较低者较为适宜。本品尚可与利尿药合用治疗急性肾衰竭。也可用于洋地黄及利尿药无效的心功能不全。

【用法和用量】静脉滴注，取 20mg 多巴胺加于 5% 葡萄糖注射液 250ml

中，以20滴/min左右（75~100μg/min）的速度进行静脉滴注。根据血压调整滴速，最大剂量为50μg/（kg·min）。

【主要不良反应】①恶心、呕吐、心悸等；②过量可致心律失常（异位搏动、心动过速）；③长期静脉滴注可发生手足末端（手指、足趾）处坏死。

【孕妇、哺乳期妇女用药安全性】孕妇禁用，哺乳期妇女慎用。

【禁忌和慎用】①嗜铬细胞瘤、心动过速或心室颤动等患者禁用；②肢端循环不良、闭塞性血管病、心绞痛等患者慎用。

【注意事项】①使用前必须纠正低血容量和酸中毒；②静脉滴注时，若血压持续下降且剂量调整后仍无改善，应停药并改用作用更强的血管收缩药；③用药前后及用药过程中应监测血压、心电图、心排血量、尿量；④突然停药可发生严重低血压，故停药时应逐渐减量。

【剂型与规格】注射剂：5mg，10mg，20mg。

多巴酚丁胺 Dobutamine

【医保分类】注射剂甲类。

【药动学】口服无效。静脉注射后1~2min起效，10min左右达最大效应；静脉滴注在10~12min后血药浓度达到稳态。代谢：肝。排泄：尿。清除率：244L/h。$t_{1/2}$<3min。

【作用和用途】心脏选择性β_1受体激动剂，具有显著的正性肌力作用，β_2及α受体激动作用相对较弱。①可增强心肌收缩力，增加心输出量，使心排血量增加，尤其是对心排血量降低的患者具有剂量依赖性；②可降低外周血管阻力（后负荷减少），但收缩压和脉压通常保持不变，或仅因心排血量增加而有所增加；③心率增加不明显，故不易引起心律失常；④心肌收缩力增加，使冠状动脉血流量、心肌耗氧量增加；⑤由于心排血量增加，可使肾血流量和尿量增加；⑥能降低心室充盈压，促进房室结传导，本品的正性肌力作用是其用于休克治疗的药理学基础。

用于：①感染性休克或急性心肌梗死、肺梗死所致的心源性休克；②术后低血容量综合征。

【用法和用量】静脉滴注，以25mg多巴酚丁胺加于5%葡萄糖注射液250~500ml中；常用剂量范围为2.5~10μg/（kg·min），根据血压、心率和尿量调整滴速，最大滴速不超过20μg/（kg·min）。

【主要不良反应】恶心、头痛、呼吸加快、血压升高、心悸、心绞痛等，偶见血钾轻度降低。

【孕妇、哺乳期妇女用药安全性】孕妇、哺乳期妇女慎用。

【禁忌和慎用】①特发性肥厚性主动脉瓣下狭窄患者禁用；②房颤、室性心律失常、心肌梗死、高血压、严重机械性梗阻等患者慎用。

【注意事项】①如出现收缩压增高 10~20mmHg 以上或心率加快 10~15 次 /min 以上，说明剂量偏大，应减量或暂停给药；②剂量 >20μg/（kg·min），可使心率增加 10%，>40μg/（kg·min），可能会导致中毒；③连用 3d 后可因 β 受体下调而逐渐失效；④用药期间应监测血钾，定期或持续监测心电图、血压、心排血量；⑤本品不应稀释在碱性溶液中。

【剂型与规格】注射剂：20mg，25mg，100mg/100ml，125mg/250ml。

麻黄碱 Ephedrine

【又名】麻黄素，Ephedrinum。

【医保分类】注射剂甲类。

【药动学】口服、皮下、肌内注射等均较快吸收。显效时间：15~60min（口服），10~20min（肌内注射）。作用持续时间：3~5h（口服），0.5~1h（肌内注射或皮下）。可透过血脑屏障。排泄：原型随尿排出。可通过乳汁排泄。$t_{1/2}$ 与尿液酸碱性相关：尿 pH=5 时，$t_{1/2}$ 约 3h；尿 pH=6.3 时，$t_{1/2}$ 约 6h。

【作用和用途】通过促进儿茶酚胺类神经递质释放而间接发挥 α、β 受体激动作用。其特点是：①收缩血管、兴奋心脏，升高血压和松弛支气管平滑肌作用都较肾上腺素弱而持久；②中枢兴奋作用较肾上腺素显著，较苯丙胺弱；③连续使用可发生快速耐受性。

用于：①预防低血压，作为脊椎麻醉和硬脊膜外麻醉的辅助用药（皮下或肌内注射）；②缓解荨麻疹和血管神经性水肿等过敏反应；③缓解鼻黏膜充血肿胀引起的鼻塞（0.5% 滴鼻液）。

【用法和用量】①口服，15~30mg/ 次，45~90mg/d；②皮下或肌内注射，15~30mg/ 次，45~50mg/d。

口服、皮下或肌内注射的极量：60mg/ 次，150mg/d。

【主要不良反应】大剂量或长期使用可引起精神兴奋、震颤、焦虑、失眠、心痛、心悸、心动过速等。

【孕妇、哺乳期妇女用药安全性】孕妇、哺乳期妇女禁用。

【禁忌和慎用】①甲状腺功能亢进、高血压、动脉硬化、心绞痛、心动过速等患者禁用；②糖尿病、冠心病、闭角型青光眼、前列腺增生或尿道狭窄、有癫痫发作史等患者及儿童、老年人等慎用。

【注意事项】①不可与单胺氧化酶抑制剂合用；②肌内注射或静脉用药前必须纠正血容量不足；③尽量避免将本品作为支气管扩张药使用。

【剂型与规格】①片剂：15mg，25mg，30mg；②注射液：30mg，50mg。

美芬丁胺 Mephentermine

美芬丁胺

（二）α_1、α_2 受体激动剂

去甲肾上腺素 Norepinephrine

【又名】正肾素，去甲肾，NA。

【医保分类】注射剂甲类。

【药动学】静脉注射显效时间：10~30s。持续时间：停止输液后能维持1~2min。代谢：肝（主要）。排泄：尿（大部分为代谢产物）。

【作用和用途】强效 α 受体激动剂，同时也激动 β_1 受体。通过 α 受体激动作用，呈现强大的缩血管作用（比肾上腺素强 1.5 倍），以皮肤黏膜血管和肾小球最为明显。显著增加外周血管阻力，提高平均动脉压，增加冠脉血流量；而肾血流量则明显减少，可导致尿量减少。通过 β_1 受体激动作用，使心肌收缩力增强，心排血量增加。对心脏的兴奋作用比肾上腺素弱；在整体情况下，由于血压升高，反射性地使心率减慢，且因外周阻力增高，从而增加心脏射血阻力，故心排出量并不明显增加。

用途：①治疗急性心肌梗死、体外循环等引起的低血压；②对于血容量不足所致的休克、低血压或嗜铬细胞瘤切除术后的低血压，本品作为急救时补充血容量的辅助治疗（临床上常作为感染性休克的首选升压药）；③椎管内阻滞时的低血压及心跳骤停复苏后血压维持。

【用法和用量】

（1）静脉滴注：小剂量重酒石酸去甲肾上腺素 1~2mg（相当于去甲肾上腺素盐基 0.5~1mg，尽量不要超过 2mg），加于 100ml 输液中缓慢静脉滴注，速度为 10~15 滴 /min，提升血压达收缩压 >80mmHg、尿量 10~30ml/min、肢端变暖转红为临床掌握的简要指标。如果血压短时上升但尿量不增，特别是肢端冷而发绀加重，说明用药量过多或不适合使用本品，应迅速更换其他药物或增加血管扩张药，以对抗其过分的血管收缩作用。

（2）口服：本品 1~5mg 适当稀释后口服，可用于控制上消化道急性出血。

【主要不良反应】①头痛、心悸、寒战等；②应重视的反应包括静脉滴注时沿静脉径路皮肤发白，注射局部皮肤脱落、皮肤发绀、皮肤发红、严重眩晕，上述反应虽属少见，但后果严重。

【孕妇、哺乳期妇女用药安全性】孕妇禁用，哺乳期妇女慎用。

【禁忌和慎用】禁用于完全性房室传导阻滞、高血压、动脉硬化、继发于未纠正的低血容量性低血压的患者。

【注意事项】①静脉滴注时药液外漏可致局部组织坏死，可用0.5%~1%普鲁卡因或酚妥拉明（5mg溶于0.9%氯化钠作局部浸润）。②过量或滴注过久，可因强烈的血管收缩致生命器官血流减少，组织血供不足导致缺氧和酸中毒；此时外周血管阻力增高，回心血流量减少，心排血量减少，后果严重。例如，可致急性肾衰竭，故应注意尿量变化（尿量应保持在25ml/h以上）。③停药应逐渐减速减量，因突然停药常致血压剧降。

【剂型与规格】注射液：2mg，10mg。

间羟胺 Metaraminol

【又名】阿拉明，Aramine。

【医保分类】注射剂甲类。

【药动学】口服可吸收。显效时间：1~2min（静脉注射）、5~20min（皮下）、约10min（肌内注射）。持续时间：20min。代谢：肝。排泄：胆汁和尿（代谢物）。酸化尿液可增加尿中原型药排出量。

【作用和用途】作用于α受体，既有直接对肾上腺素受体的激动作用，也可通过被去甲肾上腺素能神经末梢摄取进入囊泡，促神经末梢释放去甲肾上腺素而发挥间接作用。主要作用是使血管收缩，升高血压，升压作用比去甲肾上腺素弱、缓慢而持久。由于反射作用而使心率减慢，略增加心肌收缩力；在休克患者可增加心排出量。对肾血管的收缩作用较去甲肾上腺素弱，较少出现肾衰竭；较少引起心律失常。

用于：①防治椎管内阻滞麻醉时发生的急性低血压；②出血、药物过敏、手术并发症、脑外伤或脑肿瘤合并休克等发生低血压时的辅助性对症治疗；③心源性休克或脓毒血症所致的低血压。

【用法和用量】①皮下或肌内注射，成人2~10mg/次，儿童0.1mg/kg；观察10min后根据情况重复用药；②静脉注射，用于重症休克初始用量0.5~5mg，血压回升后以4~6μg/（kg·min）速度静脉滴注并迅速调整剂量使维持理想血压；极量100mg/次（0.3~0.4mg/min）。儿童以0.004%的溶液（4μg/ml）静脉滴注维持理想血压。

【主要不良反应】大剂量用药可见头痛、头晕、心悸、震颤、胸部压迫感等，升压过快可致心律失常、肺水肿、心搏骤停。

【孕妇、哺乳期妇女用药安全性】孕妇禁用，哺乳期妇女慎用。

【禁忌和慎用】甲状腺功能亢进、高血压、冠心病、充血性心力衰竭、肝硬化、糖尿病及有疟疾病史者慎用。

【注意事项】①本品不能代替补充血容量，用药前应先纠正血容量不足；②短期内连续用药可致药效逐渐减弱（快速耐受性），与囊泡内 NA 数量减少有关，但不得突然停药，应逐渐减量，以免低血压反跳；③有蓄积作用，如用药后血压上升不明显，必须观察 10min 以上，才决定是否增加剂量，以免贸然增量致使血压上升过高；④用药前后及用药过程中应监测血压、心电图、肺动脉楔压、中央静脉压等。

【剂型与规格】注射液：10mg，50mg。

（三）α_1 受体激动剂

去氧肾上腺素 Phenylephrine

【又名】苯福林，新福林，苯肾上腺素。

【医保分类】注射剂乙类。

【药动学】不宜口服。显效时间：10~15min（皮下、肌内注射），静脉注射立即起效。持续时间：50~60min（皮下注射），30~120min（肌内注射），15~20min（静脉注射）。

【作用和用途】拟肾上腺素药，除直接作用于器官的 α_1 受体外，也可通过促进去甲肾上腺素的释放而发挥效应；收缩内脏、皮肤和肢体血管，血流减少，而冠脉血流增加，以致外周阻力增加，致使收缩压和舒张压均升高。此外，对心肌收缩力的作用很弱，心排血量可因外周阻力增加而下降。与去甲肾上腺素相比，本品效应较弱；与肾上腺素或麻黄碱相比，本品作用时间较长。

用于：①治疗休克（液体复苏无效伴心动过速的低血压，如感染性或过敏性休克）；②腰麻或全身麻醉时低血压；③控制阵发性室上性心动过速的发作。

【用法和用量】用于低血压、休克：①肌内注射，2~5mg/次，极量 30mg/次，150mg/d；再次给药间隔不短于 10~15min。②静脉注射（缓慢）：0.2mg，按需每隔 10~15min 可给药 1 次；极量 2.5mg/d。③静脉滴注（严重低血压）：5% 葡萄糖注射液或 0.9% 氯化钠注射液每 500ml 中加本品 10mg（1∶50 000 浓度）。开始时滴速为 100~180 滴/min，血压稳定后递减至 40~60 滴/min；必要时浓度可加倍，滴速则根据血压而调节。

用于阵发性室上性心动过速：初量静脉注射 0.5mg，20~30s 注入，以后用量递增，每次加药量不超过 0.1~0.2mg，1 次量以 1mg 为限（逾量异常心动过缓可用阿托品纠正）。

用于散瞳检查：2%~5% 溶液滴眼，用于眼底检查时起效快，维持时间短，不升高眼压。

【主要不良反应】少见，逾量可见持续头痛、头胀、呕吐、心率缓慢或手足麻刺痛等症状。

【孕妇、哺乳期妇女用药安全性】孕妇禁用。

【禁忌和慎用】①高血压、冠心病、甲状腺功能亢进、糖尿病、心肌梗死、闭角型青光眼、低体重儿童等患者禁用；②严重动脉粥样硬化、心动过缓、心脏传导阻滞、周围或肠系膜动脉血栓形成、支气管哮喘、前列腺增生、先天性直立性低血压等患者及老年人慎用。

【注意事项】①使用本品治疗休克或低血压时，需及早、足量补充血容量。②皮下注射可引起组织坏死或溃烂，静脉注射时应防止药液外渗引起组织缺血性坏死。如出现外渗，可将酚妥拉明 5~10mg 用氯化钠注射液 10~15ml 稀释后作局部浸润注射。

【剂型与规格】注射液：10mg。

甲氧明 Methoxamine

增压素 Angiotensinamide

苯赖加压素 Felypressin

甲氧明、增压素和苯赖加压素

二、血管扩张药

（一）β 受体激动剂

异丙肾上腺素 Isoprenaline

【又名】异丙肾，喘息定，治喘灵。

【医保分类】注射剂甲类。

【药动学】口服无效。显效时间：迅速（静脉注射）；舌下吸收不良且不规则，显效时间可能不同，有时可长达 30min。持续时间：静脉注射时低剂量 8min，大剂量可达 50min；舌下 1~2h。代谢：肝。排泄：尿，静脉注射 50% 为原型物。

【作用和用途】典型 β 受体激动剂，对 β_1 和 β_2 受体均有较强的激动作用。①作用于心脏 β_1 受体，使心肌收缩力增强，心率加快，传导加速，心排血量和心肌耗氧量增加。②激动 β_2 受体，使支气管平滑肌松弛，骨骼肌血管明显舒张，肾、肠系膜血管及冠状动脉亦不同程度舒张，血管总外周阻力降低。③促进糖原和脂肪分解，增加组织耗氧量。本品心血管作用的综合结果导致收缩压升高，舒张压降低，脉压变大。其扩张外周血管、减轻心脏（左心室为著）负荷等作用，可以纠正低血量和血管严重收缩的休克状态。

用于：①治疗心源性或感染性休克。②治疗心搏骤停、完全性房室传导阻滞、阿-斯综合征及充血性心力衰竭的辅助治疗。③治疗支气管哮喘急性发作及麻醉期间的支气管痉挛。因近来多种高选择性 β_2 受体激动剂的出现，本品在治疗哮喘方面已较少应用。

【用法和用量】①抗休克：1~2mg 加于 5% 葡萄糖注射液 250~500ml 中静脉滴注，初始以 15~30 滴 /min 的速度，以后根据血压调整滴速。如心率超过 120 次 /min 或出现心律失常，应减量或停药。②心脏传导阻滞（心率低于 40 次 /min）：10mg/ 次，舌下含服，1 次 /4~6h。必要时可用 0.2~0.4mg 加于 100ml 5% 葡萄糖注射液内静脉滴注。③心脏复苏：多与肾上腺素及去甲肾上腺素合用（“三联针”）；心室内注射 0.5~1mg。④缓解支气管哮喘：10~15mg/ 次，舌下含服，3 次 /d；或用 0.25% 气雾剂吸入。1~2 揿 / 次，2~4 次 /d，喷吸间隔时间不得少于 2h。极量：舌下，20mg/ 次，60mg/d；喷雾吸入 0.4mg/ 次，2.4mg/d。

【主要不良反应】①常见口咽发干、心悸；②少见头晕目眩、面部潮红、恶心、心率加快、震颤、多汗等；③舌下含服或吸入可使唾液或痰液变红，长期舌下给药可致牙齿损害。

【孕妇、哺乳期妇女用药安全性】孕妇禁用，哺乳期妇女慎用。

【禁忌和慎用】①心绞痛、心肌梗死、嗜铬细胞瘤、甲状腺功能亢进、快速型心律失常等患者禁用；②糖尿病、高血压、冠状动脉供血不足、洋地黄中毒引起的心动过速、惊厥等患者及老年人慎用。

【注意事项】①用于急性或突发情况时需评估心脏、呼吸及血流动力学状况，用药过程中应监测患者心电图、心率、呼吸频率、动脉压、中心静脉压等；②休克患者用药前须纠正其低血容量；③不可与肾上腺素同用，但可交替使用；④心率超过 100 次 /min 时，应减慢滴注速度或暂停滴注；⑤忌与碱性药物配伍。

【剂型与规格】①注射液：1mg；②片剂：10mg；③气雾剂：每瓶 200 揿，内含盐酸异丙肾上腺素 35mg，每揿含量约为 0.175mg。

（二）α 受体拮抗剂

酚妥拉明 Phentolamine

【又名】瑞支亭，利其丁。

【医保分类】注射剂甲类。

【作用和用途】短效 α 受体拮抗剂，对 α_1 和 α_2 的亲和力相同。静脉注射能使血管扩张，外周血管阻力降低，血压下降，肺动脉压下降尤为明显。血压下降而反射性兴奋心脏，加上该药可阻断去甲肾上腺素能神经末梢突触前膜 α_2 受体，促进去甲肾上腺素释放，致使心肌收缩力增强，心率加快及心排出量增加；有时可致心律失常。

在补足血容量的基础上，酚妥拉明能改善内脏组织血流灌注和解除微循环障碍。特别是本品能明显降低血管阻力，对肺水肿具有较好疗效。目前主张酚妥拉明和去甲肾上腺素合用以对抗去甲肾上腺素强大的 α_1 受体激动作用，使血管收缩作用不致过分剧烈，并保留对心脏 β_1 受体的激动作用，使心肌收缩力增强，脉压增大，提高其抗休克疗效，减少毒性反应。

主要用于感染中毒性休克、心源性休克，也适用于治疗急性心肌梗死和顽固性充血性心力衰竭，可降低外周血管阻力，降低心脏前后负荷和左心室充盈压，增加心排出量，使心功能不全、肺水肿和全身性水肿得以改善。

【用法和用量】①抗休克：静脉滴注，一般用酚妥拉明 2~5mg 和去甲肾上腺素 1~2mg，加入 500ml 的 0.9% 氯化钠注射液中滴注；②治疗心力衰竭：先静脉注射 0.5~1mg，继以 2mg/h 静脉滴注，调整用量至心力衰竭缓解。

【主要不良反应】常见直立性低血压、心动过速或心律失常、眩晕、鼻塞、恶心、呕吐等。

【剂型与规格】注射剂：5mg，10mg。

（三）直接解除微血管痉挛与扩张血管药

山莨菪碱 Anisodamine

【医保分类】注射剂、口服常释剂型甲类。

【来源】山莨菪碱为茄科植物山莨菪中提取的一种生物碱，常简称“654”，分 654-1（天然品，左旋品），654-2（人工合成品，消旋品）。

【药动学】口服吸收慢，口服 30mg 后组织浓度与肌内注射 10mg 相近。静脉注射 1~2min 起效。排泄：尿 31.6%（24h 内）。$t_{1/2}$：40min。

【作用和用途】M 胆碱受体拮抗剂，其药理作用和阿托品相似；但抑制腺体分泌、扩瞳作用较阿托品弱。能解除小血管痉挛、改善微循环；同时有镇痛作用。

用于：①广泛取代阿托品治疗各种感染中毒性休克；②平滑肌痉挛性疾病；③突发性耳聋、眩晕病、眼底疾病（中心性浆液性脉络膜视网膜病变、视网膜动脉血栓）；④脑血管意外造成的早期瘫痪、脑血栓、血管神经性头痛；⑤解救有机磷农药中毒。

【用法和用量】①抢救感染中毒性休克：如暴发性流行性脑脊髓膜炎、中毒性痢疾等，根据病情决定剂量；静脉注射成人 10~40mg/ 次；小儿 0.3~2mg/kg；可每隔 10~20min 重复给药。病情好转应逐渐延长间隔时间，至停药。②脑血栓：30~40mg/d，加入 5% 葡萄糖注射液中静脉滴注。③严重三叉神经痛：肌内注射，5~20mg/ 次。④血栓闭塞性脉管炎：静脉注射，10~15mg/ 次，1 次 /d。

【主要不良反应】可见口干、面红、视近物模糊等，较大剂量可见心率加快、排尿困难等。

【孕妇、哺乳期妇女用药安全性】孕妇慎用，哺乳期妇女禁用。

【禁忌和慎用】①颅内压增高、脑出血急性期、青光眼、前列腺增生、尿潴留等患者禁用；②严重心力衰竭、心律失常、严重肺功能不全等患者慎用。

【注意事项】①本品用于感染性休克时，其他治疗措施（如抗感染治疗）不可减少；②静脉滴注过程中若排尿困难，可肌内注射新斯的明 0.5~1mg 或氢溴酸加兰他敏 2.5~5mg 以解除症状。

【剂型与规格】①片剂：5mg；②注射液：5mg，10mg，20mg。

阿托品 Atropine

【医保分类】注射剂、口服常释剂型甲类。

【来源】从颠茄类植物中分离而得，是一种稳定的消旋莨菪碱。

【药动学】口服 1h 后即达峰效应，肌内注射后血药浓度达峰时间：15~20min，作用一般持续 4~6h，扩瞳时效更长。代谢：肝。排泄：尿 13%~50%（12h 内，原型）。$t_{1/2}$：3.7~4.3h。

【作用和用途】阿托品是 M 胆碱受体拮抗剂的典型代表，其作用强而广泛：①抑制腺体分泌（口干）；②扩大瞳孔（视物模糊）；③加快心率；④松弛胃肠道、胆道及输尿管等平滑肌，尤其痉挛时这种松弛更为明显；⑤当微循环的小血管发生痉挛时，大剂量阿托品对小血管有明显的解痉作用，使组织血流灌注量增加，这是用于感染性休克的药理学基础。

【用法和用量】静脉注射，成人 1~2mg/次，小儿每次 0.03~0.05mg/kg，用 0.9% 氯化钠或 5% 葡萄糖注射液 10~20ml 稀释，于 5~10min 内注射完毕，可每隔 10~30min 重复注射（阿托品 $t_{1/2}$ 为 40min），待四肢转暖，血压回升至 75mmHg 以上，可延长间隔时间，减量或停药（注射一般在 8 次以内），如应用 10 次以上仍无效时，宜改用其他抗休克药或升压药交替使用。应用阿托品前仍需补充血容量并纠正酸中毒。

阿托品的其他用途（如解毒、缓解内脏绞痛、眼科散瞳等）及其用法用量，可参见相应章节。

【主要不良反应】瞳孔散大、视物模糊、口干、心率加快、腹胀和尿潴留，严重者出现幻觉、狂躁或惊厥。

【孕妇、哺乳期妇女用药安全性】孕妇禁用，哺乳期妇女慎用。

【禁忌和慎用】对青光眼患者应禁用本类药物。

【注意事项】①老年人容易发生抗 M 胆碱样副作用，如排尿困难、便秘、口干，也容易诱发未经诊断的青光眼，一经发现，立即停药。本品对老年人尤易致汗液分泌减少，影响散热，故夏天慎用。②出现幻觉、狂躁或惊厥者，可用镇静药或抗惊厥药对抗。

【剂型与规格】注射液：0.5mg，1mg。

东莨菪碱 Scopolamine

【医保分类】注射剂、口服常释剂型乙类。

【来源】由洋金花、颠茄、莨菪等植物中提取的一种生物碱。

【作用和用途】本品阻断M胆碱受体的作用与阿托品相似而略强；对大脑皮质有明显的抑制作用（镇静），而对呼吸中枢具兴奋作用，可用于乙型脑炎呼吸衰竭的抢救（此时患者常伴剧烈频繁的抽搐）。此外，还有扩张毛细血管、改善微循环作用，适用于感染性休克的治疗。

【用法和用量】①感染性休克：静脉注射，0.01~0.02mg/kg，稀释后注射，视病情30~60min/次；②流行性乙型脑炎呼吸衰竭，0.02~0.04mg/kg稀释后静脉注射，20~30min/次，有效量4~10mg。

晕动片：1~2片/次，约30min后见效。

【主要不良反应】常有口干、眩晕、严重时瞳孔散大、皮肤潮红、灼热、兴奋、烦躁惊厥、心跳加快。

【孕妇、哺乳期妇女用药安全性】孕妇禁用。

【剂型与规格】①片剂：0.3mg；②注射液：0.3mg，0.5mg；③晕动片：每片含东莨菪碱0.2mg、苯巴比妥钠30mg、阿托品0.15mg。

硝普钠 Sodium Nitroprusside

主要用于感染性休克、心源性休克或其他类型休克伴心动能障碍者：静脉滴注，50mg硝普钠溶入5%葡萄糖注射液250ml中（微泵注射），以小剂量开始，有效剂量为0.1~5μg/（kg·min）。在多巴胺维持一定灌注压的基础上，加用小剂量硝普钠（10μg/min）后，若血压不降低，每5~10min再增加5μg/min，直到临床症状改善或血压下降超过5mmHg为止。硝普钠其他内容参见第十五章　抗高血压药。

（张善堂）

第二十二章

影响血液及造血系统的药物

本章介绍抗血小板药、抗凝血药、溶栓药、促凝血（止血）药及抗纤溶药、血容量扩充剂（血浆及血浆代用品）、抗贫血药和促白细胞增生药六类。

一、抗血小板药

药物分类 正常血液循环中的血小板并不黏附在血管内皮上。当血管壁损伤时，血小板黏附在异常或损伤的内皮表面后，血小板相互聚集（第一相聚集），并释放出腺苷二磷酸（ADP），它使更多的血小板发生更致密的聚集（第二相聚集），形成牢固而不能解聚的团块（血栓）。除 ADP 外，血小板还能释放 5- 羟色胺（5-HT）、肾上腺素、组胺等物质，它们对血小板的聚集也起到重要作用。血小板的聚集及释放过程还受到前列腺素（PG）的调节，血小板内含有大量 PG 的前体花生四烯酸，当血小板与凝血酶或 ADP 等接触后生成血栓素 A_2（TXA_2），诱发血小板聚集。综上所述，在血栓的形成过程中，血小板聚集是起始步骤、触发步骤，在动脉硬化的发病、血栓形成过程中起到重要作用。

抗血小板药按作用机制可分为：①环氧合酶（COX）抑制剂，抑制 COX 的结果是导致 TXA_2 生成减少，从而影响血小板的聚集和释放反应，阿司匹林为代表；②磷酸二酯酶抑制剂，以双嘧达莫、西洛他唑为代表；③ADP 受体拮抗剂，包括噻氯匹定、氯吡格雷与替格瑞洛；④血小板 GPⅡb/Ⅲa 受体拮抗剂，血小板 GPⅡb/Ⅲa 受体是一种膜结合蛋白，它们是纤维蛋白原受体，在血小板活化并发生聚集的最后阶段，血小板 GPⅡb/Ⅲa 受体拮抗剂阻断血小板聚集，以依替巴肽、替罗非班为代表；⑤5-HT 受体拮抗剂，选择性地与 5-HT 受体结合，抑制 5-HT 的血小板聚集作用，如沙格雷酯。

作用特点

（1）小剂量阿司匹林防治血管纤维化引起的血栓性疾病已被世界各国广泛采用。阿司匹林可降低脑梗死、心肌梗死或其他血栓性疾病的发病率，由于价格低廉，现已成为动脉粥样硬化性疾病最基础的抗血小板药。阿司匹林与氯吡格雷组合的双联抗血小板治疗，能显著减少支架内再狭窄的发生。阿司匹林应用过程中需要注意胃黏膜损伤、阿司匹林哮喘、阿司匹林抵抗 3 个问题。阿司匹林抗血小板作用没有量效关系（剂量范围较宽，30~1 300mg/d），但胃黏膜损伤则存在量效关系。因此，阿司匹林的剂量控制十分重要。

（2）磷酸二酯酶抑制剂双嘧达莫和西洛他唑通过抑制血小板磷酸二酯酶，进而激活血小板腺苷环化酶，使血小板内 cAMP 浓度增高，起到抗血小板聚集作用。研究表明，对于冠状动脉支架植入术后的患者，以西洛他唑为基础的三联抗血小板（阿司匹林、氯吡格雷及西洛他唑）治疗较常规的双联抗血小板（阿司匹林、氯吡格雷）治疗，显著减少了支架内再狭窄的发生，降低了靶血管的再次血运重建率。

（3）ADP 受体拮抗剂为噻吩吡啶衍生物，系强效血小板抑制剂，通过与 ADP 受体 P2Y12 发生不可逆结合，竞争性抑制 ADP 所诱导的血小板聚集，还可以抑制由花生四烯酸（AA）、胶原、酪氨酸激酶受体（TKR）和血小板活化因子（PAF）等所引起的血小板聚集和释放，从而抑制血小板激活。噻氯匹定对依赖于血小板的动、静脉血栓形成的疗效高于双嘧达莫和阿司匹林。氯吡格雷的化学结构与噻氯匹定十分相似，抗血小板作用相近。但与噻氯匹定相比，氯吡格雷起效快，而几乎无骨髓毒性，不良反应较少。值得注意的是本类药物可产生骨髓抑制、白细胞减少、再生障碍性贫血、血小板减少症和血小板减少性紫癜等不良反应。ADP 受体拮抗剂特点，见表 22-1。

表 22-1　ADP 受体拮抗剂特点

特点	氯吡格雷	普拉格雷	替格瑞洛	坎格雷洛
是否前药	是	是	否	否
生物利用度	50%	80%	36%	100%
母体药物 $t_{1/2}$	6h	≤5min	6~12h	3~6min
活性代谢物 $t_{1/2}$	30min	2~15h	8~12h	—
结合稳定性	不可逆	不可逆	可逆	可逆
起效时间	2~6h	30min	30min	2min
维持作用时间	5~10d	7~10d	3~5d	60min
服药频率	每日 1 次	每日 1 次	每日 2 次	按需给药
代谢途径	CYP2C19	CYP3A4 和 CYP2B6	CYP3A4	非酶（去磷酸化）
术前停药时间	至少 5d	至少 7d	至少 3d	1h

（4）血小板膜糖蛋白（GP）GPⅡb/Ⅲa 受体拮抗剂通过与 GPⅡb/Ⅲa 受体的结合，拮抗纤维蛋白原与血小板 GPⅡb/Ⅲa 受体，从而阻止了血小板激活的最后途径。本类药物具有起效快、作用强的优点。主要不良反应是出血和血

小板减少。

（5）5-羟色胺（5-HT）受体拮抗剂沙格雷酯选择性拮抗血小板及血管的5-羟色胺（5-HT）受体（5-HT_{2A}和5-HT_{2B}受体），抑制血小板聚集，具有抗血栓以及改善体循环作用。

用药原则 ①依据患者病情、用药目的（预防或治疗），采取个体化选择适宜药品、设计适宜剂量、制订适宜疗程。抗血小板药更适用于预防动脉血栓形成，如稳定型和不稳定型心绞痛、心肌梗死前、缺血性脑梗死、进展性脑梗死和周围血管闭塞症等；而抗凝血因子药用于静脉血栓、心房纤颤的效果优于抗血小板药。②对于具有卒中高复发风险的急性非心源性短暂性脑缺血发作（TIA）或轻型缺血性卒中患者，建议应尽早给予阿司匹林联合氯吡格雷（双抗）治疗。双抗的最佳时间为3周~3个月。③注重药物经济学，选择与患者相适应的抗凝治疗方案。

注意事项 ①各种抗凝血药的不良反应有所不同，但其共性是出血风险，因此严格掌握适应证和禁忌证、控制剂量十分重要；②抗凝血药使用期间应避免手术和创伤；③阶段性评价治疗效果。

阿司匹林 Aspirin

【又名】乙酰水杨酸，拜阿司匹灵，巴米尔，醋柳酸，Acetylsalicylic acid。

【医保分类】口服常释剂型（不含分散片）甲类，缓释控释剂型、肠溶缓释片乙类。

【药动学】口服后大部分在小肠吸收，但肠溶片吸收减慢。显效时间：15~30min。活性高峰：1~2h。持续时间：4~6h。血浆蛋白结合率：50%~80%。代谢：肝。水解为主。排泄：尿；尿的pH对排泄速度有影响，在碱性尿中排泄加快，而且游离的水杨酸量增多，在酸性尿中则相反。$t_{1/2}$：小剂量2~3h，反复用药可延长到5~18h。

【作用和用途】①解热、止痛效果迅速；②较强的抗炎、抗风湿作用；较大剂量（5g/d）能促使尿酸排泄；③抑制血小板聚集。

适用于：①感冒发热、头痛、肌肉痛、神经痛、坐骨神经痛、痛经、脊柱关节炎，临床多用其复方制剂；②急性风湿性关节炎、类风湿关节炎，可迅速缓解其症状；对急性风湿热伴有心肌炎者，可合用糖皮质激素；也用于痛风的治疗；③预防手术后的血栓形成、心肌梗死以及防治动脉硬化症、冠心病、脑血栓等症，并用于黑矇症（视网膜血栓引起的发作性单侧视力丧失）；④驱除胆道蛔虫；⑤儿童川崎病（皮肤黏膜淋巴结综合征）的治疗。

【超说明书适应证】美国预防医学工作组（USPreventive Services Task Force，USPSTF）发布的《小剂量阿司匹林预防子痫前期临床指南》、美国妇产科医师学会（American College of Obstetricians and Gynecologists，ACOG）会发布的《妊娠期高血压诊断和管理指南》、中华医学会妇产科学分会妊娠期高血压疾病学组发布的《妊娠期高血压疾病诊治指南（2020）》均推荐每天服用50~150mg 小剂量阿司匹林预防子痫前期。国外权威指南尚推荐用于：①系统性红斑狼疮性关节炎和胸膜炎（FDA 批准适应证）；②治疗因 X 线照射或放疗引起的腹泻；③粉末外用治疗足癣；④预防周围动脉闭塞性疾病及此类疾病患者心血管事件的二级预防；⑤预防结直肠癌。

【用法和用量】①解热、止痛：成人一般 0.3~0.6g/ 次，3 次 /d，饭后服。最高日用量 4g。小儿每次 10mg/kg，高热时 1 次 /4~6h。②抗风湿：成人初始 3g/d，逐渐减量。小儿 80~100mg/（kg·d），分 3~4 次，疗程 2~3 个月。③脑血管疾病：0.3g/ 次，1~2 次 /d。④抑制血小板聚集则应用小剂量，如 75~300mg/d，1 次 /d。⑤治疗胆道蛔虫病：1g/ 次，2~3 次 /d，连用 3~4d；阵发性绞痛停止 24h 后则停用，然后进行驱虫治疗。⑥用于小儿川崎病（皮肤黏膜淋巴结综合征），开始80~100mg/（kg·d），分 3~4 次服，热退 2~3d 后改为 30mg/（kg·d），分 3~4 次服，连服 2 个月或更久，血小板增多、血液呈高凝状态期间，5~10mg/（kg·d），一次顿服。

【主要不良反应】①胃肠道反应（发生率 3%~9%），且可引起不易察觉的胃出血，饭后服用或与碳酸氢钠片同服可减轻；②血凝障碍：大剂量（6g/d）或长期使用可抑制肝凝血酶原形成而致出血，维生素 K 可以预防；③水杨酸反应：用量在 5g/d 以上，表现为恶心、呕吐、眩晕、耳鸣、听力减退、头痛，严重者出现精神失常、呼吸加快、酸碱平衡失调和出血等，甚至可出现休克，严重者应停药并服碳酸氢钠，以加速排泄；④过敏反应：发生率 0.2%，表现为皮疹、荨麻疹、哮喘、血管神经性水肿或黏膜充血等，其中哮喘较多见，而且多发于30 岁以上的成年人，于服药数分钟后产生呼吸困难、喘息，又称“阿司匹林哮喘”，严重者可危及生命；⑤肝、肾功能损害：可出现转氨酶升高、肝细胞坏死及肾脏损害，其损害与剂量正相关，是可逆性的，停药后可恢复，镇痛药肾病（analgesic nephropathy）是由于肾乳头坏死所致，如慢性间质性肾炎及肾盂肾炎；⑥瑞氏综合征（Reye syndrome）：16 岁以下儿童应用可发生瑞氏综合征，早期表现为短期发热等类似急性感染症状、惊厥、频繁呕吐、颅内压增高与昏迷等，发生率低，但有生命危险。

【孕妇、哺乳期妇女用药安全性】孕妇、哺乳期妇女禁用。

【禁忌和慎用】①胃十二指肠溃疡、哮喘、严重肝损害、低凝血酶原血症、维生素 K 缺乏、血友病和血小板减少症患者禁用；②对潜在危险的药物相互作用、消化不良、缺铁性贫血、痛风、视网膜出血、围手术期有出血风险者为相对禁忌；③严重肝病、胃肠道出血或消化性溃疡史，消化道、泌尿生殖系统或其他有出血可能的情况禁用该药；④花粉症、鼻息肉、已服用促尿酸排泄药患者，婴儿禁用；⑤16 岁以下儿童慎用，1~2 周内患有水痘或流感样症状的儿童和青少年不宜使用本品，该人群使用本品后出现剧烈头痛、频繁呕吐及烦躁不安等表现，应警惕瑞氏综合征。

【注意事项】①年老体弱或体温达 40℃以上者应严格控制剂量，以免出汗过多引起虚脱；②严重肝功能损害、低凝血酶原血症、维生素 K 缺乏、血小板减少者等均需避免应用于本品；③手术前 1 周应停用；④不宜与其他非甾体抗炎药合用。

【药物相互作用】与抗凝血药（华法林、肝素等）、溶栓药（链激酶、尿激酶）同用，可增加出血的危险；与糖皮质激素长期同用，尤其是大量应用时，有增加消化性溃疡和出血的危险性，不主张将此两类药物同时应用；与甲氨蝶呤同用时，可减少甲氨蝶呤与蛋白的结合，减少其从肾脏的排泄，使血药浓度升高而增加毒性反应。

【剂型与规格】①片剂（胶囊）：25mg，30mg，50mg，100mg，200mg，300mg，450mg，500mg；②缓释胶囊：50mg；③泡腾片：100mg，300mg，500mg；④含片：300mg；⑤栓剂：100mg，150mg，300mg，450mg，500mg。

氯吡格雷 Clopidogrel

【又名】玻立维，泰嘉，氢氯吡格雷，Talcom，Plavix。

【医保分类】口服常释剂型乙类。

【药动学】口服吸收迅速，生物利用度：96%，血药浓度达峰时间：1h。代谢：肝。$t_{1/2}$：8h。

【作用和用途】氯吡格雷系前体药物，其体内活性代谢产物与 ADP 受体 P2Y12 发生不可逆结合而竞争性抑制 ADP 诱导的血小板聚集。

适用于：①近期发作的脑卒中、心肌梗死和确诊外周动脉疾病的患者，预防心肌梗死、脑卒中和血管性死亡；②与阿司匹林组成“双抗”治疗方案，用于非 ST 段抬高型急性冠脉综合征（不稳定型心绞痛或无 Q 波心肌梗死）等患者。

【用法和用量】口服，75~150mg/ 次，1 次 /d；对非 ST 段抬高型急性冠状综合征（不稳定型心绞痛或无 Q 波心肌梗死）患者，应以单次负荷量氯吡格雷 300mg 开始，然后以 75mg/d 维持治疗（合用阿司匹林）。由于服用较高剂量阿司匹林伴随有较高的出血性危险，故推荐阿司匹林的剂量不超过 100mg，建议疗程为 12 个月。

【主要不良反应】常见胃肠道反应（如腹痛、消化不良、便秘或腹泻、消化道出血），皮疹，皮肤黏膜出血。

【孕妇、哺乳期妇女用药安全性】孕妇、哺乳期妇女慎用。

【禁忌和慎用】禁用于：近期有活动性出血者（如消化性溃疡或颅内出血等）及严重肝功能损害者。慎用于：①有伤口（胃肠道和眼内）易出血，创伤、外科手术或其他病理状态使出血危险性增加的患者；②在用 NSAID（包括阿司匹林）、肝素、糖蛋白Ⅱb/Ⅲa 拮抗剂或溶栓药物治疗患者。

【注意事项】①在治疗的最初几周或心脏介入治疗、外科手术之后，应密切随访出血风险；②外伤、外科手术或其他有出血倾向并使用糖蛋白Ⅱb/Ⅲa 拮抗剂的患者，慎用氯吡格雷；③氯吡格雷与阿司匹林合用时应注意观察出血危险性。

【剂型与规格】片剂：25mg，75mg。

【医保限制】限急性冠脉综合征患者，支付不超过 12 个月。非急性期限二线用药。近期缺血性卒中，支付不超过 21d。

西洛他唑 Cilostazol

【又名】培达，希络，西斯台唑，Pletal，Cilosrazol。

【医保分类】口服常释剂型乙类。

【药动学】口服后在肠道内吸收，血浆蛋白结合率：95%，血药浓度达峰时间：3h。排泄：粪便 57.3%，尿 42.7%。血清半衰期呈二相性，α 相为 2.2h，β 相为 18.0h。

【作用和用途】通过抑制血小板磷酸二酯酶Ⅲ的活性，进而抑制环磷酸腺苷（cAMP）的降解和转化，导致血管内及血小板 cAMP 浓度升高，最终抑制血小板聚集。并且可使聚集血块解离，不引起二次聚集。

适用于：①动脉粥样硬化、大动脉炎、闭塞性血栓性脉管炎、糖尿病所致的慢性动脉闭塞症；②改善肢体缺血所引起的慢性溃疡、疼痛及间歇性跛行，并可用于血管成形术、血管移植术、交感神经切除术后的补充治疗，以协助缓解症状，改善循环及抑制移植血管内血栓形成。

【用法和用量】口服，50~100mg/ 次，2 次 /d。

【主要不良反应】绝大多数患者服药有血管扩张引起的头痛、头晕及心悸，个别患者可出现血压偏高以及呕吐、腹胀、腹痛等消化道反应，少数患者有尿频及肝功能与肾功能异常。

【孕妇、哺乳期妇女用药安全性】孕妇、哺乳期妇女禁用。

【禁忌和慎用】出血性病症（如血友病、毛细血管脆性增加性疾病、功能失调性子宫出血、活动性消化性溃疡、血尿、咯血等）禁用。

【注意事项】本品可升高血压，服药期间应加强原有抗高血压的治疗。

【剂型与规格】片剂：50mg，100mg。

【备注】①西洛他唑 100mg 对血小板体外聚集的抑制作用较 100mg 阿司匹林强 7~78 倍；②《中国缺血性脑卒中和短暂性脑缺血发作二级预防指南 2014》认为西洛他唑可作为阿司匹林或氯吡格雷的替代药品（Ⅱ级推荐，B 级证据）。

【医保限制】限有慢性动脉闭塞症诊断且有明确的溃疡、间歇性跛行及严重疼痛体征的患者。

噻氯匹定 Ticlopidine

【又名】抵克立得，板苏，得可乐，Ticlid。

【药动学】口服吸收良好，血药浓度达峰时间：1~2h；起效：2d。代谢：肝。排泄：尿、粪。$t_{1/2}$：30~50h（稳态后）。

【作用和用途】噻氯匹定为前药，其体内活性代谢产物与 ADP 受体 P2Y12 发生不可逆结合而竞争性抑制 ADP 诱导的血小板第一聚集时相和第二聚集时相，最终抑制血小板 GPⅡb/Ⅲa 受体与纤维蛋白原结合，抑制血小板聚集的作用，包括对Ⅰ期及Ⅱ期聚集有强力的抑制作用，且作用持久，并可降低纤维蛋白原浓度与血液黏滞性。

适用于防治脑血管、心血管及周围动脉硬化伴发的血栓栓塞性疾病，其中包括首发与再发脑卒中、暂时性脑缺血发生、单眼视觉缺失、冠心病及间歇性跛行等，亦可用于体外循环心外科手术以预防血小板丢失，慢性肾透析以增加透析器的功能。

【用法和用量】餐后口服，250~500mg/d，分 1~2 次；最大用量 1 000mg/d。

【主要不良反应】偶有胃肠功能紊乱，个别患者可能有血清转氨酶升高或胆汁淤积性黄疸等，过量有出血危险。

【孕妇、哺乳期妇女用药安全性】孕妇慎用。

【禁忌和慎用】禁用于血友病、溃疡病、白细胞减少、血小板减少、粒细胞减少病史、再生障碍性贫血、活动性出血、严重肝功能损害患者或出血时间延长者。

【药物相互作用】①避免同维生素 K 拮抗剂、阿司匹林或肝素等抗凝血药合用；②与茶碱合用时，因其降低茶碱的清除率，会使茶碱血药浓度升高并有过量中毒的危险；③与环孢素合用，可能会使环孢素血药浓度降低，故二者合用时应定期监测环孢素血药浓度。

【剂型与规格】片剂：100mg，250mg。

双嘧达莫 Dipyridamole

【又名】潘生丁，Persantin。

【医保分类】口服常释剂型甲类。

【药动学】片剂口服吸收迅速，平均达峰浓度时间约 75min，$t_{1/2}$：2~3h。与血浆蛋白结合率高达 99%。缓释胶囊口服后血浆浓度达峰时间约 2h，$t_{1/2}$：12h。在肝内代谢，与葡糖苷酸结合后从胆汁排泌。

【作用和用途】抑制磷酸二酯酶，使血小板内 cAMP 增多，抑制血栓烷素 A_2（TXA_2）形成，抑制血小板聚集，产生抗血栓形成作用。高浓度（50μg/ml）可抑制血小板释放。

血栓栓塞性疾病、人工心脏瓣膜置换术后，多与华法林、阿司匹林等合用防止血小板血栓形成，还可以阻抑动脉粥样硬化早期的病变过程。注射剂用于心肌缺血的诊断性试验。

【用法和用量】肌内注射或静脉注射，10~20mg/ 次，2~3 次 /d。静脉滴注，0.142mg/（kg·min），静脉滴注 4min。缓释胶囊口服，200mg/ 次，2 次 /d。普通片剂口服，25~50mg/ 次，3 次 /d，饭前服。

【主要不良反应】常见头晕、头痛、呕吐、腹泻，面部潮红、皮疹和瘙痒。

【孕妇、哺乳期妇女用药安全性】孕妇、哺乳期妇女慎用。

【禁忌和慎用】低血压患者慎用，过敏患者、心肌梗死的低血压患者禁用。

【药物相互作用】①与阿司匹林有协同作用，故与阿司匹林合用须减量，如阿司匹林口服 1g/d，则双嘧达莫量应不超过 100mg/d；②与肝素、香豆素类药物、头孢孟多、头孢替坦、丙戊酸等合用，可加重低凝血酶原血症或进一步抑制血小板聚集，引起出血。

【剂型与规格】①片剂：25mg；②缓释胶囊：50mg；③注射剂：10mg。

普拉格雷 Prasugrel

【又名】Efient。

【药动学】口服起效时间：15~30min，血药浓度达峰时间：2h。代谢：肝。排泄：粪便 25%~27%，尿 68%~70%。其活性代谢物的 $t_{1/2\beta}$ 为 7.4h（2~15h），多次给药后药效持续 5~9d。

【作用和用途】本品系前体药，其活性代谢物通过不可逆地与血小板上的 P2Y12 受体结合而抑制 ADP 受体。本品是新一代强效抗血小板药，比氯吡格雷具有更快、更强、更持久的抗血小板作用，能显著减少缺血事件的发生率。心肌梗死患者实施血管成形术，普拉格雷在减少非致命性心肌梗死发生率方面明显优于氯吡格雷。但是，有卒中病史的患者服用普拉格雷时发生再次卒中的可能性更高，同时普拉格雷带来的严重出血事件风险明显较高。其特点是其代谢受基因影响较氯吡格雷小。

与阿司匹林联合应用，用于防治急性冠脉综合征（ACS）经皮冠状动脉介入治疗（PCI）的动脉粥样硬化血栓形成患者。也可用于不稳定型心绞痛（UA），非 ST 段抬高型心肌梗死（NSTEMI），ST 段抬高型心肌梗死（STEMI）的患者。

【用法和用量】成人单次 60mg，随后 10mg/次，1 次/d，与阿司匹林（75~325mg/d）同服；体重小于 60kg 者，5mg/次，1 次/d。

【主要不良反应】①心房颤动、缓慢型心律失常、高血压、低血压；②高脂血症；③呼吸困难；④超敏反应；⑤头晕、头痛；⑥严重出血、白细胞减少；⑦背痛、胸痛。

【孕妇、哺乳期妇女用药安全性】孕妇、哺乳期妇女慎用。

【禁忌和慎用】活动性病理性出血患者及具有短暂性缺血发作史或脑卒中史者禁用。不建议用于 75 岁以上患者、体重不足 60kg 患者以及由于致命和颅内出血风险增加而有脑卒中或短暂性脑缺血发作史的患者。慎用于：①近期或者复发胃肠道出血患者；②严重肝损害患者；③近期外伤或手术患者；④终末期肾病患者。

【剂型与规格】片剂：5mg，10mg。

【备注】新一代强效抗血小板药，比氯吡格雷具有更快、更强、更持久的抗血小板作用，能显著减少缺血事件的发生率。心肌梗死患者实施血管成形术，普拉格雷在减少非致命性心肌梗死发生率方面明显优于氯吡格雷。但是，有卒中病史的患者服用普拉格雷时发生再次卒中的可能性更高。

替罗非班 Tirofiban

【又名】艾卡特，欣维宁。

【医保分类】注射剂乙类。

【药动学】静脉给药后 5min 起效，作用持续 3~8h。在正常人及冠心病患者，其 $t_{1/2}$ 分别为 1.4~1.8h 和 1.9~2.2h。

【作用和用途】替罗非班为非肽类血小板表面糖蛋白（GP）Ⅱb/Ⅲa 受体拮抗剂，能与纤维蛋白原和血小板 GPⅡb/Ⅲa 受体竞争性结合，抑制血小板聚集、延长出血时间、抑制血栓形成。替罗非班对各种刺激因素诱发的血小板聚集都有效。本品与肝素联合用于治疗不稳定型心绞痛或非 Q 波心肌梗死，预防心脏缺血事件，同时也适用于冠脉缺血综合征患者进行冠脉血管形成术和冠脉内斑块切除术，以预防与经治冠脉突然闭塞有关的心脏缺血并发症。

【用法和用量】宜与肝素联用，起始剂量 10μg/kg，于 3min 内静脉注射后，以 0.15μg/（kg·min）维持静脉滴注 36h，然后停用肝素。对不稳定型心绞痛或无 Q 波心肌梗死，开始 30min，以 0.4μg/（kg·min）静脉滴注，以后按

0.1μg/(kg·min)维持静脉滴注。停止滴注替罗非班后，血小板聚集抑制是可逆的。

【主要不良反应】出血如颅内出血、腹膜后出血和心包积血，与肝素或阿司匹林联合使用时，这种出血的发生率会增加。

【孕妇、哺乳期妇女用药安全性】孕妇、哺乳期妇女慎用。

【禁忌和慎用】禁用于有活动性出血、血小板减少症及出血史者，近1个月内有脑卒中发作史及行主要器官手术者或有严重外伤需手术治疗者，有颅内出血、颅内肿瘤、动静脉畸形或动脉瘤及有急性心包炎史者，有分割性支脉瘤史、严重高血压患者。

【注意事项】严重肾功能不全患者需减少用药剂量，减慢滴注速率。

【药物相互作用】与阿加曲班、阿司匹林、维生素A、低分子量肝素、溶栓药合用，有增加出血的危险性。不应与其他GPⅡb/Ⅲa受体拮抗剂合用或联用。

【剂型与规格】注射剂：5mg/100ml，12.5mg/50ml，12.5mg/250ml。

【医保限制】限急性冠脉综合征的介入治疗。

奥扎格雷 Ozagrel

【又名】奥辛康，丹奥，奥扎格雷素，奥泽格瑞，Unblot。

【医保分类】注射剂乙类。

【药动学】连续静脉注射后，2h达到稳定血药浓度，大部分在24h内排泄。

【作用和用途】选择性地抑制血栓烷合成酶，从而抑制TXA_2的产生和促进前列环素(PGI_2)的产生，改善二者间的平衡，最终抑制血小板聚集和减轻血管痉挛，改善大脑局部缺血时的微循环和能量代谢障碍。

适用于：①改善脑血栓症(急性期)的运动障碍；②改善蛛网膜下腔出血手术后的脑血管痉挛状态及伴随产生的脑缺血症状。

【用法和用量】①改善脑血栓症(急性期)：40~80mg/次，每次滴注须持续2h，2次/d，连用1~2周。②改善蛛网膜下腔出血手术后的脑血管痉挛状态及伴随产生的脑缺血症状：80mg/d，24h连续滴注，连用2周。可根据年龄及症状酌情调整剂量。

【主要不良反应】常见呕吐、腹泻，偶可引起休克、血小板减少、贫血、转氨酶升高，较少出现硬膜外血肿、颅内出血、消化道出血、皮下出血。

【禁忌和慎用】禁用于出血性脑梗死、硬膜外出血、颅内出血或并发有原发性脑室内出血、血液病、有出血倾向、严重高血压(收缩压200mmHg以上)者。

【剂型与规格】①片剂：20mg；②注射剂：20mg，40mg，80mg。

【医保限制】限新发的急性血栓性脑梗死，支付不超过 14d。

依替巴肽 Eptifibatide

【又名】翰安，依替非巴肽，埃替非巴肽，依非巴肽，Integrilin。

【医保分类】注射剂乙类。

【药动学】排泄：尿 71.4%。静脉注射时 $t_{1/2\alpha}$5min，$t_{1/2\beta}$ 1.13~2.5h。

【作用和用途】阻止纤维蛋白原、血管性血友病因子（von Willebrand 因子）及其他黏附因子与糖蛋白Ⅱb/Ⅲa 受体结合，可逆性抑制血小板聚集的最终共同通路，逆转因血栓形成而导致的缺血状态。

用于：急性心肌梗死、急性冠脉综合征及经皮冠状动脉介入治疗。

【用法和用量】推荐剂量：180μg/kg 静脉注射，然后以 2μg/（kg·min）静脉滴注，直至患者出院或至实施冠状动脉旁路移植术（CABG）时。经皮冠脉介入治疗（PCI）：手术前 180μg/kg 静脉注射，然后以 2μg/（kg·min）静脉滴注，并于第 1 次静脉注射后 10min，再次给予 180μg/kg 静脉注射。静脉滴注后维持 18~24h（至少 12h），最多持续 72h。

【主要不良反应】出血（包括胃肠道、泌尿生殖道、颅内出血）、瘀斑、血肿、血尿、血小板减少，血压降低。

【孕妇、哺乳期妇女用药安全性】孕妇、哺乳期妇女慎用。

【禁忌和慎用】禁用于近 30d 内有异常出血或有出血倾向、发生脑卒中的患者，肾透析患者，严重高血压患者，近 6 周内做过大手术的患者。血小板计数低于 100×10^9/L 的患者。

【药物相互作用】①与阿加曲班、噻氯匹定、双嘧达莫、低分子量肝素、维生素 A、非甾体抗炎药（如阿司匹林）、抗凝血药、溶栓药合用，增加出血的风险；②与呋塞米存在配伍禁忌。

【剂型与规格】注射剂：20mg/10ml，75mg/100ml，200mg/100ml。

【医保限制】限急性冠脉综合征的介入治疗。

沙格雷酯 Sarpogrelate

【又名】安步乐克，沙波格来。

【医保分类】口服常释剂型乙类。

【药动学】健康人单次口服 100mg 沙格雷酯 1h 后，其最大血药浓度为 0.54μg/ml，最大效应时间为 0.9h。24h 内尿液及粪便的排泄率分别为 44.5% 及 4.2%，但其中无沙格雷酯原型成分。$t_{1/2}$：0.69h。

【作用和用途】选择性地与 5-HT 受体结合，抑制 5-HT 的血小板凝集作用、收缩血管作用。用于改善慢性动脉闭塞症引起的溃疡、疼痛及冷感等缺血症状。

【用法和用量】成人 100mg/ 次，3 次 /d，饭后口服。剂量应随年龄及症状适当增减。

【主要不良反应】可出现皮肤过敏症状、胃肠道反应、胆红素升高，有时出现心悸、胸痛、潮热、手水肿等，偶见嗜睡、味觉异常、头痛、眩晕、蛋白尿、尿潜血阳性、尿素氮升高、肌酐升高，可能有消化道出血、鼻出血。

【孕妇、哺乳期妇女用药安全性】孕妇或可能怀孕的妇女禁用。哺乳期妇女不宜使用此药；不得不使用此药时应停止哺乳。

【禁忌和慎用】禁用于出血性（血友病、毛细血管脆弱症、消化性溃疡、尿道出血、咯血、玻璃体积血等）患者。慎用于月经期间、有出血倾向以及出血因素的患者，正在使用抗凝血药（华法林等）或抗血小板药（阿司匹林、噻氯匹定、西洛他唑等）的患者，有严重肾病的患者。

【药物相互作用】与抗凝血药（如华法林等）或抗血小板药（阿司匹林、噻氯匹定、西洛他唑）合用时，会引起出血或延长出血时间。

【剂型与规格】片剂：100mg。

【医保限制】限有慢性动脉闭塞的诊断且有明确的溃疡、间歇性跛行及严重疼痛体征的患者。

曲克芦丁 Troxerutin

【又名】维脑路通，维生素 P_4，羟乙基芦丁，Pherarutin，Venoruton。

【医保分类】口服常释剂型、注射剂乙类。

【药动学】口服吸收良好，血药浓度达峰时间：1~6h；血浆蛋白结合率：约 30%。代谢：肝。排泄：粪 70%（代谢产物），尿 3%~6%。可能存在肝肠循环。消除相 $t_{1/2}$：10~25h。

【作用和用途】本品系芦丁经羟乙基化制成的半合成黄酮类化合物。能抑制血小板凝集，防止血栓形成。同时能对抗 5- 羟色胺、缓激肽引起的血管损伤，增加毛细血管抵抗力，降低毛细血管通透性，可防止血管通透性升高引起的水肿。对急性缺血性脑损伤有显著的保护作用。

用于：缺血性脑血管病、脑血栓形成、脑栓塞所致脑梗死、中心性浆液性脉络膜视网膜病变、动脉硬化、冠心病、血栓性静脉炎、静脉曲张、血管通透性升高引起的水肿等。

【用法和用量】口服，200~300mg/ 次，3 次 /d。肌内注射，100~200mg/ 次，2 次 /d。静脉滴注，400mg/ 次，1 次 /d，用 5%~10% 葡萄糖注射液稀释。30d 为一个疗程，可用 1~3 个疗程，每个疗程间隔 3~7d。

【剂型与规格】①片剂：60mg；②注射液：60mg，100mg，300mg，480mg。
【医保限制】注射剂限新发的缺血性脑梗死，支付不超过 14d。

阿那格雷 Anagrelide

阿昔单抗 Abciximab

磺吡酮 Sulfinpyrazone

阿那格雷、阿昔单抗和磺吡酮

其他抗血小板药，见表 22-2。

表 22-2 其他抗血小板药

药名和制剂	作用和用途	用法和用量	备注
贝前列素（贝拉司特）Beraprost 片剂：20μg	抑制多种致聚剂引起的血小板聚集和黏附。防止血栓形成。用于慢性动脉闭塞症的溃疡、疼痛及冷感	成人，120μg/d，分3次，饭后服	偶有过敏反应、头痛、恶心、腹泻、食欲缺乏、颜面潮红、心悸等不良反应
吲哚布芬（易抗凝）Indobufen 片剂：200mg；注射液：200mg	抑制血小板环氧化酶、二磷酸腺苷、肾上腺素等而抗血小板聚集。用于动脉硬化性缺血性脑缺血、周围动脉血管病变、静脉血栓形成和糖尿病；预防体外循环手术时血栓形成	200~400mg/d，分2次口服或肌内注射或静脉注射。老人及肾功能不全者宜减半	偶有上腹不适、腹胀、胃肠道出血和鼻出血，有时出现荨麻疹。禁用于出血性疾病患者、孕妇、哺乳期妇女
依前列醇（前列环素，PGI_2）Epoprostenol 注射剂：500μg/50ml	通过增加血小板中的cAMP，抑制ADP、胶原、花生四烯酸等诱导的血小板聚集和释放，抑制血小板聚集，防止血栓形成。用于：①心血管疾病的高凝状态；②严重外周血管性疾病、缺血性心脏病、原发性肺动脉高压和血小板消耗性疾病等	静脉滴注给药，滴速2~16μg/（kg·min）	滴速超过10μg/（kg·min）时，可出现头痛、腹部不适、高血糖等，>20μg/（kg·min）时，可出现血压下降、心率减慢，甚至晕厥

续表

药名和制剂	作用和用途	用法和用量	备注
达唑氧苯（苯酸咪唑）Dazoxiben 片剂：50mg，100mg	抑制血小板中血栓素（TXA_2）合成酶，从而抑制血小板的黏附和聚集，抑制花生四烯酸和肾上腺素诱导的血小板释放反应，用于雷诺综合征等周围血管疾病	口服：成人100~200mg/次，1次/6h	可引起心率加快、恶心和头痛等

二、抗凝血药

药物分类　抗凝血药通过影响凝血过程中的不同环节以阻滞血液凝固，用于阻止高危（脑卒中、心绞痛、心肌梗死等）患者的血栓形成，阻止已形成的血栓进一步凝聚。抗凝血药有传统抗凝血药、新型抗凝血药之分，包括：①肝素类，代表药物肝素钠；②维生素K拮抗剂，代表药物华法林；③直接凝血酶抑制剂，代表药物达比加群酯；④Ⅹa因子抑制剂，代表药物利伐沙班。后两类现统称为直接口服抗凝剂（DOAC）。

作用特点

（1）普通肝素与低分子量肝素：①普通肝素，肝素是最早应用的抗凝血药，最初自动物组织提取、纯化获得，可与凝血因子Ⅱa、Ⅸa、Ⅹa、Ⅺa、Ⅻa结合成复合物使其失去活性，因此肝素对凝血的3个阶段都有抑制作用，但不能溶解已形成的血栓。肝素口服不被吸收，静脉注射可即刻发挥抗凝作用。对于普通患者的抗凝治疗则采用皮下注射方法，方便易行。急重患者应用肝素治疗主张应用微量泵静脉注射给药。②低分子量肝素，低分子量肝素由肝素裂解和纯化后得到，分子量低。目前绝大多数的肝素适应证可用低分子量肝素取代，适用于预防手术后血栓栓塞、深静脉血栓形成、肺栓塞、血液透析时体外循环的抗凝血药、末梢血管病变等。不需要持续静脉滴注，皮下注射吸收完全，生物利用度高达90%，半衰期较长，血小板减少症发生率较低（约0.1%），一般不需要实验室监测凝血指标。

（2）维生素K拮抗剂（华法林）：华法林抑制凝血酶原、因子Ⅶ、因子Ⅸ和因子Ⅹ的生理合成，使凝血酶原时间延长，但对已经合成的这些凝血因子并无影响，故在体外无抗凝作用。口服吸收好，半衰期长，通常服药1~3d后才能产生抗凝作用，5d后达最大抗凝效果，停药后抗凝作用可持续4~5d。华法林可使非瓣膜性房颤患者脑卒中或非中枢性血管栓塞的年风险率估计低至

1.66%。研究表明，对非瓣膜性房颤患者，华法林抗凝强度 INR 在 1.7~2.5 时能显著降低脑栓塞发生率，不增加出血事件发生率，该抗凝强度对中国人安全有效。目前欧美房颤指南推荐脑卒中高危患者优先应用华法林治疗。

（3）直接凝血酶抑制剂（达比加群酯）：不需要辅助因子参与即能直接抑制凝血酶活性，并具有抑制血小板聚集和抗炎作用，在房颤和全身血栓栓塞的预防方面与华法林同样有效。颅内出血的发生风险较小，大出血事件的发生率则低于华法林，治疗过程中无须频繁监测 INR、APTT 和调整剂量，而这正是华法林的弱势。此外，不通过 P450 酶代谢，故很少与其他药物或食物发生不良相互作用。

（4）Xa 因子抑制剂（利伐沙班）：利伐沙班既可预防和治疗静脉血栓，又可预防和治疗动脉血栓，安全性和有效性至少与传统抗凝血药相当，是迄今为止较为理想的口服抗凝血药。利伐沙班在胃肠道易吸收，生物利用度可 >80%，并且不受食物的影响，起效迅速，给药后 2.5~4h 达到血药浓度高峰。与常用药物（包括阿司匹林、NSAID 及地高辛）间的相互作用很小，且不需像肝素定期监测活化部分凝血活酶时间（APTT）或像低分子量肝素监测Xa 因子。大出血事件与华法林发生率相似，本品 35% 经肾脏清除，故肾功能不全患者亦可安全应用。利伐沙班和达比加群酯与肝素的本质区别在于两者不需要抗凝血酶Ⅲ参与，可直接拮抗游离和结合的Xa 因子。这两种新型口服抗凝血药方便设计剂量方案，出血风险低，成为抗凝血药发展史上的里程碑。

不同类型肝素的特征，见表 22-3。

表 22-3 不同类型肝素的特征

特征	肝素	低分子量肝素	磺达肝癸钠
生物利用度 /%	15~30	90	100
半衰期 /h	2	3~5	17
激活血小板	强	弱	无
按体重调整剂量	需要	需要	不需要
监测抗凝活性	常规	非常规	不需要
骨质疏松风险	高	低	无
血小板减少症风险 /%	1	0.1	0
鱼精蛋白中和	可以	部分可以	不可以

用药原则 抗凝血药在使用时如果抗凝不足会影响抗凝效果，抗凝过度则会导致出血，因此正确合理使用抗凝血药具有重要意义。①各种抗凝血药的不良反应有所不同，但其共性是出血风险。因此，严格掌握适应证和禁忌

证、控制剂量十分重要。②依据患者病情、用药目的（预防或治疗）采取个体化选择适宜药品、设计适宜剂量、制订适宜疗程。口服华法林后可使血液呈一过性高凝状态，故开始不可单独使用华法林，也不推荐使用初始冲击量。③注重药物经济学，选择与患者相适应的抗凝治疗方案。

注意事项　①抗凝血药使用期间应避免手术和创伤。②阶段性评价治疗效果。③部分抗凝血药需要密切检测 APPT 或 INR 值。④华法林可通过胎盘产生致畸作用，孕妇不宜应用。因为多种药物、食物均可影响其抗凝效果，使用华法林时需要监测国际标准化比值（INR），INR 通常控制在 2~3。虽然华法林抗凝治疗疗效肯定，但因其出血风险高，治疗窗狭窄和需要长期监测 INR，故在老年患者使用中存在许多局限性。⑤减少联合用药，避免产生不良影响的药物相互作用。

华法林 Warfarin

【又名】华法林钠，Coumadin。

【医保分类】口服常释剂型甲类。

【药动学】口服生物利用度：100%，血药浓度达峰时间：90min，停药后维持 3~6d。血浆蛋白结合率：99%。代谢：肝。排泄：尿。$t_{1/2}$：36~42h。

【作用和用途】抑制凝血因子Ⅱ、Ⅶ、Ⅸ和Ⅹ，干扰维生素 K 合成。

用于：心房颤动、人工心脏瓣膜、深部静脉血栓形成和肺栓塞，防止冠状动脉新的血栓形成。预防动脉凝血通常与抗血小板药合用。

【用法和用量】成人口服，开始时 2~10mg/d。

【主要不良反应】主要有出血，如鼻出血、牙龈出血、皮肤瘀斑、血尿、子宫出血、便血、伤口及溃疡处出血等。

【孕妇、哺乳期妇女用药安全性】妊娠早期 3 个月及妊娠后期 3 个月禁用本品；哺乳期妇女慎用。

【禁忌和慎用】禁用于有出血倾向患者如血友病、血小板减少（包括肝素诱导的血小板减少）、严重肝肾疾病、活动性消化性溃疡患者。慎用于恶病质、衰弱、发热、慢性酒精中毒、活动性肺结核、充血性心力衰竭、重度高血压、亚急性细菌性心内膜炎、月经过多等。

【注意事项】①富含维生素 K 的绿苋菜、芹菜、韭菜、菠菜、西蓝花对华法林的疗效影响较大，患者需要每日平稳进食。②许多药物、食物增强或减弱华法林的抗凝作用，所以华法林剂量复杂，需要通过血液 INR 密切监测来不断校正剂量。目标 INR 通常 2~3，特殊病例可在 2.5~3.5 甚至 3.0~4.5，并据此调整维持剂量。③用药初始阶段应每天检测 INR，当 INR 稳定时可以逐步延长检测间隔。④用药期间需要严密观察口腔黏膜、鼻腔、皮下有无出血及大便隐血、血尿等，并避免不必要的手术操作，选期手术者应停药 7d，避免过度劳累和易致损伤的活动。⑤本品通过多酶代谢（CYP2C9、CYP3A4、CYP1A2 以及维生素 K 环氧化物还原酶 VKORC1），由于人种差异，东方人与西方人在剂量上存在较大差异；同样东方人，其个体差异也较大，因而提倡患者检测基因多态性来设计剂量。⑥由于半衰期长，给药 5~7d 后疗效才可稳定，因此维持用量是否适当需要观察 5~7d 后。

【药物相互作用】①阿司匹林、氯吡格雷、甲苯磺丁脲、吲哚美辛、四环素类、磺胺类等能增强华法林抗凝血作用，出血风险相应增加；②维生素 K、苯巴比妥、苯妥英钠、地西泮、卡马西平、利福平能加速华法林代谢，减弱其抗凝血作用。

【出血救治】华法林过量通常表现为出血，维生素 K_1 是其特效拮抗剂。若发生轻度出血，或凝血酶原时间已显著延长至正常的 2.5 倍以上，应即减量或停药。严重出血可静脉注射 10~20mg 维生素 K_1，用于控制出血，必要时可输全血、血浆或凝血酶原复合物。

【剂型与规格】片剂：2.5mg，3mg，5mg，7.5mg，10mg。

达比加群酯 DabigatranEtexilate

【又名】泰毕全，Pradaxa。

【医保分类】口服常释剂型乙类。

【药动学】口服生物利用度：6.5%，血药浓度达峰时间：0.5~2h。代谢：肝。排泄：尿。$t_{1/2}$：12~14h。

【作用和用途】为前体药物，在体内迅速水解为达比加群，达比加群是强效、竞争性、可逆性、直接凝血酶抑制剂，也是血浆中的主要活性成分，抑制凝血酶，抑制血小板聚集，预防血栓形成。

最初适应证为预防关节置换术后血栓形成，后又广泛用于静脉血栓栓塞（VTE）、深静脉血栓（DVT）、肺栓塞（PE）、脑卒中和全身性栓塞。

【用法和用量】成人推荐 150mg/ 次，2 次 /d。

【主要不良反应】常见出血，但发生率较华法林低。

【孕妇、哺乳期妇女用药安全性】孕妇禁用，哺乳期妇女慎用。

【禁忌和慎用】禁用于下列患者：①重度肾功能受损（Ccr<30ml/min）；②显著的活动性出血；③有大出血显著风险的病变或状况，如当前或近期消化性溃疡，高出血风险的恶性赘生物，近期脑或脊髓损伤，近期脑、脊髓或眼部手术，近期颅内出血，食管静脉曲张，动静脉畸形，血管动脉瘤或主要脊柱内或脑内血管异常；④预期会影响存活时间的肝功能受损或肝病；⑤勿与环孢素、伊曲康唑、他克莫司等联合使用；⑥需要抗凝治疗的人工心脏瓣膜。

【注意事项】胶囊切勿拆开服用，并置于低温阴凉处保存。

【剂型与规格】胶囊：75mg，110mg，150mg。

【备注】2008 年在德国、英国上市，最初适应证为预防关节置换术后血栓形成。2010 年美国 FDA 批准用于房颤患者预防脑卒中。与华法林相比，出血风险小，不需要通过频繁监测 INR 来调整剂量。

【医保限制】限用于华法林治疗控制不良或出血高危的非瓣膜性房颤患者。

肝素 Heparin

【又名】普通肝素，肝素钠。

【医保分类】注射剂甲类。

【药动学】口服不吸收，皮下、肌内吸收良好。起效时间与给药方式有关，静脉注射即刻发挥最大抗凝效应，皮下注射因吸收个体差异较大，故效应总体持续时间明显延长。代谢：主要网状内皮系统。排泄：尿。$t_{1/2}$ 与剂量有关：当 1 次分别给予 100U/kg、400U/kg、800U/kg 静脉注射后，$t_{1/2}$ 分别为 1h、2.5h 和 5h。

【作用和用途】嗜碱性粒细胞和肥大细胞产生的天然存在的抗凝血药，通过与抗凝血酶Ⅲ（AT-Ⅲ）结合，而增强后者对活化的Ⅱ、Ⅸ、Ⅹ、Ⅺ和Ⅻ凝血因子的抑制作用，干扰血凝过程的许多环节。可防止血液内凝块形成和现存凝块的扩大，但不能分解已经形成的血栓。肝素在体内、外均有很强的抗凝作用。

用于：①预防血栓形成和栓塞，如深部静脉血栓、心肌梗死、肺栓塞、血栓性静脉炎及术后血栓形成等。②治疗各种原因引起的弥散性血管内凝血（DIC），如细菌性脓毒血症、胎盘早期剥离、恶性肿瘤细胞溶解所致的 DIC，但蛇咬伤所致的 DIC 除外。早期应用可防止纤维蛋白原和其他凝血因子的消耗。③心脏病发作和不稳定型心绞痛，心房纤颤。④体内外抗凝血，如心导管检查、心脏手术体外循环、血液透析、导管术、微血管手术等操作中及某些血液标本或器械的抗凝处理。

【用法和用量】

（1）成人：①深部皮下注射，首次 5 000~10 000U，以后 8 000~10 000U/8h 或 15 000~20 000U/12h；总量：30 000~40 000U/24h。②静脉注射，首次 5 000~10 000U，之后可按 100U/（kg·4h）。③静脉滴注，20 000~40 000U/d，加入 0.9% 氯化钠注射液 1 000ml 中。滴注前可先静脉注射 5 000U 作为初始剂量。

（2）儿童：①静脉注射，每次 50U/kg，以后 50~100U/4h；②静脉滴注，先静脉注射，初始剂量 50U/kg，以后按 20 000U/（m^2·24h）加入 0.9% 氯化钠注射液中缓慢滴注。

【主要不良反应】①血小板减少症；②转氨酶升高发生率高达 80%，停药后消失；③高钾血症发生率为 5%~10%，用药早期即出现；④寒战、发热、荨麻疹。

【孕妇、哺乳期妇女用药安全性】孕妇、哺乳期妇女慎用。

【禁忌和慎用】禁用于有出血倾向及凝血机制障碍者（如血友病、紫癜、血小板减少、消化性溃疡、创伤、颅内出血、外伤及手术后），严重高血压，细菌性心内膜炎，活动性结核，内脏肿瘤，严重肝肾功能不全者。慎用于正服用口服抗凝血药者、有过敏性疾病及哮喘病史者。

【注意事项】注射部位出现刺激、肿痛、溃疡等，肌内注射后更严重，因此不宜肌内注射。

【药物相互作用】①肝素与华法林、NSAID、双嘧达莫、右旋糖酐、糖皮质激素、尿激酶、链激酶、甲巯咪唑、丙硫氧嘧啶等联用，可加重出血危险；②与阿米卡星、妥布霉素、万古霉素、头孢孟多、乳糖酸红霉素、庆大霉素、氢化可的松琥珀酸钠、柔红霉素、多柔比星、氯丙嗪、异丙嗪、麻醉性镇痛药存在配伍禁忌。

【过量解救】肝素过量时可用鱼精蛋白特效性拮抗：1mg 鱼精蛋白可中和 150U 肝素，缓慢滴注，鱼精蛋白单次用量不超过 50mg。静脉滴注肝素者可在停肝素后给予 25~50mg 鱼精蛋白。

【剂型与规格】注射剂：1 000U，5 000U，12 500U。

【备注】普通肝素与低分子量肝素（LMWH）的区别在于以下方面：①LMWH 的平均分子量约为 4.5kDa，而普通肝素平均分子量为 15kDa；②UFH 需要连续滴注；③使用普通肝素时需要监测活化部分凝血活酶时间（APTT）；④在长期使用中普通肝素具有较高的出血风险和较高的骨质疏松症风险；⑤对于凝血酶，未分级肝素比 LMWH 更具特异性；⑥通常可以通过使用鱼精蛋白来逆转普通肝素的作用。

依诺肝素 Enoxaparin

【又名】克赛，依诺肝素钠。

【医保分类】注射剂乙类。

【药动学】皮下注射可迅速并完全被吸收，生物利用度接近 100%。皮下注射血药浓度达峰时间：3h。代谢：肝。排泄：尿。$t_{1/2}$：4.4h，老年患者半衰期略延长。

【作用和用途】低分子量肝素，抗凝血，减少瘀点和血肿硬结。

用于：①预防静脉栓塞性疾病（防止静脉内血栓形成），尤其是手术有关栓塞；②血液透析体外循环中，防止血栓形成；③治疗深静脉血栓形成；④治疗急性不稳定型心绞痛及无 Q 波心肌梗死（与阿司匹林同用）。

【用法和用量】为预防及治疗目的而使用低分子量肝素时应采用深部皮下注射给药，用于血液透析体外循环时为血管内途径给药，禁止肌内注射。①预防静脉栓塞：在易于引起血栓形成的手术中，以及当患者尚未出现血栓高危倾向时，推荐剂量为每日 1 次皮下注射 2 000AxaIU（0.2ml）；在有血栓形成高危倾向的手术中（髋部及膝部手术）和 / 或有血栓栓塞形成高危倾向的患者中，使用剂量应为每日 1 次皮下注射 4 000AxaIU（0.4ml）。②普外手术中，应于术前 2h 首次注射。在矫形外科手术中，应于术前 12h 给予首次注射。低分子量肝素治疗一般应持续应用 7~10d。③用于血液透析中，防止体外循环中的血栓形成：推荐剂量 100AxaIU/kg，应于血液透析开始时在动脉血管通路给予。通常 4h 透析期间给药 1 次即可；但当透析装置出现丝状体纤维蛋白时，应再给予 50~100AxaIU/kg。④治疗深静脉血栓形成：每 12h 按 100AxaIU/kg 剂量皮下注射 1 次，疗程一般 10d。⑤治疗不稳定型心绞痛及无 Q 波心肌梗死：每 12h 按 100AxaIU/kg 剂量皮下注射 1 次。推荐疗程为 2~8d，至临床症状稳定。应与阿司匹林同用（口服 100~325mg，1 次 /d）。

【主要不良反应】①局部刺激，可见注射局部小结节和血肿，数日后自行消失；②长期用药可引起出血、血小板减少及骨质疏松等；③过敏反应较少见。

【孕妇、哺乳期妇女用药安全性】孕妇禁用。

【禁忌和慎用】肝肾功能不全、重度高血压、消化性溃疡及易出血的其他一切器质性病变、视网膜血管病、服用影响凝血功能药物者及老年人慎用。

【剂型与规格】注射剂：0.2ml（2 000AxaIU），0.4ml（4 000AxaIU），0.6ml（6 000AxaIU），0.8ml（8 000AxaIU），1ml（10 000AxaIU）。

【备注】几乎无肝素钠皮下注射引起的局部出血，目前欧美国家采用本品代替肝素钠。

那屈肝素钙 Nadroparin Calcium

【又名】速碧林，那曲肝素钙，立迈青，低分子量肝素钙。

【医保分类】注射剂乙类。

【药动学】分子量 1 000~10 000，平均分子量 4 500Da。皮下注射吸收迅速完全，血药浓度达峰时间：3h，生物利用度：98%。代谢：肝。排泄：尿。$t_{1/2}$：3.5h（40mg），肾衰竭患者平均延长 1.7 倍。

【作用和用途】低分子量肝素，具有较高的抗凝血因子Xa 活性（100U/mg）作用和抗凝血因子Ⅱa 或抗凝血酶（30U/mg）作用。在不同适应证所需的推荐剂量范围不延长出血时间。

用于：①预防和治疗深静脉血形成，尤其是与某些手术有关的栓塞；②血液透析、体外循环，防止血栓形成；③治疗不稳定型心绞痛及无 Q 波心肌梗死（与阿司匹林联用）。

【用法和用量】皮下注射，注射部位通常是腹壁的前外侧，左右交替。针头应垂直刺入捏起皮肤所形成的褶皱，注射完毕，松开手指。①普外手术：术前 2h 皮下注射 0.3ml，此后每 24h 一次，需持续到患者开始自由活动，一般在术后 7d。②骨科手术：术前 12h 和术后 12h 皮下注射 0.4ml（4 250U），视患者形成血栓的危险程度确定剂量。术后治疗 1 次 /d，需持续到患者开始自由活动，一般至少持续 10d。③治疗血栓栓塞性疾病：2 次 /d 皮下给药，0.4~0.6ml（4 250~6 400U），通常疗程为 10d。④血液透析中预防血凝块形成：根据患者的综合情况和血液透析条件确定剂量，于透析开始从透析管道动脉端一次性注入。对没有出血危险的患者，根据体重调整起始剂量；在有出血危险的患者血液透析时，剂量减少一半。若血液透析时间超过 4h，可再给予一个小剂量，可根据初次剂量观察的效果进行调整。

【主要不良反应】注射部位小血肿、局部或全身过敏反应、血小板减少症、出血，长期（数个月）使用可出现骨质疏松倾向、转氨酶升高。

【禁忌和慎用】血小板减少症、活动性胃肠道溃疡或器官损伤、急性感染性心内膜炎患者禁用。

【注意事项】禁止肌内注射。

【药物相互作用】为防增加出血危险，不建议与以下药物联合使用：阿司匹林、右旋糖酐 40、噻氯匹定。

【剂型与规格】注射剂：0.2ml（2 050U），0.3ml（3 075U），0.4ml（4 100U），0.6ml（6 150U），0.8ml（8 200U）。

达肝素钠 Dalteparin Sodium

【又名】法安明，双肽肝素钠，Fragmin。

【医保分类】注射剂乙类。

【药动学】口服不吸收。静脉注射：3min 起效，血药浓度达峰时间：2~4h。$t_{1/2}$：2h。皮下注射：2~4h 起效，血药浓度达峰时间：3~4h。$t_{1/2}$：3~5h。排泄：尿。

【作用和用途】低分子量肝素，抗Xa 活性强且持久，而延长 APTT 的作用微弱，因而表现出抗栓作用强、出血危险性小的特点。

用于：预防深静脉血栓形成，血液透析或血液滤过时防止体外循环过程中血液凝固及预防血栓形成；弥散性血管内凝血（DIC）；不稳定型心绞痛和非 ST 段抬高心肌梗死患者预防缺血性并发症；血液透析中预防血凝块形成；普通外科、全髋或膝关节置换术、长期卧床或恶性肿瘤患者的深静脉血栓（DVT）及预防肺栓塞（PE）。

【用法和用量】①治疗不稳定型心绞痛和非ST段抬高心肌梗死：皮下注射120U/kg（最大剂量10 000U），2次/d，持续5~8d或直至病情稳定，同时服用阿司匹林；对拟行介入治疗但需延迟进行者可持续应用达肝素钠5 000U（女性体重<80kg，男性<70kg）或7 500U皮下注射，2次/d。②预防手术后深静脉血栓形成：术前1~2h皮下注射2 500U，术后12h皮下注射2 500U，此后2 500U，1次/d，持续5~10d，直至患者可活动。③防止血液透析和血液过滤期间凝血：对慢性肾衰竭无已知出血危险者，若血液透析或血液滤过不超过4h，可静脉快速注射5 000U；超过4h者，静脉快速注射30~40U/kg，继以静脉滴注10~15U/（kg·h）；对急性肾衰竭有高度出血危险者，静脉快速注射5~10U/kg。进行血液透析的患者治疗间隔较短者，应对抗Xa因子进行全面监测，血浆浓度应保持在0.2~0.4（抗Xa）U/ml的范围。④治疗急性深静脉血栓：200U/kg皮下注射，1次/d，每日总量不超过18 000U。对出血危险较高的患者也可100U/kg，2次/d。应用达肝素的同时开始口服华法林治疗，待INR达到2.3~3.0时停用本品（通常需联合治疗5d左右）。

【主要不良反应】血小板减少、肝功能异常、注射部位出血及瘀斑。

【孕妇、哺乳期妇女用药安全性】怀孕前3个月不宜使用。

【禁忌和慎用】禁用于：①有出血或出血倾向患者；②急性、亚急性细菌性心内膜炎患者；③进行性出血性损伤（如胃、十二指肠溃疡）患者；④脑血管意外（伴全身弥散性血管内凝血时除外）、脑和脊髓手术后患者。慎用于：血小板减少症、严重肝肾功能不全、未能控制的高血压、高血压性或糖尿病性视网膜病变的患者。

【注意事项】①不宜肌内注射；②用药前应进行血小板计数；③过量时可用鱼精蛋白拮抗（参见肝素钠）。

【剂型与规格】注射液：2 500U（抗Xa），7 500U（抗Xa），7 500U（抗Xa）。

磺达肝癸钠 Fondaparinux Sodium

【又名】安卓，Arixtra。

【医保分类】注射剂乙类。

【药动学】皮下注射吸收迅速，生物利用度接近100%，血药浓度达峰时间：3h。$t_{1/2}$：17h（青年人），21h（老年人）。

【作用和用途】肝素类似物，属人工合成的特异性活化Xa因子抑制剂。通过与抗凝血酶Ⅲ（ATⅢ）结合，选择性抑制Xa因子而发挥抗血栓活性。它不使凝血酶失活，也不影响血小板功能，从而打断凝血瀑布反应。推荐剂量下不会影响纤维蛋白活性和出血时间，避免了应用肝素时可能出现的过度抗凝，比肝素出血的风险更低。

用于：①髋骨骨折术、髋关节置换术、膝关节置换术；②治疗急性血栓性静脉炎（深静脉血栓形成）（与华法林合用）；③急性肺栓塞的初期治疗（与华法林合用）。

【用法和用量】皮下注射，2.5mg/次，1次/d，在手术后6~8h给药，作用可持续5~9d。治疗急性深部静脉血栓形成和急性肺栓塞：皮下注射，5mg/d（体重<50kg）、7.5mg/d（体重50~100kg）、10mg/d（体重100kg以上），1次/d。治疗至少持续5d，直到口服抗凝血药起效。应尽早与华法林合用，通常在72h内。

【主要不良反应】【禁忌和慎用】参见达肝素钠。

【剂型与规格】注射剂：2.5mg，5mg，7.5mg，10mg。

【医保限制】限下肢关节置换手术患者。

利伐沙班 Rivaroxaban

【又名】拜瑞妥，Xarelto。

【医保分类】口服常释剂型乙类。

【药动学】口服吸收迅速、完全，生物利用度：80%~100%，血浆蛋白结合率：92%~95%，血药浓度达峰时间：2~4h。代谢：肝66%（CYP3A4、CYP2J2和非依赖CYP机制）。排泄：尿液50%，粪便50%；$t_{1/2}$：5~9h（年轻人），11~13h（老年人）。

【作用和用途】利伐沙班是第一个口服的直接Xa因子抑制剂，可高选择性、竞争性抑制游离和结合的Xa因子以及凝血酶原活性，以剂量-依赖方式延长活化部分凝血活酶时间（APTT）和凝血酶原时间（PT），从而延长凝血时间，抑制血栓形成，具有生物利用度高、适应证广、量效关系稳定、出血风险低的特点。

用于预防髋关节和膝关节置换术后患者深静脉血栓（DVT）和肺栓塞（PE）的形成，也可用于预防非瓣膜性心房纤颤患者脑卒中和非中枢神经系统性栓塞，降低冠状动脉综合征复发的风险等。

【用法和用量】可以单独服用，但推荐与食物同服。10mg/次，1次/d。如伤口已止血，首次用药时间应于术后6~10h进行。接受髋关节大手术患者，推荐5周为一个疗程。接受膝关节大手术患者，推荐2周为一个疗程。

【主要不良反应】常见GGT升高、转氨酶升高，高血压患者的隐性或显性出血风险升高。

【孕妇、哺乳期妇女用药安全性】孕妇、哺乳期妇女禁用。

【禁忌和慎用】禁用于明显活动性出血、凝血异常和临床相关出血风险的肝病患者。

【注意事项】①患者可以在进餐时服用利伐沙班，也可以单独服用；②如果发生漏服一次用药，患者应立即补充，并于次日继续每天服药一次；③不建议与伊曲康唑、伏立康唑和泊沙康唑合用。

【药物相互作用】CYP3A4 强效诱导剂利福平使利伐沙班的平均 AUC 下降约 50%，同时药效也平行降低。其他强效 CYP3A4 诱导剂如苯妥英、卡马西平、苯巴比妥也可使利伐沙班血药浓度降低。

【剂型与规格】片剂：10mg，15mg，20mg。

【备注】2008 年在加拿大和欧盟上市，全球第一个直接Xa 因子抑制剂，2012 年美国 FDA 批准扩大适应证，新增治疗深静脉血栓（DVT）或肺栓塞（PE）以及预防 DVT 和 PE 复发的适应证。

【医保限制】限华法林治疗控制不良或出血高危的非瓣膜性房颤、深静脉血栓、肺栓塞患者；下肢关节置换手术患者。

阿哌沙班 Apixaban

【又名】艾乐妥。

【医保分类】口服常释剂型乙类。

【药动学】口服吸收迅速，生物利用度：50%，血药浓度达峰时间：3~4h，血浆蛋白结合率：87%。代谢：肝（CYP3A4/5 为主，小部分通过 CYP1A2、2C8、2C9、2C19 及 2J2 代谢）；通过多种途径清除：粪便（绝大多数），尿 27%。$t_{1/2}$：12h。

【作用和用途】强效、可逆、直接、高选择性的Xa 因子抑制剂，其抗血栓活性不依赖抗凝血酶Ⅲ，可以抑制游离及与血栓结合的Xa 因子，并抑制凝血酶原活性，对血小板聚集无直接影响，但间接抑制凝血酶诱导的血小板聚集。在不影响止血功能的剂量水平下，具有抗栓作用，可预防动脉及静脉血栓。

用于髋关节或膝关节置换手术患者的血栓与静脉血栓栓塞事件（VTE）。

【用法和用量】口服，2.5mg/ 次，2 次 /d，不受进餐影响。首次服药时间应在手术后 12~24h。在这个时间窗里决定服药具体时间点时，医师需同时考虑早期抗凝预防 VTE 的潜在益处和手术后出血的风险。髋关节置换术患者疗程为 32~38d，膝关节置换术患者疗程为 10~14d。

【主要不良反应】常见贫血、出血（包括血肿、阴道及尿道出血）、挫伤。

【孕妇、哺乳期妇女用药安全性】孕妇慎用，哺乳期妇女禁用或暂停哺乳。

【禁忌和慎用】禁用于有临床明显活动性出血、伴有凝血异常和临床相关出血风险的肝病。慎用于伴有以下出血风险的患者：先天性或获得性出血疾病，活动期胃肠道溃疡疾病，细菌性心内膜炎，血小板减少症，血小板功能异常，有出血性卒中病史，未控制的重度高血压，近期接受脑、脊柱或眼科手术。

【注意事项】①进食吸收无影响，故可以在进餐时或非进餐时服用；②如果发生一次漏服，患者应立即补服，随后继续每日服药 2 次，由注射用抗凝血药转换为本品治疗时，可从下次给药时间点开始；③如果发生严重出血，应停用本品。

【药物相互作用】不推荐本品与其他血小板聚集抑制剂或其他抗血栓药联合用药。

【剂型与规格】片剂：2.5mg。

【备注】新型口服Xa 因子抑制剂，2011 年在欧盟 27 国及冰岛、挪威上市，2013 年进口我国，出血风险低于华法林，无须常规监测凝血功能，无须频繁调整剂量。

【医保限制】限下肢关节置换手术患者。

阿加曲班 Argatroban

【又名】诺保思泰，达贝，阿戈托班。

【医保分类】注射剂乙类。

【药动学】持续静脉滴注 1~3h 血浆浓度达稳态。代谢：肝。排泄：粪便。从血中消除迅速，$t_{1/2\alpha}$：15min，$t_{1/2\beta}$：30min。

【作用和用途】对凝血酶具有高度选择性，迅速和循环中游离的及血凝块中的凝血酶可逆性结合，活化凝血因子Ⅴ、Ⅷ和XⅢ，抑制血纤维蛋白的形成，抑制血小板聚集。用于发病 48h 内的缺血性脑梗死急性期患者，防治肝素诱导的血小板减少症患者的血栓形成。

【用法和用量】稀释成 1mg/ml 溶液。①对肝素诱发血小板减少的患者：应先停用肝素治疗，并测基础的 APTT 值，首先以阿加曲班 2μg/（kg·min）静脉滴注，此后根据 APTT 值调整剂量，最大不超过 10μg/（kg·min）。中度肝功能不全患者，首先以阿加曲班 0.5μg/（kg·min）静脉滴注，此后根据 APTT 值调整剂量。②防治肝素诱导的血小板减少症患者的血栓形成：开始 2μg/（kg·min）静脉滴注，同时监测 APTT 值。治疗 1~3h 后常可达较稳定的抗凝效果。

【主要不良反应】常见各种出血（脑出血、消化道出血）。

【孕妇、哺乳期妇女用药安全性】孕妇慎用，哺乳期妇女禁用。

【禁忌和慎用】禁用于出血、脑栓塞或有可能患脑栓塞症的患者。慎用于消化性溃疡、内脏肿瘤、消化道憩室炎、肠炎、亚急性感染性心内膜炎、有脑出血既往史的患者，血小板减少症患者，重症高血压和严重糖尿病患者，正在使用抗凝血药、抗血小板聚集制剂、溶栓剂或有降低血纤维蛋白原作用的酶抑制剂的患者，严重肝功能障碍患者。

【注意事项】在开始滴注阿加曲班 2h 后应测定 APTT，并证实 APTT 达到基础值的 1.5~3 倍（不要超过 100s）后，调整静脉滴注速度，但不要 >100μg/（kg·min）。

【药物相互作用】与以下药物合用均可增加出血的危险性，应注意减量：①抗凝血药，如肝素、华法林等；②抗血小板药，如阿司匹林、奥扎格雷、噻氯匹定、双嘧达莫等；③血栓溶解剂，如尿激酶、链激酶等；④降低纤维蛋白原作用的巴曲酶等。

【剂型与规格】注射剂：250mg。

【医保限制】限有急性脑梗死诊断并有运动神经麻痹体征且在发作后 48h 内用药。

双香豆素 Dicoumarol

双香豆乙酯 Ethyl Biscoumacetate

醋硝香豆素 Acenocumarin

枸橼酸钠 Sodium Citrate

双香豆素、双香豆乙酯、醋硝香豆素和枸橼酸钠

三、溶　栓　药

药物分类　溶栓药促进纤维蛋白溶解而溶解血栓，能够直接或间接激活纤溶酶原变成纤溶酶。纤溶酶能够降解不同类型的纤维蛋白（原），包括纤维蛋白原、单链纤维蛋白，但对交联纤维蛋白多聚体作用弱。溶栓药多为纤溶酶原激活物或类似物，其发展经历从非特异性纤溶酶原激活剂到特异性纤溶酶原激活剂，从静脉持续滴注药物到静脉注射药物。①非特异性纤溶酶原激活剂：常用的有链激酶、尿激酶；②特异性纤溶酶原激活剂：以人重组组织型纤溶酶原激活剂（t-PA）阿替普酶（rt-PA）为代表，已用于临床的 t-PA 的突变体有瑞替普酶（r-PA）、兰替普酶（n-PA）、替奈普酶（TNK-tPA）和蚓激酶（CPPA）等。

作用特点　①非特异性纤溶酶原激活剂对纤维蛋白无选择性。进入机体后与纤溶酶原按 1∶1 的比率结合成纤溶酶原激活剂 - 纤溶酶原复合物而发挥纤溶活性，纤溶酶原激活剂 - 纤溶酶原复合物对纤维蛋白的降解无选择性，常导致全身性纤溶活性增高。但链激酶具有抗原性可引起过敏反应；尿激酶无抗原性和过敏反应。②特异性纤溶酶原激活剂，常用的为人重组 t-PA（rt-PA，阿替普酶），系通过基因工程技术制备，具有快速、简便、易操作、安全性高、无抗原性的特点（半衰期 4~5min）。可选择性激活血栓中与纤维蛋白结合的纤溶酶原，对全身性纤溶活性影响较小，因此出血风险降低。具有快速、简便、易操作、安全性高、无抗原性的特点。目前，其他特异性纤溶酶原激活剂尚有通过基因工程改良天然溶栓药物及 t-PA 的衍生物，主要特点是纤维蛋白的选择性更强，血浆半衰期延长，适合静脉一次性推注（即弹丸式静脉注射），药物剂量和不良反应均减少，使用方便。已用于临床的 t-PA 的突变体有瑞替普酶（r-PA）、兰替普酶（n-PA）和替奈普酶（TNK-tPA）等。临床研究提示 r-PA 和 TNK-tPA 与 t-PA 的常规给药方案和加速给药方案疗效相似，但是后者更方便，更适合院前溶栓。

蚓激酶（CPPA）为一种多组分的酶制剂，有类似 t-PA 的成分，具纤溶酶原激活及与纤维蛋白有特殊亲和力而使纤维蛋白降解，使血栓溶解的作用。

用药原则

（1）及早用药：治疗心肌梗死、肺栓塞、脑血栓、静脉血栓等，应在发病明确诊断后尽早用药，理想的就诊至静脉用药时间是 30min 内（不超过 6h）。

（2）掌握适应证和禁忌证：绝对禁忌证包括①短暂性脑缺血发作（TIA）单次发作或迅速好转的脑卒中以及症状轻微者；②病史和体检符合蛛网膜下腔出血；③降压治疗血压仍 >185/110mmHg；④CT 检查发现出血、脑水肿、占位效应、肿瘤和动静脉畸形；⑤患者 14d 内做过大手术或有创伤，7d 内做过动脉穿刺，有活动性内出血等；⑥正在应用抗凝血药治疗；⑦有血液系统疾病病史、出血体质、凝血功能障碍。

（3）在排除了禁忌证后，多数静脉血栓形成均可使用溶栓药物，但对深部静脉血栓一般不推荐使用溶栓治疗。

（4）对于 ST 段抬高心肌梗死（STEMI），直接经皮冠脉介入治疗（PCI）优于溶栓治疗，应该在 90min 内进行 PCI。否则，在没有溶栓禁忌证时应在 30min 内进行溶栓治疗。

（5）对症选择必要的给药途径。目前认为浅静脉途径给药的全身用药途径溶栓效率较低，效果不佳；深静脉给药溶栓效率高于全身用药途径，操作简便易行，并发症较少；导管用药途径已逐渐成为临床上治疗血栓性疾病的重要手段。

注意事项 ①溶栓药物在溶解血栓的同时，也可能带来了颅内出血等由于纤溶亢进造成的致命风险。因此，在抗凝、溶栓和纤溶之间寻求一个平衡，还有赖于对血栓形成和凝血、抗凝系统更深入的理解并在使用时严密观察。②注意剂量个体化和规范用药。③链激酶具有抗原性，给药前应静脉推注地塞米松 3~5mg。

阿替普酶 Alteplase

【又名】艾通立，爱通立，rt-PA，Actilyse。

【医保分类】注射剂乙类。

【药动学】本品在肝脏中能迅速被消除，也可被血液中的纤溶酶原激活剂抑制物-I（PAI-I）所灭活。由于不同个体的肝血流量不同，PAI-I 也不同，所以本品的血浆浓度个体差异较大。$t_{1/2}$：5min。

【作用和用途】溶栓药，与纤维蛋白结合后，激活与后者相连的纤溶酶原转变为纤溶酶，从而促进血栓内纤维蛋白的溶解。由于对循环中游离的纤溶酶影响较小，故不会出现出血倾向。

缺血性脑卒中发病 3h 内应用阿替普酶的静脉溶栓疗法，不仅可显著减少患者死亡及严重残疾的危险性，而且还能大大改善生存者的生活质量。

用于：①急性缺血性脑卒中的溶栓治疗；②发病 6h 以内急性心肌梗死的溶栓治疗；③血流不稳定的大面积肺栓塞的溶栓治疗。

【用法和用量】①缺血性脑卒中：应在症状发生的 3h 内进行治疗。剂量为 0.9mg/kg，最大剂量为 90mg。鉴于本品的半衰期极短，先将剂量的 10% 静脉推注，剩余剂量在随后 60min 内静脉滴注维持。②心肌梗死：对于发病后 6h 内给予治疗的患者，应采取 90min 加速给药法，即 15mg 静脉推注，其后 30min 内静脉滴注 50mg，剩余 35mg 在 60min 内静脉滴注，最大剂量达 100mg。对于发病后 6~12h 给予治疗的患者，应采取 3h 给药法：10mg 静脉推注，其后 1h 内静脉滴注 50mg，剩余 40mg 在 2h 内静脉滴注，最大剂量达 100mg。③肺栓塞：应在 2h 内给予 100mg。最常用的给药方法为：10mg 在 1~2min 静脉推注，90mg 在 2h 内静脉滴注。

【主要不良反应】可有凝血障碍和出血、血细胞比容及血红蛋白计数降低、注射部位出血。偶见心律失常、体温升高。罕见血压下降、颅内出血、腹膜后出血、便血、血尿等。

【孕妇、哺乳期妇女用药安全性】孕妇禁用，哺乳期妇女慎用。

【禁忌和慎用】既往有颅内出血，包括可疑蛛网膜下腔出血、近 3 个月有头颅外伤史、近 3 周内有胃肠或泌尿系统出血、近 2 周内进行过大的外科手术、近 1 周内有不可压迫部位的动脉穿刺、未控制的严重高血压，以及严重心、肝、肾功能不全或严重糖尿病者禁用。

【注意事项】①抗凝血药和抗血小板药应在阿替普酶治疗 24h 后才可应用，在给予阿替普酶前及应用后的 24h 内，应谨慎监控血压；②大剂量长时间使用可逆转血液循环中的抑制机制，而致全身性纤维蛋白原溶解。

【剂型与规格】注射剂：20mg，50mg。

【医保限制】本品系2022年国家协议期内谈判药品，注射剂限急性心肌梗死发病12h内，脑梗死发病3h内的溶栓治疗，超过说明书规定用药时限的不予支付。

瑞替普酶 Reteplase

【又名】派通欣。

【作用和用途】激活纤溶酶原成为有活性的纤溶酶，以降解血栓中的纤维蛋白，发挥溶栓作用。

适用于急性心肌梗死、肺栓塞的抢救，及外周血管血栓性疾病的治疗。

【用法和用量】静脉注射，10MU分2次静脉注射，每次缓慢推注2min以上，两次间隔为30min。

【主要不良反应】常见出血，包括内脏出血（颅内、腹膜后或消化道、泌尿道、呼吸道）和浅表或体表出血（穿刺或破损部位：如静脉切开插管部位、动脉穿刺部位、新近外科手术部位）。

【禁忌和慎用】禁用于：①活动性内出血；②脑血管意外史；③2个月内颅脑或脊柱的手术及外伤史；④颅内肿瘤、动静脉畸形或动脉瘤；⑤严重的未控制的高血压。慎用于：①最近（10d内）大的外科手术；②心律失常、脑血管疾病；③高龄（>70岁）。

【注意事项】①注射时应该使用单独的静脉通路，不能与其他药物混合后给药，也不能与其他药物使用共同的静脉通路；②同时使用其他抗凝、抗栓药时如果出现严重出血，应立即停用其他抗凝、抗栓药；③严重出血时，可输入新鲜全血或血浆和/或抗纤溶药物。

【剂型与规格】注射剂：5MU。

巴曲酶 Batroxobin

【又名】东菱迪芙，克栓酶。

【医保分类】注射剂乙类。

【药动学】静脉给药呈现一室模型方式。成年人静脉每次静脉滴注10BU，隔日1次，共3次后测定半衰期：首次给药为5.9h，第2次给药为3h，第3次给药为2.8h。与初次给药相比，第2次给药后的半衰期随纤维蛋白原浓度的下降而缩短，在纤维蛋白原浓度恢复后给药半衰期与初次给药相同。排泄：尿。

【作用和用途】具有类凝血激酶样作用。降低血中纤维蛋白原的含量。静脉给药后，能降低全血黏度、血浆黏度，使血管阻力下降，增加血流量。

适用于：急性脑梗死，改善各种闭塞性血管病（如血栓闭塞性脉管炎、深部静脉炎、肺栓塞等）引起的缺血性症状，改善末梢及微循环障碍（如突发性耳聋、振动病）。

【用法和用量】成人首次通常 10BU，维持量一般 5BU，隔日 1 次，用 100ml 以上 0.9% 氯化钠注射液稀释，静脉滴注 1h 以上。下列情况首次使用量应为 20BU，以后维持量可减为 5BU：①给药前血纤维蛋白原浓度达 400mg/dl 以上时；②突发性耳聋的重症患者。

急性脑梗死患者首次剂量 10BU，另 2 次各为 5BU，隔日 1 次，共 3 次。用 0.9% 氯化钠注射液 250ml 稀释，静脉滴注 1h 以上，此后改用其他治疗脑梗死药物继续治疗。

通常疗程为 1 周，必要时可增至 3 周；慢性治疗可增至 6 周，但在延长期间内每次用量减至 5BU，隔日静脉滴注。

【主要不良反应】有时出现嗜酸性粒细胞计数增高、白细胞计数增高或减少、红细胞减少、血红蛋白减少、GOT 和 GPT 升高、碱性磷酸酶升高、BUN 升高、血清肌酐升高、蛋白尿、呕吐、胃痛、食欲缺乏、头晕、头痛、头重、脚步蹒跚、麻木感、耳鸣、视物模糊、眼痛、眼震、总胆固醇升高、皮疹、荨麻疹、皮下出血、止血延迟、血管痛、胸痛、发热、心外膜炎、鼻塞。

【孕妇、哺乳期妇女用药安全性】孕妇慎用，哺乳期妇女应避免使用，必须使用时应停止哺乳。

【禁忌和慎用】正使用抗凝血药及抑制血小板药物者、正使用抗纤溶制剂者、严重肝肾功能不全者、儿童禁用，有血栓或栓塞史者以及 DIC 导致的出血时禁用。

【注意事项】如患者有动脉或深部静脉损伤时，该药有可能引起血肿。因此，使用本品后应避免进行星状神经节封闭、动脉或深部静脉等的穿刺检查或治疗。

【药物相互作用】与抗凝血药及血小板抑制剂（如阿司匹林等）合用可能会增加出血倾向或使止血时间延长。

【剂型与规格】注射液：5BU，10BU。

降纤酶 Defibrase

【又名】赛而，去纤酶，Defibrin。

【医保分类】注射剂乙类。

【来源】从蝮蛇蛇毒中提纯的、具有单一成分的蛋白水解酶。

【药动学】肝、肾中分布浓度较高。排泄：尿（大部分）。

【作用和用途】溶解血栓，抑制血栓形成，改善微循环作用。

用于：①急性脑梗死，包括脑血栓、脑栓塞的预防，短暂性脑缺血发作（TIA）；②预防心肌梗死的再复发；③四肢血管病，包括股动脉栓塞、血栓闭塞性脉管炎、雷诺病；④血液呈高黏状态、高凝状态、血栓前状态；⑤突发性耳聋；⑥肺栓塞。

【用法和用量】静脉滴注。①急性发作期：一次10U，1次/d，连用2~3d，静脉滴注1h以上；②非急性发作期：首次10U，维持量5~10U，一日或隔日1次，静脉滴注1h以上，2周为一个疗程。

【主要不良反应】个别患者出现少量瘀斑、鼻出血或牙龈出血，一过性GOT、GPT轻度上升（停药后自行消失）。

【孕妇、哺乳期妇女用药安全性】孕妇慎用，哺乳期妇女应避免使用，必须使用时应停止哺乳。

【禁忌和慎用】禁用于：①手术后不久、出血史、出血倾向者；②正在使用抗纤溶、抗凝或抗血小板药（如阿司匹林）者；③严重肝、肾功能障碍或其他脏器衰竭者。

【药物相互作用】①水杨酸类药物及抗凝血药均可加强降纤酶作用而引起意外出血；②抗纤溶药可抵消降纤酶作用，不宜联用。

【剂型与规格】注射剂：5U，10U，20U。

【医保限制】限急性脑梗死的急救抢救。

尿激酶 Urokinase

【又名】洛欣，普佑克。

【医保分类】注射剂甲类。

【来源】从健康人尿中分离的，或从人肾组织培养中获得的一种酶蛋白。

【药动学】少量药物随胆汁和尿液排出体外。$t_{1/2}$：20min，肝功能不全患者有所延长。

【作用和用途】肾小管上皮细胞所产生的一种特殊蛋白分解酶，是高效的血栓溶解剂，可直接促使无活性的纤溶酶原变为有活性的纤溶酶，纤溶酶能降解纤维蛋白凝块以及血液中游离的纤维蛋白原、凝血因子Ⅴ和凝血因子Ⅷ等，从而发挥溶栓作用。对新形成的血栓疗效好。随机双盲研究结果表明，对急性缺血性脑卒中患者，在发病6h之内采用尿激酶静脉溶栓治疗是比较安全、有效的。

用于：①急性缺血性脑卒中；②急性心肌梗死；③肢体周围动静脉血栓；④中央视网膜动静脉血栓；⑤其他新鲜血栓性闭塞性疾病。

【用法和用量】①急性脑血栓形成和脑栓塞：起病3h内50万U加入0.9%氯化钠注射液100ml，60min内静脉滴注；②肢体静脉栓塞：2万~4万U/d，分1~2次给药，疗程7~10d；③急性心肌梗死：50万~150万U静脉滴注，或20万~100万U按1万~2万U/min冠状动脉滴注；④肺栓塞：25万U溶于

0.9%氯化钠注射液，30min 静脉滴注，然后以 4 000U/(kg·h)持续静脉滴注 12~24h；⑤深静脉血栓形成，肢体动脉栓塞：10 万 ~20 万 U，30min 内静脉滴注，然后以 10 万 ~20 万 U/h 持续静脉滴注 24~72h；⑥眼科用药：可静脉注射或静脉滴注，0.5 万 ~2 万 U/d，结膜下或球后注射通常用 150~500U，疗程 7~10d。

【主要不良反应】主要为出血，在使用过程中需监测凝血情况，如发现有出血倾向应立即停药，并给予抗纤维蛋白溶酶药。

【孕妇、哺乳期妇女用药安全性】孕妇、哺乳期妇女慎用。

【禁忌和慎用】活动性出血、出血性疾病、近期内手术、外伤、活动性溃疡病、脑卒中史、重度高血压未控制者、细菌性心内膜炎、糖尿病合并视网膜炎患者禁用。

【剂型与规格】注射(粉针)剂：500U，1 000U，5 000U，1 万 U，2 万 U，5 万 U，10 万 U，20 万 U，25 万 U，50 万 U，150 万 U，250 万 U。

重组链激酶 Recombinant Streptokinase

【又名】思凯通，国大欣通，溶栓酶，链球菌激酶，Streptase，Plasminokinase。

【医保分类】注射剂甲类。

【药动学】静脉给药后迅速分布于全身，15min 后分布在肝(34%)、肾(12%)和胃肠(7.3%)，在血浆中的浓度呈指数衰减。从血浆中的消除有快、慢两个时相，半衰期分别为 5~30min 和 83min，主要从肝脏经胆道排出，仍保留生物活性。

【作用和用途】从 β- 溶血性链球菌培养液中提取，可促进体内纤维蛋白溶解系统活性，能使纤溶酶原激活因子前体物转变为激活因子，后者再使纤维蛋白原转变为有活性的纤溶酶，使血栓溶解。

用于治疗血栓栓塞性疾病，如深静脉栓塞、周围动脉栓塞、急性肺栓塞、血管外科手术后的血栓形成、导管给药所致血栓形成、心肌梗死、中央视网膜动静脉栓塞等。

【用法和用量】一般推荐链激酶 150 万 U 溶解于 5% 葡萄糖注射液 100ml，静脉滴注 1h。急性心肌梗死溶栓治疗应尽早开始，争取在发病 12h 内开始治疗。对于特殊患者(如体重过低或明显超重)，医师可根据具体情况适当增减剂量(按 2 万 U/kg 计)。

【主要不良反应】常见：①发热、寒战、呕吐、肩背痛、皮疹、低血压；②穿刺部位出血，皮肤瘀斑，胃肠道、泌尿道或呼吸道出血。

【禁忌和慎用】①2 周内有出血、手术、外伤史、心肺复苏或不能实施压迫止血的血管穿刺等患者禁用；②近 2 周内有溃疡出血病史、食管静脉曲张、溃疡性结肠炎或出血性视网膜病变患者禁用；③未控制的高血压，血压

>180/110mmHg 以上或不能排除主动脉夹层的动脉瘤患者禁用；④凝血障碍及出血性疾病患者禁用；⑤严重肝、肾功能障碍患者禁用；⑥二尖瓣狭窄合并心房颤动伴左房血栓者（溶栓后可能发生脑栓塞）、感染性心内膜炎患者禁用。

【孕妇、哺乳期妇女用药安全性】孕妇、哺乳期妇女禁用。

【注意事项】①因具有抗原性，给药前 0.5h 先肌内注射异丙嗪 25mg 或静脉注射地塞米松 1.25~2.5mg 或氢化可的松 25~50mg，以预防感冒样副作用；②用药期间应尽量避免肌内注射及动脉穿刺，以免引起血肿；③治疗结束时，可用低分子右旋糖酐作为过渡，以防血栓再度形成；④如注射部位出现血肿则不需停药；严重出血可用氨基己酸或氨甲苯酸对抗；更严重者可补充纤维蛋白原或全血；⑤新近外科手术者原则上 3d 内不得使用本品。

【药物相互作用】不宜与蛋白质沉淀剂、生物碱、消毒灭菌剂等许多化学品配伍使用，以免其活性降低。

【剂型与规格】注射剂：10 万 U，50 万 U，150 万 U。

蚓激酶 Lumbrukinase

【又名】博洛克，龙舒泰，雪通。

【医保分类】口服常释剂型乙类。

【药动学】口服易吸收，起效：40~80min；$t_{1/2}$：1.5~2.5h。

【作用和用途】从蚯蚓中提取的一组丝氨酸蛋白酶，能够直接降解血液中的纤维蛋白原，降解血栓，并激活体内的纤溶系统活性，还可以抑制血小板的聚集，从而有效防止血细胞集聚，改善微循环，改变血液流速流态，消除微循环障碍；溶解管壁纤维蛋白等网状物，降低血液黏稠度，阻止动脉粥样硬化；修复血管壁损伤，恢复血管弹性，扩张血管。

用于不稳定型心绞痛、老年静脉血栓闭塞症、急性期脑梗死、糖尿病下肢动脉闭塞症、突发性耳聋、脑卒中后患者。

【用法和用量】口服，餐前 30min 整粒（片）吞服。①胶囊：30~90mg/ 次，3 次 /d；②片剂：60 万 U/ 次，3 次 /d。3~4 周为一个疗程。

【禁忌和慎用】有出血倾向患者慎用。

【剂型与规格】胶囊（片剂）：30 万 U，60 万 U。

重组水蛭素 Recombinant Hirudin

重组水蛭素

比伐芦定 Bivalirudin

【又名】泰加宁，泽朗，Angiomax。

【药动学】起效快。排泄：尿。半衰期短，$t_{1/2}$：25min（肾功能正常）。

【作用和用途】比伐芦定是合成凝血酶抑制剂，其可逆地抑制凝血酶。对凝血酶有强效和高度特异性抑制作用，它既可抑制循环中的凝血酶，也可抑制与血块结合的凝血酶；同时，也抑制凝血酶介导的血小板活化和聚集，抗血栓效应具有可预测性。用于：治疗肝素诱导的血小板减少症和预防血栓形成；经皮冠状动脉介入治疗（PCI）的患者，中度至高度急性冠脉综合征的患者。

【用法和用量】应在最佳抗血小板治疗（阿司匹林和氯吡格雷）下应用。静脉注射或滴注。①PCI 手术：一次性静脉注射 0.75mg/kg；静脉滴注 1.75mg/（kg·h）。②紧急或计划早期干预治疗的不稳定型心绞痛 / 非 ST 段抬高心肌梗死（UA/NSTEMI）：一次性静脉注射 0.1mg/kg，72h 内静脉滴注 0.25mg/（kg·h）。③用于冠状动脉旁路移植术（CABG）无泵者：一次性静脉注射 0.5mg/kg，继以 1.75mg/（kg·h）静脉滴注，直到开始手术并术中维持［在行血液透析患者，静脉滴注速度或剂量应该降低到 0.25mg/（kg·h），一次性静脉注射剂量不减］；带泵者：静脉滴注 0.25mg/（kg·h）维持到术前 1h，术毕即停止。④用于经皮冠状动脉腔内成形术（PTCA）：临手术前静脉注射本品 1mg/kg，继而以 2.5mg/（kg·h）持续滴注本品 4h。如有必要，再以 0.2mg/（kg·h）持续滴注 20h。同时，每天可以合用阿司匹林 325mg。

【主要不良反应】出血常见，血小板减少症、贫血、过敏反应、头痛、心室性心搏过速、心绞痛、心搏过缓、血栓形成、低血压、出血、血管疾病、血管异常、呼吸困难、皮疹、背痛、注射部位出血、疼痛和胸痛等少见。

【孕妇、哺乳期妇女用药安全性】孕妇、哺乳期妇女慎用。

【禁忌和慎用】禁用于有活动性大出血、凝血异常、凝血功能障碍、出血风险增加、未控制的严重高血压、亚急性细菌性心内膜炎、严重肾损害（肾小球滤过率 <30ml/min）和依赖透析患者。

【注意事项】①应常查 PT 和 APTT，防止出血发生；②中、重度肾功能不全患者应注意监测 APTT；③治疗不稳定型心绞痛患者停药后可出现心绞痛，及时给予足量阿司匹林可避免。

【药物相互作用】与肝素、华法林或溶栓药物合用时，会增加患者出血的可能性；与阿司匹林合用可加强抗凝作用。

【剂型与规格】注射剂：250mg。

【备注】水蛭素类似药物，对肝素诱导的血小板减少 / 肝素诱导的血小

板减少 - 血栓形成综合征（HIT/HITTS）没有风险，不激活血小板。大型临床研究显示，稳定型心绞痛、不稳定型心绞痛（UA）、非 ST 段抬高心肌梗死（NSTEMI）、ST 段抬高心肌梗死（STEMI）患者行 PCI 手术，比伐芦定比肝素不良反应少，是肝素的理想替代品。

同类药

替奈普酶 Tenecteplase

【又名】TNK-tPA。

【药动学】对纤维蛋白特异性高，相比阿替普酶强 14 倍，对血液循环中抑制物（PAI-I）的灭活作用抵抗力强。代谢：肝。$t_{1/2\alpha}$：20~24min。临床应用与瑞替普酶和阿替普酶相同。

【用法和用量】推荐剂量：0.50~5mg/h。先以 0.015~0.15mg/kg 为初始量推注，继后在 50~90min 将剩余的总量滴注，或剩余的总量推注。

【剂型与规格】注射剂：10mg。

葡激酶 Staphylokinase

葡激酶

四、促凝血（止血）药及抗纤溶药

药物分类 按其作用机制可分为：①促进凝血系统功能（改善和促进凝血因子活性）的促凝血药，常用蛇毒血凝酶、维生素 K_1 等；②凝血因子制剂，常用凝血酶原复合物、凝血酶和冻干人纤维蛋白原等；③抑制纤维蛋白溶解系统的促凝血药（也称抗纤溶剂），常用氨甲苯酸、氨甲环酸、氨基己酸等；④作用于血管的促凝血药，常用卡巴克络、酚磺乙胺等。

作用特点 ①促进凝血系统功能的促凝血药或本身含有类凝血酶和类凝血酶活酶（如蛇毒血凝酶），能直接促进出血部位的血小板聚集，释放一系列凝血因子，包括血小板因子 -3（PF_3），促进出血部位的血栓形成和止血，用于治疗和防治多种原因的出血，特别是应用传统止血药无效的出血患者；或参与肝脏内合成凝血酶原及凝血因子（维生素 K），主要用于治疗因患有梗阻性黄疸、胆瘘、慢性腹泻或长期应用广谱抗生素致使肠道菌群失调，或口服抗凝血药引起凝血因子活性显著降低，或早产儿肠道无菌等导致的维生素 K 缺乏而引发的出血倾向。②凝血因子制剂含有各种凝血因子,常作为替代和补充疗法,防治因凝血因子不足所致的出血。③抑制纤维蛋白溶解系统的促凝血药抑制纤溶酶原各种激活因子,使纤溶酶原不能转变为纤溶酶,或直接抑制纤维蛋白溶解,达到止血作用,主要用于手术创伤、体外循环、肝脏疾病或肿瘤等引起的纤溶亢进或原发性纤溶活性过强所引起的出血。④作用于血管的促凝血药直接作用于血管平滑肌,增强小动脉、小静脉和毛细血管收缩力,降低毛细血管通透性,从而产生止血效果,主要用于毛细血管出血。

用药原则

(1)对症对因相结合选药:由于不同的促凝血药用于不同的环节而发挥止血作用,出血性疾病可因以下所致①血管因素所致的出血,可能包括血管损伤(破裂)或毛细血管抵抗力降低,除了及时结扎止血,酚磺乙胺、卡巴克络等能降低毛细血管通透性,增强血小板的功能及黏合力,促进血小板释放凝血活性物质,缩短凝血时间而止血。用于防治手术前后和各种血管因素出血及肺出血、脑出血、痔出血、子宫出血、紫癜等血管壁的异常。②因血小板量或质的异常所致的出血,应着重于原发病因治疗的同时,可酌情选用酚磺乙胺及抗纤溶药物。③凝血功能(凝血因子)障碍应及时采用替代和补充疗法,选用凝血因子制剂,如人凝血因子Ⅷ、凝血酶原复合物、凝血酶等以防治因凝血因子不足所致的出血。

(2)依出血轻重缓急选药:如蛇毒血凝酶含有类凝血酶和类凝血活酶,能促进出血部位的血小板聚集,释放一系列凝血因子,包括血小板因子-3(PF_3),促进纤维蛋白原降解,生成纤维蛋白单体,进而耦联聚合成难溶性纤维蛋白,促进出血部位的血栓形成和止血,作用较快;而维生素K是参与肝内合成凝血酶原的必需物质,适用于因维生素K缺乏所引起的出血。抗纤溶药的作用广泛,对人体凝血系统的多方面均有影响,可用于多种出血性疾病的治疗。

(3)给药途径选择:大多数促凝血药可(或需要)静脉注射、肌内注射给予,如凝血酶,既可外用于创口局部止血,1~2min即可使出血停止;也可局部灌注用于消化道快速止血。

注意事项 ①有血栓形成或过去有血管栓塞疾病者应禁用或慎用促凝血药;泌尿系统手术后有血尿者一般慎用氨基己酸,以免形成血凝块而阻塞尿路。②促凝血药一般皮下或肌内注射;注意有些促凝血药不可静脉注射,如凝血质,以免形成血栓。③在应用促凝血药期间,应严密观察不良反应,过量有产生自发性出血的危险(皮肤、黏膜出血或内脏出血,如尿道、胃肠、子宫等出血)。应用肝素者,应定期于每次给药后3~4h检测凝血时间或凝血活酶时间(KPTT),当凝血时间>30s或KPTT>100s,表明药物已过量。应用双香豆素或链激酶，应定期测定凝血酶原时间，通常使凝血酶原时间维持在正常值的2~2.5倍为宜。④肝素过量时，可静脉注射鱼精蛋白解救。双香豆素过量可引起严重出血，此时可静脉注射维生素K对抗；必要时可输入全血。此外，要注意双香豆素与其他药物间的相互作用。

蛇毒血凝酶 Hemocoagulase

【又名】矛头蝮蛇血凝酶，白眉蛇毒血凝酶，尖吻蝮蛇血凝酶，立芷雪，巴曲亭，立止血，素乐涓。

【医保分类】注射剂乙类。

【来源】从蛇毒中提取的一种酶类，不含神经毒素及其他毒素。

【药动学】局部外用、静脉注射、肌内注射、皮下及腹腔给药均可吸收，静脉注射后5~10min起效，止血效应持续48h；肌内或皮下注射后15~25min起效，40~45min达血药峰浓度。进入体内的酶被逐步代谢为无活性的复合物，代谢产物随尿排出体外，3~4d可全部清除。$t_{1/2}$为3~10h。

【作用和用途】具有类凝血酶样作用，能促进血管破损部位的血小板聚集，并释放一系列凝血因子及血小板因子-3（PF_3），使凝血因子Ⅰ降解生成纤维蛋白Ⅰ单体，进而交联聚合成难溶性纤维蛋白，促使出血部位的血栓形成和止血。

本药在完整无损的血管内无促进血小板聚集的作用，也不激活血管内凝血因子XⅢ，因此，它促进的由纤维蛋白Ⅰ单体形成的复合物，易在体内被降解而不致引起弥散性血管内凝血（DIC）。用于内科、外科、妇产科、眼科、耳鼻咽喉科、口腔科疾病并发的出血及出血性疾病；也可用于预防出血，如手术前用药，可避免或减少术中、术后出血；用于消化道出血、血友病血肿、血小板减少性疾病伴出血的辅助治疗。本品更适用于传统止血药无效的出血患者。

【用法和用量】

1. 成人

（1）静脉注射：①一般出血，1~2单位；②紧急出血，立即静脉注射0.25~0.5单位，同时肌内注射1单位；③各类外科手术，手术前晚肌内注射1单位，术前1h肌内注射1单位，术前15min静脉注射1单位，术后肌内注射1单位/d，连续3d；④咯血，皮下注射1单位/12h，必要时，开始时再加静脉注射1单位，最好加入0.9%氯化钠注射液10ml中混合注射。

（2）肌内注射：①一般出血，同静脉注射项；②紧急出血，同静脉注射项；③各类外科手术，同静脉注射项；④异常出血，间隔6h肌内注射1单位，至出血完全停止。

（3）皮下注射：①一般出血，同静脉注射项；②咯血，同静脉注射项。

（4）局部外用：本药可直接以注射器喷射于血块清除后的创面局部，并酌情以敷料压迫（如拔牙、鼻出血等）。

2. 儿童　①静脉注射：一般出血 0.3~0.5 单位 / 次。②肌内注射、皮下注射：同静脉注射项。③局部外用：同成人。

【主要不良反应】偶见过敏样反应，以及恶心、呕吐、腹痛、腹泻、心悸、血压升高、呼吸困难、皮疹、瘙痒、红斑、寒战、面部水肿、发热、胸闷、头痛、头晕、肢体麻木等。

【孕妇、哺乳期妇女用药安全性】孕妇不宜使用，哺乳期妇女安全性尚不明确。

【禁忌和慎用】禁用于有血栓史或对本药过敏者。慎用于血栓高危人群（高龄、肥胖、高脂血症、心脏病、糖尿病、肿瘤患者），血管病介入治疗、心脏病手术者，术后需较长期制动的手术（如下肢骨、关节手术）患者，易诱发深静脉血栓。

【注意事项】①用药期间应监测患者的出、凝血时间；②血液中缺少血小板或某些凝血因子引起病理性出血时，本药的作用减弱，宜补充血小板或缺少的凝血因子，或输注新鲜血液后再用本药；③在原发性纤溶系统亢进（如内分泌腺、癌症手术等）的情况下，宜与抗纤溶酶药物合用；④治疗新生儿出血时，宜在补充维生素 K 后合用本药；⑤如出现过敏反应，可按一般抗过敏处理方法，对症治疗，给予抗组胺药和 / 或糖皮质激素；⑥弥散性血管内凝血及血液病所致的出血患者，不宜使用本药；⑦大剂量（一次 50~100 单位）用药，可引起凝血因子 Ⅰ 降低、血液黏滞度下降，应注意防止用药过量，否则止血作用可降低。

【剂型与规格】注射剂：1 单位，2 单位。

【备注】蛇毒血凝酶的蛇毒来源包括巴西矛头蝮蛇、白眉蝮蛇、尖吻蝮蛇、喹蛇等。

2013 年国家食品药品监督管理总局修改蛇毒血凝酶说明书，删去原说明书中“本品具有止血功效，不影响血液中凝血酶含量，故不会导致血栓形成”的相关文字；删去“虽无关于血栓的报道，为安全起见”的相关文字，增加“有血栓形成风险患者慎用”，并增加上市后不良反应监测收集到的过敏性休克、喉头水肿、过敏反应、呼吸困难、喉头水肿、心悸、血压升高、心律失常、凝血障碍、血栓，胃肠道反应等。

【医保限制】限出血性疾病治疗的二线用药；预防使用不予支付。

人凝血因子Ⅷ Human Coagulation Factor Ⅷ

人凝血因子Ⅷ

维生素 K_1 Vitamin K_1

【医保分类】注射剂甲类，口服常释剂型乙类。

【药动学】口服后在胆汁的存在下，维生素 K_1 由胃肠道经小肠淋巴管吸收，用药后吸收良好，并在肝内迅速代谢和经肾及胆道排泄，一般不在体内积蓄。

肌内注射 1~2h 起效，3~6h 止血效果明显，12~14h 后凝血酶原时间恢复正常。代谢：肝。排泄：尿，胆汁。

【作用和用途】当血液中的凝血酶原及其他凝血因子缺乏时，血液的凝固就出现迟缓，这时给予维生素 K_1 即可促进肝脏合成因子Ⅱ、因子Ⅷ、因子Ⅸ及因子Ⅹ，以达到较快止血的作用。

用于：维生素 K 缺乏引起的出血，如梗阻性黄疸、胆瘘、慢性腹泻等所致出血，香豆素类、水杨酸钠等所致的低凝血酶原血症，新生儿出血以及长期应用广谱抗生素所致的体内维生素 K 缺乏。

【用法和用量】

（1）注射。①低凝血酶原血症：肌内或深部皮下注射，10mg/ 次，1~2 次 /d，24h 内总量不超过 40mg；②预防新生儿出血：可于分娩前 12~24h 给母亲肌内注射或缓慢静脉注射 2~5mg，也可在新生儿出生后肌内或皮下注射 0.5~1mg，8h 后可重复；③用于重症患者静脉注射时，给药速度不应超过 1mg/min。

（2）口服：10mg/ 次，3 次 /d。

【主要不良反应】过敏性休克；静脉注射过快（超过 5mg/min）可引起面部潮红、出汗、支气管痉挛、心动过速、低血压等，曾有快速静脉注射致死的报道；新生儿应用本品后可能出现高胆红素血症、黄疸和溶血性贫血。

【孕妇、哺乳期妇女用药安全性】临产孕妇应尽量避免使用。

【禁忌和慎用】严重梗阻性黄疸、小肠吸收不良所致腹泻等患者不宜使用。

【注意事项】①肝损伤患者使用本品的疗效不明显，盲目加量可加重肝损伤；②对肝素引起的出血倾向无效；③外伤出血无必要使用本品；④静脉注射宜缓慢，给药速度不应超过 1mg/min；⑤储存应避免冻结，如有油滴析出或分层则不宜使用，但可在避光条件下加热至 70~80℃，振摇使其自然冷却，如澄明度正常则仍可继续使用。

【剂型与规格】①注射剂：10mg；②片剂：10mg。

【备注】国家食品药品监督管理总局 2017 年 9 月发布《总局关于修订维生素 K_1 注射液说明书的公告（2017 年第 115 号）》。对说明书提出修订要求①添加黑框警告：维生素 K_1 注射液可能引起严重药品不良反应，如过敏性休克，甚至死亡。给药期间应对患者密切观察，一旦出现过敏症状，应立即停药并进行对症治疗。②在【不良反应】项下增加以下内容：全身性损害，过敏性休克、过敏样反应、发热、寒战、晕厥等；呼吸系统损害，呼吸困难、胸闷、呼吸急促、支气管痉挛、喉头水肿、憋气、咳嗽、哮喘、憋喘、呼吸抑制等；心血管系统损害，发绀、低血压、心悸、心动过速等。③在【注意事项】项下增加以下内容：①维生素 K_1 注射液静脉注射给药时，应缓慢注射药物，给药速度不超过 1mg/min。②维生素 K_1 遇光快速分解，使用过程中应避光。

凝血酶 Thrombin

【又名】凝血因子Ⅱa，E 凝血酶，α- 凝血酶，γ- 凝血酶。

【医保分类】外用冻干制剂甲类。

【来源】来源于猪或牛血浆的丝氨酸蛋白酶。

【作用和用途】凝血酶是一种丝氨酸蛋白酶，用于手术过程中局部止血，毛细血管和小静脉出血等轻微出血，但于大出血或动脉破裂出血不适用或无效。

【用法和用量】①局部止血：干粉喷洒于创面或用 0.9% 氯化钠溶解成 50~200U/ml 溶液喷雾。②消化道止血：用 0.9% 氯化钠或温开水（不超 37℃）溶解成 10~100U/ml 溶液，口服或局部灌注，500~20 000U/ 次，1 次 /6h。可根据出血部位及程度增减浓度、次数。

【主要不良反应】可致过敏反应，应及时停药。

【孕妇、哺乳期妇女用药安全性】孕妇禁用。

【注意事项】①严禁注射给药，如误入血管可导致血栓形成、局部坏死而危及生命；②必须直接与创面接触，才能起止血作用；③制成溶液后很快失活，应临用时新鲜配制。

【药物相互作用】①遇酸、碱、重金属发生反应而降效；②为提高上消化道出血的止血效果，宜先服一定量抗酸药以中和胃酸后服本品。

【剂型与规格】冻干粉：200U，500U，1 000U，2 000U，5 000U，10 000U。

卡络磺钠 Carbazochrome Sodium Sulfonate

【又名】新安络血，肾上腺色腙，安特诺新，Adrenoson，Adrezon。

【医保分类】口服常释剂型、注射剂、卡络磺钠氯化钠注射剂乙类。

【作用和用途】增强毛细血管对损伤的抵抗力，降低毛细血管的通透性，促进受损毛细血管端回缩，从而缩短止血时间。此外，也可抑制前列腺素 E_1 的合成和释放，从而降低毛细血管通透性，阻止炎症物质的渗出。

用于毛细血管通透性增加所致的出血，如特发性紫癜、视网膜出血、慢性肺出血、胃肠出血、鼻出血、大咯血、血尿、痔出血、子宫出血、月经过多、脑出血等，尤其适用于不易缝合及结扎的脏器如肝、脾出血和其他手术或创伤出血。

【用法和用量】

（1）成人：①口服，一般 2.5~5mg/ 次，2~3 次 /d；严重病例 5~10mg/ 次，1 次 /2~4h。②肌内注射，一般 5~10mg/ 次，2~3 次 /d；严重出血 10~20mg/ 次，1 次 /2~3h。

（2）儿童：①口服，5 岁及 5 岁以下 1.25~2.5mg/ 次，>5 岁者则同成人。②肌内注射，5 岁及 5 岁以下 2.5~5mg/ 次，>5 岁者 5~10mg/ 次。③局部敷用，敷于出血处，按压至少 1min，待止血后缠上绷带。

【主要不良反应】大剂量可产生水杨酸样反应（因其含水杨酸钠），如呕吐、头晕、耳鸣、视力减退等，还可引起精神障碍、脑电图异常。

【禁忌和慎用】对卡巴克络或水杨酸过敏者禁用，有癫痫及精神病史者慎用。

【注意事项】①不能静脉注射；②由于本品不影响凝血过程，对大出血和动脉出血基本无效。

【药物相互作用】①与抗组胺药、抗胆碱药合用影响卡巴克络的止血效果，宜避免合用；②卡巴克络可降低氟哌啶醇等抗精神病药及抗癫痫药的效应，二者合用可使精神病恶化。

【剂型与规格】①片剂：2.5mg，5mg；②注射剂：5mg，10mg。

【医保限制】注射剂限无法口服卡络磺钠（肾上腺色腙）的患者。

其他促凝血（止血）药及抗纤溶药，见表 22-4。

表 22-4　其他促凝血（止血）药及抗纤溶药

药名和制剂	作用和用途	用法和用量	备注
亚硫酸氢钠甲萘醌（维生素 K_3） Menadione Sodium Bisulfite 片剂：4mg； 注射液：2mg，4mg	用于①因维生素K缺乏而致的各种出血；②镇痛，如胆石症、胆道蛔虫症引起的胆绞痛；③大剂量用于杀鼠药二苯茚酮钠中毒解救	①成人止血：口服2~4mg/次，3次/d；肌内注射2~4mg/次，2次/d。②防止新生儿出血：在孕妇产前1周肌内注射2~4mg/d。③解痉止痛：8~16mg/次。解救杀鼠药“敌鼠钠”中毒时宜用大剂量	有恶心、呕吐等胃肠道反应，大剂量用药还可致肝损害、新生儿高胆红素血症、溶血性贫血、黄疸。晚期肝病患者出血，使用本品无效。静脉注射时速度不宜过快
甲萘氢醌（维生素 K_4） Menadiol 片剂：2mg，4mg	本品为水溶性，口服吸收均良好，故可供口服。作用和用途与维生素 K_3 相同	止血：成人口服2~4mg/次，3次/d，孕妇产前：5~10mg/d；阻塞性黄疸术前治疗：10~20mg/d，连用1周。血管神经性头痛：8mg/次，3次/d，服3d；银屑病：4~6mg/次，3次/d，服3个月	同维生素 K_3
氨基己酸（6-氨基己酸） Aminocaproic Acid 片剂：0.5g； 注射液：2g，4g	抑制纤溶酶原的激活因子，从而抑制纤维蛋白的溶解，产生止血作用。用于：纤溶性出血，如脑、肺、子宫、前列腺、肾上腺、甲状腺等外伤或手术出血	静脉滴注：开始4~6g/次，5%~10%葡萄糖或0.9%氯化钠100ml稀释，15~30min滴完。维持量1g/h，不超过20g/d，连用3~4d。口服，成人2g/次，小儿按0.1g/kg计，3~4次/d，连用7~10d或更久	有腹部或胃部不适、眩晕、低血压、多尿、结膜充血、血栓形成倾向，可引起急性横纹肌溶解

续表

药名和制剂	作用和用途	用法和用量	备注
酚磺乙胺(止血敏) Etamsylate 注射液:0.25g,0.5g,1g; 片剂:0.25g,0.5g	能增加血小板数量、聚集性和黏附性,缩短凝血时间,加速血块收缩。用于:①防治外科手术出血过多;②血小板减少性紫癜及其他原因引起的出血,如脑、胃肠道、泌尿道、眼底、牙龈、鼻等出血	①预防手术出血:术前15~30min静脉注射或肌内注射,0.25~0.5g/次,必要时2h后再注射0.25g,0.5~1.5g/d;②治疗出血:口服,成人0.5~1g/次;儿童每次10mg/kg,肌内注射或静脉注射,3次/d	毒性低,可有头痛、暂时性低血压等,偶见过敏性休克
氨甲苯酸(止血芳酸) Aminomethylbenzoic Acid 注射液:0.05g,0.1g; 片剂:0.125g,0.25g	作用与氨基己酸相同,但其作用较之强4~5倍。毒性较低,不易生成血栓。用于原发性纤维蛋白溶解过度所引起的出血,包括急性、慢性、局限性或全身性的高纤溶出血	①口服:0.25~0.5g/次,3次/d;②静脉注射:0.1~0.3g/次,以5%~10%葡萄糖注射液或0.9%氯化钠10~20ml稀释。不得超过0.6g/d,儿童0.1g/次	偶有头晕、头痛。与青霉素或尿激酶等溶栓剂有配伍禁忌。口服避孕药、雌激素有增加其血栓形成的危险
氨甲环酸(止血环酸) Tranexamic Acid 片剂(胶囊):0.125g,0.25g; 注射液:0.1g,0.25g	作用与氨甲苯酸相似,但较强。用于各种出血性疾病、手术时异常出血等	①口服:0.25g/次,3~4次/d。②静脉注射或滴注:0.25g/次,1~2次/d。静脉注射液以25%葡萄糖注射液稀释,静脉滴注液以5%~10%葡萄糖注射液稀释	不良反应较少。①可有腹泻、呕吐;②过量可致颅内出血;③本品可进入脑脊液,注射后可有视物模糊、头痛、头晕等中枢神经系统症状

鱼精蛋白 Protamine

【又名】硫酸鱼精蛋白,Protamine Sulfate。

【医保分类】注射剂甲类。

【药动学】注射后5min即产生止血效能,持续2h。$t_{1/2}$与用量相关,用量越大,$t_{1/2}$越长。

【作用和用途】鱼精蛋白是一种碱性蛋白，主要在鱼类（如鲑鱼、鳟鱼、鲱鱼等）成熟精子细胞核中作为和 DNA 结合的核精蛋白存在。以硫酸盐形式用于治疗因注射肝素过量所引起的出血，且无其他药品可替代。可与肝素或低分子量肝素结合形成稳定的不具有抗凝活性的离子对，这些离子对最终被网状内皮系统降解和清除。

专用于逆转肝素、低分子量肝素过量。心脏手术、分娩等手术中可能需要使用大剂量肝素，当需要解除肝素抗凝作用时，即可使用肝素。

【用法和用量】1~1.5mg 鱼精蛋白可中和 100U 活性肝素，用量一般与末次肝素剂量相当，一次用量不超过 50mg，稀释成 1% 溶液，在 10min 内静脉注射完毕。

【主要不良反应】①快速静脉注射可引起低血压、心动过缓、肺动脉高压、呼吸困难、短暂面部潮红（缓慢静脉注入 10min 内不超过 50mg 可避免上述反应）；②对鱼虾过敏、过去曾接受过本品或含鱼精蛋白的胰岛素（如中性鱼精蛋白胰岛素）者，易发生抗鱼精蛋白 IgE 介导的高敏或过敏反应；③男性不育症或输精管切除者中少数易对鱼精蛋白出现高敏反应（在滴注本品前给这类患者应用糖皮质激素或抗组胺药，可防止过敏）。

【注意事项】①本品给药 5~15min 后监测 APTT 或 PT，之后在 2~8min 再检测；②由于肝素在体内代谢迅速，与鱼精蛋白给药的间隔时间越长，中和肝素所需用量越少；③足量鱼精蛋白中和肝素后 8~9h，个别在 18h 后，部分患者可发生肝素反跳和出血。

【剂型与规格】注射剂：50mg，100mg。

凝血酶原复合物 Prothrombin Complex

【又名】康舒宁，Prothrombin Complex Concentrate，Thrombogen。

【医保分类】注射剂乙类。

【药动学】血药浓度达峰时间：10~30min（静脉注射）。凝血因子Ⅸ的 $t_{1/2\alpha}$：3~6h，$t_{1/2\beta}$：18~32h。

【作用和用途】凝血酶原复合物是血液制品，也被称为因子Ⅸ复合物，是由凝血因子Ⅱ、Ⅸ、Ⅹ组成的，有的还含有凝血因子Ⅶ、蛋白 C 和蛋白 S。加入肝素可以阻止这些因子过早激活。凝血酶原复合物可逆转华法林或其他拮抗维生素 K 的抗凝血药作用，用于凝血功能障碍的大量出血患者（凝血酶原时间延长，INR>8），急救手术治疗患者，其他先天性或因肝脏疾病所致的某一凝血因子缺乏，在缺乏纯因子Ⅸ时，可用于治疗和预防 B 型血友病的出血。适用于：①预防和治疗因凝血因子Ⅱ、Ⅶ、Ⅸ及Ⅹ缺乏所导致的出血及手术前预防出血；②逆转华法林或其他拮抗维生素 K 的抗凝血药作用；③防治已产生的凝血因子Ⅷ抑制性抗体的 A 型血友病患者的出血。

【用法和用量】静脉滴注：首剂 400~600U，之后 200~400U/ 次，2~3 次 /d，用 5% 葡萄糖注射液稀释，30min 内滴完，依病情适当增加剂量。

（1）B 型血友病：①预防自发性出血，20~40U/kg，2 次 / 周；②轻至中度出血，25~50U/kg，1 次 /d，1~2d；③严重出血，60~70U/kg，1 次 /10~12h，连续 2~3d；④围手术期，拔牙前 1h 给予 50~60U/kg，若术后仍有出血，可重复此量；其他手术前 1h 给予 50~95U/kg，术后每 12~24h 重复此量，至少持续 7d。

（2）A 型血友病：已产生因子Ⅷ抗体的患者，预防及控制出血可给予 75U/kg。必要时 12h 后再重复使用。

（3）因子Ⅶ缺乏症：为控制围手术期出血，术前可给予足以提高因子Ⅶ血浆浓度到正常的 25% 的剂量。术后每 4~6h 重复一次，必要时持续 7d。

【主要不良反应】常见过敏反应、头痛、呕吐和嗜睡。其他严重不良反应包括血栓，可能导致心脏病发作、脑卒中、肺栓塞或深静脉血栓形成。长期使用可有抗体形成，使疗效下降。

【禁忌和慎用】因凝血酶原复合物产品含有肝素，肝素诱导的血小板减少症患者禁用。慎用于弥散性血管内凝血（DIC）患者，由于凝血因子只会进一步加剧这一过程。但是，如果 DIC 患者因子水平低，给予本品则可恢复正常凝血。

【药物相互作用】氨基己酸或氨甲环酸等抗纤溶药常用于预防与控制血友病患者接受各类手术时的出血，若与本品同时应用可增加发生血栓性并发症的危险。因此，上述药物宜在给予本品 8h 后使用。

【剂型与规格】注射液：100U，200U，400U。

【医保限制】限手术大出血和肝病导致的出血；乙（B）型血友病或伴有凝血因子Ⅷ抑制物的血友病患者。

吸收性明胶海绵 Absorbable Gelatin Sponge

【作用和用途】本品为以猪皮为明胶来源的制剂，含胶原蛋白量达 70% 以上。具有大面积吸水表面，将整个海绵贴敷于创伤表面，可以吸入比本身重量大数倍量的血性液体，并像一个铸模使血液在其内凝固，对创面渗血有止血作用。有时浸泡过丁丙诺啡，用于创伤既止血又止痛。本品不溶于水，但可在 4~6 周被机体吸收。因此可以留置体腔内或创腔内。与组织接触不产生过分的瘢痕组织及不良的纤维化反应。

【用法和用量】将渗血拭净，以严格的无菌操作方式打开包装，取出本品，贴敷于无渗血的创面，再用干纱布加以压迫，即可止血；或以严格的无菌操作方式取出本品，浸入无菌 0.9% 氯化钠溶液中，浸透、挤尽液体后使用，也可用无菌凝血酶溶液代替无菌 0.9% 氯化钠应用。

【注意事项】本品为含动物蛋白制品，对蛋白质过敏者慎用。本品为灭菌产品，从包装袋中取出时应防止受污染，包装出现破损，开口及污染等情况，严禁使用。本品为一次性使用，不应重复使用。

【剂型与规格】海绵片剂：2cm × 2cm × 0.5cm，6cm × 2cm × 0.5cm，6cm × 6cm × 1cm，8cm × 6cm × 0.5cm。

抗血友病球蛋白 Anti-haemophilic Globulin

抗血友病球蛋白

五、血容量扩充剂（血浆及血浆代用品）

药物分类 血容量扩充剂通常依据其性质分为3类：①血液制品（全血、血浆、清蛋白）；②晶体溶液（葡萄糖注射液、氯化钠注射液）；③胶体溶液（明胶、羟乙基淀粉、右旋糖酐）。

作用特点 ①血液制品具有同源性，在血管内扩容效果良好，全血尚具有载氧能力及营养功能，但来源有限，价格昂贵，不易贮存，常有输血反应，易带传染病；②晶体溶液来源容易，价格便宜，应用方便，但扩容维持时间短，易致组织水肿；③胶体溶液虽无前二者缺点，扩容维持时间（尤其中分子量胶体溶液）较晶体溶液长，改善循环效果较好，和晶体溶液有共同缺点（不良反应），所以，依然不能完全替代血液。

用药原则 ①血容量扩充剂又称血浆代用品、代血浆，主要用于大量失血、失血浆及大面积烧伤等所致的血容量降低、休克等应急情况，用于扩充血容量、改善微循环。通常失血量在体重的20%以内，以及当血红蛋白含量≥100g/L时不必输血，可输入等量血容量扩充剂。②目前所有种类的代血浆均无携氧能力，即使胶体溶液或乳剂，输入血管后依靠其胶体渗透压也只是起到暂时替代和扩充血浆容量的目的。因此，在使用中仍有剂量的限制，还无法完全替代输血，即在失血超过20%时，及时选用适宜的容量扩充剂以扩容、改善循环、血液稀释，预防和治疗各种原因的低血容量性休克、预防急性肾衰竭是必要的，但应该随后进行输血。

注意事项 虽然各类（及其具体制剂）的不良反应不尽相同，但他们共有的不良反应是：①类变态反应（无明确的抗原 - 抗体）；②热原反应（多与制剂质量有关）；③凝血障碍（药物本身影响及稀释效应所致）；④降低机体抵抗力；⑤肝功能损害。

琥珀酰明胶 Succinylated Gelatin

【又名】佳乐施，血安定，长源雪安，琥珀明胶。

【医保分类】注射剂乙类。

【药动学】排泄：尿 95%。$t_{1/2}$：4h。

【作用和用途】本品为大分子量胶体溶液，可扩充血容量，作为血浆代用品用于补充严重出血，创伤、脱水等大量失血和体液损失。

用于：①各种原因引起的低血容量性休克的早期治疗；②稳定围手术期血液循环及稀释体外循环液；③预防脊髓和硬膜外麻醉中的低血压；④作为滴注胰岛素的载体，防止胰岛素被容器及管壁吸附而丢失。

【用法和用量】静脉滴注。①预防（少量出血、术前及术中），1~3h 内输入 500~1 000ml；②低血容量性休克，24h 内输入 10 000~15 000ml；③严重的急性失血致生命垂危，可在 5~10min 内加压输入 500ml，后续量视血容量的缺乏程度而定。

【主要不良反应】偶见过敏反应如轻微荨麻疹。

【禁忌和慎用】禁用于肾衰竭者、有出血体质者、肺水肿患者和有循环超负荷、水潴留者。处于过敏状态（如哮喘）患者慎用。

【注意事项】低血容量性休克使用本品，血细胞比容要保持不低于 25%。

【剂型与规格】注射液：500ml 含 20g 琥珀酰明胶，1 000ml 含 40g 琥珀酰明胶。

【医保限制】限低血容量性休克或手术创伤、烧伤等引起的显著低血容量患者。

聚明胶肽 Polygeline

【又名】血代，多聚明肽，Haemaccel，Polygelinum。

【药动学】排泄：尿，无蓄积作用，在肾功能正常的情况下完全排出时间约 48h。$t_{1/2}$：4~6h。

【作用和用途】聚明胶肽为分子量 5 000~50 000 的牛明胶降解物，其渗透压和黏度与人的血浆相似，可保持血管内液与组织间液的平衡，不引起组织脱水及肺水肿，具有维持血容量和提升血压作用。在恢复心肌血流和复苏初期氧的运输方面，聚明胶肽和其他人造胶体液比晶体液更为有效，但胶体 - 晶体液联合应用所产生的作用要优于胶体液和晶体液单独使用所产生的作用。滴注本品可稀释血液，降低血液黏度，从而改善微循环，对出凝血时间及血小板功能无明显影响。

用于：外伤引起的失血性休克者；严重烧伤、败血症、胰腺炎等引起的失体液性休克者。预防较大手术前可能出现的低血压以及用于体外循环，血液透析时的容量补充。

【用法和用量】静脉滴注，一次 500~1 000ml，滴速 500ml/h。每日最高量可达 2 500ml。小儿用量按 10~20ml/kg 计算。

【禁忌和慎用】禁用于严重肝、肾功能损害，肾性或肾后性无尿者，充血性心力衰竭、肺水肿、心源性休克者，高血压、食管静脉曲张、出血性疾病患者。

【注意事项】①因温度较低时黏度加大，稍加温（<37℃）后使用更好；②只能与添加过肝素的血液混合使用，不得直接与血液混合使用。

【药物相互作用】使用强心苷类药物的患者使用本品时，前者毒性增强。

【剂型与规格】注射液：250ml，500ml。

羟乙基淀粉 130/0.4　Hydroxyethyl Starch 130/0.4

【又名】万汶，天晴宁，Voluven。

【医保分类】注射剂乙类。

【来源】原料为玉米淀粉，由高分子量支链玉米淀粉经降解、羟乙基化并进一步加工处理后制成。不同类型的羟乙基淀粉通常用它们的平均分子量以及其摩尔取代度来表述。例如，羟乙基淀粉（Voluven，万汶）表示为：6%HES 130/0.4，说明其平均分子量 130kDa，摩尔取代度为 0.4。

【药动学】体内药动学显示非线性特征。$t_{1/2\alpha}$：1.4h，$t_{1/2\beta}$：12.1h，分布容积约为 5.9L，连续给药（10d），药物在血浆中没有出现明显的蓄积现象。

【作用和用途】血浆扩容效力持久。用于治疗和预防血容量不足，如失血、紧急意外创伤、败血症、烧伤和水电解质丢失，改善微循环等。

【用法和用量】静脉滴注，先以 10~20ml 的 6% 羟乙基淀粉 130/0.4 氯化钠注射液缓慢输入，若患者无过敏性样反应，每天按不超过 33ml/kg 剂量给予。

【孕妇、哺乳期妇女用药安全性】孕妇，尤其妊娠早期不宜使用本品。

【主要不良反应】过敏性样反应、瘙痒症。

【禁忌和慎用】禁用于：①严重充血性心力衰竭；②肾衰竭（血清肌酐 >177μmol/L）；③严重凝血障碍（但危及生命的急症病例仍可考虑使用）；④过量液体负荷和严重的液体缺乏（脱水）；⑤脑出血（大脑出血）；⑥接受透析的患者；⑦严重高钠血症和高氯血症患者。

【注意事项】①用药早期应监测血清肌酐水平，如果血清肌酐值及尿检结果正常，治疗需持续几天时，有必要每日监测肾潴留值 1~2 次；②必须供给足够的液体（2~3L/d），保持液体平衡；③必须避免因滴注过快和用量过大导致的循环超负荷；④心、肺功能正常患者，血细胞比容应不低于 30%。

【剂型与规格】注射剂：500ml 含 30g 羟乙基淀粉、4.5g 氯化钠，250ml 含

15g 羟乙基淀粉、2.25g 氯化钠。

【备注】欧洲临床研究显示，羟乙基淀粉存在肾功能损害、肝功能损害、凝血机制障碍风险。

2014 年，国家食品药品监督管理总局对羟乙基淀粉类药品安全性问题进行了分析和评估，评估后认为这类药品在严重脓毒血症患者中存在着死亡率升高、肾损害及过量出血等风险，治疗前医生应询问患者的既往病史（如严重脓毒血症、肝肾功能障碍、凝血功能异常等），将可能存在的安全性隐患告知患者。

【医保限制】限患者低血容量性休克或手术创伤、烧伤等引起的显著低血容量。

羟乙基淀粉 200/0.5 Hydroxyethyl Starch 200/0.5

【又名】贺斯，代斯，Pentastarch。

【医保分类】注射剂乙类。

【药动学】中分子羟乙基淀粉 200/0.5 由血清 α- 淀粉酶持续降解，随后通过肾脏排泄。给药 24h 后，尿中的排泄量为给药量的 54%，血清中药量为给药量的 10%。

【作用和用途】起效快，扩容作用强，能维持中等强度的扩容作用达 4h，能够改善微循环。用于①治疗和预防与下列情况有关的循环血容量不足或休克：手术（失血性休克）、创伤（创伤性休克）、感染（感染性休克）、烧伤（烧伤性休克）等；②10% 的中分子羟乙基淀粉 200/0.5 可用于治疗性血液稀释；③3% 的中分子羟乙基淀粉 200/0.5 可用于减少手术中对供血的需要，如急性等容血液稀释。

【用法和用量】成人常规剂量：静脉滴注。①治疗和预防循环血容量不足或休克（容量替代治疗）：一般用量为 500~1 000ml/d。②治疗性血液稀释：使用 10% 的中分子羟乙基淀粉 200/0.5。治疗性血液稀释的目的是降低血细胞比容，可分为等容血液稀释（放血）和高容血液稀释（不放血），按给药剂量可分为低（250ml）、中（500ml）、高（2 × 500ml）三种。建议治疗 10d。③减少手术中供血量：使用 3% 的中分子羟乙基淀粉 200/0.5。在手术之前即刻开展急性等容血液稀释，按 1.5 : 1 的比例以本品替换自体血液。急性等容血液稀释后，血细胞比容应不低于 30%。若估计手术患者可能需要输血，急性等容血液稀释通常在手术前进行 1 次。若血细胞比容正常，可重复使用。

【孕妇、哺乳期妇女用药安全性】【禁忌和慎用】【注意事项】与羟乙基淀粉 130/0.4 相同。

【剂型与规格】

（1）10% 氯化钠注射液：①250ml（25g 羟乙基淀粉 200/0.5 与氯化钠 2.25g）；

②500ml（50g 羟乙基淀粉 200/0.5 与氯化钠 4.5g）。

（2）6% 氯化钠注射液：①250ml（15g 羟乙基淀粉 200/0.5 与氯化钠 2.25g）；②500ml（30g 羟乙基淀粉 200/0.5 与氯化钠 4.5g）。

（3）3% 氯化钠注射液：500ml（15g 羟乙基淀粉 200/0.5 与氯化钠 4.5g）。

【医保限制】限患者低血容量性休克或手术创伤、烧伤等引起的显著低血容量。

羟乙基淀粉 20 Hydroxyethyl Starch 20

【又名】低分子量羟乙基淀粉，Hetastarch 20。

【药动学】静脉滴注后，主要分布于肝脏，大部分从肾脏排出，小部分随大便排出，仅微量被机体分解代谢。一次静脉滴注后，24h 内尿中排出 63%，大便中排出 16.5%。

【作用和用途】静脉滴注后较长时间停留于血液中，提高血浆渗透压，使组织液回流增多，迅速增加血容量，稀释血液，并增加细胞膜负电荷，使已聚集的细胞解聚，降低全身血黏度，改善微循环。用于：①低血容量性休克，如失血性、烧伤性及手术中休克等；②血栓闭塞性疾病。

【用法和用量】①低血容量性休克时，为尽快增加血容量，可较快静脉滴注，滴速及用量视病情而定，一般为 500~1 000ml；②出血少于 500ml，原来血红蛋白及血压正常者，可只输注本品，不输全血；③手术时一次输入最大量 3 000ml；④为降低血液黏稠度，改善微循环，可滴注 250~500ml/d，连续滴注 10~14d。

【主要不良反应】偶有过敏反应，可出现荨麻疹、瘙痒等症。大量输入后可影响止血功能。

【孕妇、哺乳期妇女用药安全性】孕妇，尤其妊娠早期不宜使用本品。

【注意事项】①一次用量不能过大，以免发生自发性出血；②大量输入可致钾排泄增多，应适当补钾；③本品可致肾功能损害，需严格掌握适应证，避免长期大剂量使用。

【剂型与规格】注射液：500ml；250ml，含 6% 羟乙基淀粉 20，0.9% 氯化钠。

人血白蛋白 Human Albumin

详见第五十一章　酶制剂和生物制品。

右旋糖酐 Dextran

【又名】葡聚精，多聚葡萄糖，Plavoles，Gentran，Polyglucino。

【来源】系蔗糖通过某些乳酸菌发酵后生成的一种高分子葡萄糖聚合物。因聚合的葡萄糖分子数不同，导致分子量不同。有高分子右旋糖酐（平均分子量 10 万 ~20 万 Da),中分子右旋糖酐(右旋糖酐 70,平均分子量 7 万 Da);低分子右旋糖酐(右旋糖酐 40,平均分子量 4 万 Da)和小分子右旋糖酐(右旋糖酐 20、右旋糖酐 10,平均分子量分别 2 万 Da、1 万 Da)。

【药动学】主要经肾脏排出体外,其排泄速度与分子量大小有关。注入体内 1h 后,中、低、小分子右旋糖酐分别自尿中排出约 30%、50%、70% 左右;24h 后分别排出约 60%、70%、80%。

【作用和用途】具有抗血小板、降低血液黏度作用,也可用作血容量扩充剂。

(1)中分子右旋糖酐主要用作血浆代用品,适用于:①防治各种低血容量性休克如出血性休克、手术中休克、烧伤性休克等;②预防手术后静脉血栓形成和血栓性静脉炎等。

(2)低、小分子右旋糖酐,适用于:①失血、创伤、烧伤等各种原因引起的休克和中毒性休克;②预防手术后静脉血栓形成,如用于肢体再植和血管外科手术等预防术后血栓形成;③血管栓塞性疾病,如心绞痛、脑血栓形成、脑供血不足、血栓闭塞性脉管炎等;④体外循环时代替部分血液,预充人工心肺机,既节省血液又可改善循环。

【用法和用量】静脉滴注:250~500ml/ 次,或视病情而定。

【主要不良反应】①少数患者可出现过敏反应,表现为皮肤瘙痒、荨麻疹、呕吐、哮喘,重者口唇发绀、虚脱、血压剧降、支气管痉挛,个别患者甚至出现过敏性休克,直至死亡;②出血倾向:可引起凝血障碍,使出血时间延长,该反应常与剂量有关。

【禁忌和慎用】①充血性心力衰竭、严重血小板减少症、凝血障碍、出血性疾病、严重肾病等患者忌用;②心、肝、肾功能不全,活动性肺结核患者慎用。

【注意事项】每次用量不宜超过 1 500ml,如用量过大易引起出血倾向和低蛋白血症。

【剂型与规格】注射液:右旋糖酐 70,右旋糖酐 40,右旋糖酐 10 均含 6%~10% 右旋糖酐与 0.9% 氯化钠,或 5% 葡萄糖。

六、抗贫血药和促白细胞增生药

药物分类

(1)抗贫血药:可分为铁剂、叶酸类、维生素 B_{12}、红细胞生成素等类。其中铁剂又分为①口服铁剂:广泛使用的硫酸亚铁、富马酸亚铁和枸橼酸铁。目前临床上常用的易于吸收又极少发生胃肠道反应的口服铁剂有:琥珀酸亚铁、多糖铁复合物、硫酸亚铁控释片等。②注射铁剂:右旋糖酐铁和山梨醇铁,给药不受胃肠道控制。

（2）促白细胞增生药：①集落刺激因子类，主要为重组人粒细胞集落刺激因子（recombinant humangranulocyte colony stimulating factor，rhG-CSF）和重组人粒细胞-巨噬细胞集落刺激因子（recombinant humangranulocyte-macrophage colony stimulating factor，rhGM-CSF）；②维生素类（维生素 B_4）；③植物提取物：茜草双酯、苦参总碱、小檗碱、小檗胺、茴香烯、千金藤素、参麦注射液等；④其他：利可君、鲨肝醇、肌苷、硫普罗宁等。

作用特点

（1）抗贫血药：①人体内的铁，血红素铁约占全身总铁量的70%，肌红蛋白及含铁酶占全身铁的5%~10%。其余约20%以含铁血黄素及铁蛋白的形式存在于骨髓、肝、脾中。铁缺乏，首先是储存铁的减少，然后出现小细胞低色素性贫血。严重缺铁，因有关酶的功能异常，可发生行为、学习、记忆功能异常。②叶酸作为补充治疗，用于各种巨幼细胞贫血。与维生素 B_{12} 合用效果更佳。叶酸对抗甲氨蝶呤、乙胺嘧啶、甲氧苄啶等所致巨幼细胞贫血，由于二氢叶酸还原酶被抑制，应用叶酸无效，应以亚叶酸钙治疗。对维生素 B_{12} 缺乏所致的“恶性贫血”，大剂量叶酸治疗可以纠正血常规，但不能改善神经症状。③维生素 B_{12} 既与细胞分裂有关，又为维持神经组织髓鞘完整所必需。缺乏可致巨幼细胞贫血，又可引起神经症状。前者可用叶酸纠正，后者必须用维生素 B_{12} 治疗。④红细胞生成素能刺激红系干细胞生成，促进成红细胞成熟，使网织细胞从骨髓中释出。临床主要用于慢性肾衰竭、肿瘤化疗以及艾滋病药物治疗引起的贫血。

（2）促白细胞增生药：通过DNA重组技术产生的重组人粒细胞集落刺激因子（rhG-CSF）和重组人粒细胞-巨噬细胞集落刺激因子（rhGM-CSF）是近年来临床上广泛使用的药物。前者主要刺激粒细胞系造血，也可使多能造血干细胞进入细胞周期；后者作用于造血祖细胞，促进其增殖和分化，其重要作用是刺激粒细胞、单核-巨噬细胞成熟，促进成熟细胞向外周血释放，并能促进巨噬细胞及嗜酸性粒细胞的多种功能。rhG-CSF和rhGM-CSF促白细胞增生效果明显，但价格昂贵，停药后有反跳现象，不良反应也较多。维生素 B_4 又称腺嘌呤，是生物体内辅酶与核酸的组成和活性成分，其参与机体的代谢功能，具有刺激骨髓白细胞增生的作用，可用于防治各种原因引起的白细胞减少症、急性粒细胞减少症，尤其是防治肿瘤放化疗引起的白细胞减少症。天然提取物促白细胞增生效果确切，不良反应小，长期毒性低，且价格便宜、服用方便，可用于防治放化疗患者白细胞减少。利可君为半胱氨酸的衍生物，能分解为半胱氨酸和醛，具有促进骨髓内粒细胞生长和成熟的作用，可促进白细胞增生。利可君可用于预防和治疗肿瘤放化疗引起的白细胞减少症，具有使用方便、价格低廉的优点。单用鲨肝醇治疗化疗药物所致白细胞减少症作用缓慢，有效率为55%,效果不稳定,疗程较长,4~6周为一个疗程;与维生素B_4、利可君或地榆升白片等联合应用效果较好。

用药原则

（1）抗贫血药应用原则:铁剂、叶酸、维生素B_{12}的治疗作用在于补充体内不足。缺什么,补什么,否则无效。因此,用药前必须明确诊断,必须查明并消除造成贫血的原因。缺铁性贫血应用铁剂,巨幼细胞贫血应用叶酸、维生素B_{12},恶性贫血应用维生素B_{12}。治疗目的在于恢复正常血常规。

（2）促白细胞增生药应用原则:有预防性应用和治疗性用药两种。①预防性应用:也就是在白细胞计数未明显下降时应用,以避免由于化疗或放疗引起严重骨髓抑制。一般从化疗或放疗后48h开始,连续用药5~7d,使化疗、放疗后白细胞计数一直在正常范围。如果用药7d白细胞仍低于正常,应继续用药数日,达到上述指标后再停药,以免停药后白细胞又再低下。这样用药一般采用rhG-CSF的较低剂量,不良反应也较小。②治疗性用药:治疗性用药是指白细胞计数已降低后用rhG-CSF迅速提高血常规。一般希望白细胞计数尽快上升,所以用药量一般较大。rhGM-CSF对有粒细胞低下并有感染的患者疗效较好。③在高剂量化疗/放疗后配合自体骨髓或造血干细胞移植:选用高剂量的rhGM-CSF为好,可使患者较快地渡过骨髓严重抑制阶段,免疫和骨髓功能迅速恢复。④集落刺激因子类药物刺激骨髓造血效果良好,但这些造血细胞因子价格较贵,有反跳现象,应用受到限制。⑤注意促白细胞增生药的相互作用,如维生素B_4与化疗药合用有可能促进肿瘤的发展;沙格司亭、非格司亭与化疗药合用可影响沙格司亭、非格司亭促白细胞增生的疗效,应于停用化疗药1~3d后再开始用药。

注意事项

（1）口服铁剂3周后若仍然无效,应考虑下列可能:①患者并非缺铁而贫血,应重新考虑诊断或其他原因;②铁剂吸收障碍;③感染、炎症、肿瘤干扰铁的利用;④药物剂型问题或患者未按医嘱服药。

（2）维生素C、果糖、乙酰半胱氨酸等有助于铁的还原,可促进铁吸收,增加疗效。四环素类、磷酸盐可妨碍铁的吸收,降低铁剂的疗效。

（3）铁剂忌与茶同服,因鞣酸使铁沉淀,妨碍吸收。

（4）肌内注射铁剂除引起注射部位疼痛外,还可能有全身反应,轻者头痛、头晕,重者肌肉及腹部疼痛、眩晕、发热;更严重者有气促、胸前压迫感、心动过速,大量出汗以致过敏性休克等。全身反应可在注射后数分钟,也可在数小时后发生。静脉注射铁剂的重要不良反应多而严重,一般不采用。

（5）口服铁剂（特别是糖衣片）易被儿童大量吞服而导致中毒,轻者胃肠刺激和坏死（腹痛、腹泻）,重者昏迷、惊厥,甚至死亡,故需注意保存。

（6）对严重的巨幼细胞贫血患者，治疗时应同补钾，以免血钾突然下降（原因未明），加上心肌因缺血变性，突然死亡。

（7）促白细胞增生药品种多样，但疗效尚不很满意，白细胞减少症或粒细胞缺乏症患者的治疗应针对病因或原发疾病的治疗，首先祛除引起白细胞减少的各种因素。

（一）抗贫血药

叶酸 Folic acid

【又名】斯利安，维生素 M，维生素 B_9。

【医保分类】口服常释剂型甲类，注射剂乙类。

【药动学】口服给药在胃肠道几乎完全被吸收，5~20min 后可出现在血中，血药浓度达峰时间：1h。大部分主要贮存在肝内，由胆汁排至肠道中的叶酸可再被吸收，形成肝肠循环。$t_{1/2}$：40min。

【作用和用途】叶酸在肠道吸收后，经门静脉进入肝脏，在肝内二氢叶酸还原酶及维生素 B_{12} 的作用下转变为具有活性的四氢叶酸。后者可参与细胞的 DNA 合成，促进细胞的分裂与成熟。

用于：①各种原因引起的叶酸缺乏及叶酸缺乏所致的巨幼细胞贫血；②孕妇、哺乳期妇女预防给药；③慢性溶血性贫血所致的叶酸缺乏。

【用法和用量】口服：①叶酸缺乏及贫血，成人 5~10mg/ 次，15~30mg/d，直至血常规恢复正常；儿童 5mg/ 次，3 次 /d。②育龄期妇女从计划妊娠时起至妊娠后 3 个月末及哺乳期妇女预防用药：0.4mg/ 次，1 次 /d。

【主要不良反应】大量服用叶酸时，可使尿液呈黄色。

【孕妇、哺乳期妇女用药安全性】孕妇与哺乳期妇女可安全使用。

【注意事项】①静脉注射较易致重要不良反应，故不宜采用；②肌内注射时不宜与维生素 B_1、维生素 B_2、维生素 C 混合注射；③口服大剂量叶酸可影响锌元素的吸收；④营养性巨幼细胞贫血常合并缺铁，应同时补充铁，并补充蛋白质及其他 B 族维生素；⑤恶性贫血及疑有维生素 B_{12} 缺乏的患者，叶酸单独应用会加重维生素 B_{12} 的负担和神经系统症状，可酌情补充维生素 B_{12}，以改善神经症状；⑥大剂量叶酸能拮抗苯巴比妥、苯妥英钠和扑米酮的抗癫痫作用，并使敏感儿童的癫痫发作次数增多。

【剂型与规格】①片剂：0.4mg，5mg；②注射液：15mg；③复方叶酸注射液：1ml，含叶酸 5mg，维生素 B_{12}30μg。

琥珀酸亚铁 Ferrous Succinate

【又名】速立菲。

【医保分类】口服常释剂型甲类，缓释控释剂型、颗粒剂乙类。

【作用和用途】铁是红细胞中血红蛋白的组成元素。口服可补充铁元素，促进红细胞合成血红蛋白，提高红细胞携氧能力，用于缺铁性贫血的预防及治疗。

【用法和用量】口服，成人 0.1~0.4g/d，儿童 0.05~0.3g/d。

【主要不良反应】①可引起上腹部疼痛、腹泻、便秘等；②可减少肠蠕动，引起便秘，并排黑便。

【禁忌和慎用】①肝肾功能严重损害，尤其是伴有未经治疗的尿路感染者禁用；②铁负荷过高、血色病或含铁血黄素沉着症患者禁用；③非缺铁性贫血患者禁用；④下列情况应慎用：酒精中毒、肝炎、急性感染、肠道炎症、胰腺炎、胃与十二指肠溃疡、溃疡性肠炎。

【注意事项】①用于日常补铁时应采用预防量；②治疗剂量不得长期使用；③本品不应与浓茶同服；④本品宜在饭后或饭时服用，以减轻胃部刺激。

【剂型与规格】①片剂：0.1g；②缓释片：0.2g；③颗粒剂：0.03g，0.1g。

蔗糖铁 Iron Sucrose

【又名】维乐福，铁泰，森铁能。

【医保分类】注射剂乙类。

【药动学】注射后达峰时间：10min，铁在体液中分布量少。注射的铁在血浆中快速被清除，但肾清除较慢：注射 24h 后血浆中铁的水平下降到注射前铁的水平，但注射后 4h 铁肾清除量不超过全部清除量的 5%。$t_{1/2}$：6h。

【作用和用途】多核氢氧化铁（Ⅲ）核心表面被大量蔗糖分子所包围，从而形成一个平均分子量为 43kDa 的复合物。这种大分子结构可以避免从肾脏被消除。这种复合物结构稳定，在生理条件下不会释放出铁离子。多核核心的铁，其结构与生理状态下的铁蛋白结构相似。使用本品会引起人体生理的改变，其中包括对铁的摄入。

主要用于口服铁剂不耐受患者、口服铁剂吸收较差的患者。

【用法和用量】本品只能加入 0.9% 氯化钠注射液中静脉滴注或非常缓慢静脉注射。成年人和老年人根据血红蛋白水平每周用药 2~3 次，每次 5~10ml（100~200mg 铁）。儿童根据血红蛋白水平每周用药 2~3 次，每次 0.15ml/kg（3mg/kg）。

【主要不良反应】罕见过敏反应，偶尔出现金属味、头痛、低血压等，极少出现胃肠道功能障碍、发热、肌肉痛等。

【孕妇、哺乳期妇女用药安全性】怀孕前 3 个月孕妇禁用非口服铁剂。哺乳期妇女可以安全使用。

【禁忌和慎用】禁用于非缺铁性贫血、铁过量或者铁利用障碍、已知对单糖或二糖铁复合物过敏者。

【注意事项】①支气管哮喘、铁结合率低或叶酸缺乏患者，应特别注意过敏反应和过敏样反应的发生。②严重肝功能不良、急性感染、慢性感染的患者在使用本品时应谨慎。③为了减少低血压发生和静脉外注射危险，首选给药方式是静脉滴注。④在备有心肺复苏设备的医疗环境里，患者第一次治疗前，应按照推荐的方法先给予一个小剂量进行测试，成人用 1~2.5ml（20~50mg 铁），体重≥14kg 儿童用 1ml（20mg 铁），体重 <14kg 儿童用日用量的一半（1.5mg/kg）。如果患者给药 15min 后未出现不良反应，继续给予余下的药液。⑤1ml 本品添加到不少于 20ml 的 0.9% 氯化钠注射液中。⑥静脉滴注速度应为：100mg 铁至少滴注 15min，200mg 至少滴注 1.5h，400mg 至少滴注 2.5h，500mg 至少滴注 3.5h。⑦静脉注射：本品可不经稀释缓慢静脉注射，推荐速度为 1ml/min 本品（5ml 本品至少注射 5min），每次最大注射剂量 10ml 本品（200mg 铁）。⑧静脉注射后，患者应伸展胳膊。

【剂型与规格】注射剂：100mg。

【医保限制】限不能经口服补铁的缺铁性贫血患者。

硫酸亚铁 Ferrous Sulfate

【又名】硫酸低铁，硫酸铁，铁矾，绿矾，Green Vitriol。

【医保分类】口服常释剂型、缓释控释剂型甲类。

【药动学】口服主要在十二指肠及空肠近端吸收，缺铁患者吸收 20%~30%，非缺铁患者吸收 5%~10%，与食物同服时吸收可减少 1/3~1/2。70% 分布在血红蛋白，25% 分布在肌红蛋白、酶及铁转运蛋白、铁蛋白或含铁血黄素。排泄：尿、粪、汗液、脱落的肠黏膜细胞，人体中铁排泄量极微（0.5~1mg/d）。

【作用和用途】适用于各种原因引起的缺铁性贫血，如慢性失血、蛋白质 - 能量营养不良（营养不良）或铁吸收障碍，儿童、孕妇需铁量增加而食物供给不足等。用药后贫血症状迅速改善，用药 1 周左右即见网织红细胞增多，血红蛋白每日可增加 0.1%~0.3%，4~8 周可恢复至正常。重度贫血者需连续用药数个月。

【用法和用量】①口服片剂：成人，0.3~0.6g/ 次，3 次 /d；小儿，15~30mg/（kg·d），分 3 次（饭后服）。②缓释片：成人，0.45g/ 次，2 次 /d，饭后整片服下。③硫酸亚铁糖浆：1 岁以下，60mg/ 次，3 次 /d；1~5 岁，120mg/ 次，3 次 /d；6~12 岁，0.3g/ 次，2 次 /d。

【主要不良反应】①胃肠道反应如呕吐、腹泻、食欲缺乏、上腹不适、便秘等（宜饭后服）；②可致便秘，并排黑便（应预先告诉患者，以消除疑虑）；③大量口服可致急性中毒，出现胃肠道出血、坏死，严重时可引起休克。

【禁忌和慎用】禁用于：①铁负荷过高、血色病、含铁血黄素沉着症及不伴缺铁的其他贫血（如地中海贫血）；②肝、肾功能严重损害者；③铁过敏者。溃疡病患者慎用。

【药物相互作用】①与抗酸药如碳酸氢钠、磷酸盐类及含鞣酸的药物或饮料同用（尤其是浓茶），易产生沉淀而影响吸收；②与西咪替丁、去铁胺、二巯丙醇、胰酶、胰脂肪酶等同用，可影响铁的吸收；③与四环素、喹诺酮类、青霉胺及锌同服，影响后者吸收；④与维生素 C 同服，可增加本品吸收，但也易致胃肠道反应。

【剂型与规格】①片剂：0.3g（相当于铁 60mg）；②缓释片：0.45g；③硫酸亚铁糖浆：4%。

右旋糖酐铁 Iron Dextran

【又名】葡聚糖铁，右糖酐铁，右旋酐铁，FerriDextran。

【医保分类】注射剂甲类，口服液体剂乙类。

【药动学】由于其分子较大，须由淋巴管吸收再入血液，所以注射后血药浓度提高较慢，血药浓度达峰时间：24~48h。进入体内的右旋糖酐铁在右旋糖酐酶作用下分解为右旋糖酐铁和游离铁，游离铁在血液中与转铁蛋白结合后被造血组织摄取利用。

【作用和用途】用于不宜口服铁剂、口服治疗无效的缺铁性贫血或需迅速纠正其缺铁状况的患者，如溃疡性结肠炎患者，或失血过多（每周超过 500ml）难以通过口服铁剂进行补充，或需要在短期内进行纠正，如手术前、妊娠后期等。

【用法和用量】

（1）注射剂：①深部肌内注射（臀部两侧交替注射），成人首次 25~50mg，1 次 /d 或 1 次 /2~3d，以后可逐渐增至 100mg；4kg 以下小儿每次不超过 25mg；4~10kg，每次最多 50mg；②静脉注射，首次不超过 30mg，用 0.9% 氯化钠或 5% 葡萄糖注射液稀释后缓慢（2~5min）注射，1 次 /d，如无反应，可逐渐增至 100~150mg/d。

（2）片剂（分散片）：成人 2~4 片 / 次，1~3 次 /d，饭后服。

（3）口服液：成人一次 50~100mg（以铁计），1~3 次 /d，饭后服。儿童：体重 <5kg，25mg/d，分 3 次；体重 5~9kg，50mg/d，分 3 次；体重 >9kg，按成人剂量。

【主要不良反应】①呕吐、上腹疼痛、便秘；②可减少肠蠕动，引起便秘，并排黑便；③深部肌内注射及静脉注射时药液外溢可引起疼痛、注射部位发炎或染成棕色；还可引起静脉痉挛、栓塞性静脉炎、变态反应、头痛、头晕、肌肉酸痛、腹泻、呕吐、出汗、寒战、发热、呼吸困难、心动过速，甚至休克等。

【禁忌和慎用】对本品过敏者禁用；肝、肾功能严重损害，尤其是伴有未经治疗的尿路感染者禁用。酒精中毒、肝炎、急性感染、肠道炎症、胰腺炎、胃与十二指肠溃疡、溃疡性肠炎者慎用。

【注意事项】①口服右旋糖酐铁应注意：宜在饭后或饭时服用，以减轻胃部刺激；②有过敏反应史或哮喘史者不应以右旋糖酐铁静脉注射。

【药物相互作用】①与浓茶、磷酸盐类、四环素类及鞣酸等同服，可妨碍铁的吸收；②与维生素 C 同服，有利于本品吸收；③与左旋多巴、卡比多巴、甲基多巴及喹诺酮等同服减少这些药物吸收。

【剂型与规格】①注射液：25mg，50mg，100mg；②口服液：50mg/10ml，25mg/5ml；③片剂：25mg；④分散片：25mg。

【医保限制】口服液体剂限儿童缺铁性贫血。

其他抗缺铁性贫血药，见表 22-5。

表 22-5　其他抗缺铁性贫血药

药名和制剂	作用和用途	用法和用量	备注
富马酸亚铁 Ferrous Fumarate ①片剂（胶囊）：0.2g； ②颗粒剂：0.1g； ③混悬剂：0.105g/10ml，0.14g/10ml，0.3g/10ml	缺铁性贫血的预防及治疗	口服。①成人：预防用，0.2g/d；治疗用，0.2~0.4g/次，3 次/d。②小儿：<1 岁，35mg/次；1~5 岁，70mg/次；6~12 岁，140mg/次，均 3 次/d。疗程 2~4 周	
山梨醇铁 Iron Sorbitex 注射剂：50mg，100mg，200mg	同右旋糖酐铁	深部肌内注射。成人：50~100mg/次，间隔 1~3d；儿童：25~50mg/次，1 次/d	贫血纠正后应继续使用一段时间以补充储存铁
多糖铁复合物（力蜚能） Polysaccharide Iron Complex（Niferex） 胶囊：150mg	治疗单纯性缺铁性贫血	口服，150~300mg/次，1 次/d	极少出现胃肠道反应和便秘，禁用于血色素沉着病及含铁血黄素沉着症的患者

续表

药名和制剂	作用和用途	用法和用量	备注
乳酸亚铁 Ferrous Lactate 口服液：0.1g/10ml； 片剂（胶囊）：0.15g	吸收率较高。用于缺铁性贫血	口服：成人 0.1~0.2g/次，3次/d。饭后服用	肝、肾功能严重损害伴未经治疗的尿路感染、铁负荷过高、血色素沉着病或含铁血黄素沉着症、非缺铁性贫血患者禁用
葡萄糖酸亚铁 Ferrous Gluconate 片剂（胶囊）：0.1g，0.2g，0.3g，0.4g； 糖浆：0.25g/10ml，0.3g/10ml	用于慢性失血，月经过多妇女、孕妇、哺乳期妇女、发育期儿童的缺铁性贫血	口服：成人 0.3~0.6g/次，3次/d；儿童 0.1g/次，1~2次/d。疗程 2~3周。饭后服	可引起恶心、上腹部疼痛、腹泻、便秘等

腺苷钴铵 Cobamamide

【又名】千安倍，赛立泰，星艾，辅酶维 B_{12}。

【药动学】肌内注射后吸收迅速而且完全，血药浓度达峰时间：1h。贮存于肝脏，成人总贮量为 4~5mg。排泄：尿，大部分在最初 8h 排出。

【作用和用途】参与体内甲基转换及叶酸代谢，促进甲基叶酸还原为四氢叶酸，也参与三羧酸循环，对神经髓鞘中脂蛋白的形成非常重要，可使巯基酶处于活性状态，从而参与广泛的蛋白质及脂肪代谢。故能促进红细胞的发育与成熟，为完整形成神经鞘脊髓纤维和保持消化系统上皮细胞功能所必需。

用于巨幼细胞贫血、营养不良性贫血、妊娠性贫血、多发性神经炎、神经根炎、三叉神经痛、坐骨性神经痛、神经麻痹，也可用于营养性疾病以及放射线和药物引起的白细胞减少症的辅助治疗。

【用法和用量】成人口服 0.25~0.5mg/次，1~3次/d。肌内注射：0.5~1mg/d。

【注意事项】①遇光易分解，溶解后要尽快使用；②治疗后期可能出现缺铁性贫血，应补充铁剂。

【剂型与规格】①片剂：0.25mg；②注射剂：0.5mg，1.5mg。

重组人促红素 Recombinant Human Erythropoietin

【又名】利血宝，怡宝，依普定，依博，促红细胞生长素，EPO，阿法依泊汀，

Epoetin Alfa。

【医保分类】注射剂乙类。

【来源】主要由肾脏产生，少量自肝脏产生的一种活性糖蛋白。重组人促红素与内源性促红细胞生成素相比，生物学作用在体内、外基本一致。

【药动学】皮下注射吸收缓慢，血药浓度达峰时间：18h。骨髓为特异性摄取器官。排泄：尿（原型量小于10%）。

【作用和用途】刺激骨髓中红系造血祖细胞及原红细胞，促进其增殖、分化，亦可促使红细胞骨髓向血液中释放，进而转化为成熟红细胞。另外尚有稳定红细胞膜，提高红细胞膜抗氧化酶功能的作用。对慢性肾衰竭性贫血有明显的治疗作用。

用于：①肾功能不全所致贫血，包括透析及非透析患者；②外科围手术期的红细胞动员；③治疗非骨髓恶性肿瘤应用化疗引起的贫血。

【用法和用量】皮下注射或静脉注射，每周给药2~3次。剂量需依据患者的贫血程度、年龄及其他相关因素调整。①治疗期：开始推荐剂量，血液透析患者每周100~150U/kg，腹膜透析和非透析患者每周75~100U/kg。若血细胞比容每周增加少于0.5%，可于4周后按15~30U/kg增加剂量，但最高增加不可超过每周30U/kg。血细胞比容应增加到30%~33%，但不宜超过36%。②维持期：如果血细胞比容达到30%~33%和/或血红蛋白达到100~110g/L，则进入维持治疗阶段。③在剂量调整至治疗剂量的2/3之后，每2~4周检查1次血细胞比容，以调整剂量，避免红细胞生成过速，维持血细胞比容和血红蛋白在适当水平。

【主要不良反应】①用药初期少数患者可出现头痛、低热、乏力等，个别患者可出现肌痛、关节痛等；②极少数患者可能出现皮疹或荨麻疹等过敏反应，包括过敏性休克；③血压升高，偶可诱发脑血管意外或癫痫发作；④随着血细胞比容增高，血液黏度可明显增高，因此应注意防止血栓形成。

【禁忌和慎用】禁用于未控制的重度高血压患者，对其他哺乳动物细胞衍生物、人血清白蛋白过敏者。慎用于癫痫、心肌梗死、肺梗死、脑梗死、脑血栓形成患者。

【注意事项】①合并感染者宜控制感染后再使用本品；②应用期间严格检测血压、血红蛋白及血清电解质变化，每周应至少检查一次血红蛋白，每周增速宜 <20g/L；③用药期间注意补充铁剂、叶酸或维生素 B_{12}。

【剂型与规格】注射剂：1 500U，2 000U，2 500U，3 000U，4 000U，5 000U，6 000U，10 000U。

【备注】本品属于国际奥林匹克委员会规定的违禁药物，运动员禁用。

【医保限制】限肾性贫血、非骨髓恶性肿瘤化疗引起的贫血。

司坦唑醇 Stanozolol

蛋白同化类固醇类药物，用于治疗手术后的体弱消瘦、年老体衰、小儿发育不良、骨质疏松症、再生障碍性贫血、白细胞减少症、血小板减少症、高脂血症等，参见第四十章 性激素和避孕药。

维生素 B_{12} Vitamin B_{12}

【又名】钴胺素，氰钴胺，动物蛋白因子，Anacobin，Cyanocobalamin，Berubigen。

【医保分类】注射剂甲类。

【药动学】口服后 8~12h 血药浓度达峰值，主要在肝脏贮存，绝大部分以原型经肾随尿排出，小部分经胆汁排出。肌内及皮下注射吸收迅速，肌内注射 40min 时，约 50% 吸收入血液。肌内注射 1mg 维生素 B_{12} 后，血药浓度维持 1ng/ml 以上达 2 个月。

【作用和用途】促进红细胞的发育和成熟，使机体造血功能处于正常状态，防治恶性贫血；维护神经系统健康，参与神经组织中一种脂蛋白的形成，是神经系统功能健全不可缺少的维生素。当维生素 B_{12} 缺乏时，影响红细胞的发育和成熟，影响婴幼儿的生长发育，产生神经损害；严重缺乏，将导致恶性贫血。

用于治疗和预防维生素 B_{12} 缺乏引起的各种疾病或症状，如恶性贫血（巨幼细胞贫血），与叶酸合用治疗其他巨幼细胞贫血、抗叶酸药引起的贫血及脂肪泻，消耗性疾病、甲状腺功能亢进、妊娠、哺乳等造成的维生素 B_{12} 需求增加，末梢神经炎，神经痛末梢神经麻痹，神经萎缩等；亦用于某些肝脏疾病如肝硬化、肝炎等，以及血液系统疾病如白细胞减少症、再生障碍性贫血等的治疗。

【用法和用量】①肌内注射：成人 0.05~0.2mg/ 次，小儿 0.025~0.05mg/ 次，1 次 /1~2d，连续 1~2 周；②口服：0.025mg/ 次，3 次 /d。

【主要不良反应】①可致过敏反应，甚至过敏性休克；②促进恶性肿瘤生长；③注射过量维生素 B_{12} 可出现哮喘、荨麻疹、湿疹、面部水肿、寒战等过敏反应，以及神经兴奋、心前区痛和心悸。

【孕妇、哺乳期妇女用药安全性】孕妇禁用。

【注意事项】①恶性贫血内因子缺乏，影响维生素 B_{12} 的肠道吸收，必须肌内注射给药；②能加速核酸降解，使血尿酸升高，诱发痛风发作；③用药期间应注意低血钾；④遇维生素 C、重金属盐类失效；⑤维生素 B_{12} 摄入过多还可导到叶酸的缺乏；⑥疗程依病情而定。治疗神经疾病时可酌情增量。

【药物相互作用】①同时给药或长期大量摄入维生素 C 时，可使维生素

B_{12} 血浓度降低；②氨基糖苷类抗生素、对氨基水杨酸类、苯巴比妥、苯妥英钠、秋水仙碱、考来烯胺等可减少维生素 B_{12} 从肠道的吸收。

【剂型与规格】①注射液：0.05mg，0.1mg，0.25mg，0.5mg，1mg；②片剂：0.025mg。

甲钴胺 Mecobalamin

甲钴胺适用于巨幼细胞贫血，详见第十六章　缺血性脑卒中治疗药物。

（二）促白细胞增生药

利可君 Leucogen

【又名】利血生，吉贝尔。

【医保分类】口服常释剂型乙类。

【作用和用途】半胱氨酸衍生物，服用后在十二指肠碱性条件下与蛋白结合形成可溶性的物质迅速被肠所吸收，增强骨髓造血系统的功能。

用于防治肿瘤放化疗引起的白细胞、血小板减少症。

【用法和用量】口服。20mg/ 次，3 次 /d。

【禁忌和慎用】骨髓恶性肿瘤患者禁用。

【剂型与规格】片剂：10mg，20mg。

肌苷 Inosine

【又名】次黄嘌呤核苷，Aminosine。

【医保分类】注射剂甲类。

【药动学】在肝脏肌苷通过一系列反应分解代谢，最终产生尿酸，并且还可以代谢成含腺嘌呤和鸟嘌呤的核苷酸。未在肝脏中代谢的肌苷通过体循环转运并分布到身体的各种组织，在那里它以与肝脏相似的方式代谢。尿苷是肌苷分解代谢的嘌呤终产物，在尿液中排泄。

【作用和用途】肌苷为人体正常成分，参与体内核酸代谢、蛋白质合成和能量代谢，证据表明肌苷可能具有一些神经修复、抗炎、免疫调节和心脏保护作用。可提高辅酶 A 与丙酮酸氧化酶的活性，从而使细胞在缺氧状态下进行正常代谢。肌苷有助于受损细胞功能的恢复。

用于各种原因所致的白细胞减少和血小板减少、心力衰竭、心绞痛、肝炎等辅助治疗。也可用于视神经萎缩、中心性浆液性脉络膜视网膜病变的辅助治疗。

【用法和用量】①慢性迁延性肝炎、慢性肝炎及肝硬化：口服，0.2~0.6g/ 次，3 次 /d；儿童 0.1~0.2g/ 次，1~2 次 /d。肌内注射或静脉注射，0.2~0.6g/ 次，1~2 次 /d。儿童 0.1~0.2g/ 次，1~2 次 /d。②白细胞、血小板减少症：口服，

0.2~0.6g/ 次，3 次 /d；肌内注射或静脉注射，0.2~0.6g/ 次，1~2 次 /d。③中心性浆液性脉络膜视网膜病变、视神经萎缩：球后注射，0.2g/ 次，1 次 /d。5d 为一个疗程。

【注意事项】本品静脉滴注有引起心搏骤停和过敏性休克死亡的报道，建议缓慢滴注并严密观察生命指征变化及有无过敏反应。

【药物相互作用】本品注射剂与多种药物呈配伍禁忌，宜单独使用。

【剂型与规格】片剂：0.1g，0.2g；注射剂：0.1g/2ml，0.2g/5ml。

重组人粒细胞巨噬细胞刺激因子 Recombinant Human Granulocyte/Macrophage Colony-stimulating Factor

【又名】生白能，健白，沙格司亭，吉姆欣，莫拉司亭，先特能，Molgramostim，Levcomax。

【医保分类】注射剂乙类。

【药动学】静脉注射，剂量 10~30μg/（kg·d）时，$t_{1/2\beta}$ 为（3.16 ± 1.33）h；剂量 0.3~3μg/（kg·d）时，$t_{1/2\alpha}$ 为 5min，$t_{1/2\beta}$ 为 0.24~1.18h。3~20μg/（kg·d）持续 2h 静脉滴注时，$t_{1/2\beta}$ 为（1.66 ± 0.17）h。皮下注射时 $t_{1/2}$：2~3h。

【作用和用途】刺激粒细胞、单核 - 巨噬细胞成熟，促进成熟细胞向外周血释放，并能促进巨噬细胞及嗜酸性粒细胞的多种功能。

用于：①预防和治疗肿瘤放疗或化疗后引起的白细胞减少症；②治疗骨髓造血功能障碍及骨髓增生异常综合征；③预防白细胞减少可能潜在的感染并发症；④加快感染引起的中性粒细胞减少的恢复；⑤获得性免疫缺陷综合征（艾滋病）继发的白细胞减少。

【用法和用量】

（1）静脉滴注：于造血干细胞移植后的 2~4h 即可给药，每天 250μg/m^2，约 2h 滴完，或 5~10μg/（kg·d），在 4~6h 内滴完。连续用药 21d。

（2）皮下注射：①骨髓增生异常综合征、再生障碍性贫血，每天用药 3μg/kg，一般 2~4d 白细胞计数开始升高，以后调整剂量，使白细胞计数升至所需水平。②造血干细胞移植及白血病化疗，推荐剂量为 5μg/（kg·d），待白细胞计数升至 2 × 10^9/L 以上时即可停用。③肿瘤化疗，5~10μg/（kg·d），在化疗停止 1d 后开始使用，持续 7~10d，待白细胞升至 5 × 10^9/L 以上时停药。停药后至少间隔 48h，方可进行下一个疗程的化疗。

【主要不良反应】①最常见过敏反应、发热、骨痛、关节肌肉酸痛、腹痛、腹泻，严重者可见心包炎、血栓形成；②少数患者初次用药可出现首剂反应，表现为面部潮红、出汗及血压下降、血氧饱和度降低。

【孕妇、哺乳期妇女用药安全性】孕妇、哺乳期妇女慎用。

【禁忌和慎用】自身免疫性血小板减少性紫癜者，骨髓及外周血中存在过多未成熟细胞（≥10%）者禁用；儿童、高血压患者、有癫痫病史者慎用。

【剂型与规格】注射剂：50μg，100μg，150μg，250μg，300μg，400μg，700μg。

【医保限制】限放化疗后的骨髓抑制。

重组人粒细胞刺激因子 Recombinant Human Granulocyte Colony-stimulating Factor

【又名】惠尔血，瑞白，吉粒芬，非格司亭，格拉诺赛特，优保津，Filgrastim。

【医保分类】注射剂乙类。

【来源】本品是由 DNA 重组技术产生的人粒细胞集落刺激因子（G-CSF）。

【作用和用途】刺激粒细胞系造血，使多能造血干细胞进入细胞周期；促进骨髓系造血祖细胞的增殖、分化和成熟，调节中性粒细胞系细胞的增殖与分化成熟；使外周中性粒细胞数量增多，并提高其功能、吞噬活性及针对肿瘤细胞的抗体依赖细胞介导的细胞毒作用。

用于：①骨髓移植时促进中性粒细胞增加；②癌症化疗时引起的中性粒细胞减少症；③骨髓发育不良引起的中性粒细胞缺乏症；④再生障碍性贫血伴随的中性粒细胞缺乏症；⑤先天性、原发性中性粒细胞减少症。

【用法和用量】皮下注射或静脉注射：开始剂量 2~5μg/（kg·d），或 50~200μg/m^2，用 5% 葡萄糖注射液稀释，根据中性粒细胞数升高的情况增减剂量或停止用药。

【主要不良反应】偶有皮疹、食欲缺乏、呕吐、肝功能损害，可引起骨痛、腰痛、胸痛等。

【孕妇、哺乳期妇女用药安全性】孕妇、哺乳期妇女慎用。

【禁忌和慎用】骨髓幼稚细胞未充分降低或外周血有未成熟细胞的骨髓性白血病患者禁用本品。心、肝、肺、胃功能不良者及儿童慎用。

【注意事项】①2~8℃避光保存；②用药期间宜定期检查血常规。

【剂型与规格】注射剂：50μg，75μg，100μg，150μg，250μg，300μg，460μg。

【医保限制】限放化疗后的骨髓抑制。

聚乙二醇化重组人粒细胞刺激因子 PEG ylated Recombinant Human Granulocyte Colony-Stimulating Factor

【又名】新瑞白，津优力，培非格司亭，pegfilgrastin，PEG-rhG-CSF。

【医保分类】注射剂乙类。

【作用和用途】培非格司亭为聚乙二醇与非格司亭聚合物，是重组人粒细胞刺激因子的长效剂型。分子中引入聚乙二醇（PEG）后，体内清除减慢，半衰期显著延长，因此，在通常的化疗中，每个疗程只要注射一次即可，减少了频繁注射给患者带来的痛苦。

用于骨髓移植、癌症化疗等各种原因引起的中性粒细胞减少症。

【用法和用量】本品在每个化疗周期抗肿瘤药给药结束后皮下注射。推荐剂量为一次注射 6mg。也可按患者体重，以 100μg/kg 进行个体化治疗。

【孕妇、哺乳期妇女用药安全性】孕妇、哺乳期妇女慎用。

【注意事项】①本品应在化疗药物给药结束 48h 后使用；②使用本品过程中应每周监测血常规 2 次，特别是中性粒细胞数变化的情况；③本品不可在间隔 14d 内及细胞毒化疗后 24h 使用，因为这有潜在的可能会降低快速分泌的骨髓瘤细胞对细胞毒化疗的敏感性。

【剂型与规格】注射剂：3mg。

【医保限制】限前次化疗曾发生重度中性粒细胞减少合并发热的患者。

其他促白细胞增生药，见表 22-6。

表 22-6 其他促进白细胞增生药

药名和制剂	作用和用途	用法和剂量	备注
辅酶 A Coenzyme A 注射剂：50U，100U，200U	参与体内糖、脂肪和蛋白质的代谢，用于白细胞减少症、特发性血小板减少性紫癜、功能性低热等	静脉滴注：50~100U/次，1~2 次 /d。肌内注射：50~200U/ 次，1 次 /d。一般以 7~14d 为一个疗程	与腺苷三磷酸、细胞色素 C 等合用，效果更好。急性心肌梗死患者禁用
腺嘌呤（维生素 B_4） Vitamin B_4 片剂：10mg，25mg； 针剂：20mg	在体内参与 RNA 和 DNA 合成。刺激白细胞增生，用于各种原因引起的白细胞减少，如化疗或放疗以及药物和苯中毒等所造成的白细胞减少症；也用于急性粒细胞减少症	口服：10~20mg/ 次，3 次 /d。肌内注射或静脉注射：20~30mg/d，1 次 /d；注射时需将维生素 B_4 溶于 2ml 磷酸氢二钠缓冲液中缓慢注射，不能与其他药物混合注射	本品为核酸前体，故与肿瘤化疗或放疗合用时，应考虑它是否有促进肿瘤发展的可能性
小檗胺（升白胺，升血安） Berbamine 片剂：25mg	增加末梢血白细胞数量。用于化疗或放疗、苯中毒、放射性及药物等引起的白细胞减少症	口服：成人 50mg/ 次，3 次 /d	偶有轻度腹胀、恶心等胃肠反应。本品对热和光不稳定

（三）其他抗贫血药

阿法达贝泊汀 Darbepoetin Alfa

【又名】Aranesp，Nespo。

【药动学】肌内注射吸收缓慢。静脉注射时 $t_{1/2\beta}$：21h；皮下注射时 $t_{1/2\beta}$：49h。

【作用和用途】分子结构与重组人促红素（阿法依泊汀）的重要差异在于它带有两个含烃链唾液酸，导致半衰期延长2倍；与重组人促红素具有相同药理作用。

用于治疗：①11岁及以上儿童至成人的慢性肾病相关贫血；②成人非骨髓性恶性肿瘤患者的贫血。

【用法和用量】

（1）肾性贫血：①成人0.45μg/kg，皮下注射1次/周，4周内剂量增加25%；当血红蛋白升高>25g/L时，剂量减少25%~50%；当血红蛋白>150g/L时，可停止用药；当血红蛋白<120g/L时，再以原剂量的75%开始继续治疗。②儿童：初始剂量0.45μg/kg，皮下或静脉注射。1次/周，隔4周剂量增加25%。之后，当血红蛋白升高>25g/L时，剂量减少25%~50%；当血红蛋白>150g/L时，可停止用药；当血红蛋白<120g/L时，再以原剂量的75%开始继续治疗。

（2）再生障碍性贫血：初始剂量2.25μg /kg，皮下或静脉注射，1次/周，若未达预期效果，可将剂量增到4.5μg/kg，1次/周，持续4周；当血红蛋白升至>140g/L时停药；当血红蛋白降到<120g/L时，用原剂量的75%，继续用药。若4周内无预期疗效，停止用药。

【主要不良反应】血压升高或降低、高钾血症、发热、呼吸困难、胸痛、肌痛、关节痛、肢痛、头痛、头晕。

【孕妇、哺乳期妇女用药安全性】孕妇禁用，哺乳期妇女慎用。

【注意事项】①对非化疗引起的癌症患者贫血无效，不能减少其需要的红细胞滴注率及改善疲乏症状，且增加死亡率；②长期应用可能在血液中产生异常高浓度的血红蛋白（红细胞增多症），这可能导致心脏病发作、脑卒中、癫痫发作或死亡。

【剂型与规格】注射剂：25μg，40μg，60μg，100μg，150μg，200μg，300μg，500μg。

（韦玉先）

第二十三章

胰岛素及降血糖药

药物分类 目前分9类：①胰岛素及其类似物，如胰岛素、门冬胰岛素；②磺酰脲类促胰岛素分泌药，如格列本脲；③非磺酰脲类促胰岛素分泌药，如瑞格列奈；④双胍类药物，如二甲双胍；⑤α-葡糖苷酶抑制药，如阿卡波糖；⑥噻唑烷二酮类药物（TZD），如吡格列酮；⑦二肽基肽酶-4抑制剂（DPP-4抑制剂），如西格列汀；⑧钠-葡萄糖耦联转运体2（sodium-glucose cotransporter 2）抑制剂（SGLT-2抑制剂），如达格列净、恩格列净、卡格列净、艾托格列净；⑨胰高血糖素样肽-1受体激动剂（GLP-1受体激动剂），如艾塞那肽、利拉鲁肽、利司那肽、贝那鲁肽、度拉糖肽。其中7类为口服药，主要用于治疗2型糖尿病。

作用特点 糖尿病是一种糖、蛋白质和脂肪代谢障碍性疾病，其主要失调是胰岛素分泌或生成异常。糖尿病分胰岛素依赖型糖尿病（1型糖尿病，T1DM）及非胰岛素依赖型糖尿病（2型糖尿病，T2DM）。1型糖尿病是内源性胰岛素不足，需用胰岛素治疗。2型糖尿病的高血糖症与3种主要代谢异常有关，因此可以用胰岛素治疗，也可以用口服降血糖药治疗。

胰岛素及其类似物能有效地纠正糖尿病的各种代谢障碍，其降血糖作用迅速而强大，但需注射给药，主要用于重型糖尿病，特别是幼年型糖尿病的治疗。胰岛素及其类似物不良反应中以低血糖反应最为危险，应予注意。口服降血糖药服用方便，不良反应轻，但作用慢而弱，并不能完全代替胰岛素，适用于轻、中度成年型糖尿病。

用药原则

（1）药物单用与联用原则：2型糖尿病单纯生活方式不能使血糖控制达标时，应开始单药治疗。2型糖尿病药物治疗的首选是二甲双胍。若无禁忌证，二甲双胍应一直保留在糖尿病的治疗方案中。不适合二甲双胍治疗者可选择α-葡糖苷酶抑制药或胰岛素促泌剂。如单独使用二甲双胍治疗血糖仍未达标，则可采用二联治疗，二甲双胍加用胰岛素促泌剂、α-葡糖苷酶抑制药、TZD、胰岛素等。如果二联治疗血糖仍不能达标，则二甲双胍加用另外2种不同作用机制的药物。如三联治疗控制血糖仍不达标，则应将治疗方案调整为胰岛素治疗。采用胰岛素治疗时应停用胰岛素促泌剂。2型糖尿病患者除降糖治疗外,还应综合控制血压、血脂和抗血小板治疗。

(2)注射用胰岛素的应用原则:①1 型糖尿病患者能分泌少量内生胰岛素,表现为空腹血糖不高、饭后血糖较高。普通胰岛素(RI)一般每次 8~16U,3 次 /d;普通胰岛素与精蛋白胰岛素(长效胰岛素)联用者,一般早饭前 1 次即可。②2 型糖尿病内生胰岛素很少,空腹及夜间尿糖较高。普通胰岛素一般需要每日早、中、晚、睡前 4 次用药,也可将普通胰岛素与精蛋白胰岛素联用。③重型糖尿病,患者几乎不分泌内生胰岛素。普通胰岛素一般需要每日早、中、晚、睡前 4 次用药;普通胰岛素与精蛋白胰岛素联用可在早饭前、晚饭前两次用药;每天精蛋白胰岛素总量不宜超过 16U。

(3)口服降血糖药的应用原则:降血糖药种类不同,服药时间也各有不同。磺酰脲类中短效剂型与规格,如格列吡嗪、格列喹酮等,因作用时间较短,需 3 餐前服用。长效类药如格列美脲及噻唑烷二酮类药物(TZD),一般在早餐前 15~30min 服用。非磺酰脲类促胰岛素分泌药(格列奈类药)一般为短效类,也需 3 餐前服用或进餐前即刻服用。中长效磺酰脲类药物如格列本脲、格列齐特,只需早晚餐前服用,不需一天 3 次。各种缓释剂如格列吡嗪缓释片、格列齐特缓释片、二甲双胍缓释片等可一天口服 1 次。

注意事项

(1)给药时机:一般早饭前机体对胰岛素需求量最大,晚饭前次之,午饭前第三,睡前需求量最小。降血糖药的用药时间应根据机体的需求特点来确定。

(2)低血糖反应:正常人空腹全血血糖为 3.9~6.1mmol/L。血糖 <3.9mmol/L 时,患者出现饥饿感、心悸等轻度低血糖反应,可自行缓解;血糖 <2.8mmol/L 时,患者出现心悸、出汗、明显饥饿,有时手抖、头晕等中度低血糖反应,需要补充含糖食物方可纠正;当血糖 <1.7mmol/L 时,患者出现中枢神经系统功能减弱表现,如嗜睡、意识(认人、方向感)障碍、胡言乱语,甚至昏迷休克、死亡等重度低血糖反应。昏迷休克一旦出现,轻者饮糖水或进食,重者可立即注射 50% 葡萄糖注射液。

(3)过敏反应:间歇使用胰岛素容易出现过敏反应,表现为局部瘙痒、肿胀、红斑。轻者可用抗组胺药治疗,重者使用糖皮质激素等治疗。过敏反应患者宜改用其他降血糖药。

(4)耐受性:有急性耐受性和慢性耐受性之分。前者可见于各种应激状态,酮症酸血症或昏迷,此时患者对降血糖药的需要量显著增加。后者可见于一度停用之后再次使用胰岛素时,则需要更换药品品种,或加用口服降血糖药。

(5)局部反应:皮下注射部位显现红色、皮下结节、皮下脂肪萎缩等,故患者用药初期即应对注射部位作出有计划的更换方案。

（6）并发症：糖尿病患者最严重、最常见的并发症是冠心病、动脉硬化、糖尿病肾病及视网膜病变等，因此治疗方案中应包括延缓、防治糖尿病并发症的措施。

一、胰岛素及其类似物

根据作用时间特点，胰岛素可分为超短效胰岛素、短效胰岛素、中效胰岛素、长效胰岛素和预混胰岛素（表 23-1）。

表 23-1 临床常用胰岛素及其类似物

维持时间	药物类型	通用名	商品名
超短效	胰岛素类似物	门冬胰岛素	诺和锐
		赖脯胰岛素	优泌乐
		谷赖胰岛素	艾倍得
短效	动物源胰岛素	胰岛素	
	基因重组人胰岛素	生物合成人胰岛素	诺和灵 R
		重组人胰岛素	优泌林 R
中效	动物源胰岛素	精蛋白生物合成人胰岛素	诺和灵 N
	人胰岛素	精蛋白锌重组人胰岛素	优泌林
长效	动物源胰岛素	精蛋白锌胰岛素	
	胰岛素类似物	甘精胰岛素	来得时
		地特胰岛素	诺和平
预混	动物源胰岛素	精蛋白锌胰岛素（30R）	万苏林 30R
	人胰岛素	混合型精蛋白生物合成人胰岛素	诺和灵 30R
		精蛋白生物合成人胰岛素（预混 50R）	诺和灵 50R
		预混精蛋白锌重组人胰岛素	优泌林 70/30
		精蛋白重组人胰岛素（50/50）	优思灵 50R
	胰岛素类似物	门冬胰岛素 30	诺和锐 30
		预混精蛋白锌重组赖脯胰岛素（25R）	优泌乐 25
		预混精蛋白锌重组赖脯胰岛素（50R）	优泌乐 50

注：本表参考《中国糖尿病药物注射技术指南（2016 年版）》。

（1）超短效胰岛素：有门冬胰岛素、赖脯胰岛素和谷赖胰岛素，它们具有达到峰值更快，餐后血糖水平更低以及低血糖发生率低的优点。

（2）短效胰岛素：有胰岛素，其中人胰岛素较动物胰岛素起效快、作用时间长。

（3）中效胰岛素：有低精蛋白锌胰岛素、低精蛋白生物合成（重组）人胰岛素等，其起效较短效者为慢，但产生低血糖的危险较短效剂型与规格小，同时血液中始终保持一定浓度的胰岛素，对胰岛素基础分泌量低的患者控制血糖波动比较有利。

（4）长效胰岛素：有精蛋白锌胰岛素、甘精胰岛素、地特胰岛素，起效较中效者更慢，但持久，使用中可减少注射次数，但由于是混悬液剂型，可能造成吸收和药效的不稳定。

（5）预混胰岛素：是指含有长效和短效胰岛素剂型与规格的混合物，可同时具有短效和长效胰岛素剂型与规格的作用，特点是使用方便，可减少注射时混合可能造成的剂量不准确及避免相对较复杂的操作；缺点是由于是预混，只有有限的混合方案，对于一些比较特殊的混合要求难以达到。

根据来源和化学结构，胰岛素可分为动物胰岛素、人胰岛素和胰岛素类似物。胰岛素类似物是对人胰岛素的氨基酸序列进行修饰生成的、可模拟正常胰岛素分泌和作用的一类物质，超短效胰岛素类似物有门冬胰岛素和赖脯胰岛素，长效胰岛素类似物有甘精胰岛素和地特胰岛素，它们在减少低血糖发生的危险性方面要优于动物胰岛素和人胰岛素。

胰岛素是实现良好血糖控制的重要手段，但 2010 年全国糖尿病流行病学调查显示，患者使用胰岛素 3 个月、6 个月其血糖达标率仅 36.2% 和 39.9%，达标率低的主要原因是患者胰岛素注射技术不精准。胰岛素注射技术是胰岛素治疗的重要环节（表 23-2）。

表 23-2　胰岛素注射技术推荐

序号	胰岛素注射技术推荐要点	证据等级
1	为了防止传染性疾病的传播，不能共用胰岛素笔、笔芯及药瓶，应一人一笔	A1
2	考虑到低血糖风险，必须严格避免中效胰岛素和长效胰岛素的肌内注射	A2
3	为降低夜间低血糖风险，单独使用中效胰岛素应尽量在睡前给药，避免在晚餐时给药	B2
4	预混胰岛素以及中性鱼精蛋白胰岛素均系混悬液，注射前需要滚动、翻转将其摇晃混匀。滚动是指在手掌之间的水平旋转（室温下 5s 内双手水平滚动胰岛素笔芯 10 次），翻转是指将注射笔或笔芯上下充分颠倒（10s 内上下翻转 10 次）	A2

续表

序号	胰岛素注射技术推荐要点	证据等级
5	若注射部位不洁净或患者处于感染易于传播的环境（如医院或疗养院），注射前应消毒注射部位	A3
6	患者不可在皮下脂肪增生、炎症、水肿、溃疡或感染的部位注射	A1
7	使用胰岛素泵者均应学会如何轮换注射部位	A1
8	一种已证实有效的注射部位轮换方案：将注射部位分为4个等分区域（大腿或臀部可等分为2个域），每周使用1个等分区域并始终按顺时针方向轮换	A3
9	在任何一个等分区域内注射时，连续两次注射应间隔至少1cm（或大约一个成人手指的宽度）的距离进行系统性轮换，以避免重复组织创伤	A2
10	若早餐前注射常规的预混胰岛素制剂，首选注射部位是腹部皮下，以加快常规（短效）胰岛素的吸收，便于控制早餐后血糖波动	A1
11	若晚餐前注射预混胰岛素制剂，首选注射部位是臀部或大腿皮下，以延缓中效胰岛素的吸收，减少夜间低血糖的发生	A1
12	胰岛素在大腿和臀部的吸收速度较慢，因此基础胰岛素的首选注射部位是大腿和臀部	—
13	超短效（速效）胰岛素类似物的吸收速率不受注射部位的影响，可在任何注射部位皮下注射	A1
14	短效胰岛素在腹部皮下的吸收速度较快，因此其注射部位首选腹部，尤其是餐时注射短效胰岛素	A1
15	患者可在任一常见注射部位注射长效胰岛素类似物，并采用适当的技术防止肌内注射以避免严重低血糖	A1
16	GLP-1受体激动剂的药动学未见部位特异性，可在任何常规注射部位进行皮下注射	A2
17	若给儿童患者注射中效或者长效胰岛素，最好选择臀部或者大腿	A1
18	腹部是妊娠期胰岛素给药的安全部位。考虑到子宫扩张使腹部脂肪变薄，患有糖尿病（任何类型）的孕妇应当使用4mm针头。早期妊娠：应让孕妇放心，不需要改变胰岛素注射部位或技术。中期妊娠：腹部外侧远离胎儿的皮肤，适宜注射胰岛素。晚期妊娠：在确保正确捏皮的情况下，可经腹部注射胰岛素。对有顾虑的患者可选择大腿、上臂或腹部外侧注射	B2

续表

序号	胰岛素注射技术推荐要点	证据等级
19	若希望减缓胰岛素的吸收速度，可选择臀部，臀部注射可最大限度地降低注射至肌肉的风险	A1
20	患者应停止向疑似有皮下脂肪增生的病变部位注射药物，转为在健康组织中注射	A1
21	当注射部位从脂肪增生部位转换至正常组织时常需降低胰岛素剂量。降低的剂量因人而异，需进行频繁的血糖监测来指导剂量调整。降低的剂量常超过其原剂量的 20%	A1
22	4mm 针头应垂直刺入皮肤，进入皮下组织，肌内（或皮内）注射风险极小，是成人和儿童最安全的注射笔用针头	A1
23	对于肥胖患者，4mm 针头安全有效，5mm 针头也可接受	A1
24	因为手抖或其他障碍无法握住 4mm 针头胰岛素笔的患者，可能需要使用更长的针头	B3
25	若使用 6mm 及以上的针头在上臂注射，必须捏皮，这需要他人协助完成注射	A2
26	在四肢或脂肪较少的腹部注射时可捏皮注射，使用 6mm 针头时可采用捏皮或 45° 注射	A2
27	不论是否捏皮，4mm 针头都应垂直进针	A1
28	注射笔用针头垂直完全刺入皮肤后，才能触碰拇指按钮。之后，应当沿注射笔轴心按压拇指按钮，不能倾斜按压	A2
29	在完全按下拇指按钮后，应在拔出针头前至少停留 10s，从而确保药物全部被注入体内，同时防止药液渗漏。剂量较大时，有必要超过 10s	A1
30	注射的胰岛素剂量较大会造成疼痛，这时可将胰岛素剂量拆分或提高胰岛素浓度	A3

注：①表 23-2 参考《中国糖尿病药物注射技术指南（2016 年版）》；②证据等级：B 表示推荐，A 表示强烈推荐；1 表示至少有一项随机、对照研究，2 表示至少有一项非随机（或非对照或流行病学）研究，3 表示以大量患者经验为基础的专家共识。

胰岛素的贮存条件与贮存时限：①未开瓶使用的胰岛素应在 2~10℃下冷藏保存；②已开瓶使用的胰岛素注射液可在室温（最高 25℃）保存最长 4~6 周；③使用中的胰岛素笔芯不要放在冰箱里，室温最长保存 4 周；④冷冻后的胰岛素不可使用。

医保限制：①重组赖脯胰岛素、谷赖胰岛素、赖脯胰岛素、门冬胰岛素、精蛋白锌重组人胰岛素混合（50R）、精蛋白锌重组人胰岛素混合（25R）、门冬胰岛素30、门冬胰岛素50均限用于1型糖尿病患者，以及限用于其他短效胰岛素或口服药物难以控制的2型糖尿病患者；②重组甘精胰岛素、地特胰岛素、甘精胰岛素用于1型糖尿病患者，以及限用于中长效胰岛素难以控制的2型糖尿病患者；③德谷胰岛素限用于中长效胰岛素难以控制的2型糖尿病患者。

胰岛素 Insulin

【又名】诺和灵R，人胰岛素，短效胰岛素，中性可溶性人胰岛素。

【医保分类】注射剂甲类。

【药动学】注射起效时间：0~5h（皮下），迅速（静脉注射），血药浓度达峰时间：2~4h（皮下），10~30min（静脉注射），持续时间：5~7h（皮下），0.5~1h（静脉注射）。血浆蛋白结合率：5%。代谢：肝、肾。排泄：尿（少量）。$t_{1/2}$：2h（皮下）。

【作用和用途】①抑制肝糖原分解及糖原异生，减少肝输出葡萄糖；②促使肝摄取葡萄糖及肝糖原的合成；③促使肌肉和脂肪组织摄取葡萄糖与氨基酸，促使蛋白质和脂肪的合成与贮存；④促使肝生成极低密度脂蛋白并激活脂蛋白脂酶，促使极低密度脂蛋白的分解；⑤抑制脂肪及肌肉中脂肪和蛋白质的分解等。

用于：①1型糖尿病；②2型糖尿病有严重感染、外伤、大手术等严重应激情况，以及合并心、脑血管并发症，肾脏或视网膜病变等；③糖尿病酮症酸中毒，高血糖非酮症性高渗性昏迷；④妊娠糖尿病；⑤继发于严重胰腺疾病的糖尿病等。

【用法和用量】应根据病情、血糖、尿糖逐步调整剂量。皮下注射一般3次/d，餐前15~30min注射，必要时睡前加注1次小量。由小剂量（视体重等因素，每次2~4U）开始。1型糖尿病0.5~1U/（kg·d）。2型糖尿病患者每日总量变化较大，敏感者仅需5~10U/d，一般约20U。在有急性并发症（感染、创伤、手术等）情况下，应每4~6h注射1次。

【主要不良反应】①过敏反应、注射部位红肿、血管神经性水肿；②低血糖反应，重者出现意识障碍、心动过速甚至昏迷；③注射部位脂肪萎缩、脂肪增生；④眼屈光失调。

【孕妇、哺乳期妇女用药安全性】怀孕前3个月慎用。哺乳期妇女可安全使用。

【禁忌和慎用】低血糖症者禁用，肝硬化、溶血性黄疸、胰腺炎、肾炎等患者慎用。

【注意事项】①短效胰岛素的缺点是餐前 30min 用药不易把握,进餐时间提前容易导致血糖控制不佳,进餐时间延后容易发生低血糖;②注射部位可有皮肤发红、皮下结节和皮下脂肪萎缩等局部反应,故须经常更换注射部位;③只有可溶性人胰岛素可以静脉给药;④为了防止血糖突然下降,来不及呼救而失去知觉,患者宜随身携带记录病情及胰岛素用量的卡片,以便及时抢救处理。低血糖严重时可静脉注射 50% 葡萄糖注射液,或静脉滴注 5% 葡萄糖注射液。

【剂型与规格】注射液:400U。

同类药

精蛋白生物合成人胰岛素 Isophane Insulin

【又名】诺和灵 N。

【医保分类】注射剂乙类。

【作用和用途】属中效胰岛素,一般与短效胰岛素配合使用,提供胰岛素的日基础用量。

【用法和用量】最常用于皮下胰岛素强化治疗方案中睡前给予,以控制空腹血糖。皮下注射平均 1.5h 起效,4~12h 达峰,作用维持 18~24h。开始时一般 4~8U/ 次,早餐前 30~60min 皮下注射,1 次 /d,必要时可于晚餐前再给予早餐前剂量的 1/2。以后根据血糖、尿糖变化调整剂量,如用量超过 40U 时,应分 2 次给药。

【剂型与规格】注射液:300U,400U。

精蛋白锌胰岛素 Protamine Zinc Insulin

【医保分类】注射剂甲类。

【作用和用途】属长效胰岛素,一般也和短效胰岛素配合使用。

【用法和用量】皮下注射后 3~4h 起效,12~20h 达峰,作用维持 24~36h。一日早餐前 30min 皮下注射 1 次,剂量根据病情而定,一日用量一般为 10~20U。

【剂型与规格】注射液:300U,400U。

门冬胰岛素 Insulin Aspart

【又名】诺和锐。

【医保分类】注射剂乙类。

【作用和用途】属超短效胰岛素。

【用法和用量】皮下注射：于三餐前皮下注射 1 次，并根据血糖情况调整剂量，可与中效胰岛素合用控制晚间或晨起高血糖。皮下注射 10~20min 起效，最大作用时间为注射后 1~3h，降糖作用持续 3~5h。0.5~1U/(kg·d)，一般须紧临餐前（进餐前 5~10min）注射，用药 10min 内须进食含糖的食物。

【剂型与规格】注射液：300U。

【医保限制】注射剂限用于 1 型糖尿病患者；限其他短效胰岛素或口服药难以控制的 2 型糖尿病患者。

混合型精蛋白生物合成人胰岛素 Biphasic Isophane Insulin

【又名】诺和灵 30R。

【医保分类】注射剂甲类。

【作用和用途】含 30% 人正规胰岛素和 70% 人低精蛋白锌胰岛素。注射后起效时间 0.5h，血药浓度达峰时间：1~8h，作用持续 14~24h。用于对饮食控制及口服药无效的糖尿病患者。

【用法和用量】皮下注射：个体化剂量，通常 2 次 /d，早晨给予一日总剂量的 2/3，晚上给予一日总剂量的 1/3，每次针剂量不得超过 50U。

【剂型与规格】注射液：300U。

精蛋白生物合成人胰岛素（预混 50R）Isophane Protamine Biosynthetic HumanInsulin(pre-mixed50R)

【又名】诺和灵 50R。

【医保分类】注射剂甲类。

【作用和用途】双时相低精蛋白锌胰岛素，含 50% 人正规胰岛素和 50% 人低精蛋白锌胰岛素。注射后起效时间 0.5h，2~8h 达最大效应，作用持续时间 24h。用于 1 型糖尿病的常规治疗，2 型糖尿病口服降血糖药效果不佳者，尤其适用于餐后血糖较高者。

【用法和用量】每日早餐前 30min 皮下注射 1 次，4~8U，必要时可于晚餐前再注射早餐前剂量的 1/2。以后根据血糖、尿糖变化调整剂量，通常 0.5~1U/(kg·d)。

【剂型与规格】注射液：300U。

甘精胰岛素 Insulin Glargine

【又名】来得时。

【医保分类】注射剂乙类。

【作用和用途】胰岛素类似物，属于长效胰岛素。具有作用时间长、24h平稳、无峰值特点。适用于需用胰岛素治疗的糖尿病。

【用法和用量】皮下注射，1 次 /d，每日固定时间给药（如傍晚）。2 型糖尿病起始剂量 10U/d，以后根据血糖调整剂量，一日总剂量范围为 2~100U。

【剂型与规格】注射液：300U。

【医保限制】注射剂限用于 1 型糖尿病患者；限中长效胰岛素难以控制的 2 型糖尿病患者。

地特胰岛素 Insulin Detemir

【又名】诺和平，Levemir。

【医保分类】注射剂乙类。

【药动学】注射后 6~8h 达到血药浓度峰值。代谢：肝、肾。$t_{1/2}$：5~7h（皮下）。

【作用和用途】促进葡萄糖的吸收利用，抑制肝脏葡萄糖的输出，作用平缓且持续时间长。用于治疗糖尿病。

【用法和用量】皮下注射，初始治疗方案为每日 1 次给药，起始剂量为 10U 或 0.1~0.2U/kg。1~2 次 /d。

【主要不良反应】常见不良反应（>1%）：低血糖，与其他胰岛素剂型、规格相比，本品引起夜间低血糖的风险较低，全身不适和注射部位异常。少见重要不良反应（<1%）：视觉异常、屈光不正等。

【注意事项】①禁止静脉注射；②不能用于胰岛素泵。

【剂型与规格】注射液：300U。

【备注】①作用平缓且持续时间长；②与其他胰岛素剂型与规格相比，本品引起夜间低血糖的风险较低。

【医保限制】限 1 型糖尿病患者；限中长效胰岛素难以控制的 2 型糖尿病患者。

二、磺酰脲类促胰岛素分泌药

磺酰脲类可刺激胰岛素的分泌，具有中等降糖作用，用于单用饮食控制无效而胰岛功能尚存的轻至中度 2 型糖尿病患者，但长期应用可促进胰岛 β 细胞衰竭。

第一代磺酰脲类以甲苯磺丁脲为代表，作用温和、价廉。

第二代磺酰脲类降血糖药作用比第一代强，不良反应轻且少，按降糖作用由强到弱依次为格列本脲、格列吡嗪、格列齐特、格列喹酮。格列本脲作用强而持久，属长效药，降糖作用强，但易出现低血糖，尤其是老年人。格列吡嗪属短效药,降糖作用也较强,对降低餐后高血糖效果好。格列齐特属中长效药,降糖作用温和,降糖效果亦较好,适合老年人。格列喹酮属短效药,作用也最弱,是唯一不主要经肾脏排泄的磺酰脲类药物,为糖尿病肾病的首选药物。

第三代以格列美脲为代表,促进胰岛素分泌,并增加胰岛素敏感性,属长效药,每天 1 次服用,降糖作用强,较少发生低血糖。

缓释剂型如格列吡嗪缓释片(瑞易宁)、格列齐特缓释片(达美康),可使患者全天保持稳定的血糖水平,减少低血糖发生。

格列本脲 Glibenclamide

【又名】优降糖,达安宁。

【医保分类】口服常释剂型甲类。

【作用和用途】降低血糖作用较强,其降糖作用较甲苯磺丁脲强 100 倍。治疗后空腹血糖较餐后血糖下降明显,分别减少约 35% 及 21% 以下。用于轻、中度 2 型糖尿病。

【用法和用量】口服,一般患者开始 2.5mg/ 次,早餐前或早餐及午餐前各 1 次。轻症者 1.25mg/ 次,3 次 /d,三餐前服。用药 7d 后剂量递增(1 周增加 2.5mg)。一般用量为 5~10mg/d,最大用量不超过 15mg/d。

【主要不良反应】常见胃肠道反应,少见严重黄疸、肝功能损害、骨髓抑制等。

【孕妇、哺乳期妇女用药安全性】孕妇、哺乳期妇女禁用。

【禁忌和慎用】禁用于 1 型糖尿病、糖尿病低血糖昏迷、酮症酸中毒、严重的肾或肝功能不全者。高热、甲状腺功能亢进症者,老年人慎用。

【注意事项】饮用含酒精饮料,可引起头痛、腹痛、恶心、呕吐、面部潮红,且低血糖反应发生率增高,故用药期间应忌酒。

【剂型与规格】片剂:2.5mg,5mg。

格列喹酮 Gliquidone

【又名】糖适平,捷适,卡瑞林。

【医保分类】口服常释剂型甲类。

【药动学】口服吸收快,血药浓度达峰时间:2~3h,持续时间:8h。代谢:肝 95%。排泄:尿 5%,$t_{1/2}$:1~2h。

【作用和用途】第二代磺酰脲类口服降血糖药,本品作用温和,较少发生低血糖反应,适用于单用饮食疗法不能满意控制的成年型糖尿病,特别是适用于肾功能不全的糖尿病患者。

【用法和用量】口服,应在餐前 30min 服用。一般剂量为 15~120mg/d,通常日用量为 30mg 以内者可于早餐前 1 次服用;更大剂量应分 3 次,分别于餐前服用;最大日用量不得超过 180mg。

【主要不良反应】【禁忌和慎用】【注意事项】参见格列本脲。

【孕妇、哺乳期妇女用药安全性】孕妇、哺乳期妇女禁用。

【剂型与规格】片剂:30mg。

【备注】本品是磺酰脲类口服降血糖药中唯一受肾功能影响较小的药物,故可用于肾功能受损的糖尿病患者。

格列吡嗪 Glipizide

【又名】瑞易宁,美吡达,唐贝克。

【医保分类】口服常释剂型甲类,缓释控释剂型乙类。

【作用和用途】刺激胰岛素的分泌,用于饮食及运动无法控制的轻、中度 2 型糖尿病。

【用法和用量】口服,餐前 30min 服用。一般剂量为 15~180mg/d,根据个体情况调整。通常日用量为 30mg 以内者于早晨 1 次服用,更大剂量应分 3 次。

控释片:常用起始剂量为 5mg/d,与早餐同服;多数患者 10mg/d,部分患者需 15mg/d,最大 20mg/d。

【主要不良反应】【禁忌和慎用】参见格列本脲。

【孕妇、哺乳期妇女用药安全性】孕妇、哺乳期妇女禁用。

【注意事项】①必须在进餐前即刻或进餐中服用,治疗时不定时进餐或不进餐会引起低血糖;②65 岁以上老年人达稳态时间较年轻人延长 1~2d;③缓释片、控释片需整片吞服,不能嚼碎或碾碎;④避免饮酒,以免引起类戒断反应;⑤老年人、体弱或营养不良者、肝肾功能损害者的起始和维持剂量均应采取保守原则,以避免低血糖发生。

【剂型与规格】片剂:2.5mg,5mg。

格列齐特 Gliclazide

【又名】达美康,达尔得。

【医保分类】口服常释剂型甲类,缓释控释剂型乙类。

【药动学】口服吸收迅速,血药浓度达峰时间:3~4h。血浆蛋白结合率:92%。代谢:肝。排泄:尿。$t_{1/2}$:10~12h。

【作用和用途】选择性地作用于胰岛 β 细胞,促进胰岛素分泌,并提高进食葡萄糖后的胰岛素释放,使肝糖生成和输出受到抑制,具有较强的降糖作用，用于 2 型糖尿病。

【用法和用量】口服，普通片：80mg/ 次，早晚两餐前服用；开始时 2 次 /d，连服 2~3 周，然后根据血糖水平调整用量；初始用量为 40~80mg/d，一般 80~240mg/d，最大 320mg/d。

缓释片：首次剂量 30mg/d，于早餐时服用，剂量可逐次增至 60mg/d、90mg/d 或 120mg/d，一次增量间隔至少 4 周，最大 120mg/d。

【主要不良反应】【禁忌和慎用】【注意事项】参见格列本脲。

【孕妇、哺乳期妇女用药安全性】孕妇、哺乳期妇女禁用。

【剂型与规格】①片剂：80mg；②缓释片：30mg。

格列美脲 Glimepiride

【又名】亚莫利，佑苏，万苏平，佳和洛。

【医保分类】口服常释剂型甲类。

【作用和用途】用于食物、运动疗法及减肥均不能满意控制血糖的 2 型糖尿病。

【用法和用量】口服，起始剂量 1mg/ 次，1 次 /d；早餐前或早餐中服用。如血糖控制不满意，可每隔 1~2 周逐步增加剂量至 2mg/d、3mg/d、4mg/d，最大推荐剂量 6mg/d。

【主要不良反应】【禁忌和慎用】参见格列本脲。

【孕妇、哺乳期妇女用药安全性】孕妇、哺乳期妇女禁用。

【注意事项】①必须在进餐前即刻或进餐中服用；②整片吞服；③如漏服一次，不能以加大下次剂量来纠正。

【药物相互作用】本品与 ACE 抑制剂、β 受体拮抗剂、氟喹诺酮类、环磷酰胺等药物合用时，可能会导致低血糖发生。与乙酰唑胺、巴比妥类、皮质激素类、利尿药等药物合用时，可能会导致高血糖。

【剂型与规格】片剂：1mg，2mg。

三、非磺酰脲类促胰岛素分泌药

非磺酰脲类促胰岛素分泌药有瑞格列奈、那格列奈等，即格列奈类。

作用机制与磺酰脲类相似，具有“快进、快效、快出”的作用特点，有效模拟胰岛素生理分泌，对胰岛 β 细胞有保护作用，克服了磺酰脲类的缺点。较少发生低血糖，因其 92% 经肝胆代谢，更适合老年人和糖尿病肾病患者。

格列奈类药物改善早时相的胰岛素分泌，从而达到降低餐后血糖的目的，适用人群主要是具有一定胰岛 β 细胞功能的 T2DM 患者，而胰岛 β 细胞衰竭严重者和 1 型糖尿病患者则不宜应用。

瑞格列奈是第一个进入临床的格列奈类药物，于 1997 年获得美国 FDA 批准上市，1998 年获准在欧盟上市，并于 2000 年在我国上市，不足 8% 经肾脏排泄，因此在肾功能不全的患者中亦可应用。

格列奈类药物广泛地应用于 T2DM 患者。国家卫生和计划生育委员会 2013 年颁布的《糖尿病诊断和治疗质量控制》标准指出，以餐后高血糖为主时，可选择格列奈类药物治疗。《中国 2 型糖尿病防治指南（2020 年版）》指出，格列奈类药物可作为一线备选药物或二线药物单药或联合二甲双胍使用，可显著降低糖化血红蛋白，且可用于肾功能不全患者。

瑞格列奈 Repaglinide

【又名】诺和龙，孚来迪。

【医保分类】口服常释剂型乙类。

【药动学】口服吸收迅速，血药浓度达峰时间：1h。蛋白结合率 >98%。排泄以胆汁为主。$t_{1/2}$：1h。

【作用和用途】短效降血糖药。促胰岛素分泌作用快而短暂，为速效进餐后血糖调节剂（又称“餐时血糖调节剂”），并有“进餐服药，不进餐不服药”的特点。

用于 2 型糖尿病。与二甲双胍合用时降糖作用更好，也可与磺酰脲类、噻唑烷二酮类等合用。本品通过肝脏代谢，90% 从胆汁排泄，故肾功能不全时亦可应用。

【用法和用量】口服，餐前 15min 服用。推荐起始剂量为 0.5mg，可每周或每 2 周作调整。接受其他口服降血糖药治疗的患者转用本品时的推荐起始剂量为 1mg；最大日用量不应超过 16mg。

【主要不良反应】偶见低血糖反应、过敏反应等。

【孕妇、哺乳期妇女用药安全性】孕妇、哺乳期妇女禁用。

【禁忌和慎用】1 型糖尿病、伴或不伴昏迷的糖尿病酮症酸中毒、严重肝功能不全者，12 岁以下儿童，严重的肾功能不全者，均忌用。

【剂型与规格】片剂：0.5mg，1mg，2mg。

那格列奈 Nateglinide

【又名】唐力。

【医保分类】口服常释剂型乙类。

【药动学】口服生物利用度 72%~75%，血药浓度达峰时间：1h。蛋白结合率 98%。肝中代谢。尿 75%（6h）。$t_{1/2}$ 约 2h。

【作用和用途】本品刺激胰岛素的分泌，降低血糖，用于 2 型糖尿病。与二甲双胍合用降糖作用更好。不适用于对磺酰脲类降血糖药治疗效果不理想的2型糖尿病患者。

【用法和用量】可单独口服，也可与二甲双胍合用。起始剂量60mg/次，3次/d，主餐前15min服用。常用剂量为餐前60~120mg。

【剂型与规格】片剂：30mg，60mg，120mg。

四、双胍类药物

双胍类药物主要有二甲双胍，不刺激胰岛素分泌，主要是增加外周组织对葡萄糖的利用和对胰岛素敏感性，同时有降体重、降血脂作用，现已成为2型糖尿病患者"四阶梯治疗"的首选和基础药物，尤其是肥胖、血浆胰岛素偏高者。

二甲双胍单独应用一般不引起低血糖，可使胰岛素敏感性增加20%~30%。单用磺酰脲类不能获得满意血糖控制者，联用二甲双胍后，血糖可再降低20%。

二甲双胍 Metformin

【又名】格华止，美迪康。

【医保分类】口服常释剂型甲类。

【药动学】口服由小肠吸收，生物利用度：50%~60%，血药浓度达峰时间：2h。排泄：尿90%（12h内，原型）。肾功能减退时用本品可在体内大量积聚，引起高乳酸血症或乳酸性酸中毒。$t_{1/2}$：1.7~4.5h。

【作用和用途】首选用于单纯饮食控制及体育锻炼治疗无效的2型糖尿病，特别是肥胖型2型糖尿病。

【超说明书适应证】美国内分泌学会发布的《多囊卵巢综合征的诊疗指南》、中华医学会制定的《临床诊疗指南：妇产科学分册》，均推荐用于治疗多囊卵巢综合征；中华医学会糖尿病学分会发布的《中国2型糖尿病防治指南（2020年版）》，推荐糖尿病前期人群预防性使用二甲双胍以降低糖尿病的风险。

【用法和用量】口服，通常起始剂量为0.5g/次，2次/d；或0.85g/次，1次/d；随餐服用；可每周增加0.5g，或每2周增加0.85g，逐渐加至2g/d，分次服用。10~16岁的2型糖尿病患者本品的一日最高剂量为2g；成人最大推荐剂量2.55g/d；对需进一步控制血糖患者，剂量可以加至2.55g/d（即0.85g/次，3次/d）；一日用量超过2g时，为了更好地耐受，药物最好随三餐分次服用。

一般口服降血糖药多数在餐前服用，但二甲双胍具有明显的胃肠道反应，为减轻胃肠道反应，推荐在餐后服用。

【主要不良反应】常见胃肠道反应、头痛、乳酸性酸中毒。

【孕妇、哺乳期妇女用药安全性】孕妇、哺乳期妇女禁用。

【禁忌和慎用】下述患者忌用：①10 岁以下儿童、80 岁以上老人；②肝、肾功能不全者或肌酐清除率异常者；③心力衰竭（休克）、急性心肌梗死及其他严重心、肺疾病；④严重感染或外伤、外科大手术等；⑤并发严重糖尿病肾病或糖尿病眼底病变；⑥酗酒者、维生素 B_{12} 及叶酸缺乏未纠正者。

【注意事项】①定期检查肾功能，尤其是 65 岁以上老年患者，预防乳酸性酸中毒；②接受外科手术和碘剂 X 线摄影检查前患者需暂停口服本品（视肾功能状况）；③应激状态如发热、昏迷、感染和外科手术时，应暂时停用本品，改用胰岛素，待应激状态缓解后再恢复使用；④对 1 型糖尿病患者不宜单独使用本品，而应与胰岛素合用。

【剂型与规格】片剂：0.25g，0.5g，0.85g。

五、α- 葡糖苷酶抑制药

α- 葡糖苷酶抑制药阻碍肠道小分子寡糖分解为单糖，延缓肠道糖的吸收，可显著降低餐后高血糖，因不增加胰岛素分泌，故不易发生低血糖，尤其适用于空腹血糖正常，餐后高血糖明显者。本类药物降糖作用较弱，主要用于加强二甲双胍或磺酰脲类的降糖作用，二甲双胍或磺酰脲类有禁忌时仍可用。主要适应证为食欲旺盛、高胰岛素血症、高甘油三酯血症、难以控制餐后血糖者。

α- 葡糖苷酶抑制药常用品种有阿卡波糖和伏格列波糖，因它们需与饭中的糖类竞争肠道中的 α- 葡糖苷酶才能发挥作用，故一般主张在吃第一口饭时将药片一起咀嚼后吞下，这样才能发挥最大效果，否则餐前或餐后服用都会减弱药物的疗效。

18 岁以下患者、胃肠功能紊乱者、孕妇、哺乳期妇女、肝肾功能损害者禁用。

阿卡波糖 Acarbose

【又名】拜唐苹，卡博平，贝希。

【医保分类】口服常释剂型甲类。

【作用和用途】降低糖耐量减低者的餐后血糖，配合饮食控制用于 2 型糖尿病。

【用法和用量】口服，用餐前即刻整片吞服或与前几口食物一起咀嚼服用。推荐剂量 50mg/ 次，3 次 /d，以后逐渐增加至 100mg/ 次，3 次 /d；个别情况下可增至 200mg/ 次。

【主要不良反应】常见胃肠胀气和肠鸣音，偶见腹泻、腹胀和便秘等。

【孕妇、哺乳期妇女用药安全性】孕妇、哺乳期妇女禁用。

【禁忌和慎用】有明显的消化和吸收障碍的慢性胃肠功能紊乱患者，患有由于胀气可能恶化的疾病（如严重疝气、肠梗阻和肠溃疡）者，严重肾功能不全（肌酐清除率 <25ml/min）者，18 岁以下患者，均忌用。

【注意事项】①本品抑制蔗糖分解，因此当发生急性低血糖时患者不宜使用蔗糖，宜使用葡萄糖来纠正低血糖反应；②本品应于餐中整片（粒）吞服。

【剂型与规格】片剂（胶囊）：50mg，100mg。

同类药

伏格列波糖 Voglibose

【医保分类】口服常释剂型乙类。

【作用和用途】用于改善糖尿病餐后高血糖。

【用法和用量】口服，成人 0.2mg/ 次，3 次 /d，餐前服用，服药后即可进餐。疗效不明显时根据临床观察可将一次量增至 0.3mg。

【剂型与规格】片剂：0.2mg。

六、噻唑烷二酮类药物

噻唑烷二酮类药物（thiazolidinedione，TZD），又称 TZD 类。

本类药物不增加胰岛素的分泌，而是通过加强胰岛素的作用而发挥治疗作用。常用药物是吡格列酮。

噻唑烷二酮类药物与体内受体结合后激活，从而改善 2 型糖尿病患者的胰岛素抵抗、高胰岛素血症和高血糖症代谢紊乱，与此同时，这类药物具有降血压、调节脂质代谢、抑制炎症反应、抗动脉粥样硬化以及保护肾脏作用。

噻唑烷二酮类药物适用于治疗 2 型糖尿病，伴高胰岛素血症或胰岛素抵抗明显时尤为适用，可单用，与磺酰脲类、双胍类、胰岛素合用均可增效。

临床显示，噻唑烷二酮类药物存在增加体重、致低血糖、水肿、水潴留等不良反应。值得注意的是 TZD 可使绝经前期无排卵的妇女恢复排卵。因而，服用本类药物增加这些患者妊娠的风险。建议绝经前妇女采取避孕措施。

关于噻唑烷二酮类药物的心脏毒性

（1）曲格列酮是第一个进入临床的 TZD。上市 3 年后因严重的肝、心脏毒性，于 2000 年退出市场。

（2）2007 年 5 月 21 日，美国 FDA 发布罗格列酮增加心脏风险的安全警示。2007 年 11 月 14 日，FDA 要求所有噻唑烷二酮类药物说明书添加“心力衰竭风险增加”的安全警示。2010 年 9 月 23 日，欧洲药品管理局（EMA）发布暂停罗格列酮及含有罗格列酮复方制剂的上市许可。同日，基于委员会的风险审议意见，美国 FDA 发布罗格列酮的安全警示，限制用于其他药品不能控制的 2 型糖尿病患者，宣布对罗格列酮的监管采取“风险评估与减低计划”（risk evaluation and mitigation strategy，REMS），对医师与患者实施严格的处方和配药限制。

（3）2013 年，在确认研究结果未显示罗格列酮药物与二甲双胍和磺酰脲类相比升高心脏病发作的风险后，美国 FDA 取消罗格列酮的 REMS 监管，即取消了对罗格列酮药物的处方和配药限制，不再需要 REMS 来确保罗格列酮药物的获益大于其风险。

（4）2016 年，国家食品药品监督管理总局发布“罗格列酮及其复方制剂说明书修订要求”，警示语里添加如下内容：噻唑烷二酮类药物，包括罗格列酮，在少数患者中有导致或加重充血性心力衰竭的危险。开始使用本品或用药剂量增加时，应严密监测患者心力衰竭的症状和体征（包括体重异常快速增加、呼吸困难和 / 或水肿）。如果出现心力衰竭的症状和体征，应按照标准心力衰竭治疗方案进行控制，此外应考虑停用本品或减少剂量。有心力衰竭病史或有心力衰竭危险因素的患者禁用本品。

中华医学会内分泌学分会 2014 年发布的《中国成人 2 型糖尿病预防的专家共识》，仍推荐罗格列酮用于糖尿病的预防。

吡格列酮 Pioglitazone

【又名】艾可拓，贝唐宁，瑞彤，凯宝维元。

【医保分类】口服常释剂型乙类。

【药动学】口服吸收迅速，血药浓度达峰时间：2h，食物会将峰浓度时间推迟到 3~4h，但不改变吸收率。血浆蛋白结合率：>99%。代谢：肝。CYP2C8 和 CYP3A4 主要参与代谢。排泄：尿（15%~30% 为原型），大部分口服药以原型或代谢产物形式排泄入胆汁，并从粪便清除。吡格列酮和总吡格列酮的平均血清 $t_{1/2}$ 分别为 3~7h 和 16~24h。

【作用和用途】提高胰岛素敏感性，控制血糖的生成、转运和利用。用于 2 型糖尿病。

【超说明书适应证】中华医学会内分泌学分会发布的《中国成人 2 型糖尿病预防的专家共识》（2014 年）推荐用于预防糖尿病心血管系统疾病。

【用法和用量】 口服，1 次 /d。①单药治疗，初始剂量 15~30mg/d，反应不佳时可加量直至 45mg/d；②与磺酰脲类合用：15~30mg/d；③与二甲双胍合用：15~30mg/d，开始本品治疗时，二甲双胍剂量可维持不变；④与胰岛素合用：15~30mg/d；⑤最大推荐量不应超过 45mg/d；联合用药勿超过 30mg/d。

【主要不良反应】 ①低血糖反应；②贫血症；③水肿；④GPT 升高，发生率约 0.26%。

【孕妇、哺乳期妇女用药安全性】 孕妇慎用，哺乳期妇女禁用。

【禁忌和慎用】 长期服用吡格列酮增加膀胱癌风险，故现有或既往有膀胱癌病史的患者或存在不明原因肉眼血尿的患者禁用。

【注意事项】 ①本品只有在胰岛素存在情况下才发挥抗高血糖的作用，因此，不适用于 1 型糖尿病患者或糖尿病酮酸中毒患者；②对有胰岛素抵抗的绝经前停止排卵的患者，用噻唑烷二酮类包括吡格列酮治疗，可导致重新排卵。

【剂型与规格】 ①片剂：15mg；②口腔崩解片：15mg。

七、二肽基肽酶 -4 抑制剂

二肽基肽酶 -4（dipeptidypeptidase 4，DPP-4）抑制剂通过抑制 DPP-4 活性，阻止内源性肠促胰素（glucagon-like peptide 1，GLP-1）裂解，从而促进胰岛 β 细胞分泌胰岛素，抑制 α 细胞分泌胰高血糖素，调节机体血糖的水平。

DPP-4 抑制剂可单用于 2 型糖尿病，也可与二甲双胍制成复方制剂。本类药物不适用于 1 型糖尿病患者，亦不能用于治疗糖尿病酮症酸中毒。

目前临床常用的 DPP-4 抑制剂有西格列汀、沙格列汀、利格列汀、维格列汀和阿格列汀等。

2018 年版美国糖尿病协会指南认为沙格列汀、阿格列汀可能增加心力衰竭风险。

本类药品单方或含有 DPP-4 抑制剂的复方制剂，【医保限制】均为限二线用药。

西格列汀 Sitagliptin

【又名】 捷诺维。

【医保分类】 口服常释剂型乙类。

【药动学】 口服吸收迅速，绝对生物利用度：87%。食物不影响吸收。血药浓度达峰时间：4h。血浆蛋白结合率较低（38%）。体内仅少量通过 CYP3A4 及 CYP2C8 代谢。排泄：尿 87%（原型），粪便 13%。$t_{1/2}$：12.4h。

【作用和用途】 二肽基肽酶 -4 抑制剂，增加活性肠促胰岛激素的水平而改善血糖控制。肠促胰岛激素包括胰高血糖素样肽-1(GLP-1)和葡萄糖依赖性促胰岛素分泌多肽(GIP),由肠道全天释放,并且在进餐后水平升高。

用于改善2型糖尿病患者的血糖控制。

【用法和用量】口服,100mg/次,1次/d。本品可与或不与食物同服。轻度肝功能不全患者不需要进行剂量调整。中度肾功能不全(肌酐清除率30~50ml/min)的患者,剂量调整为50mg/d。严重肾功能不全(肌酐清除率<30ml/min)或需要血液透析或腹膜透析的终末期肾病患者,剂量调整为25mg/d,服用本品不需要考虑血液透析的时间。

【主要不良反应】腹痛、恶心和腹泻发生率分别为2.3%、1.4%和3.0%,低血糖发生率0.6%。

【孕妇、哺乳期妇女用药安全性】不建议孕妇使用,哺乳期妇女禁用。

【注意事项】①中度和重度肾功能不全患者以及需要血液透析或腹膜透析的终末期肾病患者,建议减少剂量;②目前尚没有严重肝功能不全患者(Child-Pugh积分>9)的临床用药经验;③本品与磺酰脲类药物联合使用时低血糖风险增加,建议减少磺酰脲类药物的剂量。

【剂型与规格】片剂:25mg,50mg,100mg。

【医保限制】限二线用药。

同类药

西格列汀二甲双胍片(Ⅰ) Sitagliptin Phosphate/Metformin Hydrochloride

【又名】捷诺达。

【医保分类】乙类。

【作用和用途】用于经二甲双胍单药治疗血糖仍控制不佳或正在接受二者联合治疗的2型糖尿病患者。

【用法和用量】餐中服用,1~2片/次,2次/d。

【剂型与规格】片剂:每片含西格列汀50mg和盐酸二甲双胍500mg。

【医保限制】限二线用药。

西格列汀二甲双胍片(Ⅱ) Sitagliptin Phosphate/Metformin Hydrochloride

【又名】捷诺达。

【医保分类】口服常释剂型乙类。

【作用和用途】用于经二甲双胍单药治疗血糖仍控制不佳或正在接受二者联合治疗的2型糖尿病患者。

【用法和用量】餐中服用，1~2 片 / 次，2 次 /d。
【剂型与规格】片剂：每片含西格列汀 50mg 和盐酸二甲双胍 850mg。
【医保限制】限二线用药。
其他 DPP-4 抑制剂，见表 23-3。

表 23-3 其他 DPP-4 抑制剂

药名和剂型	用法和用量	备注
沙格列汀（安立泽） Saxagliptin 片剂：2.5mg，5mg	口服，5mg/ 次，1 次 /d；服药时间不受进餐影响	不推荐用于儿童、孕妇、哺乳期妇女、严重肝功能受损的患者
利格列汀（欧唐宁） Linagliptin 片剂：5mg	口服，5mg/ 次，1 次 /d；餐时或非餐时均可服用	①荨麻疹、血管性水肿或支气管高敏反应患者禁用；②孕妇不得使用；③存在急性胰腺炎风险
维格列汀（维佳乐） Vildagliptin 片剂：50mg	口服，50mg/ 次，2 次 /d；服药时间不受进餐影响	①不推荐用于中度或重度肾损伤患者或终末期肾病（ESRD）患者；②转氨酶超过正常值上限 3 倍患者避免使用；③孕妇、哺乳期妇女禁用
阿格列汀（尼欣那） Alogliptin 片剂：25mg	口服，25mg/ 次，1 次 /d；餐时或非餐时均可服用	①常见胰腺炎、过敏反应、低血糖、转氨酶升高；②孕妇禁用

八、钠 - 葡萄糖耦联转运体 2 抑制剂

钠 - 葡萄糖耦联转运体 2（sodium-glucose cotransporter 2）抑制剂，即 SGLT-2 抑制剂。

SGLT-2 抑制剂通过抑制肾脏肾小管中负责从尿液中重吸收葡萄糖的 SGLT-2 降低肾糖阈，促进尿葡萄糖排泄，从而达到降低血液循环中葡萄糖水平的作用。

由于 SGLT-2 抑制剂还具有抑制钠离子重吸收、轻度利尿作用，以及减重作用，所以适用于合并肥胖、高血压的 2 型糖尿病患者。

SGLT-2 抑制剂不适用于治疗 1 型糖尿病或糖尿病酮症酸中毒。

2019 年欧洲心脏病学会（ESC）与欧洲糖尿病研究协会（EASD）联合制定的第 3 版《糖尿病 / 糖尿病前期和心血管疾病指南》提出，糖尿病管理首要目的是降低心血管病风险（CVD），并以此为依据来选择降血糖药。基于权威

研究证据，该指南提出：①对于初治的 2 型糖尿病患者，若合并动脉硬化性心血管风险或高危 / 极高危心血管风险，首选 SGLT-2 抑制剂或 GLP-1 受体激动剂单药治疗。在糖化血红蛋白（HbA1c）控制不达标时再联用二甲双胍。若无合并动脉硬化性心血管风险或高危 / 极高危心血管风险，二甲双胍仍为一线首选。②对于已接受二甲双胍治疗的 2 型糖尿病患者，若合并动脉硬化性心血管风险或高危 / 极高危心血管风险，应联用 SGLT-2 抑制剂或 GLP-1 受体激动剂，不需考虑 HbA1c 控制水平。

达格列净 Dapagliflozin

【又名】安达唐。

【医保分类】口服常释剂型乙类。

【药动学】口服：快速吸收，血药浓度达峰时间：1~2h，口服生物利用度：78%，食物对吸收程度没有影响。血浆蛋白结合率：91%。代谢：肝（尿苷二磷酸葡糖苷酸基转移酶），对 P450 酶没有抑制或诱导作用。排泄：尿 75%（原型和代谢物），粪便 21%。$t_{1/2}$：12.9h。

【作用和用途】通过抑制钠 - 葡萄糖转运蛋白 2（SGLT-2），减少滤过的葡萄糖的重吸收，降低葡萄糖的肾阈值，从而增加尿糖排泄。

可作为单药治疗成人 2 型糖尿病。

【用法和用量】每日晨服 1 次。推荐起始剂量为 5mg，不受进食限制。对于需要加强血糖控制且耐受 5mg，1 次 /d 的患者，剂量可增加至 10mg，1 次 /d。

【主要不良反应】低血糖反应、酮症酸中毒、急性肾功能损害、尿毒症、肾盂肾炎、生殖器真菌感染、低密度脂蛋白胆固醇（LDL-C）升高等。

【孕妇、哺乳期妇女用药安全性】孕妇、哺乳期妇女慎用。

【禁忌和慎用】重度肾损害、终末期肾病（ESRD）或需要透析的患者禁用。

【注意事项】①使用这种药物要求患者的肾功能正常，中至重度肾功能不全患者禁用该药；②本品单用或与二甲双胍、吡格列酮、格列美脲、胰岛素等药物联合使用，可以显著降低 2 型糖尿病患者的 HbA1c 和空腹血糖；③本品的疗效与 DPP-4 抑制剂等数种新型降血糖药相当，而且可轻度降低血压和体重；④可单独使用或与包括胰岛素在内的其他糖尿病药物联用。

【剂型与规格】片剂：5mg，10mg。

【医保限制】限二线用药。

其他 SGLT-2 抑制剂，见表 23-4。

表 23-4 其他 SGLT-2 抑制剂

药名和制剂	用法和用量	备注
恩格列净(欧唐净) Empagliflozin 片剂:10mg,25mg	每日早晨口服 10mg,1 次 /d,空腹或进食后给药。剂量可以增加至 25mg	妊娠中晚期、哺乳期妇女不建议使用
卡格列净(怡可安) Canagliflozin 片剂:100mg,300mg	每日早晨前口服 100mg,1 次 /d。需要额外血糖控制的患者剂量可以增加至 300mg	①妊娠中晚期、哺乳期妇女不建议使用;②不推荐重度肝、肾损害患者使用;③生殖器真菌感染、尿路感染、排尿增加是常见不良反应,尤其值得重视的是下肢截肢风险增加

九、胰高血糖素样肽 -1 受体激动剂

胰高血糖素样肽 -1 受体激动剂,即 GLP-1 受体激动剂。

GLP-1 受体激动剂的作用机制类似于 DPP-4 抑制剂,能够以葡萄糖浓度依赖的方式增强胰岛素分泌,抑制胰高血糖素分泌,同时延缓胃排空,通过中枢性的食欲抑制来减少进食量。

目前,国内上市的 GLP-1 受体激动剂有艾塞那肽、利拉鲁肽、利司那肽、贝那鲁肽、度拉糖肽,均需皮下注射。包括我国 2 型糖尿病患者在内的临床试验显示,艾塞那肽可以使 HbA1c 降低 0.8%,利拉鲁肽的疗效和格列美脲相当。

GLP-1 受体激动剂可以单独使用或与其他口服降血糖药联合使用。

GLP-1 受体激动剂有显著的降低体重作用,单独使用不明显增加发生低血糖的风险。GLP-1 受体激动剂的常见胃肠道不良反应(如恶心、呕吐等)多为轻到中度,主要见于初始治疗时,不良反应可随治疗时间延长逐渐减轻。

艾塞那肽 Exenatide

【又名】百泌达。

【医保分类】注射剂乙类。

【药动学】皮下注射 2.1h 血药浓度达到峰值。代谢:经蛋白水解酶降解。排泄:尿。$t_{1/2}$:2.4h。

【作用和用途】艾塞那肽是合成肽类,具有肠促胰岛素分泌激素类似物效应,促进胰腺细胞葡萄糖依赖性地分泌胰岛素,抑制胰高血糖素过量分泌并且能够延缓胃排空。与胰岛素、磺酰脲类(包括苯丙氨酸衍生物和氯茴苯酸类)、双胍类、噻唑烷二酮类和 α- 葡糖苷酶抑制药相比,艾塞那肽具有不同的药理作用。由肠道释放进入循环的肠促胰岛素分泌激素,例如胰高血糖素样

肽-1（GLP-1），可增强葡萄糖依赖性胰岛素分泌，并具有其他抗高血糖作用。艾塞那肽是肠促胰岛素分泌激素类似物，有与肠促胰岛素分泌激素类似的增强葡萄糖依赖性胰岛素分泌和其他抗高血糖药作用。

用于改善2型糖尿病患者的血糖控制，适用于单用二甲双胍、磺酰脲类，以及二甲双胍合用磺酰脲类，血糖仍控制不佳的患者。

【用法和用量】大腿、腹部或上臂皮下注射。起始剂量为5μg/次，2次/d，在早餐和晚餐前60min内（或每天的2顿主餐前；给药间隔大约6h或更长）皮下注射。不应在餐后注射本品。根据临床应答，在治疗1个月后剂量可增加至10μg/次，2次/d。

在二甲双胍治疗的基础上加用本品时，可继续使用二甲双胍的原来剂量，因为合用本品发生低血糖而需要调整二甲双胍剂量的可能性较低。在磺酰脲类治疗基础上加用本品时，应该考虑降低磺酰脲类的剂量，以降低发生低血糖的风险。

微球制剂每周定时注射1次。

【主要不良反应】①腹泻、恶心、呕吐、低血糖发生率10%；②无力、食欲下降、异常眩晕、头痛、异常多汗发生率1%~10%。

【孕妇、哺乳期妇女用药安全性】孕妇、哺乳期妇女慎用。

【注意事项】①对于1型糖尿病患者，本品不可以替代胰岛素；②不适用于1型糖尿病患者或糖尿病酮症酸中毒的治疗；③对确诊为胰腺炎但并未确定由其他原因引起的胰腺炎，不推荐恢复使用本品，患者出现剧烈腹痛伴呕吐时，及时鉴别是否为急性胰腺炎；④不推荐用于终末期肾脏疾病或严重肾功能不全（肌酐清除率30ml/min）的患者；⑤不推荐用于严重胃肠道疾病患者；⑥应告知患者在驾驶或操作机器时采取必要措施，防止发生低血糖；⑦在使用前，原包装盒避光置于2~8℃冷藏保存；开始使用后，本品在不高于25℃的室温条件下可保存30天；⑧本品不得冷冻，冷冻后不可使用。

【剂型与规格】注射剂：2mg；微球制剂：2mg。

【医保限制】限二甲双胍等口服降血糖药或胰岛素控制效果不佳的BMI≥25的患者，首次处方时需由二级及以上医疗机构专科医师开具处方。

利拉鲁肽 Liraglutide

【又名】诺和力。

【医保分类】注射剂乙类。

【作用和用途】适用于单用二甲双胍或磺酰脲类药物可耐受剂量治疗后血糖仍控制不佳的2型糖尿病成人患者，与二甲双胍或磺酰脲类药物联合应用。

【超说明书适应证】美国 FDA 批准用于 BMI 超过 27kg/m^2 合并至少 1 项肥胖并发症（高血压、2 型糖尿病、高脂血症）的患者，或者 BMI 超过 30kg/m^2 的单纯肥胖患者。

【用法和用量】每日皮下注射 1 次，可在任意时间注射，无须根据进餐时间给药。注射部位可选择腹部、大腿或者上臂。在改变注射部位和时间时无须进行剂量调整。然而，推荐每天同一时间注射。

起始剂量为 0.6mg/d。至少 1 周后，剂量应增加至 1.2mg/d。预计一些患者在将剂量从 I.2mg/d 增加至 1.8mg/d 时可以获益，根据临床应答情况，为了进一步改善降糖效果，在至少一周后可将剂量增加至 1.8mg/d。推荐剂量不超过 1.8mg/d。

【主要不良反应】恶心（发生率 2.9%）、呕吐（发生率 1.7%）和腹泻（发生率 1.4%）。

【禁忌和慎用】FDA 警戒本品可引起剂量依赖性与疗程依赖性胸腺 C 细胞肿瘤，禁用于治疗甲状腺 C 细胞肿瘤与急性胰腺炎的糖尿病患者。

【注意事项】①不可静脉或肌内注射。②可与二甲双胍联合治疗，而无须改变二甲双胍的剂量。③可与磺酰脲类药物联合治疗，当与磺酰脲类药物联用时，应当考虑减少磺酰脲类药物的剂量以降低低血糖的风险。④调整本品的剂量时，无须进行自我血糖监测。然而，当与磺酰脲类药物联合治疗而调整磺酰脲类药物的剂量时，可能需要进行自我血糖监测。⑤轻度肾功能损害的患者不需要进行剂量调整，目前不推荐用于包括终末期肾病患者在内的重度肾功能损害患者。⑥在肝功能损害患者中的治疗经验有限，因此不推荐用于轻、中、重度肝功能损害患者。⑦在使用前，原包装盒避光置于 2~8℃冷藏保存。开始使用后，本品在不高于 25℃的室温条件下可保存 30d。⑧本品不得冷冻，冷冻后不可使用。

【剂型与规格】注射剂：0.6mg，1.2mg，1.8mg，2.4mg，3mg。

【医保限制】限二甲双胍等口服降血糖药或胰岛素控制效果不佳的 BMI≥25 的患者，首次处方时需二级及以上医疗机构专科医师处方。

（孙安修）

第二十四章

呼吸系统疾病用药

一、镇 咳 药

药物分类 咳嗽是由感受器、传入神经、咳嗽中枢、传出神经等环节组成一种反射过程，药物抑制咳嗽反射任何一个环节均可镇咳。镇咳药根据作用环节可分为3类。①中枢性镇咳药：主要是抑制延髓咳嗽中枢。其中吗啡类生物碱及其衍生物如可待因、福尔可定、羟蒂巴酚等具有成瘾性，所以也称为依赖性或成瘾性镇咳药。此外，右美沙芬、喷托维林、氯哌斯汀、普罗吗酯等属于非成瘾性或非依赖性镇咳药。②外周性镇咳药：即末梢性镇咳药，可抑制咳嗽反射中的感受器、传入神经、传出神经以及效应器，如苯佐那酯、二氧丙嗪、那可丁等。③兼具中枢性和外周性两种作用的镇咳药：如苯丙哌林为非成瘾性镇咳药，兼具中枢性和外周性双重机制。

作用特点 ①中枢性镇咳药主要是抑制延髓咳嗽中枢，适用于各种原因引起的剧烈干咳。其中吗啡类生物碱及其衍生物如可待因、福尔可定、羟蒂巴酚等具有成瘾性，所以也称为依赖性或成瘾性镇咳药，不仅成瘾，这类药物往往还具有比较强的呼吸抑制作用，这点在应用中值得高度重视。非依赖性中枢性镇咳药多为人工合成的镇咳药，如右美沙芬、喷托维林、氯哌斯汀、普罗吗酯等，据认为作用强度弱于可待因，一般在治疗剂量条件下对呼吸中枢的抑制作用不明显，可酌情选用。这类药物不良反应主要是恶心、头痛、头晕、嗜睡、腹胀等，孕妇、哺乳期妇女慎用。②外周性镇咳药是一些具有局部麻醉和黏膜防护作用的药物，如甘草流浸膏、糖浆可保护呼吸道黏膜，祛痰药可减少痰液对呼吸道的刺激而止咳；平喘药可缓解支气管痉挛而止咳；苯佐那酯可麻醉呼吸道黏膜上的牵张感受器而发挥镇咳作用等。有些药物如苯丙哌林兼具中枢性及外周性镇咳作用。那可丁抑制肺牵张反射、解除支气管平滑肌痉挛，从而产生外周镇咳作用。二氧丙嗪有抗组胺、解除平滑肌痉挛、抗炎、局部麻醉等作用，主要用于慢性支气管炎，镇咳疗效显著。

用药原则 ①病因治疗：咳嗽可由多种原因所致，用药的关键在于病因治疗。有些咳嗽是由支气管哮喘引起的，平喘治疗有效；有些是由食管反流引起的，应用胃动力药和制酸药有效。②对症治疗：病因治疗不能即刻见效时需要对症治疗。刺激性干咳为主的患者,宜选用苯丙哌林、喷托维林等;剧烈咳嗽患者应首选苯丙哌林,次选右美沙芬,白天咳嗽宜选用苯丙哌林,夜间咳嗽者宜选用右美沙芬。③联合用药:痰液较多的咳嗽应以祛痰为主,不宜单纯使用镇咳药,应与祛痰药合用,以利于痰液的排出和镇咳。咳嗽伴有多痰者,应与祛痰药如氯化铵、溴己新、乙酰半胱氨酸等合用,以利于痰液排出和镇咳。对睡眠不佳或情绪烦躁者可应用镇静药。④注意不良反应:右美沙芬可引起嗜睡,驾驶汽车或高空作业时不要使用,妊娠3个月以内妇女及有精神病史者禁用;青光眼、心功能不全伴有肺部淤血患者应慎用喷托维林。中枢性镇咳药只适用于剧烈的无痰干咳,老年人、孕妇、儿童都应避免服用。

注意事项 ①本质上,咳嗽是人体的一种反射性防御反应,功能是:当感到气管内有痰或异物时,以主动的咳嗽运动将其排除,能清除呼吸道的分泌物或异物,对人体有益;只有当剧烈、频繁地咳嗽时,才应用镇咳药进行对症治疗。②对于一般咳嗽的治疗,应以祛痰为主,不能单独使用镇咳药,以免影响痰液的排出,而且止咳效果也会减弱。③中枢性成瘾性镇咳药,如可待因对一切原因引起的咳嗽都有一定的止咳效果,适用于肿瘤、急性肺梗死、左心衰竭伴有咳嗽,或痰液不多而又频繁发作的刺激性干咳,以防剧烈咳嗽导致合并症,但必须慎重使用,尽量限制用药剂量和次数。④呼吸系统疾病所致的刺激性干咳或阵咳,应选用非成瘾性中枢镇咳药。一般干咳、阵咳选用喷托维林较为适宜;急性上呼吸道感染引起的咳嗽,选用氯哌斯汀为佳,其既无成瘾性,作用又强于喷托维林,还具有支气管解痉作用。慢性支气管炎引起的咳嗽,则选用依普拉酮为好,它除能镇咳外,还有一定的祛痰作用。此外,中药苦杏仁、枇杷叶、半夏、紫金牛等均具有镇咳作用。

特殊管理 2012年以前,许多镇咳、祛痰、平喘药属于非处方药(OTC),2012年11月23日,国家食品药品监督管理局发布《国家食品药品监督管理局关于修订转为处方药管理的含麻黄碱类复方制剂说明书的通知》,针对麻黄碱含量超过30mg的复方制剂,一律转换为处方药管理,涉及氯雷伪麻缓释片、复方盐酸伪麻黄碱缓释胶囊、氨酚氯雷伪麻缓释片、那敏伪麻胶囊、扑尔伪麻片、复方布洛伪麻缓释片6个品种。

2012年,国家食品药品监督管理局、公安部、卫生部发布的《关于加强含麻黄碱类复方制剂管理有关事宜的通知》规定:①将单位剂量麻黄碱类药物含量大于30mg(不含30mg)的含麻黄碱类复方制剂,列入必须凭处方销售的处方药管理,零售药店必须凭执业医师开具的处方销售;②含麻黄碱类复方制剂每个最小包装规格麻黄碱类药物含量口服固体制剂不得超过720mg,口服液体制剂不得超过800mg;③零售药店销售含麻黄碱类复方制剂,应当查验购买者的身份证,并对其姓名和身份证号码予以登记;④一次销售不得超过2个最小包装；⑤零售药店不得开架销售含麻黄碱类复方制剂，应当设置专柜由专人管理、专册登记，登记内容包括药品名称、规格、销售数量、生产企业、生产批号、购买人姓名、身份证号码。

可待因 Codeine

【又名】磷酸可待因，磷酸甲基吗啡。

【医保分类】口服常释剂型甲类，注射剂乙类。

【药动学】口服易吸收，主要分布于肺、肝、肾和胰腺。易于透过血脑屏障，又能透过胎盘。血浆蛋白结合率：25%。口服血药浓度达峰时间：1h。镇痛起效时间为30~45min，在60~120min作用最强。作用持续时间：镇痛4h，镇咳4~6h。代谢：肝。排泄：尿。$t_{1/2}$：2.5~4h。

【作用和用途】可待因在体内（肝）部分转化为吗啡而发挥镇痛作用；其镇痛作用强度为吗啡的1/12~1/10，镇咳作用为其1/4。无明显镇静作用，对呼吸中枢抑制很轻，成瘾性较弱。

适用于：①轻度疼痛，亦可与解热镇痛药如阿司匹林或对乙酰氨基酚合用，效果常较满意；②剧烈的无痰干咳、刺激性干咳和过度咳嗽引起的胸痛、失眠。

【用法和用量】

（1）镇咳：成人15~30mg/次，1次/4h，口服或皮下注射。口服极量100mg/次，250mg/d。

（2）镇痛：①成人15~60mg/次，4次/d，口服或皮下注射；②儿童口服，每次0.5~1mg/kg，或3mg/（kg·d）。儿童镇咳用量为镇痛的1/3~1/2。

【主要不良反应】较吗啡轻，久用也可成瘾。大剂量时发生兴奋、烦躁、不安；常见呕吐、便秘、头晕、嗜睡，潜在严重不良反应是呼吸抑制、依赖性或成瘾（与剂量有关）。儿童中毒可出现惊厥。

【孕妇、哺乳期妇女用药安全性】孕妇、哺乳期妇女禁用。

【禁忌和慎用】

（1）12岁以下儿童禁用。对于患有慢性呼吸系统疾病的12~18岁儿童和青少年不宜使用。儿童仅用于急性（短暂的）中度疼痛的治疗，且只有当疼痛不能经其他非甾体抗炎药（布洛芬、对乙酰氨基酚等）缓解时才可使用。

（2）多痰咳嗽禁用，以防因抑制咳嗽反射，使大量痰液阻塞呼吸道，继发感染而加重病情。

（3）下列情况应慎用：①支气管哮喘；②诊断未明确的急腹症，可能因掩盖真相造成误诊；③胆石症；④原因不明的腹泻，可使肠道蠕动减弱、减轻腹泻症状而误诊；⑤颅脑外伤或颅内病变，本品可引起瞳孔变小，神志不清；⑥前列腺肥大者。

【药物相互作用】①与中枢抑制药并用时，可致相加作用；②抑制CYP2D6的药物，减少甚至完全阻断可待因向吗啡的转化，其中最明显的是两种选择性5-羟色胺再摄取抑制剂帕罗西汀和氟西汀，及抗组胺药苯海拉明和抗抑郁药安非他酮。而利福平和地塞米松则诱导CYP450同工酶，从而提高转化率。

【注意事项】①用药期间不得驾驶机、车、船，从事高空作业、机械作业及操作精密仪器；②长期使用可引起依赖性，超大剂量使用可导致死亡。

【剂型与规格】①片剂：15mg，30mg；②注射剂：15mg，30mg；③糖浆剂：0.5%。

【特殊管理】麻醉药品，粉红色专用处方开具。

双氢可待因 Dihydrocodeine

【又名】双克因，Paracodin，Drocode，Biocodein。

【医保分类】口服常释剂型乙类。

【药动学】口服吸收迅速，血药浓度达峰时间：0.5~1h，30min即可起镇痛作用，1.25~3h镇痛作用最强。皮下注射32mg的镇痛作用相当于10mg吗啡，持续4~5h，镇咳作用可持续4~5h。代谢：肝。排泄：尿（葡糖醛酸结合物）。$t_{1/2}$：3~4h。

【作用和用途】可待因的氢化物，其作用机制与可待因相似，具有较强的镇咳及镇痛作用。镇痛强度介于吗啡和可待因之间，镇咳作用也较可待因强，毒性则相对较低。

用于：各种剧烈咳嗽，尤其是非炎性干咳以及感冒引起的头痛、发热和咳嗽症状。也用于各种疼痛：如创伤性疼痛，外科手术后疼痛及计划生育手术疼痛，中度癌痛，肌肉疼痛如腰痛、背痛、肌风湿病，及头痛、牙痛、痛经、神经痛以及劳损、扭伤、鼻窦炎等引起的持续性疼痛。

【用法和用量】口服，成人及12岁以上儿童：30mg/次，2~3次/d。

【主要不良反应】可见便秘、呕吐、注意力不集中、眩晕、头痛、尿潴留等。一次口服或皮下注射剂量超过60mg时，可出现中枢兴奋、烦躁不安。

【孕妇、哺乳期妇女用药安全性】分娩期妇女禁用。

【禁忌和慎用】禁用于：①多痰且黏稠患者，以防因抑制咳嗽反射，使大量痰液阻塞呼吸道，继发感染而加重病情；②呼吸抑制、呼吸道阻塞性疾病、慢性肺功能障碍、支气管哮喘发作者；③抽搐状态、急性酒精中毒、失血性大肠炎及细菌性痢疾患者；④颅脑损伤者。慎用于：肝、肾功能明显损害患者，甲状腺功能减退患者。

【注意事项】久用可产生耐受性及成瘾性，应控制使用。服用本品期间应忌酒。12岁以下儿童不宜服用该药。老年患者需减量服用。

【剂型与规格】①片剂：15mg，30mg；②注射剂：15mg，30mg。

氨酚双氢可待因 Paracetamol and Dihydrocodeine Tartrate

【又名】盖路克，双氢可待因 / 对乙酰氨基酚，Galake。

【医保分类】口服常释剂型乙类。

【药动学】①双氢可待因：口服吸收良好，血药浓度达峰时间：0.5~1h。代谢：肝。$t_{1/2}$：3~4h；②对乙酰氨基酚：口服吸收迅速、完全，血药浓度达峰时间：0.5~1h。代谢：肝。$t_{1/2}$：2~3h。

【作用和用途】复方制剂，每片含对乙酰氨基酚 500mg 和双氢可待因 10mg。对乙酰氨基酚具有镇痛和解热作用，其解热镇痛作用比阿司匹林更快、更强，而且避免了 NSAID 常见的不良反应。双氢可待因有较强的镇痛作用，两药联合应用具有协同作用，可减少不良反应。

用于：①各种剧烈咳嗽，尤其是非炎性干咳以及感冒引起的头痛、发热和咳嗽症状；②各种疼痛：如创伤性疼痛，外科手术后疼痛及计划生育手术疼痛，中度癌痛，肌肉疼痛如腰痛、背痛、肌风湿病，及头痛、牙痛、痛经、神经痛以及劳损、扭伤、鼻窦炎等引起的持续性疼痛。

【用法和用量】口服，成人及 12 岁以上儿童：1~2 片 / 次（<2 片 / 次），1 次 /4~6h，≤8 片 /d。

【主要不良反应】少数患者出现头痛、眩晕、头昏、便秘。

【孕妇、哺乳期妇女用药安全性】孕妇、哺乳期妇女禁用。

【禁忌和慎用】禁用于呼吸抑制及有呼吸道梗阻性疾病尤其是哮喘发作的患者、有颅脑损伤者、12 岁以下儿童。慎用于有明显的肝、肾功能损害患者，甲状腺功能减退患者。

【注意事项】服用本品期间应忌酒。

【药物相互作用】①与巴比妥类合用，因诱导肝药酶导致双氢可待因 / 对乙酰氨基酚中对乙酰氨基酚的代谢增加，中间产物增多，对肝脏的毒性增加；②与中枢神经抑制药合用时，可增加对中枢神经的抑制；③与抗凝血药（如华法林）等合用，可增加抗凝作用。

【剂型与规格】片剂：每片含酒石酸双氢可待因 10mg 与对乙酰氨基酚 500mg。

二氧丙嗪 Dioxopromethazine

二氧丙嗪

喷托维林 Pentoxyverine

【又名】咳必清，维静宁，托可拉斯，Toclase，Carbetapentane。

【医保分类】口服常释剂型甲类。

【作用和用途】抑制咳嗽反射中枢而止咳，可减少痰液产生，具解痉和局部麻醉作用。用于：治疗与普通感冒、支气管炎或鼻窦炎等疾病相关的干咳，但不会治愈疾病本身。

【用量与用法】口服给药：成人常用量：25mg/ 次，3~4 次 /d。5 岁以上小儿常用量：6.25~12.5mg/ 次，2~3 次 /d。

【主要不良反应】最常见上腹部疼痛、腹泻、口干、呕吐、瘙痒、皮疹。

【孕妇、哺乳期妇女用药安全性】孕妇、哺乳期妇女禁用。

【禁忌和慎用】禁用于支气管哮喘或其他类型的呼吸功能不全（呼吸困难）、闭角型青光眼患者，以及 2 岁以下儿童。

【注意事项】痰多者宜与祛痰药合用。

【剂型与规格】①片剂：25mg；②滴丸：25mg；③颗粒剂：10g/ 袋；④糖浆：0.145%，0.2%，0.25%。

右美沙芬 Dextromethorphan

【又名】普西兰，小眉，可乐尔，美沙芬。

【医保分类】口服常释剂型、口服液体剂、颗粒剂乙类。

【药动学】口服迅速吸收，可透过血脑屏障。作用持续 3~8h。代谢：P450 酶（CYP3A4 和 CYP2D6）。$t_{1/2}$：4h。

【作用和用途】吗啡烷类药物，阿片 σ_1 受体和 μ 受体激动剂，5-HT 和去甲肾上腺素再摄取抑制剂。具有镇静、镇痛，解离和（较高剂量时）兴奋等作用。

主要用作镇咳药，缓解因咽喉刺激和支气管刺激引起的咳嗽（如流感和普通感冒），或由于吸入性颗粒刺激物引起的咳嗽。

【用法和用量】口服，成人 10~20mg/ 次，3~4 次 /d。小儿 6~12 岁，5~10mg/ 次，1 次 /4h，或 15mg/ 次，1 次 /6~8h；2~6 岁，2.5~5mg/ 次，1 次 /4h，或 7.5mg/ 次，1 次 /6~8h。

【主要不良反应】可见皮疹、呕吐、便秘、腹泻、镇静、头晕、嗜睡、幻觉等。

虽然右美沙芬比可待因成瘾小，但使用右美沙芬者可产生心理依赖性。由于右美沙芬也是 5- 羟色胺再摄取抑制剂（SRI），较长时间使用会导致类似于抗抑郁药停药综合征的戒断症状。

【孕妇、哺乳期妇女用药安全性】怀孕前 3 个月内妇女禁用。

【禁忌和慎用】有精神病史者、有呼吸衰竭危险的患者禁用，痰多患者与哮喘患者慎用。

【注意事项】过量用药时会产生呼吸抑制。

【药物相互作用】①右美沙芬与单胺氧化酶抑制剂（MAOI）和选择性5-羟色胺再摄取抑制剂（SSRI）合用时，可能引起5-羟色胺综合征；②葡萄柚可抑制肝P450酶系统而影响右美沙芬代谢，可能导致过度累积和作用延长，因此使用右美沙芬时应避免食用葡萄柚或葡萄柚汁。

【剂型与规格】①片剂：15mg；②糖浆剂：15mg/20ml，150mg/100ml。

氨酚伪麻美芬片Ⅱ/氨麻苯美片
Compound Pseudoephedrinhydrochloride Tablets

【又名】白加黑。

【医保分类】乙类。

【作用和用途】对乙酰氨基酚具有解热镇痛作用；盐酸伪麻黄碱有缓解鼻咽部黏膜充血、肿胀的作用，可使鼻塞症状减轻；氢溴酸右美沙芬通过抑制延髓咳嗽中枢产生止咳作用。日用片无嗜睡作用，服用后可照常工作。夜用片除上述作用外，另加入马来酸氯苯那敏，因而具有抗组胺、镇静作用，在临睡前使用能进一步减轻感冒引起的各种不适，并使患者安睡。本品用于治疗和减轻感冒引起的发热、头痛、全身及四肢酸痛、喷嚏、流涕、鼻塞、咳嗽、咽痛等。

【用法和用量】口服，①日用片：1片/次，2次/d；②夜用片：12岁以上儿童及成年人，睡前服用1片。日用片与夜用片一日累计不得超过4片。

【主要不良反应】①有时出现轻度头晕、便秘、口干和食欲缺乏（可自行恢复）；②偶见粒细胞减少、血小板减少、过敏性皮炎等；③大量服用出现肝、肾功能损害；④夜用片有轻度嗜睡作用。

【孕妇、哺乳期妇女用药安全性】孕妇、哺乳期妇女慎用。

【禁忌和慎用】严重肝、肾功能不全者禁用。下列情况慎用：①咳嗽或其他症状在服药后1周内未改善、加重或复发者；②伴随发热、皮疹、红肿或持续头痛者，尤其发热超过3d患者；③伴有原发性高血压、心脏病、糖尿病、甲状腺功能亢进、青光眼、前列腺肥大引起排尿困难、肺气肿患者；④因吸烟、肺气肿、哮喘引起的慢性咳嗽及痰多黏稠患者。

【注意事项】①每次服用间隔不宜小于6h。不可超过推荐剂量，若超过剂量，可能出现头晕、嗜睡或精神症状。②服用夜用片可能引起头晕、嗜睡，故服药期间不宜驾车或高空作业、操纵机器。③饮酒，服镇痛药、镇静药会加重嗜睡。④肝、肾功能不全者慎用。

【药物相互作用】①服用本品期间不得饮酒或含有酒精的饮料；②不能同

时服用与本品成分相似的其他抗感冒药；③本品如与其他解热镇痛药同用，可增加肾毒性危险。

【剂型与规格】日用片每片含对乙酰氨基酚 325mg、盐酸伪麻黄碱 30mg、氢溴酸右美沙芬 15mg，夜用片每片除上述成分外，加入盐酸苯海拉明 25mg。

氨麻美敏片（Ⅱ）Compound Pseudoephedrine Tablets

【又名】新康泰克（红盒，片剂），美扑伪麻片。

【作用和用途】对乙酰氨基酚能抑制前列腺素合成，具有解热镇痛作用；盐酸伪麻黄碱能选择性收缩上呼吸道血管，消除鼻黏膜充血，减轻鼻塞、流涕、打喷嚏等症状；氢溴酸右美沙芬能抑制咳嗽中枢而产生镇咳作用；马来酸氯苯那敏为抗组胺药，可消除或减轻因感冒引起的流泪、流涕、喷嚏等过敏症状。

适用于缓解普通感冒和流行性感冒引起的打喷嚏、流鼻涕、鼻塞、咽痛、咳嗽、咳痰等症状。

【用法和用量】口服，成人及 12 岁以上儿童，1 片 / 次，1 次 /6h，24h 内不超过 4 次。

【主要不良反应】可有困倦、口干、胃部不适、乏力、头晕、大便干燥等。

【禁忌和慎用】肝、肾功能不全者慎用。

【注意事项】①用药 3~7d，症状未缓解，或咳嗽并伴有高热、皮疹、持续性头痛，请咨询医师或药师；②服用本品期间不得饮酒（葡萄酒、啤酒、烈酒）或含有酒精的饮料；③不能同时服用与本品成分相似的其他抗感冒药；④运动员慎用；⑤服用本品后可引起困倦、头晕或视物模糊。因此，服药期间不得驾驶机、车、船，从事高空作业、机械作业及操作精密仪器。

【药物相互作用】①与其他解热镇痛药同用，可增加肾毒性的危险；②不宜与巴比妥类、解痉药、洋地黄苷类并用；③本品不应与单胺氧化酶抑制剂同时服用。

【剂型与规格】片剂：每片含对乙酰氨基酚 500mg、氢溴酸右美沙芬 15mg、盐酸伪麻黄碱 30mg 和马来酸氯苯那敏 2mg。

【备注】系非处方药，即 OTC。因含伪麻黄碱，故虽然购买者不需要处方，但需要登记身份证，并且购买数量不超过 2 个最小包装。

复方盐酸伪麻黄碱缓释胶囊
Compound Pseudoephedrinehydrochloride Sustained Release Capsules

【又名】新康泰克（蓝盒，胶囊）。

【医保分类】乙类。

【药动学】本品胶囊里既含有速释小丸，也含有能在一定时间内发挥作用的缓释小丸，其有效浓度可维持 12h。

【作用和用途】盐酸伪麻黄碱具有收缩上呼吸道毛细血管、消除鼻咽部黏膜充血、减轻鼻塞症状的作用；马来酸氯苯那敏为抗组胺药，能进一步减轻感冒引起的鼻塞、流涕、打喷嚏等症状。

用于减轻普通感冒、流行性感冒引起的上呼吸道症状和鼻窦炎、花粉症所致的各种症状，特别适用于缓解上述疾病的早期临床症状，如打喷嚏、流鼻涕、鼻塞等症状。

【用法和用量】口服。成人，1 粒 / 次，2 次 /d，24h 内不应超过 2 粒。

【主要不良反应】可见头晕、困倦、口干、胃部不适、乏力、大便干燥。

【孕妇、哺乳期妇女用药安全性】孕妇慎用，哺乳期妇女禁用。

【禁忌和慎用】运动员慎用。

【注意事项】①用药 3~7d，症状未缓解，应咨询医师或药师；②服药期间不得驾驶机、车、船，从事高空作业、机械作业及操作精密仪器；③服药期间不得饮酒或含有酒精的饮料；④不能同时服用与本品成分相似的其他抗感冒药；⑤不推荐用于 12 岁以下儿童。

【剂型与规格】胶囊：每粒含盐酸伪麻黄碱 90mg、马来酸氯苯那敏 4mg。

【特殊管理】凭处方销售，购买者登记身份证号码，一次销售不得超过 2 盒。

愈美甲麻敏糖浆 Guaifenesin，Dextromethorphan Hydrobromide，Methylephedrine Hydrochloride and Chlorphenamine Maleate Syrup

【又名】美可，非可。

【作用和用途】氢溴酸右美沙芬能抑制咳嗽中枢而产生镇咳作用，其镇咳作用与可待因相等或稍强，无镇痛作用或成瘾性。盐酸伪麻黄碱能选择性收缩上呼吸道血管，消除鼻黏膜充血，减轻鼻塞、流涕、打喷嚏等症状。马来酸氯苯那敏为抗组胺药，可消除或减轻因感冒引起的流泪、流涕、喷嚏等过敏症状。愈创甘油醚为恶心性祛痰剂，口服后对胃黏膜的化学性刺激，可反射性引起支气管分泌增加，减少痰的黏度，使痰易于排出，从而产生祛痰止咳作用。

用于过敏性咳嗽，急、慢性支气管炎，支气管哮喘及各种呼吸道疾病所致的咳嗽。

【用法和用量】口服，12 岁以上儿童及成人 10~15ml/ 次，3 次 /d。

【主要不良反应】可见头晕、头痛、嗜睡、易激动、嗳气、食欲缺乏、便秘、恶心、皮肤过敏等（停药后上述反应可自行消失），过量服用可引起神志不清、支气管痉挛、呼吸抑制。

【孕妇、哺乳期妇女用药安全性】孕妇、哺乳期妇女慎用。

【禁忌和慎用】痰量多者、哮喘患者、肝肾功能不全者慎用。运动员慎用。

【注意事项】①服用7d症状未缓解，应咨询医师或药师；②驾驶机、车、船，从事高空作业、机械作业者工作期间禁用；③服用本品期间不得饮酒或含有酒精的饮料。

【药物相互作用】①不得与抗抑郁药合用；②不宜与其他中枢神经系统抑制药合用。

【剂型与规格】糖浆剂：每瓶60ml、120ml，分别含氢溴酸右美沙芬90mg和180mg、伪麻黄碱6mg和12mg、氯苯那敏6mg和12mg、愈创甘油醚30mg和60mg。

复方福尔可定口服溶液 Compound Pholcodine Oral Solution

【又名】澳斯特，奥斯灵。

【药动学】①福尔可定口服吸收良好，生物利用度40%，血浆蛋白结合率仅10%，代谢及消除缓慢，$t_{1/2}$：37h。②盐酸曲普利啶在肝脏代谢，约50%经尿液排泄，$t_{1/2}$：3~5h。③盐酸伪麻黄碱口服后2~3h血药浓度达高峰，55%~75%以原型从尿中排泄，少量经乳汁排泄，半衰期数小时，随尿pH改变而异。④愈创甘油醚口服后血药浓度达峰时间：15min，代谢物经尿液排泄。$t_{1/2}$：1h。

【作用和用途】阿片类镇咳药。福尔可定是中枢作用镇咳药，通过直接作用于延髓咳嗽中枢选择性抑制咳嗽。盐酸曲普利啶是具有中枢镇定作用的强效H受体拮抗剂，通过竞争性、可逆性阻断组织上的组胺受体而消除组胺导致的过敏性反应。盐酸伪麻黄碱是拟交感神经药，有效对抗鼻充血及咽鼓管充血。愈创甘油醚是祛痰剂，通过扩张支气管及降低支气管分泌物黏度发挥化痰作用。

适用于感冒、流行性感冒、咽喉及支气管刺激所引起的咳嗽、痰多咳嗽、干咳、敏感性咳嗽、流涕、鼻塞和咽喉痛。

【用法和用量】口服。2岁以下儿童：2.5ml/次，3~4次/d；2~6岁：5ml/次，3~4次/d；6岁以上儿童及成人：10ml/次，3~4次/d。

【主要不良反应】偶有胃痉挛、便秘、呕吐、口干、嗜睡、头晕。

【孕妇、哺乳期妇女用药安全性】孕妇、哺乳期妇女慎用。

【禁忌和慎用】严重高血压、冠心病或正服用单胺氧化酶抑制剂的患者禁用。运动员慎用。

【注意事项】本品为处方药，操作机械或驾驶时需谨慎。

【剂型与规格】口服液：10ml/袋，160ml/瓶，100ml/瓶，150ml/瓶。每5ml含福尔可定5mg，盐酸曲普利啶0.6mg，盐酸伪麻黄碱15mg和愈创甘油醚50mg。

阿桔片 Compound Platycodon Tablets

【又名】复方桔梗片。

【作用和用途】阿片具有中枢镇咳及镇痛作用，桔梗为恶心性祛痰药，口服后可刺激胃黏膜引起轻度恶心，反射性地引起呼吸道腺体分泌增加，使痰液变稀，易咯出，产生镇咳、祛痰作用。

用于：急性支气管炎及慢性支气管炎等有痰的咳嗽。

【用法和用量】口服：0.3g/次，2~3次/d，极量1.8g/次。

【主要不良反应】因含阿片，久服成瘾。

【孕妇、哺乳期妇女用药安全性】哺乳期妇女禁用。

【禁忌和慎用】肝功能严重不全、肺源性心脏病、支气管哮喘、婴儿禁用。

【剂型与规格】片剂：0.3g。每片含阿片粉30mg、桔梗粉90mg、硫酸钾180mg。

【特殊管理】属于麻醉药品，粉红色专用处方开具。

苯丙哌林 Benproperine

苯丙哌林

氯哌斯汀 Cloperastine

【又名】咳平，氯哌啶，Hustazol。

【药动学】服药后20~30min起效，作用可维持3~4h。

【作用和用途】非成瘾性中枢性镇咳药，苯海拉明的类似物，主要抑制咳嗽中枢而镇咳，也有微弱的抗组胺作用，可以轻度缓解支气管平滑肌痉挛及支气管黏膜充血、水肿，可能有助于其镇咳，但认为这也与其不良反应如镇静、嗜睡有关。无依赖性及耐受性。镇咳作用较可待因弱，但无依赖性及成瘾性。

用于急性上呼吸道炎症、慢性支气管炎和结核病所致的频繁咳嗽。

【用法和用量】口服：成人10~30mg/次，3次/d。儿童0.5~1mg/kg，3次/d。

【主要不良反应】偶有轻度口干、嗜睡等。

【剂型与规格】片剂：5mg，10mg。

那可丁 Noscapine

依普拉酮 Eprazinone

那可丁和依普拉酮

二、祛 痰 药

药物分类 按作用方式，祛痰药分为3类。①恶心性祛痰药和刺激性祛痰药：前者如氯化铵、愈创甘油醚，后者是一些挥发性物质，如桉叶油、安息香酊等，已不常用；②黏痰溶解剂：如乙酰半胱氨酸、标准桃金娘油、氨溴特罗、厄多司坦；③黏液稀释剂：如溴己新、氨溴索。

作用特点 ①恶心性和刺激性祛痰药：如氯化铵、碘化钾、愈创甘油醚属恶心性祛痰药，口服后可刺激胃黏膜，引起轻度恶心，反射性地促进呼吸道腺体的分泌增加，从而使黏痰稀释便于咳出；刺激性祛痰药是一些挥发性物质，如桉叶油、安息香酊等，加入沸水中，其蒸气挥发也可刺激呼吸道黏膜，增加分泌，使痰稀释便于咯出。②黏痰溶解剂：如乙酰半胱氨酸、α-糜蛋白酶及标准桃金娘油，可分解痰液中的黏性成分，使痰液液化，黏滞性降低而易咯出。③黏液稀释剂：如盐酸溴己新和羧甲司坦，作用于气管和支气管的黏液产生细胞，使分泌物黏滞性降低，痰液变稀而易咳出，所以称黏液稀释剂。

用药原则 ①在呼吸道炎症的初期，如急性支气管炎、感冒，痰少而稠不易咳出者，采用恶心性祛痰药为宜。②对各种原因引起痰黏而不易咳出者，首选盐酸溴己新，其可使痰液的黏度降低，使之易于咳出，尤其对白色黏痰效果更好，对有脓痰者应与抗感染药物合用。③对咳痰困难及肺合并症的危急状态，目前最有效的祛痰方法是保证患者身体有足够水分湿化气道，用0.9%氯化钠或1%~3%碳酸氢钠液进行超声雾化。此外，可应用黏痰溶解剂，如口服或喷雾羧甲司坦、溴己新；还可以雾化吸入乙酰半胱氨酸。此药对呼吸道黏膜有刺激作用，引起支气管痉挛，故需与支气管扩张药合用。还可以选择雾化吸入脱氧核糖核酸酶等蛋白分解酶制剂，对脓性痰作用更明显。④当痰量较多时不宜使用镇咳药，尤其是喷托维林、苯丙哌林等，此类镇咳药会阻断咳嗽反射，导致痰液滞留于气道，既影响呼吸又易继发感染，故宜先祛痰为主，止咳为辅，待痰液排出，咳嗽自然停止。

注意事项

（1）首先对多黏痰症状及其原因加以分析评估。黏痰是各种急、慢性气道炎症性疾病［如急性气管-支气管炎、慢性阻塞性肺疾病（COPD）、支气管扩张症等］，气道内分泌物量的增加和质的变化而产生的，因此，应注重病因治疗，如有感染应给予抗感染药物治疗。

（2）使用祛痰药物促进气道内分泌物的尽快外排是治疗气道炎症的重要对症措施。气道内过度分泌会引起黏液纤毛清除功能障碍和局部防御功能损害，导致感染难以控制而加重气道阻塞，直接影响病情进展和患者主观感受，所以对症与对因一样重要。

（3）使用祛痰药时，应熟悉各种祛痰药的特点、适应证及禁忌证，以便合理应用祛痰药：①多数祛痰药，如含皂苷的中药制剂、盐类祛痰药碘化钾，对消化道黏膜有刺激作用而产生消化道反应，宜饭后服用；②服用氯化铵时应多饮开水，防止过量服用可导致高氯性酸中毒；③高血压、糖尿病、心脏病、胃炎及消化溃疡病患者不宜服用复方甘草合剂。

溴己新 Bromhexine

【又名】必嗽平，Bisolvon，Broncokin。

【医保分类】口服常释剂型甲类，注射剂乙类。

【药动学】口服易吸收，血药浓度达峰时间：1h。代谢：肝。排泄：尿、粪便（少量）。$t_{1/2}$：1.6h。

【作用和用途】呼吸道分泌调节剂，直接作用于支气管腺体，能使黏液分泌细胞的溶酶体释出，从而使黏液中的黏多糖解聚，降低黏液的黏稠度；还能引起呼吸道分泌黏性低的小分子黏蛋白，使痰液变稀，易于咳出。

主要用于慢性支气管炎、哮喘、支气管扩张、硅沉着病等有白色黏痰又不易咳出的患者。脓性痰患者需加用抗生素控制感染。

【用法和用量】口服：成人 8~16mg/ 次，儿童 4~8mg/ 次，3 次 /d。肌内注射：4~8mg/ 次，2 次 /d。也可气雾吸入给药。静脉滴注：5% 葡萄糖注射液稀释后使用。

【主要不良反应】偶有胃部不适（减量或停药后可消失）。

【孕妇、哺乳期妇女用药安全性】孕妇、哺乳期妇女慎用。

【禁忌和慎用】胃溃疡患者慎用。儿童慎用，尤其不推荐婴幼儿使用。

【注意事项】①注射剂用于口服给药困难、慢性支气管炎及其他呼吸道疾病（哮喘、支气管扩张、硅沉着病等）伴黏痰不易咳出的患者；②注射剂显酸性，适宜单独滴注，避免与碱性药品配伍使用；如与本品共用同一输液通道，两组药物之间需用 5% 葡萄糖注射液充分冲管或更换输液管。

【药物相互作用】本品能增加四环素类抗生素在支气管的分布浓度，故二者合用时能增强此类抗生素的抗菌疗效。

【剂型与规格】①片剂：4mg，8mg；②注射剂：4mg，8mg。

【医保限制】注射剂限用于无法使用溴己新口服制剂的排痰困难患者。

氨溴索 Ambroxol

【又名】沐舒坦，兰苏，兰勃素，Lanbroxol，Lasolvan。

【医保分类】口服常释剂型甲类，口服液体剂、颗粒剂、注射剂乙类。

【药动学】口服吸收良好，起效迅速，血药浓度达峰时间：0.5~3h，作用持续：9~10h，35%~50% 进入肝肠循环，血浆蛋白结合率：90%。代谢：肝。排泄：72h 可完全由尿排出。$t_{1/2}$：4~5h。

【作用和用途】黏痰溶解剂，促进呼吸道内黏稠分泌物的排出及减少黏液的滞留，促进排痰，改善呼吸状况，显著减少咳嗽及痰量，呼吸道黏膜的表面活性物质因而发挥其正常的保护功能。

适用于伴有痰液分泌不正常及排痰功能不良的急、慢性肺部疾病，如慢性支气管炎急性加重、喘息型支气管炎及支气管哮喘的祛痰治疗，手术后肺部并发症的预防性治疗，早产儿及新生儿的婴儿呼吸窘迫综合征（IRDS）的治疗。

【用法和用量】片剂（胶囊）：口服，成人及 10 岁以上儿童，30mg/ 次，3 次 /d；5~10 岁儿童，15mg/ 次，3 次 /d。长期治疗时剂量可减为 2 次 /d。

注射剂：慢速静脉注射，12 岁以上患者，15~30mg/ 次，2~3 次 /d；6~12 岁儿童：15mg/ 次，2~3 次 /d；2~6 岁儿童：7.5mg/ 次，3 次 /d；2 岁以下儿童：7.5mg/ 次，2 次 /d。

口服溶液：口服，12 岁以下儿童，3.75~8.25mg/ 次，2 次 /d；12 岁以上患者：30mg/ 次，2~3 次 /d。

吸入溶液：雾化吸入，12 岁以上患者，30~45mg/ 次，1~2 次 /d；2~12 岁儿童：30mg/ 次，1~2 次 /d；6 个月 ~2 岁儿童：15mg/ 次，1~2 次 /d。

【主要不良反应】有轻度胃肠不适、过敏反应，快速静脉注射可引起头痛、腿痛。

【孕妇、哺乳期妇女用药安全性】孕妇、哺乳期妇女禁用。

【禁忌和慎用】青光眼患者禁用。

【药物相互作用】本品与抗生素（阿莫西林、头孢呋辛、红霉素）同时服用，可导致抗生素在肺组织浓度升高。

【剂型与规格】①片剂（胶囊）：15mg，30mg；②注射剂：15mg，30mg；③口服溶液：90mg/60ml，150mg/ml，180mg/60ml；④吸入溶液：15mg/2ml。

【医保限制】注射剂限用于无法使用氨溴索口服制剂的排痰困难患者。

乙酰半胱氨酸 Acetylcysteine

【又名】富露施，痰易净，易咳净，*N*- 乙酰半胱氨酸。

【医保分类】口服常释剂型、颗粒剂、吸入剂、泡腾片乙类。

【药动学】口服迅速吸收，血药浓度达峰时间：2~3h，可持续 24h。雾化吸入 1min 内起效，最大作用时间 5~10min。70% 经非肾途径排泄，但仅有 3% 原型经粪便排泄。血浆 $t_{1/2}$：2h。

【作用和用途】①祛痰药，使痰中二硫键（—S—S—）断裂，降低痰的黏滞性，并使之液化，并能溶解脓性痰，用于大量黏痰阻塞引起的呼吸困难，如手术后的咳痰困难、急慢性支气管炎、支气管扩张、肺结核、肺炎、肺气肿等引起的痰液黏稠、咳痰困难、痰阻气管等；②解毒剂，可提高谷胱甘肽水平，与对乙酰氨基酚代谢产物的结合增加，用于乙酰氨基酚过量的中毒解救。

【用法和用量】①吸入溶液，雾化吸入：3ml/ 次，2~3 次 /d，连续用药 5~10d；②颗粒剂：少量温水溶解混匀后口服，成人 0.2g/ 次，3 次 /d；儿童减半；③片剂（胶囊）：口服，0.6g/ 次，1~2 次 /d；④泡腾片：0.6g/ 次，1~2 次 /d，将泡腾片溶于半杯温开水中（<40℃）。

【主要不良反应】口服偶见呕吐、腹泻、咳嗽等（减量或停药即缓解），罕见皮疹和支气管痉挛等过敏反应。

【孕妇、哺乳期妇女用药安全性】孕妇、哺乳期妇女慎用。

【药物相互作用】①可与异丙肾上腺素合用或交替使用，可提高药效，减少不良反应；②不可与镇咳药同时服用，因为镇咳药抑制咳嗽反射后导致支气管分泌物的积聚；③避免与酸性较强的药物合用，后者可使本品作用明显降低；④不可与活性炭同服，以免被活性炭吸附；⑤与青霉素、头孢菌素、四环素等混合用或同服可降低这些抗生素的药效，必要时可间隔 4h 交替使用；⑥与碘化油、糜蛋白酶、胰蛋白酶有配伍禁忌。

【剂型与规格】①吸入溶液：3ml∶0.3g；②颗粒剂：0.1g/ 袋，0.2g/ 袋；③片剂（胶囊）：0.2g，0.6g；④泡腾片。

【医保限制】泡腾片限有大量浓稠痰液的慢性阻塞性肺疾病（COPD）患者。

羧甲司坦 Carbocysteine

【又名】羧甲基半胱氨酸，化痰片。

【医保分类】口服常释剂型甲类，口服液体剂乙类。

【作用和用途】黏液调节剂，作用于支气管腺体的分泌，使低黏度的唾液黏蛋白分泌增加，高黏度的岩藻黏蛋白产生减少，因而使痰液的黏稠性降低而易于咳出。起效快，服后4h即可见明显疗效。

用于：①慢性支气管炎、支气管哮喘、咽炎、喉头炎、肺结核、肺癌等呼吸道疾病引起的痰液黏稠、咳痰困难及有痰栓形成者；②防治手术后咳痰困难和肺炎合并症；③小儿非化脓性中耳炎防耳聋。

【用法和用量】①口服液，成人25ml/次，3次/d；儿童：30mg/(kg·d)；②片剂，12岁以上儿童及成人0.5g/次，3次/d。

【主要不良反应】偶有轻度头晕、腹泻、胃肠道出血、眼部不适、皮疹。

【药物相互作用】避免和强镇咳药合用，以免稀化的痰液堵塞气道。

【剂型与规格】①片剂：0.25g，0.375g；②糖浆：20mg(1ml)；③口服液：0.2g(10ml)，0.5g(10ml)。

标准桃金娘油 Myrtol Standardized

【又名】吉诺通，Gelomyrtol。

【药动学】口服肠溶胶囊后，标准桃金娘油中的单萜成分吸收迅速且完全，口服后1~3h单萜成分达到最大血药浓度。其中柠檬烯主要通过尿排泄，约60%在24h内经尿排泄。血浆中35%柠檬烯转化为双氢紫苏酸和紫苏酸，为柠檬烯的主要代谢产物。标准桃金娘油中的其他萜类成分的动力学特性类似于柠檬烯。

【作用和用途】具有迅速溶解呼吸道黏膜黏液、调节分泌的作用，并能刺激黏液纤毛运动，增强黏液纤毛清除功能，有助于黏液排出，通过减轻支气管黏膜肿胀而起到舒张支气管的作用。尚具有杀菌作用，能消除呼气时的恶臭气味，令呼吸有清新感受。经持久用药后，可改善或治愈呼吸道的急、慢性炎症。

适用于：急慢性鼻窦炎、支气管炎、支气管扩张、慢性阻塞性肺疾病、肺部真菌感染、肺结核、硅沉着病等，尚可在支气管造影术后使用，有利于造影剂的排出。

【用法和用量】口服。成人：标准桃金娘油(成人装300mg/粒)。急性患者：300mg/次，3~4次/d。慢性患者：300mg/次，2次/d。4~10岁儿童：服用吉诺通(儿童装120mg/粒)。急性患者：120mg/次，3~4次/d。慢性患者：120mg/次，2次/d。本品较宜在餐前30min用较多的凉开水送服。勿将胶囊掰开或咀嚼服用。

【主要不良反应】极个别有胃肠道不适及原有肾结石和胆结石的移动，偶有过敏反应如皮疹、面部水肿、呼吸困难和循环障碍。

【剂型与规格】胶囊：120mg，300mg。

愈创甘油醚 Guaifenesin

氯化铵 Ammonium Chloride

愈创甘油醚和氯化铵

厄多司坦 Erdosteine

【又名】露畅，坦通，阿多停，益多斯太因。

【药动学】口服吸收迅速，血药浓度达峰时间：1.2h。主要分布于肾、骨骼、脊髓和肝。血浆蛋白结合率：64.5%。通过首过代谢快速转化为其生物活性代谢产物 *N*- 硫二甘醇高半胱氨酸（M1），而 M1 血药浓度达峰时间：1.48h。厄多司坦及其代谢产物 M1 的 $t_{1/2\beta}$ 分别为 1.5h 和 1.6h。

【作用和用途】黏液溶解剂，为前体药物，含有两个封闭的巯基，经代谢后形成具有活性的游离硫醇基团，游离硫醇基团能使支气管黏蛋白的二硫键断裂、溶解，并具有增强黏膜纤毛运动功能。

用于：急、慢性阻塞性支气管炎，支气管哮喘等疾病引起痰液黏稠，咳嗽咳痰困难等症。

【用法和用量】口服，300mg/ 次，2 次 /d。

【主要不良反应】常见呕吐、味觉丧失。

【孕妇、哺乳期妇女用药安全性】孕妇、哺乳期妇女慎用。

【禁忌和慎用】不足 15 岁儿童，严重肝、肾功能不全者禁用。胃溃疡或十二指肠溃疡的患者慎用。

【注意事项】服药期间，应避免同服强力镇咳药，亦不能同服使支气管分泌物减少的药物。

【剂型与规格】片剂（胶囊）：150mg，300mg。

氨溴特罗 Ambroxol/Clenbuterol

【又名】易坦静，氨溴索 / 克仑特罗。

【药动学】为复方制剂。①氨溴索：口服吸收快速完全，生物利用度 96%，肺组织浓度高，血药浓度达峰时间：0.5~3h；血浆蛋白结合率 90%。代谢：肝。排泄：尿 90%。$t_{1/2}$：7h。②克仑特罗：口服易吸收，生物利用度 70%~80%，15min 起效，血药浓度达峰时间：2~3h，作用可维持 6~8h。代谢：肝（少量）。

排泄：尿。$t_{1/2}$：25~39h。

【作用和用途】氨溴索为黏液溶解剂，能增加呼吸道黏膜浆液腺的分泌，减少黏液腺分泌，降低痰液黏度，促进肺表面活性物质的分泌，增加支气管纤毛运动，使痰液易于咳出。克仑特罗为选择性β受体激动剂，有松弛支气管平滑肌，增强纤毛运动、溶解黏液，促进痰液排出的作用。

用于：治疗急、慢性呼吸道疾病（如急、慢性支气管炎，支气管哮喘，肺气肿等）引起的咳嗽、痰液黏稠、排痰困难、喘息等。

【用法和用量】①片剂，>12儿童及成人，1片/次，2次/d；严重呼吸困难患者，最初2~3d，1片/次，3次/d；②口服液，>12岁儿童及成人，20ml/次，2次/d；症状明好转后可减至10ml/次，2~3次/d；严重呼吸困难患者，最初2~3d 20ml/次，3次/d。<12岁儿童，2.5~15ml/次，2次/d。

【主要不良反应】①可有胃肠道不适、血压升高、心悸、心动过速、心律失常、嗜睡、失眠、头痛、头晕、兴奋等；②支气管痉挛等过敏反应；③偶见手指颤抖、四肢发麻、GPT或GOT升高。

【孕妇、哺乳期妇女用药安全性】妊娠早期、哺乳期妇女慎用。

【禁忌和慎用】禁用于肥厚型心肌病。高血压、糖尿病、甲状腺功能亢进症、重度肾功能不全、心脏疾病（心功能不全、心律失常等）患者慎用，有支气管痉挛史者慎用。

【注意事项】长期过量服用氨溴特罗可致心律失常或心肌麻痹，停药后症状即可消失。

【药物相互作用】①不宜与普萘洛尔等非选择性β受体拮抗剂合用；②与单胺氧化酶抑制剂或三环类抗抑郁药合用，可增强氨溴特罗对心血管系统的作用；③不宜与拟交感神经药物如肾上腺素、异丙肾上腺素等合用，以防增加发生心律失常的可能；④不宜与利尿药合用，以免血钾进一步降低，从而影响心律。

【剂型与规格】①片剂：每片含盐酸氨溴索30mg、盐酸克仑特罗0.02mg；②口服液：60ml/瓶，含盐酸氨溴索90mg、盐酸克仑特罗60μg。

细辛脑 Asarone

【又名】诺康利灵，隆祥，博仕多清，欣润。

【药动学】口服吸收迅速，血药浓度达峰时间：15min，注射给药更快达血峰浓度。血浆蛋白的结合率：61%。迅速分布于肝、肾、胆汁及心、脑、肺、脾等脏器，其中肝、肾接近血浆，其余依次递减。少部分由肝脏代谢。部分由胆汁排泄后，仍经肝肠循环再吸收，最后主要从尿液排泄。$t_{1/2}$：4~6h。

【作用和用途】对抗组胺、乙酰胆碱，缓解支气管痉挛起到平喘作用，对咳嗽中枢也有较强的抑制作用；可引起分泌物增加，使脓痰变稀，降低痰液黏滞，易于咳出；有类似氨茶碱松弛支气管平滑肌作用。用于支气管炎和支气管哮喘。

【用法和用量】①片剂：口服，成人60mg/次，3次/d；儿童4~5mg/（kg·d），分2~3次服用。②注射剂：静脉滴注，成人16~24mg/次；6岁以上儿童一次0.5mg/kg，2次/d。

【主要不良反应】少数患者出现心慌、胸闷，注射剂可能出现过敏性休克、呼吸困难、喉头水肿、发绀、心悸等。

【孕妇、哺乳期妇女用药安全性】孕妇慎用。

【禁忌和慎用】6岁以下儿童禁用注射剂。

【药物相互作用】与青霉素、庆大霉素、红霉素等联用可增加本品疗效。

【剂型与规格】①片剂：30mg；②注射剂：8mg。

【备注】不同于片剂、注射液，胶囊具有扩张脑血管、降低脑血管阻力、增加脑血流量、改善脑循环、抗血小板聚集作用，用于癫痫大发作，对小发作亦有效。

舍雷肽酶 Serrapeptase

舍雷肽酶

三、平　喘　药

药物分类　哮喘发病的本质基础是支气管平滑肌广泛性收缩（痉挛），使气道通气受阻而引起呼气性呼吸困难，呈现喘息性吸入困难，伴有哮鸣音的肺部变态反应。诱发支气管平滑肌广泛性收缩（痉挛）的原因有多种。

平喘药能通过不同作用机制而缓解支气管平滑肌痉挛，使其松弛和扩张，因而可以缓解气急，呼吸困难的症状。

平喘药按作用机制分为四大类：

（1）气管扩张药：包括①β_2受体选择性激动药，如沙丁胺醇、非诺特罗、沙美特罗、维兰特罗等；②β受体非选择性激动药，如肾上腺素、异丙肾上腺素、麻黄碱；③黄嘌呤类药物，如氨茶碱、多索茶碱、二羟丙茶碱等；④M胆碱受体拮抗剂，如异丙托溴铵。

（2）白三烯调节剂：扎鲁司特、普仑司特、孟鲁司特等。

（3）过敏介质阻释药（抗过敏平喘药）：包括色甘酸钠。

（4）吸入型糖皮质激素：氟替卡松、布地奈德、倍氯米松等，它们还有抗过敏作用。

作用特点 气管扩张药异丙肾上腺素作用于β受体，对β_1和β_2受体无选择性。平喘作用强大，可吸入给药。但心率增快、心悸、肌震颤等不良反应较多。哮喘患者如有严重缺氧或剂量太大易致心律失常，甚至心室颤动、突然死亡。

β_2受体激动剂如沙丁胺醇、特布他林、沙美特罗，通过激动支气管平滑肌细胞膜上的β_2受体，产生松弛支气管平滑肌作用。非选择性β受体激动剂，平喘作用强大，但可引起严重的心脏不良反应。选择性β_2受体激动剂对β_2受体有强大的兴奋性，对β_1受体的亲和力低，常规剂量口服或吸入给药时很少产生心血管反应。这类药物主要用于支气管哮喘、喘息型支气管炎及伴有支气管痉挛的呼吸道疾病。

茶碱、氨茶碱、胆茶碱能抑制磷酸二酯酶，使细胞内cAMP、cGMP水平升高，松弛气道平滑肌，主要用于慢性哮喘的维持治疗，以防止急性发作和慢性阻塞性肺疾病。茶碱的安全范围较窄，不良反应较多见。不良反应的发生率与其血药浓度密切相关，血药浓度超过治疗水平（>20mg/L）时易发生不良反应，应用时常须进行血药浓度监测。

哮喘患者多表现出胆碱能神经功能偏亢现象，M胆碱受体拮抗剂可抑制这种偏亢现象，可用于治疗哮喘。例如噻托溴铵吸入给药有明显扩张支气管作用，迅速增加最大呼气量，而不影响痰液分泌，也无明显全身性不良反应，也适用于喘息型慢性支气管炎。

抗过敏药色甘酸钠能稳定肥大细胞膜，使钙离子不易进入细胞内，从而抑制原抗体结合所引起的化学介质释放，但其缺点在于口服无效且作用发生缓慢，要连用数天，直至数个月后才收到防治效果（预防吸入性哮喘）。

糖皮质激素如倍氯米松是哮喘持续状态或危重发作的重要抢救药物。它的这一作用与其抗炎和抗过敏作用有关，它能抑制前列腺素和白三烯生成；减少炎症介质的产生和反应；能使小血管收缩，渗出减少。近年应用吸入治疗法，充分发挥了糖皮质激素对气道的抗炎作用，也避免了全身性不良反应。

支气管哮喘属于Ⅰ型过敏反应，IgE抗体在细胞上与变应原结合还能激活补体，引起炎症反应，进而激活中性粒细胞产生及释放慢反应物质（SRS-A），即白三烯与LTC_4，LTD_4及LTE_4的合称，其释放比组胺慢，作用的时间比较长，能引起持久的支气管痉挛和血管平滑肌收缩。

孟鲁司特、扎鲁司特、普仑司特均为白三烯调节剂（LTRA）。其中，孟鲁司特是一种强效的选择性白三烯D_4受体拮抗剂，是一种非甾体抗炎药，能选择性抑制气道平滑肌中白三烯多肽的活性，并有效预防和抑制白三烯所导致的血管通透性增加、气道嗜酸性粒细胞浸润及支气管痉挛，能减少气道因变应原刺激引起的细胞和非细胞炎症物质，能抑制变应原激发的气道高反应。扎鲁司特对 LTC_4、LTD_4、LTE_4 均有显著抑制，特别是对 LTD_4（引起人体气管平滑肌收缩的主要成分）有抑制作用。白三烯调节剂对各种哮喘的疗效，见表 24-1；表 24-2 为白三烯调节剂的药动学参数。

表 24-1　白三烯调节剂对各种哮喘的疗效

药品	LTD_4 诱发的支气管哮喘	抗原诱发哮喘	运动哮喘	支气管高敏性哮喘	冷空气型哮喘	阿司匹林哮喘	慢性哮喘
孟鲁司特	+	+	+			+	+
扎鲁司特	+	+	+		+		+
普仑司特	+	+		+		+	+
泊比司特	+	+	+			+	
托鲁司特		+	+	+	+	+	
伊拉司特			+				
西那司特	+	+	+			+	

表 24-2　白三烯调节剂的药动学参数

药品	生物利用度 /%	达峰时间 /h	蛋白结合率 /%	血浆半衰期 /h	排泄途径
孟鲁司特	61~64	3.3~3.7	95	3.9~5.1	胆汁、粪便 86%，尿液 5%
扎鲁司特	100	3	99	8.7~10	粪便 89% 尿液 10%
普仑司特	60	2.5~3.8	90	6.3~7.0	粪便 90%

用药原则　支气管哮喘多数是一种慢性气管炎症的症状，因此在治疗支气管哮喘时应以标本兼治为目标：应及时应用控制哮喘药、抗感染抗炎药、抗过敏及抗炎症介质药。①哮喘急性发作需用 β_2 受体激动剂吸入作抢救治疗，无效则口服或注射。β_2 受体激动剂与异丙托溴铵联合吸入，可起协同作用。对中、重度急性发作或 β_2 受体激动剂无效者，全身应用糖皮质激素，常可缓解病情。②对慢性哮喘的处理，目的在于控制症状，减少复发，恢复日常生活。用药随病情而定，轻度者应选短效 β_2 受体激动剂间歇吸入，接触已知抗原前吸入色甘酸钠。对中度者的基本治疗是每天吸入小剂量糖皮质激素或色甘酸钠。有症状时加用 β_2 受体激动剂，但不应超过 4 次 /d。无效时可增加吸入型糖皮质激素量。也可加用长效支气管扩张药（包括茶碱类）。③对严重慢性

哮喘，在吸入高剂量糖皮质激素和口服长效支气管扩张药的同时，吸入长效 β_2 受体激动剂。

目前，慢性阻塞性肺疾病（COPD）已成为中国人继脑卒中、缺血性心脏病之后的第 3 位杀手。循证医学研究表明，采取长效 β_2 受体激动剂（LABA），如福莫特罗、阿福莫特罗、沙美特罗、茚达特罗、班布特罗、丙卡特罗、维兰特罗、奥达特罗等与长效 M 胆碱受体拮抗剂（LAMA），如异丙托溴铵、噻托溴铵、乌美溴铵等两药联用，制成自用机械喷雾剂喷雾使用，或再分别加吸入性糖皮质激素类（ICS），如布地奈德、氟替卡松等组成二联或三联喷雾剂的疗效更佳。

注意事项 ①反复使用拟肾上腺素类药物效果不佳时，应考虑到使用过量或产生“矛盾性支气管治疗反应”，防止盲目滥用；②注意或警惕氨茶碱使用过量或过速可能发生休克、癫痫发作、昏迷死亡，所以要了解到以前氨茶碱的用量；③哮喘患者往往有低容量血症，应用茶碱类药物，由于利尿作用可增加脱水，因此要注意适量补充液体，多饮白开水，橘子汁等；④病情严重或有酸碱失衡趋势的患者，应禁止使用镇静药；⑤对外源性严重哮喘病例可短期内使用糖皮质激素，对内源性（感染性）哮喘患者忌用糖皮质激素，对一些发病不久，虽然起病急但不严重的病例也不宜使用糖皮质激素。

（一）支气管扩张药

沙丁胺醇 Salbutamol

【又名】万托林，舒喘灵，仁舒。

【医保分类】口服常释剂型、吸入剂甲类，缓释控释剂型、注射剂乙类。

【药动学】起效：5~15min（吸入），30min（口服）。持续时间：3~6h（吸入），6h（口服）。排泄：尿（大部分），粪便（少部分）。$t_{1/2}$：3.8h（吸入），2.7~5h（口服）。

【作用和用途】选择性 β_2 受体激动剂，能选择性激动支气管平滑肌的 β_2 受体，有较强的支气管扩张作用，属于速效支气管扩张药。用于：①各种原因所致哮喘发作，包括过敏性或运动诱导的哮喘；②慢性阻塞性肺疾病（COPD）；③静脉注射沙丁胺醇可松弛子宫平滑肌，抑制宫缩而延缓早产。

【用法和用量】①口服：成人 2~4mg/ 次，3 次 /d；儿童每次 0.1~0.15mg/kg，2~3 次 /d；②气雾吸入：0.1~0.2mg/ 次（即喷吸 1~2 次），1 次 /4h，但不超过 8 次 /d；③粉雾吸入：成人 0.4mg/ 次，3~4 次 /d；儿童 0.2mg/ 次，3~4 次 /d；④静脉注射或静脉滴注：0.4mg/ 次；⑤肌内注射：0.4mg/ 次，必要时 4h 可重复注射。

【主要不良反应】最常见细微震颤、头痛、肌肉痉挛、口干、心悸，大剂量或长时间使用可能会导致低钾血症，尤其是在肾衰竭患者及服用某些利尿药和黄嘌呤衍生物（茶碱、咖啡因）的患者更值得关注。

【孕妇、哺乳期妇女用药安全性】孕妇禁用片剂、注射剂，慎用气雾剂。

【禁忌和慎用】甲状腺功能亢进患者禁用。心血管功能不全、高血压、糖尿病患者慎用，运动员慎用。

【注意事项】长期服用可产生耐受性，不仅疗效降低，且可能使哮喘加重。气雾剂避免受冻和阳光直射。

【药物相互作用】不宜与β受体拮抗剂合用。

【剂型与规格】①片剂（胶囊）：2mg；②气雾剂：14g，含本品28mg；③吸入溶液：0.1g/20ml；④粉雾剂：0.2mg，0.4mg；⑤注射剂：0.4mg。

特布他林 Terbutaline

【又名】博利康尼，喘康速。

【医保分类】口服常释剂型甲类，吸入剂、注射剂乙类。

【药动学】口服生物利用度：15%±6%。起效：30min。血浆蛋白结合率：25%。血药浓度达峰时间：2~4h；持续时间：4~7h。雾化吸入，约10%从气道吸收，90%咽下经肠壁和肝脏代谢，吸入15min内起效，可持续6h。代谢物及原型药均从尿液排泄。$t_{1/2}$：21h。

【作用和用途】选择性β_2受体激动剂，属速效支气管扩张药，通常用作短期哮喘的症状控制。

用于：①支气管哮喘、慢性支气管炎、肺气肿和其他肺部疾病引起的支气管痉挛；②连续静脉滴注本品可激动子宫平滑肌β_2受体，抑制自发性子宫收缩和缩宫素引起的子宫收缩，预防早产或胎儿窒息。

【用法和用量】

（1）口服：成人2.5~5mg/次，3次/d；小儿酌减。

（2）皮下注射：0.25mg/次，如15~30min无明显临床改善，可重复注射1次，但4h中总量不能超过0.5mg。

（3）雾化吸入：1~2喷/次，3~4次/d，严重患者每次可增至6喷，最大剂量不超过24喷/24h。雾化吸入操作步骤如下：①取下保护盖，充分振摇，使其混匀；②将接口端平放入双唇间，通过接口端平静呼气；③在吸气开始的同时，按压气雾剂顶部使之喷药，经口缓慢和深深吸入；④尽可能长地屏住呼吸，最好10s，然后再呼气。

【主要不良反应】可见心动过速、震颤、头痛、高血糖、低钾血症、低血压。

【孕妇、哺乳期妇女用药安全性】孕妇禁用。

【禁忌和慎用】心肌功能严重损伤者禁用。高血压、冠心病、甲状腺功能亢进、糖尿病患者慎用。

【注意事项】大量或注射给药舒张血管，血流量增加，通过压力感受器反射性地兴奋心脏。

【剂型与规格】①片剂：2.5mg，5mg；②注射剂：1mg；③气雾剂：每喷含0.25mg，400 喷 / 瓶。

【特殊管理】目前被世界反兴奋剂机构列为禁用药物，除非通过吸入给药并且事先获得治疗用药豁免（TUE），否则运动员禁止使用。

噻托溴铵 Tiotropium Bromide

【又名】思力华，天晴速乐，弘明瑞。

【医保分类】吸入剂乙类。

【药动学】干粉吸入后绝对生物利用度 19.5%，吸入 5min 后达血药浓度峰值。血浆蛋白结合率 72%。排泄：74%（原型）。$t_{1/2\beta}$：5~6d。

【作用和用途】长效抗胆碱能支气管扩张药，对 M_1 和 M_3 受体具有选择性阻断作用，与 M_1 和 M_3 受体结合后解离缓慢，所以能长时间阻断胆碱能神经介导的支气管平滑肌收缩，可持久地扩张支气管，有效改善肺功能，并减少了 M_2 受体拮抗而导致的唾液分泌和引起瞳孔散大等副作用。

用于慢性阻塞性肺疾病（COPD）的维持治疗，包括慢性支气管炎、肺气肿伴随呼吸困难的维持治疗及急性发作的预防。

【用法和用量】临用前，取胶囊 1 粒放入专用吸入器的刺孔槽内，用手指揿压按钮（胶囊两端分别被细针刺孔），然后将口吸器放入口腔深部，用力吸气，胶囊随气流产生快速旋转，胶囊中的药粉即喷出囊壳，并随气流进入呼吸道。

成人：1 粒 / 次，1 次 /d。

【主要不良反应】①最常见口干、咳嗽（多数患者继续使用后症状消失）；②常见咽炎、上呼吸道感染、口苦、短暂性变态反应、头痛、兴奋、眩晕，可能引起吸入性支气管痉挛，长期使用可引起龋齿。

【孕妇、哺乳期妇女用药安全性】孕妇、哺乳期妇女禁用。

【禁忌和慎用】不推荐小于 18 岁患者使用，闭角型青光眼、前列腺增生、心律失常者慎用。

【注意事项】①胶囊仅供吸入，不能口服；②每天不得超过 1 次；③起效慢，不应用作支气管痉挛急性发作的抢救治疗药物；④药粉误入眼内可能引起或加重闭角型青光眼、眼睛疼痛或不适、短暂视物模糊、视觉晕轮或彩色影像，并伴有结膜充血引起的红眼和角膜水肿的症状。

【剂型与规格】干粉吸入剂（粉雾剂）：每粒胶囊含噻托溴铵 18μg。

异丙托溴铵 Ipratropium Bromide

【又名】爱全乐，可必特，爱喘乐，异丙阿托品。

【医保分类】吸入剂甲类。

【药动学】口服仅 5% 被吸收。气雾吸入自口腔和上呼吸道内吸收 90%，起效：5~10min；作用持续：5~6h。$t_{1/2}$：3~4h。

【作用和用途】对支气管平滑肌有较高选择性的强效抗胆碱（M 受体）药，对呼吸道腺体和心血管系统的作用不明显。特点为刺激性小，喷后无刺激性咳嗽，对平喘、气憋的效果较为明显。吸入本品后痰较易咳出。

用于防治支气管哮喘和哮喘型慢性支气管炎，尤其适用于因用 β 受体激动剂产生肌肉震颤、心动过速而不能耐受此类药物的患者。与 β 受体激动剂合用可相互增强疗效。

【用法和用量】气雾吸入，每揿 40μg，1~2 揿 / 次，必要时 2~3 次 /d。使用时先除去罩壳帽，将瓶倒置，罩壳含在口内，对准咽喉，在吸气的同时揿压阀门上的喷头，吸入喷出的药液，屏气片刻。必要时可再重复如上揿吸一次。

【主要不良反应】少数患者吸药后有口苦、口干、鼻干燥等症。

【孕妇、哺乳期妇女用药安全性】孕妇、哺乳期妇女慎用。

【禁忌和慎用】前房角狭窄的青光眼、前列腺肥大引起的尿道梗阻者禁用。

【剂型与规格】气雾剂：每瓶 14g，含异丙托溴铵 8.4mg。

福莫特罗 Formoterol

【又名】奥克斯都保，安通克，盼得欣，富马酸福莫特罗。

【医保分类】吸入剂乙类。

【药动学】口服吸收迅速，血药浓度达峰时间：0.5~1h。吸入给药后 5min 即可见效，约 2h 作用最强。代谢：肝。排泄：尿。口服给药 $t_{1/2}$：2h，吸入给药 $t_{1/2}$：1.3~1.7h。

【作用和用途】长效 β_2 受体激动剂，与短效 β_2 受体激动剂如沙丁胺醇相比，福莫特罗的作用时间长达 12h。

用于支气管哮喘、慢性气管炎、喘息型支气管炎、肺气肿等气道阻塞性疾病所引起的呼吸困难，尤其适用于需要长期使用 β_2 受体激动剂的患者和夜间发作型的哮喘患者。不推荐用于治疗急性哮喘。

【用法和用量】①片剂：成人口服，40~80μg/ 次，2 次 /d；儿童，4μg/（kg·d），分 2~3 次服。②吸入剂：成人常规剂量 4.5~9μg/ 次，1~2 次 /d，分别于早晨和晚间给药。晚间给药可预防晚间因症状发作而导致的睡眠干扰。有些患者剂量需提高至 18μg/ 次，1~2 次 /d。

【主要不良反应】①较常见头痛、震颤、头晕、神经紧张、口干、肌肉痉挛、呕吐、腹泻、睡眠困难；②较严重不良反应包括呼吸急促、胸部疼痛、血压升高或降低、心跳加快速和不规则、低钾血症、高血糖、高血酸；③呼吸困难、面部及口舌肿胀等过敏反应。

【孕妇、哺乳期妇女用药安全性】孕妇禁用，哺乳期妇女慎用。

【禁忌和慎用】禁用于急性支气管痉挛、心血管功能紊乱、糖尿病、低钾血症、嗜铬细胞瘤、甲状腺功能亢进症、高血压、肝功能不全、肾功能不全患者和使用洋地黄者，儿童慎用。

【注意事项】①使用不应超过 2 次 /d；②突发症状应该用短效 β_2 受体激动剂（沙丁胺醇）处理。

【药物相互作用】①可增强泮库溴铵、维库溴铵的神经肌肉阻滞作用；②与异丙肾上腺素、肾上腺素等合用时，容易引起心律失常，甚至导致心脏停搏；③与糖皮质激素、利尿药、茶碱类、洋地黄类药物合用时可引起低钾血症。

【剂型与规格】①片剂：20μg，40μg；②粉末吸入剂：每吸 4.5μg，60 吸 / 支；每吸 9μg，60 吸 / 支。

布地奈德福莫特罗 Budesonide and Formoterol

【又名】信必可都保。

【医保分类】吸入剂乙类。

【药动学】①布地奈德：吸入后血药浓度达峰时间：30min。生物利用度：39%。总血浆蛋白结合率：90%。代谢：肝。排泄：尿。$t_{1/2}$：2~3h；②福莫特罗：吸入后 1~3min 起效，血药浓度达峰时间：15h，药效可持续 8~12h。血浆蛋白结合率：50%。代谢：肝。排泄：尿、胆汁。

【作用和用途】兼长效 β_2 受体激动剂福莫特罗与高效吸入型糖皮质激素布地奈德的双重作用，协同减轻哮喘症状、改善肺功能。

用于支气管哮喘、慢性气管炎、喘息型支气管炎、肺气肿等气道阻塞性疾病所引起的呼吸困难，尤其适用于需要长期使用 β_2 受体激动剂的患者和夜间发作型的哮喘患者。不推荐用于治疗严重哮喘。

【用法和用量】吸入给药。①发作不频繁的成年人和 12 岁以上青少年，选用 80μg/4.5μg 吸入剂，1~2 吸 / 次，2 次 /d。②发作频繁的成年人和 12 岁以上青少年，选用 160μg/4.5μg 吸入剂，1~2 吸 / 次，2 次 /d。当 2 次 /d 剂量可有效控制症状时，应逐渐减少剂量至最低有效剂量，甚至 1 次 /d 吸入。若使用最小推荐剂量后仍能很好地控制症状，下一步则需要考虑尝试单独使用吸入型糖皮质激素。

【主要不良反应】【禁忌和慎用】【注意事项】【药物相互作用】参见福莫特罗。

【剂型与规格】吸入剂：80μg/4.5μg 规格，每吸含布地奈德 80μg，福莫特罗 4.5μg，60 吸 / 瓶；160μg/4.5μg 规格，每吸含布地奈德 160μg，福莫特罗 4.5μg，60 吸 / 瓶。

沙美特罗 Salmeterol

【又名】施立稳，祺泰，平特，西美特罗。

【医保分类】吸入剂乙类。

【药动学】单次吸入本品 50μg 和 400μg 后，血药浓度达峰时间：5~15min。由于沙美特罗局部作用于肺部，所以血药浓度并不能说明治疗效果。由于治疗剂量小，吸入推荐剂量的全身浓度低而无法检测。支气管扩张作用在吸入用药后 10~20min 产生，在服完最初数个剂量后，最佳疗效即显著，持续 12h，这对夜间哮喘症状的治疗和运动诱发的哮喘控制特别有利。

【作用和用途】选择性长效 β_2 受体激动剂，一次剂量其支气管扩张作用可持续 12h。尚有明显的抑制肺肥大细胞释放过敏反应介质作用，可抑制吸入抗原诱发的早期和迟发相反应，降低气道高反应性。

用于长期常规治疗哮喘的可逆性呼吸道阻塞和慢性支气管炎，预防夜间哮喘发作或控制日间哮喘的不稳定（如运动前或接触致敏原前）。

【用法和用量】气雾吸入，成人，每次吸入 2 揿（2×25μg），2 次 /d。严重病例，气道阻塞严重患者每次可吸入 4 揿（4×25μg），2 次 /d。儿童 25μg/ 次，2 次 /d。

【主要不良反应】恶心、呕吐、倦怠最常见，偶见震颤、心悸、心动过速、头痛。

【孕妇、哺乳期妇女用药安全性】孕妇、哺乳期妇女慎用。

【禁忌和慎用】急剧恶化的哮喘患者禁用，哮喘的急性发作禁用；心功能不全、心律失常、甲状腺功能亢进、高血压、糖尿病者慎用。

【注意事项】不适用于急性哮喘发作者，急性哮喘发作者应先用短效 β_2 受体激动剂（如沙丁胺醇）。

【剂型与规格】气雾剂：每瓶 14g，内含沙美特罗 5mg，每揿含沙美特罗 25μg，每瓶 200 揿。

沙美特罗替卡松 Salmeterol and Fluticasone

【又名】舒利迭。

【医保分类】吸入剂乙类。

【药动学】①丙酸氟替卡松口服生物利用度可忽略不计（<1%），主要在肺部局部起作用。吸入丙酸氟替卡松（依剂量）血药浓度达峰时间：0.33~1.5h，$t_{1/2\beta}$：7h。②沙美特罗吸入血药浓度达峰时间：5~10min，$t_{1/2\beta}$：5.5h。沙美特罗

替卡松平均 $t_{1/2}$: 5.6h。

【作用和用途】沙美特罗替卡松是由丙酸氟替卡松和昔萘酸沙美特罗组成的复方制剂。吸入型糖皮质激素氟替卡松是该组合的抗炎成分,而长效 β_2 受体激动剂(LABA)沙美特罗则是支气管扩张药。它们的协同作用有助于改善喘息、咳嗽和呼吸不畅的症状,用于治疗哮喘和慢性阻塞性肺疾病(COPD)。

【用法和用量】经口吸入。干粉吸入剂:4~12 岁儿童以及症状较轻的成人,选用 50μg/100μg,1 吸 / 次,2 次 /d。症状较重的 12 岁以上儿童及成人,选用 50μg/250μg,1 吸 / 次,2 次 /d。剂量应个体化,逐渐调至可有效控制病情的最小维持剂量为宜。

【主要不良反应】参见沙美特罗和氟替卡松。

【孕妇、哺乳期妇女用药安全性】孕妇、哺乳期妇女慎用。

【禁忌和慎用】活动期或静止期肺结核患者慎用。

【注意事项】①不适于治疗急性哮喘症状,建议患者随时携带速效支气管扩张药(沙丁胺醇气雾剂),以备急性发作;②不可突然中断沙美特罗替卡松吸入剂的治疗。

【剂型与规格】粉吸入剂:①25μg/125μg,60 泡,每泡含 25μg 沙美特罗、125μg 丙酸氟替卡松;②50μg/100μg,60 泡,每泡含 50μg 沙美特罗、100μg 丙酸氟替卡松;③50μg/250μg,60 泡,每泡含 50μg 沙美特罗、250μg 丙酸氟替卡松;④50μg/500μg,60 泡,每泡含 50μg 沙美特罗、500μg 丙酸氟替卡松。

氟替卡松维兰特罗 Fluticasone and Vilanterol

【又名】万瑞舒。

【作用和用途】选择性长效 β_2 受体激动剂,维兰特罗对 β_2 受体的亲和力较对 β_1 受体和 β_3 受体高 1 000 倍,具有高度选择性。具有支气管扩张作用,可持续作用 24h。维兰特罗与氟替卡松联用在疗效上有协同效应,可较单用 1 种药物更有效地减少 COPD 和哮喘患者的急性加重次数,提高患者的肺功能并有效改善其健康状况。与沙美特罗相比,维兰特罗起效更快、持续作用时间更长,在哮喘和慢性阻塞性肺疾病患者中的安全性和耐受性良好,一日 1 次的给药方案还可以改善患者的依从性。

用于①哮喘:本品适用于成人哮喘患者的维持治疗,其中包括规律吸入糖皮质激素,并“按需”吸入短效 β_2 受体激动剂治疗控制不佳的成人哮喘患者。②慢性阻塞性肺疾病(COPD):本品 100μg/25μg 适用于吸入支气管扩张药后 FEV_1 占正常预计值百分比 <70%,且规律应用支气管扩张药治疗情况下,仍有急性加重史的成人 COPD 患者的维持治疗。

【用法和用量】吸入给药。

成人每日 1 次吸入本品 100μg/25μg（氟替卡松 100μg 与维兰特罗 25μg）或 200μg/25μg（氟替卡松 200μg 与维兰特罗 25μg）。

患者吸入本品后 15min 内通常有肺功能的改善。但是，应告知患者为了维持控制哮喘症状，需每日规律用药，即便症状没有改善也应继续使用。如果在两次给药之间出现了哮喘症状，应该吸入短效 β_2 受体激动剂用于迅速缓解症状。对于需要吸入中低剂量糖皮质激素并联合应用长效 β_2 受体激动剂的成人，应考虑使用 100μg/25μg 作为起始剂量。如果患者使用 100μg/25μg 治疗控制不佳，可考虑增加剂量至 200μg/25μg，从而进一步改善哮喘症状。

医师应定期对患者进行再评估，使患者保持一直使用最佳剂量的氟替卡松维兰特罗，必须根据医嘱进行剂量调整。应将剂量调整至可维持症状控制的最低剂量。

对于需要吸入较高剂量糖皮质激素并联合应用长效 β_2 受体激动剂的成人患者，应考虑使用 200μg/25μg 作为起始剂量。最大推荐剂量可考虑增加至 200μg/25μg，1 次 /d。

应根据疾病的严重程度，给予哮喘患者含恰当氟替卡松剂量的本品规格。

【主要不良反应】常见头痛、鼻咽炎、口咽疼痛、腹痛、关节痛、发热、肺炎。

【禁忌和慎用】禁用于哮喘持续状态或其他需要强化措施的 COPD 或哮喘急性发作的初步治疗。肺结核、肝功能不全、心律失常、甲状腺功能亢进、未纠正的低钾血症患者或容易出现低钾血症的患者慎用。

【注意事项】①本品不用于急性哮喘症状或 COPD 急性加重的治疗，这种情况下需要采用短效支气管扩张药治疗。②为了缓解症状而需要增加短效支气管扩张药用量时，则表明疾病控制不佳，医师应该对患者进行再评估。③矛盾性支气管痉挛：矛盾性支气管痉挛可能发生在用药后，并立即出现喘鸣增加。发生时应立即使用短效吸入性支气管扩张药治疗，立即停用本品并进行患者评估，必要时使用替代治疗。④可能发现口咽部白念珠菌局部感染：出现这种感染时，有时需要进行适当的局部或全身性（即口服）抗真菌治疗，但通常不需要中断氟替卡松维兰特罗治疗。请告知患者在吸入后用水漱口但不吞咽，以帮助降低口咽念珠菌病的风险。

【药物相互作用】推荐剂量下血药浓度低，不太可能产生具有临床意义的药物相互作用。①与 β 受体拮抗剂的相互作用：β_2 受体拮抗剂可能减弱或拮抗 β_2 受体激动剂的作用，除非有重要的理由，应避免同时使用非选择性和选择性 β_2 受体拮抗剂；②与强效 CYP3A4 抑制剂（利托那韦）相互作用：氟替卡松和维兰特罗都具有广泛的首过效应，通过肝酶 CYP3A4 介导而快速清除，利托那韦可能使氟替卡松和维兰特罗的吸收量增加，故应避免联合应用。

【剂型与规格】吸入粉雾剂：①糠酸氟替卡松维兰特罗吸入粉雾剂（Ⅱ）：糠酸氟替卡松 100μg 与三苯乙酸维兰特罗（以维兰特罗计）25μg；②糠酸氟替卡松维兰特罗吸入粉雾剂（Ⅲ）：糠酸氟替卡松 200μg 与三苯乙酸维兰特罗（以维兰特罗计）25μg。

班布特罗 Bambuterol

【又名】帮备，汇杰，罗利，盐酸班布特罗。

【医保分类】口服常释剂型甲类，口服液体剂、颗粒剂乙类。

【药动学】口服生物利用度：20%。代谢：肝。代谢成特布他林。排泄：尿。班布特罗 $t_{1/2}$：13h，其主要活性代谢物特布他林 $t_{1/2}$：21h。

【作用和用途】本品在体内转化为特布他林，选择性激动 β_2 受体，舒张支气管平滑肌，改善通气功能，对运动诱发的哮喘和过敏性哮喘均有良好的预防和抑制发作的作用，并抑制变态反应，提高支气管黏膜纤毛的廓清力。

用于：持续性哮喘的长期治疗；预防、治疗和逆转 >12 岁哮喘、可逆性支气管痉挛、支气管炎患者及肺气肿患者的支气管痉挛。

不宜作为短期缓解哮喘症状的急救药物。

【用法和用量】口服，成年人初始剂量 10mg，睡前口服 1 次，根据临床效果，用药 1~2 周后可增加到 20mg。肾功能不全患者，初始剂量 5mg，根据临床效果，用药 1~2 周后可增加到 10mg。2~5 岁儿童初始剂量 5mg，6~12 岁儿童用量不宜超过 10mg/d。

【主要不良反应】【禁忌和慎用】【药物相互作用】参考特布他林。

【孕妇、哺乳期妇女用药安全性】孕妇、哺乳期妇女慎用。

【剂型与规格】①片剂（胶囊）：10mg，20mg；②口服液：10mg/10ml。

丙卡特罗 Procaterol

【又名】可朋，美喘清，佰达图，川迪，盐酸丙卡特罗。

【医保分类】口服常释剂型、口服液体剂、颗粒剂乙类。

【药动学】口服快速吸收，5min 内起效，血药浓度达峰时间：1.5h，持续 6~8h。排泄：尿（原型 10%）。$t_{1/2\beta}$：8.4h。

【作用和用途】中、短效 β_2 受体激动剂，舒张支气管平滑肌，抗过敏作用，降低气道阻力，促进呼吸道纤毛运动。

适用于：支气管哮喘、喘息性支气管炎、伴有支气管反应性增高的急性支气管炎、慢性阻塞性肺疾病。

【用法和用量】片剂（胶囊、颗粒剂、口服液），口服。成人：50μg/ 次，1 次 /d，睡前服；或 50μg/ 次，2 次 /d，睡前及早晨服用。6 岁以上儿童：25μg/ 次，可依据年龄和体重适量增减。

【主要不良反应】①口干、鼻塞、胃部不适、肌颤、头痛、眩晕、耳鸣、心律失常、心悸、面部潮红等较为常见；②偶有 GOT、GPT、乳酸脱氢酶升高；③可能出现过敏反应（过敏性休克）、血清钾降低。

【孕妇、哺乳期妇女用药安全性】孕妇慎用，哺乳期妇女禁用。

【禁忌和慎用】甲状腺功能亢进、高血压、心脏病、糖尿病患者慎用。

【注意事项】①因可能引起血钾降低，故治疗过程应监控血钾；②由于本品抑制变态反应，所以皮试前 12h 需要中止使用本品；③治疗过程应监控血清钾。

【药物相互作用】①与黄嘌呤衍生物、利尿药合用，低钾血症风险增加；②与肾上腺素及异丙肾上腺素等儿茶酚胺类合用，增加心律失常、心率加快的发生率；③不宜与单胺氧化酶抑制剂及三环类抗抑郁药合用。

【剂型与规格】①片剂（胶囊）：25μg；②口服液：150μg/30ml；③颗粒剂：25μg/0.5g。

非诺特罗 Fenoterol

非诺特罗、阿福特罗和克仑特罗

阿福特罗 Arformoterol

克仑特罗 Clenbuterol

茶碱 Theophylline

【又名】迪帕米。

【医保分类】口服常释剂型、缓释控释剂型甲类。

【药动学】口服易吸收，血药浓度达峰时间：4~7h，血浆蛋白结合率：60%。缓释片每日口服 1 次，体内茶碱血药浓度可维持在治疗范围内（5~20μg/ml）达 12h。代谢：肝。排泄：尿（原型 10%）。$t_{1/2}$ 因人而异，不吸烟并无哮喘成人 $t_{1/2}$：8h，吸烟成人 $t_{1/2}$：5h，老年人：12h。

【作用和用途】黄嘌呤类药物，既是一种非选择性磷酸二酯酶竞争性抑制剂，也是一种非选择性腺苷受体拮抗剂。直接松弛呼吸道平滑肌，增强膈肌收缩力，微弱舒张冠状动脉、外周血管和胆管平滑肌，轻微利尿作用。减轻炎症和先天免疫，增加心肌收缩力和效率（正性肌力作用），增加心率，升高血压，增加肾血流量。

用于治疗支气管哮喘、支气管炎、慢性阻塞性肺疾病（COPD）等。

【用法和用量】①普通片：成人常用量 0.1~0.2g/ 次，0.3~0.6g/d；成人极量 0.3g/ 次，1g/d。②缓释片：成人或 12 岁以上小儿起始 0.2~0.4g，1 次 /d，晚间用 100ml 开水送服。依病情和疗效调整剂量，但 <0.9g/d，分 2 次服用。③控释胶囊：成人 0.2~0.3g/ 次，1 次 /12h。儿童 1~9 岁，0.1g/ 次；9~12 岁，0.2g/ 次；12~16 岁，0.2g/ 次。吞服胶囊，或将胶囊中内物倒出，于 5ml 温水中吞服。④控释片：0.1~0.2g/ 次，0.2~0.4g/d。⑤注射剂：肌内注射，0.25~0.5g/ 次，应加用 2% 盐酸普鲁卡因；静脉注射，0.25~0.5g/ 次，0.5~1g/d，每 25~100mg 用 5% 葡萄糖注射剂稀释至 20~40ml，注射时间不得短于 10min；静脉滴注，0.25~0.5g/ 次，0.5~1g/d，用 5%~10% 葡萄糖注射液稀释后缓慢滴注。注射给药极量 0.5g/ 次，1g/d。小儿静脉注射，每次 2~4mg/kg，用 5%~25% 葡萄糖注射液稀释，缓慢注射。

【主要不良反应】茶碱血清浓度 15~20μg/ml 时可出现毒性反应，早期多见恶心、呕吐、易激动、失眠等；当血清浓度超过 20μg/ml 可出现心动过速、心律失常；当血清浓度超过 40μg/ml 时可出现发热、失水、惊厥，严重者呼吸、心跳停止，可致死。

【孕妇、哺乳期妇女用药安全性】孕妇、哺乳期妇女慎用。

【禁忌和慎用】禁用于活动性消化性溃疡和未经控制的惊厥性疾病患者，不适用于哮喘持续状态或急性支气管痉挛发作的患者，慎用于低氧血症、高血压或者消化性溃疡病史的患者。

【注意事项】①茶碱类药物治疗窗口小，应当进行茶碱血药浓度监测，以既保证疗效又防止毒性反应；②熟悉茶碱类药物的药物相互作用并警惕过量的毒性反应；③由于胃肠道受刺激，可见血性呕吐物或柏油样便。

【药物相互作用】①茶碱与下列药品合用，可增加血液茶碱浓度和 / 或毒性，这些药品包括红霉素、依诺沙星、罗红霉素、克拉霉素、环丙沙星、氧氟沙星、左氧氟沙星、克林霉素、西咪替丁、地尔硫䓬、维拉帕米、咖啡因、美西律，其中尤以红霉素和依诺沙星明显；②合用苯巴比妥、利福平，茶碱血药浓度下降；③茶碱与苯妥英钠相互干扰吸收，二者血药浓度均下降，合用时二者均需要增加剂量。

【剂型与规格】①片剂：0.1g；②缓释片：0.1g，0.4g；③控释片：0.1g；④控释胶囊：0.1g，0.3g；⑤注射剂：0.25g。

氨茶碱 Aminophylline

【医保分类】口服常释剂型、缓释控释剂型、注射剂甲类。

【药动学】氨茶碱是茶碱与乙二胺比例为 2∶1 的复合物，乙二胺改善茶碱的溶解度。氨茶碱口服或胃肠道外给药均迅速被吸收，血药浓度达峰时间：2h；蛋白质结合率：60%。$t_{1/2}$：7~9h。

【作用和用途】药理作用主要来自茶碱，扩张支气管、利尿、刺激中枢神经系统和心脏以及胃酸分泌。氨茶碱作用不如茶碱强且作用更短。

常用于：治疗哮喘（包括支气管哮喘、哮喘样支气管炎、心源性哮喘）或COPD 导致的气道阻塞，病态窦房结综合征和窦房传导阻滞。

【用法和用量】

（1）成人：①口服，常用量 0.3~0.6g/d，分 3 次服；极量：0.5g/ 次，1g/d。②肌内注射，0.25~0.5g/ 次，应加用 2% 盐酸普鲁卡因。③静脉注射，0.5~1g/d，分 2 次服，每 25~100mg 用 5% 葡萄糖注射剂稀释至 20~40ml，注射时间应≥10min。④静脉滴注，0.5~1g/d，分 2 次，用 5%~10% 葡萄糖注射液稀释后缓慢滴注。

（2）小儿：①口服，常用量 4~6mg/（kg·d），分 2~3 次服。②静脉注射，每次 2~4mg/kg，用 5%~25% 葡萄糖注射剂稀释，缓慢注射。

【主要不良反应】【孕妇、哺乳期妇女用药安全性】【禁忌和慎用】【注意事项】【药物相互作用】参见茶碱。

【剂型与规格】①片剂：0.05g，0.1g，0.2g；②控释片：0.1g；③缓释片：0.1g；④注射剂：0.25g（10ml）。

多索茶碱 Doxofylline

【又名】凯宝川苧。

【医保分类】口服常释剂型、注射剂乙类。

【药动学】口服血药浓度达峰时间：（1.19 ± 0.19）h，生物利用度：63% ± 25%，重复给药后约 4d 血药浓度达稳态。代谢：肝 90%，β- 羟甲基茶碱等代谢产物无药理活性。注射剂 $t_{1/2}$：（1.83 ± 0.37）h；口服制剂 $t_{1/2}$：（7.01 ± 0.80）h。

【作用和用途】多索茶碱是黄嘌呤衍生物，支气管扩张药。作用与茶碱类似，但不良反应明显较少。另外，多索茶碱还通过介导 β_2 肾上腺素能受体的作用，诱导血管舒张和气道平滑肌松弛。

用于治疗喘息、呼吸困难，与哮喘、慢性支气管炎和肺气肿等肺部疾病有关的胸闷。

【用法和用量】口服，成人 200~400mg/ 次，2 次 /d，餐前或饭后服用。儿童 12~18mg/（kg·d）。重症哮喘患者可缓慢静脉注射：200mg/ 次，1 次 /12h，疗程 5~10d；也可静脉滴注，300mg/ 次，1 次 /d。

【主要不良反应】少数患者有心悸、窦性心动过速、呕吐、食欲下降、兴奋、失眠，过量可出现严重心律失常、阵发性痉挛危象。

【孕妇、哺乳期妇女用药安全性】哺乳期妇女禁用。

【禁忌和慎用】急性心肌梗死患者禁用，严重心、肺、肝、肾功能异常者以及活动性胃、十二指肠溃疡患者慎用。

【注意事项】由于个体差异较大,多索茶碱剂量亦要视个体病情变化选择最佳剂量和用药方法,并监测血药物浓度。患有甲状腺功能亢进、窦性心动过速、心律失常者,用药需严密观察。用药期间不宜饮用含咖啡因的饮料或食品。

【药物相互作用】不得与其他黄嘌呤类药物合用。

【剂型与规格】①片剂(胶囊):200mg,300mg;②散剂:200mg;③注射剂:100mg/10ml,300mg/100ml。

【医保限制】注射剂限无法口服且氨茶碱不能耐受的患者。

甘氨酸茶碱钠 Theophylline Sodium Glycinate

甘氨酸茶碱钠

同类药

二羟丙茶碱 Diprophylline

【又名】喘定。

【医保分类】口服常释剂型、注射剂乙类。

【作用和用途】为茶碱的衍生物,作用与氨茶碱相似。扩张支气管的作用仅为氨茶碱的1/10,但其不良反应较少,口服吸收迅速,对胃肠道几无刺激。

【用法和用量】口服,成人100~200mg/次,3次/d。极量500mg/次。

【剂型与规格】片剂:100mg,200mg。

胆茶碱 Choline Theophyllinate

【作用和用途】为茶碱的胆碱盐,含茶碱60%~64%,作用与茶碱相似。口服易吸收,对胃的刺激性小,可耐受较大剂量。对心脏和神经系统的影响较小。

【用法和用量】口服:成人0.1~0.2g/次,3次/d;极量:0.5g/次,1g/d。小儿10~15mg/(kg·d),分3~4次。

【剂型与规格】片剂:0.1g。

异丙肾上腺素 Isoprenaline

详见第二十一章 抗休克血管活性药。

氯丙那林 Clorprenaline

奥西那林 Orciprenaline

氯丙那林和奥西那林

（二）白三烯调节剂

孟鲁司特 Montelukast

【又名】顺尔宁，白三平，平奇。

【医保分类】口服常释剂型、咀嚼片、颗粒剂乙类。

【药动学】口服吸收良好，生物利用度：64%。普通饮食对口服生物利用度无影响。代谢：在肝经 P4503A4 和 2C9 酶代谢。原型及代谢物全部经胆汁排泄。$t_{1/2}$：4.4~4.9h。

【作用和用途】白三烯调节剂，选择性抑制气道平滑肌中白三烯多肽的活性，预防和抑制白三烯所导致的血管通透性增加、气道嗜酸性粒细胞浸润及支气管痉挛，减少气道炎症物质，抑制气道高反应。

适用于哮喘的预防和长期治疗，治疗对阿司匹林敏感的哮喘患者以及预防运动引起的支气管收缩。

【用法和用量】片剂（咀嚼片），口服。①2~5 岁哮喘和 / 或过敏性鼻炎儿童患者 4mg/ 次，1 次 /d；②6~14 岁哮喘和 / 或季节性过敏性鼻炎儿童患者 5mg/ 次，1 次 /d；③15 岁及 15 岁以上患有哮喘和 / 或季节性过敏性鼻炎的患者 10mg/ 次，1 次 /d。哮喘患者应在睡前服用。季节性过敏性鼻炎患者可根据自身的情况在需要时服药。同时患有哮喘和季节性过敏性鼻炎的患者应每晚用药 1 次。

颗粒剂：1~2 岁哮喘或过敏性鼻炎儿童，睡前冲服，1 次 /d，4mg/ 次。

【主要不良反应】常见头痛，偶有腹痛、咳嗽、流感样症状。

【孕妇、哺乳期妇女用药安全性】孕妇、哺乳期妇女慎用。

【注意事项】适用于哮喘的预防，对哮喘急性发作无效。

【剂型与规格】①片剂（咀嚼片）：4mg，5mg，10mg；②颗粒剂：4mg。

【医保限制】咀嚼片、颗粒剂限儿童。

扎鲁司特 Zafirlukast

【又名】安可来，Accolate。

【药动学】口服吸收良好，服用后约 3h 血浆浓度达峰值。服药 2h 内，药物血浆浓度尚未达到峰值时便可在基础支气管运动张力上产生明显的首剂效应。血浆蛋白结合率为 99%，尿排泄为口服剂量的 10%，粪便排泄为 89%，消除半衰期约为 10h。药动学在正常人群和肾损害患者无显著差异。与食物同服时大部分患者（75%）的生物利用度降低，其降低幅度可达 40%。$t_{1/2\beta}$：8~16h。

【作用和用途】白三烯调节剂，有抗炎作用。

用于成人和 5 岁以上儿童哮喘的预防和治疗，尤其是哮喘的长期治疗；但其疗效不及糖皮质激素单用吸入或与长效 β_2 受体激动剂合用。扎鲁司特在急性哮喘发作时无效。

【用法和用量】空腹或饭后 2h 服用。成人和 12 岁以上儿童起始剂量 20mg/ 次，2 次 /d；维持剂量 20mg/ 次，2 次 /d。剂量逐步增加至最大量 40mg/ 次，2 次 /d 时，可能疗效更佳。

【主要不良反应】常见头痛、胃肠道反应、流感样症状、失眠、幻觉。

【孕妇、哺乳期妇女用药安全性】孕妇慎用，哺乳期妇女禁用。

【禁忌和慎用】肝损害包括肝硬化患者慎用。

【注意事项】①扎鲁司特对急性哮喘发作时无效；②高脂肪或高蛋白质饮食可降低扎鲁司特口服吸收 40%；③肝损害如肝硬化可明显降低扎鲁司特的代谢。

【药物相互作用】扎鲁司特是 P450（CYP3A4）的抑制剂，与华法林、苯妥英和卡马西平合用，可增加这些药物的血药浓度。

【剂型与规格】片剂：20mg。

曲尼司特 Tranilast

【又名】曲可伸，奥特敏，顺奇。

【药动学】口服易吸收，血药浓度达峰时间：2~3h。排泄：尿。$t_{1/2}$：8.6h。

【作用和用途】有稳定肥大细胞和嗜碱性粒细胞的细胞膜作用，阻止其脱颗粒，从而抑制组胺、5- 羟色胺过敏性反应物质的释放，对于 IgE 抗体引起的皮肤过敏反应和实验性哮喘有抑制作用。

用于防治变态反应性支气管哮喘和过敏性鼻炎，花粉过敏性急性细菌性结膜炎，治疗瘢痕疙瘩和增生性瘢痕。

【用法和用量】口服，120~240mg/ 次，3 次 /d。儿童 5mg/（kg·d），分 3 次服用。

【主要不良反应】有时出现食欲减退、呕吐、腹痛、腹胀、便秘、腹泻、肝肾损伤、膀胱刺激征、白细胞减少症、血小板减少症和贫血症、头痛、嗜睡、失眠、头晕；偶见全身瘙痒、皮疹等过敏症状。

【孕妇、哺乳期妇女用药安全性】孕妇禁用，哺乳期妇女服用时应停止哺乳。

【禁忌和慎用】肝、肾功能异常者应慎用。

【注意事项】①本品对哮喘有预防和治疗作用，但在哮喘发作期不能立即显示效果，应先合用β受体激动剂或糖皮质激素1~4周，然后逐渐减少合用药的剂量，以至撤除而单用本品；②本品能阻断过敏反应的发生环节，在哮喘多发季节前半个月起服用，能起到预防作用；③本品不同于支气管扩张药以及糖皮质激素，对已经发作的哮喘症状不能迅速起效；④激素依赖性患者使用本品时，激素用量应慢慢减少，不可突然停用。

【药物相互作用】①不应与华法林合用；②本品可与其他平喘药并用，以本品作为基础处方药，有规则地服用。

【剂型与规格】①片剂：100mg；②胶囊：100mg。

普仑司特 Pranlukast

【又名】奥农，哌鲁司特，普鲁司特，Onon。

【药动学】口服吸收良好，生物利用度：60%。空腹口服血药浓度达峰时间：5h，与食物同服血药浓度达峰时间可延至4~5h。夜间服用的血药浓度高于日间，提示适合睡前给药。血浆蛋白结合率：90%。代谢：肝。排泄：粪便99%。$t_{1/2\alpha}$：1.2h，$t_{1/2\beta}$：6~7h，重复剂量比单一剂量的半衰期延长。

【作用和用途】白三烯调节剂（LTRA），对LTC_4、LTD_4、LTE_4均有显著抑制作用，特别是对LTD_4（引起人体气管平滑肌收缩的主要成分）有抑制作用，从而抑制支气管收缩、血管高渗透性、黏膜水肿和气道过敏反应，改善支气管哮喘患者的临床症状和肺功能。

用于支气管哮喘的预防和治疗。

【用法和用量】口服，225mg/次，2次/d，早饭后及晚饭后各服1次。

【主要不良反应】发热、咽喉痛、血小板减少（初期紫斑、鼻出血、牙龈出血等出血倾向，若出现这类症状，应停药）。

【孕妇、哺乳期妇女用药安全性】孕妇慎用。

【禁忌和慎用】①对普仑司特过敏、颅内出血尚未完全控制者禁用；②儿童不宜使用。

【注意事项】①餐后口服给药增加药物的吸收；②对已发作哮喘无效，不宜应用于急性发作的治疗，不宜突然代替糖皮质激素，也不宜用于解除哮喘急性发作时的支气管痉挛；③支气管哮喘患者服用普仑司特期间，若出现急性发作的情况时必须使用其他支气管扩张药或糖皮质激素；④长期接受糖皮质激素治疗的患者，因服用普仑司特而减量服用糖皮质激素时，应逐渐减量，一旦中止服用普仑司特，哮喘可能再度发作；⑤应用普仑司特治疗时需进行常规血液生化及肝功能监测。

【药物相互作用】①普仑司特与华法林合用,可增加华法林的血药浓度;②特非那定可降低普仑司特的血药浓度。

【剂型与规格】胶囊:112.5mg。

塞曲司特 Seratrodast

【又名】畅诺,麦须佳,荃康诺。

【药动学】吸收相对较快,血药浓度达峰时间:3~4h。代谢:肝。排泄:尿20%,在血浆呈双指数衰减,缓慢清除。$t_{1/2\beta}$:22h(17.5~36h)。

【作用和用途】血栓素 A_2(TXA_2)受体的拮抗剂,阻断 TXA_2 的作用,也可抑制由 PGH_2 类似物、白三烯 D_4(LTD_4)和血小板激活因子(PAF)导致的过敏性哮喘。

主要用于哮喘的治疗。

【用法和用量】口服:80mg/次,1次/d。应在晚饭后服用。

【主要不良反应】可有心悸、嗜睡、头痛、头晕、食欲缺乏、呕吐、腹痛、腹泻及便秘、肝功能损害(黄疸、GPT升高、GOT升高)、鼻出血、皮下出血、贫血、嗜酸性粒细胞增多、过敏症状(皮疹、瘙痒等)。

【孕妇、哺乳期妇女用药安全性】哺乳期妇女禁用。

【禁忌和慎用】肝病患者禁用。

【药物相互作用】与对乙酰氨基酚联用增加肝损伤的风险。

【剂型与规格】片剂:40mg。颗粒剂:80mg。

(三)过敏介质阻释药

氮䓬斯汀 Azelastine

具有抗组胺、稳定肥大细胞和抗炎作用,适用于季节性过敏性鼻炎(花粉症)、常年性过敏性鼻炎、季节性变应性结膜炎,是间歇性及轻度持续性鼻炎的一线治疗药物。本品其他内容参见第三十七章 抗变态反应药。

奈多罗米 Nedocromil

齐留通 Zileuton

奈多罗米和齐留通

色甘酸钠 Sodium Cromoglicate

【又名】咳乐钠，咽泰，色羟丙钠，Intal。

【医保分类】吸入剂乙类。

【药动学】口服吸收不足 1%。喷雾吸入时吸收迅速，仅 8%~10% 经肺吸收（生物利用度约 10%），血药浓度达峰时间：15~20min。排泄：原型，尿 50%，胆汁 50%。喷雾吸入时，约 80% 的药物被吞咽随粪便排出。$t_{1/2}$：1~1.5h。

【作用和用途】在肺组织肥大细胞膜外侧与 Ca^{2+} 形成复合物，使 Ca^{2+} 内流受抑制，从而稳定肥大细胞膜，抑制肥大细胞脱颗粒，阻止过敏介质的释放，其本身不具有抗组胺和抗炎作用。长期应用可减轻气道高反应性。预防过敏性哮喘（外源性哮喘）发作疗效较为显著，预先用药后 90% 以上患者便可不发作；对内源性哮喘疗效较差，约 60% 的病例有效；对运动性哮喘，预先用药几乎全部病例可防止发作。

用于过敏性鼻炎、变应性结膜炎及支气管哮喘的预防。

【用法和用量】①支气管哮喘：干粉（胶囊）喷雾吸入，成人，20mg/ 次，4 次 /d；气雾吸入，6 岁以上儿童，3.5~7mg/ 次，3~4 次 /d，最大剂量 32mg/d。②过敏性鼻炎：干粉吸入或吹入鼻腔每侧 10mg/ 次，4~6 次 /d。

【主要不良反应】少数患者吸入后咽部及气管有刺痛感，并产生支气管痉挛、口干、气急、咳嗽、胸闷等。偶见排尿困难、刺激性咳嗽、胸部紧迫感，甚至诱发哮喘。

【孕妇、哺乳期妇女用药安全性】怀孕 3 个月以内的孕妇禁用，哺乳期妇女慎用。

【注意事项】①色甘酸钠的疗效与用药方法是否正确的关系极大，必须指导患者正确的用药方法，务必使药物尽量到达病变组织。②喘息状态及严重呼吸困难者，色甘酸钠吸入不属首选治疗，应先用解痉药物或糖皮质激素以控制症状。③在停用色甘酸钠时应逐渐减量，不可突然停药，以防病情反复。对正在使用糖皮质激素或其他平喘药治疗者，用色甘酸钠后继续用原药至少 1 周或至症状明显改善后，才能逐渐减量或停用原药。④由于本品系预防性阻断肥大细胞脱颗粒，而非直接舒张支气管，因此对于支气管哮喘病例应在发病季节之前 2~3 周提前用药。⑤极少数患者在开始用药时出现哮喘加重，此时可先吸入扩张支气管的气雾剂，如沙丁胺醇。⑥本品起效慢，需连用数日甚至数周后才起作用，故对正在发作的哮喘无效。

【剂型与规格】①吸入用胶囊：20mg；②气雾剂：14g：0.7g（每揿含色甘酸钠 3.5mg），19.97g：0.7g（每揿含色甘酸钠 5mg）。

（四）吸入型糖皮质激素

糖皮质激素具有强大的抗炎、抗免疫作用，能抑制多种参与哮喘发病的炎症介质及免疫细胞，对频发性及持续性哮喘具有肯定的疗效，但不良反应多且重。

近年来多主张外用或吸入应用局部作用的糖皮质激素,以减少不良反应。吸入性糖皮质激素已成为治疗哮喘的第一线药物。如采用吸入倍氯米松等治疗频发慢性支气管哮喘可获得较好的疗效。但重症者不能控制时仍需全身给药。

布地奈德 Budesonide

【又名】普米克,信必可,英福美。

【医保分类】吸入剂乙类,布地奈德福莫特罗吸入剂乙类。

【药动学】起效时间:雾化吸入 2~8d,粉末吸入 24h。血药浓度达峰时间:胶囊 0.5~10h,雾化吸入 10~30min,粉末吸入 1~2h,片剂 7.4~19.2h。生物利用度:受首过效应影响,胶囊 9%~21%,雾化吸入 6%,粉末吸入 6%~13%。最大效应时间:雾化吸入 4~6 周,粉末吸入 1~2 周。血浆蛋白结合率:85%~90%。代谢:肝 CYP3A4 酶。自尿液(60%)和粪便排泄。$t_{1/2}$:2~3.6h。

【作用和用途】糖皮质激素。吸入剂用于哮喘和慢性阻塞性肺疾病(COPD)的长期治疗。鼻喷雾剂用于过敏性鼻炎和鼻息肉。主要用于:哮喘的维持和预防性治疗,过敏性鼻炎。

【用法和用量】①鼻喷剂:每次每鼻孔喷 2 喷,早晚各 1 次,见效后改为每次每鼻孔喷 1 喷,早晚各 1 次。②气雾剂:成人开始用量 400~1 600μg/d,分 2~4 次使用。一般 200μg/ 次,早晚各 1 次,400μg/d;病情严重时,400μg/ 次,4 次 /d。2~7 岁儿童:200~400μg/d,分 2~4 次使用。7 岁以上儿童:200~800μg/d,分 2~4 次使用。

【主要不良反应】鼻刺激或烧灼感,鼻出血或疼痛,头晕,胃肠道不适,咳嗽,嘶哑,口干,喉咙痛,视物模糊,呼吸困难,脸部肿胀,喉、口或鼻出现白色斑块,产生严重的粉刺等。

【孕妇、哺乳期妇女用药安全性】孕妇禁用,哺乳期妇女慎用。

【禁忌与慎用】中度及重度支气管扩张症患者禁用。细菌或病毒感染性鼻炎患者慎用。

【剂型与规格】①吸入用混悬液:0.5mg/2ml,1mg/2ml;②雾化混悬液:0.5mg/2ml,1mg/2ml;③干粉吸入剂:100μg/ 吸,200 吸 / 支;④鼻喷雾剂:32μg/ 喷(0.64mg/ml),64μg/ 喷(1.28mg/ml);⑤气雾剂:20mg/5ml,每瓶 100 喷,每喷含布地奈德 200μg;10mg/10ml,每瓶 200 喷,每喷含布地奈德 50μg;⑥"信必可都保"布地奈德福莫特罗复方粉吸入剂,其组分为:布地奈德(160μg/ 吸)和富马酸福莫特罗(4.5μg/ 吸),(80μg/4.5μg),60 吸 / 支。

【备注】①布地奈德吸入剂是粉剂,通过粉末吸入器吸入;②布地奈德气雾剂是混悬液体,药液喷成雾状而吸入,以上两种剂型都是治疗过敏性哮喘的;③布地奈德喷雾剂,混悬液体,一般是鼻腔用药,多用于治疗过敏性鼻炎,但也有的用于治疗哮喘的如乐冰等。

倍氯米松 Beclometasone

倍氯米松鼻腔喷雾剂用于治疗过敏性鼻炎和鼻息肉，对皮肤血管收缩作用远比氢化可的松强，局部抗炎作用比氟轻松和曲安奈德强，全身作用轻微；气雾吸入法以缓解哮喘症状和过敏性鼻炎的治疗，对支气管喘息的疗效比口服更有效；粉雾剂胶囊适用于支气管哮喘患者，特别是支气管扩张剂或其他平喘药，如色苷酸钠不足以控制哮喘时。倍氯米松其他内容参见第三十八章　糖皮质激素。

氟替卡松 Fluticasone

【又名】辅舒酮，辅舒良，文适，克廷肤，丙酸氟替卡松，Flixotide。

【医保分类】吸入剂、软膏剂乙类。

【药动学】口服及鼻腔给药生物利用度和尿排泄极低，吸入给药生物利用度：12%~26%，吸入后血药浓度达峰时间：0.5~1.5h。吸入后经肝脏的首过效应，可被迅速灭活而成为无活性的代谢产物，极少从胃肠道被吸收。血浆蛋白结合率：91%。代谢：肝。大部分以原型随粪便排泄，1%~5% 药物以代谢物形式随尿液排泄。$t_{1/2\beta}$：8h。

【作用和用途】糖皮质激素，具有抗炎和血管收缩作用，对炎症反应过程的多种细胞类型（如肥大细胞、嗜酸性粒细胞、中性粒细胞、巨噬细胞和淋巴细胞）和介质（如组胺、类花生四烯酸、白三烯和细胞因子）具有广泛的抑制作用。作用强于地塞米松和布地奈德。由于氟替卡松全身生物利用度低，常规剂量下对肺部产生局部效应而没有显著的全身效应，对雄激素、雌激素或肾上腺皮质激素受体作用极小。

主要用于抗过敏反应，如季节性鼻炎、严重变应性鼻炎（过敏性鼻炎），治疗轻至中度及严重慢性哮喘。

气雾剂、喷鼻剂适用于成人及≥4 岁儿童哮喘的预防性治疗。

【用法和用量】应根据每位支气管哮喘患者的具体状况调整吸入药量。如果患者使用压力型定剂量气雾剂的本品有困难，可与储雾器联用。①气雾剂，轻度哮喘：>16 岁开始剂量为 100~250μg，2 次 /d；中度哮喘：250~500μg，2 次 /d；严重哮喘：500~1 000μg，2 次 /d；之后依疗效调整剂量至控制哮喘的最小有效剂量。>4 岁儿童：开始剂量为 50μg 或 100μg，2 次 /d；之后，依疗效调整剂量至控制哮喘的最小有效剂量。②喷鼻剂，成人及 >12 岁儿童 1 次 /d，每鼻孔各 2 喷，早晨用药，某些患者需 2 次 /d，每鼻孔各 2 喷。维持剂量 1 次 /d，每鼻孔各 1 喷。复发时可相应增加剂量，最大剂量为每鼻孔 <4 喷 /d。4~11

岁儿童：1 次 /d，每鼻孔各 1 喷。某些患者需 2 次 /d，每鼻孔各 1 喷，最大剂量为每鼻孔 <2 喷。使用前轻轻摇动药瓶。

【主要不良反应】吸入本品后若未以净水漱口，患者可出现白念珠菌口腔或咽部感染，有的患者有声音嘶哑。口腔吸入较常见上呼吸道感染、咽喉刺激、鹅口疮、咳嗽、头痛，鼻腔吸入罕见感染、视力障碍、严重肿胀、声音嘶哑、呼吸困难、吞咽困难。

【孕妇、哺乳期妇女用药安全性】孕妇禁用本品乳膏和软膏，哺乳期妇女慎用。

【禁忌和慎用】①哮喘持续状态或其他哮喘急性发作者禁用本品干粉吸入剂；②玫瑰痤疮、寻常痤疮、酒渣鼻、口周皮炎、肛周及外阴瘙痒、原发性皮肤病毒感染（如单纯疱疹、水痘等）及细菌（真菌）感染等患者禁用本品乳膏和软膏；③1 岁以下儿童禁用本品乳膏和软膏。

【注意事项】①吸入本品不同于支气管扩张剂，最初患者可能未能察觉吸入激素的效果，因而影响患者接受治疗的依从性，应当在治疗前向患者说明；②长期吸入本品其日用量超过 2mg 者，可能导致肾上腺功能被抑制，应监测其肾上腺储备功能；③与其他吸入型糖皮质激素一样，若患者以往罹患结核病或现有活动性肺结核，应当特别注意其结核病是否得到控制；④长期吸入本品及经鼻给药的患儿应定期监测身高；⑤长期治疗前及治疗 1 年后应进行骨 X 线检查；⑥鼻喷雾剂和口吸入剂因为全身（血液）吸收有限，不良反应小于片剂；然而高剂量时，可能导致免疫功能降低、全身感染风险增加、骨质疏松症和眼压升高等严重全身性不良反应；⑦美国 FDA 批准可谨慎用于 3 个月以下儿童。

【剂型与规格】①吸入气雾剂：10mg/10ml，50μg/ 揿，60 揿 / 瓶，120 揿 / 瓶（125μg/ 揿），200 揿 / 瓶；20mg/10ml，100μg/ 揿，200 揿 / 瓶；②鼻喷雾剂：0.05%（50μg/ 喷）。每 100mg 药液中含丙酸氟替卡松 50μg。

环索奈德 Ciclesonide

【又名】威菲宁，仙定，Alvesco。

【药动学】由于胃肠吸收少及首过代谢明显，口服生物利用度极低（均低于 1%）。以推荐的剂量鼻内给予环索奈德后的血清环索奈德浓度极低。

【作用和用途】糖皮质激素的前体物，进入体内（鼻内）后，经酶促水解成药理活性代谢物去环索奈德。去环索奈德对肾上腺皮质激素受体具有亲和力，其抗炎活性比母体化合物高 120 倍，对过敏性炎症有关的多种细胞类型（例如肥大细胞、嗜酸性粒细胞、中性粒细胞、巨噬细胞和淋巴细胞）和介体（例如组胺、类花生酸、白三烯和细胞因子）具有广泛的作用，可抑制炎症部位的白细胞浸润，干扰炎症反应的介质并抑制体液免疫应答，限制毛细血管扩张，降低毛细血管通透性而减少炎症反应。

用于治疗哮喘、季节性和常年性过敏性鼻炎、花粉症。

【用法和用量】成人和≥12岁儿童，80~160μg/次，1次/d。面临哮喘发作风险的严重哮喘患者，如病情未得到控制且需要强效抗炎药，则在使用本品时可适当增加剂量。

【主要不良反应】头痛、流鼻血、鼻和咽喉内层炎症。

【孕妇、哺乳期妇女用药安全性】孕妇慎用，哺乳期妇女需要暂停哺乳。

【禁忌和慎用】哮喘持续状态或哮喘急性发作患者禁用。

【注意事项】运动员、活动性肺结核、真菌或者病毒感染者慎用。

【剂型与规格】气雾剂：每瓶100揿，每揿含环索奈德100μg。

四、其他呼吸系统疾病用药

复方甲氧那明 Compound Methoxyphenamine

【又名】阿斯美，强力安喘通，诺尔彤，Asmeton。

【医保分类】口服常释剂型乙类。

【作用和用途】本品是由盐酸甲氧那明（β受体激动剂）、那可丁（外周性镇咳药）和氨茶碱（呼吸道平滑肌松弛药）组成的复方制剂，具有抗炎、抗过敏、平喘作用，用于痰多咳嗽、过敏性哮喘。

【用法和用量】口服：2~3粒/次，3次/d，饭前服。

【主要不良反应】偶有上腹部不适、口干、嗜睡、心悸，但都能耐受，停药后自然消失。

【孕妇、哺乳期妇女用药安全性】孕妇或有可能妊娠的妇女慎用。

【禁忌和慎用】①哮喘危象，活动性消化性溃疡，严重心血管疾病患者禁用；②未满8岁儿童及婴幼儿禁用；③高血压者或高龄者、青光眼者、排尿困难者慎用。

【注意事项】①小儿用药须在家长监督下服用，服用过量可能会引起茶碱的毒性反应。②不要与其他镇咳药、抗感冒药、抗组胺药、镇静药联合使用。③与肾上腺素类和其他交感性支气管扩张剂合用时，可导致不良反应明显增加。与某些可能影响肾功能或肝微粒体酶的药物合用时须谨慎，如西咪替丁及某些大环内酯类抗生素。

【剂型与规格】胶囊：每粒含盐酸甲氧那明12.5mg，氨茶碱25mg，那可丁7mg，马来酸氯苯那敏2mg。

那敏伪麻胶囊 Pseudoephedrine hydrochloride and Chlorphenamine Maleate Capsules

【又名】斯卫尔。

【药动学】口服盐酸伪麻黄碱血药浓度达峰时间：2~3h，口服氯苯那敏血药浓度达峰时间：3~6h，两药主要在肝代谢，代谢物及原型药主要从肾排出。

【作用和用途】本品为复方制剂，主要成分为盐酸伪麻黄碱、马来酸氯苯那敏。

盐酸伪麻黄碱为拟肾上腺素药，可收缩鼻黏膜血管，减轻黏膜充血、肿胀；氯苯那敏为抗组胺药，可竞争性阻断组胺（H_1）受体，减轻鼻黏膜充血及肿胀，两药有协同作用。用于因普通感冒、流行性感冒引起的上呼吸道症状和鼻窦炎、花粉症所致的各种症状，特别适用于缓解上述疾病的早期临床症状，如鼻塞、流涕、打喷嚏等症状。

【用法和用量】口服，成人 1 粒 / 次，3 次 /d。

【主要不良反应】常见嗜睡、头晕、鼻干、口干、心悸、上腹不适、大便干燥等。

【孕妇、哺乳期妇女用药安全性】孕妇、哺乳期妇女禁用。

【禁忌和慎用】禁用于严重高血压、严重心脏病及前列腺肥大明显者，新生儿及早产儿。慎用于心脏病、高血压、甲状腺功能亢进、青光眼、肺气肿等呼吸困难患者及前列腺肥大伴排尿困难患者。

【注意事项】不得超过 4 粒 /d，疗程不超过 7d。超量服用可造成头晕、失眠及精神症状。服药期间不驾驶机动车辆、不操作机器，不从事高空作业。

【药物相互作用】①本品可增强金刚烷胺、抗胆碱药、氟哌啶醇、吩噻嗪类及拟交感神经药的作用；②与乙醇及中枢抑制药合用可使抗组胺药药效增强；③与奎尼丁同用，使后者类阿托品样效应加剧；④与三环类抗抑郁药同服可使后者药效增强。

【剂型与规格】胶囊：每粒含盐酸伪麻黄碱 60mg 和马来酸氯苯那敏 4mg。

伪麻美沙芬 Pseudoephedrine hydrochloride and Dextromethorphan hydrobromide

猪肺磷脂 Poractant

伪麻美沙芬和猪肺磷脂

（韦玉先）

第二十五章

消化系统疾病用药

一、助消化药

药物分类 本类药物包括复方阿嗪米特、胃蛋白酶、胰酶、多酶片等。

作用特点 助消化药多为生理成分，例如，自动物胃黏膜提取而得的胃蛋白酶、自胰脏提取的胰酶等成分，均有助于蛋白质、脂肪、淀粉的分解与转化；在消化酶分泌不足时，可以起到替代疗法，促进消化的作用。临床应用的“复合酶片”（combizym）含有植物性酶和动物性酶，前者在不同的酸碱度中都能发挥其最佳药效，使胃内食物渣、纤维素及半纤维素的食物全部消化，从而减轻小肠消化的负担，而动物性胰酶在小肠内继续消化剩余的蛋白质、脂肪和糖类，故可促进消化、增进食欲。

近年发展的胃肠促动药如西沙必利、多潘立酮，可增加胃紧张力，改善胃及十二指肠的协调作用，缩短食物的转运时间，也可用于慢性消化不良、慢性胃炎的治疗。

用药原则 助消化药多含有分解蛋白质、糖类及脂肪的酶，能促进消化，改善腹胀、嗳气等症状，可视患者具体情况而选择用药。

注意事项 胃蛋白酶只有在酸性条件下作用最强，因此必须与稀盐酸同时服用；而胰酶则在中性或微碱性条件下消化效力最好，故多制成肠溶片内服，不可咬破，以免通过胃时遭受胃酸破坏。

复方阿嗪米特 Compound Azintamide

【又名】泌特。

【医保分类】口服常释剂型乙类。

【作用和用途】阿嗪米特为一种促进胆汁分泌药物，它可以增加胆汁的液体量，增加胆汁中固体成分的分泌。胰酶内含淀粉酶、蛋白酶和脂肪酶，可以用于改善糖类、脂肪、蛋白质的消化与吸收，恢复机体的正常消化功能。纤维素酶-4000具有解聚和溶解或切断细胞壁作用，使植物营养物质变为可利用的细胞能量。它还具有改善胀气和肠道中菌丛混乱而引起的酶失调作用。二甲硅油有减少气体作用，可使胃肠道的气体减少到最低，从而消除因胃肠道中气胀引起的胃痛，也可以消除消化道中其他器官引起的胀气。

用于因胆汁分泌不足或消化酶缺乏而引起的症状。

【用法和用量】口服，成人每次 1~2 片，3 次 /d，餐后服用。

【剂型与规格】片剂：每片中含阿嗪米特 75mg、胰酶 100mg（胰淀粉酶 5850 活力单位，胰蛋白酶 185 活力单位，胰脂肪酶 3320 活力单位）、纤维素酶 -4000 10mg、二甲硅油 50mg。

表 25-1 列出几种常用的健胃消化药，以供参阅。

表 25-1 常用健胃消化药

药名和制剂	用法和用量
胃蛋白酶 Pepsin 合剂：3% 片剂：120U	口服，240~480U/ 次；小儿酌情减量，3 次 /d，饭前或饭时服。①每 1g 中含蛋白酶活力不得少于 3 800U；②不宜与碱性药物同服
胰酶 Pancreatin 片剂：0.3g，0.5g	口服，成人 0.3~0.5g/ 次；小儿 0.15~0.3g/ 次；3 次 /d，饭前服。不宜与酸性药同服
多酶片 Multienzyme Tablets 每片含淀粉酶 0.12g，胰酶 0.12g 及胃蛋白酶 0.04g	口服，1~2 片 / 次，3 次 /d，饭前服
复合酶片 Combizym 片剂：含胰酶 220mg，米曲菌酶 120mg	口服，2 片 / 次，3 次 /d，饭前服，不宜与酸碱性药物同服。服药时不可嚼碎，以免消化口腔黏膜

二、胃肠促动药

药物分类 常用以下两类：①多巴胺受体拮抗剂，如多潘立酮；②胃肠道 5-HT_4 受体激动剂，如莫沙必利、西沙必利等。

作用特点 胃肠平滑肌运动功能受自主神经系统和肠神经系统支配与调节。如上述神经系统病变或功能紊乱，以及肌肉本身病变，可造成胃肠运动功能低下，胃排空延缓，胃食管反流，产生“消化不良”的一系列症状（上腹部或胸骨后疼痛不适、饱胀、胃灼热、反酸、恶心、呕吐或其他被认为与近端消化道有关的症状）。拟胆碱药的毒蕈碱受体激动剂虽然可以增加胃收缩功能，但不良反应较多而限制了其临床应用。近年来发展的胃肠促动药有 2 类，即多巴胺受体拮抗剂（多潘立酮）和胃肠道 5-HT_4 受体激动剂（西沙必利、莫沙必利等）。前一类通过拮抗外周多巴胺受体与增多肌间神经丛乙酰胆碱（ACh）释放，发挥促动力和止吐作用。后一类药是新型的胃肠促动药——通过激动肠神经系统肌间运动神经丛的 5-HT_4，增加 ACh 的释放，从而增加下食管括约肌压力，增强食管体部平滑肌的蠕动收缩，防止食物的滞留和胃酸反流，这类药对全消化道均有影响。研究表明，大环内酯类抗生素红霉素是胃动素受体激动剂，对胃、十二指肠有较强的促动力效应（对食管体部和远端小肠或大肠无明显效应）。

用药原则　多潘立酮对血脑屏障的渗透力弱，对脑内多巴胺受体几无拮抗作用，因此可排除精神和中枢神经系统的不良反应。

注意事项　①胃肠促动药一般在餐前 15~30min 和睡前服用；②忌与抗胆碱药合用，因二者药理作用相反；③须按规定剂量服用，切勿自行加大剂量，以免增加不良反应；④孕妇、哺乳期妇女应避免使用。

（一）多巴胺受体拮抗剂

多潘立酮 Domperidone

【又名】吗丁啉，胃得灵，Motilium。

【医保分类】口服常释剂型甲类，口服液体剂乙类。

【药动学】口服吸收迅速，血药浓度达峰时间：15~30min（口服），1h（直肠）。代谢：肝。存在首过效应。排泄：尿 31.2%，粪 65.7%。$t_{1/2}$：7d。

【作用和用途】外周性多巴胺受体拮抗剂。用于：①由胃排空延缓、胃食管反流、食管炎、慢性胃炎引起的消化不良症状，包括：恶心、呕吐、嗳气、上腹闷胀、腹痛、腹胀，以及由于反流引起的口腔和胃烧灼感；②各种原因引起的恶心、呕吐。

【用法和用量】

（1）成人：①口服，10~20mg/ 次，3 次 /d；②肌内注射或静脉注射，10mg/ 次，1~6 次 /d；每次静脉注射后必须间隔 1h，每日最高剂量为 1mg/kg；③直肠给药（栓剂），60mg/ 次，2~3 次 /d。

（2）小儿：①混悬剂，口服每次 0.3mg/kg，3 次 /d；②栓剂，如 <2 岁，则 2~4 粒 /d（每粒 10mg）；如 >2 岁，则 2~4 粒 /d（每粒 30mg）。直肠给药。

【孕妇、哺乳期妇女用药安全性】孕妇禁用，哺乳期妇女慎用。

【禁忌和慎用】机械性梗阻、胃肠道出血、胃肠道穿孔患者禁用；中重度肝功能不全者禁用；出生数个月至 1 岁的婴儿因新陈代谢功能和血脑屏障发育尚未完全，应慎用。

【药物相互作用】①禁止与红霉素或其他可能会延长 Q-T 间期的 CYP3A4 酶强效抑制剂（氟康唑、伏立康唑、克拉霉素、胺碘酮、泰利霉素）等合用；②抗酸药、抑制胃肠分泌的药物，可降低本品的生物利用度，不宜与本品同服；③钙拮抗剂（地尔硫䓬、维拉帕米）和阿瑞匹坦合用会导致多潘立酮的血药浓度升高。

【剂型与规格】①片剂：10mg；②注射剂：10mg（成人用），4mg（小儿用）；③栓剂：60mg/粒（成人用），30mg/粒（儿童用），10mg/粒（幼儿用）；④口服混悬液：400mg/200ml。

【医保限制】口服液体剂限用于儿童或吞咽困难患者。

伊托必利 Itopride

【又名】为力苏。

【医保分类】口服常释剂型乙类。

【作用和用途】具有双重作用，即拮抗多巴胺 D_2 受体和抑制胆碱酯酶，刺激 ACh 释放并抑制 ACh 水解，促进胃排空，并具镇吐作用。$t_{1/2}$ 为 6h。

【作用和用途】用于功能性消化不良引起的各种症状，如上腹部不适、餐后饱胀、早饱、食欲不佳、恶心、呕吐等。

【用法和用量】口服，成人 50mg/次，3 次/d，饭前服用。儿童不宜使用。

【剂型与规格】片剂：50mg。

（二）胃肠道 5-HT_4 受体激动剂

对胃肠道 5-HT_4 受体“激动”而产生治疗作用的药物可缓解上腹部胀满感、重压感、胃灼热感和胃酸反流等消化道动力不足症状。对糖尿病性胃轻瘫、胃大部切除术后胃功能障碍等也有良效。

西沙必利（1988 年上市）与上述的多潘立酮不同，不影响多巴胺受体。由于它不易透过血脑屏障，有着比多巴胺拮抗药更小的不良反应。但由于西沙必利出现 Q-T 间期延长或尖端扭转型室性心动过速（TdP），可致“猝死”。因此临床很少使用西沙必利，仅作为治疗胃食管反流病的二线药物。2000 年 7 月，国家药品监督管理局发布通知加强对该药的管理，停止该药在零售药店的销售，仅供在医师处方下在医院药房发售。

莫沙必利 Mosapride

【又名】加斯清，瑞琪，美唯宁，贝络纳，Gasmotin。

【医保分类】口服常释剂型甲类。

【药动学】空腹口服吸收迅速，脑内几乎没有分布，血药浓度达峰时间：0.8h，血浆蛋白结合率：99%。代谢：肝（CYP3A4 酶）。排泄：尿、粪。$t_{1/2}$：2h。

【作用和用途】选择性 5-羟色胺 4（5-HT_4）受体激动剂，通过兴奋胃肠道胆碱能中间神经元及肌间神经丛的 5-HT_4 受体，促进乙酰胆碱的释放，从而增强胃肠道运动，改善功能性消化不良患者的胃肠道症状，不影响胃酸的分泌。

本品为消化道促动力剂，用于功能性消化不良伴胃灼热、嗳气、恶心、呕吐、早饱、上腹胀等消化道症状；也可用于胃食管反流病、糖尿病性胃轻瘫及部分胃切除患者的胃功能障碍。

【用法和用量】口服，5mg/次，3次/d，饭前服用。

【主要不良反应】腹泻、腹痛、口干、倦怠、头晕等。

【孕妇、哺乳期妇女用药安全性】孕妇、哺乳期妇女慎用。

【注意事项】①服用一段时间（通常为2周），消化道症状没有改变时，应停止服用；②与抗胆碱药（如阿托品、东莨菪碱等）合用可能减弱本品的作用。

【剂型与规格】片剂：2.5mg，5mg。

同类药

西沙必利 Cisapride

【又名】Prepulside，普瑞博思。

【用法和用量】口服，5~10mg/次，3次/d。儿童0.2mg/kg，餐前15min服用。

【注意事项】可有短暂腹部痉挛、肠鸣和腹泻，可酌减剂量；应注意心律失常的发生。心脏病、心力衰竭、Q-T间期延长、室性心律失常患者应避免使用。

【剂型与规格】片剂（胶囊）：5mg，10mg；干混悬剂：5mg。

三、抗消化性溃疡药

药物分类　抗消化性溃疡药可分为四大类：

（1）抗酸药（中和胃酸药）：如氢氧化铝（凝胶）、铝碳酸镁、三硅酸镁等。

（2）抑制胃酸分泌药：①组胺H_2受体拮抗剂，如西咪替丁、法莫替丁等；②质子泵抑制剂，如奥美拉唑、兰索拉唑等；③选择性M胆碱受体拮抗剂，如哌仑西平；④胃泌素受体拮抗剂，如丙谷胺。

（3）增强胃黏膜屏障药：如硫糖铝、米索前列醇、枸橼酸铋钾等。

（4）抗幽门螺杆菌药：如阿莫西林、克拉霉素、甲硝唑、呋喃唑酮等抗菌药物。

作用特点　消化性溃疡病的治疗目的，首先是缓解症状、中和胃酸和抑制胃酸分泌，以减轻疼痛；其次是促进溃疡的愈合。在十二指肠溃疡病有50%~75%患者胃酸分泌超过正常量，但大多数胃溃疡患者酸排量却在正常或低于正常范围，这可能与黏膜抵抗胃酸、胃蛋白酶的消化能力减弱有关。中和胃酸药是弱碱性化合物，与胃酸作用形成中性盐，使胃液酸度上升至pH4~5，即可减弱胃液对溃疡的刺激性，因而疼痛可迅速缓解，并能促进溃疡的愈合。

胃酸（HCl）由胃壁细胞分泌，并受神经分泌（ACh）、内分泌（促胃液素）、旁分泌（组胺、生长抑素和前列腺素）等体内多种内源性因素调节；它们作用于壁细胞的特异性受体，增加 cAMP 及 Ca^{2+} 浓度，最终影响壁细胞顶端分泌小管膜内的质子泵（H^+-K^+-ATP 酶）而影响胃酸分泌。①组胺 H_2 受体拮抗剂如西咪替丁通过阻断壁细胞上的 H_2 受体，抑制基础胃酸分泌和夜间胃酸分泌，对促胃液素及 M 受体激动剂引起的胃酸分泌也有抑制作用。②质子泵抑制剂是弱碱性的苯并咪唑类化合物，进入胃壁细胞分泌小管中，与 H^+ 结合形成有活性的次磺酸和次磺酰胺，与 H^+-K^+-ATP 酶的巯基脱水耦联而使酶失活，进而抑制胃酸分泌，胃蛋白酶的分泌同时减少；这类药物抑酸作用强而持久，对消化性溃疡的疗效较高，疗程较短。目前已有三代药品上市，如奥美拉唑、泮托拉唑、埃索美拉唑等。③非选择性 M 胆碱受体拮抗剂阿托品已较少使用，主要与其他药物组成复方；哌仑西平是一种选择性 M_1 受体拮抗剂，对胃壁细胞 M_1 受体有高度亲和力，而对瞳孔、胃肠平滑肌、心脏、唾液和膀胱 M 受体几无作用，故能明显抑制胃酸分泌，缓解溃疡病症，而不良反应少。

增强胃黏膜屏障药是一类能增强黏膜防御功能的药物，近年来有新的发展。近年来用于临床的合成的前列腺素 E（PGE）衍生物如米索前列醇、恩前列醇等在低于抑制胃酸分泌的剂量时，有促进黏液和 HCO_3^- 盐分泌，增强黏液 -HCO_3^- 盐屏障的作用；还能促进胃黏膜受损上皮细胞的重建和增殖，增强细胞屏障。硫糖铝、枸橼酸铋钾等也具有增强胃黏膜屏障的作用。

1983 年研究人员从人的胃黏膜中分离出幽门螺杆菌（*Helicobacter pylori*，Hp），随后发现幽门螺杆菌感染与消化性溃疡密切相关。它寄居于胃、十二指肠的黏液层与黏膜细胞之间，对黏膜产生损伤作用，引发溃疡；尤以难治而常复发的病例与此菌有直接关系。前述的质子泵抑制剂，以及含铋制剂如枸橼酸铋钾抗幽门螺杆菌作用较弱，单用疗效较差。如配合抗菌药物阿莫西林等才能根除幽门螺杆菌；可防止溃疡的复发并提高治愈率。

用药原则 ①碱性抗酸药或抑制胃酸分泌的药物，仍然是缓解溃疡病症状的常用治疗药物。铝盐中的氢氧化铝凝胶，镁盐中的氧化镁、三硅酸镁均为强效抗酸药，作用持久，但起效较慢；碳酸钙抗酸作用快而强，且维持时间长，但不宜久服，以免引起肾钙化和肾功能不全。碱性抗酸药物作用时间短，各有一定缺点，较少单药应用，大多组成复方制剂，取长补短，以增强疗效，减少不良反应，如复方氢氧化铝等。②组胺 H_2 受体拮抗剂，如西咪替丁、法莫替丁等明显抑制胃酸分泌，是临床常用的药物，目前已有四代上市。第四代 H_2 受体拮抗剂乙溴替丁除拮抗 H_2 受体外，尚具有黏膜保护作用，刺激上皮细胞增生，增加黏液分泌，促进溃疡愈合。这类药物较长期应用未见耐受性。③体内、外试验证明，质子泵抑制剂如奥美拉唑、兰索拉唑有抗幽门螺杆菌作用，是目前治疗各种胃酸相关疾病有良好疗效的药物；与抗生素合用可根除幽门螺杆菌。

临床上采用联合用药（二联或三联）治疗久治不愈的溃疡病，可使复发率从80%降至5%。

注意事项　①抗酸药必须在餐后（1~1.5h）服用，这样可维持缓冲作用长达3~4h。必要时小剂量多次服用，以控制症状。H_2受体拮抗剂夜间一次服用较每日分次服用为优。②抗胆碱药忌用于青光眼、幽门梗阻、前列腺肥大等患者。③服用枸橼酸铋钾仅有少量铋被吸收（主要分布在肝、肾组织中），经肾从尿中排出，在常规剂量和服用期内比较安全，连续用药不宜超过2个月；一般停用含铋药物2个月，可再继续下一个疗程。铋剂禁用于孕妇、哺乳期妇女及严重肾功能不全者。④服用质子泵抑制剂如奥美拉唑等可能掩盖由胃癌引起的症状，故应在排除恶性病变的前提下使用。⑤对肾损害、充血性心力衰竭、水肿、高血压的患者，应谨慎服用大剂量抗酸药。⑥注射用质子泵抑制剂，2021年版《国家基本医疗保险、工伤保险和生育保险药品目录》写明“限有禁食医嘱或吞咽困难的患者”。

（一）抗酸药

铝碳酸镁 Hydrotalcite

【又名】达喜，威地美。

【医保分类】口服常释剂型、咀嚼片乙类。

【作用和用途】抗酸作用迅速且持久，在相同条件下其作用持续时间为碳酸氢钠的6倍。由于口服不吸收，体内无蓄积，在服用28d（6g/d）后，血清中的铝、镁、钙和其他矿物质仍处于正常范围中。

用于胃及十二指肠溃疡、急慢性胃炎及十二指肠炎、反流性食管炎、胃酸过多、胃灼痛等。

【用法和用量】口服，1g/次，3次/d，饭后1h服。十二指肠溃疡6周为一个疗程，胃溃疡8周为一个疗程。

【禁忌和慎用】①溃疡性结肠炎、慢性腹泻禁用；②胃肠道蠕动功能不全、严重肾功能不全者慎用。

【剂型与规格】①片剂：0.5g；②咀嚼片：0.5g；③混悬液：20g/200ml；④颗粒剂：0.5g/2g。

氢氧化铝 Aluminium Hydroxide

氢氧化铝

其他抗酸药见表 25-2。

表 25-2 其他抗酸药

药名和制剂	作用和用途	用法和用量	备注
镁乳（氢氧化镁合剂） Milk of Magnesia 乳剂：8% 氢氧化镁混悬液	抗酸作用强而迅速；与胃酸作用时无 CO_2 生成，故服用后较舒适，大剂量可作泻药	口服，抗酸，4~5ml/次，3 次 /d；缓泻，15ml/ 次	有少量镁被肠道吸收，肾功能不全者要注意镁中毒的可能性
三硅酸镁 Magnesium Trisilicate 片剂：0.3g	为氧化镁和二氧化硅的复合物；抗酸作用弱而慢但维持时间较持久（4~5h）；对溃疡面有保护作用	口服，0.3~1.0g/ 次，3 次 /d，饭后 1h 左右服	可致腹泻。由于少量二氧化硅（与 HCl 作用后产生）被吸收，长期用可发生硅结石，尿中排出
碳酸氢钠（小苏打） Sodium Bicarbonate 片剂：0.3g，0.5g； 注射剂：0.5g/10ml，5g/100ml，8g/200ml	制酸作用较弱且维持时间短，与抗胆碱药等合用治疗溃疡病、酸中毒	①口服，0.3~2.0g/ 次，3~4 次 /d；②静脉滴注用于酸中毒；③冲洗阴道或坐浴（真菌性阴道炎）	在胃中产生 CO_2，可致嗳气，继发性胃酸分泌，并有胃穿孔危险

（二）抑制胃酸分泌药

1. 组胺 H_2 受体拮抗剂

法莫替丁 Famotidine

【又名】高舒达，胃舒达，立复丁，信法丁，Gaster。

【医保分类】口服常释剂型、注射剂甲类。

【药动学】口服可维持有效血药浓度 12h。静脉注射后在消化道、肝、肾、腭下腺及胰腺中较高。排泄：尿 80%。$t_{1/2}$:（3.17 ± 17.76）h。

【作用和用途】抑制胃酸分泌，抑制胃蛋白酶分泌。抑制胃酸分泌强于雷尼替丁（7~10 倍）、西咪替丁（10~50 倍）。

用于缓解胃酸过多所致的胃痛、胃灼热（烧心）、反酸。

【用法和用量】片剂：口服，成人，20mg/ 次，2 次 /d。24h 内不超过 40mg。

注射剂：缓慢静脉滴注，20mg/ 次，2 次 /d，疗程 5d。一旦病情好转，应迅速改为口服给药。

【主要不良反应】偶见转氨酶升高，罕见血压上升、头痛、月经不调、面部水肿及耳鸣等。

【孕妇、哺乳期妇女用药安全性】孕妇、哺乳期妇女禁用。

【禁忌和慎用】①本品主要由肾排泄,严重肾功能不全者禁用;②肝、肾功能不全患者及小儿应慎用。

【注意事项】不宜与其他抗酸剂合用,如含铝、镁的抗酸剂可降低法莫替丁的生物利用度,降低其吸收和血药浓度。

【剂型与规格】①片剂:10mg,20mg;②注射剂:20mg/100ml。

西咪替丁 Cimetidine

【又名】泰为美,泰胃美,甲氰咪胍,Tagamet。

【药动学】口服吸收迅速(60%~70% 由肠道吸收),血药浓度达峰时间:45~90min。持续时间:服用 0.3g 抑制基础胃酸 50% 达 4~5h。血浆蛋白结合率:低。代谢:肝。排泄:尿(原型为主),粪便 10%。$t_{1/2}$:2h,肾功能不全者延长到 5h。

【作用和用途】选择性阻断胃黏膜 H_1 受体,显著抑制组胺、五肽胃泌素及进餐引起的胃酸分泌。

用于:①胃及十二指肠溃疡、幽门前区溃疡,本品对十二指肠溃疡的疗效尤为显著(溃疡愈合至少需要服药 3~4 周之后);②消化性食管炎;③急性上消化道出血及应激性溃疡;④佐林格 - 埃利森(Zollinger-Ellison)综合征,由位于胰腺或胰腺外的腺瘤分泌大量促胃液素所致,可见胃酸分泌过多、重症消化性溃疡。

【用法和用量】①溃疡病:0.2~0.3g/ 次,3 次 /d。十二指肠溃疡病患者睡前口服 0.4g;连服 4~8 周,以后改为维持量 0.4g/d,晚上临睡前服或分 2 次服,连服 3~6 个月或更长可防止复发。②消化性食管炎:0.4g/ 次,4 次 /d,餐间服及睡前服,疗程 4~8 周。③急性上消化道出血及应激性溃疡:可采用肌内注射或静脉注射,0.2g/ 次,1 次 /4~6h;静脉注射宜慢。

【主要不良反应】①剂量较大(>1.6g/d)且较长时间用药可引起男性乳房发育、性欲减退、阳痿、精子计数减少(抗雄激素作用),女性溢乳等,但停药后即可消失;②静脉注射后可出现心动过缓、心动过速或心律失常。

【孕妇、哺乳期妇女用药安全性】本品能透过胎盘屏障,并能进入乳汁,引起胎儿和婴儿肝功能障碍,孕妇、哺乳期妇女禁用。

【注意事项】①本品应用时禁用咖啡因及含咖啡因的饮料;②本品具有雄性激素作用,用药剂量较大时可引起男性乳房发育、女性溢乳、性欲减退、阳痿、精子计数减少;③突然停药,可能导致慢性消化性溃疡穿孔,可能为停用后反跳的高酸度所致,故完成治疗后尚需继续服药(每晚 400mg)3 个月;④用药期间需要监测肝、肾功能和血常规;⑤血药浓度超过 2μg/ml 可引起中毒,尤其是老年人、幼儿、肝肾功能不足的患者。

【药物相互作用】①本品为肝药酶抑制药，与普萘洛尔、苯妥英钠合用时，应注意后者剂量的调整；②可增强华法林的抗凝血作用，并能增强地西泮的中枢抑制作用；③避免与中枢抗胆碱药同时使用，以防加重中枢神经毒性反应。

【剂型与规格】①片剂(胶囊)：0.2g，0.4g，0.8g；②注射液：0.1g，0.2g，0.3g。

其他 H_2 受体拮抗剂见表 25-3。

表 25-3 其他 H_2 受体拮抗剂

药名和制剂	作用和用途	用法和用量	备注
尼扎替丁 Nizatidine 胶囊：150mg，300mg	抑酸效力强于西咪替丁 5~10 倍。无抗雄激素作用	口服，①十二指肠溃疡 300mg/次，睡前服，或 150mg/次，2 次/d；②胃溃疡 300mg/次，睡前服。疗程 4~8 周	预防用药：每日临睡前服 150mg
罗沙替丁(哌芳替丁，杰澳) Roxatidine 缓释片：75mg	抑酸效力超过西咪替丁 5~6 倍，保护胃黏膜；对胃、十二指肠溃疡治愈率较高	口服，75mg/次，2 次/d，早餐及睡前各服 1 次，按年龄及症状可适当增减	疗程：胃溃疡 8 周；十二指肠溃疡 6 周
乙溴替丁(依溴替丁) Ebrotidine(Ebrocit) 胶囊：0.2g	第四代 H_2 受体拮抗剂。抑制胃酸分泌，刺激黏液分泌，增加黏液层厚度，促进溃疡面愈合。抗溃疡疗效优于雷尼替丁	口服，0.4~0.8g/次，1 次/d，睡前服用。可连续用 4~8 周(8 周有效率可高达 90%)	①可与抗生素联合以根治 Hp，但应选用 Hp 敏感的抗生素；②肝、肾功能不全者慎用
拉呋替丁(拉福替丁) Lafutidine 片剂：5mg，10mg	第二代 H_2 受体拮抗剂，主要用于治疗消化性溃疡	口服，消化性溃疡 10mg/次，2 次/d；胃炎 10mg/次，1 次/d	口服生物利用度 30%。与西咪替丁、法莫替丁相比，拉呋替丁抑酸作用更强、更持久，溃疡复发率更低

2. 质子泵抑制剂

奥美拉唑 Omeprazole

【又名】洛赛克，奥西康，奥克，Losec。

【医保分类】口服常释剂型甲类，注射剂乙类。

【药动学】口服吸收快，1h 内起效，血药浓度达峰时间：0.5~3.5h。持续时间 >24h。血浆蛋白结合率：95%。单剂量生物利用度 35%，多剂量生物利用度 60%。易透过胎盘。代谢：肝 P450 酶。排泄：尿 80%，粪便 20%。$t_{1/2}$：0.5~1h。

【作用和用途】第一个上市的质子泵抑制剂，其作用特点可参见概述。用于胃和十二指肠溃疡、反流性食管炎、胃泌素瘤（佐林格 - 埃利森综合征）治疗，预防应激性溃疡。

【用法和用量】口服，20mg/ 次，1 次 /d，清晨一次服。十二指肠溃疡 2 周为一个疗程，必要时可用两个疗程；胃溃疡和反流性食管炎 4 周为一个疗程，未完全愈合者再用 4 周。对难治性溃疡病患者可用 20mg/ 次，2 次 /d。佐林格 - 埃利森综合征初剂量为 60mg/d（1 次服），最大剂量可达 160mg/d，维持量为 20~120mg/d。剂量超过 80mg/d 时，应分 2 次服用。静脉注射 40mg，1 次 /8~12h，临用时以专用溶剂注入冻干粉小瓶内溶解后，加入氯化钠注射液或 5% 葡萄糖注射液 100ml，稀释后滴注时间不少于 20min。

【主要不良反应】恶心、腹痛、艰难梭菌相关性腹泻，老年人长期使用存在低镁血症，髋部、腕部或脊柱骨折风险。

【孕妇、哺乳期妇女用药安全性】孕妇、哺乳期妇女禁用。

【注意事项】奥美拉唑注射剂存在静脉滴注、静脉推注两种生产配方，供静脉滴注的注射剂不能静脉推注，供静脉推注的注射剂不能静脉滴注。

【药物相互作用】奥美拉唑具有酶抑制作用，与经肝 P450 酶系统（CYP2C19）代谢的药物如氢氯吡格雷、华法林、地西泮、苯妥英钠等合用时，可使后者的代谢缓慢，半衰期延长。

【剂型与规格】①片剂（胶囊）：10mg，20mg；②注射剂：40mg。

【医保限制】注射剂限有禁食医嘱或吞咽困难的患者。

其他质子泵抑制剂见表 25-4。

表 25-4　其他质子泵抑制剂

药名和制剂	作用特点	用法和用量
泮托拉唑 Pantoprazole 片剂：40mg； 注射剂：40mg	与质子泵结合更为稳定。临床疗效似奥美拉唑	口服，40mg/ 次，1 次 /d，早餐或早餐间用少量水送服；个别患者可用 2 次 /d。胃溃疡、反流性食管炎 4 周为一个疗程，十二指肠溃疡疗程为 2 周。不宜口服者可注射
兰索拉唑 Lansoprazole 胶囊：30mg	作用和用途与奥美拉唑相似而疗效较优	口服，30mg/ 次，1 次 /d。胃溃疡、反流性食管炎 8 周为一个疗程，十二指肠溃疡 6 周为一个疗程

续表

药名和制剂	作用特点	用法和用量
雷贝拉唑 Rabeprazole （Pariprazole） 片剂：10mg，20mg	起效快，抑制作用强于奥美拉唑，且持久，也具有抗 Hp 的活性	口服，10~20mg/ 次，1 次 /d，早晨服用，必须整片吞服。疗程：①十二指肠溃疡 2~4 周；②胃溃疡（20mg/d）4~6 周；③胃食管反流病（20mg/d）4~6 周
艾司奥美拉唑 （埃索美拉唑） Esomeprazole 片剂：20mg，40mg； 注射剂：40mg	作用和用途同奥美拉唑；特点：首过消除低，血药浓度高	①反流性食管炎：40mg，1 次 /d，连服 4 周，未治愈者可再服 4 周；②根除幽门螺杆菌：本品 20mg/ 次，阿莫西林 1g/ 次，克拉霉素 0.5g/ 次，均为 2 次 /d，共用 7d；③内镜检查后预防胃损伤出血、术后复发性消化道出血、胃或十二指肠溃疡再出血：40mg/ 次，2 次 /d，连服 5d
艾普拉唑 Ilaprazole 片剂：5mg； 注射剂：10mg	适用于治疗十二指肠溃疡及反流性食管炎。肝、肾功能不全者禁用	（1）片剂：每日晨起空腹吞服（不可咀嚼）。①十二指肠溃疡：5~10mg，1 次 /d，疗程 4 周；②反流性食管炎：10mg，1 次 /d，首先连服 4 周，未治愈患者再服药 4 周；对于已经治愈但持续有症状患者，可以 5mg/d，再服药 4 周。 （2）注射剂：静脉滴注，起始 20mg，后续每次 10mg，1 次 /d，连续 3d。疗程结束后，可根据情况改为口服治疗

3. 选择性 M 胆碱受体拮抗剂

哌仑西平 Pirenzepine

【又名】必舒胃，吡疡平，哌吡氮平，Gastrozepin。

【药动学】口服吸收良好，但不完全。代谢：几乎不被代谢，多以原型排出。排泄：尿（10% 以上），3~4d 全部排尽，未见蓄积性。

【作用和用途】选择性阻断胃壁细胞 M 受体，故能明显抑制胃酸分泌及胃蛋白酶的分泌。一般治疗量对平滑肌、心肌、唾液腺等 M 受体亲和力低，不影响中枢神经系统。

用于十二指肠溃疡和胃溃疡；疗效与西咪替丁相当。

【用法和用量】口服，25~50mg/ 次，2~3 次 /d，餐前半小时服。症状严重者可增量到 150mg/d。疗程 4~6 周。必要时可连用 3 个月。与西咪替丁合用，疗效增强。

【主要不良反应】偶见口干、嗜睡、眼调节肌麻痹。

【剂型与规格】片剂：25mg，50mg。

（三）增强胃黏膜屏障药

枸橼酸铋钾 Bismuth Potassium Citrate

【又名】丽珠得乐，得乐，胶体次枸橼酸铋。

【医保分类】口服常释剂型、颗粒剂甲类。

【药动学】吸收极微，以肾中铋浓度为最高，少量在肺、脾、肝、大脑、心脏和骨骼肌，吸收后的本品从尿排出，未吸收的从大便排出。

【作用和用途】为水溶性胶体大分子化合物。进入胃内起到以下作用：①促进黏液的分泌和黏膜的再生；②与溃疡面和炎症部位的蛋白质结合形成一层保护膜，利于黏膜再生和溃疡愈合；③杀灭与溃疡和胃炎密切相关的幽门螺杆菌。本品对溃疡病的疗效与西咪替丁相似，但复发率低。用于慢性胃炎及缓解胃酸过多引起的胃痛、胃灼热感和反酸。

【用法和用量】①胃及十二指肠溃疡：1 袋 / 次，4 次 /d，餐前半小时和睡前化水冲服，4 周为一个疗程；②慢性胃炎及慢性萎缩性胃炎：1 袋 / 次，2 次 /d，早餐前半小时和睡前水化冲服。

【主要不良反应】①恶心、呕吐等胃肠反应；②口中可能带有氨味，舌、粪染成黑色。

【孕妇、哺乳期妇女用药安全性】孕妇禁用，哺乳期妇女应用本品时应暂停哺乳。

【注意事项】使用超过 7d 要考虑铋中毒风险。

【药物相互作用】其他抗酸药可能干扰其作用，不宜同服。

【剂型与规格】①片剂（胶囊）：0.3g（相当于铋 110mg）；②颗粒剂：每袋 1.0g（含铋 110mg）。

胶体果胶铋 Colloidal Bismuth Pectin

【医保分类】口服常释剂型甲类，颗粒剂乙类。

【药动学】【作用和用途】【主要不良反应】【孕妇、哺乳期妇女用药安全性】【注意事项】【药物相互作用】参见枸橼酸铋钾。

【用法和用量】消化性溃疡和慢性胃炎：150~200mg/ 次，4 次 /d，于三餐前 0.5h 各服 1 次，睡前加服 1 次。疗程 4 周。

【剂型与规格】片剂（胶囊）：50mg。

硫糖铝 Sucralfate

【又名】胃溃宁，Ulcerlmin，Ulcerban。

【医保分类】口服常释剂型乙类，口服液体剂、混悬凝胶剂乙类。

【药动学】口服经胃肠道吸收约5%。持续时间：5h。排泄：粪便，少量自尿排出。

【作用和用途】是蔗糖硫酸酯碱式铝盐，不溶于水，在酸性环境下可解离为带负电荷的八硫酸蔗糖，聚合成胶体。其具有多种药理作用：①能与胃蛋白酶络合，抑制胃蛋白酶的蛋白分解活性；②与胃黏膜蛋白络合，形成保护膜，显示较强的黏膜保护作用，且具有抑酸作用；③促进黏膜再生及增强黏膜抵抗力。

用于胃及十二指肠溃疡，但疗效发生较慢，一般在给药2周左右症状才有明显改善，3~6个月溃疡缩小或愈合。对严重十二指肠溃疡效果较差。

【用法和用量】口服，1g/次，3~4次/d，饭前1h或睡前嚼碎后服。嚼碎与唾液搅和，或研成粉末后服下能发挥最大效应。

【主要不良反应】偶见便秘、恶心，长期应用会干扰脂溶性维生素（维生素A、D、E和K）的吸收。

【孕妇、哺乳期妇女用药安全性】孕妇慎用。

【剂型与规格】片剂（胶囊）：0.25g，0.5g。

替普瑞酮 Teprenone

【又名】施维舒。

【医保分类】口服常释剂型乙类。

【药动学】口服吸收迅速，分布广泛，消化道、脑组织、溃疡部位浓度高于周围组织约10倍。代谢：肝（极少）。排泄：尿、呼吸道、粪便（总共约84.4%）。

【作用和用途】具有广谱的抗溃疡作用。①能增加胃黏液合成，使黏液层中总的脂类及表面活性磷脂含量增加，以增强疏水性，防止胃液中H^+回渗损伤黏膜细胞；②改善、维持胃黏膜增生区细胞的繁殖能力，促进损伤愈合；③促进胃体及幽门部前列腺素PGE_2、PGI_2合成，促进黏膜修复和增生；④增加胃黏膜血流量。

用于：①胃溃疡；②各种原因引起的急、慢性胃炎。本品与H_2受体拮抗剂合用时疗效增加。

【用法和用量】口服，50mg/次，3次/d，饭后30min服用。

【主要不良反应】便秘、腹胀、GOT升高、GPT升高，发生率2.2%。

【剂型与规格】胶囊：50mg。

米索前列醇 Misoprostol

对胃黏膜具有强大的细胞保护作用，可防止各种化学物质引起的胃出血或溃疡形成，并能明显抑制胃酸的分泌。主要用于胃及十二指肠溃疡；并防治NSAID引起的溃疡及应激性溃疡。详见第二十七章 生殖系统用药、治疗勃起功能障碍药。

（四）抗幽门螺杆菌药

幽门螺杆菌感染在消化性溃疡发病中起重要作用，在抗酸治疗的同时，必须根除幽门螺杆菌，随后在临床应用过程中使消化溃疡复发率从80%降至5%，含铋的抗溃疡药虽有较弱的抗幽门杆菌作用，应与抗菌药物如阿莫西林、甲硝唑等联合用药，可使疗效明显提高。下面参考《第五次全国幽门螺杆菌感染处理共识报告》（2017年），介绍7种联合用药的方案以供选用参考。

（1）枸橼酸铋钾220mg，2次/d；质子泵抑制剂标准剂量，2次/d；阿莫西林1g，2次/d；克拉霉素0.5g，2次/d。

（2）枸橼酸铋钾220mg，2次/d；质子泵抑制剂标准剂量，2次/d；阿莫西林1g，2次/d；左氧氟沙星0.5g，1次/d或左氧氟沙星0.2g，2次/d。

（3）枸橼酸铋钾220mg，2次/d；质子泵抑制剂标准剂量，2次/d；阿莫西林1g，2次/d；呋喃唑酮0.1g，2次/d。

（4）枸橼酸铋钾220mg，2次/d；质子泵抑制剂标准剂量，2次/d；阿莫西林1g，2次/d；甲硝唑0.4g，3次/d或4次/d。

（5）枸橼酸铋钾220mg，2次/d；质子泵抑制剂标准剂量，2次/d；阿莫西林1g，2次/d；四环素0.5g，3次/d或4次/d。

（6）枸橼酸铋钾220mg，2次/d；质子泵抑制剂标准剂量，2次/d；四环素0.5g，3次/d或4次/d；甲硝唑0.4g，3次/d或4次/d。

（7）枸橼酸铋钾220mg，2次/d；质子泵抑制剂标准剂量，2次/d；四环素0.5g，3次/d或4次/d；呋喃唑酮0.1g，2次/d。

质子泵抑制剂标准剂量：艾司奥美拉唑20mg、雷贝拉唑10mg、奥美拉唑20mg、兰索拉唑30mg、泮托拉唑40mg、艾普拉唑5mg。

四、止 吐 药

药物分类 止吐药分为：①抗胆碱药，如东莨菪碱；②吩噻嗪类和丁酰苯类，常用的有氯丙嗪、氟哌啶醇等；③抗组胺药（H_1受体拮抗剂），如苯海拉明等；④多巴胺受体拮抗剂如甲氧氯普胺、多潘立酮；⑤5-羟色胺（5-HT）受体拮抗剂，如昂丹司琼、托烷司琼等；⑥其他：如舒必利、地芬尼多、维生素B_6等。

作用特点 呕吐是机体防御性反射伴自主神经功能紊乱的一种症状。位于延髓的呕吐中枢控制和调节呕吐活动，并接受来自催吐化学感受区（chemoreceptor trigger zone，CTZ；位于第四脑室底部，其细胞上存在多巴胺D_2受体）及肠道（小肠存在5-HT受体）的刺激。CTZ对呕吐中枢产生紧张性效应；破坏此区域可消除迷路所致的呕吐，但胃肠道刺激仍保留其影响。某些疾病如尿毒症，放射性呕吐可能原发地通过 CTZ 而导致呕吐中枢兴奋性提高。一般认为：化疗药物和放射治疗可导致小肠 5-HT 释放，通过 5-HT 受体引起迷走传入神经兴奋而呕吐；昂丹司琼类药物通过阻止这一反射而产生止吐作用。

抗胆碱药，如东莨菪碱防止晕动病（晕车、晕船）最为有效，其止吐作用部分是由于对抗胆碱能的毒蕈碱样作用，但也有中枢作用参与，即降低迷路感受器的刺激感受性和抑制前庭小脑途径的信号。

吩噻嗪类及丁酰苯类的止吐作用机制相同，都能抑制 CTZ D_2 受体的激动，大剂量对呕吐中枢也有抑制作用，所以止吐作用最强，适用于手术后、放射病、毒物所致的恶心、呕吐，但防治晕动病则无效（参见第三十五章）。

抗组胺药对晕动病的呕吐最为有效，这间接说明呕吐反应中有组胺能神经元参与。

舒必利为中枢性止吐药，有较强的止吐作用。维生素 B_6 的止吐作用机制未明。

用药原则 前已述及，呕吐是机体的一种保护性反射，但频繁的呕吐则会给患者带来痛苦，轻则影响进食，重则造成脱水或电解质紊乱。治疗时首先应当积极解除呕吐原因，必要时再酌情应用止吐药，不宜过分地依赖止吐药。

一般说来，止吐药用于预防较之治疗更为有效，特别是用于预防晕动病、放射治疗或化疗引起的呕吐，效果显著，口服制剂大多用于预防，而治疗时以采用注射剂、栓剂为佳，对顽固性呃逆也有效，但对晕动病则无效。

注意事项 ①诊断明确，针对不同病因引起的呕吐，根据上述药物作用特点选择用药；②对药物中毒不宜滥用止吐药，在这种情况呕吐的目的在于吐出有毒物质；必要时辅以洗胃以清除毒物；③对于妊娠呕吐应注意药物有无致畸胎作用，例如抗组胺药中大剂量的美克洛嗪及苯甲哌嗪可能对胎儿有影响，孕妇（前 3 个月）不宜使用；④使用止吐药之后，应用其他药物就应该考虑药物之间的相互作用，例如甲氧氯普胺对小肠运动的影响可增加许多药物的吸收，这些药物包括阿司匹林、对乙酰氨基酚、四环素等，但却降低地高辛的吸收；⑤吩噻嗪类药物影响许多药物的效应，增强中枢抑制药，如镇静催眠药、麻醉药和酒精的中枢效应；抗组胺药有镇静效应，和其他中枢抑制药有相加效应。

甲氧氯普胺 Metoclopramide

【**又名**】胃复安，灭吐灵，Maxolon。

【**医保分类**】口服常释剂型、注射剂甲类。

【药动学】口服易吸收，血浆蛋白结合率：13%~22%。起效时间：口服30~50min，肌内注射10~15min，静脉注射1~3min。持续时间：1~2h。排泄：尿，口服量约85%以原型及葡糖醛酸结合物随尿排出。$t_{1/2}$：4~6h（与剂量有关）。

【作用和用途】①主要抑制CTZ中多巴胺受体而提高CTZ阈值，并减弱内脏神经冲动向呕吐中枢的传递；②增强胃肠平滑肌对胆碱能的反应；③食管反流减少则由于食管括约肌静止压升高，食管蠕动收缩幅度增加，从而使食管内容物清除能力增强。

用于：①多种原因引起的恶心、呕吐，如手术后、放射病、药物性呕吐；对胃炎、胃癌、迷路障碍引起的呕吐也有效，但对晕动病疗效不够满意；②消化不良、胃部胀痛、嗳气等消化功能障碍；③小肠插管、胃肠钡剂X线检查（注射）；④反流性食管炎、纠正迷走神经切除后胃排空延缓所致的胃潴留。

【用法和用量】①口服：成人5~10mg/次，3~4次/d，于餐前服。②肌内注射或静脉注射：成人10mg/次，1~3次/d；小儿常用量，5~14岁2.5mg/次，3次/d，餐前30min服；小儿（肌内注射）0.5~1mg/（kg·d），分3次。

【主要不良反应】①锥体外系反应（约1%）主要表现肌张力障碍症状，但不出现帕金森病，多见于妇女、青年患者；②婴儿（0.5mg/kg为最大量）可致惊厥、肌张力亢进及激动；③静脉注射须缓慢（1~2min注完），快速给药可出现躁动不安，随即进入昏迷状态；④可引起迟发性运动障碍，且通常是不可逆的。

【孕妇、哺乳期妇女用药安全性】孕妇禁用。

【禁忌和慎用】2岁以下儿童禁用，并禁用于乳腺癌患者，因其可促使催乳素释放；12岁以下和65岁以上人群慎用。

【注意事项】①对细胞毒抗肿瘤药所致的呕吐无效；②药液遇光变黄色至黄棕色，其毒性增大，不可再用；③与阿托品、溴丙胺太林、颠茄合剂合用时，止吐作用减弱；避免与其他可引起锥体外系反应的药物合用；④药物过量时，使用抗胆碱药、抗帕金森病药或抗组胺药，可有效缓解锥体外系反应；⑤连续使用不宜超过14天，以防引起迟发性运动障碍。

【剂型与规格】①片剂：5mg，10mg；②注射液：10mg。

舒必利 Sulpiride

本品具有极强的止吐作用，并有治疗急性、慢性精神分裂症的作用。参见第三十四章　镇静催眠药。

昂丹司琼 Ondansetron

【又名】枢复宁，欧贝，Zofran。

【医保分类】口服常释剂型甲类，注射剂乙类。

【药动学】口服吸收迅速，血药浓度达峰时间：1~2h。生物利用度：58%~74%。血浆蛋白结合率：70%。代谢：肝。排泄：尿。$t_{1/2}$：3~5.5h（肝功能低下时 $t_{1/2}$ 将明显延长）。

【作用和用途】高度选择性阻断中枢催吐化学感受区和外周迷走神经末梢的 5-HT_3 受体；其止吐效果比甲氧氯普胺更强，能有效地缓解由细胞毒化疗药和放射治疗引起的恶心、呕吐。

昂丹司琼对中枢神经系统还有抗焦虑、镇静和促智活动，有利于抑制呕吐中枢的兴奋。

【用法和用量】①高催吐的化疗：化疗前缓慢静脉注射 8mg，随后每 2~4h 静脉注射 16mg。或化疗前 15min 静脉滴注 32mg（用 0.9% 氯化钠 50~100ml 稀释）。维持量口服 8mg/ 次，2 次 /d，可用至 5d。②中度催吐的化疗及放射治疗：治疗前缓慢静脉注射 8mg，12h 后加口服 8mg。维持量用法同上。③儿童剂量：4 岁以上治疗前静脉注射 5mg/m^2，12h 后加口服 4mg。维持量 4mg/ 次，2 次 /d，用至 5d。预防和治疗手术后呕吐，可于麻醉诱导的同时静脉滴注 4mg。

【孕妇、哺乳期妇女用药安全性】孕妇、哺乳期妇女慎用。

【注意事项】①应根据化疗药物的致吐风险决定用药剂量；②化疗前静脉注射 20mg 地塞米松，可加强昂丹司琼的镇吐效果。

【剂型与规格】①片剂：4mg，8mg；②注射液：4mg，8mg。

【医保限制】注射剂限用于放化疗且吞咽困难患者。

其他 5-HT_3 受体拮抗剂（止吐药）见表 25-5。

表 25-5 其他 5-HT_3 受体拮抗剂（止吐药）

药名和制剂	作用和用途	用法和用量
托烷司琼（呕必停） Tropisetron 胶囊：5mg； 注射剂：5mg	高选择性的 5-HT_3 受体拮抗剂，用于治疗化疗、放疗、麻醉、手术后所引起的恶心和呕吐	①口服，5mg/ 次，1 次 /d；于进餐前至少 1h 服用；②静脉滴注或缓慢静脉注射，5mg，1 次 /d，疗程 6d。在患者接受治疗前使用
格拉司琼（格雷西龙） Granisetron 注射剂：3mg	强效、高选择性外周和中枢神经系统 5-HT_3 受体拮抗剂，用于预防和治疗因化疗或放疗引起的恶心、呕吐	化疗或放疗前滴注，3mg/ 次，1 次 /d，如症状未见改善可再增补 1 次（24h 内最大剂量为 9mg），5d 为一个疗程

续表

药名和制剂	作用和用途	用法和用量
阿扎司琼(苏罗同) Azasetron(Serotone) 注射剂:10mg	选择性 5-HT_3 受体拮抗剂,用于细胞毒性药物化疗引起的呕吐	静脉注射或静脉滴注:10mg,于化疗或放疗前 15min 缓慢给药
雷莫司琼(奈西雅) Ramosetron(Nasea) 口腔崩解片剂:0.1mg; 注射剂:0.3mg	选择性 5-HT_3 受体拮抗剂,用于癌症化疗(如使用顺铂治疗)引起的恶心、呕吐等消化道症状	①口腔崩解片剂:待片剂崩解,需用唾液咽下或用温水送服;②缓慢静脉注射,0.3mg,1 次 /d,效果不明显时可追加 1 次。本品止吐作用强而持久;禁用于哺乳期妇女
帕洛诺司琼(阿乐喜) Palonosetron(Aloxi) 注射剂:0.25mg	高选择性 5-HT_3 受体拮抗剂,用于预防化疗诱发的呕吐及手术后的恶心和呕吐	化疗前 30min 静脉注射,0.25~0.75mg/ 次,1 次 /d。①本品适用于预防急性和迟发性呕吐;②$t_{1/2}$ 长,于给药 5~7d 内仍有止吐效果;③对已发生的恶心、呕吐则无作用
多拉司琼(立必复) Dolasetron 片剂:50mg,100mg; 注射剂:20mg	选择性 5-HT_3 受体拮抗剂,适用于肿瘤化疗药物引起的恶心和呕吐,也可用于预防和治疗术后恶心、呕吐	①口服,50~100mg/ 次,1 次 /d;②静脉注射,每次 5mg/kg

地芬尼多 Difenidol

【又名】眩晕停,Diphenidol。

【医保分类】口服常释剂型甲类。

【药动学】口服经胃肠道吸收,血药浓度达峰时间:1.5~3h。排泄:尿(原型为主)。$t_{1/2}$:4h。

【作用和用途】对前庭神经系统有调节作用,可改善椎基底动脉血供不足,对各种中枢性、末梢性眩晕有治疗作用。有镇吐及抑制眼球震颤作用。本品还具有弱的周围性抗 M 胆碱作用。

用于多种疾病引起的眩晕与呕吐,如椎基底动脉供血不足、梅尼埃病、高血压、低血压、颈性眩晕、外伤或药物中毒;手术麻醉后的呕吐,以及晕动病的防治。

【用法和用量】口服,25~50mg/ 次,3 次 /d。儿童:6 个月以上 0.9mg/kg。1 次 /4h;极量 5.5mg/kg。预防晕动病应在出发前 30min 服用。

【主要不良反应】口干、嗜睡、心动过速、头晕、头痛、视力障碍、轻度短暂的低血压、幻听、幻视、定向障碍、精神错乱等。

【禁忌和慎用】①6个月以下小儿、严重肾功能不全者禁用；②青光眼、胃肠或泌尿道梗阻性疾病以及心动过速时用药须审慎。

【剂型与规格】片剂：25mg。

五、泻　　药

药物分类　按作用方式可将泻药分为3类：①容积性泻药（渗透性泻药），如硫酸镁；②刺激性泻药（接触性泻药），如比沙可啶、大黄、番泻叶等；③润滑性泻药，如液状石蜡、甘油。

作用特点　研究表明，除一些润滑性泻药外，所有泻药可能均由于肠腔内液体的增加而间接地（反射性）增加肠蠕动。概括起来，泻药可通过以下的作用方式而导泻：①渗透压的激动，如硫酸镁的作用；②抑制黏膜的Na^+-K^+-ATP酶，减少钠的吸收，如大黄的作用即如此；③可使黏膜细胞之间的"紧密连结"（tight junction）开放，Na^+向腔内渗漏，如酚酞的作用即属于此类（国家药品监督管理局对酚酞片和酚酞含片进行了上市后评价。2021年1月，评价认为酚酞片和酚酞含片存在严重不良反应，在我国使用风险大于获益，决定停止酚酞片和酚酞含片在我国的生产、销售和使用，注销药品注册证书）。

服用泻药后，在小肠及大肠发生液体和电解质的上述改变，液体容量增加200~300ml时就可以使粪便软化；粪便液体大于300ml通常就可以导泻。

容积性泻药及富含残渣饮食由于缩短肠的运输时间，以致肠腔内液体潴留（不能充分吸收），这是较符合生理性（天然性）的蠕动刺激物，对便秘说来是较佳的调节剂。

用药原则　①泻药主要用于习惯性便秘，盐类作用发生快，应于早晨空腹时服用；作用慢的泻药，如大黄等应于睡前服；②润滑性泻药，如液状石蜡等，适用于年老体弱、高血压、疝气、痔疮患者及外科手术后，以免排便时用力；③排除肠内毒物（食物或药物中毒）或驱虫时，以服用盐类泻药（如硫酸钠）较安全有效。

注意事项　①泻药特别是剧烈泻药和刺激性（接触性）泻药在月经期和妊娠期间应禁用，以免引起月经过多和流产，此时可用甘油栓。②长期应用泻药可产生依赖性，干扰肠道正常活动规律，引起结肠痉挛性便秘，应劝告患者多食纤维性蔬菜、养成定时排便习惯。③当诊断未明确或肠道存在器质性病变如肠梗阻的患者，不宜使用泻药。胃肠道溃疡及出血、伤寒、肠结核、腹膜炎患者均禁用泻药。

（一）容积性泻药

硫酸镁 Magnesium Sulfate

【药动学】硫酸镁水溶性高，可内服和外用。

【医保分类】散剂、注射剂甲类。

【作用和用途】口服硫酸镁通常用作渗透性泻药，低镁血症的替代疗法。作为抗心律失常药，用于心搏骤停并治疗奎尼丁诱发的心律失常。硫酸镁经雾化吸入可减轻急性哮喘的症状。静脉给予治疗严重哮喘发作。硫酸镁可有效降低先兆子痫发展为子痫的风险。静脉注射硫酸镁用于预防和治疗子痫的发作，与地西泮或苯妥英相比，其疗效更好。注射硫酸镁其中镁离子直接作用于子宫肌细胞，拮抗钙离子对子宫肌收缩作用，抑制子宫收缩。静脉注射硫酸镁可以降低收缩压，但不会改变舒张压。

硫酸镁因其不同给药途径而用途不同。用途：①治疗便秘；②排出肠内毒物，与驱虫药合用，促使虫体排出；③高渗溶液（33%）有利胆作用，可用于胆石症和胆囊炎的治疗；④治疗早产；⑤抗惊厥（子痫、破伤风）；⑥治疗高血压脑病及高血压危象等。

【用法和用量】

通便、利胆：口服，成人 10~20g/ 次，加温水一杯服下。小儿每岁每次 1.0g。利胆用 33% 溶液，10ml/ 次，3 次 /d。

治疗早产：与治疗妊娠高血压用药剂量和方法相似。首次负荷量为 4g，用 25% 葡萄糖注射剂 20ml 稀释后，于 5min 内缓慢静脉注射，之后用 25% 硫酸镁注射剂 60ml，加于 5% 葡萄注射剂 1 000ml 中静脉滴注，速度为 2g/h，直到宫缩停止后 2h，以后口服 β_2 受体激动剂维持。

抗惊厥（子痫、破伤风），用于高血压脑病及高血压危象：①肌内注射：成人 1~2.5g/ 次；②静脉注射或静脉滴注：成人 1~2.5g/ 次，以 5%~10% 葡萄糖注射剂稀释成 1% 缓慢滴注，直至惊厥停止为止，必要时可用 2.5g（10ml）稀释于 25% 葡萄糖注射液 20ml 中，缓慢静脉推注；③小儿剂量：按每次 0.1~0.15g/kg 计算，肌内注射或稀释后静脉滴注。

【主要不良反应】①用药过量可导致电解质失调及高镁血症，继发心律失常、精神错乱、肌痉挛、倦怠无力，甚至引起呼吸抑制、血压急剧下降、心脏停搏。②导泻时服用浓度过高溶液或用量过大，则从组织内吸收大量水分而导致脱水。连续使用硫酸镁可引起便秘，部分患者可出现麻痹性肠梗阻，停药后好转。在大剂量灌肠时，血清镁会升高，可引起中枢症状，如麻木、肌肉麻痹、心律失常、呼吸麻痹。③静脉注射硫酸镁常引起潮热、出汗、口干等症状，快速静脉注射时可引起呕吐、心慌、头晕，个别出现眼球震颤。④可引起注射部位疼痛、血管扩张伴有热感。⑤少数孕妇可出现肺水肿。

【孕妇、哺乳期妇女用药安全性】①镁离子可自由透过胎盘，导致新生儿高血镁症，妊娠期间应用硫酸镁注射剂超过5~7d治疗早产，有导致新生儿低钙和骨骼异常的风险，故孕妇禁用硫酸镁导泻；②哺乳期妇女禁用注射剂。

【禁忌和慎用】①月经期妇女、急腹症患者禁用硫酸镁导泻；②禁用于中枢抑制药中毒时导泻。

【注意事项】①硫酸镁静脉注射能迅速通过胎盘进入胎儿血流，使胎儿的血药浓度与母亲的相等，故产前2h内不应使用硫酸镁（除非硫酸镁是治疗子痫的唯一药物）；②静脉注射或连续滴注时应监测血压；③用药前应了解患者心肺情况，心肺毒性尤其是呼吸抑制是注射硫酸镁最危险的不良反应，可很快达到致死的呼吸麻痹，注药前呼吸频率至少保持16次/min；④硫酸镁为高渗性泻药，可促使钠潴留而致水肿，服用中枢抑制药中毒需导泻时应避免使用硫酸镁，改用硫酸钠；⑤合并出现钙缺乏时，先补充镁，然后补充钙；⑥导泻作用一般于服药后2~8h内出现，所以宜早晨空腹服用，并大量饮水以加速导泻作用和防止脱水；⑦当血浆镁浓度超过2mmol/L（0.24mg/ml）时，即可出现高镁血症临床表现，包括皮肤潮红、口渴、血压下降、倦怠乏力、腱反射消失、呼吸抑制、心律失常、心电图示P-R间期延长及QRS波增宽，甚至心搏骤停、昏迷、体温不升；⑧胃肠道有溃疡、破损的患者使用时应注意镁离子中毒，表现为呼吸抑制，膝腱反射消失和尿量减少；⑨严重肾功能受损时，48h内用药量不应超过20g，密切监测血镁浓度。

【药物相互作用】保胎治疗时，不宜与肾上腺素β受体激动剂（如利托君）同时使用，否则容易引起心血管系统不良反应。

【剂型与规格】①散剂：50g；②注射剂：1g（供静脉注射），2.5g（供深部肌内注射）

（二）刺激性泻药

比沙可啶 Bisacodyl

【又名】便塞停，乐可舒。

【药动学】口服后只有约5%被吸收，少量以葡糖醛酸化物的形式自尿排出；主要经粪便排出。直肠给药15~60min引起排便。

【作用和用途】苯二甲烷类刺激性泻药，口服后转化为有活性的去乙酰基代谢物，与肠黏膜直接接触，刺激其感觉神经末梢，引起肠反射性蠕动增加而导致排便。一般口服6h内，直肠给药1h内起效，可排软便。主要用于急、慢性便秘和习惯性便秘，也可用于腹部X线检查或内镜检查前清洁肠道，以及手术前后清洁肠道用。

【用法和用量】整片吞服：5~10mg/次，1次/d。连续用药不宜超过10d。

【主要不良反应】少数患者腹痛，排便后自行消失。

【孕妇、哺乳期妇女用药安全性】孕妇、哺乳期妇女禁用。

【注意事项】服药时不可咀嚼或压碎；服药前后2h不得服牛奶或抗酸药。

【剂型与规格】片剂：5mg。

（三）润滑性泻药

甘油 Glycerol

【又名】丙三醇，开塞露，Glycerin。

【医保分类】外用液体剂、灌肠剂甲类，栓剂乙类。

【作用和用途】制成栓剂、溶液，塞入肛门后软化和润滑大便，并由于高渗刺激直肠壁，反射性引起排便，不影响营养成分的吸收。适用于便秘的治疗。

【用法和用量】①甘油栓剂：肛门塞入，成人用大号，小儿用小号：1粒/次，几分钟后即可引起排便。②开塞露：含甘油（50%），使用时将容器顶端剪一光滑的开口或刺破，外面涂油质少许，徐徐塞入肛门，然后将药液挤注入直肠内。成人10~20ml/次，小儿减半（5~10ml/次）。

【孕妇、哺乳期妇女用药安全性】孕妇禁用，哺乳期妇女慎用。

【剂型与规格】①甘油栓：为甘油（50%）与适量肥皂配制成的栓剂，大号每粒2.67g，小号每粒1.33g；②开塞露：5ml，10ml。

液状石蜡 Liquid Paraffin

液状石蜡

六、止 泻 药

药物分类 本节介绍的止泻药系非特异性止泻药，按其作用机制可分为4类：①抑制肠蠕动药，如地芬诺酯、洛哌丁胺，含阿片制剂如复方樟脑酊；②微生态制剂（也称微生物原类止泻药），如口服乳杆菌LB散“乐托尔”、活乳酸杆菌制剂乳酶生等；③收敛、吸附性止泻药，如碱式碳酸铋、蒙脱石及鞣酸制剂等；④消炎止泻药，如柳氮磺吡啶。

作用特点 抑制肠道蠕动的药物以含吗啡的制剂最为有效；临床应用的有复方樟脑酊。地芬诺酯为一合成的非特异性高效止泻药，其作用机制与吗啡相似,短期应用产生依赖性的可能性很少。洛哌丁胺的化学结构类似氟哌啶醇,但治疗量对中枢神经系统无任何作用,对肠道作用与阿片类及地芬诺酯相似,抑制肠蠕动,增强肛门括约肌张力,达到止泻效果。

乳酶生为活乳酸杆菌干燥制剂,由于可增高肠内酸度,抑制腐败菌繁殖,减少肠内蛋白质的发酵、产气,利用肠道微生物来调节肠道生态平衡,对肠道疾病的预防和恢复期治疗具有独特作用,并对致病菌和条件致病菌有明显拮抗作用。这类药物即称为微生态制剂;近年来有新的进展。例如,将需氧芽孢杆菌(DM623 菌株)制成的活菌制剂("促菌生"),进入肠道后消耗肠内过多氧气,造成厌氧环境而有利于厌氧菌如双歧杆菌的生长,从而可抑制致病菌的繁殖,并抑制糖类发酵。因此,此药可用于婴幼儿腹泻、肠功能紊乱,成人的急、慢性腹泻等。

铋剂的收敛效果最佳,且能与肠内异常发酵所产生的 H_2S 结合,抑制肠蠕动,产生止泻作用。临床常用的有碱式碳酸铋、碱式硝酸铋、碱式没食子酸铋等。其中以碱式碳酸铋收敛作用最强,应用也较多。近年临床常用的蒙脱石以其粉末粒度极细(1~3μm),口服后在肠道内可引起多方面的效应,如吸附、固定细菌(大肠埃希菌、金黄色葡萄球菌等)毒素,并能促进肠细胞的吸收功能、减少其分泌;缓解幼儿由于双糖酶降低或缺乏而造成的糖脂消化不良,易导致渗透性腹泻。

具有很强吸着力的药物如药用炭、白陶土等,可吸着肠内的毒性物质而止泻。

含有多量鞣酸(单宁酸)的植物药如五倍子(含鞣酸 50%~80%)、地榆(含鞣酸约 25%),均可作为非特异性止泻药。其止泻机制在于:鞣酸具有收敛作用,作用于肠道炎症性黏膜,使蛋白质凝固而形成保护膜,减轻内容物对肠壁的刺激,并能抑制肠腺体的分泌,从而阻止腹泻,临床应用的鞣酸蛋白,效果与鞣酸相同,由于在胃内不易分解,对胃黏膜无收敛作用。较少引起胃部不适,且效果良好。

柳氮磺吡啶在肠微生物作用下分解成 5- 氨基水杨酸(5-ASA)和磺胺吡啶,前者有抗炎(抑制 PG 合成)和免疫抑制作用,能抑制溃疡性肠炎的发作并延长其缓解期;后者抗菌作用微弱,在药物分子中主要起载体作用,阻止 5-ASA 在胃和十二指肠部位吸收,仅在肠道碱性条件下,微生物使重氮键破裂而释出有效成分。

用药原则 腹泻是肠道功能失调的一种症状,可由多种疾病引起,治疗时首先应明确诊断,采取对因治疗,亦即进行特效治疗。国内对慢性腹泻的病因分析表明:感染性肠道疾病居首位(36.7%),肠道肿瘤次之(29.6%),小肠吸收不良占 6.5%。因此,对慢性腹泻应明确诊断,对因治疗,不宜盲目应用止泻药。

剧烈而持久的腹泻，可引起脱水及电解质紊乱，甚至循环衰竭；在对因治疗的同时，有时也有必要使用非特异性止泻药。必要时可给予解痉止痛药（阿托品、山莨菪碱）、镇静药（地西泮）。世界卫生组织（WHO）对腹泻的治疗药物有6条标准：高效；可口服；可与口服补液合用；不被肠道吸收；不影响肠道吸收功能，尤其是葡萄糖和氨基酸的吸收；可抵御一系列肠道病原体。

如肠道细菌感染引起的腹泻，首先应选用适当的抗菌药物。

对于因饮食不慎，引起消化不良、胃肠功能紊乱而致腹泻，如婴幼儿腹泻、儿童急性消化不良，采用微生物原类止泻药如口服乳杆菌LB散、蒙脱石、促菌生等效果良好。其他非特异性止泻药如矽炭银、复方樟脑酊止泻作用也好，可酌情选用。

注意事项　①感染所致腹泻，忌用非特异性止泻药；②含阿片或吗啡的抑制肠蠕动药物，止泻效果强，主要用于较严重的非细菌性腹泻；但不宜用于早期或腹胀者，这类药物有成瘾性，应严格控制使用；③凡是含活菌的微生态制剂不宜与抗菌药物同用，以免影响疗效。

（一）抑制肠蠕动药

洛哌丁胺　Loperamide

【又名】易蒙停，腹泻啶，苯丁哌胺，Imodium。

【医保分类】口服常释剂型甲类，颗粒剂乙类。

【药动学】口服吸收（约40%）。代谢：肝（明显）。排泄：肠道（大部分），尿5%~10%。本品约90%经首过消除，几乎不进入血液循环。$t_{1/2}$：7~15h。

【作用和用途】作用特点参见“概述”。适用于急性腹泻、各种病因引起的慢性腹泻、溃疡性结肠炎、非特异性结肠炎等。对胃肠部分切除术后和甲状腺功能亢进引起的腹泻也有较好疗效。

【用法和用量】口服，成人，首次4mg，以后每腹泻1次再服2mg，或用量达16~20mg/d，连用5d，若无效则停用。儿童（急性腹泻），5~8岁2mg/次，2次/d；8~12岁2mg/次，3次/d。慢性腹泻患者待显效后改为4~8mg/d，可长期维持。

【主要不良反应】不良反应轻微，主要有口干、腹胀、恶心、食欲减退等。

【孕妇、哺乳期妇女用药安全性】孕妇、哺乳期妇女慎用。

【禁忌和慎用】①1岁以下婴儿禁用；②严重脱水的小儿慎用。

【注意事项】腹泻患者应注意补水和电解质。

【剂型与规格】胶囊：4mg。

【医保限制】颗粒剂限儿童。

同类药

复方地芬诺酯片 Compound Diphenoxylate

【又名】Lomotil。

【作用和用途】地芬诺酯对肠道作用与阿片相同；长期应用可致依赖性；过量可致呼吸抑制和昏迷。用于：功能性腹泻、慢性肠炎等。

【用法和用量】口服，1~2 片 / 次，3 次 /d；至腹泻被控制时，应即减少剂量。

【剂型与规格】每片含地芬诺酯（苯乙哌啶）2.5mg、阿托品 0.025mg。

复方樟脑酊 Paregoric

【作用和用途】用于严重的非细菌性腹泻、腹痛，偶作镇咳药。大剂量可引起吗啡样中毒。

【用法和用量】口服，2~5ml/ 次，3 次 /d。小儿每次 0.06ml/kg，3 次 /d。

【剂型与规格】每 10ml 含阿片酊 0.5ml，樟脑 0.03g，尚含八角茴香、苯甲酸等。

（二）微生态制剂

双歧杆菌活菌 Bifidobacteria

【又名】丽珠肠乐，回春生，科达双歧。

【医保分类】口服常释剂型乙类。

【作用和用途】双歧杆菌为革兰氏阳性无芽孢厌氧菌，口服活菌制剂后寄生于肠道，与其他厌氧菌共同占领肠黏膜表面，形成生物学屏障，阻止致病菌的入侵及定植。此外，双歧杆菌在繁殖、代谢过程中可起到以下作用：①产生乳酸和乙酸，降低肠道内 pH 和氧化还原电位，有利于抑制致病菌生长，维持肠道菌群平衡；②产生多种生物酶，促进三大营养素的吸收与利用；③改善肝脏蛋白质的代谢，发挥保肝、护肝的作用，促进肝细胞功能的恢复；④能合成多种维生素，如 B 族维生素和烟酸，有利于蛋白质和某些无机盐的吸收与利用。

主要用于：①各种原因所致肠菌群失调疾病，如急性肠炎、腹泻、便秘等；②急慢性肝炎、肝硬化、肝癌等辅助治疗。

【用法和用量】口服，0.35~0.7g/ 次，2 次 /d，饭后服。幼儿可取胶囊内药粉用温开水送服。

【注意事项】应低温干燥保存。

【剂型与规格】胶囊：每粒 0.35g（含双歧杆菌 0.5 亿个）。

双歧杆菌嗜酸乳杆菌肠球菌三联活菌

Live Combined Bifidobacterium, Lactobacillus and Enterococcus

【成分】长型双歧杆菌、嗜酸乳杆菌、粪肠球菌。

【又名】培菲康,金双歧,双歧三联活菌制剂。

【医保分类】口服常释剂型乙类。

【药动学】口服后所含多种有益菌可迅速到达肠道,并在肠道定植。第2天,可从服用者粪便中检查出目的菌。第3~4天菌量达到高峰,第8天肠道菌群恢复用药前状态。

【作用和用途】可直接补充人体正常生理细菌,调整肠道菌群平衡,抑制并清除肠道中致病菌,减少肠源性毒素的产生,促进机体对营养物的消化,合成机体所需的维生素,激发机体免疫力。

主治因肠道菌群失调引起的急慢性腹泻、便秘,也可用于治疗轻中型急性腹泻,慢性腹泻及消化不良、腹胀,以及辅助治疗因肠道菌群失调引起的内毒素血症。

【用法和用量】饭后宜用冷、温开水送服,1~2粒/次,2次/d。幼儿可取胶囊内药粉用温开水送服。

【注意事项】适宜于冷藏保存。

【药物相互作用】制酸药,抗菌药与本品合用时可减弱其疗效,应错时分开服用。铋剂、鞣酸、活性炭、酊剂等能抑制、吸附或杀灭活菌,故应错时分开服用。

【剂型与规格】胶囊:210mg,每粒含活菌数分别应不低于1.010 7CFU。

其他微生态制剂见表25-6。

表25-6 其他微生态制剂

药名和制剂	作用和用途	用法和用量
酪酸梭菌活菌(米雅) Live Clostridium Butyricum 片剂:350mg(含酪酸梭菌活菌数不低于 1.5×10^7CFU/g)	酪酸菌是厌氧菌,抑制肠道内有害菌群,抑制异常发酵;并可产生B族维生素等。用于:①肠炎、腹泻、功能性消化不良;②防治假膜性小肠结肠炎等	口服,1~2片/次,3次/d。①本品可与抗菌药物配合使用;②细菌代谢产物酪酸是肠上皮组织细胞再生和修复的主要营养物质
枯草杆菌二联活菌颗粒(妈咪爱) Combined Bacillus Subtilis and Enterococcus Faecium Granules with Multivitamines, Live	复方制剂,含活菌冻干粉,内有活菌1.5亿个(屎肠球菌 1.35×10^8 个,枯草杆菌 1.5×10^7 个)及多种维生素等	儿童专用药品,2岁以下,1袋/次,1~2次/d;2岁以上,1~2袋/次,1~2次/d

续表

药名和制剂	作用和用途	用法和用量
地衣芽孢杆菌活菌（整肠生） Live Bacillus Licheniformis 胶囊：0.25g（含 2.5 亿活菌）	①在肠道内生长代谢过程中能产生多种抗菌活性物质；②消耗游离氧而起“生物夺氧”。用于：细菌或真菌引起的腹泻，急慢性肠炎等	口服，0.5g/次，3 次 /d，首次加倍。由于该菌不是肠道固有菌，一般在停药后 10d 即可全部排出体外
蜡样芽孢杆菌活菌（促菌生，乐腹康） Live Bacillus Cereus 片剂（胶囊）：0.25g（每粒含 6 亿活菌）	本菌为严格的需氧菌，繁殖时造成厌氧环境，促进正常菌群厌氧生长而调节生态平衡。用于：婴幼儿腹泻、轮状病毒肠炎、成人肠炎等	口服，成人 1~2 粒 / 次，2~3 次 /d，连续用 5~7d。也用于老年食欲减退、胃胀满、交替出现的腹泻与便秘等
口服乳杆菌 LB 散（乐托尔） Lactobacillus LB sachet（Lacteol Fort） 胶囊：0.25g（含灭活菌株 50 亿）； 散剂：0.8g（每袋含灭活菌株 50 亿）	本品所含菌株已灭活，对肠黏膜有非特异性免疫刺激作用；所含维生素 B 可刺激肠道产酸菌丛生长。用于急慢性腹泻的对症治疗	口服。①胶囊，1~2 粒 / 次，2 次 /d；成人首次加倍；②散剂，1 袋 / 次，2 次 /d；成人首次加倍。本品菌株已灭活，故可与抗菌药物同用
乳酸菌素 Lactobacillin 片剂：0.2g，0.4g，1.2g； 颗粒剂：1g，2g，6g； 散剂：1.2g，2.4g，4.8g	本品可黏附于肠壁表面，形成保护屏障；并通过酸性代谢产物而选择性杀灭有害菌。用于急性肠炎、Hp 所致胃炎及溃疡、腹胀、便秘等	口服，①片剂，1.2~2.4g/次，3 次 /d，可嚼碎后服下；②颗粒剂、散剂，4~6g/次，2~3 次 /d。本品可与抗菌药物合用治疗肠道感染
复合乳酸菌（聚克） Lactobacillus Complex 胶囊：0.33g（含活乳酸菌 2 万个以上）	含乳酸杆菌、嗜酸乳杆菌和乳酸链球菌。调节肠道菌群，其他作用、用途与乳酸菌素相似	口服，1~2 粒 / 次，1~3 次 /d。本品可与抗菌药物合用
乳酶生（表飞鸣） Lactasin（Biofermin） 片剂：0.1g，0.3g（每 1g 含活菌数 10^7 个）	含乳酸活菌在肠内生长繁殖，分解糖类生成乳酸，使肠道菌群恢复正常。适用于小儿腹泻、肠异常发酵、消化不良	饭前口服，0.3~0.6g/次，3 次 /d。不宜与抗菌药物合用，或间隔 2~3h 分开服

（三）收敛、吸附性止泻药

蒙脱石 Montmorillonite

【又名】思密达，必奇，肯特令，蒙脱石，Smecta。

【医保分类】口服散剂甲类，颗粒剂、口服液体剂乙类。

【药动学】口服不吸收，不进入血液循环。分布：2h后可均匀地覆盖在整个肠道表面。排泄：6h后连同所吸附的攻击因子随消化道蠕动而排出体外。

【作用和用途】主要成分为蒙脱石，粉末粒度为1~3μm，口服后在肠道发挥以下作用：①均匀地覆盖于消化道黏膜表面，提高黏膜屏障防御功能；②促进肠黏膜细胞的吸收功能，减少其分泌；③能减轻致病性大肠埃希菌、轮状病毒、幽门螺杆菌及空肠弯曲菌所致的黏膜组织病变，修复损坏的细胞间桥，使细胞紧密联结，防止病原菌侵入血液循环，并抑制其繁殖；④吸附多种病原体，将其固定在肠腔表面，而后随肠蠕动排出体外，从而避免肠细胞被病原体损伤。

用于：①急慢性腹泻，尤以对儿童急性腹泻疗效为佳；②食管炎及胃、十二指肠溃疡；③结肠炎以及肠易激综合征等。

【用法和用量】口服，3岁以上患者，3g/次，3次/d；儿童<1岁，3g/d；1~2岁，3~6g/d；2~3岁，6~9g/d；每日用量分3次。治疗急性腹泻时，首剂可加倍。用半杯温开水（约50ml）调匀后服用。治疗肠易激综合征和结肠炎时，可作保留灌肠。食管炎患者宜于饭后服用，其他患者宜于两餐之间服用。

【主要不良反应】安全性好，无明显不良反应。极少数患者可出现轻微便秘，减量后可继续服用。

【孕妇、哺乳期妇女用药安全性】孕妇、哺乳期妇女可安全服用本品。

【药物相互作用】本品可能影响其他药物的吸收，应在服用本品之前1h服用其他药物。

【剂型与规格】散剂：每袋3g。

【医保限制】口服液体剂限儿童。

碱式碳酸铋 Bismuth Subcarbonate

碱式碳酸铋

（四）消炎止泻药

溃疡性结肠炎是一种病因不明的直肠和结肠炎症性疾病，临床表现以腹泻、黏液脓血便、腹痛和里急后重为主。在我国此病发病率较低，且病情一般较轻；而在欧美较常见。克罗恩病也是一种原因不明的肠道非特异性炎症性疾病。

美沙拉秦 Mesalazine

【又名】颇得斯安，莎尔福，惠迪，艾迪莎。

【医保分类】口服常释剂型、缓释控释剂型乙类。

【药动学】缓释片约 50% 在小肠内释放，50% 在大肠内释放，从而保证它在远端小肠具有较高的生物利用度。栓剂由缓释微囊组成，可直接到达作用部位，缓慢释放，局部浓度高。

【作用和用途】本品在结肠内转化为 5- 氨基水杨酸，一部分被肠道内细菌分解，一部分由肠黏膜吸收。本品作用于肠道炎症黏膜，抑制前列腺素合成和白三烯的形成而消炎；对发炎的肠壁结缔组织效用最好。

用于：①溃疡性结肠炎，包括急性发作期的治疗和防止复发的维持期治疗；②克罗恩病急性发作期。

【用法和用量】①口服：急性发作，1g/ 次，4 次 /d；维持治疗，0.5g/ 次，3 次 /d。②直肠给药：栓剂，便后肛塞，0.25~0.5g/ 次，2~3 次 /d。

【主要不良反应】相比柳氮磺吡啶，美沙拉秦不良反应发生率和严重程度明显降低。主要有恶心、腹泻、腹痛、胃烧灼感、食欲缺乏、腹胀、腰痛、便秘、月经不调。

【孕妇、哺乳期妇女用药安全性】孕妇、哺乳期妇女慎用。

【禁忌和慎用】肾功能障碍和严重的肝功能障碍者、胃或十二指肠溃疡患者、有出血倾向体质者（易引起出血）禁用。

【剂型与规格】①片剂：0.25g；②缓释片：0.5g；③栓剂：1g。

柳氮磺吡啶 Sulfasalazine

详见第九章　硝基咪唑类、噁唑烷酮类、磷霉素类、磺胺类及其他抗菌药物。

奥沙拉秦 Olsalazine

【又名】奥柳氮钠，Disodium Azobis。

【药动学】本品为 2 个 5- 氨基水杨酸（5-ASA）以重氮键结合而形成的化合物，口服后吸收很少，剂量的 95% 以上以原型集中于结肠。

【作用和用途】本品在结肠部位细菌的作用下断裂，分解为 2 分子的 5-ASA 而发挥治疗效果，其作用机制参见美沙拉秦。主要用于急慢性溃疡性结肠炎、局限性回肠炎及其缓解期的维持治疗。

【用法和用量】口服，开始 1g/ 次，1 次 /d，饭后服，必要时增至 1g/ 次，2~3 次 /d；疗程 3~6 个月，临床总改善率相似（58%~65%）。病情缓解后继续服药可维持疗效，维持量 0.5g/ 次，2 次 /d；治疗 6~24 个月，63%~88% 的患者病情继续获得缓解。

【孕妇、哺乳期妇女用药安全性】 孕妇禁用，哺乳期妇女慎用。

【剂型与规格】 胶囊：0.25g。

巴柳氮钠 Balsalazide Sodium

巴柳氮钠

七、治疗肝炎、肝硬化的药物

药物分类 按药物作用机制的不同可分为以下三大类：①抗病毒药（抑制病毒的复制），如干扰素、核苷类似物、阿糖腺苷等；②增强免疫功能药，如胸腺法新等；③抗肝细胞损害药（俗称“保肝药”），如核糖核酸、水飞蓟宾、联苯双酯、马洛替酯等。

作用特点 病毒性肝炎：已知至少有 5 种（甲、乙、丙、丁、戊型）肝炎病原体，它们的特性、传播途径、临床经过均不完全相同，但它们均引起肝细胞变性坏死及肝组织间质浸润。这种炎症损伤是由肝炎病毒在肝细胞内存在并复制，引起宿主免疫系统的免疫应答，结果造成肝细胞免疫的病理损伤，出现轻重不等的临床症状，如肝大、肝区疼痛、食欲缺乏、黄疸，以及肝功能障碍（血清转氨酶升高）等。

病毒性肝炎缺乏特效的药物治疗。首先是抑制病毒复制，清除病毒而达到治愈患者；另一治疗途径是调节宿主免疫系统功能，改善（增强）免疫状态，提高抗病毒能力，从而抑制病毒的复制，此即称之为“免疫疗法”。

实际上，有些抗病毒疗法的作用机制也是通过免疫调节而发挥抗病毒效力的，也就是说，抗病毒疗法与免疫疗法殊途同归，很难严格区分它们。

抗肝细胞损害的药物种类较多，不同药物通过不同环节而发挥“保肝”作用：①促进肝细胞蛋白质合成，改善氨基酸代谢，如核糖核酸、马洛替酯、谷胱甘肽；②帮助或提高肝脏解毒功能，如联苯双酯、水飞蓟宾、葡醛内酯；③促进肝组织再生，如“肝炎灵”（山豆根生物碱）、联苯双酯；④促进胆汁排泄（退黄）、降低转氨酶，如中药茵陈、栀子、五味子。

用药原则 ①肝炎缺乏针对病因（特效）治疗的药物，因而在急性阶段其恢复和痊愈应以适当休息、合理营养、增强体质为主。②在肝脏疾病中，由于新陈代谢的加速，大量糖类物质的使用，故应补充适量 B 族维生素、维生素 C、维生素 K，尤以维生素 B_1，但不宜单独使用，有发生脂肪肝的危险。也有学者认为大剂量维生素 C 可能使恢复延迟。③乙、丙、丁型（尤其是乙型）肝炎病毒可形成慢性（迁延型）肝炎，主要机制是宿主免疫调控失常，干扰素系统功能有障碍，亦即病毒感染诱导的干扰素很少。因而在治疗上，可使用抗病毒药或免疫调节（增强）药。此外，结合临床症状选用 1~2 种保肝药，改善肝细胞代谢，促进肝组织再生，使肝功能和病理改变恢复（包括 HBsAg 阴转、乙肝表面抗体阳转、转氨酶正常及组织改变消失）。

注意事项 ①肝炎患者切勿擅自用药，用药宜简不宜繁，以免增加肝脏负担；②"保肝"药物种类繁多，疗效尚未肯定，故不能滥用"保肝药"，而应该合理使用（每次选用 1~2 种）；③对肝功能有损害的患者应禁用或慎用巴比妥类、吗啡、阿片制剂、氯丙嗪、异烟肼、利福平、阿司匹林等药物；④对皮质激素的使用应严加掌握，可适当用于某些慢性肝炎患者，特别是可能认为自身免疫机制者（例如狼疮型肝炎）。

（一）抗病毒药

聚乙二醇干扰素 α-2a、重组人干扰素 α-2b、干扰素 γ、拉米夫定、阿德福韦酯、恩替卡韦、替比夫定比较常用，详见第十一章 抗病毒药。

（二）增强免疫功能药

甘草酸二铵 Diammonium Glycyrrhizinate

【又名】天晴甘平，甘利欣。

【医保分类】注射剂、口服常释剂型乙类。

【药动学】口服血药浓度达峰时间：8~12h，生物利用度不受肠道食物影响。具有肝肠循环，故血药浓度变化与肝肠循环和蛋白结合有密切关系。静脉滴注时 92% 以上药物与血浆蛋白结合，平均滞留时间 8h。排泄：胆汁和粪便 70%，呼吸道 20%，尿 2%（原型）。

【作用和用途】具有较强的抗炎、保护肝细胞及改善肝功能的作用，并能抑制钙离子内流、调节免疫、抗病毒及抗过敏作用。用于伴谷丙转氨酶升高的迁延型肝炎及慢性活动型肝炎的治疗。

【用法和用量】①口服：150mg/ 次，3 次 /d；②静脉滴注：150mg 用 10% 葡萄糖注射液 250ml 稀释后缓慢滴注，1 次 /d。

【主要不良反应】常见头痛、头晕、胸闷、心悸及血压升高，可出现恶心、呕吐、腹胀、口干和水肿。以上症状一般较轻，不影响治疗。

【孕妇、哺乳期妇女用药安全性】孕妇禁用。

【注意事项】本品为甘草提取物，用药后出现假性醛固酮增多症表现的可能，包括低钾血症、血压升高、水钠潴留、乏力等症状，治疗期间应定期测血压和血钾、血钠，如出现高血压、钠潴留和低钾血症等，应减量或停药。

【剂型与规格】①胶囊：50mg；②注射液：50mg。

【医保限制】注射剂限用于肝衰竭或无法使用甘草酸口服制剂的患者。

胸腺法新 Thymalfasin

参见第四十二章　调节免疫功能的药物。

（三）抗肝细胞损害药

联苯双酯 Bifendate

【医保分类】口服常释剂型、滴丸剂甲类。

【药动学】滴丸口服吸收约30%，滴丸剂的生物利用度是片剂的1.25~2.37倍。肝脏首过作用下迅速被代谢转化。粪便70%（24h）。

【作用和用途】是我国首创治疗肝炎的降酶药物。①具有维护肝细胞内质网的完整性，使升高的谷丙转氨酶降低，病理损伤减轻。②增强肝脏解毒功能。不具有抑制病毒复制的作用。

主要用于：①慢性迁延型肝炎、肝炎后肝硬化而有血清GPT持续升高的患者。据临床观察，对HBsAg阴性者要比对阳性者疗效明显。②化学毒物或药物引起的GPT升高。

【用法和用量】①滴丸：口服，12.5mg/次，2次/d，必要时可增至15~25mg/次，3次/d。连用3个月，待GPT降至正常后，改为2次/d，12.5mg/次，再用3个月。②片剂：口服，25mg/次，3次/d，疗程与滴丸相同。

【主要不良反应】极少数患者出现轻度恶心，但滴丸剂量小、吸收好，虽较长时间服用，几无不良反应。

【孕妇、哺乳期妇女用药安全性】孕妇、哺乳期妇女禁用。

【禁忌和慎用】急性肝炎禁用，慢性活动型肝炎慎用。

【剂型与规格】①滴丸：1.5mg；②片剂：25mg。

双环醇 Bicyclol

【又名】百赛诺。

【医保分类】口服常释剂型乙类。

【药动学】药动学特征符合一室模型及一级动力学消除规律。体内药物无蓄积现象。主要代谢产物：4-羟和4′-羟基双环醇。$t_{1/2\alpha}$：0.84h；$t_{1/2\beta}$：6.26h。

【作用和用途】双环醇系我国创制的抗慢性病毒性肝炎新药，通过清除自由基，具有显著保护肝脏作用和一定抗乙肝病毒活性。

主要用于治疗慢性肝炎所致转氨酶升高，改善症状和降低转氨酶；停药

3个月后，仍有2/3患者维持疗效。部分患者HBeAg阴转和抗HBsAg阳转。

【用法和用量】口服，25mg/次，必要时可增至50mg/次，3次/d。疗程至少6个月，停药应逐渐减量。

【主要不良反应】个别患者可有头晕，极个别患者有皮疹发生。

【禁忌和慎用】肝功能失代偿者、低蛋白血症者慎用。

【剂型与规格】片剂：25mg，50mg。

异甘草酸镁 Magnesium Isoglycyrrhizinate

【又名】天晴甘美。

【医保分类】注射剂乙类。

【药动学】吸收后主要分布在肝，其次为肠和肺。经肝肠循环维持异甘草酸镁在肝组织中较高的有效浓度。排泄：胆汁90.3%（24h内），尿及粪便5%。$t_{1/2\beta}$：24h。

【作用和用途】肝细胞保护剂，具有抗炎、保护肝细胞膜及改善肝功能的作用。适用于慢性病毒性肝炎。改善肝功能异常。

【用法和用量】静脉滴注，0.1~0.2g/次，1次/d，以10%葡萄糖注射液250ml稀释后静脉滴注，4周为一个疗程。

【主要不良反应】可出现低钾血症、肌力低下，少数患者出现心悸（0.3%）、眼睑水肿（0.3%）、头晕（0.3%）、呕吐（0.27%）。

【孕妇、哺乳期妇女用药安全性】不推荐使用。

【禁忌和慎用】严重低钾血症、高钠血症、高血压、心力衰竭、肾衰竭患者禁用。

【注意事项】治疗过程中，应定期测血压和血清钾、钠浓度。用药过程中如出现发热、皮疹、高血压、血钠潴留、低钾血等情况，应予停药。

【剂型与规格】注射剂：50mg。

【医保限制】注射剂用于限肝功能衰竭或无法口服甘草酸口服制剂的患者。

其他抗肝细胞损害药见表25-7。

表25-7 其他抗肝细胞损害药

药名和制剂	作用和用途	用法和用量	备注
促肝细胞生长素 Hepatocyte Growth-promoting Factor 注射剂：20mg	本品可刺激肝细胞的DNA合成，加速肝组织修复；降低血清GPT、胆红素	①肌内注射，40mg/次，2次/d，用0.9%氯化钠稀释；②静脉滴注：80~100mg加于10%葡萄糖250ml中缓慢滴注	①疗程4~6周；重型肝炎可延至8~12周；②粉末变为棕黄色则不可使用

续表

药名和制剂	作用和用途	用法和用量	备注
门冬氨酸钾镁 Potassium Magnesium Aspartate 注射剂：10ml，105ml	门冬氨酸对细胞有强亲和力，可作为 K^+、Mg^{2+} 载体，提高细胞内离子浓度，进而改善肝功能、降低血清胆红素，有退黄疸功效	静脉滴注：10~20ml 加入5%葡萄糖500ml中缓慢滴注；1次/d；重症患者2次/d。儿童用量酌减。用于肝性脑病（苏醒作用）、低钾血症等	①静脉滴注快可出现恶心、呕吐、血压下降等反应；②禁用于高钾血症；③慎用于房室传导阻滞；④本品不能作肌内注射或静脉注射
硫普罗宁（凯西莱） Tiopronin 片剂：0.1g； 注射剂：0.1g	本品为一种新型含巯基类化合物：保护肝细胞；促进坏死肝细胞的再生、修复；提供巯基发挥解毒作用。用于：脂肪肝、早期肝硬化、重金属（Hg、Pb）中毒	①口服，治疗肝病1~2片/次，3次/d，连服12周；治疗白细胞减少症（化疗前用）2~4片/次，2次/d。②静脉滴注，0.2g/次，先用专用溶剂溶解，再加于5%~10%葡萄糖注射液250ml滴注，连用4周	①口服生物利用度高（85%~90%）。②用于急性病毒性肝炎初期：口服2~4片/次，3次/d。连服1~3周以后1~2片/次，3次/d。禁用于孕妇、哺乳期妇女、儿童
核糖核酸 Ribonucleic Acid 注射剂：6mg，10mg	能促进肝细胞蛋白合成，促进病变肝细胞恢复正常。用于慢性迁延性肝炎、肝硬化	肌内注射，6mg/次，用0.9%氯化钠稀释，隔日1次。静脉注射，30mg/次，1次/d	肌内注射，3个月为一个疗程。本品也用于肿瘤的辅助治疗
水飞蓟宾（水飞蓟素，益肝灵） Silibinin 片剂：35mg	稳定肝细胞膜，降低毒物对肝细胞损伤性作用；并具利胆、抗X线作用。用于慢性肝炎、肝硬化、中毒性肝损伤	口服，70~140mg/次，3次/d	个别患者有头晕、恶心等
水飞蓟宾葡甲胺 Silybin Meglumine 片剂：50mg	作用、用途同水飞蓟宾；特点是易溶于水，吸收好，发挥疗效较优	口服，100mg/次，3次/d	本品50mg相当于水飞蓟宾35.6mg

续表

药名和制剂	作用和用途	用法和用量	备注
葡醛内酯(肝泰乐) Glucurolactone 片剂:0.05g,0.1g	有保肝、解毒作用;阻止糖原分解。用于①肝炎、肝硬化及药物中毒;②关节炎、风湿病	口服,0.1~0.2g/次,3次/d;小儿≤5岁,50mg/次;>5岁,100mg/次	①偶有面红、轻度胃肠道不适;②本品治疗效果尚待证实
乙酰半胱氨酸 Acetylcysteine 注射剂:4g	肝衰竭早期治疗,以降低胆红素、提高凝血酶原活动度	8g用10%葡萄糖注射液250ml稀释滴注,1次/d,疗程45d	不得与氧化性药物包括金属离子、抗生素等配伍

八、治疗肝性脑病(肝性昏迷)的药物

药物分类 治疗肝性脑病(肝性昏迷)的药物有以下3类:①降血氨药,如乳果糖、谷氨酸、氨酪酸等;②多巴胺前体类药物,如左旋多巴;③含BCAA为主的复方氨基酸注射液,如支链氨基酸注射液等。

作用特点 肝性脑病(肝性昏迷)是急性肝衰竭时常见的一组严重的临床综合征,也是严重肝病或肝硬化的严重并发症;其特点为进行性神经精神变化,从性格改变、嗜睡和/或行为异常开始,很快进入意识障碍和/或昏迷。肝性脑病的发病机制尚未完全阐明,一般认为是多种因素综合作用的结果,包括血氨增高(氨中毒)、脑内假性神经递质增加及氨基酸代谢障碍——血浆芳香氨基酸(aromatic amino aicd,AAA:苯丙氨酸和酪氨酸)浓度升高,而支链氨基酸(branched chain amino acid,BCAA:缬氨酸、亮氨酸和异亮氨酸)浓度则下降,以及其他代谢障碍尤以蛋白质代谢障碍为重要。

降血氨药如谷氨酸钠、精氨酸等对外源性血氨增高所致的肝性脑病有一定疗效,而对血氨不增高的肝性脑病则无效。目前认为氨中毒主要是引起肝硬化肝性脑病的重要原因,而在急性重型肝炎时还需其他因素参与。

按假性神经递质学说,认为肝衰竭时肠道细菌(脱羧酶)分解氨基酸所生成的胺类(苯乙胺和酪胺)未能被肝组织所分解、清除,由体循环进入脑内,形成假递质,代替中枢神经递质多巴胺(DA)等,影响中枢神经冲动的传递,而发生肝性脑病乃至昏迷。应用左旋多巴可透过血脑屏障,在脑内经多巴脱羧酶的作用变为DA及NE,以补充递质,取代假性递质,从而改善中枢神经冲动的传导,恢复中枢神经系统的正常功能。

肝衰竭时,体内氨基酸平衡失调,BCAA/AAA摩尔浓度比率降低(在正常

人为 3~3.5，而肝性脑病患者为 0.6~1.2）。临床证实输入含 BCAA 较多而 AAA 较少的氨基酸溶液可防治肝性脑病（肝性昏迷），使症状改善，存活率提高。近年临床上使用的 14 氨基酸注射液等，BCAA/AAA 摩尔比率高，可供选用。肝病患者不能把必需氨基酸转变为非必需氨基酸，不但可以纠正氨基酸平衡，也有降血氨作用。

用药原则 ①肝性脑病临床表现不一，有急性与慢性之分，这与肝细胞损害的缓急、轻重（可分为 5 级）及诱因的不同而很不一致。在用药治疗上，虽有些新的药物，但仍需强调基础治疗及综合疗法。②采用以 BCAA 为主的复方氨基酸注射液治疗肝性脑病效果是肯定的。临床研究结果证明 14 氨基酸注射液 -800（14AA-800）对肝硬化肝性脑病的疗效满意，而对肝炎肝性脑病的疗效不够满意。③左旋多巴对肝性脑病虽有良好的苏醒作用，然而在外周循环中可转变为多巴胺，从而降低肝动脉血流量，加重肝细胞的损害，对远期疗效（存活率）不够满意。因此，有主张同时应用脱羧酶抑制剂（卡比多巴或苄丝肼），以改善其不良反应而达到满意的远期疗效。④脑水肿是肝性脑病（肝性昏迷）常见的直接病因。在脑水肿早期，应用低浓度（0.25g/kg）甘露醇（与呋塞米合用），可获良效。

注意事项 ①在肝衰竭时不应选用用于营养目的的氨基酸注射液，以免引起肝性脑病；②肝性脑病时应采用 100%BCAA 注射液治疗，待患者苏醒后改用 14AA-800 或 8% 复方氨基酸注射液，以巩固疗效和补充其他氨基酸营养的不足，而避免增加体内蛋白质的消耗；③乳果糖与新霉素合用可因产氨的细菌受到抗生素的抑制而减少乳果糖的分解代谢，减少乳果糖的酸化作用，故不主张联合应用；④肝性脑病的动脉血 pH 常倾向于较碱性方面，而氨在较碱性条件下更易于透过血脑屏障，以致昏迷更趋严重，谷氨酸钠的注射液为碱性，因此使用时应正确地矫正酸碱平衡，既可使昏迷改善，也可使谷氨酸治疗更为有效；⑤发生严重肝性脑病时，应严格限制蛋白质的摄入，但随着脑病的改善应尽早逐步增加并恢复到 40~60g/d 的蛋白质，以供肝脏进行修复及身体需要；⑥肝性脑病时严禁使用镇静药，如巴比妥类及地西泮等；⑦氨基酸注射液（大输液）遇冷可析出结晶，宜在 40~50℃溶解，检查澄明度合格后使用。

（一）降血氨药

乳果糖 Lactulose

【**又名**】杜密克，拉韦。

【**医保分类**】口服液体剂乙类。

【**药动学**】口服后几乎不被吸收，以原型到达结肠，继而被肠道菌群分解代谢。在 25~50g（40~75ml）剂量下，可完全代谢。超过该剂量时，则部分以原型排出。

【作用和用途】在肝性脑病和昏迷前期，乳果糖在结肠中被消化道菌丛转化成低分子量有机酸，导致肠道内 pH 下降，并通过渗透作用增加结肠内容量，刺激结肠蠕动，保持大便通畅，缓解便秘，同时恢复结肠的生理节律。上述作用可促进肠道嗜酸菌（如乳酸杆菌）的生长，抑制蛋白分解菌；促进肠内容物的酸化，从而使氨转变为离子状态；降低结肠 pH 并发挥渗透效应导泻；刺激细菌利用氨进行蛋白合成，改善氮代谢。

用于治疗和预防肝性脑病或昏迷前状态；调节结肠的生理节律，缓解便秘。

【用法和用量】①肝性脑病及昏迷前期：起始剂量 30~50ml，3 次 /d；维持剂量应调至每日最多 2~3 次软便；②便秘：剂量见表 25-8。

表 25-8 不同年龄便秘患者乳果糖剂量

年龄	起始剂量 /（ml/d）	维持剂量 /（ml/d）
成人	30	10~25
7~14 岁	15	10~15
1~6 岁	5~10	5~10
婴儿	5	5

本品宜在早餐时一次服用。根据乳果糖的作用机制，1~2 天可取得临床效果。如两天后仍未有明显效果，可考虑加量。

【主要不良反应】治疗初始几天可能会有腹胀，通常继续治疗即可消失；当剂量高于推荐治疗剂量时，可能会出现腹痛和腹泻，此时应减少使用剂量。如果长期大剂量服用（通常仅见于肝性脑病的治疗），患者可能会因腹泻出现电解质紊乱。

【孕妇、哺乳期妇女用药安全性】说明书推荐剂量可用于孕妇、哺乳期妇女。

【禁忌和慎用】禁用于半乳糖血症、肠梗阻、急腹痛、对乳果糖过敏患者。

【剂型与规格】口服液：60ml，75ml，100ml，150ml，200ml。每 1ml 含乳果糖 0.667g。

其他降血氨药见表 25-9。

表 25-9 其他降血氨药

药名和制剂	作用和用途	用法和用量	备注
门冬氨酸鸟氨酸（雅博司）L-Ornithine-L-Aspartate（Hepa Merz）颗粒剂：5g/袋；注射剂：5g	鸟氨酸与血氨结合而解毒；门冬氨酸参与肝细胞内核酸合成，促进肝组织修复。用于各型肝炎、肝硬化、肝性脑病昏迷前期	①颗粒剂：1袋/次，2~3次/d，溶于水或饮料中服用；②静脉滴注5~10g/次；病情严重者可酌情增加，不超过100g（200ml/d）	①大剂量使用时应监测血及尿中尿素氮含量；②静脉滴注时500ml中本品不宜超过60ml（30g）
谷氨酸 Glutamic Acid 片剂：0.3g，0.5g；注射液：6.3g	使血氨下降，减轻肝性脑病症状。用于：①重症肝炎、肝性脑病、肝功能恢复期及严重肝功能不全；②各种原因引起的昏迷复苏期	①片剂：防治肝性脑病，成人2.5~5g/次，4次/d；②注射液：60~80ml（28.75%）	宜缓慢静脉滴注，否则可引起潮红、呕吐
氨酪酸（γ-氨基丁酸）Aminobutyric Acid 片剂：0.25g；注射剂：1g	本品是中枢神经系统的一种抑制性递质；可恢复脑细胞功能，有降低血氨的作用。用于：肝性脑病、脑血管障碍引起的偏瘫、记忆障碍等	①口服，1g/次，3~4次/d；②静脉滴注，1~4g/次，以5%~10%葡萄糖注射液250~500ml稀释后，2~3h滴完。大剂量可致血压下降、肌无力、呼吸抑制等	①不易透过血脑屏障，用量小则不易发挥疗效；②用于尿毒症、煤气中毒等引起的昏睡有苏醒之效
盐酸精氨酸 Arginine Hydrochloride 注射剂：25%，20ml	促进尿素的生成，而使血氨下降。用于肝性脑病、伴碱中毒及忌钠的患者	静脉滴注：15~30g/次，以5%葡萄糖注射液500~1 000ml稀释后滴注，4h内滴完	①大剂量可致酸中毒（高氯性）；②注意事项同谷氨酸

（二）多巴胺前体类药物

左旋多巴能透过血脑屏障进入脑组织，经多巴脱羧酶作用脱去羧基，变为多巴胺及去甲肾上腺素，对肝功能不良、胺类（“假递质”）升高所致的中枢神经冲动传导障碍（肝性脑病）有苏醒作用。

溴隐亭为多巴胺受体激动剂，可使神经传导加强，产生类似左旋多巴的作用。

左旋多巴、溴隐亭：详见第三十三章 中枢神经系统退行性疾病用药。

（三）含 BCAA 为主的复方氨基酸注射液

复方氨基酸注射液（6AA）Compound Amino Acid Injection（6AA）

【**医保分类**】注射剂乙类。

【**作用和用途**】本品为缬氨酸、亮氨酸、异亮氨酸、精氨酸、谷氨酸、门冬氨酸 6 种氨基酸组成的复方制剂。①缬氨酸、亮氨酸及异亮氨酸为支链氨基酸，进入体内后能纠正血浆中支链氨基酸和芳香氨基酸失衡，防止因脑内芳香氨基酸浓度过高引起的肝性脑病；②能促进蛋白质合成和减少蛋白质分解，有利于肝细胞的再生和修复，并可改善低蛋白血症；③直接在肌肉、脂肪、心脏、脑等组织代谢，产生能量供机体利用。本品除支链氨基酸为主外，再加上精氨酸、谷氨酸及门冬氨酸，可加强去氨作用。此外，肝功能不全时，补充本类氨基酸有利于肝组织的修复和肝细胞的再生，降低血浆非蛋白氮和尿素氮的含量，保持氮的正平衡。

用于慢性肝性脑病、慢性迁延性肝炎、慢性活动性肝炎及亚急性与慢性重型肝炎引起的氨基酸代谢紊乱。

【**用法和用量**】对紧急或危重患者，2 次 /d，一次 250ml，同时与等量 10% 葡萄糖稀释后缓慢静脉滴注，不超过 40 滴 /min，病情改善后 250ml/d，连用 1 周为一个疗程；对于其他肝病引起的氨基酸代谢紊乱者，1 次 /d，250ml/ 次，加等量 10% 葡萄糖注射液缓慢静脉滴注。

【**主要不良反应**】滴注速度过快可引起恶心、呕吐、头痛和发热，尤其危重和老年患者多见；反复应用，当再次使用时可引起过敏反应，表现为发热、恶心、呕吐、低血压、少尿、胸闷、呼吸急促、口唇发绀、腹泻及皮疹，严重者可致过敏性休克，发生率低，但很难纠正。

【**孕妇、哺乳期妇女用药安全性**】说明书推荐剂量可用于孕妇、哺乳期妇女。

【**注意事项**】①有高度食管和胃底静脉曲张时，输入量不宜过多，速度一定保持在 40 滴 /min 以下，以免静脉压力过高而致破裂出血；②高度腹水、胸腔积液时，应注意水的平衡，避免输入量过多；③本品不加稀释或滴注速度过快时可引起患者胸闷、恶心、呕吐，甚至引起呼吸、循环衰竭，表现比较严重，故滴注速度宜慢；④非肝病使用氨基酸时要注意肝功能和精神症状的出现；⑤使用本品时，应注意水和电解质平衡。

【**剂型与规格**】注射剂：250ml。每 1 000ml 含缬氨酸 12.2g，亮氨酸 16.6g，

异亮氨酸 11.0g，精氨酸 22.0g，谷氨酸 18.6g，门冬氨酸 4.6g。

【医保限制】限有明确的肝硬化、重症肝炎和肝性脑病诊断证据的患者。

复方氨基酸注射液（20AA）Compound Amino Acid Injection（20AA）

【医保分类】注射剂乙类。

【作用和用途】本品为 20 种氨基酸组成的复方制剂。

用于严重肝功能不全和即将或者已经发展为肝性脑病患者的肠外营养，以提供氨基酸。

【用法和用量】经中央静脉滴注。成人标准剂量：7~10ml/（kg·d），相当于氨基酸 0.7~1g/（kg·d）。最大剂量：15ml/（kg·d），相当于氨基酸 1.5g/（kg·d）。滴速：肝性脑病患者建议治疗最初阶段滴速可加快，直到起效。例如体重 70kg 患者，第 1~2h：150ml/h［2ml/（kg·h）］；第 3~4h：75ml/h［1ml/（kg·h）］；从第 5h 开始：45ml/h［0.6ml/（kg·h）］。维持治疗 / 肠外营养 45~75ml/h［0.6~1ml/（kg·h）］。

【主要不良反应】初始用药时或滴注速度过快时少数出现呕吐、头痛、寒战、发热。

【禁忌和慎用】非肝源性的氨基酸代谢紊乱、组织缺氧、代谢性酸中毒、体液潴留患者禁用，不宜用于低渗性脱水、低钾血症及低钠血症患者。

【孕妇、哺乳期妇女用药安全性】说明书推荐剂量可用于孕妇、哺乳期妇女。

【注意事项】①氨基酸用量应该随血清尿素和肌酐水平调整；②氨基酸治疗不能代替目前已经确定的肝性脑病治疗方法，如灌肠、乳果糖治疗或肠道抗感染治疗；③滴注本品应当与适当的糖类联合应用；④应根据需要补充电解质；⑤滴注时应监测体液和电解质的平衡、血浆渗透压、酸碱平衡、血糖和肝功能，对于全肠外营养治疗，为促进氨基酸的有效利用和合成代谢，宜同时补充非蛋白质能量物质（糖类和脂肪乳）、电解质、维生素及微量元素。应每天检查滴注部位是否出现炎症或感染的体征；⑥本品 1 000ml 单次剂量最高含有 2.3mmol（或 53mg）的钠，限钠饮食患者需要关注钠盐的摄入。

【剂型与规格】注射剂：500ml（50g 总氨基酸）。

【医保限制】限有明确的肝硬化、重症肝炎和肝昏迷诊断证据的患者。

九、利胆药及胰酶抑制药

药物分类

（1）利胆药：按其作用特点可分为两大类。①胆汁分泌促进药：如去氢胆酸、牛胆酸钠、柳氨酚、苯丙醇等。有些利胆药促进胆汁酸排泌，还能降低胆汁中胆固醇饱和指数，有利于胆固醇结石的溶解（“胆石溶解药”），如牛磺熊去氧胆酸、熊去氧胆酸。②胆汁排出促进药：硫酸镁（高渗溶液）是这类的典型药物（参见本章五、泻药）。

（2）胰酶抑制药：胰腺炎（急性）的病因半数以上由胆道系统疾病所引起；近年用胰酶抑制药治疗胰腺炎的药物有生长抑素、奥曲肽等。

作用特点　胆汁分泌促进药可直接作用于肝细胞而促进胆汁的分泌，使之排出量增加，起到胆道机械洗净的作用。胆石症时利胆药的使用，系通过胆汁分泌增加，以冲刷胆石，促进其排出。也可用于胆道炎、胆囊炎及胆汁分泌、排出障碍所致的各种疾病。此外，尚可能有激活肝功能，促进脂肪的消化与吸收，降低血清胆固醇等作用。

胆石溶解药如鹅去氧胆酸是天然的初级胆汁酸，在肝细胞内由胆固醇经代谢分解生成。药用的是从动物胆汁经半合成而得的。胆汁中鹅去氧胆酸增加，可改变胆汁中胆盐与胆固醇的比例关系；并使肝细胞对胆固醇的合成和分泌降低，从而使胆汁中胆固醇含量降低，于是所存在的含胆固醇结石可缓慢溶解，而新结石形成受抑制。熊去氧胆酸与牛磺熊去氧胆酸的作用、用途与鹅去氧胆酸相同，但疗效较强而不良反应小，故临床多用前两者。

至于胆汁排出促进药如硫酸镁可刺激十二指肠黏膜，反射性地引起胆囊收缩，并松弛胆道口括约肌，促进胆囊排空。它并不增加胆汁的分泌。

在正常情况下，胆总管和胰管汇合（长 2~5mm）后共同开口于肝胰壶腹者约占 80%，若此“共同通道”内或奥迪括约肌处有结石、胆道蛔虫或发生炎症、水肿或痉挛造成阻塞，胆囊收缩，胆管内压力超过胰管内压力时，胆汁便可反流到胰管内，激活胰酶原引起自身消化，导致急性胰腺炎。因此，除治疗与之有关的胆总管结石之外，应用抑制胰酶活性的药物——生长抑素及其类似制剂，临床证实可阻断炎症的进展，预防多器官衰竭。

用药原则　①利胆药用于肝、胆疾病，是一种辅助性治疗措施；因此在有胆汁淤积，引起黄疸或胆绞痛的患者，应该明确诊断，探索病因，积极治疗其原发性疾病；②结石只有在部分或完全阻塞胆汁流动才产生症状，如阻塞胆道，可使胆囊平滑肌收缩及压力增高，导致严重持续性疼痛（胆绞痛），加用阿托品或维生素 K_3（肌内注射，8~16mg）则效果显著；③当壶腹部有结石嵌顿或胆总管有结石梗阻，应用内镜无法取石或取石失败，可进行外科手术切开取石，并同时切除胆囊。

注意事项　①较长时间服用利胆药如去氢胆酸则胆汁分泌量逐渐减少，出现所谓“肝脏疲劳”现象，应加以注意；②胆道完全阻塞、严重肝炎、严重肝功能不良患者应忌用利胆药；③胆石溶解药不适用于治疗胆绞痛、胆管炎和急性胆囊炎，以及胆石已重度钙化的患者；④对胆总管结石所致胰腺炎（胆源性胰腺炎）应及时进行内镜下括约肌切开术（endoscopic sphincterotomy，EST）。

（一）利胆药

熊去氧胆酸 Ursodeoxycholic Acid

【又名】优思弗，熊脱氧胆酸，Destolit。

【医保分类】口服常释剂型甲类。

【药动学】口服吸收迅速（回肠为主），血药浓度达峰时间：1~3h。代谢：在肝脏与甘氨酸或牛磺酸结合，从胆汁排入小肠，参加肝肠循环。$t_{1/2}$：3.5~5.8d。

【作用和用途】长期服用后，胆汁酸分泌增加（均值由 1.8mmol/h 增至 2.24mmol/h）；并能显著降低人胆汁中胆固醇及胆固醇酯的量和胆固醇的饱和指数，从而增加胆固醇在胆汁中的溶解度，使胆固醇溶解和防止结石的形成。胆固醇结石经 6 个月治疗，可使结石部分或完全溶解，直径小于 10~15mm、有浮动的非钙化结石其疗效可达 80% 左右。本品有良好的利胆和松弛胆道口括约肌的作用。

用于治疗胆固醇结石，预防药物性结石形成及治疗脂肪痢（回肠切除术后），也可用于胆囊炎、胆管炎的治疗。

【用法和用量】口服。①治疗胆固醇结石：0.45~0.6g/d 或 8~10mg/（kg·d），分 2 次进餐时服用，或睡前 1 次服。疗程 6~12 个月，6 个月后超声波检查和胆囊造影未见改善者改用其他治疗措施。②用于胆囊炎、胆管炎、胆汁性消化不良、黄疸：50~150mg/ 次，3 次 /d。

【主要不良反应】不良反应比鹅去氧胆酸小，一般不引起腹泻（仅 2%），偶见便秘、过敏、瘙痒、头痛、头晕、胃痛、胰腺炎和心动过速等。

【孕妇、哺乳期妇女用药安全性】孕妇禁用。

【禁忌和慎用】胆道完全阻塞和严重肝功能减退患者禁用。

【注意事项】用药 6~12 个月若出现结石钙化，则应改用他法治疗。

【剂型与规格】片剂：50mg，150mg。

牛磺熊去氧胆酸 Tauroursodeoxycholic Acid

【又名】滔罗特。

【作用和用途】增加胆汁酸的分泌，使其在胆汁中含量增加；抑制肝脏胆固醇的合成，降低胆汁中胆固醇及胆固醇酯的量和胆固醇的饱和指数，从而有利于胆汁中胆固醇逐渐溶解。

用于胆固醇型胆结石形成及胆汁缺乏性脂肪泻，也可用于预防药物性结石形成及治疗脂肪痢（回肠切除术后）。

【用法和用量】饭后口服。常用剂量 5~10mg/（kg·d），相当于 500~750mg，分 2~3 次，但晚饭后才可以服用 500mg。

【主要不良反应】本品不良反应比鹅去氧胆酸小，一般不引起腹泻，偶见便秘、过敏、头痛、头晕、胰腺炎和心动过速等。

【孕妇、哺乳期妇女用药安全性】孕妇禁用，且育龄期妇女一旦怀孕必须终止用药。

【禁忌和慎用】消化性溃疡活动期患者禁用。对有下述情况的患者不推荐服用本品：频繁发作的胆绞痛、胆道感染、严重胰腺疾病及影响胆汁酸肝肠循环的小肠疾病（如回肠切除、回肠造口、节段性回肠炎等）。

【注意事项】①治疗开始前建议进行准确、细致的检查，以确定胆囊功能是否正常及有无影响胆汁酸肝肠循环。②溶解胆固醇结石需要的治疗时间取决于结石的大小，但不应短于3~4个月。为判断疗效，应在治疗前采用新式的X线对比成像仪或回声深度记录仪检查结石的大小，并在治疗开始后定期检查，如每6个月1次。③对按推荐剂量治疗半年后结石大小未减小的患者，建议检查结石形成指数。如果胆汁指数>1.0表明无法达到理想效果，应终止治疗。④在X线检查胆结石消失后应继续治疗3~4个月。中断治疗3~4周会导致胆汁回复到过饱和状态，使总治疗时间延长。在结石溶解后立即中断治疗可引起复发。

【剂型与规格】胶囊：250mg。

其他利胆药见表25-10。

表25-10　其他利胆药

药名和制剂	作用和用途	用法和用量	备注
茴三硫（环戊硫酮，胆维他） Anethol Trithione （Felviten） 片剂：25mg	能增加胆汁固体成分的分泌，并具有明显的利尿作用。用途参考去氢胆酸，并用于增强胆囊、胆道造影效果。《中国国家处方集》推荐用于缓解干燥综合征	口服，25~50mg/次，3次/d	有腹胀、软便、腹泻、过敏反应（荨麻疹、发热）
去氢胆酸 Dehydrocholic Acid 片剂：0.25g； 注射液：0.5g，1g，2g	胆酸衍生物，可促进肝脏分泌大量比重较低的胆汁，消除胆汁淤滞，预防胆道感染；促使胆道内泥沙状和小结石的排出，并有利尿作用	口服，0.25~0.5g/次，3次/d。静脉注射，初始0.5g/d，以后可根据病情逐渐增加至2g/d	排出胆道存在的小结石时，可与阿托品或硫酸镁同用

续表

药名和制剂	作用和用途	用法和用量	备注
苯丙醇（利胆醇）Phenylpropanol（Livonal）胶囊：0.1g，0.2g	促进胆汁分泌作用强，并能松弛胆道括约肌，有利于小结石排出。用于胆囊炎、胆石症、胆道运动障碍、消化不良	餐后服：0.1~0.2g/次，3次/d；急性病例可增至0.2g/次，4次/d。用药超过3周，剂量宜减	①降低血中胆固醇，并有降脂作用；②肝脏代谢，自胆汁及尿排泄，$t_{1/2}$为4~6h；③孕妇慎用
牛胆酸钠 Sodium Taurocholate 片剂（胶囊）：0.2g	作用与去氢胆酸相似。用途：胆囊造口长期引流者、脂肪消化不良、胆囊炎等患者的治疗	口服，0.2~0.4g/次，3次/d。小儿，>3岁0.1g/次	未见不良反应
柳胺酚（利胆酚）Oxophenamide 片剂：0.25g	促进胆汁分泌强于去氢胆酸；能松弛胆道口括约肌，有排石效果。用途：同去氢胆酸	口服，0.25~0.5g/次，3次/d，饭后服	偶见荨麻疹样皮肤反应
非布丙醇（舒胆灵）Febuprol 胶丸：0.1g	利胆作用明显，能松弛胆道口括约肌；降低血中胆固醇。用途；同去氢胆酸	口服，0.1~0.2g/次，饭后服	毒性小；个别患者可见一过性胃部不适
曲匹布通（舒胆通）Trepibutone 片剂：40mg	为非胆碱能作用的胆道扩张药，解痉止痛明显；并能促进胆汁和胰液分泌。用于胆囊炎、胆石症以及慢性胰腺炎等	口服，40mg/次，3次/d，饭后服；疗程2~4周	①可改善食欲、消除腹胀，无阿托品类的口干、发热和心悸等不良反应；②孕妇禁用；急性胰腺炎者慎用
羟甲烟胺（羟甲基烟酰胺）Nicotinylmethylamide 片剂：0.5g；注射剂：0.4g	利胆保肝，并具抑菌作用，对肠球菌、大肠埃希菌均有抑制作用。用于胆囊炎、胆石症、胃肠胆石症、肝功能障碍及胃肠炎等	①口服，2片/次，3次/d，连用2~4d后，改为4片/d，分2~3次服；②静脉注射，0.4~0.8g/d；症状减轻后隔日0.4g	①小儿用量：口服0.25~0.5g/次，3次/d；②对于严重病例，可每2h服1次（1g）

（二）胰酶抑制药

奥曲肽 Octreotide

【又名】醋酸奥曲肽，善宁，善龙，善得定，启文，生奥定，依普比善。

【医保分类】注射剂乙类，微球注射剂乙类。

【药动学】口服吸收很差。皮下和静脉给药：迅速和完全吸收。皮下注射30min血浆浓度达到峰值，其消除$t_{1/2}$：100min。静脉注射后4min达到峰值，其消除呈双相性，$t_{1/2}$分别为10min和90min。

【作用和用途】八肽人生长抑素类似物：①抑制生长激素、促甲状腺素、胰内分泌激素的病理性分泌过多；②抑制胃酸、胰酶、胰高血糖素和胰岛素的分泌；③降低胃运动和胆囊排空；④减少胰腺分泌，对胰腺实质细胞膜有直接保护作用等。

用于：①重型胰腺炎和内镜逆行胰胆管造影术后急性胰腺炎并发症；②应激性溃疡及消化道出血；③门脉高压引起的食管静脉曲张破裂出血；④缓解由胃、肠及胰内分泌系统肿瘤所引起的症状；⑤突眼性甲状腺肿和肢端肥大症。

【超说明书适应证】日本奥曲肽说明书批准用于肠梗阻，美国国家综合癌症网络（National Comprehensive Cancer Network，NCCN）和《中华肿瘤杂志》发布的《晚期癌症患者合并肠梗阻治疗的专家共识》推荐用于恶性肠梗阻。

【用法和用量】

（1）注射剂：①重症胰腺炎，0.1mg皮下注射，4次/d，疗程5~7d；②预防胰腺手术后并发症，手术1h前0.1mg皮下注射，以后0.1mg皮下注射，3次/d，连续7d；③门脉高压引起的食管静脉曲张出血，0.1mg静脉注射，以后0.6mg静脉滴注维持24h，最大剂量可用1.2mg/d；④胃肠道瘘管（辅助治疗），0.1mg皮下注射，3次/d，疗程10~14d。

（2）微球注射剂：本品仅能通过臀部肌内深部注射给药，而决不能静脉注射。反复注射应当轮流选择左侧或右侧不同的臀部肌内注射。

1）肢端肥大症：推荐初始剂量为20mg，每隔4周给药1次，共3个月。此后剂量应当根据血清GH和生长因子C（IGF-1）的浓度以及临床症状和体征决定。如果3个月后临床症状和体征以及生化参数（GH和IGF-1）尚未完全控制（GH2.5μg/L）时，剂量应增至30mg，每隔4周给药1次。如GH≤2.5μg/L，则继续使用20mg治疗，每4周给药1次。如果使用20mg治疗3个月后，GH的浓度持续低于1μg/L，IGF-1的浓度正常以及临床上肢端肥大症可逆的症状和体征消失，本品的剂量可降至10mg。鉴于如此低的剂量，要密切观察监测血清GH和IGF-1的浓度以及临床症状和体征。对于不适合外科手术、放疗、多巴胺激动剂治疗或治疗无效的患者，或在放疗发挥充分疗效前病情处于潜在反应阶段的患者，建议在开始上述使用本品治疗前，先短期使用皮下注射善宁以评估奥曲肽治疗的耐受性和疗效。

2）胃肠胰内分泌肿瘤：建议初始剂量为 20mg，每隔 4 周给药 1 次。原有的皮下注射小规格注射剂的有效剂量治疗应当持续到第一次注射本品后至少 2 周（有的患者则需维持 3~4 周）。从未使用皮下注射小规格注射剂治疗的患者：建议开始使用本品治疗前，应短期（约 2 周）3 次 /d 皮下注射小规格注射剂 0.1mg，以评估奥曲肽治疗反应和全身耐受性。使用本品治疗 3 个月后，对于症状和生化指标已完全控制的患者，本品剂量应当降至 10mg，每隔 4 周给药 1 次。使用本品治疗 3 个月症状仅部分控制的患者，剂量应当增至 30mg，每隔 4 周给药 1 次。使用本品治疗胃肠胰肿瘤期间，患者的症状会一度更明显。此时建议加用小规格注射剂，其剂量与使用本品之前相同。这对于治疗的最初 2 个月使血奥曲肽达到治疗水平尤为重要。

【主要不良反应】①注射部位疼痛或针刺感；一般可于 15min 后缓解；②偶见消化道反应、高血糖、胆石症和肝功能异常等。

【孕妇、哺乳期妇女用药安全性】孕妇、哺乳期妇女慎用。

【禁忌和慎用】肾功能、胰腺功能异常，胆石症者慎用。

【注意事项】①2~8℃保存；②避免短期内在同一部位多次注射。

【剂型与规格】①注射剂：0.1mg，0.15mg，0.2mg，0.3mg；②微球注射剂：10mg，20mg，30mg。

【医保限制】①注射剂限胰腺手术，支付不超过 7d；神经内分泌肿瘤类癌危象围手术期，支付不超过 7d；肝硬化所致的食管或胃静脉曲张出血，支付不超过 5d；②微球注射剂系 2022 年国家协议期内谈判药品，限胃肠胰内分泌肿瘤、肢端肥大症，按说明书用药。

生长抑素 Somatostatin

【又名】思他宁，赛得，赫宁，益达生，Etaxene。

【医保分类】注射剂乙类。

【药动学】以 75μg/h 速度滴注，15min 内浓度达高峰，本品在肝脏内经肽链内切酶和氨基肽酶的作用被代谢。$t_{1/2}$：1~3min。

【作用和用途】环状氨基酸十四肽。抑制胃酸、胃蛋白酶、胃泌激素分泌；预防胰腺术后的并发症，抑制胰腺及小肠上部术后漏管的严重分泌，抑制胰高血糖素和胰岛素的分泌，从而影响血糖水平。

用于：①治疗急性食管静脉曲张破裂出血及急性严重的上消化道大出血；②治疗急性重症胰腺炎；③预防和治疗胰腺术后并发症；④治疗胰、胆及肠瘘。

【用法和用量】①上消化道出血：先以250μg静脉注射，接着以250μg/h的速度静脉滴注至出血停止后再维持1~3d；②急性重症胰腺炎：250μg/h静脉滴注，可连用5~7d；③预防及治疗胰腺术后并发症：250μg/h静脉滴注3~5d；④胰、胆及肠瘘的治疗：250μg/h静脉滴注至瘘管闭合后再维持1~3d。

【主要不良反应】①静脉注射快时偶有暂时性脸红、眩晕、恶心、呕吐；②用药初期可能会引起血糖轻微波动，必要时监测血糖。

【孕妇、哺乳期妇女用药安全性】孕妇、哺乳期妇女禁用。

【禁忌和慎用】16岁以下儿童禁用。

【注意事项】①由于本品抑制胰岛素和胰高血糖素的分泌，引起血糖下降，治疗期间定时(间隔3~4h)监测血糖水平；②2~8℃保存；③本品不应与葡萄糖或果糖溶液混合；④滴注速度超过50μg时，会出现恶心、呕吐。

【剂型与规格】注射剂：250μg，3mg。

【医保限制】注射剂限胰腺手术，支付不超过5d；严重急性食管静脉曲张出血，支付不超过5d。

加贝酯 Gabexate

【又名】钦克，依钧凌。

【医保分类】注射剂乙类。

【药动学】静脉滴注5~10min后血药浓度达稳态。代谢：肝。排泄：胆汁、尿。$t_{1/2}$：55min。

【作用和用途】非肽类的蛋白酶抑制剂，可抑制胰蛋白酶、激肽释放酶、纤溶酶、凝血酶等蛋白酶的活性，减轻胰腺损伤，同时血清淀粉酶、脂肪酶活性和尿素氮升高情况也明显改善。

主要用于急性(水肿型)胰腺炎，对急性出血坏死型(重症)胰腺炎可作为辅助治疗。

【用法和用量】静脉滴注，治疗开始300mg/d，连续3d；症状减轻后改为100mg/d，疗程6~10d。滴速应控制在1mg/(kg·h)以内，不宜超过2.5mg/(kg·h)。

【主要不良反应】①少数病例滴注后可能出现注射血管局部疼痛、皮肤发红等刺激症状及轻度浅表静脉炎；②极个别者发生胸闷、呼吸困难和血压下降等过敏性休克现象。

【孕妇、哺乳期妇女用药安全性】孕妇禁用。

【禁忌和慎用】儿童禁用。

【注意事项】勿将药液注入血管外，多次使用应更换注射部位。

【剂型与规格】注射剂：0.1g。

乌司他丁 Ulinastatin

【又名】 天普洛安，尿抑制素，Urinastatin。

【医保分类】 注射剂乙类。

【来源】 从男性尿液中提取精制的糖蛋白。

【药动学】 给药6h后以低分子代谢物从尿中排泄量为24%。连续给药7d未见蓄积性。静脉注射后血浆浓度迅速下降，消除呈二相：$t_{1/2\alpha}$ 约24min，$t_{1/2\beta}$ 约10min。

【作用和用途】 具有抑制胰蛋白酶等各种胰酶的作用，还可稳定溶酶体膜，抑制溶酶体酶的释放，抑制心肌抑制因子（MDP）的产生，改善休克时的循环状态。

用于急性胰腺炎、慢性复发性胰腺炎的急性恶化期，也用于急性循环障碍及休克的治疗。

【用法和用量】 静脉滴注，①胰腺炎：初始5万~10万U/次，1~3次/d，每次滴注时间为1~2h。症状改善后改为维持量，2.5万~5万U/次，1~3次/d。②急性循环不佳：1万U/次，1~3次/d，滴注时间为1~2h；或1万U/次缓慢静脉注射，1~3次/d。疗程一般1周左右。

【主要不良反应】 常见粒细胞减少、GPT及GOT升高、腹泻、皮肤发红及瘙痒感、血管痛等。

【孕妇、哺乳期妇女用药安全性】 孕妇、哺乳期妇女慎用。

【注意事项】 ①本品应避免与甲磺酸加贝酯制剂或球蛋白制剂混合注射；②本品不能代替其他抗休克疗法，休克症状改善后应停药。

【剂型与规格】 注射剂：2.5万U，5万U，10万U。

【医保限制】 注射剂限急性胰腺炎、慢性复发性胰腺炎患者。

（刘阳晨）

第二十六章

泌尿系统疾病用药

一、利　尿　药

药物分类　利尿药(diuretics)是一类促进电解质和水从体内排出，增加尿量、消除水肿的药物，主要用于水肿、腹水、高血压、尿崩症等疾病。根据利尿药的作用部位可分为4类：①主要作用于髓袢升支髓质部的利尿药(强效利尿药)，如呋塞米；②主要作用于髓袢升支皮质部的利尿药(中效利尿药)，噻嗪类如氢氯噻嗪；③主要作用于远曲小管和集合管的利尿药(弱效利尿药)，如螺内酯、氨苯蝶啶、阿米洛利等保钾利尿药；④主要作用于近曲小管的利尿药(低效利尿药)，如乙酰唑胺等。

作用特点　①利尿作用：其强度主要取决于作用部位，一般作用于髓袢升支的药物由于影响尿的浓缩机制，同时又影响稀释机制因而作用最强；而作用于近曲小管、远曲小管和集合管的则比较弱。能抑制近曲小管碳酸酐酶活性的药物如乙酰唑胺，使 Na^{+}-K^{+} 交换主要受醛固酮控制，醛固酮对抗剂和直接抑制 Na^{+}-K^{+} 交换药物如氨苯蝶啶均能产生留钾排钠的利尿作用。②降压作用：服药早期或短期给药，通过排钠利尿降低血容量和减少心排出量，使血压降低而不影响总外周血管阻力。在服药的晚期或长期服药，血压可继续下降，但血容量和心排出量恢复原来的水平，而总外周血管阻力降低。这可能是由于小动脉平滑肌中钠离子浓度降低，使小动脉对去甲肾上腺素反应性降低所致。

用药原则

(1)利尿药的选用：①心源性水肿，对轻、中度心力衰竭者，用强心苷治疗同时加用噻嗪类利尿药。尤其对心室率不快的心力衰竭，利尿药治疗更为适用。对重症心力衰竭，选用呋塞米静脉注射或加量静脉注射。注意补钾或并用保钾利尿药，以防止强心苷中毒。顽固病例可并用小剂量糖皮质激素。对充血性心力衰竭可根据病情轻重，采用阶梯式逐步加码的选药步骤进行利尿治疗。②肾性水肿，急性肾炎水肿只需低盐或无盐饮食，卧床休息，水肿可自行消失，不需要用利尿药。重症者可用呋塞米。肾病综合征者，可选用糖皮质激素和其他免疫抑制药。对激素抵抗或不能耐受(例如高血压、溃疡病）时，可选用强效利尿药联合用药。慢性肾衰竭，唯一可选用的是呋塞米。③肝性水肿或腹水，应首选保钾利尿药螺内酯或氨苯蝶啶，同时并用噻嗪类利尿药。

（2）容量依赖性高血压（即高容量性高血压）及肾性高血压，氢氯噻嗪为首选药。

（3）联合用药及用法：目前，髓袢利尿药多主张间歇疗法，其理由①长期大量利尿后能引起体内电解质的紊乱，而间歇疗法可避免之；②利尿后要恢复血浆与组织间液、浆腔膜之间的液体平衡要一定的时间，因此即使水肿未消，有时仍可出现急性血容量减少的情况。只有在利尿后水肿液进入血管腔，使血管充盈度重建后再给利尿药，才能产生作用。

对各种水肿主张联合用药，尤其是顽固性水肿。联合用药方案如下：①排钾利尿药与保钾利尿药合用，如氢氯噻嗪、呋塞米等与螺内酯、氨苯蝶啶等合用，协同利尿，并对抗钾的丢失；②主要排钠药与主要脱水药合用，如各种利尿药与甘露醇合用，可防止低钠血症和增强利尿作用；③对顽固水肿患者，可采用高、中、低效利尿药三者合并应用治疗。

在抗高血压方面利尿药是基础药物，常与其他抗高血压药合用，以增加疗效。

同类的利尿药合用一般无协同作用，相反可能增加不良反应，如螺内酯与氨苯蝶啶合用可致高钾血症，注意避免。

注意事项　①为避免过度利尿所引起的血容量不足和电解质紊乱，开始时使用小剂量；为了保持药效和防止电解质紊乱，可采用间歇用药；②注意使用利尿药时，要求患者应充分卧床休息，因立位时的肾血流量较卧位时低，故利尿作用不明显；③注意过量钠的摄入能影响利尿药疗效；④肾功能障碍补钾或用留钾利尿药时，注意高钾血症问题；⑤作为利尿抗高血压药使用时应限制食盐的摄入。

氢氯噻嗪 Hydrochlorothiazide

【又名】双氢氯噻嗪，双克。

【医保分类】口服常释剂型甲类。

【药动学】口服吸收60%~80%，血药浓度达峰时间：2~4h。利尿持续时间6~12h。分布：肾脏最多，肝脏次之。血浆蛋白结合率：40%；可透过胎盘，并能从乳汁中分泌。代谢：肝。排泄：尿71%（原型）。$t_{1/2}$为1.5h。

【作用和用途】①利尿：抑制肾小管髓袢升支皮质部分对Na^+、Cl^-的重吸收，因而升高了肾小管管腔内渗透压，使水分保留于管腔内不被重吸收而出现利尿作用；②降压：可加强其他抗高血压药的作用，降压作用3~4d后出现，停药后可持续 1 周；③抗利尿：减少尿崩症患者的尿量，但疗效不如垂体后叶。

用于：①治疗各种水肿，轻、中度心源性水肿首选的利尿药；②防治高血压；③轻症尿崩症和试用于对垂体后叶无效的顽固病例；④特发性高钙血症伴肾钙结石。

【用法和用量】①一般剂量：口服，成人 25mg/ 次，2~3 次 /d，小儿 1~2mg/（kg·d），分 2 次。②心源性水肿：开始小剂量，12.5~25mg/d，应注意调整洋地黄类药物的剂量。③抗高血压：成人开始 50~75mg/d，早晚 2 次分服。1 周后减为 25~50mg/d 的维持量。小儿每次 1mg/kg，1~2 次 /d。与其他抗高血压药合用时，10mg/ 次，3 次 /d。停服必须缓慢。④治疗尿崩症：成人口服 25mg/ 次，3 次 /d，或 50mg/ 次，2 次 /d。

【主要不良反应】长期应用可引起电解质紊乱、高尿酸血症、高血糖症、血尿素氮的升高、尿中氮的排泄减少。

【孕妇、哺乳期妇女用药安全性】孕妇、哺乳期妇女慎用。

【禁忌和慎用】无尿、轻度妊娠性水肿、胰腺炎、红斑狼疮、黄疸婴儿、对磺胺类药物过敏者禁用。肝病、肾功能减退、痛风、糖尿病、心肌梗死、心律失常病史患者慎用。

【药物相互作用】①噻嗪类利尿药增强非去极化肌松药、酒精、抗高血压药、巴比妥类药物、麻醉药的作用；②减弱降血糖药的作用；③对痛风患者不宜与阿司匹林合用，二者均有轻度增加血尿酸含量作用，可加重痛风或引起痛风急性发作；④糖皮质激素、促肾上腺皮质激素、雌激素、两性霉素 B 能降低利尿作用，增强发生电解质紊乱的机会，尤其是低钾血症；⑤NSAID 尤其是吲哚美辛能降低本品的利尿作用，与前者抑制前列腺素合成有关；⑥肝硬化腹水，应与螺内酯合用，以防低钾血症；⑦停药时应逐渐减量，突然停药可引起钠、氯及水的潴留。

【剂型与规格】片剂：5mg，10mg，25mg。

呋塞米 Furosemide

【又名】速尿，呋喃苯胺酸，Nicorol。

【医保分类】口服常释剂型、注射剂甲类。

【药动学】口服吸收 60%~70%。显效时间：30~60min（口服、肌内注射），2~5min（静脉注射），血药浓度达峰时间：1~2h（口服），20~60min（静脉注射）。持续时间：6~8h（口服），2h（静脉注射）。严重肾损伤时持续时间可延长。血浆蛋白结合率：95%~98%。代谢：肝。排泄：尿 60%~80%，胆汁 6%~9%。$t_{1/2}$：30~70min（有报道 1.5~3h），肾衰竭者 $t_{1/2}$ 为 9.7h。

【作用和用途】主要抑制髓袢升支对 Na^+ 的再吸收而产生利尿作用，作用迅速、强大而持续较短。利尿作用不受血中酸碱度、低蛋白血症的影响。并能抑制前列腺素分解酶活性，使前列腺素 E_2 含量升高，从而具有扩张血管作用，使肾皮质深部血流量增加，能扩张肺部容量，降低肺毛细血管通透性，改善成人呼吸窘迫综合征的症状。

用于：①其他利尿药无效的各种严重或顽固性水肿，对一般水肿不宜常规应用；②促使尿道结石的排出；③急性肺水肿和脑水肿；④预防急性肾衰竭；⑤药物中毒时，可用于加速毒物的排泄；⑥抗利尿激素分泌过多症；⑦高血压：伴肾功能不全或出现高血压危象时，尤为适用。

【用法和用量】

（1）口服：①成人，水肿性疾病起始 20~40mg，1 次 /d，必要时 6~8h 后追加 20~40mg，直至出现满意利尿效果。最大剂量虽可达 600mg/d，但一般应控制在 100mg 以内，分 2~3 次服，以防过度利尿和不良反应发生。部分患者剂量可减少至 20~40mg，隔日 1 次，或 1 周中连续服药 2~4d，20~40mg/d。高血压起始 40~80mg/d，分 2 次服用。高钙血症 80~120mg/d，分 1~3 次服。②儿童，水肿性疾病起始 2mg/kg，必要时 4~6h 追加 1~2mg/kg。最高不超过 40mg/d。

（2）静脉注射：紧急情况或不能口服者可静脉注射，成人水肿性疾病开始 20~40mg，必要时每 2 小时追加剂量，直至出现满意疗效。维持用药阶段可分次给药。急性左心衰竭起始 40mg 静脉注射，必要时每小时追加 80mg。急性肾衰竭，可 200~400mg 加入 100ml 氯化钠注射液内静脉滴注，滴注速度不超过 4mg/min，总剂量不超过 1g/d。利尿效果差时不宜再增加剂量，以免出现肾毒性，对急性肾衰竭恢复不利。慢性肾功能不全通常 40~120mg/d。高血压危象起始 40~80mg，伴急性左心衰竭或急性肾衰竭时。高钙血症 20~80mg/ 次。

【主要不良反应】①水电解质紊乱；②耳毒性：表现为耳鸣、眩晕或暂时性耳聋；③易发生药疹、日光过敏和骨髓抑制；④长期应用可致胃及十二指肠溃疡，糖尿病患者可致血糖增高；因能降低尿酸排出，个别人可出现痛风。

【孕妇、哺乳期妇女用药安全性】孕妇禁用，哺乳期妇女慎用。

【禁忌和慎用】无尿症、晚期肝硬化、肝性脑病、血钾过低与洋地黄过量时禁用。严重肝、肾功能不全，心力衰竭，前列腺肥大，红斑狼疮，胰腺炎或有此病史者，糖尿病，急性心肌梗死患者均应慎用。

【注意事项】①晚期肝硬化患者应用本品，因血钾过低时可诱发肝性脑病，故应同时给予氯化钾或保钾利尿药（氨苯蝶啶）合用；②在用药第 1 个月中，应定期检查血清电解质、二氧化碳和血尿素氮水平，如血清尿素氮值增高和少尿现象发生，应停药；③本品注射液偏碱性，pH 约为 9，静脉注射时宜用氯化钠注射液稀释，而不宜用葡萄糖注射液或其他酸性溶液稀释。

【药物相互作用】①与糖皮质激素同用,可致低钾血症;②与阿米卡星、庆大霉素、链霉素等氨基糖苷类抗生素合用,耳毒性增加;③饮酒及含酒精制剂和可引起血压下降的药物能增强本品的利尿和降压作用。

【剂型与规格】①片剂:20mg;②注射剂:20mg。

托拉塞米 Torasemide

【又名】特苏尼,伊迈格,拓赛。

【医保分类】口服常释剂型、注射剂乙类。

【药动学】口服吸收 80%~90%,血药浓度达峰时间:1h(口服)。生物利用度:80%~90%。血浆蛋白结合率 >99%。代谢:肝 80%。排泄:尿 20%。$t_{1/2}$:3.5h。

【作用和用途】强效利尿药,作用机制与呋塞米相似。起效迅速,半衰期长,作用更强。降压效果显著,排 K^+ 量明显低于呋塞米,对 Mg^{2+}、尿酸、糖和脂质类物无明显影响。

适用于需要迅速利尿或不能口服利尿的充血性心力衰竭、肝硬化腹水、肾脏疾病所致的水肿患者。

【用法和用量】充血性心力衰竭所致的水肿、肝硬化腹水,一般初始剂量为 5mg 或 10mg,1 次 /d。最大剂量为 40mg/d,疗程不超过 7d。肾脏疾病所致的水肿,初始剂量 20mg,1 次 /d,以后根据需要可逐渐增加剂量至最大剂量 100mg/d,疗程不超过 1 周。

【主要不良反应】常见头痛、眩晕、肌肉痉挛、恶心、呕吐、高血糖、高尿酸血症、低血钾、便秘和腹泻。少数患者由于血液浓缩而引起低血压、精神紊乱或脑缺血引起心律紊乱、心绞痛、急性心肌梗死或晕厥等。

【孕妇、哺乳期妇女用药安全性】孕妇、哺乳期妇女慎用。

【禁忌和慎用】肾衰竭无尿、肝性脑病前期或肝性脑病、低血压、低血容量、低钾或低钠血症、严重排尿困难(如前列腺肥大)、对磺酰脲类过敏患者禁用。

【注意事项】①使用本品者应定期检查电解质(特别是血钾)、血糖、尿酸、肌酐、血脂等;②过度利尿作用可能引起脱水、体液量减少、形成血栓或栓塞(特别是老年患者);③老年患者使用本品初期需注意监测血压、电解质及有无排尿困难。

【药物相互作用】①可加强抗高血压药的作用,与血管紧张素转换酶抑制药合并用药可能会使血压过度降低;②可降低抗糖尿病药物的作用;③在高剂量使用时可加重氨基糖苷类抗生素(如庆大霉素、妥布霉素)、铂类制剂和头孢菌素的耳毒性与肾毒性;④可加强茶碱类药物的作用。

【剂型与规格】①片剂：20mg；②注射剂：10mg，20mg。

【备注】托拉塞米具有如下优于呋塞米及其他利尿药的特点。①利尿作用较呋塞米更强，10~20mg 托拉塞米相当于 40mg 呋塞米在尿中所排出的钠量。②起效迅速，半衰期长，1 次 /d 即可有效控制高血压，对充血性心力衰竭、肾病和肝硬化等伴随的水肿亦有较好疗效。既可用于治疗严重水肿类病症，又适合于原发性高血压的长期治疗。③排 K^+ 量明显低于呋塞米，对 Mg^{2+}、尿酸、糖和脂质类物无明显影响。④降压效果显著，与吲达帕胺相当：托拉塞米 2.5~10mg 可使轻、中度高血压患者平均动脉压降低 24~29mmHg，71%~95% 患者的舒张压可控制在 90mmHg 以下；在作用不明显的患者，加倍剂量的托拉塞米可使 70%~80% 的患者舒张压控制在目标值。⑤对慢性心力衰竭疗效显著：托拉塞米 10mg/d 治疗慢性心力衰竭患者，用药 4 周可使心脏前、后负荷明显降低，是比呋塞米更佳的选择。

【医保限制】注射剂限用于需迅速利尿或不能口服利尿药的充血性心力衰竭患者。

布美他尼 Bumetanide

【又名】辛帝，畅泽，丁苯氧酸，丁尿胺。

【医保分类】口服常释剂型、注射剂乙类。

【药动学】口服吸收迅速，血药浓度达峰时间：1~3h，持续时间：4~6h（口服），2h（静脉注射）。血浆蛋白结合率：95%。代谢：肝。排泄：尿 77%~85%。$t_{1/2}$ 为 1.5h。

【作用和用途】利尿作用机制与呋塞米相似，强度为呋塞米的 20~60 倍，排钾作用小于呋塞米。用于各类顽固性水肿及急性肺水肿的治疗。

【用法和用量】①一般水肿：口服，早晨 1mg，必要时 6~8h 后可再服 1 次。②心源性水肿、肺水肿：肌内注射或静脉注射 0.5~1mg，或 2~5mg 加入 500ml 氯化钠注射液滴注；30~60min 内滴完。充血性力衰竭：1mg 口服。

【主要不良反应】【禁忌和慎用】参阅呋塞米。

【孕妇、哺乳期妇女用药安全性】孕妇禁用，哺乳期妇女慎用。

【注意事项】不宜加入酸性液中静脉滴注，以免发生沉淀。

【剂型与规格】①片剂：1mg，5mg；②注射剂：0.5mg。

螺内酯 Spironolactone

【又名】安体舒通，Aldactone，Antisterone。

【医保分类】口服常释剂型甲类。

【药动学】显效缓慢，血药浓度达峰时间：2~3d（口服），持续时间：停药后可延长药效 2~3d。血浆蛋白结合率 >90%。代谢：肝。80% 转变为有活性的坎利酮。排泄：尿。$t_{1/2}$ 为 13~14h（微粒型）。

【作用和用途】为醛固酮的竞争性拮抗剂，利尿作用较弱而缓慢。排钠、排氯、保钾。与氢氯噻嗪类合用，利尿作用增强，并可纠正氢氯噻嗪所引起的低钾血症。

用于：①伴醛固酮增多的顽固性的心、肝、肾性水肿；②原发性醛固酮过多症；③肝硬化腹水，可防止因失钾过多所引起的肝性脑病；④高血压。

【超说明书适应证】中华医学会编写的《临床诊疗指南：皮肤病与性病分册》推荐用于痤疮，《临床诊疗指南：妇产科学分册》推荐用于多囊卵巢综合征所致的多毛症。

【用法和用量】口服，成人，100mg/ 次，3~4 次 /d；小儿 10mg/（kg·d），服药 5d 后如利尿效果不满意，可与噻嗪类、呋塞米合用或交替使用。小儿疗程限制在 1 个月以内。

【主要不良反应】①高钾血症最常见（发生率 9%~26%），常以心律失常为首发表现；②胃肠道反应如恶心、呕吐、胃痉挛和腹泻，严重者可致消化性溃疡。

【孕妇、哺乳期妇女用药安全性】孕妇禁用，哺乳期妇女慎用。

【禁忌和慎用】①无尿症、急性肾功能不全者禁用；②肾功能障碍和血钾偏高者、肝病者、肾功能迅速恶化者、低钠血症者、酸中毒者、乳房增大或月经失调者慎用。

【药物相互作用】①有酶促作用，可使地西泮、巴比妥类药物作用减弱；②可使抗高血压药作用增强，故适用于某些血容量增加、醛固酮分泌亢进的高血压患者；③与氢氯噻嗪合用，减少失钾，并增强利尿作用；④与氨苯蝶啶合用，两者均有排钠、保钾作用，可致高钾血症；⑤与洋地黄类合用，能拮抗洋地黄毒苷对心脏的毒性。

【剂型与规格】片剂（胶囊）：20mg。

阿米洛利 Amiloride

【又名】武都力，必达疏，氨氯吡咪，脒氯嗪，Amipromizide。

【药动学】口服吸收 50%，血药浓度达峰时间：3~4h，维持作用：20~24h。在体内不被代谢。排泄：尿 50%，粪便 40%。$t_{1/2}$：6~9h，肾衰竭时显著延长。

【作用和用途】保钾利尿药，作用与氨苯蝶啶相似，作用于肾脏远端小管，阻断钠 - 钾离子交换，促使钠离子、氯离子排泄而减少钾离子和氢离子分泌。其排钠潴钾能力大于氨苯蝶啶，是目前保钾利尿药中利尿作用最强者，其作用强度是氨苯蝶啶的 5 倍。

用于：水肿性疾病和难治性低钾血症的辅助治疗，肝硬化腹水、肾病综合征、充血性心力衰竭伴低钾血症更适宜，尚可用于肾上腺素瘤或腺癌所致的原发性醛固酮增多症的术前准备。

【用法和用量】口服，开始 5~10mg/ 次，1 次 /d，最大用量为 20mg/d。

【主要不良反应】①单独使用时高钾血症较常见，特别是糖尿病及肾衰竭者更易发生；②可引起中枢抑制、性功能下降、眼压升高等。

【孕妇、哺乳期妇女用药安全性】孕妇、哺乳期妇女慎用。

【禁忌和慎用】①肾衰竭、高钾血症、低钠血症者忌用；②无尿、肾功能损害、糖尿病、酸中毒者均应慎用。

【剂型与规格】片剂：2.5mg，5mg。

复方盐酸阿米洛利片：每片含阿米洛利 2.5mg，氢氯噻嗪 25mg。1~2 片 / 次，1 次 /d，必要时 2 次 /d，早晚各 1 次，可与食物同服。

氨苯蝶啶 Triamterene

【又名】三氨蝶啶。

【医保分类】口服常释剂型甲类。

【药动学】口服吸收 30%~70%。显效时间：2~4h，血药浓度达峰时间：6h。持续时间：7~9h。代谢：肝。排泄：尿 3.9%、胆汁。尿中出现蓝色荧光。$t_{1/2}$：1.5~2h。

【作用和用途】抑制集合管 Na^+-K^+ 交换过程，产生排钠利尿作用，比螺内酯作用强，且有留钾作用。

用于：慢性心力衰竭、肝硬化腹水、肾病综合征、糖皮质激素治疗过程中发生的水钠潴留、特发性水肿，亦用于对氢氯噻嗪或螺内酯无效者。

【用法和用量】饭后口服，成人初始用量 25~100mg/d，分 2 次服用，与其他利尿药合用时，剂量可减少。维持阶段可改为隔日疗法。最大用量不超过 300mg/d。儿童初始用量 2~4mg/（kg·d）或 120mg/m^2，分 2 次服用；一日或隔日疗法，最大用量不超过 6mg/（kg·d）或 300mg/m^2。

【主要不良反应】①高钾血症；②肝损害；③肾结石（发生率 1/5 000）。

【孕妇、哺乳期妇女用药安全性】孕妇禁用，哺乳期妇女慎用。

【禁忌和慎用】高钾血症者禁用。肝、肾功能不全者慎用，无尿、糖尿病、低钠血症、酸中毒、高尿酸血症或有痛风病史、肾结石者慎用。

【注意事项】①老年人应用本品时可发生高钾血症和肾损害。②给药应个体化，从最小有效剂量开始使用，以减少电解质紊乱等不良反应。如一日给药 1 次，应于早晨给药，以免夜间排尿次数增多。

【药物相互作用】①不宜与抗高血压药常规合用，因拮抗水、钠潴留作用较弱，而且长期应用又可使血尿素氮增多；②与噻嗪类利尿药合用，可对抗其排钾作用；③与呋塞米合用，可提高利尿作用，减少钾丢失；④与锂合用时会加剧肾毒性；⑤因可使血尿酸升高，与噻嗪类和袢利尿药合用时可使血尿酸进一步升高，故应与治疗痛风的药物合用。

【剂型与规格】片剂：50mg。

依他尼酸 Ethacrynic Acid

【又名】利尿酸。

【药动学】口服吸收迅速，30min 起效，血药浓度达峰时间：2h。血浆蛋白结合率高。静脉注射后 5~10min 开始利尿，1~2h 血药达峰值。排泄：尿 67%，粪便 33%。

【作用和用途】作用机制、特点等均与呋塞米类似，具有利尿、降压作用。用于充血性心力衰竭、急性肺水肿等。

【用法和用量】①口服，25mg/ 次，1~3 次 /d，如效果不显可略增加，但一日用量不宜超过 100mg，3~5d 为一个疗程；②缓慢滴注或静脉注射，25~50mg/ 次，以 5% 葡萄糖注射液或 0.9% 氯化钠 50ml 稀释，偶需注射第 2 次时应更换部位，以免发生血栓性静脉炎，3~5d 为一个疗程。

由于利尿作用强大、迅速，故当达到利尿效果后，可采取间歇疗法：以最小有效量隔日使用或用药 3~5d 后停药数日后再用，以免引起严重电解质紊乱。

【主要不良反应】常见直立性低血压、水电解质紊乱（低钾血症、低氯血症、低氯性碱中毒、低钠血症、低钙血症）及与此有关的口渴、乏力、肌肉酸痛、心律失常，以及胃肠道反应、水样腹泻、耳毒性。

【孕妇、哺乳期妇女用药安全性】孕妇、哺乳期妇女慎用。

【禁忌和慎用】①尿闭患者和婴儿禁用；②严重肝、肾功能不全患者慎用。

【注意事项】易引起电解质紊乱，需同时补充氯化钾（3~4g/d）。

【药物相互作用】①糖皮质激素、促肾上腺皮质激素及雌激素能降低本品的利尿作用，并增加电解质紊乱尤其是低钾血症的概率；②NSAID 能降低本品的利尿作用，肾损害机会增加；③与拟交感神经药及抗惊厥药合用，利尿作用减弱；④与多巴胺合用，利尿作用加强；⑤饮酒及含酒精制剂或服用降低血压的药物，能增强本品的利尿作用；⑥与巴比妥类药物、麻醉药合用，易引起直立性低血压；⑦与两性霉素 B、头孢菌素、氨基糖苷类抗生素合用，肾毒性和耳毒性增加；⑧与碳酸氢钠合用，发生低氯性碱中毒机会增加。

【剂型与规格】①片剂：25mg；②注射剂：20mg。

阿佐塞米 Azosemide

阿佐塞米

二、脱　水　药

药物分类　常用的脱水药有甘露醇、甘油果糖氯化钠、人血白蛋白等，其中人血白蛋白参见第五十一章　酶制剂和生物制品。

作用特点　①由于这类药物在体内不被代谢或代谢较慢，静脉注射后能使血浆的晶体渗透压迅速提高，致使组织液水分向血浆转移，产生脱水作用。例如，使脑组织间水分移向血液循环，以致颅内压降低，脑水肿减轻。②通过脱水作用降低血浆渗透压，增高有效滤过压和肾小球滤过率；并抑制髓袢降支及集合管对水的重吸收，导致尿量增加，又称渗透性利尿药。

用药原则　①脑水肿应选用甘露醇。慢性脑水肿或轻度者宜间歇使用高渗葡萄糖或利尿药。②对毛细血管通透性明显增加的脑水肿，如脑肿瘤、脑脓肿及急性颅内感染者则使用糖皮质激素疗效好。脱水药治疗脑水肿，同时应治疗其原发病因，以阻止脑水肿的继续发展。③联合用药可提高疗效，如糖皮质激素 + 甘露醇。④防止颅内压反跳，可在两次脱水药静脉滴注之间使用50% 葡萄糖注射液，亦可间断地使用强效利尿药如呋塞米。

注意事项　①多次用脱水药者，应补钾和补钠，脱水过程中应注意液体出入量，日输液量应少于尿量 500ml 左右为度。输入量过大时，因血液不能维持较高渗透压，疗效也降低。②一般不应过早撤出脱水药，以免脑水肿复发，以 3~7d 为宜。③静脉注射速度宜较快，250ml 应在 20~30min 注射完毕，因为缓慢注射不能迅速提高血浆渗透压而达不到脱水作用。④减少临床用脱水药的指征：症状减轻或消失，其中以头痛、呕吐、抽搐、意识模糊等症状的改善为主。血压降至正常、脉搏呼吸恢复正常。球结膜水肿减轻、外突眼球已恢复或稍凹陷。如合并有脑疝，则除上述要求外，应达到脑疝症状消失。应以瞳孔、呼吸的恢复正常为主。脑出血应用脱水药，可以用甘露醇，糖皮质激素亦可使用。但应防止颅内压急剧下降，以免诱发再出血。

甘露醇 Mannitol

【**医保分类**】注射剂甲类。

【**药动学**】口服吸收很少。静脉注射后迅速进入细胞外液而不进入细胞内。但当血甘露醇浓度很高或存在酸中毒时，甘露醇可通过血脑屏障并引起颅内压反跳。利尿作用于静脉注射后 1h 出现，维持 3h。降低眼压和颅内压作用于静脉注射后 15min 内出现，血药浓度达峰时间为 30~60min，维持 3~8h。由于静脉注射后迅速经肾脏排泄，故一般情况下经肝脏代谢的量很少。肾功能正常时，80% 经肾脏排出。$t_{1/2}$：100min，急性肾衰竭时可延长至 6h。

【作用和用途】为渗透性脱水药。经肾小球滤过，几乎不被肾小管再吸收，在肾小管保持足够的水分以维持其渗透压，导致水和电解质经肾脏排出体外，产生脱水及利尿作用。

用途：①作为组织脱水药，治疗各种原因引起的脑水肿，降低颅内压，防止脑疝；②降低眼压，可有效降低眼压，用于其他降眼压药无效时或眼内手术前准备；③作为渗透性利尿药，用于鉴别肾前性因素或急性肾衰竭引起的少尿，亦可预防各种原因引起的急性肾小管坏死；④作为辅助性利尿措施治疗肾病综合征、肝硬化腹水，尤其是当伴低蛋白血症时；⑤对某些药物逾量或毒物中毒（如巴比妥类药物、锂、水杨酸盐和溴化物等），本品可促进上述物质的排泄，并防止肾毒性；⑥作为冲洗剂，应用于经尿道内作前列腺切除术；⑦术前肠道准备。

【用法和用量】

（1）成人常用量：①利尿。常用量为 1~2g/kg，一般用 20% 溶液 250ml 静脉滴注，并调整剂量使尿量维持在 30~50ml/h。②治疗脑水肿、高颅压和青光眼。按 0.25~2g/kg，配制为 15%~25% 浓度于 30~60min 内静脉滴注。当患者衰弱时，剂量应减至 0.5g/kg。严密随访肾功能。③鉴别肾前性少尿和肾性少尿。按 0.2g/kg，以 20% 浓度于 3~5min 内静脉滴注，观察每小时尿量，如尿量 >40ml/h 则为肾前性少尿。如用药后 2~3h 以后尿量仍 <30~50ml/h，可再试用 1 次，如仍无反应则应停药。④预防急性肾小管坏死。先给予 12.5~25g，10min 内静脉滴注，若无特殊情况，再给 50g，1h 内静脉滴注，若尿量能维持在 50ml/h 以上，则可继续应用 5% 溶液静脉滴注；若无效则立即停药。⑤治疗药物、毒物中毒。50g 以 20% 溶液静脉滴注，调整剂量使尿量维持在 100~500ml/h。⑥肠道准备。术前 4~8h，10% 溶液 1 000ml 于 30min 内口服完毕。

（2）小儿常用量：①利尿。按 0.25~2g/kg 或 60g/m^2，以 15%~20% 溶液 2~6h 内静脉滴注。②治疗脑水肿、颅内高压和青光眼。按 1~2g/kg 或 30~60g/m^2，以 15%~20% 浓度溶液于 30~60min 内静脉滴注。患者衰弱时剂量减至 0.5g/kg。③鉴别肾前性少尿和肾性少尿。按 0.2g/kg 或 6g/m^2，以 15%~25% 浓度静脉滴注 3~5min，如用药后 2~3h 尿量无明显增多，可再用 1 次，如仍无反应则不再使用。④治疗药物、毒物中毒。按 2g/kg 或 60g/m^2，以 5%~10% 溶液静脉滴注。

【主要不良反应】①水和电解质紊乱最为常见。快速大量静脉注射可引起体内甘露醇积聚，血容量迅速大量增多（尤其是急、慢性肾衰竭时），导致心力衰竭（尤其有心功能损害时）、稀释性低钠血症；不适当的过度利尿导致血容量减少，加重少尿；大量细胞内液转移至细胞外可致组织脱水，并可引起中枢神经系统症状。②外渗可致组织水肿、皮肤坏死。③渗透性肾病（或称甘露醇肾病），主要见于大剂量快速静脉滴注时。

【孕妇、哺乳期妇女用药安全性】孕妇、哺乳期妇女慎用。

【禁忌和慎用】①禁用于已确诊为急性肾小管坏死的无尿患者、严重失水者、颅内活动性出血者、急性肺水肿或严重肺淤血患者；②明显心肺功能损害者应慎用。

【注意事项】①除作肠道准备用，均应静脉内给药；②该药刺激性强，静脉注射时不可漏出血管外，如不慎漏出，可用 0.5% 普鲁卡因液局部封闭或热敷处理；③遇冷易结晶，可置热水中或用力振荡，待结晶完全溶解后再使用；④根据病情选择合适的浓度，避免不必要地使用高浓度和大剂量；⑤当甘露醇浓度高于 15% 时，应使用有过滤器的输液器；⑥治疗水杨酸盐或巴比妥类药物中毒时，应合用碳酸氢钠以碱化尿液。

【药物相互作用】①可增加洋地黄的毒性作用（与低钾血症有关）；②增加利尿药及碳酸酐酶抑制药的降眼压作用，与这些药物合并时应调整剂量。

【剂型与规格】注射剂：10g/50ml，20g/100ml，50g/250ml，150g/3 000ml。

甘油果糖氯化钠 Glycerin Fructoseand Sodium Chloride

【又名】固利压，布瑞得。

【医保分类】注射剂甲类。

【作用和用途】含甘油、果糖和氯化钠，是安全而有效的渗透性脱水剂。静脉注射后能提高血浆渗透压，导致组织内（包括眼、脑、脑脊液等）的水分进入血管内，从而减轻组织水肿，降低颅内压、眼压和脑脊液容量及其压力。

与甘露醇相比，本品具有以下优点：①同甘露醇一样具有较强的降颅内压作用，但起效时间缓慢，维持作用时间较长（6~12h），且无“反跳现象”，因此尤其适用于慢性颅内压高的患者；②利尿作用小，对肾功能影响小，对患者电解质平衡无明显影响，故尤其适用于颅内压高合并肾功能障碍的患者以及需要长期脱水降颅内压的患者；③可为患者提供一定的能量，这对于长期昏迷的患者尤为适用。

用于：①脑血管疾病、脑外伤、脑肿瘤、颅内炎症其他原因引起的急、慢性颅内压增高，脑水肿症；②改善下列疾病的意识障碍、神经障碍和自觉症状，如脑梗死（脑栓死、脑血栓）、脑内出血、蛛网膜下腔出血、头部外伤、脑脊髓膜炎等；③脑外科手术前缩小脑容积；④脑外科手术后用药；⑤必须降低眼压时或眼科手术缩小眼容积。

【用法和用量】静脉滴注①治疗颅内压增高、脑水肿：成人 250~500ml/ 次，1~2 次 /d；儿童用量为 5~10ml/kg。每 500ml 需滴注 2~3h，连续给药 1~2 周；②脑外科手术时缩小脑容积：500ml/ 次，静脉滴注时间为 30min；③降低眼压或眼科手术时缩小眼容积：250~500ml/ 次，静脉滴注时间为 45~90min。

【主要不良反应】大量、快速输入时可产生乳酸性酸中毒，偶见血红蛋白尿、血尿，有时出现高钠血症、低钾血症、头痛、恶心、口渴感。

【禁忌和慎用】①遗传性果糖不耐受者、低渗透性脱水症患者禁用；②循环系统功能障碍、肾功能障碍、尿崩症、糖尿病患者及高龄患者慎用；③对于患有果糖 -1，6- 二磷酸酶缺乏症（又称遗传性果糖不耐受症）的患者，不建议使用本品；④活动性颅内出血患者无手术条件时慎用，应先处理出血源或确认不再有出血后方可应用本品。

【注意事项】①疑有急性硬膜下、硬膜外血肿者，应先处理出血，确认无再出血时方可使用；②本品滴注过快可发生溶血性贫血，如患者出现血红蛋白尿（酱油色尿），立即停止滴注。

【剂型与规格】注射剂：250ml，500ml。每 100ml 含甘油 10g、果糖 5g、氯化钠 0.9g。

三、尿崩症用药

昼夜尿总量在 4~6L。口渴难忍，饮水猛增，尿比重降低，并可连续排尿者称为尿崩症，有脑垂体性、肾源性两种，前者为神经垂体功能障碍，抗利尿激素分泌减少，可用此激素补偿治疗；后者抗利尿激素分泌正常但远曲小管和集合管对抗利尿激素不敏感，可用利尿药治疗。

去氨加压素 Desmopressin

【又名】弥凝，弥柠，依他停。

【医保分类】口服常释剂型、注射剂甲类。

【作用和用途】化学结构与人体自然产生的激素精氨酸加压素相类似，但因有结构改变，显著增强了抗利尿作用，而对平滑肌的作用却很弱，因此避免了引起升压的不良反应。用于控制或预防某些疾病在小手术时的出血或药物诱发的出血。抗利尿和凝血作用可维持 8~12h。

用于：①中枢性尿崩症及颅内外伤或手术所致的暂时性尿崩症（本品一般对肾原性尿崩症无效）；②治疗 6 岁以上患有夜间遗尿症的患者；③肾尿液浓缩功能试验；④对于因尿毒症、肝硬化以及先天的或用药诱发的血小板功能障碍而引起的出血时间过长和不明原因的出血，用本品可使出血时间缩短或恢复正常。

【超说明书适应证】美国 FDA 批准用于夜间遗尿症。

【用法和用量】

(1)中枢性尿崩症:①鼻腔给药,成人 20~40μg/d,儿童 10~20μg/d,分 2~3 次;②口服,因人而异,区分调整,成人 100~200μg,3 次 /d;③静脉注射,成人 1~4μg,1~2 次 /d;1 岁以下婴儿 0.2~0.4μg/ 次。

(2)夜间遗尿症:①鼻腔给药,有效剂量 10~40μg,先从 20μg 开始,睡前给药,治疗期间限制饮水并注意观察;②口服,首次剂量为 200μg,睡前服用,若疗效不显著可增至 400μg。连续服用 3 个月后停药至少 1 周,以便评估是否需要继续治疗。

(3)肾尿液浓缩功能试验:①鼻腔给药,成人 40μg,1 岁以上儿童 10~20μg;②肌内或皮下注射,成人 4μg(1ml)。

(4)治疗性控制出血或手术前预防出血:静脉注射,按 0.3μg/kg 的剂量用 0.9% 氯化钠注射液稀释至 50~100ml,在 15~30min 静脉注射。若效果显著,可间隔 6~12h 重复 1~2 次;若再多次重复此剂量,效果将会降低。

【主要不良反应】高剂量时可见疲劳、短暂的血压降低、反射性心跳加快及面红、眩晕,注射给药时可致注射部位疼痛、肿胀。

【孕妇、哺乳期妇女用药安全性】孕妇、哺乳期妇女慎用。

【禁忌和慎用】心功能不全患者、不稳定型心绞痛患者、ⅡB 型血管性血友病患者均禁用,糖尿病、良性前列腺增生、尿道感染、膀胱结石或膀胱癌所致尿道炎、多尿患者不宜使用。

【注意事项】①超量给药会增加水潴留和低钠血症的危险。②治疗遗尿症时,用药前 1h 至用药后 8h 内需限制饮水量。用于诊断检查时,用药前 1h 至用药后 8h 内饮水量不得超过 500ml。③用药期间需要监测患者的尿量、渗透压、体重。

【剂型与规格】①片剂:100μg,200μg;②喷鼻剂:250μg;③注射剂:4μg/ml。

鞣酸加压素 Vasopressin Tannate

【又名】长效尿崩停,Pitressin Tannate。

【医保分类】注射剂乙类。

【作用和用途】为鞣酸加压素油质注射液,作用时间长,肌内注射,0.3ml/ 次,可维持 2~6d,注射 1ml,可维持 10d。用于治疗尿崩症。

【用法和用量】深部肌内注射,常用量 4~20mg。

【孕妇、哺乳期妇女用药安全性】孕妇禁用。

【禁忌和慎用】冠状动脉疾病、动脉硬化、心力衰竭、高血压患者禁用。

【剂型与规格】注射剂：100mg。

四、前列腺增生用药及其他泌尿系统疾病用药

前列腺增生症是老年男性常见病，60~70 岁老年人有 75% 患有前列腺增生，其发病率与性激素失调有关。目前认为双氢睾酮（DHT）增多是良性前列腺增生（benign prostatic hyperplasia，BPH）的主要因素。目前临床常用的药物有 α 受体拮抗剂、5α- 还原酶抑制剂、天然植物药和雌激素。

鉴于 5α- 还原酶抑制剂和 α 受体拮抗剂、M 胆碱受体拮抗剂的作用途径不同，联合用药可有协同效果。

联合用药方案一：α_1 受体拮抗剂 +5α- 还原酶抑制剂，适用于有中、重度下尿路症状且前列腺增生存在进展的风险者（α_1 受体拮抗剂可改善尿道压迫症状，5α- 还原酶抑制剂主要可抑制前列腺腺体体积的增加）。

联合用药方案二：α_1 受体拮抗剂 +M 胆碱受体拮抗剂，适用于以潴留期症状为主的中、重度患者，既改善排尿期症状，又缓解储尿期症状，从而提高治疗效果。

非那雄胺 Finasteride

【又名】保列治，保法止，浦列安，如川，Proscar。

【医保分类】口服常释剂型乙类。

【药动学】口服生物利用度：80%，血药浓度达峰时间：2h。血浆蛋白结合率：93%。代谢：肝。排泄：尿 39%（代谢物），粪便 57%。$t_{1/2}$：6h。

【作用和用途】4- 氮杂甾体激素化合物，能特异性抑制 5α- 还原酶的活性，使睾酮不能代谢成更强效的雄激素双氢睾酮。口服本品 5mg，可迅速降低血清双氢睾酮的浓度。良性前列腺增生患者 5mg/d，共 12 个月，可减少血液循环中双氢睾酮浓度达 70%，前列腺体积缩小约 20%，前列腺特异性抗原（PSA）降低 50%，而血液循环中睾酮的量增加 10% 左右（在正常生理范围内）。用本品治疗 12 周，健康人精液中精子数、精子活力和形态不受影响。

用于：①治疗和控制 BPH，预防泌尿系统疾病（降低发生尿潴留的危险，降低需进行前列腺切除术的危险性）；②治疗脱发。

【用法和用量】口服。①良性前列腺增生：5mg/ 次，1 次 /d，可连服 6~12 个月。②男性脱发：推荐用量为 1mg/ 次，1 次 /d，通常用 3 个月才见效，应坚持用药。如果用药 12 个月内停药，可使症状反弹。一般 18~41 岁的中度秃顶男性患者治疗效果较好。

【主要不良反应】可引起性欲减退、勃起功能障碍、射精量减少，半数以上性功能受影响者于继续治疗后逐步恢复性功能。

【孕妇、哺乳期妇女用药安全性】孕妇、哺乳期妇女禁用。

【禁忌和慎用】禁用于儿童、怀疑有前列腺癌者（本品可降低血清 PSA 水平，长期服药者下降 50% 左右，故可影响前列腺癌的诊断）；慎用于肝功能受损者。

【剂型与规格】片剂：2.5mg，5mg。

特拉唑嗪 Terazosin

选择性阻断去甲肾上腺素能神经末梢突触膜 α_1 受体，使前列腺平滑肌松弛及尿道闭合压下降，缓解排尿困难。用于治疗前列腺肥大，单用或与其他抗高血压药合用治疗轻、中度高血压。参见第十五章　抗高血压药。

坦索罗辛 Tamsulosin

【又名】哈乐，必坦，坦洛新，Harnal。

【医保分类】缓释控释剂型乙类。

【药动学】口服生物利用度：100%，进食后药物吸收减少。血药浓度达峰时间：4~8h。血浆蛋白结合率：约 99%。代谢：肝。排泄：尿（70%~75%，代谢物），粪（25%~30%，代谢物）。$t_{1/2}$：约 10h。

【作用和用途】选择性地阻断 α_1 受体，对 α_1 受体的亲和性较对 α_2 受体强（5 400~24 000 倍），故使其疗效增强，不良反应减少。

用于治疗 BPH 所致的异常排尿症状（如尿频、夜尿多、排尿困难等）。如已发生严重尿潴留时不应单独服用此药。

【用法和用量】口服，0.2mg/ 次，饭后服用，1 次 /d。服用 2~4 周，若疗效不佳，剂量可增至 0.8mg/ 次，1 次 /d。

【主要不良反应】无严重不良反应，偶见头晕、蹒跚、血压下降、心率加快、皮疹、恶心、呕吐、食欲减退、鼻塞、水肿、吞咽困难、倦怠、一过性氨基转移酶升高。

【孕妇、哺乳期妇女用药安全性】孕妇、哺乳期妇女禁用。

【禁忌和慎用】禁用于肾功能障碍者，慎用于直立性低血压患者、前列腺癌患者、驾驶员、操作机械或从事危险作业者。

【注意事项】①缓释胶囊宜整粒吞服，不要嚼碎胶囊内的颗粒；②过量用药可能会引起血压下降，故需注意用药剂量，尤其同时使用抗高血压药时更须注意血压变化，当发现血压下降时，应立即采取适当处理，如减量、停药等；③本品主要针对尿道、膀胱颈及前列腺平滑肌，并无缩小前列腺体积的作用，如前列腺体积过大，梗阻症状明显时，要与 5α- 还原酶抑制剂（如非那雄胺）同时服用，待 3~6 个月前列腺体积明显缩小后，再根据症状决定服药与否。

【剂型与规格】缓释胶囊：0.1mg，0.2mg。

普适泰 Prostat

【又名】舍尼通，Cernilton。

【医保分类】口服常释剂型乙类。

【作用和用途】特异性地阻断雄激素双氢睾酮（DHT）和前列腺雄激素受体的结合，即阻止受体作为转录因子发挥作用，从而达到抑制前列腺增生的治疗目的。还可抑制内源性炎症介质合成，具有抗炎、抗水肿的作用；并可使膀胱逼尿肌收缩和尿道平滑肌舒张，从而解除或减轻前列腺增生（BPH）所致的下尿路功能性梗阻。使用本品治疗后，患者的前列腺全长及尿道周围前列腺体积有减小，最大尿道封闭压显著降低，从而缓解 BPH 临床症状。

用于前列腺增生症引起的排尿障碍，慢性、非细菌性前列腺炎。

【用法和用量】口服，饭前或饭后服用均可。375mg/次，早晚各一次。疗程 3~6 个月，如有必要可继续服用。

【禁忌和慎用】儿童禁用。

【剂型与规格】片剂：375mg，每片含花粉提取物 P-570mg，花粉提取物 EA-104mg。

黄酮哌酯 Flavoxate

【又名】泌尿灵，洛沃克，Genurin。

【医保分类】口服常释剂型甲类。

【药动学】口服吸收好。$t_{1/2}$ 为 1.5h。

【作用和用途】具有抑制环腺苷酸、磷酸二酯酶以及拮抗钙离子作用，并有较弱的毒蕈碱作用。对泌尿生殖系统的平滑肌具有选择性解痉止痛作用。

用于膀胱炎、尿道炎、前列腺炎等引起的尿急、尿频、排尿困难、尿失禁、下腹部疼痛等症状；妇科痉挛性疼痛，如痛经、下腹部疼痛等；亦可配合其他药物用于肾结石、尿道结石、下尿道术后引起的各种疼痛。

【用法和用量】口服，成人，0.2g/次，3~4 次/d，每日最高用量 1.2g。

【主要不良反应】有视近物模糊、眼压增高、眼调节麻痹等。

【孕妇、哺乳期妇女用药安全性】孕妇慎用。

【禁忌和慎用】12 岁以下儿童、幽门梗阻、肠梗阻、胃肠道出血、闭角型青光眼患者禁用，老年人、驾驶员、机械操作人员慎用。

【注意事项】①泌尿生殖道感染患者，需进行抗感染治疗；②用药期间不宜驾驶车辆,从事高空作业。

【剂型与规格】片剂:0.2g。

爱普列特 Epristeride

【又名】依立雄胺,川流。

【医保分类】口服常释剂型乙类。

【药动学】口服吸收迅速,血药浓度达峰时间:3~4h,血浆蛋白结合率:97%。排泄:粪便。$t_{1/2}$:7.5h。

【作用和用途】通过抑制睾酮转化为双氢睾酮而降低前列腺腺体内双氢睾酮的含量,导致增生的前列腺腺体萎缩。

用于治疗良性前列腺增生,改善因前列腺增生所致的有关症状。

【用法和用量】口服,饭前饭后均可。5mg/次,早晚各一次,4个月为一个疗程。

【主要不良反应】可见恶心、食欲减退、腹胀、腹泻、口干、头晕、失眠、全身乏力、皮疹、性欲下降、勃起功能障碍、射精量下降、耳鸣、耳塞、髋部痛等。

【孕妇、哺乳期妇女用药安全性】孕妇、哺乳期妇女禁用。

【注意事项】治疗前需明确诊断,排除感染、前列腺癌、低张力膀胱及其他尿道梗阻性疾病等。

【剂型与规格】片剂:5mg。

阿夫唑嗪 Alfuzosin

【又名】桑塔,维平,诺舒安。

【医保分类】口服常释剂型、缓释控释剂型乙类。

【药动学】口服吸收良好,生物利用度:64%,进食无影响,血药浓度达峰时间:0.5~3h(口服)。血浆蛋白结合率:90%。代谢:肝。排泄:粪69%,尿24%。$t_{1/2}$:4.8h。

【作用和用途】对下尿道α_1肾上腺素能受体具有选择性,可使膀胱颈部和前列腺部平滑肌舒张,改善尿流,缓解良性前列腺增生症状。可以减少前列腺增生患者尿道阻力约45%,增加尿流率30%。治疗剂量对血压影响较小。用于治疗良性前列腺增生的某些功能性症状。

【用法和用量】普通片2.5mg/次,2次/d;缓释片10mg/次,1次/d。首次服用应从晚间开始,即最初服用量应早晚各2.5mg,最多可增至10mg/d。

肾功能不全患者,为慎重起见,初始服用量为2.5mg/次,2次/d,随后按临床反应调整剂量。

轻度肝功能不全患者服用量从2.5mg/次,1次/d开始,随后按临床反应增至 2.5mg/ 次，2 次 /d。

【主要不良反应】常见胃肠功能紊乱（恶心、胃痛、腹泻），晕厥现象（眩晕、头晕眼花或晕厥），头痛。

【孕妇、哺乳期妇女用药安全性】孕妇、哺乳期妇女禁用。

【禁忌和慎用】中度至重度肝功能不全者禁用。

【注意事项】①缓释片必须整片吞服。②冠心病患者不应单独服用本品，应继续对冠状动脉供血不足进行特殊治疗。如果心绞痛复发或加重时，应停用本品。③当使用大剂量或用于高血压患者时，在服药后数小时内可能会发生直立性低血压，且可能提前发生一些先兆症状（眩晕、乏力、发汗）。在此种情形下，患者应该躺下，直至这些症状完全消失为止。这些作用是暂时的，减少服用量后通常不影响继续治疗。应该对患者预先说明这些可能发生的症状。

【药物相互作用】使用本品时一般不建议合用 α 受体拮抗剂抗高血压药。

【剂型与规格】①片剂（胶囊）：2.5mg；②缓释片：10mg。

奥昔布宁 Oxybutynin

【又名】奥宁，捷赛。

【医保分类】口服常释剂型、缓释控释剂型乙类。

【药动学】口服吸收迅速、完全，起效时间：30~60min，血药浓度达峰时间：3~6h，普通片解痉作用可持续 6~10h，缓释片维持稳定的血药浓度将近 24h。主要分布于脑、肺、肾和肝。代谢：肝。排泄：尿。

【作用和用途】具有较强的平滑肌解痉作用和抗胆碱能作用，也有镇痛作用。可选择性作用于膀胱逼尿肌，降低膀胱内压，增加容量，减少不自主性的膀胱收缩，而缓解尿急、尿频和尿失禁等。用于无抑制性和反流性神经源性膀胱功能障碍患者与排尿有关的症状缓解。

【用法和用量】口服。成人常用量为 5mg/ 次，2~3 次 /d；最大剂量为 5mg/ 次，4 次 /d。5 岁以上儿童口服常用量 5mg/ 次，2 次 /d；最大剂量 5mg/ 次，3 次 /d。

【主要不良反应】少数患者可出现口干、少汗、视物模糊、心悸、嗜睡、头晕、恶心、呕吐、便秘、阳痿、抑制泌乳等抗胆碱能药物所产生的类似症状，个别患者可见过敏反应或药物特异反应，如荨麻疹和其他皮肤症状。

【孕妇、哺乳期妇女用药安全性】孕妇、哺乳期妇女慎用。

【禁忌和慎用】青光眼患者禁用，部分或完全胃肠道梗阻、麻痹性肠梗阻、老年或衰弱患者的肠张力缺乏、重症肌无力患者禁用，阻塞性尿道疾病患者及处于出血性心血管状态不稳定的患者禁用。5 岁以下儿童不推荐使用。老年人、自主神经病患者，肝、肾疾病患者，伴食管裂孔疝的消化性食管炎患者，回肠和结肠造口术患者慎用。

【注意事项】①司机、机器操作工、高空作业人员及从事危险工作的人员在使用本品时，应告知可能产生视物模糊或瞌睡等症状；②溃疡性结肠炎患者，大剂量使用可能抑制肠蠕动而产生麻痹性肠梗阻；③甲状腺功能亢进、冠心病、充血性心力衰竭、心律失常、高血压及前列腺肥大等患者使用后，可加重症状。

【剂型与规格】①片剂：5mg；②缓释片：10mg；③口服液：60mg/60ml。

托特罗定 Tolterodine

【又名】得妥，宁通，舍尼亭，贝可。

【医保分类】口服常释剂型、缓释控释剂型乙类。

【作用和用途】竞争性M受体拮抗剂，能够明显减少排尿次数和尿失禁发作次数，增加平均排尿量。与目前临床常用的治疗尿失禁药物相比，本品疗效优越，且口干的不良反应发生率及严重程度明显减轻。适用于因膀胱过度兴奋引起的尿频、尿急或紧迫性尿失禁症状的治疗。

【用法和用量】初始推荐剂量2mg，2次/d。根据患者的反应和耐受程度，剂量可下调到1mg，2次/d。对于肝功能不全或正在服用CYP3A4抑制剂的患者，推荐剂量1mg，2次/d。

缓释胶囊推荐剂量为4mg，1次/d，整粒吞服。

【主要不良反应】不良反应通常可以耐受，停药后即可消失。口干、消化不良、便秘、腹痛、胀气、呕吐、头痛、眼干燥症、皮肤干燥、嗜睡、感觉异常等较常见。

【孕妇、哺乳期妇女用药安全性】孕妇、哺乳期妇女禁用。

【禁忌和慎用】禁用于尿潴留者、胃滞纳者、未经控制的闭角型青光眼者、重症肌无力者、严重的溃疡性结肠炎者、中毒性巨结肠者。小儿不推荐使用；肝、肾功能不全者慎用。

【注意事项】①可能引起视物模糊，用药期间驾驶车辆、机器和进行危险作业者应当注意；②肝功能明显低下患者，每次剂量不得超过1mg；③由于尿潴留的风险，慎用于膀胱出口梗阻的患者；由于胃滞纳的风险，也慎用于患胃肠道梗阻性疾病，如幽门狭窄的患者。

【剂型与规格】①片剂：2mg；②缓释胶囊：4mg。

（刘阳晨）

第二十七章

生殖系统用药、治疗勃起功能障碍药

一、子宫兴奋药

药物分类 子宫兴奋药也称子宫平滑肌兴奋药。常用的有缩宫素及垂体后叶、麦角生物碱（麦角新碱）类、前列腺素类等。

作用特点 子宫平滑肌兴奋药由于药物种类不同、用药剂量不同，以及子宫生理状态的不同，可引起子宫节律性或强直性收缩，分别用于催产、引产、产后止血或产后子宫复原。临床应用须严格掌握适应证。

如缩宫素，小剂量加强子宫（特别是妊娠末期子宫）的节律性收缩，使收缩振幅加大，张力稍增加，其收缩的性质与正常分娩相似，既使子宫底部肌肉发生节律性收缩，又使子宫颈平滑肌松弛，以促进胎儿娩出。随着剂量加大，将引起肌张力持续增高，最后可致强直性收缩，这对胎儿和母体都是不利的。在非孕期及早、中孕期作用弱，在妊娠末期尤其在分娩期作用强。雌激素可提高子宫对子宫兴奋药的敏感性，孕激素则降低此敏感性；在妊娠早期，孕激素水平高，敏感性低，妊娠后期雌激素水平高，敏感性高。在妊娠 20~39 周，敏感性可增加数倍。临产时子宫最为敏感，分娩后子宫的敏感性又逐渐降低。

垂体后叶内含缩宫素及抗利尿激素两种成分。抗利尿激素在较大剂量时可收缩血管，特别是收缩毛细血管及小动脉，升高血压，故又称升压素。临床上用于治疗尿崩症及肺出血。

麦角新碱和甲麦角新碱能选择性地兴奋子宫平滑肌，起效迅速，作用强而持久。与缩宫素不同，剂量稍大即引起包括子宫体和子宫颈在内的子宫平滑肌强直性收缩，妊娠后期子宫对其敏感性增强，因此不宜用于催产和引产。麦角胺能直接作用于动、静脉血管使其收缩，大剂量还会损伤血管内皮细胞，长期服用可导致肢端干性坏疽。

作为子宫兴奋药应用的前列腺素类药物有地诺前列酮、地诺前列素、硫前列酮和卡前列素等。其中地诺前列酮（PGE_2）和地诺前列素（$PGF_{2\alpha}$）的子宫收缩活性最强，可用于足月或过期妊娠引产，过期流产，28 周前的宫腔内死胎，及良性葡萄胎时排除宫腔内异物（参见引产药）。不宜用于支气管哮喘患者和青光眼患者。引产时的禁忌证和注意事项与缩宫素相同。

用药原则 缩宫素用于催产、引产、产后及流血后因宫缩无力或子宫收缩复位不良而引起的子宫出血；滴鼻可促使排乳。垂体后叶临床上用于治疗尿崩症及肺出血。麦角新碱和甲麦角新碱主要用在产后或流产后预防和治疗由于子宫收缩无力或缩复不良造成的子宫出血，也用于子宫复旧不全，加速子宫复原。麦角胺可用于偏头痛的诊断和治疗。咖啡因与麦角胺合用有协同作用。前列腺素类地诺前列酮（PGE_2）和地诺前列素（$PGF_{2\alpha}$）可用于足月或过期妊娠引产，过期流产（参见引产药）。

注意事项 ①严格掌握适应证和选择适当剂量，慎重使用；②当用于催生、引产时严格注意禁忌证：凡产道异常，胎儿横位，头盆不称，前置胎盘，多胎妊娠，子宫过度膨胀（张力过大，如双胎、羊水过多），高龄初产妇，以及有剖宫产史者，应忌用子宫收缩药，以免子宫发生强直性收缩、胎儿窒息或子宫破裂；③垂体后叶、缩宫素、麦角新碱除了子宫兴奋作用外，对心血管系统、乳腺等处的平滑肌也有影响。

缩宫素 Oxytocin

【又名】催产素，合成催产素，Pitocin，Pitupartin。

【医保分类】注射剂甲类，喷雾剂乙类。

【药动学】不宜口服（易被消化液所破坏）。滴鼻给药很快显效，持续：约20min；肌内注射给药显效时间：3~5min，持续时间：30~60min；静脉注射立即起效，15~60min内子宫收缩的频率与强度逐渐增加，然后稳定，滴注完毕后20min，其效应渐减退。代谢：肝、肾。排泄：尿。$t_{1/2}$：10~15min。

【作用和用途】缩宫素是神经肽类激素，主要（尚有非神经来源）由下丘脑室旁核产生，由神经垂体释放。作用广泛而复杂，除了生理学作用如子宫收缩、排乳反射、下丘脑-垂体-肾上腺轴功能调节、食欲等方面的作用外，尚对心理、情绪、行为（母性及群体等行为）都有明显影响。其子宫收缩作用是通过激动其受体直接兴奋子宫平滑肌产生的，其特点为：①对子宫体收缩作用强，对子宫颈呈松弛作用。②作用强度受剂量和雌激素影响，小剂量缩宫素（2~5U）能增强子宫平滑肌的节律性收缩；大剂量（5~10U）引起子宫平滑肌强直性收缩。雌激素可提高敏感性，孕激素则降低此敏感性；在妊娠早期，孕激素水平高，敏感性低，妊娠后期雌激素水平高，敏感性高。在妊娠20~39周，敏感性可增加8倍。临产时子宫最为敏感，分娩后子宫的敏感性又逐渐降低。在哺乳期，缩宫素促排乳作用是通过刺激乳腺的平滑肌收缩，导致乳汁“下降”进入到乳晕下窦，有助于自乳头排出体外。但并不增加乳腺的乳汁分泌量。

用于①催产和引产：对死胎、过期妊娠、妊娠合并严重疾病（如心脏病、妊娠中毒症、肺结核等)需提前中止妊娠者,用药后可诱发宫缩,发挥引产作用;②产后及流产后因宫缩无力或缩复不良而引起的子宫出血;③检测胎盘储备功能(缩宫素激惹试验);④促使排乳(滴鼻)。

【用法和用量】①引产或催产:静脉滴注,2.5~5U/次,用0.9%氯化钠注射剂稀释至0.01U/ml。静脉滴注开始时不超过0.001~0.002U/min,每15~30min增加0.001~0.002U,至达到宫缩与正常分娩期相似,最快不超过0.02U/min,通常为0.002~0.005U/min。②产后出血和子宫复旧:静脉滴注0.02~0.04U/min,胎盘排出后可肌内注射5~10U。③催乳:在喂奶前2~3min用滴鼻液3滴/次,滴入一侧或两侧鼻孔内。

【主要不良反应】偶有呕吐、心率增快、心律失常,可能引起过敏反应。

【孕妇、哺乳期妇女用药安全性】孕妇禁用,哺乳期妇女慎用。

【禁忌和慎用】有剖宫产史、子宫肌瘤切除术史者禁用,骨盆过窄、产道受阻、明显头盆不称、胎位异常、脐带先露或脱垂、前置胎盘、胎儿窘迫、宫缩过强、子宫收缩乏力长期用药无效、产前出血(包括胎盘早剥)、多胎妊娠、子宫过大(包括羊水过多)、严重的妊娠高血压综合征者禁用。

【注意事项】①过量应用缩宫素可使子宫出现强直性收缩,引起胎儿宫内窒息,甚至出现子宫破裂。故用于催产、引产时应严格掌握剂量及滴速。根据宫缩和胎心情况及时调整滴速,以免产生子宫强直性收缩;②本品只能在有医护监测的医院才能给药,产前使用时禁止快速静脉注射和肌内注射;③药物过量可引起高血压、子宫强烈收缩、子宫破裂。子宫胎盘灌注不足,可引起胎儿心率下降、缺氧甚至死亡。长期大剂量给药可引起水中毒伴抽搐。

【剂型与规格】①注射剂:2.5U,5U,10U;②滴鼻液:40U/1ml。

垂体后叶 Posterior Pituitary

【又名】垂体素,垂体后叶素。

【医保分类】注射剂甲类。

【来源】垂体后叶系动物脑垂体后叶经脱水、干燥,研制而成。

【药动学】垂体后叶几乎不与血浆蛋白结合,在肝和肾中被分解。$t_{1/2\beta}$:20min。

【作用和用途】垂体后叶含抗利尿激素和缩宫素。抗利尿激素能收缩血管,使血压升高,主要用于治疗尿崩症和某些出血。缩宫素对子宫平滑肌有选择性作用,其作用强度取决于给药剂量和子宫的生理状态。对于非妊娠子宫,小剂量能加强子宫的节律性收缩;大剂量可引起子宫的强直性收缩。对妊娠子宫,在妊娠早期不敏感,妊娠后期敏感性逐渐加强,临产时作用最强,产后对子宫的作用又逐渐降低。

本品对子宫的作用特点：对子宫体的收缩作用强，而对子宫颈的收缩作用较小。

用于：①引产；②产后出血（产科现已少用）；③肺出血；④食管及胃底静脉曲张破裂出血；⑤尿崩症。

【用法和用量】①一般应用：静脉滴注，开始 0.1 单位 /min，可逐渐加至 0.4 单位 /min；静脉注射，5~10 单位 / 次，1 次 /6~8h；肌内注射，5 单位 / 次，2~3 次 /d。极量：20 单位 / 次。②肺出血（或肺咯血）：10 单位 / 次，可静脉注射或静脉滴注，静脉滴注用等渗盐水或 5% 葡萄糖 500ml 稀释后慢滴，静脉注射用 5% 葡萄糖 20ml 稀释慢注。③产后出血：必须在胎儿和胎盘均已娩出后再肌内注射 10 单位，如作预防性应用，可在胎儿前肩娩出后立即静脉注射 10 单位。④用于尿崩症：4~20 单位 / 次，肌内注射，可持续 48~96h。⑤用于引产或催产：1 单位用 4% 葡萄糖注射液 500ml 稀释后缓慢滴注，并严密观察。

【主要不良反应】可引起血压升高、心悸、胸闷、心绞痛、尿量减少、尿急、面色苍白、出汗、腹痛，还可有血管性水肿、荨麻疹、支气管哮喘（若出现过敏性休克应立即停药并对症处理）。

【孕妇、哺乳期妇女用药安全性】孕妇禁用。

【禁忌和慎用】禁用于妊娠期高血压疾病、高血压、动脉硬化、冠心病、心力衰竭、心肌炎、肺源性心脏病患者。

【注意事项】①垂体后叶在胃肠道被消化液破坏，故不宜口服；②用药后如出现面色苍白、出汗、心悸、胸闷、腹痛、过敏性休克等，应立即停药；③在纠正低钠血症时补钠速度不宜过快，以免出现渗透性脱髓鞘综合征；④静脉给药时，避免药液外渗而引起皮肤坏死。

【药物相互作用】垂体后叶与麦角制剂如麦角新碱合用时，子宫收缩作用增强。垂体后叶所含的缩宫素与肾上腺素、硫喷妥钠、乙醚、氟烷、吗啡等同用时，会减弱子宫收缩作用。

【剂型与规格】注射剂：3 单位，6 单位。

麦角新碱 Ergometrine

【医保分类】注射剂甲类。

【药动学】肌内注射吸收快而完全，肌内注射 2~3min 起效，静脉注射立即起效。代谢：肝。排泄：尿，也可经乳汁排出。

【作用和用途】麦角新碱可作用于 α 肾上腺素、多巴胺、5- 羟色胺受体（5-HT_2 受体），兴奋这些受体；但它对子宫（和其他平滑肌）的强大兴奋作用并不与特定类型的受体有明显关系。因其能引起胎儿早产并具有麦角中毒的危险，所以在治疗产后出血和促进胎盘娩出时需要谨慎。它可以诱发冠状动脉痉挛,可用于变异型心绞痛的诊断。

【用法和用量】肌内或静脉注射:0.2mg/次,必要时可2~4h重复注射1次,最多5次。静脉注射时需稀释后缓慢注入(至少1min以上),且不宜作为常规使用,最大量0.5mg/次。

【主要不良反应】静脉给药时可出现头痛、头晕、耳鸣、腹痛、呕吐、胸痛、心悸、呼吸困难、心率过缓等,也可能突然发生严重高血压。使用不当可发生麦角中毒,表现为持久腹泻、手足和下肢皮肤苍白发冷、心跳弱、持续呕吐和惊厥。

【孕妇、哺乳期妇女用药安全性】孕妇禁用。

【禁忌和慎用】下列情况应慎用:①冠心病,血管痉挛时可造成心肌梗死;②肝功能损害;③严重的高血压,包括妊娠高血压综合征;④低血钙;可能加重闭塞性周围血管病;⑤肾功能损害;⑥脓毒症。

【药物相互作用】①避免与其他麦角碱同用;②不得与血管收缩药(包括局麻药液中含有的)同用;③与升压药同用,有出现严重高血压甚至脑血管破裂的危险;④禁止吸烟过多,可致血管收缩或挛缩;⑤全麻药可使其子宫收缩作用减弱。

【特殊管理】由于麦角新碱可用于制造麦角酰二乙胺(LSD),所以被国家列入第一类易制毒的管制物品。

【剂型与规格】注射剂:0.2mg,0.5mg。

甲麦角新碱 Methylergometrine

甲麦角新碱

二、引 产 药

药物分类 引产药包括2类:①直接刺激和收缩子宫的前列腺素(PG)合成类似物,如地诺前列酮、地诺前列素,以及依沙吖啶;②孕酮受体拮抗剂,以米非司酮为代表。

作用特点 PG以PGE_2和$PGF_{2\alpha}$收缩子宫活性最强。可用于足月或过期妊娠引产,过期流产,28周前的宫腔内死胎,及良性葡萄胎时排除宫腔内异物。依沙吖啶注射剂经羊膜腔内或宫腔内给药,可直接兴奋子宫,还引起子宫内蜕膜组织坏死而产生内源性前列腺素,引起子宫收缩。米非司酮竞争孕酮受体,抑制孕酮的作用,使胚囊从蜕膜剥离;合并口服前列腺素类如米索前列醇终止停经49d以内的早孕，使之自然流产，是一种比较理想的终止早孕的措施，具有安全有效、不良反应小、损伤少和痛苦轻的优点。

用药原则　①在作用本质上，引产药也属于子宫兴奋药，但临床用途存在差异；②引产药用于终止妊娠而不用于催产（促或助分娩）、产后止血或产后子宫复原；③引产药用于引产、抗早孕、终止妊娠时，应严格注意孕妇年龄（不宜>40岁）、孕期（妊娠期不宜>28周）。

注意事项　①药物流产一般适用于18~40岁、停经49d内、正常宫内妊娠的妇女。②应用PG引产应掌握好用法和用量，避免用量过大或同时应用其他子宫收缩药，以免子宫损伤或破裂，尤其是当子宫颈扩张不全时，更应严密控制和监护。③下列情况应慎用或禁用：有心血管疾病、肝肾功能不良、哮喘、青光眼或持续性眼压高者。有剖宫产史或子宫手术史、有头盆不称、有难产史或创伤性分娩、多胎经产妇（6胎或以上）、异常胎位、子宫收缩过强或过度反应、胎儿窘迫、产科急诊提示倾向于手术干预、已知对前列腺素过敏者禁用。

地诺前列酮 Dinoprostone

【又名】欣普贝生，前列腺素E_2，PGE_2。

【医保分类】栓剂乙类。

【药动学】阴道给药后可通过宫颈或子宫局部淋巴管或血管通道直接吸收，血药浓度达峰时间：30~45min。给阴道栓剂10min内起效，宫缩持续2~3h。广泛分布于母体。代谢：在母体肺、肾、脾和其他组织中迅速代谢。排泄：原型及其代谢物主要经尿排泄，少量从粪便排泄。$t_{1/2}$：2.5~5min。

【作用和用途】地诺前列酮也称前列腺素E_2（PGE_2），是一种天然存在的前列腺素。地诺前列酮能收缩子宫和软化子宫颈，直接扩张血管，松弛平滑肌，抑制去甲肾上腺素从交感神经末梢释放；不抑制血小板聚集（PGI_2则抑制血小板聚集）。刺激成骨细胞合成破骨细胞骨吸收因子。地诺前列酮也是可诱发发热的前列腺素，并与导管依赖性先天性心脏病有关。

用于：引产、产后出血、终止妊娠，还用于新生儿动脉导管未闭，婴儿先天性心脏缺陷手术前。

【用法和用量】

（1）终止妊娠：阴道栓剂，初始剂量5mg，20mg/3~5h，直到流产发生；根据子宫收缩力和患者耐受性调整剂量、给药间隔。用于胎龄>24周宫内胎儿死亡时，根据需要重复5mg初始剂量。

（2）产后出血：阴道栓剂，20mg/2h，阴道或直肠给予。

【主要不良反应】常见呕吐、腹泻、发热、头痛、寒战、>20mmHg汞柱的瞬态舒张压下降、过度子宫收缩，婴儿可能呼吸减弱、血压降低。

【孕妇、哺乳期妇女用药安全性】只适用于足月妊娠孕妇有引产指征者促宫颈成熟或使宫颈继续成熟，不适用于妊娠早期或其他阶段及哺乳期。

【禁忌和慎用】禁用于急性盆腔炎患者和活动性心脏、肺部、肾脏或肝脏疾病患者，哮喘或青光眼患者慎用。

【注意事项】①在给药过程中严密观察子宫收缩、胎儿状况（例如心率）、宫颈扩张和子宫颈消失的进展，以避免并发症；②如果子宫持续收缩、胎儿窘迫或其他胎儿或母体不良反应发生、子宫过度刺激发生或开始分娩、羊膜穿刺术前，应取出地诺前列酮阴道栓剂。

【剂型与规格】阴道栓：3mg，20mg。

【医保限制】限生育保险。

卡前列素氨丁三醇 Carboprost Tromethamine

【又名】欣母沛，安列克。

【医保分类】注射剂乙类。

【药动学】肌内注射、阴道给药均吸收。阴道给药吸收慢，血药浓度达峰时间：2~3h；肌内注射血药浓度达峰时间：20~30min，分布于全身组织。代谢：尿。血浆 $t_{1/2}$：30min。

【作用和用途】卡前列素是一个合成的前列腺素 $PGF_{2\alpha}$ 类似物。注射或阴道给予都能直接刺激子宫，增强子宫收缩力，提高子宫收缩频率和收缩幅度，并具有软化和扩张宫颈的作用，具有较强的抗生育作用。它还可以卡前列甲酯和卡前列素氨丁三醇化合物形式供药使用。

临床上，它可单独或与其他药物配合用于①抗早孕；②终止妊娠（流产）。适合于妊娠第 13~20 周，及之后的第 2~3 个月内的以下情况：其他方法未能把胎儿驱逐；宫内方法胎膜早破，伴药物丢失及子宫功能不全或缺如；需重复宫内给药以娩出胎儿；胎儿无活力并子宫无力驱逐时，胎膜无意或自发破裂；③产后出血：因子宫收缩乏力，常规治疗方法无效的产后出血，本品可有效控制产后出血，能挽救危及生命的出血，避免手术干预。

【用法和用量】

（1）用于抗早孕：4 种给药法①空腹或进食后 2h，口服米非司酮片 25mg，2 次 /d，连服 3d，或口服米非司酮片 0.2g/ 次，服药后禁食 2h，第 3~4 天晨于阴道后穹隆放置本品 1 枚（1mg），卧床休息 2h，观察 6h。②口服孕三烯酮 3mg/ 次，3 次 /d，共 4d，停药 2d 后阴道后穹隆放置 1 枚栓剂（8mg），8h 后如无流产，再肌内注射本品 2mg。③肌内注射丙酸睾酮 100mg/ 次，1 次 /d，共 3d，第 4 天阴道后穹隆放置卡前列素海绵 1 块（6mg），8h 后如无流产，再肌内注射本品 2mg。若无效，2 天后重复一个疗程。放置海棉后需卧床休息 2~3h，收集所有阴道排出物。④无天花粉过敏者，肌内注射小剂量天花粉 0.2mg，2h 后若无反应，则肌内注射本品 5mg。2d 后开始放置 1 粒本品栓剂（8mg），8h 后如无流产，再肌内注射本品 2mg。

（2）用于终止妊娠（流产）：可深部肌内注射本品 250μg，每 1.5~3.5h 重复 1 次，根据子宫反应，必要时可增至 500μg，但总量不得超过 12mg。

（3）用于产后出血：于胎儿娩出后，立即戴无菌手套将本品栓剂 2 枚（1mg）放入阴道，贴附于阴道前壁下 1/3 处，约 5min；或可深部肌内注射本品 250μg，个别患者间隔 15~90min 多次注射，总量不得超过 2mg。

【主要不良反应】常见腹泻、呕吐、腹痛等，少数人发热、面部潮红、畏寒、血压中度升高（停药均可消失）。

【孕妇、哺乳期妇女用药安全性】孕妇禁用，前置胎盘及异位妊娠禁用，并且不可用作足月妊娠引产。

【禁忌和慎用】急性盆腔炎患者、胃溃疡患者与活动性（现存性）严重心脏、肺部、肾脏或肝脏疾病患者禁用，哮喘、贫血、黄疸、糖尿病、癫痫症、青光眼、高血压、子宫手术史患者慎用。

【注意事项】①本品必须在医院内并由有经验的医务人员实施使用；②注射剂用于流产时，总剂量不超过 12mg，并且连续使用不超过 2 天；③注射剂用于子宫出血时，总剂量不超过 2mg。

【剂型与规格】①注射剂：250μg；②栓剂：0.5mg/ 枚，1mg/ 枚，8mg/ 枚；③海绵块：6mg/ 块。

【医保限制】限生育保险。

地诺前列素 Dinoprost

【又名】前列腺素 $F_{2\alpha}$，Prostaglandin $F_{2\alpha}$。

【药动学】羊膜腔内给药后吸收，缓慢进入体循环，出现流产平均需时 20~24h。在肺与肝内降解，代谢物主要从肾排泄。在羊水中 $t_{1/2}$：3~6h，静脉注射时 $t_{1/2}<1$min。

【作用和用途】作用与地诺前列酮相似，主要用于妊娠中期（16~20 周）人工流产，也适用于过期流产、死胎引产、足月妊娠时引产等。在动脉造影时作为血管扩张药应用。

【用法和用量】羊膜腔内给药：一次注入 40mg，先注入 5mg，注入速度不超过 1mg/min，如无异常反应，其余 35mg 在 5min 内注射完。如流产的宫缩尚未形成，6h 后可再给 10~20mg，但此时胎膜必须尚未破裂。羊水抽出后如为血性时切勿用药。如本品引产失败，需等宫缩停止后才可改用其他方法引产。

【主要不良反应】少数患者头痛头晕、呕吐。

【孕妇、哺乳期妇女用药安全性】孕妇禁用。

【注意事项】①羊水抽出后如为血性，切勿用药；②如本品引产无效，要等待宫缩停止后才可改用其他方法引产；③使用前药栓应放置在室温，且避免用手直接接触无包装的栓剂；④患者放置栓剂后应保持卧位 10min；⑤妊娠晚期有头盆不称、胎位异常者禁用，胎膜已破时也禁用。

【剂型与规格】注射剂：20mg/4ml，40mg/8ml。

米非司酮 Mifepristone

【又名】含珠停，百息虑，抗孕酮，Lunarette。

【医保分类】口服常释剂型乙类。

【药动学】口服吸收迅速，血药浓度达峰时间：1.5h，生物利用度：70%。血浆蛋白结合率：98%；有明显首过效应，口服 1~2h 后血中代谢产物水平已可超过母体化合物。$t_{1/2}$：20~34h。

【作用和用途】孕激素受体拮抗剂，具有抗孕激素作用，能与孕酮受体竞争性结合，对子宫内膜孕酮受体的亲和力比黄体酮强 5 倍，从而抑制子宫内膜着床前正常生理变化，导致蜕膜细胞变性坏死，达到抗着床或终止早孕的作用，同时还具有诱导月经、软化和扩张子宫颈的作用。本品小剂量与前列腺素药物序贯合并使用，可用于终止停经 49d 内的妊娠，得到满意的终止早孕效果。

用于紧急避孕、抗早孕、催经止孕、中期妊娠终止妊娠及促宫颈成熟治疗。

【超说明书适应证】美国 FDA 批准用于 70d 内的流产。

【用法和用量】空腹口服。①紧急避孕：无防护措施性生活 72h 内单次口服 25mg，服药越早，预防妊娠效果越好；②抗早孕（停经 49d 内确诊宫内妊娠）：25mg/ 次，2 次 /d，连服 3~4d，然后加用前列腺素制剂；③催经止孕：于月经周期第 23~26 天，100~200mg/d，连服 4d；④中期妊娠终止妊娠：空腹顿服 200mg，然后加用前列腺素制剂；⑤妊娠晚期促宫颈成熟：100~200mg/d，连服 2d。

【主要不良反应】轻度呕吐、眩晕、下腹痛、肛门坠胀感和子宫出血。

【孕妇、哺乳期妇女用药安全性】孕妇禁用。

【禁忌和慎用】①肾上腺皮质功能不全、糖尿病、肝肾功能异常、血液疾病及有血管栓塞病史者、带宫内节育器妊娠和异位妊娠者禁用；②35 岁以上吸烟妇女避免使用。

【注意事项】①确认为早孕者，停经天数不应超过 49d，孕期越短，效果越好；②必须在具有急诊、刮宫手术和输液、输血条件下使用；③须向服药者告知治疗效果及可能出现的不良反应，如出现大量出血或其他异常情况，应及时就医；④少数早孕妇女服用米非司酮片后即可自然流产，约 80% 的孕妇在使用前列腺素类药物后，6h 内排出绒毛胎囊，约 10% 孕妇在服药后 1 周内排出妊娠物；⑤紧急避孕如服药后 2h 内出现呕吐，应立即补服 1 片；⑥用于紧急避孕可出现月经推迟，如推后 1 周应检查是否妊娠。

【药物相互作用】本品不能与利福平、卡马西平、巴比妥类、苯妥英钠、非甾体抗炎药、糖皮质激素并用。

【剂型与规格】片剂：25mg，100mg。

【医保限制】限生育保险。

米索前列醇 Misoprostol

【又名】喜克溃。

【医保分类】口服常释剂型甲类。

【药动学】口服吸收迅速、完全，血药浓度达峰时间：0.5h。排泄：尿 75%，粪便 15%。$t_{1/2}$：36~40min。

【作用和用途】米索前列醇是合成的前列腺素 E_1（PGE_1）。本品结合并激动前列腺素 E_1、EP_3 和 EP_4 受体，导致强烈的子宫肌层收缩，而使子宫内容物排出，并且促进宫颈成熟，宫颈软化和扩张。不与前列腺素 EP_1 受体结合并激动之，因此与前列腺素 E_2 或激活所有 4 种前列腺素受体的其他类似物相比，其生理和潜在毒性作用范围应较有限。

用于：引产和流产（流产失败）；预防和治疗 NSAID 诱发的胃溃疡（效果与奥美拉唑相当）；治疗子宫收缩不良的产后出血；通常与米非司酮或甲氨蝶呤合用于终止妊娠（其本身的终止妊娠有效率为 66%~90%）。

【超说明书适应证】中华医学会妇产科学分会发布的《妊娠晚期促子宫颈成熟与引产指南》推荐用于药物流产、妊娠期促子宫颈成熟与引产。

【用法和用量】终止停经 49d 内的早期妊娠、中期流产、引产：在服用米非司酮（200mg）36~48h 后，单次空腹口服或阴道放置米索前列醇 0.6mg，门诊观察 6h。成功率 >98%，平均引产时间为 7.1h。不良反应比卡前列腺素甲酯轻。

【主要不良反应】最常见腹痛、胃肠胀气、头痛、消化不良、呕吐、腹泻、子宫过度刺激，这会对胎儿的血液供应产生负面影响，并增加了子宫破裂等并发症的风险。个别妇女可出现潮红、发热、手掌瘙痒，甚至过敏性休克。

【孕妇、哺乳期妇女用药安全性】不须终止妊娠的孕妇禁用，哺乳期妇女禁用。

【禁忌和慎用】①青光眼、哮喘患者等禁用前列腺素类药品；②带宫内节育器妊娠和怀疑宫外孕妇者禁用。

【剂型与规格】片剂：0.1mg，0.2mg。

依沙吖啶 Ethacridine

【又名】利凡诺，雷佛奴尔，雷夫奴尔，Rivanol。

【医保分类】注射剂甲类，外用液体剂、软膏剂乙类。

【药动学】经羊膜腔内注入后，主要进入羊水中，进入母体血液循环甚少，对母体较安全。羊膜腔内注入后血药浓度达峰时间：12h。大部分分布于胎儿的组织和体液中。代谢：肝。排泄：尿。

【作用和用途】既是引产药又是防腐剂。主要用途：①用作中期妊娠流产药，从羊膜腔内或羊膜腔外注入 0.1% 依沙吖啶溶液，可刺激子宫平滑肌收缩，促使蜕膜和胎盘组织变性、坏死，产生内源性前列腺素，进一步加强子宫收缩和软化松弛宫颈，当胎盘功能受损后，血内绒毛膜促性腺激素、孕酮和雌激素水平逐渐降低，破坏了妊娠维持的环境而发生流产。②用作防腐剂，0.1% 溶液对绝大多数革兰氏阳性菌如链球菌和葡萄球菌敏感，但对革兰氏阴性菌如铜绿假单胞菌无效。

【用法和用量】注射剂可宫腔内注射或羊膜腔内注射，溶液仅供局部外用。

（1）中期引产：①宫腔内注射，妊娠 16~24 周者先冲洗阴道，1 次 /d，连续 3d。然后将导尿管放入宫腔并由导尿管向宫腔注入本品 50~100ml，并保留导尿管 24h 取出。②羊膜腔内注射：妊娠 16~24 周者先排空膀胱，然后腹部皮肤消毒，选择子宫底到耻骨联合间恰当部位进针，如能扪清胎位可在胎肢侧进针，选用 7~9 号带芯腰穿针头做穿刺，经腹壁、子宫壁进入羊膜腔，回抽羊水以证实针头确已进入羊膜腔，然后注射本品，每次用量不超过 100mg，其中妊娠 <20 周者可用 50mg，>20 周者用 100mg。

（2）局部外用：①用溶液洗涤或用浸泡过药液的敷料湿敷皮肤、黏膜的感染性创口；②滴鼻：用溶液滴鼻治疗鼻窦炎。

【主要不良反应】主要为流产后出血较多和胎膜残留率较高，其次为软产道损伤和感染。注入剂量过大时（超过 1g）可能引起肾衰竭而致死，少数用药者体温升高 38℃以上，偶可引起过敏反应。

【禁忌和慎用】禁用于急性或慢性肝炎、肝肾功能不良、全身状况不佳如严重贫血、心功能不良或急性传染病患者，并禁用于生殖器官炎症者。

【注意事项】①适用于终止孕 16~24 周妊娠；②本品不能用含氯及碱性溶液溶解或稀释；③一旦出现感染、体温 39℃以上、白细胞计数 $>20\times10^9/L$ 时，应给予抗菌药物。

【剂型与规格】①注射剂：50mg，100mg；②溶液：0.5g/500ml。

普拉睾酮钠 Sodium Prasterone

【又名】蒂洛安，普拉雄酮。

【药动学】静脉注射血药浓度达峰时间：5min。主要分布于肝、肾、肺和消化道；经肝脏代谢转化成雌酮及雌二醇。转化生成的雌激素和雄激素在血液中 95% 与性激素结合球蛋白（SHBG）或睾酮雌激素结合球蛋白（TeBG）特异结合而无活性，只有游离部分才具活性。经粪、尿完全排出。$t_{1/2}$：2h。

【作用和用途】普拉睾酮是天然存在的雄甾烷类固醇。可促进宫颈组织型纤维芽细胞增生和平滑肌细胞增大，在脱氢表雄酮和雌二醇共同作用下使宫颈管组织血管通透性增加，水分增多，同时细胞基质酸性黏多糖增加。还能增强组织胶原蛋白酶活性，促使胶原纤维分解，使纤维间隙扩大，以及组织纤维断裂，最终导致宫颈管组织软化，伸展性增强，宫口松弛开大，促进宫颈成熟，对产妇产后出血量、子宫复旧、乳汁分泌和新生儿无影响。对血、尿常规，血浆总蛋白，白蛋白 / 球蛋白，血生化，GPT，肾功能及心电图等也均无不良影响，能减轻孕产妇分娩痛苦。主要用于妊娠足月引产（助产）。

【用法和用量】静脉注射：用 5% 葡萄糖注射液或注射用水 10ml 溶解后，缓慢静脉注射（>1min）。用于妊娠晚期：100~200mg/ 次，1 次 /d，连续用药 3d。用于中期引产：首日 200mg，次日 10~200mg，用药 2 次。用于产程中：200mg/ 次，1~2 次 /d，第 2 次与第 1 次间隔 2~3h。

【主要不良反应】可有呕吐、腹泻、眩晕、耳鸣、胸闷，注射部位血管痛等一过性反应；少见水肿、手指麻木。

【孕妇、哺乳期妇女用药安全性】禁用于妊娠早期，阴道分娩困难的孕妇慎用。

【禁忌和慎用】慎用于心功能不全、肝肾功能损害者。

【注意事项】①本品的主要作用是促进子宫颈管成熟，因此应与前列腺素、缩宫素等配合使用；②可用 30~40℃注射用水助溶，溶解后的溶液应及时使用。

【剂型与规格】注射剂：100mg。

三、安胎药（防治早产药）

药物分类　安胎药（防治早产药）可分为妊娠早期安胎药和妊娠中晚期安胎药。

常用妊娠早期安胎药主要有：黄体酮、烯丙雌醇、维生素 E、叶酸等。常用妊娠中晚期安胎药主要有：硫酸镁、烯丙雌醇、利托君、某些 CCB（硝苯地平）、阿托西班。

作用特点 妊娠早期(怀孕前3个月,即1~12周)安胎药主要用于治疗非胚胎自身原因引起的先兆流产。

黄体酮常用于黄体功能不全所致的先兆流产、复发性流产。常用有天然黄体酮针剂、地屈孕酮口服片等。

维生素E是一种抗氧化剂,有利于孕卵发育,孕期可适量补充。常用剂量为100mg/d口服,可维持至整个孕期。

硫酸镁可阻止钙离子内流,使细胞内钙离子浓度下降,从而抑制神经肌肉兴奋,松弛平滑肌,可用于早产的治疗。

利托君为β_2受体激动剂,FDA认可用于早产。

阿托西班为缩宫素衍生物,是缩宫素受体拮抗剂,与缩宫素竞争受体而起到抑制宫缩的作用,具有高度的子宫特异性,能有效抑制子宫收缩。该药的特点是抑制宫缩的疗效确切,不良反应很少。只有轻度的心动过速、胸闷、恶心、呼吸困难,一般不需特殊处理,也很少因不良反应而停药。该药禁用于产前大量阴道流血、重度子痫前期、高血压、发热、尿路感染及已知对药物过敏者。

注意事项 ①利托君对β_2受体的激动作用选择性不强,也作用于β_1受体,故可发生心悸、胸闷、胸痛和心律失常等反应,反应严重者应中断治疗。凡有心律失常者,低血钾的孕妇慎用;器质性心血管疾病者、糖尿病患者禁用。②注射硫酸镁的作用广泛,尤其静脉注射时必须注意其毒性反应,严格掌握剂量和速度,并随时配备钙剂解救。③应避免使用人工合成的黄体酮治疗先兆流产和习惯性流产,以防胎儿致畸。

利托君 Ritodrine

【又名】安宝,柔托扒,利妥特灵,羟苄麻黄碱。

【医保分类】口服常释剂型、注射剂乙类。

【作用和用途】利托君是一种短效β_2受体激动剂——平滑肌松弛药物。激动子宫平滑肌中的β_2受体,抑制子宫平滑肌收缩,减少子宫的活动而延长妊娠期。用于预防早产、流产及治疗胎儿宫内窘迫。

【用法和用量】①静脉滴注:150mg用500ml静脉滴注溶液稀释,开始时应控制滴速使剂量为0.1mg/min,之后保持在0.15~0.35mg/min,于48h内使用完毕。静脉滴注时应保持左侧姿势,以减少低血压危险。并逐渐增加至有效剂量,待宫缩停止后,至少持续滴注12h。②口服:10mg/次。前24h内通常口服剂量为10mg/2h,此后10~20mg/4~6h,总剂量不超过120mg/d。为了抗早产的需要,此种维持治疗还可按此剂量继续口服。

【主要不良反应】大多数不良反应是由于β_1受体同时兴奋所致:①孕妇静脉注射常出现心率增加、收缩压升高、舒张压降低,继发于心肌梗死的胸痛以及心律失常；②可透过胎盘导致胎儿心动过速；③可能导致体液潴留，当有心动过速时可能导致心力衰竭，尤其与糖皮质激素合用可出现肺水肿，极严重者可导致死亡；④增加肝脏和肌肉中糖异生，导致孕妇高血糖症及婴儿出生时低血糖或高血糖；⑤可有震颤、呕吐、头痛等。口服反应较轻，可使母体心率略有增加，但对母体血压及胎儿心率影响很小或无影响。

【孕妇、哺乳期妇女用药安全性】妊娠不足 20 周和分娩进行期（子宫颈扩展 >4cm 或开全 80% 以上）的孕妇禁用。

【禁忌和慎用】①禁用于严重心血管疾病的患者；②2 型糖尿病患者、使用排钾利尿药患者（因可升高血糖及降低血钾）、高血压患者、偏头痛患者慎用。

【剂型与规格】①片剂：10mg，50mg；②注射剂：50mg，150mg。

黄体酮 Progesterone

【又名】安琪坦，益玛欣，孕酮，助孕素，保孕素。

【医保分类】注射剂甲类，口服常释剂型、栓剂乙类。

【药动学】肌内注射后迅速吸收，血中半衰期仅数分钟，并在肝内代谢，主要与葡糖醛酸结合，约 12% 代谢为孕烷二醇，代谢物由尿中排出，部分原型由乳汁排出。舌下含用或阴道、直肠给药也有效，其中经阴道黏膜吸收迅速，经 2~6h 血药浓度达峰值。

口服后 2~3h 血药浓度达峰，以后逐渐下降，约 72h 后消失。代谢：肝。约 12% 代谢为孕烷二醇，代谢物随尿排出。$t_{1/2}$：2.5h。

【作用和用途】本品是由卵巢黄体分泌的一种天然孕激素，与雌激素一起参与下丘脑 - 垂体 - 卵巢轴的调节。其药理作用有：在月经周期后期能使子宫内膜为分泌期改变，为孕卵着床提供有利条件；在受精卵植入后，胎盘形成，可减少妊娠子宫的兴奋性，使胎儿能安全生长；与雌激素共同作用，促使乳房发育，为泌乳做准备；抑制卵巢的排卵过程。

主要用于：①在月经周期后期使子宫黏膜内腺体生长、子宫充血、内膜增厚，为受精卵植入作好准备。受精卵植入后则使之产生胎盘，并减少妊娠子宫的兴奋性，抑制其活动，使胎儿安全生长。②与雌激素共同作用下，促使乳房充分发育，为泌乳做准备。③使子宫颈口闭合，黏液减少变稠，使精子不易穿透；大剂量时通过对下丘脑的负反馈作用，抑制垂体促性腺激素的分泌，产生抑制排卵作用。

还用于安胎（先兆流产、习惯性流产）、功能失调性子宫出血、经前期紧张综合征等。

【用法和用量】

（1）口服：先兆流产、习惯性流产、功能失调性子宫出血、闭经、经前期紧张综合征，200~300mg/d，分 1~2 次服用。一次剂量不得超过 200mg，服药与进餐应间隔较长时间。

（2）深层肌内注射：①先兆流产，一般 10~20mg，用至疼痛及出血停止；②习惯性流产，自妊娠开始，10~20mg/ 次，2~3 次 / 周，直至妊娠第 4 个月；③功能失调性子宫出血，10mg/d，连用 5d，或 20mg/d，连续 3~4d，如用药期间月经来潮，应立即停药；④闭经，在预计月经来潮前 8~10d，10mg/d，共 5d；或 20mg/d，3~4d；⑤经前期紧张综合征，在预计月经来潮前 12d 开始，10~20mg/d，连续 10d。

【主要不良反应】常见：①胃肠道反应；②痤疮；③液体潴留、水肿；④体重增加；⑤注射部位疼痛、红肿、硬结，严重者可发生局部无菌脓肿、人工性脂膜炎；⑥精神压抑；⑦乳房疼痛；⑧女性性欲改变；⑨月经紊乱、不规则出血或闭经；⑩长期应用可引起子宫内膜萎缩、月经量减少，并容易发生阴道真菌感染。如果长期应用可引起肝功能异常、缺血性心脏病发生率升高、子宫内膜萎缩、月经量减少，易发生阴道真菌感染。

【孕妇、哺乳期妇女用药安全性】孕妇禁用，且不宜用作早孕试验。

【禁忌和慎用】①严重肝脏损伤、血栓性疾病、原因不明阴道流血、乳腺或生殖器官肿瘤患者禁用；②心脏病水肿、高血压及肾病患者慎用。

【注意事项】①长期用药需注意检查乳房与肝功能；②经前期紧张综合征是否存在黄体酮缺乏尚无定论，故使用黄体酮治疗尚有争议；③一旦出现黄疸须停药；④长期大剂量应用增加局部硬结风险，偶发局部无菌脓肿、人工性脂膜炎等严重局部反应，形成的局部硬结、无菌脓肿的吸收恢复需较长时间。

【剂型与规格】①注射剂：10mg，20mg；②片剂（胶囊）：50mg，100mg。

硫酸镁 Magnesium Sulfate

注射硫酸镁中镁离子直接作用于子宫肌细胞，拮抗钙离子对子宫肌收缩作用，抑制子宫收缩，用于治疗早产。参见第二十五章　消化系统疾病用药。

甲羟孕酮 Medroxyprogesterone

【又名】法禄达，迪波盖斯通，普维拉，狄波 - 普维拉，倍恩，安宫黄体酮。

【医保分类】口服常释剂型甲类，注射剂乙类。

【药动学】药用醋酸盐（MPA）。口服吸收率平均为 5.7%，血药浓度达峰时间：2~4h。血浆蛋白结合率 88%。代谢：肝。排泄：尿 20%~50%，粪便 5%~10%。口服 $t_{1/2\beta}$：12~16h，单次肌内注射 $t_{1/2\beta}$：6 周。

【作用和用途】孕激素类药物，无雌激素活性，但具有雄激素活性和抗促性腺激素与抗促肾上腺皮质激素作用。可以单独使用,也可以与雌激素联合使用。皮下注射时其孕激素的活性为黄体酮的 20~30 倍,肌内注射有长效作用。

主要用于:痛经、功能性闭经、功能失调性子宫出血、先兆流产或习惯性流产、子宫内膜异位症、晚期乳腺癌、子宫内膜腺癌及肾癌等,也可作为更年期激素疗法的一部分,并可用于男性性功能异常和绝经前妇女的"仓库注射"避孕药。

【超说明书适应证】中华医学会编著的《临床诊疗指南:内分泌及代谢性疾病分册》,推荐用于治疗中枢性早熟。

【用法和用量】口服。①先兆流产:4~8mg/次,2~3次/d;②习惯性流产:开始3个月10mg/d,第4~4.5个月后20mg/d,最后减量停药;③痛经:月经周期第6日开始,2~4mg/次,1次/d,连服20d;或于月经第1日开始3次/d,连服3d;④功能性闭经:4~8mg/d,连用5~10d;⑤内膜异位症:从6~8mg/d开始,逐渐加量至20~30mg/d,连用6~8周;⑥功能性出血、闭经:4~10mg/d,共7~10d,周期性用药;⑦激素替代治疗:在用雌激素的基础上,加用本品4~8mg/d,12~14d;⑧内膜癌辅助治疗:400~1 000mg/周,或用注射剂。

【主要不良反应】乳房痛、溢乳、闭经、子宫颈糜烂、男性乳房女性化等。

【孕妇、哺乳期妇女用药安全性】孕妇、哺乳期妇女禁用。

【禁忌和慎用】血栓栓塞性疾病(血栓性静脉炎、肺栓塞等)、严重肝功能损害、因肿瘤骨转移产生的高钙血症、月经过多妇女禁用,心脏病、癫痫、抑郁症、糖尿病、偏头痛、哮喘患者慎用。

【注意事项】①在怀孕初期用药会导致婴儿心脏畸形的发生,另外有妊娠期间采用高剂量治疗而导致女性胎儿雄性化的报道;②出现偏头痛、视力减退、复视等情况应立即停药。

【药物相互作用】①抑制环孢素的代谢,导致环孢素的血浆浓度增加;②利福平会加速本品的代谢,导致药效降低;③本品与化疗药物合并使用,可增强其抗癌作用效果。

【剂型与规格】①片剂:2mg,4mg,10mg,100mg,250mg,500mg;②注射剂:100mg,150mg。

阿托西班 Atosiban

烯丙雌醇 Allylestrenol

甲麦角林 Metergoline

阿托西班、烯丙雌醇和甲麦角林

维生素E Vitamin E

维生素E又称生育酚，能促进性激素分泌，使男性精子活力和数量增加；使女性雌激素浓度增高，提高生育能力，预防流产，可用于防治男性不育症、烧伤、冻伤、毛细血管出血、更年期综合征、美容等方面。参见第四十三章　维生素、电解质、微量元素与矿物质、营养类药。

四、退　乳　药

退乳是哺乳期妇女由于工作、健康等原因需要停止继续哺乳所采取的措施，如果不及时退乳，或所用退乳方法效果不佳时，轻者乳腺肿胀难忍，重者则导致乳腺炎；因此，及时有效地退乳是必要的。

溴隐亭为多巴胺受体激动剂，作为抗震颤性麻痹药上市。其抑制催乳素分泌的作用被用作退乳药来应用。溴隐亭退乳的特点是用量小、起效快、效果好、不良反应轻，并对轻度乳腺炎有效。

应用雌激素（己烯雌酚、雌二醇）退乳的机制是：大剂量雌激素作用于下丘脑-垂体系统，抑制促性腺激素及催乳素的分泌和释放而达到退乳效果。用雌激素退乳，通常大剂量才有效，而大剂量雌激素引起的不良反应必然增多。此外，民间（或传统医药）曾用生（或炒）麦芽来退乳，其效果有待深入研究。

溴隐亭 Bromocriptine

【又名】佰莫亭，溴麦角隐亭，Parlodel。

【医保分类】口服常释剂型乙类。

【药动学】口服易吸收但不完全，血药浓度达峰时间：2h（1~3h）。血浆蛋白结合率：90%~96%。代谢：肝70%~90%。排泄：胆汁95%，尿2.5%~5.5%。$t_{1/2\alpha}$：4~4.5h，$t_{1/2\beta}$：15h。

【作用和用途】溴隐亭为半合成多肽类麦角生物碱，能激动中枢不同部位的多巴胺受体，产生多种效应：抗震颤麻痹（帕金森病）、抑制催乳素和生长素的分泌。可用于治疗帕金森病，垂体催乳素瘤，高催乳素血症引起的继发性闭经等症，肢端肥大症，抑制生理性泌乳：仅用于医疗原因而不能哺乳的情况，如新生儿死亡、母亲感染人类免疫缺陷病毒（HIV）等情况。

【用法和用量】①治疗帕金森病：多与左旋多巴合用。开始2.5~5mg/d，分2次与食物同服，高龄患者减半；每隔3~5d增加2.5~5mg/d（或每天增加1.25mg），直至出现疗效，一般不超过50mg/d（极少数患者用至100mg/d）。当产生疗效时应逐渐减少左旋多巴剂量（20%~40%）。如遇疗效降低时可再酌增左旋多巴剂量。②垂体催乳素瘤：开始 1.25mg/ 次，2~3 次 /d，进食时间服用，经数周，剂量逐渐调整至 10~20mg/d，分数次进食时服。③高催乳素血症引起的继发性闭经等症：开始，睡前进食时服 1.25~2.5mg，以后视需要每隔 3~7d 增加 2.5mg，可增至 5~7.5mg/d，分成数次进食时服用。维持量 2.5mg/ 次，2~3 次 /d，可用至 15mg/d。④肢端肥大症：开始，睡前进食时服 1.25~2.5mg，共 3d，以后每隔 3~7d 增加 1.25~2.5mg/d，加至 30mg/d，分成数次进食时服用，或睡前进食时服用。维持量 10~30mg/d，曾有人用至 100mg/d。⑤抑制泌乳：开始，2.5mg/ 次，2 次 /d，进食时服用，患者只可于生命体征稳定后及分娩后至少 4h 开始服药。维持量 2.5~7.5mg/d，分成数次进食时服用，或于睡前进食时服用，共 14d，若需要也可用至 21d。

【主要不良反应】①较常见低血压、恶心，发生率 1%~5%，特别由卧位和坐位起立时，患者感到眩晕或头重脚轻；②大剂量时可有精神错乱、异动症（面、舌、臂、手、头及身体上部的不自主运动）、幻觉、妄想、多梦等，本品治疗帕金森病时有 20%~25% 患者可发生，停药后此反应可持续 1 周以上；③食欲减退、便秘、腹泻、胃痛、口干等。

【孕妇、哺乳期妇女用药安全性】孕妇、哺乳期妇女禁用。

【禁忌和慎用】①有严重精神障碍的症状（或病史）患者、冠状动脉疾病或其他严重心血管疾病患者、已有瓣膜病患者禁用；②控制不满意的高血压、妊娠期高血压（包括子痫、子痫前期及妊娠高血压）、分娩后及产褥期高血压状态禁用。

【注意事项】①如与左旋多巴合用可提高疗效，应用本品 10mg，须减少左旋多巴剂量 12.5%；②忌与抗高血压药、吩噻嗪类或 H_2 受体拮抗剂合用；③建议剂量最好不要超过 30mg/d；④餐后服用可减少胃肠道反应。

【剂型与规格】片剂：2.5mg，5mg。

五、治疗勃起功能障碍药

药物分类　阴茎勃起涉及性刺激过程中阴茎海绵体内一氧化氮（NO）的释放。NO 激活鸟苷酸环化酶，导致环磷酸鸟苷（cGMP）水平增高，使得海绵体内平滑肌松弛，增加血液流入。勃起功能障碍（erectile dysfunction，ED）即阳痿，特点是经常性的无法维持足以进行性交或射精的勃起，或两者兼而有之。

在 1970 年前，ED 的发病原因仍被视为与雄激素量的减少，自然年龄老化和心理因素有关。1970 年后，由于勃起生理和病理研究的进展，认为勃起功能障碍的病因可包括：心理性 ED（指紧张、压力、抑郁、焦虑与夫妻感情不和等精神心理因素所造成的勃起功能障碍）（30%）；器质性 ED（血管性原因、神经性原因、手术与外伤、内分泌疾病、阴茎本身疾病）（35%）；混合性 ED（指精神心理因素和器质性病因共同导致的勃起功能障碍）（25%）。随着 ED 的病因研究进展，对 ED 的药物治疗也有多种：①雄激素类药，如睾酮、人绒毛膜促性腺激素（HCG）；②非激素类药，如作用于中枢神经系统的药物育亨宾、酚妥拉明、溴隐亭；③外用药如硝酸甘油、前列腺素 E_1 乳膏；④若干种天然药物（中药）。

作用特点 ①西地那非等 5 型磷酸二酯酶（PDE_5）抑制剂对人海绵体无直接松弛作用，但能够抑制海绵体内分解 cGMP 的 5 型磷酸二酯酶，使 cGMP 增加，因而延长了阴茎海绵体平滑肌的松弛时间。阴茎海绵体平滑肌的松弛允许血液流入阴茎，导致阴茎充血增加。简而言之，西地那非可增加阴茎血流入量，减少阴茎血流出量。②在没有性刺激时，推荐剂量的所有 PDE_5 抑制剂不起作用。③它们通常具有相同或相似的适应证和禁忌证。④PDE_5 抑制剂主要通过肝 P450 酶 CYP3A4 分解，降低或增加 CYP3A4 活性的药物可能会影响 PDE_5 抑制剂的血药浓度和有效性。

注意事项 ①服用硝酸盐的患者禁用任何 PDE_5 抑制剂；②有以下情况的男性禁用 PDE_5 抑制剂：不稳定型心绞痛、低血压（静息收缩压 <90mmHg）、不可控制的高血压（>170/110mmHg）、近期脑卒中或心脏病发作（6 个月内）、不可控制的可能危及生命的异常心律、严重的肝病、严重心力衰竭或心脏瓣膜疾病（例如动脉瓣狭窄）、视网膜色素变性。

西地那非 Sildenafil

【又名】万艾可，金戈，伟哥，Viagra。

【药动学】口服吸收迅速，生物利用度：40%。血药浓度达峰时间：30~120min（中位值 60min）。起效时间：11~20min。代谢：肝（P450 酶同工酶 3A4 途径，生成一有活性的代谢产物，其性质与西地那非近似）。西地那非及其代谢产物 $t_{1/2\beta}$：4h。

【作用和用途】通过抑制 PDE_5 对 cGMP 的分解，使 cGMP 增加，延长阴茎海绵体平滑肌的松弛时间，增加血液流入阴茎，减少阴茎血流出量，导致阴茎充血增加。

可用于身体或心理原因的勃起功能障碍，可有效治疗冠心病、糖尿病、高血压、抑郁症、冠状动脉旁路移植术（CABG）、服用抗抑郁药和抗高血压药男性的勃起功能障碍。研究显示，60% 糖尿病男性和 80% 非糖尿病男性使用西地那非的勃起能力有所改善。

2020 年 2 月 5 日，国家药品监督管理局批准西地那非用于治疗成人肺动脉高压疾病（PAH）。

【用法和用量】大多数男性起始剂量 50mg，最大推荐剂量 100mg/24h。然而，许多男性需要 100mg 才能达到最佳效果，有些医师建议使用 100mg 作为起始剂量。患者应在性活动前约 1h 服用西地那非。最好空腹服用，因为如果在餐后不久服用本品，尤其是高脂肪餐，可减少本品的吸收和有效性。

对于65岁以上老年人、患有严重肾脏和肝脏疾病的男性，以及正在服用蛋白酶抑制剂的男性，剂量适宜从25mg开始，以避免西地那非蓄积。

【主要不良反应】最常见头痛、面部潮红、胃部不适、视觉色彩改变（蓝色色晕）、视物模糊、鼻塞、流鼻涕、背痛、肌肉痛、头晕。严重不良反应包括：①持续4h以上的异常、持续勃起；②单眼或双眼突然视力丧失；③突发听力减退或听力丧失。

【药物相互作用】①不可与任何剂型硝酸酯类药物（硝酸甘油、硝酸异山梨酯、单硝酸异山梨酯）同时服用。如果将西地那非与任一种硝酸酯类药物合用，患者的血压可能会突然下降至不安全或危及生命的水平。②P450酶同工酶3A4（CYP3A4）的强效抑制剂如红霉素、伊曲康唑以及P450酶（CYP450）的非特异性抑制剂如西咪替丁与西地那非合用时，可能会导致西地那非血浆水平升高。③西地那非有增强α受体拮抗剂和其他抗高血压药降压作用的潜在可能。

【孕妇、哺乳期妇女用药安全性】孕妇禁用。

【禁忌和慎用】阴茎解剖畸形（如阴茎偏曲、海绵体纤维化、阴茎海绵体硬结症），易引起阴茎异常勃起的疾病（如镰状细胞贫血、多发性骨髓瘤、白血病）者慎用。

【注意事项】①在已有心血管危险因素存在时，用药后性活动有发生非致命性/致命性心脏事件的危险。在性活动开始时如出现心绞痛、头晕、恶心等症状，须终止性活动。②如持续勃起超过4h，应立即就诊。如异常勃起未得到即刻处理，阴茎组织将可能受到损害并可能导致永久性勃起功能丧失。

【剂型与规格】片剂：25mg，50mg，100mg。

伐地那非 Vardenafil

【又名】艾力达。

【药动学】口服生物利用度：15%，血药浓度达峰时间：1h（0.5~2h），维持时间：1h。蛋白结合率：95%。代谢：肝P450酶（CYP3A4）。排泄：粪便91%~95%，尿2%~6%。$t_{1/2}$：4~5h。

【作用和用途】通过抑制PDE_5而阻止cGMP的分解，从而使cGMP积聚，海绵体平滑肌松弛，阴茎勃起。其对PDE_5的选择性和抑制作用均优于其他PDE_5抑制剂，推测这种选择性可能使本品的心血管及视觉不良反应较其他PDE_5抑制剂少。用于治疗男性阴茎勃起功能障碍。

【超说明书适应证】欧洲心脏病学会发布的《肺动脉高压诊断和治疗指南》、中华医学会心血管病学分会肺血管病学组发布的《中国肺高血压诊断和治疗指南2018》均推荐用于治疗肺动脉高压。

【用法和用量】口服给药推荐起始剂量为10mg，1次/d，性生活前25~60min服用。根据疗效及耐受性，剂量可调整为5mg或20mg。最大推荐剂量为20mg/d。中度肝功能不全者，推荐起始剂量为5mg，以后根据疗效及耐药性，可逐渐增加到10mg；重度肝功能不全者，用药剂量尚不明确。

【主要不良反应】不良反应为轻、中度，常为一过性：头痛（10.5%）、眩晕（1.8%）、颜面潮红（11.6%）、消化不良（2.7%）、鼻炎（4.4%）。有心肌梗死的报道。

【孕妇、哺乳期妇女用药安全性】孕妇禁用。

【药物相互作用】①与CYP3A4抑制药（如利托那韦、茚地那韦、沙奎那韦、伊曲康唑，红霉素等）同用，可抑制本品在肝脏的代谢，使其血药浓度升高，半衰期延长，不良反应（如低血压、视觉改变、头痛、面部潮红、阴茎异常勃起）发生率增加；②当与红霉素、伊曲康唑联用时，本品最大剂量不超过5mg，伊曲康唑剂量不得超过200mg；③服用硝酸盐类或接受一氧化氮供体治疗的患者应避免与本品合用，其作用机制为可进一步升高cGMP的浓度，导致降压作用增强，心率加快；④与α受体拮抗剂同用，可增强降压作用，导致低血压，故对正在使用α受体拮抗剂者禁止使用本品。

【禁忌和慎用】对伐地那非过敏者禁用。以下患者慎用：①阴茎解剖畸形如阴茎弯曲畸形、海绵体纤维化者；②出血性疾病或活动性消化性溃疡患者；③心血管疾病（包括心律失常、低血压、左心室流出口阻塞、心肌梗死、重度心力衰竭、未控制的高血压、不稳定型心绞痛）患者；④肝脏疾病或肝血流减少患者；⑤有阴茎异常勃起风险者，如镰状细胞贫血、白血病、多发性骨髓瘤、红细胞增多症和有阴茎异常勃起史者；⑥视网膜疾病（包括色素性视网膜炎）患者；⑦严重肾功能不全，尤其是终末期肾病需透析治疗者及严重肝病者；⑧先天性或获得性Q-T间期延长者。

【注意事项】由于潜在的心脏危险性，不推荐心脏病患者使用本品增强性功能。

【剂型与规格】片剂：2.5mg，5mg，10mg，20mg。

他达拉非 Tadalafil

阿伐那非 Avanafil

他达拉非和阿伐那非

（韦玉先）

第二十八章

抗肿瘤药

药物分类 根据药物作用机制，结合近年新药研发进展，将抗肿瘤药归纳成以下 9 类。

（1）烷化剂类，如环磷酰胺、氮芥等。

（2）抗代谢药，如氟尿嘧啶、巯嘌呤等。

（3）抗肿瘤抗生素，如丝裂霉素、放线菌素 D 等。

（4）金属铂类络合物（铂配合物），如顺铂、奥沙利铂、卡铂等。

（5）抗肿瘤植物药，如长春碱、羟喜树碱等。

（6）抗肿瘤激素，如他莫昔芬、氟他胺等。

（7）抗肿瘤靶向药物，包括：①靶向 EGFR 抗肿瘤药，如 EGFR 酪氨酸激酶抑制剂、EGFR 单克隆抗体；②靶向 HER2 抗肿瘤药，如 HER2 单抗、HER2 酪氨酸激酶抑制剂；③抗血管生成药物，如贝伐珠单抗；④靶向 ROS1 抗肿瘤药，如恩曲替尼、卡博替尼、洛普替尼；⑤PARP 抑制剂，如奥拉帕利、鲁卡帕尼；⑥CDK4/6 抑制剂，如帕博西尼、瑞博西尼；⑦靶向 BRAF 抗肿瘤药，如达拉非尼、曲美替尼；⑧靶向 NTRK 抑制剂，如恩曲替尼、拉罗替尼；⑨靶向 CD20 抗肿瘤药，如利妥昔单抗；⑩多靶点抗肿瘤药，如克唑替尼、塞瑞替尼、劳拉替尼、伊马替尼、舒尼替尼、索拉非尼。

（8）肿瘤免疫抑制药，包括 PD-1 抑制剂，如纳武利尤单抗、帕博利珠单抗；PD-L1 抑制剂，如阿替利珠单抗、度伐利尤单抗。

（9）其他抗肿瘤药，维 A 酸、亚砷酸、美司钠、亚叶酸钙等。

作用特点 化学药物治疗肿瘤简称“化疗”，其目的在于阻断癌细胞的分裂增殖（“杀伤作用”）。从细胞增殖动力学的角度，把对整个增殖周期（G_1、G_2、G_0、S、M）中的细胞均有杀伤作用的抗肿瘤药称为细胞周期非特异性药物，如烷化剂及抗肿瘤抗生素等；把只对某一时期细胞有杀伤作用的抗肿瘤药称为细胞周期特异性药物。主要作用于 G_1 期的药物，如门冬酰胺酶等；主要作用于 G_2 期的药物，如平阳霉素、亚硝脲类等；主要作用于 S 期（DNA 合成期）的药物，如抗代谢药阿糖胞苷、巯嘌呤、氟尿嘧啶等；主要作用于 M 期（有丝分裂期）的药物，如抗肿瘤植物药长春新碱、秋水仙碱等；主要作用于休止期（G_0 期）的药物，如烷化剂、金属铂类等；一般来说，G_0 期细胞对各类药物均不敏感，故作用于 G_0 期细胞的药物治疗是目前肿瘤化疗的难题之一。

大部分抗肿瘤药的主要作用是干扰或阻断细胞增殖的过程。从 DNA 合成到蛋白质合成，从蛋白质合成到有丝分裂，每一环节的生化事件均有相应的化疗药物阻断——或干扰核酸代谢，或直接干扰 DNA 合成，或干扰 mRNA 转录，或阻止蛋白质的合成等。

靶向治疗是特异性最高的肿瘤治疗方式。抗肿瘤靶向药物可以是肿瘤细胞里面的蛋白质分子，也可以是核苷酸的片段或基因产物，通过与抗体、配体的特异性结合，高效并选择性杀伤肿瘤细胞，如同导弹一样，精准作用于肿瘤组织，减少对正常组织的损伤，而这正是大多数传统细胞毒性药物治疗较难达到的境界。

抗肿瘤的免疫疗法（immunotherapy）是通过主动或被动的治疗方法增强机体的免疫功能，达到杀伤肿瘤细胞的目的，是肿瘤生物治疗的方法之一，是继手术、化疗、放疗后第四大肿瘤治疗方法，具有特异、高效、低毒的特点。近年来，其发展异常迅速，现在常用的有 PD-1 抑制剂（纳武利尤单抗、帕博利珠单抗等）、PD-L1 抑制剂（阿替利珠单抗、度伐利尤单抗），以及分子疫苗、细胞因子等。

用药原则 目前临床上常用的抗肿瘤药很多，需要规范化、有计划地综合应用，如在早期诊断、手术基础上，配合放射治疗、免疫治疗以及中西医结合治疗，以发挥抗肿瘤药的最大效能。

（1）合并用药：联合应用机制相同或作用于不同细胞周期的药物，可提高疗效，减少毒性和耐药性，很多联合用药已形成针对不同肿瘤的固定“方案”。

（2）协同手术：辅助和新辅助治疗可以杀灭亚临床病灶，防止远处转移。新辅助治疗还可以使肿瘤缩小，降低分期，有利于手术切除。

（3）协同放疗：应用化学治疗同时施行放疗，或两者在一个短的时间间隔，对所治疗的病变将起到联合作用（“时间协同作用”）。

（4）协同内分泌治疗：多用于手术后的前列腺癌、乳腺癌（雌激素受体阳性）、卵巢癌以及睾丸肿瘤等的协同治疗。

（5）给药的顺序和疗程：应符合细胞增殖动力学的原理，以达到更多地杀伤肿瘤细胞而给正常细胞以恢复的机会。临床研究表明，交替化疗及大剂量化疗疗效并不理想，而序贯化疗和“剂量密集化疗”（dose-dense chemotherapy）可能更适合于实体肿瘤的治疗。

注意事项 ①确定开展化疗后，应制订治疗计划，选用合适的药物，设计合理的给药途径、剂量和疗程，不宜长期无限制地用药或盲目加大剂量，因为毒性的出现大都与累积的总剂量有关。②必须密切观察毒性反应，并采用一些减轻或避免毒性反应的措施。应该了解部分抗肿瘤药产生的特殊不良反应,如长春新碱可引起外周神经变性、肢端麻木,博来霉素可引起肺纤维化、肺衰竭,顺铂可引起肾毒性等。③各种抗肿瘤药共有的不良反应有骨髓抑制、胃肠道反应、脱发等,故应定期检查血常规变化,一般每周检查 1~2 次,如白细胞总数下降则应更加密切观察,并给予升高白细胞数的药物。④抗肿瘤药,尤其是上述前 6 类可见致突变或致畸作用,故孕妇、哺乳期妇女禁用;靶向药与免疫治疗药,孕妇、哺乳期妇女慎用。⑤合并用药时应选择不同作用机制的药物,既发挥协同作用,又尽可能减少药物的毒性叠加。

一、烷 化 剂

近代化学药物治疗肿瘤始于 20 世纪 40 年代的氮芥,成功地应用于恶性淋巴瘤的治疗。

氮芥属于烷化剂,烷化剂是一类分子中含有烷化功能基团、化学性质活跃的化合物,其共同特点:①属于周期非特异性药物,对 G_1、S、G_2、M 期细胞以及 G_0 期细胞都有杀伤作用;②化学结构差异较大,但所含的烷化功能基团可以转变成缺乏电子的活泼中间产物,这些产物和生物大分子(DNA、RNA 及蛋白质)中所含有丰富电子的基团(如氨基、羟基、羧基及巯基等)共价结合,此反应即称为“烷化反应”(alkylation);于是 DNA 结构受到破坏、断裂,细胞分裂受阻;也可导致细胞变异;③缺乏组织细胞选择性,对正常人体组织也有杀伤作用,尤其是对生长迅速的细胞如骨髓、消化道、头发等作用更为明显,因此它们的治疗效果与毒性呈正相关。

环磷酰胺 Cyclophosphamide

【又名】安道生,癌得星。

【医保分类】口服常释剂型、注射剂甲类。

【药动学】口服易吸收,血药浓度达峰时间:1h。在肝脏转化释出磷酰胺氮芥。48h 内经肾脏排出 50%~70%,其中 68% 为代谢产物、32% 为原型。静脉注射后 $t_{1/2\beta}$:4~6h。

【作用和用途】本品在体外无活性,进入体内被肝脏或肿瘤内存在的过量磷酰胺酶或磷酸酶水解,变为活化作用型的磷酰胺氮芥而起作用。其作用机制与氮芥相似,与 DNA 发生交叉联结,抑制 DNA 的合成,也可干扰 RNA 的功能,属细胞周期非特异性药物。

抗瘤谱广,对多种肿瘤有抑制作用。适用于:①急、慢性淋巴细胞性和髓性白血病;②恶性淋巴瘤;③卵巢癌、乳腺癌、小细胞肺癌等恶性实体瘤;④自身免疫性疾病,如肾小球肾炎、类风湿关节炎、系统性红斑狼疮、儿童肾病综合征等。

【超说明书适应证】《韦格纳肉芽肿病诊断和治疗指南》推荐用于韦格纳肉芽肿病。

【用法和用量】

(1) 抗肿瘤:①片剂,口服,成人 2~4mg/(kg·d),连用 10~14d,休息 1~2 周重复给药。②静脉注射,成人单药治疗,一次 500~1 000mg/m^2,加 0.9% 氯化钠注射液 20~30ml 后注射,1 次 / 周,连用 2 次,休息 1~2 周重复给药。联合用药,成人一次 500~600mg/m^2;儿童,一次 10~15mg/kg,加 0.9% 氯化钠注射液 20ml 稀释后缓慢注射,一周 1 次,连用 2 次,休息 1~2 周重复给药。

(2) 自身免疫性疾病:①成人口服,首剂 2~3mg/kg,维持剂量减半;儿童 1~3mg/(kg·d);②静脉注射,成人 100~200mg/ 次,1 次 /d 或隔日 1 次,连用 4~6 周。

【主要不良反应】①骨髓抑制:白细胞减少较血小板减少为常见,最低值在用药后 1~2 周,多在 2~3 周后恢复;②胃肠道反应:包括食欲减退、恶心及呕吐,一般停药 1~3d 即可消失;③泌尿道反应:当大剂量环磷酰胺静脉滴注而缺乏有效预防措施时,可致出血性膀胱炎,表现为膀胱刺激征、少尿、血尿及蛋白尿,系其代谢产物丙烯醛刺激膀胱所致,但环磷酰胺常规剂量应用时,其发生率较低。其他反应尚包括脱发、口腔炎、中毒性肝炎、皮肤色素沉着、月经紊乱、无精子或精子减少及肺纤维化等。

【孕妇、哺乳期妇女用药安全性】孕妇禁用,哺乳期妇女用药时必须中止哺乳。

【禁忌和慎用】凡有骨髓抑制、感染、肝肾功能损害者禁用或慎用。

【注意事项】①本品代谢产物对尿路有刺激性,大剂量易诱发出血性膀胱炎(出现血尿),应配合使用美司钠,并大量饮水;②增加剂量能明显增加疗效,但大剂量除应密切观察骨髓功能外,尤其要注意非血液学毒性如心肌炎、中毒性肝炎及肺纤维化等;③当肝肾功能损害、骨髓转移或既往曾接受多程化、放疗时,环磷酰胺的剂量应减少至治疗量的 1/3~1/2。

【药物相互作用】环磷酰胺可使血清中假胆碱酯酶减少,使血清尿酸水平增高,因此,与抗痛风药如别嘌醇、秋水仙碱、丙磺舒等同用时,应调整抗痛风药的剂量。此外也加强了氯化琥珀胆碱的神经肌肉阻滞作用,可使呼吸暂停延长。环磷酰胺可抑制胆碱酯酶活性,因而延长可卡因的作用并增加毒性。大剂量巴比妥类、糖皮质激素可影响环磷酰胺的代谢,同时应用可增加环磷酰胺的急性毒性。

【剂型与规格】①注射剂:100mg,200mg,500mg;②片剂:50mg。

其他常用的烷化剂类抗肿瘤药见表 28-1。

表 28-1 其他常用的烷化剂类抗肿瘤药

药名和制剂	应用范围	用法和用量
异环磷酰胺（匹服平，和乐生）Ifosfamide（Ifomide，IFO）注射剂：0.2g，0.5g，1g，2g	①对软组织肿瘤疗效肯定；②对肺癌、卵巢癌、乳腺癌、淋巴瘤、神经母细胞瘤、儿童急性淋巴细胞白血病有效	①单药治疗：1.2~2.4g/（m^2·d），静脉滴注30~120min，连续5d为一个疗程。②联合用药：1.2~2g/（m^2·d），静脉滴注，连续5d为一个疗程。每疗程间隔3~4周。③给异环磷酰胺的同时及其后第4、8、12h各静脉注射美司钠1次。一次剂量为本品的20%，并需补充液体
白消安（马利兰）Busulfan（Myleran）注射剂：60mg；片剂：0.5mg，2mg	①对慢性粒细胞白血病疗效显著；②对真性红细胞增生症、原发性血小板增多症等慢性骨髓增殖性疾病有效	口服。①成人：慢性粒细胞白血病4~6mg/（m^2·d），WBC下降至15×10^9/L以下停药。如服药3周，WBC仍不下降，适当加量。对缓解期短于3个月的患者，维持量2次/周，2mg/次，维持WBC在10×10^9/L左右。真性红细胞增多症，4~6mg/d，分次口服。②儿童：诱导剂量0.06~0.12mg/（kg·d）或1.8~3.6mg/（m^2·d）。调整剂量维持WBC在20×10^9/L以上。中心静脉导管输注：成人按0.8mg/kg，q.6h.，连续用药4d。
达卡巴嗪（氮烯咪胺，抗黑瘤素）Dacarbazine 注射剂：0.1g，0.2g，0.4g	用于治疗恶性黑色素瘤、软组织肿瘤、恶性淋巴瘤等	①静脉滴注：一次2.5~6mg/kg或200~400mg/m^2，0.9%氯化钠注射液10~15ml溶解后，用5%葡萄糖注射液250~500ml稀释，滴注30min以上，1次/d，连续5~10d为一个疗程，每3~6周重复给药；单次大剂量：650~1 450mg/m^2，每4~6周1次。②静脉注射：一次200mg/m^2，1次/d，连续5d，每3~4周重复给药。③动脉灌注：位于四肢的恶性黑色素瘤，可用同样剂量动脉注射
美法仑（爱克兰）Melphalan（Alkeran）片剂：2mg	用于治疗多发性骨髓瘤、晚期卵巢腺癌、晚期乳腺癌、真性红细胞增多症	口服。①多发性骨髓瘤，成人0.15mg/（kg·d），分次服，连续4d，6周后重复疗程；②卵巢腺癌，0.2mg/（kg·d），连续5d，每4~8周重复疗程；③晚期乳腺癌，0.15mg/（kg·d）或6mg/（m^2·d），连续5d，6周后重复疗程。④真性红细胞增多症，诱导缓解期6~10mg/d，共5~7d，之后2~4mg/d，直至控制症状。维持剂量，2~6mg/次，1次/周

续表

药名和制剂	应用范围	用法和用量
苯丁酸氮芥（留可然） Chlorambucil （Leukeran） 片剂：1mg，2mg； 纸型片：2mg	①治疗慢性淋巴细胞白血病首选药；②霍奇金病、多发性骨髓瘤；③乳腺癌、卵巢癌等	口服，①成人：0.2mg/（kg·d），每3~4周连服10~14d（可一次或分次给药）；②儿童：0.1~0.2mg/（kg·d）
洛莫司汀（罗氮芥） Lomustine 胶囊：40mg，50mg，100mg	①脑部原发肿瘤如成胶质细胞瘤及继发瘤（脂溶性大，易进入脑脊液）；②与氟尿嘧啶合用治疗胃癌、直肠癌；③与甲氨蝶呤、环磷酰胺合用治疗支气管肺癌；④治疗霍奇金病	口服，成人和儿童均按100~130mg/m^{2}计算，间隔6~8周服用1次，3次为一个疗程
司莫司汀（西氮芥） Semustine 胶囊：10mg，50mg	本品是洛莫司汀在环己烷对位上加甲基形成，故适应证与洛莫司汀相似，而毒性为其1/4~1/3	口服，成人与儿童每次80~100mg/m^2，间隔6~8周服用一次
塞替派 Thiotepa 注射剂：5mg，10mg	①卵巢癌、乳腺癌，疗效较好；②慢性白血病、恶性淋巴瘤有效；③晚期肺癌、肝癌、胃癌、膀胱癌有一定疗效	①静脉注射：10mg/次，溶于0.9%氯化钠注射液10~20ml，连用5次后改隔日1次，一个疗程300~500mg，停6~8周，可给第2个疗程；②肌内注射：剂量同静脉注射（4ml 0.9%氯化钠注射液溶解）；③膀胱内灌注：50~100mg/次，溶于0.9%氯化钠注射液50~100ml；④胸腹腔或心包腔内注射：10~30mg/次，每周1~2次；⑤瘤内注射：开始瘤内注射0.6~0.8mg/kg，维持治疗根据患者情况按0.07~0.8mg/kg注射，每1~4周重复
氮芥（恩比兴） Chlormethine （Embichin） 注射剂：5mg，10mg	①主要用于恶性淋巴瘤，包括淋巴肉瘤、霍奇金病等；②鼻咽癌、头颈部癌（用“半身疗法”）；③小细胞肺癌等；④尤其适用于纵隔压迫症状明显的恶性淋巴瘤患者	①静脉冲入：每次0.1mg/kg，开始每日或隔日注射，以后1~2次/周，一个疗程总量30~60mg，每2~4周重复；②腔内注射：5~10mg用0.9%氯化钠注射液20~40ml稀释后即时注入，5~7d/次，4~5次一个疗程；③动脉注射：5~10mg/次，一日或隔日1次；④创面冲洗（配成10mg/50ml）：5~10mg/次；⑤局部给药：白癜风，用棉签或毛刷蘸取药液轻涂患处，2次/d

续表

药名和制剂	应用范围	用法和用量
氮甲(N-甲) Formylmerphalan 片剂:50mg	①对睾丸精原细胞瘤、多发性骨髓瘤疗效好;②对霍奇金病、网状细胞瘤有效	口服,①成人 3~4mg/(kg·d),加碳酸氢钠 1g 同服,睡前 1 次或分 3 次口服,总剂量 5~7g;②儿童:3~4mg/(kg·d),睡前 1 次或分 3 次口服,一个疗程 80~160mg。本品为我国创制(1960 年),对肿瘤组织选择性较高,毒性小

二、抗代谢药

抗代谢药的化学结构与机体内的核酸或蛋白质代谢物相似,因而能与代谢物发生特异性、竞争性结合,从而影响或拮抗代谢功能。其特点为:①影响 DNA 的合成,主要作用于 S 期细胞,属于细胞周期特异性药物;②作用方式有两种:一是竞争同一酶系,影响酶与代谢物间的正常生化速率而减少或取消代谢物的生成;二是以“伪”物质身份参与生化反应,生成无生物活性的产物,而阻断某一代谢,致使该合成路径受阻。

在研究过程中除以叶酸、嘧啶、嘌呤及核苷酸合成作为靶点,合成不少抗代谢药,近年还以核苷酸还原酶及多胺合成作为靶点,研究开发出不少新的抗代谢药。

甲氨蝶呤 Methotrexate

【又名】美素生,MTX。

【医保分类】口服常释剂型、注射剂甲类。

【药动学】用量小于 $30mg/m^2$ 时,口服吸收良好,血药浓度达峰时间:1~5h。部分经肝细胞代谢转化为谷氨酸盐,另有部分通过胃肠道细菌代谢。主要经肾(40%~90%)排泄,大多以原型排出体外;小于 10% 的药物通过胆汁排泄,$t_{1/2\alpha}$:1h,$t_{1/2\beta}$ 初期为 2~3h,终末期为 8~10h。

【作用和用途】四氢叶酸是在体内合成嘌呤核苷酸和嘧啶脱氧核苷酸的重要辅酶,本品作为一种叶酸还原酶抑制剂,主要抑制二氢叶酸还原酶而使二氢叶酸不能还原成有生理活性的四氢叶酸,从而使嘌呤核苷酸和嘧啶核苷酸生物合成过程中一碳基团的转移作用受阻,导致 DNA 的生物合成受到抑制。此外,本品也有对胸腺核苷酸合成酶的抑制作用,但抑制 RNA 与蛋白质合成的作用则较弱,本品主要作用于细胞周期的 S 期,属细胞周期特异性药物,对 G_1/S 期的细胞也有延缓作用,对 G_1 期细胞的作用较弱。

甲氨蝶呤具有广谱抗肿瘤活性,可单独应用或与其他化疗药物联合使用。用于①抗肿瘤治疗,单独使用:乳腺癌、妊娠性绒毛膜癌、恶性葡萄胎或葡萄胎。②抗肿瘤治疗,联合使用:急性白血病(特别是急性淋巴细胞白血病或急性髓细胞性白血病,对儿童患者疗效较成人好)、Burketts 淋巴瘤、晚期淋巴肉瘤(Ⅲ和Ⅳ期,Peter 阶段系统)和晚期蕈样真菌病。③大剂量治疗:大剂量甲氨蝶呤单独应用或与其他化疗药物联合应用治疗下列肿瘤:成骨肉瘤、急性白血病、支气管肺癌或头颈部上皮癌,大剂量甲氨蝶呤应用时,必须应用亚叶酸进行解救。亚叶酸(叶酸)是四氢叶酸酯的衍生物,可与甲氨蝶呤竞争进入细胞内,这种“亚叶酸解救”可在大剂量甲氨蝶呤应用时保护正常组织细胞免受损害。④银屑病化疗:甲氨蝶呤可用于治疗严重、已钙化性、对常规疗法不敏感的致残性银屑病。但因使用时有较大危险,应在经过活检及皮肤科医师确诊后使用。

【超说明书适应证】①美国 FDA 批准用于成人严重类风湿关节炎,包括 NSAID 不能耐受或效果欠佳患者的一线治疗,口服,7.5mg/ 次,1 次 / 周。②中华医学会编著的《临床诊疗指南:妇产科学分册》,推荐用于早期异位妊娠、要求保存生育能力的患者,肌内注射,0.4mg/kg,1 次 /d,5d 为一个疗程;若单次肌内注射,则单剂 1mg/kg 或 50mg/m^2。③《2020 中国系统性红斑狼疮诊疗指南》,推荐用于轻中度非肾脏受累的系统性红斑狼疮,7.5~15mg/ 周,口服、肌内注射或静脉注射。

【用法和用量】

(1)急性白血病:①肌内或静脉注射,成人 10~30mg/ 次,1~2 次 / 周;儿童,一次 20~30mg/m^2,1 次 / 周,或视骨髓情况而定。②口服,成人 5~10mg/ 次,1 次 /d,1~2 次 / 周,一个疗程安全剂量 50~100mg;儿童,诱导剂量 3.3mg/(m^2·d),维持剂量 1 次 15~20mg/m^2,2 次 / 周。

(2)绒毛膜上皮癌或恶性葡萄胎:①静脉滴注,10~20mg/ 次,溶于 5% 或 10% 葡萄糖注射液 500ml 中静脉滴注,1 次 /d,5~10 次一个疗程,总量 80~100mg。②口服,成人 5~10mg/ 次,1 次 /d,1~2 次 / 周,一个疗程安全剂量 50~100mg。

(3)脑膜白血病:鞘内注射,成人一次 6mg/m^2,通常 5~12mg/ 次,最大不超过 12mg,1 次 /d,5d 为一个疗程。预防用药,10~15mg/ 次,每 6~8 周一次。

(4)实体瘤:静脉给药,每次 20mg/m^2。

【主要不良反应】①常见胃肠道反应,包括食欲减退、口腔炎、口唇溃疡、咽喉炎、呕吐、腹痛、腹泻、消化道出血,偶见假膜性或出血性肠炎等;②大剂量应用时,由于本品和其代谢产物沉积在肾小管而致高尿酸血症肾病,此时可出现血尿、蛋白尿、少尿、氮质血症甚或尿毒症;③骨髓抑制,主要为白细胞和血小板减少,长期口服小剂量可导致明显骨髓抑制,贫血和血小板下降而伴皮肤或内脏出血;④肝功能损害,包括黄疸,谷丙转氨酶、碱性磷酸酶、γ- 谷氨酰转肽酶等增高,长期口服可导致肝细胞坏死、脂肪肝、纤维化甚至肝硬化;⑤长期用药可引起咳嗽、气短、肺炎或肺纤维化、脱发，白细胞计数低下时可并发感染。

【孕妇、哺乳期妇女用药安全性】孕妇、哺乳期妇女禁用。

【禁忌和慎用】①全身极度衰竭、恶病质或并发感染及心、肺、肝、肾功能不全时，禁用本品；②周围血象如白细胞低于 3.5×10^9/L 或血小板低于 50×10^9/L 时不宜用。

【注意事项】本品致畸性和致癌性较烷化剂为轻，但长期服用后有潜在的导致继发性肿瘤的危险；对生殖功能的影响虽也较烷化剂类抗肿瘤药为小，但亦可导致闭经和精子减少或缺乏，尤其是在长期应用较大剂量后，但一般多不严重，有时呈不可逆性。。

【药物相互作用】①乙醇和其他对肝脏有损害的药物如与本品同用，可增加肝毒性。由于服用本品后可引起血液中尿酸水平增多，对于痛风或高尿酸血症患者应相应增加别嘌醇等药剂量。②本品可增加抗凝作用，甚至引起肝脏凝血因子的缺少或血小板减少症，因此与其他抗凝血药同用时宜谨慎。③与阿司匹林等弱酸性药物同用，可抑制本品肾排泄而导致本品血药浓度增高，继而毒性增加，故应酌情减量。④与氟尿嘧啶同用，或先用氟尿嘧啶后用本品，均可产生拮抗作用，但如先用本品，4~6h 后再用氟尿嘧啶则可产生协同作用。⑤本品与门冬酰胺酶合用也可导致减效，如用后者 10d 后用本品，或于本品用药后 24h 内给予门冬酰胺酶，则可增效而减少对胃肠道和骨髓的不良反应。

【剂型与规格】片剂：2.5mg，5mg，10mg；注射剂：5mg，10mg，50mg，500mg，1g，5g。

其他常用的抗代谢药见表 28-2。

表 28-2 其他常用的抗代谢药

药名和制剂	应用范围	用法和用量
氟尿嘧啶（5- 氟尿嘧啶，氟优） Fluorouracil（5-FU） 片剂：50mg； 注射剂：125mg；250mg	①胃肠道癌（胃癌、结肠癌、直肠癌）、乳腺癌、卵巢癌等，疗效较好；②绒毛膜上皮癌（与放线菌素 D 合用）疗效好；③对肝癌（肝动脉插管给药）、肺癌、膀胱癌有效。美国 NCCN《头颈部肿瘤指南》《头颈部肿瘤临床实践指南》推荐用于头颈部鳞癌、鼻咽癌	①静脉注射：成人 10~20mg/（kg·d），连用 5~10d，一个疗程 5~10g。②静脉滴注：一次 10~20mg/kg，一日滴注时间不少于 6~8h，可用输液泵连续给药维持 24h，每 3~4 周连用 5d。治疗绒毛膜癌 25~30mg/（kg·d），10d 为一个疗程。③动脉插管给药：一般每次 5mg/kg，总量 10~15g。用于原发性或转移性肝癌。④腹腔内注射：一次 500~600mg/m²，1 次 / 周，2~4 次一个疗程。⑤口服：50~100mg/ 次，3 次 /d，总量为 10~15g

续表

药名和制剂	应用范围	用法和用量
替加氟/尿嘧啶(优福定、复方替加氟) Tegafur-Uracil(Compound Tegafur、Ftorafur Uracil) 片剂:每片含替加氟 50mg、尿嘧啶 112mg	适应证与氟尿嘧啶相同,替加氟在体内转变为氟尿嘧啶,尿嘧啶阻抑其降解,可提高肿瘤组织中浓度	口服,2~4 片/次,3 次/d,一个疗程 400~500 片
吉西他滨(健择、泽菲) Gemcitabine(Gemzar) 注射剂:0.2g,1g	①治疗局部晚期或已转移的非小细胞肺癌、胰腺癌;②与紫杉醇联用,治疗经辅助或新辅助化疗后复发、不能切除、局部复发或转移性乳腺癌	严格静脉给药。成人:①非小细胞肺癌,单药,一次 $1g/m^2$,静脉滴注 30min,1 次/周,连续 3 周休 1 周,每 4 周重复;联合顺铂:三周疗法,一次 $1.25g/m^2$,静脉滴注 30min,第 1、8 日给药,休 1 周。四周疗法,一次 $1g/m^2$,静脉滴注 30min,第 1、8、15 日给药,休 1 周。②晚期胰腺癌:一次 $1g/m^2$,静脉滴注 30min,1 次/周,连续 7 周休 1 周,以后 1 次/周,连续 3 周休 1 周
卡培他滨(希罗达) Capecitabine(Xeloda) 片剂:0.15g,0.5g	①与多西他赛联用,治疗蒽环类药物化疗失败的转移性乳腺癌;②单用治疗对紫杉醇和一种包括蒽环类药物化疗方案均耐药或对紫杉醇耐药同时不能再使用蒽环类药物治疗的转移性乳腺癌;③治疗结肠直肠癌;④不能手术的晚期或转移性胃癌一线治疗	口服,①单药,$2.5g/(m^2 \cdot d)$,分早晚 2 次于餐后 0.5h 吞服,连用 2 周休 1 周,3 周一个疗程。②与多西他赛联用,1 次 $1.25g/m^2$,2 次/d,治疗 2 周后停 1 周。多西他赛 1 次 $0.75g/m^2$,每 3 周 1 次,静脉滴注 1h。③与顺铂联用,1 次 $1g/m^2$,2 次/d,治疗 2 周后停 1 周。顺铂 1 次 $0.08g/m^2$,每 3 周的第 1 日给药,静脉滴注 2h
氟达拉滨(福达华) Fludarabine(Fludara) 片剂:10mg; 注射剂:50mg	B 细胞性慢性淋巴细胞白血病(CLL),这些患者接受过至少一个标准的含烷化剂方案的治疗,且在治疗期间或其后病情没有改善或仍持续进展	①静脉注射,成人 $25mg/(m^2 \cdot d)$,连续 5d,28d 为一个周期,每小瓶用 2ml 注射用水配制成 25mg/ml 溶液;如果静脉注射,需再用 0.9% 氯化钠注射液 10ml 稀释;如果静脉滴注,需再用 0.9% 氯化钠注射液 100ml 稀释,滴注 30min。②口服,一次 $40mg/m^2$,1 次/d,连续 5d,28d 一个周期,可空腹或伴食物服用,须以水整片吞服

续表

药名和制剂	应用范围	用法和用量
阿糖胞苷（爱力生） Cytarabine（Alexan） 注射剂：50mg，100mg，300mg，500mg，1g，2g	①各种急性白血病；②单纯疱疹性结膜炎；③疱疹性角膜炎、结膜炎（滴眼，1 次 /1~2h）	（1）成人诱导缓解：①低剂量化疗，200mg/（m^2·d），持续 5d（120h），总剂量 1g/m^2，每 2 周 1 次，根据血常规调整；②高剂量化疗，一次 2g/m^2，1 次 /12h，输入时间 >3h，第 1~6 日给药；或一次 3g/m^2，1 次 /12h，输入时间 >1h，第 1~6 日给药；③联合化疗：100mg/（m^2·d），持续静脉注射，第 1~7 日给药；巩固治疗：疗程间歇时间较诱导阶段延长。 （2）脑膜白血病：鞘内注射，一次 25~75mg/m^2，加地塞米松 5mg，1 周 1~2 次，用至脑脊液检查正常，预防性给药则每 4~8 周 1 次。 （3）单纯性疱疹：静脉滴注或静脉注射，100mg/（m^2·d），一个疗程 10~14d
培美曲塞（力比泰） Pemetrexed（Alimta） 注射剂：0.1g，0.2g，0.5g	①与顺铂联用于既往未接受过化疗的局部晚期或转移性非鳞状细胞型非小细胞肺癌；②与顺铂联用于治疗无法手术的恶性胸膜间皮瘤；③美国 NCCN 指南推荐用于复发性卵巢癌	①500mg/（m^2·d），滴注 10min 以上，30min 后静脉滴注 75mg/m^2 的顺铂 2h，每 21 日一个周期，只在第 1 日用药；②每 500mg 用 20ml 0.9% 氯化钠注射液溶解成 25mg/ml 溶液，慢慢旋转至粉末完全溶解，pH 为 6.6~7.8，而后用 0.9% 氯化钠注射液稀释至 100ml；③本品给药前 1 日、当日、后 1 日，口服地塞米松 4mg，2 次 /d，降低皮肤反应发生率及严重程度；④本品第 1 次治疗开始前 7 日至少服用 5 次日用量叶酸，减少毒性反应，整个治疗周期均服用，最后一次本品给药 21 日可停服。叶酸给药剂量 350~1 000μg，常用 400μg；⑤本品第 1 次治疗前 7 日内肌内注射 1 次维生素 B_{12}，以后第 3 个周期肌内注射 1 次，以后维生素 B_{12} 可与本品同一日给药。维生素 B_{12} 常用 1 000μg

续表

药名和制剂	应用范围	用法和用量
雷替曲塞（赛维健） Raltitrexed（Tomudex） 注射剂：2mg	单药用于治疗无法接受联合化疗、不适合氟尿嘧啶/亚叶酸钙患者的晚期结直肠癌	静脉滴注，1次$3mg/m^2$，滴注15min，不推荐剂量$>3mg/m^2$，如未出现毒性，每3周重复1次
羟基脲（羟基尿素） Hydroxycarbamide（Hydroxyurea） 片剂（胶囊）：0.25g，0.4g，0.5g	①慢性粒细胞白血病、真性红细胞增多症、多发性骨髓瘤；②联合放疗治疗头颈部及宫颈鳞癌	①慢性粒细胞白血病：口服，20~60mg/（kg·d），1次或分2次服。也可每次60~80mg/kg，2次/周，一般6~7周一个疗程。②头颈部癌、卵巢癌、宫颈鳞癌：口服1次80mg/kg，每三日1次，与放疗合用
门冬酰胺酶 Asparaginase 注射剂：1 000U，2 000U，5 000U，10 000U	①对急性淋巴细胞白血病疗效较好；②对急性粒细胞、急性单核细胞、慢性淋巴细胞白血病，霍奇金病，非霍奇金淋巴瘤，黑色素瘤有效，多与其他化疗药物联用	静脉滴注，根据病种和治疗方案，用量存在较大差异。急淋诱导缓解：500U/（m^2·d），或1 000U/（m^2·d），最高可达2 000U/（m^2·d），10~20d为一个疗程
巯嘌呤（6-巯基嘌呤，乐疾宁） Mercaptopurine（6-MP、Leukerin） 片剂：25mg，50mg，100mg	①对急性淋巴细胞白血病疗效优于急性粒细胞白血病；②对慢性粒细胞白血病仅用于白消安治疗失败者；③绒毛膜癌、恶性葡萄胎	①白血病：口服，2.5mg/（kg·d），1次或分2~3次服，根据血常规调整剂量，2~4个月为一个疗程；②绒毛膜癌：6~6.5mg/（kg·d），分早晚2次服，连用10d为一个疗程；间隔3~4周可重复，与别嘌醇（0.3~0.6g/d）合用，可增强疗效，并预防高尿酸血症
替吉奥 Tegafur，Gimeracil and Oteracil Potassium 胶囊：20mg（按替加氟计）；25mg（按替加氟计）	不能切除的局部晚期或转移性胃癌	2次/d，早晚餐后口服。每次按40mg、50mg、60mg、75mg四个剂量等级顺序递增或递减。若未见血常规、肝肾功能异常和胃肠道症状等安全性问题，可按照上述顺序增加一个剂量等级，上限为75mg/次。如需减量，则按照剂量等级递减，下限为40mg/次。连续口服21d、休息14d，给药第8天静脉滴注顺铂$60mg/m^2$，为一个治疗周期

三、抗肿瘤抗生素

抗肿瘤抗生素是由微生物产生的具有抗肿瘤活性的化学物质。本类药物作用特点：①大部分属细胞周期非特异性药物；②它们与肿瘤细胞的 DNA 交叉连接或破坏 DNA 的基本结构，干扰 DNA 的复制或转录过程，进而抑制 RNA 及蛋白质的合成；③这类药物常与其他抗肿瘤药联用于多种肿瘤的治疗。目前常用抗肿瘤抗生素为 20 余种。

蒽环类药物包括阿柔比星、表柔比星、多柔比星、吡柔比星、柔红霉素、米托蒽醌等。除了脱发、骨髓抑制外，心脏毒性是其特异性的严重不良反应，表现为心律失常、心包炎、急性左心衰竭、心肌病等。心脏毒性与药物累积剂量正相关，并呈进展性、不可逆性。国内外权威指南推荐蒽环类药物与其心脏保护剂右雷佐生联用，治疗期间和治疗后密切监测心功能[心电图、多普勒超声心动图、心肌酶谱、左室射血分数（LVEF）、短轴缩短分数（FS）、心肌肌钙蛋白、脑钠肽等]，并依据心功能酌情调整剂量方案。蒽环类药物引起的心力衰竭，推荐 β 受体拮抗剂对症治疗。

丝裂霉素 Mitomycin

【又名】 Mitosol。

【医保分类】 注射剂甲类。

【药动学】 注射剂不能通过血 - 脑脊液屏障。代谢：肝。排泄：尿。$t_{1/2}$ 分别为 5~10min 及 50min。

【作用和用途】 细胞周期非特异性药物，对肿瘤细胞 G_1 期，特别是晚 G_1 期及早 S 期最敏感，在组织中经酶活化后，它的作用似双功能或三功能烷化剂，可与 DNA 发生交叉联结，抑制 DNA 合成，对 RNA 及蛋白质合成也有一定的抑制作用。

用于胃肠道癌、肺癌、乳腺癌、霍奇金病及慢性粒细胞白血病等。

【用法和用量】 ①静脉注射或动脉注射：2mg/ 次，1 次 /d；或 4~6mg/ 次，1 次 / 周，总量 40mg；②静脉滴注：8~10mg/ 次，2 次 / 周，总量 60~80mg；③腔内注射：6~10mg/ 次，1 次 /5d，5~6 次为一个疗程；④口服，2~6mg/ 次，1 次 /d，总量 100~150mg。

【主要不良反应】 ①骨髓抑制是最严重的毒性，可致白细胞及血小板减少，白细胞减少常发生于用药后 28~42d，一般在 42~56d 恢复；②恶心、呕吐发生于给药后 1~2h，呕吐在 3~4h 内停止，而恶心可持续 2~3d；③对局部组织有较强的刺激性，若药液漏出血管外，可引起局部疼痛、坏死和溃疡；④本品与多柔比星同时应用可增加心脏毒性，建议多柔比星总量限制在 450mg/m^2 以下；

⑤少见间质性肺炎、不可逆的肾衰竭等。

【孕妇、哺乳期妇女用药安全性】在妊娠初期的3个月应避免应用，哺乳期不应使用。

【禁忌和慎用】水痘或带状疱疹患者禁用。

【注意事项】①一般经静脉给药，也可经动脉注射或腔内注射给药，但不可作肌内或皮下注射；②用药期间应密切随访血常规及血小板、血尿素氮、肌酐；③在应用丝裂霉素后数个月仍应随访血常规及肾功能，特别是接受总量 >60mg的患者，易发生溶血性贫血；④长期应用抑制卵巢及睾丸功能，造成闭经和精子缺乏；⑤由于丝裂霉素有延迟性及累积性骨髓抑制，一般较大剂量应用时两疗程之间间隔应超过6周；⑥静脉注射时药液漏至血管外应立即停止注射，以1%普鲁卡因注射液局部封闭。

【药物相互作用】用药期间禁用活病毒疫苗接种和避免口服脊髓灰质炎疫苗。

【剂型与规格】①片剂：1mg；②注射剂：2mg，4mg，8mg，10mg。

其他常用抗肿瘤抗生素见表28-3。

表28-3 其他常用抗肿瘤抗生素

药名和制剂	应用范围	用法和用量
放线菌素D（更生霉素） Dactinomycin 注射剂：200μg，500μg	①治疗霍奇金淋巴瘤、神经母细胞瘤，控制发热；②治疗无转移的绒毛膜癌、睾丸癌、儿童肾母细胞瘤、横纹肌肉瘤	①成人静脉注射、静脉滴注或动脉灌注：每次4~8μg/kg，1次/d，10d为一个疗程，间歇期2周；②胸、腹腔注射：400~600μg/次，联合放疗可提高癌组织对放疗的敏感性；③儿童0.45mg/(m^2·d)，1次/d，连续5d，3~6周一个疗程
博来霉素 Bleomycin（Bleocin） 注射剂：10mg，15mg，30mg； 软膏剂：2mg/支	①治疗头颈部肿瘤、皮肤恶性肿瘤、肺癌、恶性淋巴瘤、子宫颈癌、神经胶质瘤，也对阴道、外阴、阴茎的鳞癌，睾丸癌有效；②与氟尿嘧啶、塞替派合用于食管癌；③对银屑病效果较好	①肌内注射、静脉注射及动脉注射：15mg/次，1次/d或2~3次/周，总量不超过400mg；②胸腔内注射：尽量抽尽胸腔积液后注入20~60mg（溶于20ml 0.9%氯化钠注射液中）；③肿瘤局部外用：外涂软膏，1次/d
多柔比星（阿霉素） Doxorubicin（Adriamycin、Caelyx）	治疗急性白血病、恶性淋巴瘤、乳腺癌、卵巢癌、肺癌、骨及软组织肉瘤等	①静脉冲入、静脉滴注或动脉注射，临用前加灭菌注射用水溶解，浓度为2mg/ml。②成人：静脉冲入单药50~60mg/m^2，每3~4周1次或20mg/(m^2·d)，连用3d，停2~3周后重复；联合用药

续表

药名和制剂	应用范围	用法和用量
注射剂：10mg，20mg，50mg		为 40mg/m^2，每 3 周 1 次或 25mg/m^2，每周 1 次，连续 2 周，3 周重复。③总剂量不宜超过 400mg/m^2。分次用药心肌毒性、骨髓抑制、胃肠道反应（包括口腔溃疡）较每 3 周 1 次为轻
表柔比星（表阿霉素、法玛新）Epirubicin（Pharmorubicin）注射剂：10mg，50mg	本品为多柔比星的同分异构体，适应证与多柔比星相同。更适于局部化疗，对心脏毒性较小	①缓慢静脉注射、动脉内注射或静脉滴注：每次 60~90mg/m^2，1 次 /3 周，根据血常规间隔 21d 重复使用。动脉内插管介入治疗，可用碘化油混合以期增效。②胸腔内或膀胱内注入：50~60mg/次，可合用氟尿嘧啶、丝裂霉素
阿柔比星（阿克拉霉素）Aclarubicin（Aclacinomycin）注射剂：10mg，20mg	适应证同多柔比星，但对心脏毒性小。对急性白血病疗效较好	①急性白血病：20mg/ 次（0.4mg/kg）静脉注射，1 次 /d，连用 10~15d；②实体瘤及恶性淋巴瘤：40~50mg/ 次（0.8~1mg/kg，静脉注射，2 次 / 周）
吡柔比星（吡喃阿霉素）Pirarubicin 注射剂：10mg，20mg	本品为半合成品；适于急性白血病、恶性淋巴瘤、头颈部癌、泌尿生殖系统肿瘤等	①静脉冲入：每次 7~20mg/m^2，1 次 /d，连用 5d，3~4 周重复；②膀胱内注入：15~30mg/ 次（配成 500~1 000μg/ml 溶液），注入后保留 1~2h，3 次 / 周，2~3 周为一个疗程
柔红霉素（正定霉素、柔毛霉素）Daunorubicin 注射剂：10mg，20mg	本品对心脏毒性小。主要用于急性粒细胞、急性淋巴细胞白血病、早幼粒细胞白血病、神经母细胞瘤、横纹肌肉瘤	静脉给药：①一次 0.5~1mg/kg，重复注射须间隔 1d 或以上；②一次 2mg/kg，重复注射须间隔 4d 或以上；③一次 2.5~3mg/kg，重复注射须间隔 7~14d。累积总剂量不能超过 20mg/kg
米托蒽醌（二羟基蒽酮）Mitoxantrone（Militant）注射剂：2mg，5mg，10mg，20mg，25mg，30mg	①主要用于恶性淋巴瘤、乳腺癌、急性白血病；②治疗肺癌、黑色素瘤、软组织肉瘤、多发性骨髓瘤、肝癌、大肠癌、肾癌、前列腺癌、子宫内膜癌、睾丸肿瘤、卵巢癌、头颈部癌	静脉滴注，单用一次 12~14mg/m^2，溶于 50ml 以上 0.9% 氯化钠注射液或 5% 葡萄糖注射液中滴注，时间不少于 30min，每 3~4 周 1 次；或按一次 4~8mg/m^2，1 次 /d，连用 3~5d，间隔 2~3 周；联合用药，一次 5~10mg/m^2

续表

药名和制剂	应用范围	用法和用量
平阳霉素(博来霉素 A_5) Bleomycin A_5 (Pingyangmycin) 注射剂:8mg	治疗唇癌、舌癌、牙龈癌、鼻咽癌、皮肤癌、乳腺癌、宫颈癌、食管癌、阴茎癌、外阴癌、恶性淋巴癌、坏死性肉芽肿、肝癌、翼状胬肉	①静脉注射:0.9% 氯化钠注射液或 5% 葡萄糖注射液 5~20ml 溶解本品至 4~15mg/ml 浓度;②肌内注射:<5ml 氯化钠注射液溶解本品至 4~15mg/ml 浓度;③动脉注射:3~25ml 添加抗凝血药(如肝素)的氯化钠注射液溶解本品 4~8mg,作 1 次动脉内注射或持续动脉内注射;④肿瘤内注射:治疗淋巴管瘤,一次 4~8mg,加 2~4ml 注射用水溶解,有囊者尽可能抽尽囊内液后注药,间歇期至少 1 个月,5 次一个疗程;治疗血管瘤,一次 4~8mg,加氯化钠注射液或利多卡因注射液 3~5ml 溶解,注入瘤体内,一次未愈者,间歇 7~10d 重复注射,总量不超过 70mg

四、金属铂类络合物(铂配合物)

顺铂是第一个(20 世纪 60 年代上市)应用于临床的金属铂类络合物,现今它和第二代铂配合物卡铂已成为抗肿瘤联合化疗中不可或缺的药物。文献显示,我国以顺铂为主或有顺铂参加的化疗方案占所有肿瘤治疗方案的 70%~80%。第三代铂类包括奥沙利铂(1996 年上市)、赛特铂(1999 年上市)及洛铂(2003 年上市)。

顺铂 Cisplatin

【又名】顺氯氨铂,科鼎,DDP。

【医保分类】注射剂甲类。

【药动学】静脉给药后迅速吸收,分布于全身各组织,其中肾、肝、卵巢、子宫、皮肤、骨等含量较多,脾、胰、肠、心脏、肌肉、脑中较少,瘤组织无选择性分布。大部分和血浆蛋白结合,代谢呈双相性,$t_{1/2\alpha}$: 25~49h, $t_{1/2\beta}$: 58~73h。药物自体内消除缓慢,主要经肾脏排泄,5d 内尿中回收铂为给药量的 27%~54%,胆道也可排出顺铂及其降解产物,但量较少。腹腔给药时腹腔器官的药物浓度较静脉给药时高 2.5~8 倍,对治疗卵巢癌有利。

【作用和用途】具有类似双功能团烷化剂生化特性的非细胞周期特异性抗癌药物。本品通过在 DNA 上产生链内交联与链间交联而抑制 DNA 的合成。RNA 及蛋白质合成亦以较小程度受抑制。

用于小细胞和非小细胞肺癌、睾丸癌、卵巢癌、宫颈癌、子宫内膜癌、前列腺癌、膀胱癌、黑色素瘤、肉瘤、头颈部肿瘤及各种鳞状上皮癌和恶性淋巴瘤；作为放疗增敏剂，用于Ⅳ期不能手术的非小细胞肺癌的局部放疗。

【用法和用量】仅供静脉、动脉或腔内给药，通常采用静脉滴注。给药前 2~16h 和给药后至少 6h 内，必须进行充分水化治疗；本品需用 0.9% 氯化钠注射液或 5% 葡萄糖注射液稀释后静脉滴注。剂量视化疗效果和个体反应而定。

方案一：单次 50~120mg/m^2，每 4 周 1 次。

方案二：一次 50mg/m^2，每周 1 次，共 2 次。

方案三：一次 15~20mg/m^2，1 次 /d，连用 5d，每 3~4 周重复疗程。

上述方案中最大剂量不宜超过 120mg/m^2，以 100mg/m^2 为宜。

【主要不良反应】①积累性及剂量相关性肾功能不良是顺铂的主要限量性毒性。如反复、多疗程给药，肾毒性会变得更延长及严重。曾用静脉水化、甘露醇利尿及顺铂滴注 6~8h 以减低肾毒性的发生率与严重程度。顺铂致耳鸣和 / 或高音听力丧失可达 31%，反复用药者及儿童的耳毒性更严重。②神经性毒性以外周神经病，包括感觉与运动神经病变作为特征，可在某些患者中发生。③剂量依赖性骨髓抑制，白细胞及血小板减少，大剂量时更为显著。白细胞及血小板最低点一般发生于治疗的第 18~23 天，大多数患者在第 39 天恢复。④几乎在所有患者可引起严重恶心、呕吐。恶心及呕吐一般在治疗后 1~4h 开始，并可维持到治疗后 1 周。⑤患者可发生高尿酸血症，主要是本药肾毒性所致。大剂量时高尿酸血症可较显著，用药后 3~5d 可发生峰水平，可用别嘌醇以减少血清尿酸水平。⑥低镁血症及低钙血症，表现为肌肉刺激性或抽搐、阵痉、震颤、手足痉挛或强直抽搐。建议定期监测血清电解质水平。⑦过敏样反应，主要表现为面部水肿、喷嚏、心动过速及低血压，可静脉注射肾上腺素、皮质激素和 / 或抗组胺药等来控制。⑧少见心脏异常、肝脏损害。

【孕妇、哺乳期妇女用药安全性】孕妇、哺乳期妇女禁用。

【禁忌和慎用】禁忌用于对顺铂或其他含铂化合物有过敏史、肾功能不良的患者。

【注意事项】①肾毒性：表现出剂量相关性的累积性肾脏毒性。肾功能最常见的改变是肾小球滤过率下降，这点在血清肌酐上升反映，在给下一剂量之前，肾功能必须恢复到可接受的限度。在开始顺铂治疗前或下一个疗程之前，必须测量血尿素氮（BUN）、血清肌酐、肌酐清除率，因为毒性是积累性的，推荐每 3~4 周用顺铂一次。②耳毒性：常见耳鸣或偶见听力减低，听力丧失可以是单侧或双侧的，反复用药可使发生频率及严重性增加，可以是不可逆的，但最常发生于 4 000~8 000Hz。顺铂使用期间应进行听力测试，尤其是如果发生了耳鸣或听力不良等临床症状。③骨髓抑制：血小板及白细胞计数下降的最低点一般发生于第 18~32 天，多数患者在第 39（13~62）天恢复。直至血小板、白细胞恢复到正常水平之前，不得开始后一个疗程的顺铂治疗。外周血细胞计数必须在顺铂治疗期间定期进行。④过敏反应：面部水肿、喷嚏、心动过速、低血压及荨麻疹样非特异性斑丘疹型皮疹可在注药后几分钟之内发生。严重反应可用肾上腺素、糖皮质激素及抗组胺药静脉注射控制。⑤低镁血症及低钙血症：低镁血症相当多发，而低钙血症发生率不高。当这两种电解质都缺乏时可导致抽搐，有必要监测电解质。⑥神经毒性及惊厥：外周神经病、直立性低血压及惊厥，长疗程使用的患者较为常见。

【药物相互作用】①氨基糖苷抗生素、肾袢利尿药及可能存在肾毒性或耳毒性药物，可增强顺铂的肾毒性及耳毒性；②顺铂可与铝相互作用生成黑色沉淀，与含铝药物存在配伍禁忌，配制顺铂不宜使用含铝针头、注射器、套管、静脉注射装置。

【剂型与规格】注射剂：10mg，20mg，30mg，50mg。

其他金属铂类络合物见表 28-4。

表 28-4 其他金属铂类络合物

药名和制剂	作用和用途	用法和用量
卡铂（伯尔定）Carboplatin（Paraplatin）注射剂：50mg，100mg，150mg，450mg	作用与顺铂相同，而对肾、神经系统毒性较低。对睾丸肿瘤和卵巢癌疗效较好；对头颈部鳞癌、非霍奇金淋巴瘤有效。美国 NCCN 发布的诊疗指南推荐用于非小细胞肺癌、胸膜间皮瘤、转移性乳腺癌	①用 5% 葡萄糖注射液溶解为 10mg/ml，再加入 5% 葡萄糖注射液 250~500ml 中静脉滴注；②肾功能正常成人患者：一次 200~400mg/m^2，每 3~4 周 1 次；2~4 次一个疗程；或一次 50mg/m^2，1 次 /d，连用 5 日，间隔 4 周重复
奥沙利铂（草酸铂，乐沙定）Oxaliplatin（OXA）注射剂：40mg，50mg，100mg	①与氟尿嘧啶 / 亚叶酸钙联合：转移性结直肠癌（一线治疗）；②原发肿瘤完全切除后的Ⅲ期结肠癌辅助治疗；③美国 NCCN 指南推荐用于胃癌、食管癌、胃食管交界处癌、肝胆肿瘤及淋巴癌的二线治疗	限成人用。①转移性结直肠癌：一次 85mg/m^2 静脉滴注，每 2 周 1 次或一次 130mg/m^2，每 3 周 1 次；②辅助治疗：一次 85mg/m^2，静脉滴注 2~6h，每 2 周重复，共 12 个周期（6 个月）；③若和氟尿嘧啶联合使用，必须在氟尿嘧啶前使用；④选用加 5% 葡萄糖注射液作为溶剂，不可选择含氯化钠的溶剂

续表

药名和制剂	作用和用途	用法和用量
洛铂(络铂、乐铂) Lobaplatin 注射剂:10mg,50mg	治疗乳腺癌、小细胞肺癌、慢性粒细胞白血病	静脉注射,每次 $50mg/m^2$,溶于5ml注射用水中,应在4h内应用并存放于2~8℃;推荐间隔时间3周,如不良反应恢复较慢,可延长再次使用时间;如肿瘤开始缩小,可继续治疗(最少2个疗程,最长6个疗程)
奈达铂(鲁贝) Nedaplatin 注射剂:10mg,50mg,100mg	用于头颈部癌、小细胞肺癌、非小细胞肺癌、食管癌、卵巢癌等实体瘤。日本药品医疗器械管理局批准用于成人宫颈癌	成人静脉滴注,一次 $80\sim100mg/m^2$,每3~4周1次。用0.9%氯化钠注射液稀释至500ml后滴注,滴注时间不少于1h,滴注结束后再静脉滴注1 000ml以上输液
赛特铂 Satraplatin 注射剂:100mg	用于小细胞肺癌、卵巢癌、睾丸癌、鼻咽癌、子宫内膜癌	静脉滴注:每次 $120mg/m^2$,1次/d,连续5d;或隔日静脉注射1次,连续3~5次,3周后重复1次,应溶于0.9%氯化钠注射液

五、抗肿瘤植物药

抗肿瘤植物药不断有新品种上市。作用特点:①大部分属于M期特异性药物;对S期和其他各期细胞也有效。②作用机制完全不同于烷化剂及抗代谢药:有的能使微管蛋白变性,抑制肿瘤细胞的有丝分裂,如长春碱类、紫杉醇以及秋水仙碱等;有的作用于拓扑异构酶,使DNA断裂,如喜树碱类及鬼臼毒素衍生物;有的影响核糖体功能而阻止蛋白质合成,如三尖杉酯碱类。

紫杉醇 Paclitaxel

【又名】泰素,紫素,安泰素,Taxol。

【医保分类】注射剂甲类。

【药动学】静脉滴注血浆浓度呈双相曲线。蛋白结合率89%~98%。代谢:肝。随胆汁进入肠道。排泄:粪便90%,尿1%~8%。

【作用和用途】抗微管蛋白药物，通过促进微管蛋白聚合抑制解聚，保持微管蛋白稳定，抑制细胞有丝分裂，具有显著的放射增敏作用。

用于卵巢癌、乳腺癌、非小细胞肺癌的一线和二线治疗；对头颈癌、食管癌、精原细胞瘤、复发非霍奇金淋巴瘤有一定疗效。

【超说明书适应证】美国 NCCN 指南推荐用于胃癌、食管癌、膀胱癌、鼻咽癌、宫颈癌。

【用法和用量】临用前将本品稀释于 0.9% 氯化钠注射液或 5% 葡萄糖注射液 500ml 中，用一次性非聚氯乙烯材料的输液器，静脉滴注。①单药，一次 135~200mg/m^2，在 G-CSF 支持下可达 250mg/m^2。滴注时间 >3h，3~4 周重复 1 次。也可一次 50~80mg/m^2，1 次 / 周，连用 2~3 周，每 3~4 周重复一个疗程。②联合用药，一次 135~175mg/m^2，每 3~4 周重复 1 次。③预防用药：治疗前 12h 及 6h 口服地塞米松 20mg，治疗前 30~60min 静脉注射或深部肌内注射苯海拉明 50mg，以及治疗前 30~60min 静脉注射西咪替丁 300mg 或雷尼替丁 50mg。

【主要不良反应】①过敏反应：发生率为 39%，其中严重过敏反应发生率为 2%。多数为 I 型变态反应，表现为支气管痉挛性呼吸困难、荨麻疹和低血压。几乎所有的反应发生在用药后最初的 10min。②骨髓抑制：为主要剂量限制性毒性，表现为中性粒细胞减少，血小板降低少见，一般发生在用药后 8~10d。严重中性粒细胞减少发生率为 47%，严重的血小板降低发生率为 5%。贫血较常见。③神经毒性：周围神经病变发生率为 62%，最常见的表现为轻度麻木和感觉异常，严重的神经毒性发生率为 6%。④心血管毒性：可有低血压和无症状的短时间心动过缓。⑤肌肉关节疼痛：发生率为 55%，发生于四肢关节，发生率和严重程度呈剂量依赖性。⑥胃肠道反应：恶心 / 呕吐、腹泻和黏膜炎发生率分别为 52%、38% 和 31%，一般为轻至中度。⑦肝毒性：GPT、GOT 和 AKP 升高。⑧脱发：发生率为 80%。

【孕妇、哺乳期妇女用药安全性】孕妇、哺乳期妇女禁用。

【禁忌和慎用】①禁用于中性粒细胞 $<1.5\times10^9$/L 者；②对蓖麻油聚烃氧酯（35）过敏者慎用。

【注意事项】①治疗前应用地塞米松、苯海拉明和 H_2 受体拮抗剂进行预处理；②未稀释的浓缩药液不能进行静脉滴注；③稀释药液应采用非聚氯乙烯输液器滴注；④用药期间应按要求检查血象，每周 2~3 次。

【剂型与规格】注射剂：20mg，30mg，60mg，100mg，150mg，300mg。

其他常用抗肿瘤植物药，见表 28-5。

表 28-5　其他常用抗肿瘤植物药

药名和制剂	应用范围	用法和用量
多西他赛(泰索帝) Docetaxel(TXT) 注射剂:20mg,80mg	治疗于先期化疗失败的晚期或转移性乳腺癌、非小细胞肺癌;美国 FDA 批准用于局部晚期头颈部鳞状细胞癌、晚期胃癌,美国 NCCN 指南推荐用于小细胞肺癌、宫颈癌、食管癌、卵巢上皮癌	静脉滴注,单药一次 100mg/m^2,滴注 1h,每 3 周 1 次
长春瑞滨(诺维本、异长春花碱) Vinorelbine(NVB) 注射剂:10mg,15mg,20mg,50mg; 胶囊:20mg	作用与 VCR 相似,用于:非小细胞肺癌、转移性乳腺癌等,与顺铂、多柔比星联合应用,疗效提高	①静脉滴注:单药 25~30mg/m^2,稀释于 0.9% 氯化钠注射液 125ml,滴注 15~20min,然后输入 0.9% 氯化钠注射液 100~250ml 冲洗静脉,1 周期 21d(分别于第 1、8 日各给药 1 次),2~3 周期一个疗程。②口服一次 60mg/m^2,1 次 / 周,连用 3 周,之后将剂量增至 1 次 80mg/m^2,1 次 / 周,1 周最大剂量不得超过 160mg
伊立替康(开普拓) Irinotecan 注射剂:40mg,100mg	治疗成人转移性大肠癌。美国 NCCN 指南推荐用于广泛期小细胞肺癌、胃癌(二线治疗)	静脉滴注。①单药治疗:根据中性粒细胞计数调整剂量。推荐持续至病情加重或出现无法耐受的毒性。对于无症状者一次 350mg/m^2,每 3 周 1 次。严重中性粒细胞减少(中性粒细胞计数 $<0.05\times10^9$/L),中性粒细胞减少伴发热或感染(体温 >38 ℃),中性粒细胞计数 $<0.1\times10^9$/L,或严重腹泻(需静脉输液治疗)的患者,下周期治疗剂量应减至 350mg/m^2,如仍出现以上不良反应,可进一步减至 250mg/m^2。②联合治疗(对既往未接受过治疗的患者):一次 180mg/m^2,每 2 周 1 次,滴注完后给予亚叶酸和氟尿嘧啶

续表

药名和制剂	应用范围	用法和用量
托泊替康（拓扑替康） Topotecan（TPT） 注射剂：0.25mg，1mg，2mg，4mg	用于小细胞肺癌、经一线化疗失败的转移性晚期卵巢癌	①静脉滴注：1.2mg/（m^2·d），滴注30min，连用5d，一个疗程21d。对病情未进展的病例，治疗起效较慢，建议至少使用4个疗程。治疗中出现严重的中性粒细胞减少患者，其后疗程中剂量减小0.2mg/m^2或与非格司亭联用，使用第6日开始，即在持续5d使用本品后24h后再用非格司亭。②口服用于不能耐受静脉给药的小细胞肺癌，1.4mg/（m^2·d），连用5d，第5日静脉滴注顺铂75mg/m^2，一个疗程21d
羟喜树碱（菲比尔） Hydroxycamptothecine（HCPT） 注射剂：2mg，5mg，8mg，10mg	主要用于原发性肝癌、胃癌、膀胱癌、结肠直肠癌、头颈部上皮癌、白血病等恶性肿瘤	①原发性肝癌：静脉注射，4~6mg/d，用0.9%氯化钠注射液20ml溶解后，缓慢注射；肝动脉给药，4mg/次，加0.9%氯化钠注射液10ml灌注，1次/d，一个疗程15~30d；②胃癌、头颈部上皮癌：静脉注射，4~6mg/d，用0.9%氯化钠注射液20ml溶解后，缓慢注射；③膀胱癌：膀胱灌注后加高频透热100min，剂量由10mg逐渐增加至20mg，2次/周，10~20次一个疗程；④直肠癌：经肠系膜下动脉插管，6~8mg/次，加0.9%氯化钠注射液500ml动脉滴注，1次/d，15~20次一个疗程；⑤白血病：6~8mg/（m^2·d），稀释后静脉滴注，连续30d为一个疗程
长春新碱（醛基长春碱） Vincristine（VCR） 注射剂：1mg，2mg	抗癌谱与长春碱相似而作用较弱。①急性淋巴细胞白血病，与泼尼松合用缓解迅速；②急性粒细胞白血病，可与环磷酰胺、阿糖胞苷等合用	①静脉注射或冲入：成人，1~2mg/次（1.4mg/m^2），一次量不超过2mg，65岁以上，一次最大量1mg；②儿童一次2mg/m^2或75μg/kg，1次/周。联合化疗2周为一个周期

续表

药名和制剂	应用范围	用法和用量
长春地辛（长春花碱酰胺、艾得新） Vindesine（VDS） 注射剂：1mg，4mg	为半合成的长春碱衍生物，抗癌谱与长春碱相似而较强，多与其他抗肿瘤药合用，疗效提高。用于非小细胞肺癌、小细胞肺癌、恶性淋巴瘤、乳腺癌、食管癌、恶性黑色素瘤	静脉滴注，单药一次 $3mg/m^2$，1 次 / 周，联合化疗时剂量酌减。连续用药 4~6 次完成疗程，氯化钠注射液溶解后缓慢静脉注射，亦可溶于 5% 葡萄糖注射液 500~1 000ml 中缓慢静脉滴注（6~12h）
依托泊苷（鬼臼乙叉苷、拉司太特） Etoposide（VP-16） 胶囊：25mg，50mg； 注射剂：40mg，100mg	小细胞肺癌、恶性淋巴瘤、恶性生殖细胞瘤、白血病、神经母细胞瘤、横纹肌肉瘤、卵巢癌、非小细胞肺癌、胃癌、食管癌	①口服，单药 60~100mg/（$m^2 \cdot d$），连用 10d，3~4 周一个疗程；与其他药物联用 50mg/（$m^2 \cdot d$），连用 3d 或 5d；②静脉滴注：60~100mg/d，连用 3~5d，应稀释成 <0.25mg/ml 的浓度后慢滴（30min 以上），以免血压骤降，3~4 周一个疗程
高三尖杉酯碱（高粗榧碱） Homoharringtonine（HHRT） 注射剂：1mg，2mg	①用于急性非淋巴细胞白血病的诱导缓解及维持治疗，尤其对急性早幼粒细胞白血病、急性单核细胞白血病、急性粒细胞白血病疗效更佳；②对慢性粒细胞白血病及真性红细胞增多症等亦有一定疗效	①静脉滴注：1~4mg/d，加于 5% 葡萄糖注射液中，慢滴（>3h），4~6d 为一个疗程，间歇 1~2 周重复；②肌内注射，1~2mg/d，4~6d 为一个疗程，间歇 1~2 周重复；③鞘内注射（用于脑膜白血病）：0.3~0.5mg/ 次，1 次 /5~7d，脑脊液转阴后改为 1 次 / 周，连用 2 周
长春碱（长春花碱、威保定） Vinblastine（VLB） 注射剂：10mg	主要用于实体瘤的治疗。对恶性淋巴瘤、睾丸肿瘤、绒毛膜癌疗效较好，对肺癌、乳腺癌、卵巢癌、皮肤癌、肾母细胞瘤及单核细胞白血病也有一定疗效	①静脉注射，成人 10mg（或 $6mg/m^2$），儿童剂量 $10mg/m^2$，1 次 / 周，一个疗程总量 60~80mg；②胸、腹腔注射：10~30mg/ 次，加 0.9% 氯化钠注射液 20ml 注入，1 次 / 周

续表

药名和制剂	应用范围	用法和用量
替尼泊苷（鬼臼甲叉苷、卫萌） Teniposide 注射剂：50mg	①主要用于急性白血病、恶性淋巴瘤、小细胞肺癌、睾丸癌等；②中枢神经系统肿瘤（脂溶性大）	静脉滴注：1 次 60mg/m^2，加 0.9% 氯化钠注射液 500ml 静脉滴注 30min 以上，1 次 /d，连用 5d，3 周重复；联合用药 60mg/d，加 0.9% 氯化钠注射液 500ml 静脉滴注，连用 3d。骨髓功能欠佳、多次化疗患者酌减
紫杉醇脂质体（力扑素） Paclitaxel Liposome 注射剂：30mg	卵巢癌、乳腺癌、非小细胞肺癌	135~175mg/m^2，振荡器振摇 5min 溶解后，注入 5% 葡萄糖 250~500ml 中，滴注 3min。为预防过敏反应，使用前 30min 静脉注射地塞米松 5~10mg，肌内注射苯海拉明 50mg，静脉注射西咪替丁 300mg
紫杉醇（白蛋白结合型） Paclitaxel（Albumin-Bound） 注射剂：100mg	联合化疗失败的转移性乳腺癌或辅助化疗后 6 个月内复发的乳腺癌	260mg/m^2，静脉滴注 30min，每 3 周给药 1 次

六、抗肿瘤激素

某些肿瘤如乳腺癌、前列腺癌、甲状腺癌、宫颈癌、卵巢癌和睾丸肿瘤等，均与相应的激素失调有关，也就是说激素可诱发某些肿瘤，有些肿瘤呈激素依赖性。因此，应用某些激素，或切除产生激素的器官（如卵巢或睾丸），或用药物阻止激素的合成（如芳香化酶抑制药），或采用抗激素药阻止内源性激素，以及与肿瘤组织发生作用等，均可抑制相关肿瘤的生长（表 28-6）。

表 28-6 抗肿瘤激素的作用机制与适应证

分类	药物名称	作用机制	适应证
糖皮质激素	泼尼松、泼尼松龙	使淋巴组织溶解	急性淋巴细胞白血病和恶性淋巴瘤
雌激素类	己烯雌酚、雌二醇	对抗雄激素促进前列腺癌组织的生长作用	男性前列腺癌晚期、绝经期乳腺癌
抗雌激素	氯米芬、他莫昔芬、雷洛昔芬	抗雌激素作用强	乳腺癌

续表

分类	药物名称	作用机制	适应证
雄激素类	丙酸睾酮、甲睾酮	抑制垂体分泌卵泡刺激素，使雌激素分泌减少；对抗雌激素作用	晚期乳腺癌或男性乳腺癌
抗雄激素类	氟他胺、尼鲁米特	拮抗睾丸素，刺激前列腺生长	前列腺癌
孕激素类	甲羟孕酮、甲地孕酮、阿比特龙	作用与黄体酮相似	子宫内膜癌、乳腺癌、肾癌、晚期转移性前列腺癌
芳香化酶抑制药	氨鲁米特、阿那曲唑	抑制芳香化酶，减少雌激素的生成；诱导肝微粒体混合酶系，加速雌激素的代谢	绝经期、晚期乳腺癌、库欣综合征
卵巢功能抑制剂	戈舍瑞林、亮丙瑞林	抑制垂体的促黄体生成激素的分泌，从而引起男性血清睾酮和女性血清雌二醇的下降	前列腺癌、绝经前及围绝经期的乳腺癌、子宫内膜异位症

由于激素类药物仅作用于对应的肿瘤组织，对一般增殖迅速的正常组织不会产生抑制作用，所以不会引起骨髓抑制、脱发及严重胃肠道不良反应。

他莫昔芬 Tamoxifen

【又名】三苯氧胺，德孚伶，枸橼酸他莫昔芬。

【医保分类】口服常释剂型甲类。

【药动学】口服吸收迅速，口服后血药浓度达峰时间：6~7.5h，$t_{1/2\alpha}$：14h，4d 或 4d 后出现血中第二高峰，可能是肝肠循环引起的，$t_{1/2\beta}$：7d。排泄：粪便 80%，尿 20%。

【作用和用途】非皮质激素类抗雌激素药物，结构与雌激素相似，存在 *Z* 型和 *E* 型两个异构体，*E* 型具有弱雌激素活性，*Z* 型则具有抗雌激素作用。如果乳腺癌细胞内有雌激素受体（ER），则雌激素进入肿瘤细胞内并与其结合，促使肿瘤细胞的 DNA 和 m-RNA 的合成，刺激肿瘤细胞生长。而 *Z* 型异构体进入细胞内，与雌激素受体竞争结合，形成受体复合物，阻止雌激素作用的发挥，从而抑制乳腺癌细胞的增殖。

用于：①治疗复发转移乳腺癌；②乳腺癌手术后的辅助治疗，预防复发；③无排卵性不孕症。

【超说明书适应证】欧洲泌尿外科学会发布的《男性不育症诊疗指南（2013年版）》推荐用于少精引起的不育症。

【用法和用量】口服，10mg/次，2次/d。

【主要不良反应】①治疗初期骨和肿瘤疼痛可一过性加重，继续治疗可逐渐减轻；②少见食欲缺乏，呕吐，腹泻，月经失调，闭经，阴道出血，子宫内膜增生、内膜息肉和内膜癌，脱发；③偶见白细胞和血小板减少、肝功能异常，长时间、大剂量（17个月以上、240~320mg/d）使用可出现视网膜病或角膜混浊。

【孕妇、哺乳期妇女用药安全性】孕妇、哺乳期妇女禁用。

【禁忌和慎用】①有眼底疾病者禁用；②有肝功能异常者应慎用；③运动员慎用。

【注意事项】如有骨转移，在治疗初期需定期查血钙。

【药物相互作用】雌激素可影响本品治疗效果；抗酸药、西咪替丁、雷尼替丁等在胃内改变pH，使本品肠衣提前分解，对胃有刺激作用。

【剂型与规格】①片剂：10mg，20mg；②口服液：20mg。

其他常用抗肿瘤激素，见表28-7。

表28-7 其他常用抗肿瘤激素

药名和制剂	应用范围	用法和用量
比卡鲁胺（康士得） Bicalutamide 片剂（胶囊）：50mg，150mg	①与促黄体素释放激素（LHRH）类似物或外科睾丸切除术联合用于晚期前列腺癌；②用于不适宜或不愿接受外科去势术或其他内科治疗的局部晚期、无远处转移的前列腺癌	①应与LHRH类似物或外科睾丸切除术治疗同时开始，50mg/次，1次/d；②单药150mg/次，1次/d，持续服用至少2年至疾病进展为止
氟他胺（福至尔） Flutamide 片剂：250mg； 胶囊：125mg	与促黄体素释放激素（LHRH）类似物联用治疗前列腺癌	口服，250mg/次，3次/d，于饭后服用，本品的乙醇凝胶制剂用于治疗痤疮（国外资料）
氨鲁米特（奥美定） Aminoglutethimide 片剂：0.125g，0.25g	①绝经后晚期乳腺癌，雌激素受体阳性效果较好，对乳腺癌骨转移有效；②皮质醇增多症（库欣综合征）	口服250mg/次，初始2次/d，1~2周后无明显不良反应可改为3~4次/d，最大日用量1 000mg。8周后改为维持量，250mg/次，2次/d。用药同时应服用氢化可的松，20mg/次，初始4次/d，1~2周后减为2次/d

续表

药名和制剂	应用范围	用法和用量
来曲唑（弗隆） Letrozole 片剂：2.5mg	用于绝经后激素受体阳性的晚期乳腺癌患者、早期乳腺癌的术后辅助治疗。中华医学会编著的《临床诊疗指南：辅助生殖技术与精子库分册》推荐用于子宫内膜异位症、多囊卵巢综合征的促排卵	口服，2.5mg/次，1次/d，本品抑制芳香化酶的活性强于氨鲁米特；患者2年生存率高于他莫昔芬
阿那曲唑（瑞婷，瑞宁得） Anastrozole 片剂：1mg	本品为高选择性非甾体芳香化酶抑制药。用于经他莫昔芬及其他雌激素疗法仍不能控制的绝经后妇女的晚期乳腺癌。对雌激素受体阴性患者，若其对他莫昔芬呈现阳性的临床反应，可考虑使用本品	口服，1mg/次，1次/d。早期乳腺癌的推荐疗程为5年。在此剂量治疗5年，中位随访了3个月时，相对于他莫昔芬，3年无疾病生存率从87.4%提高到89.4%（其中接受阿那曲唑治疗患者为3 092例）
戈舍瑞林（诺雷德） Goserelin 植入剂：3.6mg	前列腺癌、绝经前及围绝经期的乳腺癌、子宫内膜异位症	每28日1次，作腹前壁皮下注射
亮丙瑞林（抑那通） Leuprorelin 注射微球：3.75mg	子宫内膜异位症、子宫肌瘤、绝经前乳腺癌、前列腺癌、中枢性性早熟症	前列腺癌、绝经前乳腺癌成人患者，皮下注射，3.75mg/次，每4周1次
阿比特龙（泽珂） Abiraterone 片剂：250mg	与泼尼松联用，治疗既往接受含多西他赛化疗转移的去势难治性前列腺癌	空腹口服，1 000mg/次，1次/d
依西美坦（阿诺新） Exemestane 片剂：25mg	经他莫昔芬治疗后，绝经后雌激素受体阳性妇女的早期浸润性乳腺癌或病情仍有进展的自然或人工绝经后妇女的晚期乳腺癌	餐后口服，25mg/次，1次/d
氟维司群（芙仕得） Fulvestrant 注射剂：0.25g	抗雌激素辅助治疗后或治疗过程中复发的，或是在抗雌激素治疗中进展的绝经后（包括自然绝经和人工绝经）雌激素受体阳性的局部晚期或转移性乳腺癌	臀部缓慢肌内注射，每侧臀部注射1支。每个月给药1次，0.5g/次。首次给药后2周时需再给予0.5g

七、抗肿瘤靶向药物

1997年，美国FDA批准了第一个抗肿瘤靶向药物利妥昔单抗（rituximab），肿瘤治疗从此开启了崭新的时代。靶向药物因靶点在肿瘤细胞上高表达和特异性表达，而在正常组织细胞低表达或不表达，因此相对于传统的细胞毒性药物，抑制肿瘤作用较强，不良反应较少。

抗肿瘤靶向药物根据靶点不同可分为很多类，此处介绍一些临床评价疗效显著的药物。

（一）靶向EGFR抗肿瘤药

表皮生长因子受体（epidermal growth factor receptor，EGFR）广泛分布于人体各类组织的细胞膜上，EGFR靶向药通过内源性配体竞争性结合EGFR，抑制酪氨酸激酶的活化，进而阻断EGFR信号通路，抑制肿瘤细胞的增殖、侵袭、转移，并促进肿瘤细胞凋亡。非小细胞肺癌（non-small cell lung cancer，NSCLC）亚裔患者EGFR基因突变率高达51%，故EGFR是肺癌最有效的治疗靶点。

靶向EGFR抗肿瘤药可分为EGFR酪氨酸激酶抑制剂（epidermal growth factor receptor-tyrosine kinase inhibitor，EGFR-TKI）、EGFR单克隆抗体。

对EGFR突变阳性的晚期NSCLC患者，EGFR酪氨酸激酶抑制剂在客观缓解率（objective response rate，ORR）和中位无进展生存时间（median progression-free survival，mPFS）方面均显著优于传统含铂化疗方案，逐渐成为一线治疗的首选药物。第一代有吉非替尼、厄洛替尼、埃克替尼；第二代有阿法替尼、达可替尼；第三代有奥希替尼、阿美替尼等。

EGFR单克隆抗体有西妥昔单抗、尼妥珠单抗、帕尼单抗。

吉非替尼 Gefitinib

【又名】易瑞沙，伊瑞可，Iressa。

【医保分类】口服常释剂型乙类。

【药动学】口服吸收较慢，平均绝对生物利用度：59%，进食吸收影响不明显。口服血药浓度达峰时间：3~7h。每天给药1次出现2~8倍蓄积，经7~10剂给药后血药浓度达到稳态。血浆蛋白结合率：90%。代谢：P450同工酶，主要是CYP3A4。排泄：主要通过粪便排泄，不足4%通过尿清除。平均终末$t_{1/2}$：41h。

【作用和用途】靶向EGFR抗肿瘤药，该酶通常表达于上皮来源的实体瘤。广泛抑制人肿瘤细胞的生长，抑制其血管生成，增加人肿瘤细胞衍生系的凋亡，联用可提高化疗、放疗及激素治疗的抗肿瘤活性。

单药适用于 EGFR 基因具有敏感突变的局部晚期或转移性非小细胞肺癌患者的一线治疗。

【用法和用量】空腹或与食物同服，250mg，1 次 /d。

【主要不良反应】①发生率 20% 以上的常见不良反应为腹泻、皮肤反应（包括皮疹、痤疮、皮肤干燥和瘙痒），一般见于服药后的第 1 个月内，通常是可逆性的，因不良反应停止治疗的患者约 3%；②亚裔人群间质性肺病发生率约 3%。

【孕妇、哺乳期妇女用药安全性】孕妇慎用，哺乳期妇女停止母乳喂养。

【注意事项】①如果漏服一次，应在患者记起后尽快服用。如果距离下次服药时间不足 12h，则患者不应再服用漏服的药物。患者不可为了弥补漏服的剂量而服用加倍的剂量（一次服用 2 倍剂量）。②当不能整个片剂给药时，例如患者只能吞咽液体，可将片剂分散于水中。片剂应分散于半杯饮用水中（非碳酸饮料）无须压碎，搅拌至完全分散（约需 15min），即刻饮下药液。以半杯水冲洗杯子，饮下洗液。也可通过鼻胃管给予该药液。③当患者出现不能耐受的腹泻或皮肤不良反应时，可通过短期暂停治疗（最多 14d）解决，随后恢复 250mg/d 的剂量。若出现严重皮肤不良反应（NCI CTCAE 3 级或 3 级上），需暂停用药。④处方医师应密切监测间质性肺病发生的迹象，如果患者呼吸道症状加重，应中断本品治疗，立即进行检查。当证实有间质性肺病（咳嗽、低热、呼吸道不适和动脉血氧不饱和）时应停用本品，并对患者进行相应的治疗。⑤建议定期检查肝功能。肝转氨酶轻至中度升高的患者应慎用本品。如果肝转氨酶升高加重，应考虑停药。⑥与华法林同用时，要定期监测其凝血酶原时间或 INR。

【药物相互作用】①吉非替尼主要通过 CYP3A4 代谢，与伊曲康唑（CYP3A4 抑制剂）合用，吉非替尼的平均 AUC 升高 80%；②利福平（强 CYP3A4 诱导剂）同时给药，吉非替尼的平均 AUC 降低 83%；③与能明显持续升高胃 pH 至≥5 的药物（奥美拉唑等质子泵抑制剂）合用，可使吉非替尼的 AUC 平均降低 47%，疗效减弱；④与长春瑞滨同时服用，加剧长春瑞滨引起的中性粒细胞减少作用。

【剂型与规格】片剂：0.25g。

【医保限制】限用于 EGFR 基因敏感突变的晚期非小细胞肺癌患者。

其他 EGFR 酪氨酸激酶抑制剂，见表 28-8。

表 28-8 其他 EGFR 酪氨酸激酶抑制剂

药名和制剂	主要适应证	中国市场、医保
埃克替尼(凯美纳) Icotinib 片剂:125mg	EGFR 基因具有敏感突变的局部晚期或转移性 NSCLC;Ⅱ~ⅢA 期伴有 EGFR 基因敏感突变 NSCLC 的术后辅助治疗	医保乙类:单药适用于治疗表皮生长因子受体(EGFR)基因具有敏感突变的局部晚期或转移性非小细胞肺癌(NSCLC)患者的一线治疗;单药可试用于治疗既往接受过至少一个化疗方案失败后的局部晚期或转移性非小细胞肺癌(NSCLC),既往化疗主要是指以铂类为基础的联合化疗;单药适用于Ⅱ~ⅢA 期伴有表皮生长因子受体(EGFR)基因敏感突变非小细胞肺癌(NSCLC)术后辅助治疗。不推荐本品用于 EGFR 野生型非小细胞肺癌患者
阿美替尼(阿美乐) Almonertinib 片剂:55mg	其他靶向 EGFR 抗肿瘤药治疗后出现疾病进展,并且经检测确认存在 EGFR T790M 突变阳性的局部晚期或转移性非小细胞肺癌	医保乙类:限既往因 EGFR 酪氨酸激酶抑制剂(TKI)治疗时或治疗后出现疾病进展,并且经检验确认存在 EGFR T790M 突变阳性的局部晚期或转移性非小细胞肺癌成人患者
厄洛替尼(特罗凯) Erlotinib 片剂:25mg, 100mg,150mg	EGFR 基因具有敏感突变的局部晚期或转移性 NSCLC;美国 FDA 批准可和吉西他滨合用治疗转移性胰腺癌	医保乙类:限 EGFR 基因敏感突变的晚期非小细胞肺癌患者
奥希替尼(泰瑞沙) Osimertinib 片剂:80mg	用于ⅠB~ⅢA 期 EGFR 基因外显子 19 缺失或 21 外显子 L858R 置换突变的 NSCLC 患者的术后辅助治疗,并由医生决定接受或不接受辅助化疗;具有 EGFR19 外显子缺失突变或 21 外显子 L858R 置换突变的局部晚期或转移性 NSCLC 成人患者的一线治疗;其他 EGFR 抗肿瘤药治疗时或治疗后出现疾病进展,并且经检测确认存在 EGFR T790M 突变阳性的局部晚期或转移性非小细胞肺癌	医保乙类:限 EGFR 外显子 19 缺失或外显子 21(L858R)置换突变的局部晚期或 NSCLC 成人患者的一线治疗;既往因 EGFR 酪氨酸激酶抑制剂(TKI)治疗时或治疗后出现疾病进展,并且经检验确认存在 EGFR T790M 突变阳性的局部晚期或转移性非小细胞肺癌成人患者的治疗

续表

药名和制剂	主要适应证	中国市场、医保
阿法替尼(吉泰瑞) Afatinib 片剂:30mg,40mg	EGFR 基因敏感突变的局部晚期或转移性非小细胞肺癌,既往未接受过 EGFR-TKI 治疗者;含铂化疗期间或化疗后疾病进展的局部晚期或转移性鳞状组织学类型的非小细胞肺癌	医保乙类:限(1)具有 EGFR 基因敏感突变的局部晚期或转移性非小细胞肺癌,既往未接受过 EGFR-TKI 治疗;(2)含铂化疗期间或化疗后疾病进展的局部晚期或转移性鳞状组织学类型的非小细胞肺癌
达可替尼(多泽润) Dacomitinib 胶囊:45mg	携带 EGFR 基因外显子 19 缺失或外显子 21 L858R 置换突变的转移性非小细胞肺癌	中国供应 非医保

注:2021 年 12 月 31 日前中国市场与医保政策。

EGFR 单克隆抗体,见表 28-9。

表 28-9 EGFR 单克隆抗体

药名和制剂	主要适应证	中国市场、医保
西妥昔单抗(爱必妥) Cetuximab 注射剂:100mg	结直肠癌、头颈部鳞状细胞癌、鼻咽癌	医保乙类,限 RAS 基因野生型的转移性结直肠癌
尼妥珠单抗(泰欣生) Nimotuzumab 注射剂:50mg/10ml	与放疗联合治疗 EGFR 基因阳性表达的Ⅲ~Ⅳ期鼻咽癌	医保乙类:限与放疗联合治疗 EGFR 表达阳性的Ⅲ~Ⅳ期鼻咽癌
帕尼单抗 Panitumumab 注射剂:20mg,100mg,200mg,400mg	转移结肠癌	中国供应 非医保

注:2021 年 12 月 31 日前中国市场与医保政策。

(二)靶向 HER2 抗肿瘤药

原癌基因人类表皮生长因子受体 2(human epidermal growth factor receptor-2,HER-2)是乳腺癌预后判断的重要因子。HER2 阳性(过表达或扩增）的乳腺癌，病情进展迅速，局部复发的危险性高，化疗缓解期短，无病生存期（DFS）和总生存期（OS）显著缩短。HER2 检测方法有免疫组化、FISH 等。

目前针对 HER2 阳性的药物有 HER2 单抗、HER2 酪氨酸激酶抑制剂。

HER2 单抗有曲妥珠单抗、帕妥珠单抗、恩美曲妥珠单抗等，HER2 酪氨酸激酶抑制剂有拉帕替尼、来那替尼、吡咯替尼等。

曲妥珠单抗 Trastuzumab

【又名】赫赛汀。

【医保分类】注射剂乙类。

【来源】本品是一种重组 DNA 衍生的人源化单克隆抗体，是由悬浮培养于无菌培养基中的哺乳动物细胞（中国仓鼠卵巢细胞 CHO）生产的。

【药动学】静脉滴注的药动学呈剂量依赖性，随剂量水平的提高，平均半衰期延长，清除率下降。首次负荷量 4mg/kg 和 2mg/kg 每周维持量，平均半衰期为 5.8d（1~32d），血药浓度达峰时间：16~32 周。首次始负荷量 8mg/kg 后给予每 3 周 6mg/kg，平均半衰期为 16d（11~23d）。曲妥珠单抗与紫杉醇联合应用相比于联合蒽环类药物加环磷酰胺应用，平均血清谷值浓度持续升高约 1.5 倍。

【作用和用途】特异性地作用于 HER2 的细胞外部位。此抗体含人 IgG_1 框架，互补决定区源自鼠抗 p185HER2 抗体，能够与 HER2 绑定。HER2 原癌基因或 C-erbB-2 编码一个单一的受体样跨膜蛋白，分子量 185kDa，其结构上与表皮生长因子受体相关。在原发性乳腺癌患者中观察到有 25%~30% 的患者 HER2 过度表达。HER2 基因扩增的结果是这些肿瘤细胞表面 HER2 蛋白表达增加，导致 HER2 受体活化，可抑制 HER2 过度表达的肿瘤细胞的增殖。另外，曲妥珠单抗是抗体依赖的细胞介导的细胞毒反应（ADCC）的潜在介质。在体外研究中，曲妥珠单抗介导的 ADCC 被证明在 HER2 过度表达的癌细胞中比 HER2 非过度表达的癌细胞中更优先产生。

用于：①HER2 过度表达的转移性乳腺癌：作为单一药物治疗已接受过 1 种或多种化疗方案的转移性乳腺癌；与紫杉醇或者多西他赛联合，用于未接受化疗的转移性乳腺癌患者。②乳腺癌辅助治疗：本品单药适用于接受了手术、含蒽环类抗生素辅助化疗和放疗（如果适用）后的 HER2 过度表达乳腺癌的辅助治疗。③转移性胃癌：本品联合卡培他滨或氟尿嘧啶和顺铂，适用于既往未接受过针对转移性疾病治疗的 HER2 过度表达的转移性胃腺癌或胃食管交界腺癌患者。曲妥珠单抗只能用于 HER2 过度表达的转移性胃癌患者，

HER2 过度表达的定义为使用已验证的检测方法得到的 $IHC3^+$ 或 $IHC2^+/FISH^+$ 结果。

研究显示，曲妥珠单抗降低了 HER-2 阳性乳腺癌 50% 的复发和 30% 的死亡，15%~20% 的 HER2 阳性的转移性乳腺癌患者，另外部分患者用药后可能无效、产生耐药性或复发。

【用法和用量】静脉滴注。①转移性乳腺癌：初次负荷剂量一次 4mg/kg，90min 内输入；维持剂量 2mg/kg，一周 1 次，如初次负荷剂量可耐受，此剂量于 30min 内滴完；持续使用直至病情进展。②乳腺癌辅助治疗：初次负荷剂量 8mg/kg；维持剂量一次 6mg/kg，滴注时间约 90min，每三周 1 次，疗程 52 周。

【主要不良反应】①最常见发热、恶心、呕吐、滴注反应、腹泻、感染、咳嗽、头痛、乏力、呼吸困难、皮疹、中性粒细胞减少症、贫血和肌痛。需要中断或停止曲妥珠单抗治疗的不良反应包括：充血性心力衰竭、左心室功能明显下降、严重的滴注反应和肺毒性；②曲妥珠单抗 + 化疗治疗的患者中发生率≥2% 的 2~5 级非心脏不良反应有：关节痛（31%）、感染（22%）、贫血（13%）、呼吸困难（12%）、中性粒细胞减少（7%）、头痛（6%）以及失眠（3.7%）。

【孕妇、哺乳期妇女用药安全性】孕妇、哺乳期妇女禁用。

【注意事项】

（1）心肌损害：①可引起左心室功能不全、心律失常、高血压、症状性心力衰竭、心肌病、心源性死亡、症状性左心室射血分数降低。接受曲妥珠单抗单药或联合用药患者的症状性心功能不全发生率要高出 4~6 倍。曲妥珠单抗与蒽环类抗生素联用时症状性心功能不全绝对发生率最高。LVEF 相对治疗前绝对降低≥16% 或者 LVEF 低于当地医疗机构的该参数正常值范围且相对治疗前绝对降低≥10% 时，应停止曲妥珠单抗治疗。②给予首剂曲妥珠单抗之前应监测心功能，充分评估患者心功能，用药期间每 3 个月进行 1 次 LVEF 测量，且在治疗结束时进行 1 次，曲妥珠单抗治疗结束后至少 2 年内每 6 个月进行 1 次 LVEF 测量；曲妥珠单抗因严重左心室功能不全停药后，每 4 周进行 1 次 LVEF 测量。③16% 患者由于心功能不全或严重的 LVEF 下降而中断曲妥珠单抗治疗，约半数在末次随访时 LVEF 恢复正常。

（2）输液反应：①第一次滴注时，约 40% 患者出现寒战和发热等滴注反应（可以使用对乙酰氨基酚、苯海拉明和哌替啶治疗）。偶尔会有恶心、呕吐、疼痛（某些病例在肿瘤部位）、头痛、眩晕、呼吸困难、低血压、皮疹和衰弱，严重者出现支气管痉挛、过敏反应、血管性水肿、缺氧和严重的低血压，通常发生在刚开始滴注过程中或之后。②死亡病例发生在严重的滴注反应后几小时甚至几天内。所有发生呼吸困难或临床严重低血压的患者，曲妥珠单抗滴注应该中断，同时给予药物治疗。药物包括肾上腺素、肾上腺皮质激素、苯海拉明、支气管扩张剂和氧气。应该评估和谨慎地监测患者，直到症状和体征完全缓解。所有发生严重滴注反应的患者应考虑永久停药。

（3）肺毒性：①曲妥珠单抗可以导致严重、致死的肺毒性。肺毒性包括呼吸困难、肺炎、肺浸润、胸腔积液、非心源性肺水肿、肺功能不全和缺氧、急性呼吸窘迫综合征和肺纤维化。②肺部疾病伴有症状或肿瘤累及肺出现静息时呼吸困难的患者可能出现更严重的毒性。

（4）HER2 检测：①检测 HER2 蛋白过度表达是筛选适合接受曲妥珠单抗治疗的患者所必需的，因为只有 HER2 蛋白过度表达的患者是被证明能从治疗中受益的；②IHC 方法、HER2 基因扩增都是可选择的检测方法。

【药物相互作用】与紫杉醇联用时，曲妥珠单抗血清浓度升高 1.5 倍。

【剂型与规格】注射剂：150mg，440mg。

【医保限制】限以下情况方可支付：①HER2 阳性的早期乳腺癌患者的辅助和新辅助治疗，支付不超过 12 个月；②HER2 阳性的转移性乳腺癌；③HER2 阳性的晚期转移性胃癌。

其他 HER2 单抗，见表 28-10。

常用 HER2 酪氨酸激酶抑制剂，见表 28-11。

表 28-10 其他 HER2 单抗

药名和制剂	主要适应证	中国市场、医保
帕妥珠单抗（帕捷特） Pertuzumab 注射剂：420mg	HER2 阳性、局部晚期、炎性或早期乳腺癌患者（直径 >2cm 或淋巴结阳性）的新辅助治疗，HER2 阳性、转移性或不可切除的局部复发性乳腺癌	医保乙类：限以下情况方可支付，且支付不超过 12 个月：①HER2 阳性的局部晚期、炎性或早期乳腺癌患者的新辅助治疗。②具有高复发风险的 HER2 阳性早期乳腺癌患者的辅助治疗
恩美曲妥珠单抗（赫赛莱） Trastuzumab Emtansine 注射剂：100mg，160mg	单药适用于接受了紫杉烷类联合曲妥珠单抗为基础的新辅助治疗后仍残存侵袭性病灶的 HER2 阳性早期乳腺癌	中国供应 非医保

注：2021 年 12 月 31 日前中国市场与医保政策。

表 28-11　常用 HER2 酪氨酸激酶抑制剂

药名和制剂	主要适应证	中国市场、医保
拉帕替尼（泰立沙） Lapatinib 片剂：250mg	联合卡培他滨用于 ErbB-2 过度表达的，既往接受过包括蒽环类、紫杉醇、曲妥珠单抗治疗的晚期或转移性乳腺癌	医保乙类：限 HER2 过表达且既往接受过包括蒽环类、紫杉醇类、曲妥珠单抗治疗的晚期或转移性乳腺癌
吡咯替尼（艾瑞妮） Pyrotinib 片剂：80mg，160mg	联合卡培他滨用于 HER2 阳性、蒽环类或紫杉醇类化疗后复发或转移性乳腺癌	医保乙类：限 HER2 阳性的复发或转移性乳腺癌患者的二线治疗
来那替尼 Neratinib 片剂：40mg	HER2 阳性早期乳腺癌	中国未供应

注：2021 年 12 月 31 日前中国市场与医保政策。

（三）抗血管生成药物

血管内皮生长因子（vascular endothelial growth factor，VEGF）是具有多种功能的细胞因子，包括 VEGF-B、VEGF-C、VEGF-D、VEGF-E 等。肿瘤体积超过 1~2mm^3 时，血管新生（angiogenesis）即可促进肿瘤的生产、转移。

抗血管生成药物作用于血管内皮细胞表面的 VEGFR-1 和 VEGFR-2 受体，增加血管通透性，阻止新生血管内皮细胞的凋亡，抑制肿瘤的生长、转移，故而 VEGF 成为肿瘤抗血管治疗的重要靶点。

与传统的化疗药物相比，抗血管生成药物具有以下优势：血管内皮细胞直接暴露于血液中，便于药物直接、迅速作用于靶点；内皮细胞的基因表达相对较稳定，不易产生细胞毒性药物常见的耐药性问题，且避开了细胞毒性药物常见的严重不良反应。

贝伐珠单抗 Bevacizumab

【又名】安维汀，阿瓦斯汀，安可达。

【医保分类】注射剂乙类。

【药动学】主要通过人体包括内皮细胞的蛋白水解分解代谢，不是主要通过肾脏和肝脏的消除。清除半衰期：女性 18d，男性 20d。

【作用和用途】人源化单克隆抗体，可以选择性地与 VEGF 结合并阻断其生物活性，通过使 VEGF 失去生物活性而减少了肿瘤的血管形成，从而抑制了肿瘤的生长。

与氟尿嘧啶 / 叶酸联合或与氟尿嘧啶 / 叶酸 / 伊立替康（IFL 方案）联合一线治疗转移性结直肠癌；用于不可切除、局部晚期、复发或转移性非鳞状非小细胞肺癌，与紫杉醇、卡铂联合作为一线治疗。

【超说明书适应证】美国 FDA 批准用于转移性肾癌、铂耐药型复发卵巢癌、卵巢上皮癌、脑瘤、肾癌、复发或转移性宫颈癌。

美国 NCCN 指南推荐用于转移性乳腺癌。

美国眼科学会发布的《年龄相关性黄斑变性临床指南》推荐用于继发于年龄相关性黄斑变性的脉络膜新生血管化。

【用法和用量】静脉滴注，每次 5mg/kg，每 14 天给药 1 次，第 1 次滴注应在化疗后，且滴注时间 >90min。之后给药可在化疗前或化疗后，如患者耐受性好，滴注时间可缩短。①转移性结直肠癌：一次 5mg/kg（与 IFL 联合），或 10mg/kg（与 FOLFOX4 联合），每 2 周 1 次；②非小细胞肺癌：一次 15mg/kg，与紫杉醇 200mg/m^2 及卡铂（AUC6）联用，每 3 周 1 次，6 个疗程，随后单用本品。

【主要不良反应】美国国立癌症研究院通用毒性标准（NCI-CTC）3~5 级出血事件（总发生率 0.4%~6.5%），表现为肿瘤相关的出血（肺出血 / 咯血）、黏膜与皮肤的出血（鼻出血）。最严重的不良反应是胃肠道穿孔出血（发生率 1%~2%）。

发生频率最高的不良反应包括高血压（发生率 42.1%）、疲劳或乏力、腹泻和腹痛。

【孕妇、哺乳期妇女用药安全性】孕妇不应使用。建议育龄期妇女在最后一次贝伐珠单抗治疗后的至少 6 个月内都要采取避孕措施。哺乳期妇女用药期间应停止哺乳，并且在最后一次贝伐珠单抗治疗后的至少 6 个月内不要采取母乳喂养。

【注意事项】①延缓伤口愈合，重大手术后至少 28d 内不应使用贝伐珠单抗，手术伤口完全愈合之后才可以使用；②因增加胃肠道穿孔、胆囊穿孔、气管食管瘘的风险，故胃肠道穿孔、气管食管瘘的患者不宜使用；③在采用贝伐珠单抗治疗过程中发生了 3 级或 4 级出血的患者，应该永久性停用贝伐珠单抗；④一旦出现颅内出血就应中断贝伐珠单抗的治疗；⑤最近发生过肺出血 / 咯血（>1/2 茶匙的鲜红血液）的患者不应该采用贝伐珠单抗进行治疗；⑥由于本品升高血压，故高血压患者在开始治疗之前应对血压进行充分的控制，在采用贝伐珠单抗治疗过程中监测血压。

【剂型与规格】注射剂：100mg，400mg。

【医保限制】限：①转移性结肠癌：贝伐珠单抗联合以氟嘧啶为基础的化

疗适用于转移性结直肠癌患者的治疗；②复发性胶质母细胞瘤（rGBM）：贝伐珠单抗用于成人复发性胶质母细胞瘤患者的治疗；③肝细胞癌（HCC）：本品联合阿替利珠单抗治疗既往未接受过全身系统性治疗的不可切除肝细胞癌患者；④晚期、转移性或复发性非鳞状细胞非小细胞肺癌：贝伐珠单抗联合以铂类为基础的化疗用于不可切除的晚期、转移性或复发性非鳞状细胞非小细胞肺癌患者的一线治疗。

其他抗血管生成药物，见表 28-12。

表 28-12　其他抗血管生成药物

药名和制剂	靶点	主要适应证	中国市场、医保
雷莫芦单抗 Ramucirumab 注射剂：100mg，500mg	VEGFR-2	侵袭性非小细胞肺癌、胃癌	中国供应 非医保
地诺单抗 Denosumab 注射剂：120mg	RANKL	骨巨细胞瘤、女性绝经后骨质疏松症、前列腺癌激素消融治疗男性骨质流失	中国未供应

注：2021 年 12 月 31 日前中国市场与医保政策。

（四）PARP 抑制剂

聚腺苷二磷酸核糖聚合酶[poly（ADP-ribose）polymerase，PARP]是癌症治疗的一个新靶点。PARP 抑制剂能有效增加肿瘤细胞对放疗及烷基化试剂的敏感性，显示 PARP 抑制剂有可能作为肿瘤化疗和放疗的增敏剂。目前上市的 PARP 抑制剂有奥拉帕利、尼拉帕利、鲁卡帕尼、他拉唑帕尼等，在卵巢癌、乳腺癌、胰腺癌、前列腺癌等治疗中取得较好疗效。

值得注意的是，PARP 抑制剂的选择性并不高，在抑制 PARP1 的同时也会不同程度地抑制 PARP2 的活性，从而增加慢性贫血等不良反应。

乳腺癌易感基因 1（breast cancer gene 1，BRCA1）和乳腺癌易感基因 2（breast cancer gene 2，BRCA2）突变可以显著增加乳腺癌、卵巢癌、结肠癌、胰腺癌、皮肤癌以及前列腺癌等风险。例如，携带 BRCA1/2 基因突变的女性乳腺癌终身风险为 60%~85%，且发病呈年轻化趋势。尽管大多数乳腺癌是散发，仅不足 5% 的乳腺癌为遗传性，但其中 90% 以上与 BRCA1/2 有关。PARP 抑制剂可增加 BRCA1 和 BRCA2 的疗效。

常用 PARP 抑制剂，见表 28-13。

表 28-13 常用 PARP 抑制剂

药名和制剂	主要适应证	中国市场、医保
奥拉帕利（利普卓） Olaparib 胶囊：100mg，150mg	BRCA 突变的晚期卵巢癌、乳腺癌、前列腺癌	医保乙类：限携带胚系或体细胞BRCA 突变的（gBRCAm 或 sBRCAm）晚期上皮性卵巢癌、输卵管癌或原发性腹膜癌初治成人患者在一线含铂化疗达到完全缓解或部分缓解后的维持治疗；铂敏感的复发性上皮性卵巢癌、输卵管癌或原发性腹膜癌患者
尼拉帕利（则乐） Niraparib 胶囊：100mg	铂类化疗完全或部分缓解的复发性上皮性卵巢癌、输卵管癌、原发性腹膜癌	医保乙类：限铂敏感的复发性上皮性卵巢癌、输卵管癌或原发性腹膜癌成人患者在含铂化疗达到完全缓解或部分缓解后的维持治疗
鲁卡帕尼 Rucaparib 片剂：300mg	BRCA 基因突变且对铂类化疗敏感的复发性卵巢癌	中国未供应
他拉唑帕尼 Talazoparib 胶囊：1mg	BRCA 突变、HER2 阴性的晚期或转移性乳腺癌	中国未供应

注：2021 年 12 月 31 日前中国市场与医保政策。

（五）CDK4/6 抑制剂

细胞周期依赖性蛋白激酶 4/6（cyclin-dependent kinases 4/6，CDK4/6）是细胞周期调控机制的核心部分，是恶性肿瘤治疗的一个重要靶点。

CDK4/6 抑制剂通过恢复正常细胞周期，触发免疫，改变肿瘤微环境。与同样作用于细胞周期的肿瘤化疗药物相比，CDK4/6 抑制剂显著降低不良反应，单独或联合应用于乳腺癌、肺癌、肝癌、胰腺癌等癌症的治疗，抑制恶性肿瘤的增殖和发展，与其他抗肿瘤药联合应用可有效减少耐药，并协同增强临床疗效。

常用 CDK4/6 抑制剂，见表 28-14。

表 28-14　常用 CDK4/6 抑制剂

药名和制剂	主要适应证	中国市场、医保
帕博西尼（爱博新） Palbociclin 胶囊：75mg，100mg，125mg	联合来曲唑用于绝经后女性雌激素受体（ER）阳性、HER2 阴性的晚期或转移性乳腺癌，联合氟维司群用于接受内分泌治疗后病情进展的 ER 阳性、HER2 阴性的晚期或转移性乳腺癌	中国供应 非医保
瑞博西尼 Ribociclib 片剂：200mg	绝经后女性激素受体（HR）阳性、HER2 阴性的晚期或转移性乳腺癌	中国未供应
玻玛西尼 Abemaciclib 片剂：50mg，100mg，150mg，200mg	单独或与氟维司群联用治疗 HR 阳性、HER2 阴性的晚期或转移性乳腺癌	中国未供应

注：2021 年 12 月 31 日前中国市场与医保政策。

（六）靶向 BRAF 抗肿瘤药

鼠类肉瘤病毒癌基因同源物 B1（V-raf murine sarcoma viral oncogene homolog B1，BRAF）是非小细胞肺癌的一个驱动基因，其突变率为 0.5%~4%，多见于女性腺癌患者，大多数为 V600E 突变类型。

BRAF 抑制剂特异性抑制 V600E 突变细胞的 ERK 磷酸化，阻断其下游通路的信号转导，诱导细胞周期停滞及细胞凋亡，抑制肿瘤细胞增殖。对非小细胞肺癌、晚期黑色素瘤有很好的疗效，并且不良反应小，患者易耐受。

常用靶向 BRAF 抗肿瘤药，见表 28-15。

表 28-15　常用靶向 BRAF 抗肿瘤药

药名和制剂	主要适应证	中国市场、医保
达拉非尼 Dabrafenib 胶囊：50mg，75mg	与曲美替尼联用于 BRAF V600E 或 V600K 突变有不可切除的或转移黑色素瘤	医保乙类：限：(1) BRAF V600 突变阳性不可切除或转移性黑色素瘤：联合曲美替尼适用于治疗 BRAF V600 突变阳性的不可切除或转移性黑色素瘤患者；(2) BRAF V600 突变阳性黑色素瘤的术后辅助治疗：联合曲美替尼适用于 BRAF V600 突变阳性的Ⅲ期黑色素瘤患者完全切除后的辅助治疗

续表

药名和制剂	主要适应证	中国市场、医保
曲美替尼 Trametinib 片剂：0.5mg，1mg，2mg	治疗 BRAF V600E 或 V600K 突变的不可切除或转移性黑色素瘤，可与达拉非尼联用治疗 BRAF V600E 突变的转移性非小细胞肺癌	医保乙类：限：①BRAF V600 突变阳性不可切除或转移性黑色素瘤：联合甲磺酸达拉非尼适用于治疗 BRAF V600 突变阳性的不可切除或转移性黑色素瘤患者；②BRAF V600 突变阳性黑色素瘤的术后辅助治疗：联合甲磺酸达拉非尼适用于 BRAF V600 突变阳性的Ⅲ期黑色素瘤患者完全切除后的辅助治疗
维罗非尼（佐博伏） Vemurafenib 片剂：240mg	BRAF V600 突变阳性的不可切除或转移黑色素瘤	中国供应 非医保
考比非尼 Cobimetinib 片剂：20mg	与维罗非尼联合用于 BRAF V600E 或 V600K 突变、不能切除或转移黑色素瘤	中国未供应
康奈非尼 Encorafenib 胶囊：75mg	与贝美替尼联合用于 BRAF V600E 或 V600K 突变的不可切除或转移性黑色素瘤，不可切除性晚期或复发性 BRAF 突变结直肠癌	中国供应 非医保
贝美替尼 Binimetinib 片剂：15mg	与康奈非尼联合用于 BRAF V600E 或 V600K 突变的不可切除或转移性黑色素瘤，不可切除性晚期或复发性 BRAF 突变结直肠癌	中国供应 非医保

注：2021 年 12 月 31 日前中国市场与医保政策。

（七）靶向 NTRK 抑制剂

神经营养因子酪氨酸激酶受体（neurotrophic receptor tyrosinekinase，NTRK）基因包含 NTRK1、NTRK2 和 NTRK3，分别负责编码原肌凝蛋白受

体激酶（TRK）家庭 3 种蛋白的合成，TRK 信号通路的改变，包括基因融合、蛋白过度表达或单核苷酸改变。NTRK 在多种肿瘤中都有发现，已经被发现是许多肿瘤的致病原因，特别是 NTRK 基因的融合，为目前最明确的致癌原因。

美国 FDA 于 2018 年通过加速审批程序批准拉罗替尼用于成人及儿童 NTRK 融合基因型且无已知获得性耐药突变的实体肿瘤，且肿瘤为转移性，或肿瘤无法通过手术切除，或无其他药物治疗或经其他药物治疗无效。研究显示，拉罗替尼对 NTRK 基因融合阳性的实体肿瘤（包括软组织肉瘤、唾液腺癌、婴儿型纤维肉瘤、甲状腺癌和肺癌），患者的总体应答率为 75%，其中应答时间持续半年或半年以上占 73%，应答时间持续 1 年或 1 年以上的占 39%。

（八）靶向 CD20 抗肿瘤药

CD20 是 B 淋巴细胞上的跨膜蛋白质，是调节 B 淋巴细胞生命与分化信号转导的重要分子，其在 B 细胞中特有的表达方式、生物学作用和存在形式决定了其成为 B 淋巴细胞瘤免疫治疗的有效靶点。

利妥昔单抗是针对 CD20 的靶向治疗单克隆抗体，较传统化疗药物具有明显的低毒、靶向性强等优势。

利妥昔单抗 Rituximab

【又名】美罗华，汉利康。

【医保分类】注射剂乙类。

【药动学】中位终末消除半衰期估计值为 22d（6.1~52d）。

【作用和用途】本品是一种单克隆抗体，能特异性地与跨膜抗原 CD20 结合。CD20 抗原位于前 B 和成熟 B 淋巴细胞的表面，而造血干细胞、前 B 细胞、正常浆细胞或其他正常组织不表达 CD20。95% 以上的 B 细胞性非霍奇金淋巴瘤细胞表达 CD20。利妥昔单抗与 B 细胞上的 CD20 抗原结合后，启动介导 B 细胞溶解的免疫反应。利妥昔单抗还可以使耐药的 B 淋巴瘤细胞株对某些化疗药物细胞毒作用的敏感性增强。

适用于复发或耐药的滤泡性中央型淋巴瘤（国际工作分类 B、C 和 D 亚型的 B 细胞非霍奇金淋巴瘤）的治疗。先前未经治疗的 CD20 阳性Ⅲ~Ⅳ期滤泡性非霍奇金淋巴瘤，患者应与标准 CVP 化疗（环磷酰胺、长春新碱和泼尼松）8 个周期联合治疗。CD20 阳性弥漫大 B 细胞性非霍奇金淋巴瘤（DLBCL）应与标准 CHOP 化疗（环磷酰胺、多柔比星、长春新碱、泼尼松）8 个周期联合治疗。

【超说明书适应证】中华医学会血液学分会《血栓性血小板减少性紫癜诊断与治疗中国专家共识(2012年版)》推荐用于血栓性血小板减少性紫癜。

中华医学会风湿病学会《系统性红斑狼疮诊断及治疗指南》推荐用于难治性重症系统性红斑狼疮;美国FDA已批准利妥昔单抗用于治疗对一种或多种TNF拮抗剂疗效欠佳的成人中重度类风湿关节炎(需与MTX联合治疗)。

美国FDA已批准利妥昔单抗与糖皮质激素联合用于治疗成人韦格纳(Wegener)肉芽肿;以及与糖皮质激素联合用于治疗成人显微镜下多血管炎。

【用法和用量】稀释后静脉滴注。利妥昔单抗加入0.9%氯化钠或5%葡萄糖注射液中,稀释到1mg/ml。

(1)滤泡性非霍奇金淋巴瘤

1)初始治疗:作为成年患者的单一治疗药,推荐剂量为375mg/m^2,静脉给入,每周1次,22d的疗程内共给药4次。

结合CVP方案化疗时,利妥昔单抗的推荐剂量是375mg/m^2,连续8个周期(21d/周期)。每次先口服皮质类固醇,然后在化疗周期的第1天给药。

2)复发后的再治疗:首次治疗后复发的患者,再治疗的剂量是375mg/m^2,静脉滴注4周,每周1次,连续4周。

(2)弥漫大B细胞性非霍奇金淋巴瘤:利妥昔单抗应与CHOP化疗联合使用。推荐剂量为375mg/m^2,每个化疗周期的第1天使用。化疗的其他组分应在利妥昔单抗应用后使用。

初次滴注推荐起始滴注速度为50mg/h,最初60min过后,可每30min增加50mg/h,直至最大速度400mg/h。以后利妥昔单抗滴注的开始速度可为100mg/h,每30min增加100mg/h,直至最大速度400mg/h。

治疗期间不推荐利妥昔单抗减量使用。利妥昔单抗与标准化疗合用时,标准化疗药剂量可以减少。

【主要不良反应】

(1)淋巴样恶性病患者:非霍奇金淋巴瘤患者常见不良反应(≥25%)是滴注反应、发热、淋巴细胞减少、畏寒、感染和虚弱;慢性淋巴细胞白血病患者常见不良反应(≥25%)是滴注反应和中性粒细胞减少。

(2)类风湿关节炎患者:常见不良反应(≥10%)有上呼吸道感染、鼻咽炎、泌尿道感染和支气管炎。

(3)Wegener肉芽肿(WG)和显微镜性多发性血管炎(MPA)患者:常见

不良反应（≥15%）有感染、恶心、腹泻、头痛、肌肉痉挛、贫血、周边水肿。

【孕妇、哺乳期妇女用药安全性】孕妇、哺乳期妇女禁用。

【禁忌和慎用】严重活动性感染或免疫应答严重损害（如低 γ- 球蛋白血症，CD4 或 CD8 细胞计数严重下降）的患者、严重心力衰竭（NYHA 分级Ⅳ级）患者不应使用利妥昔单抗治疗。妊娠期间禁止利妥昔单抗与甲氨蝶呤联合用药。

【注意事项】①稀释后通过一种专用输液管静脉滴注；②治疗应在具有完备复苏设备的病区内进行，并在有经验的肿瘤医师或血液科医师的直接监督下进行；③对出现呼吸系统症状或低血压的患者至少监护 24h；④每次滴注前 30~60min 应预先使用止痛药（如对乙酰氨基酚）和抗组胺药（如苯海拉明），如果治疗方案不包括皮质激素，那么还应该预先使用皮质激素；⑤每名患者均应被严密监护，监测是否发生细胞因子释放综合征；⑥对出现严重反应的患者，特别是有严重呼吸困难、支气管痉挛和低氧血症的患者应立即停止滴注；⑦应该评估患者是否出现肿瘤溶解综合征，例如可以进行适当的实验室检查；⑧预先存在肺功能不全或肿瘤肺浸润的患者必须进行胸部 X 线检查。

【剂型与规格】注射剂：100mg/10ml，500mg/50ml。

【医保限制】限复发或耐药的滤泡性中央型淋巴瘤（国际工作分类 B、C 和 D 亚型的 B 细胞非霍奇金淋巴瘤），CD20 阳性Ⅲ~Ⅳ期滤泡性非霍奇金淋巴瘤，CD20 阳性弥漫大 B 细胞性非霍奇金淋巴瘤；支付不超过 8 个疗程。

（九）多靶点抗肿瘤药

肿瘤通常是多条信号转导通路、多个靶点调节失衡的产物。单靶点药物最初可能对部分肿瘤有效，但肿瘤组织通过逃逸机制可能产生抗药性。ALK 抑制剂、靶向 ROS1 抗肿瘤药等多靶点药物，直接抗肿瘤和抗血管生成，可适用于多种肿瘤。这些药物胃肠道反应和皮肤毒性虽然常见，但比细胞毒性化疗药物轻，患者更易于耐受。

1. ALK 抑制剂　间变性淋巴瘤激酶（anaplastic lymphoma kinase，ALK）基因是一种跨膜受体酪氨酸激酶，可在多种恶性肿瘤中发生变异或与其他癌基因融合，是肿瘤的致癌驱动基因。ALK 和 EGFR 同样是肺癌最有效的治疗靶点。ALK 抑制剂对 ALK 阳性的非小细胞肺癌患者疗效显著。

第一代 ALK 抑制剂有克唑替尼，第二代包括塞瑞替尼、布加替尼、艾乐替尼，第三代有劳拉替尼。研究表明，ALK 抑制剂克唑替尼对于 ROS1 重排阳性的非小细胞肺癌患者具有显著的疗效，并且已被美国 FDA 批准用于临床治疗。

常用 ALK 抑制剂见表 28-16。

表 28-16 常用 ALK 抑制剂

药名和制剂	主要适应证	中国市场、医保
克唑替尼（塞可瑞）Crizotinib 胶囊：200mg，250mg	ALK 阳性的转移性非小细胞肺癌	医保乙类：限 ALK 阳性的局部晚期或转移性非小细胞肺癌患者或 ROS1 阳性的晚期非小细胞肺癌患者
阿来替尼（安圣莎）Alectibib 胶囊：150mg	ALK 阳性的局部晚期或转移性非小细胞肺癌	医保乙类：限 ALK 阳性的局部晚期或转移性非小细胞肺癌患者
塞瑞替尼（赞可达）Ceritinib 胶囊：150mg	ALK 阳性非小细胞肺癌	医保乙类：限 ALK 阳性的局部晚期或转移性 NSCLC 患者
布加替尼（布吉他滨）Brigatinib 胶囊：90mg，180mg	克唑替尼治疗后病情出现进展或不耐受的 ALK 阳性的局部晚期或静态非小细胞肺癌	中国未供应
劳拉替尼 Lorlatinib 片剂：100mg	ALK 阳性肺癌，包括接受克唑替尼或阿来替尼或塞瑞替尼治疗后继续恶化的肺癌	中国未供应

注：2021 年 12 月 31 日前中国市场与医保政策。

2. 靶向 ROS1 抗肿瘤药　ROS1（ROS proto-oncogene 1）存在于胚胎发育过程中的各种组织和器官中，在肾脏中表达最高，其次是小脑、外周神经组织、胃、小肠和结肠，但在成人正常组织中表达较少。ROS1 过度表达、位点突变、基因重排均会导致 ROS1 蛋白的失调，进而激活下游多条致癌信号途径，调控肿瘤细胞的生长、增殖、分化、细胞周期、转移和迁移。

ROS1 已被证实是一个重要的肿瘤驱动基因，驱动非小细胞肺癌的发生、发展，并在胆管癌、胃腺癌、结肠腺癌、甲状腺癌、炎性肌纤维母细胞瘤、恶性胶质瘤、血管肉瘤、卵巢浆液癌等多种恶性肿瘤中存在基因重排现象。

靶向 ROS1 抗肿瘤药有恩曲替尼、卡博替尼，见表 28-17。

表 28-17　靶向 ROS1 抗肿瘤药

药名和制剂	主要适应证	中国市场、医保
恩曲替尼 Entrectinib 胶囊：100mg，200mg	携带 NTRK1/2/3、ROS1 和 ALK 基因融合突变的局部晚期或转移性实体肿瘤，可通过血脑屏障，是唯一批准用于原发性和转移性脑部肿瘤的抗肿瘤药	中国未供应
卡博替尼 Cabozantinib 胶囊：20mg，40mg，60mg	①进行性转移性甲状腺髓样癌；②晚期肾细胞癌患者的一线治疗；③先前接受过索拉非尼治疗的肝细胞癌患者	中国供应 非医保

注：2021 年 12 月 31 日前中国市场与医保政策。

其他常用多靶点抗肿瘤药，见表 28-18。

表 28-18　常用多靶点抗肿瘤药

药名和制剂	靶点	主要适应证	中国市场、医保
安罗替尼（福可维） Anlotinib 胶囊：8mg，10mg，12mg	VEGFR，PDGFR，FGFR，c-KIT	非小细胞肺癌、小细胞肺癌、腺泡状软组织肉瘤、透明细胞肉瘤、甲状腺髓样癌	医保乙类：限既往至少接受过 2 种系统化疗后出现进展或复发的局部晚期或转移性非小细胞肺癌、小细胞肺癌患者，腺泡状软组织肉瘤、透明细胞肉瘤、甲状腺髓样癌
阿帕替尼（艾坦） Apatinib 片剂：250mg	VEGFR，c-KIT，PDFGFR，FGFR，FLT3	胃腺癌或胃 - 食管结合部腺癌、不可切除或转移性肝癌	医保乙类：限既往至少接受过 2 种系统化疗后进展或复发的晚期胃腺癌或胃 - 食管结合部腺癌患者
呋喹替尼（爱优特） Fruquintinib 胶囊：5mg	VEGF-1，VEGR-2，VEGF-3	转移性结直肠癌	医保乙类：限转移性结直肠癌患者的三线治疗
伊马替尼（格列卫） Imatinib 片剂（胶囊）：100mg，400mg	c-KIT，PDGFR，ABL	慢性髓细胞性白血病（Ph+CML）	医保乙类：限有慢性髓细胞性白血病诊断并有费城染色体阳性的检验证据的患者；有急性淋巴细胞白血病诊断并有费城染色体阳性的检验证据的儿童患者；难治的或复发的费城染色体阳性的急性淋巴细胞白血病成人患者；胃肠间质瘤患者

续表

药名和制剂	靶点	主要适应证	中国市场、医保
索拉非尼(多吉美) Sorafenib 片剂：200mg	VEGFR, PDGFR, KIT,RAF	原发性肝癌、肾癌	医保乙类：限不能手术的肾细胞癌，无法手术或远处转移的原发肝癌，甲状腺癌，放射性碘治疗无效的局部复发或转移性、分化型甲状腺癌
瑞戈非尼(拜万戈) Regorafenib 片剂：40mg	VEGFR, TIE,BRAF, KIT,RET	结直肠癌、胃肠道间质瘤、肝细胞癌	医保乙类：肝细胞癌的二线治疗，转移性直肠癌、胃肠道间质瘤的三线治疗
舒尼替尼(索坦) Sunitinib 胶囊：12.5mg, 25mg,50mg	VEGFR, PDGFR, c-KIT,FLT, RET	肾细胞癌、胃肠间质瘤、胰腺神经内分泌瘤	医保乙类：限不能手术的晚期肾细胞癌；伊马替尼治疗失败或不能耐受的胃肠间质瘤；不可切除的、转移性高分化进展期胰腺神经内分泌瘤成人患者
培唑帕尼(维全特) Pazopanib 片剂：200mg, 400mg	VEGFR, c-KIT, PDGFR	晚期肾细胞癌	医保乙类：限晚期肾细胞癌患者的一线治疗和曾经接受过细胞因子治疗的晚期肾细胞癌的治疗
阿昔替尼(英立达) Axitinib 片剂：5mg	VEGFR, c-KIT	进展期肾细胞癌	医保乙类：限既往接受过一种酪氨酸激酶抑制剂或细胞因子治疗失败的进展期肾细胞癌的成人患者
仑伐替尼(乐卫玛) Lenvatinib 胶囊：4mg,10mg	VEGFR, FGFR, PDGFR, c-KIT	肝细胞癌、甲状腺癌、肾癌	医保乙类：限既往未接受过全身系统治疗的不可切除的肝细胞癌患者
凡德他尼 Vandetanib 片剂：100mg, 300mg	EGFR, VEGFR, RET	甲状腺癌	中国供应 非医保

续表

药名和制剂	靶点	主要适应证	中国市场、医保
达沙替尼（施达赛） Dasatinib 片剂：20mg，50mg，70mg，80mg，100mg，140mg	BCR-ARL，SRC，c-KIT，EPHA2，PDGFRS		医保乙类：限对伊马替尼耐药或不耐受的慢性髓细胞性白血病患者
伊布替尼（亿珂） Ibrutinib 胶囊：140mg	BTK，ERBB4	套细胞淋巴瘤、慢性淋巴细胞白血病、小淋巴细胞淋巴瘤	医保乙类：限用于既往至少接受过一种治疗的套细胞淋巴瘤；慢性淋巴细胞白血病/小淋巴细胞淋巴瘤，华氏巨球蛋白血症；按说明书用药
重组人血管内皮抑素（恩度） rh-Endostatin 注射剂：15mg	HIF，VEGF，PDGF，FGF，MMP，integrin	联合长春瑞滨和顺铂治疗初治或复治的Ⅲ~Ⅳ期非小细胞肺癌	医保乙类：限晚期非小细胞肺癌患者

注：2021 年 12 月 31 日前中国市场与医保政策。

八、肿瘤免疫抑制药

健康状态下，机体免疫系统具有识别“自己”抗原和“异己”抗原的能力，在识别出“异己”抗原后，免疫系统将会被激活并杀伤“异己”。肿瘤细胞在与免疫系统的抗争过程中，可以获得多种逃逸免疫系统监视的方法，最终导致肿瘤的发生。

抗肿瘤的免疫疗法（immunotherapy）是继手术、化疗、放疗后第四大肿瘤治疗方法，肿瘤免疫抑制药的重要代表药物是 PD-1 抑制剂与 PD-L1 抑制剂。即程序死亡分子（programmed death-1，PD-1）/PD-1 配体（programmed death ligand-1，PD-L1）抑制剂，通过阻止 T 细胞表面的 PD-1 与肿瘤细胞表面的 PD-L1 配体结合，激活 T 细胞，从而抑制、杀死肿瘤细胞，在治疗肺癌、乳腺癌、肝癌、胰腺癌、消化道肿瘤、妇科肿瘤、泌尿系统肿瘤、骨髓瘤和淋巴瘤等多种恶性肿瘤中取得了突破性进展，能显著延长癌症患者生存期，并且不良反应轻，耐受性较好，为更多的癌症患者带来生存获益。

纳武利尤单抗 Nivolumab

【又名】纳武单抗，欧狄沃，Opdivo，“O 药”。

【药动学】本品代谢与内源性 IgG 相同，通过被降解成小肽和氨基酸代谢。平均消除半衰期（$t_{1/2}$）：25d。

【作用和用途】PD-1 抑制剂，本品是全人源性 IgG_4 型抗 PD-1 单克隆抗体，可与 PD-1 受体结合，阻断其与 PD-L1 和 PD-L2 之间的相互作用，阻断 PD-1 通路介导的免疫抑制反应，包括抗肿瘤免疫反应，抑制肿瘤生长。

适用于：①非小细胞肺癌：单药适用于治疗表皮生长因子受体（EGFR）基因突变阴性和间变性淋巴瘤激酶（ALK）阴性、既往接受过含铂方案化疗后疾病进展或不可耐受的局部晚期或转移性非小细胞肺癌（NSCLC）成人患者；②头颈部鳞状细胞癌（SCCHN）：单药适用于治疗接受含铂类方案治疗期间或之后出现疾病进展且肿瘤 PD-L1 表达阳性（定义为表达 PD-L1 的肿瘤细胞 ≥1%）的复发性或转移性头颈部鳞状细胞癌（SCCHN）患者；③胃及胃食管连接部腺癌；④恶性胸膜间皮瘤（MPM）。

【用法和用量】仅供 30~60min 静脉滴注，不得采用静脉推注或单次快速静脉注射给药。

推荐剂量 3mg/kg 或 240mg 固定剂量，每 2 周 1 次，直至出现疾病进展或产生不可接受的毒性。只要观察到临床获益，应继续本品治疗，直至患者不能耐受。

推荐剂量和滴注时间视适应证而定：

（1）非小细胞肺癌：3mg/kg，每 2 周 1 次，持续 60min。

（2）头颈部鳞状细胞癌 3mg/kg 或 240mg 每 2 周 1 次，持续 30min。

本品可采用 10mg/ml 溶液直接滴注，或采用 0.9% 氯化钠注射用液或 5% 葡萄糖注射用液稀释，浓度可低至 1mg/ml。

【主要不良反应】十分常见的不良反应及发生率为疲劳（28%）、皮疹（16%）、瘙痒（13%）、腹泻（12%）、中性粒细胞减少（12%）和恶心（11%），大多数不良反应为轻至中度（1 级或 2 级）。

其他常见不良反应包括上呼吸道感染、输液相关反应、超敏反应、甲状腺功能减退、甲状腺功能亢进、周围神经病变、头痛、头晕、高血压、肺炎、呼吸困难、咳嗽、结肠炎、口腔炎、呕吐、腹痛、便秘、口干、白癜风、皮肤干燥、红斑、脱发、发热、水肿（包括外周性水肿）、体重下降。

本品引发重要器官和组织的免疫抑制性疾病值得重视。

【孕妇、哺乳期妇女用药安全性】孕妇不宜使用，哺乳期妇女用药期间停止哺乳。

【注意事项】①头颈部鳞状细胞癌患者使用本品前，必须获得经充分验证的检测方法证实的 PD-L1 阳性评估结果；②2~8℃避光贮存，不可冷冻；③药品一旦开封应立即滴注，如果配制后的溶液不能立即使用，2~8℃避光可保存

24h，20~25℃室内光照下最多保存 8h（8h 包括给药时间）；④因本品可引起免疫相关性不良反应，应持续进行患者监测（至少至末次给药后 5 个月）；⑤若使用糖皮质激素免疫抑制疗法治疗不良反应，症状改善后需至少 1 个月的时间逐渐减量至停药，快速减量可能引起不良反应恶化或复发，如果虽使用了糖皮质激素但仍恶化或无改善，则应增加非糖皮质激素性免疫抑制治疗；⑥在患者接受免疫抑制剂量的糖皮质激素或其他免疫抑制治疗期间，不可重新使用本品治疗；⑦在接受免疫抑制治疗的患者中，应预防性使用抗菌药物以预防机会性感染；⑧滴注时所采用的输液管必须配有一个无菌、无热原、低蛋白结合的输液管过滤器（孔径 0.2~1.2μm）。

【药物相互作用】因可能干扰药效学活性，应避免在初次用药前使用全身性糖皮质激素及其他免疫抑制药。不过，为了治疗免疫相关性不良反应，可在开始本品治疗后使用全身性糖皮质激素及其他免疫抑制药。

【剂型与规格】注射剂：40mg/4ml，100mg/10ml。

帕博利珠单抗 Pembrolizumab

【又名】派姆单抗，可瑞达，“K 药”，Keytruda。

【药动学】不以特殊方式与血浆蛋白结合，消除 $t_{1/2}$：25d。

【作用和用途】PD-1 抑制剂，本品是一种可与 PD-1 受体结合的单克隆抗体，可阻断 PD-1 与 PD-L1、PD-L2 的相互作用，解除 PD-1 通路介导的免疫应答抑制，包括抗肿瘤免疫应答。

适用于经一线治疗失败的不可切除或转移性黑色素瘤的治疗，以及肺癌、宫颈癌。

【用法和用量】静脉滴注，推荐剂量 2mg/kg，滴注 30min 以上，每 3 周给药 1 次，直至出现疾病进展或不可接受的毒性。

【主要不良反应】常见（>10%）：疲劳（21%）、瘙痒（16%）、皮疹（13%）、腹泻（12%）和恶心（10%）。所报道的大多数不良反应的严重程度为 1 级或 2 级。最严重的不良反应为免疫相关不良反应和重度输液相关反应。

【孕妇、哺乳期妇女用药安全性】孕妇慎用，哺乳期妇女用药期间暂停哺乳。

【注意事项】患者可发生免疫相关不良反应（免疫相关性肺炎、结肠炎、肝炎、肾炎），包括严重和致死病例，但多数可逆，可通过中断帕博利珠单抗、皮质激素治疗来处理。

【剂型与规格】注射剂：100mg/4ml。

其他常用 PD-1 抑制剂，见表 28-19。

表 28-19 其他常用 PD-1 抑制剂

药名和制剂	主要适应证	中国市场、医保
卡瑞利珠单抗（艾瑞卡，艾立妥）Camrelizumab 注射剂：200mg	复发或难治性经典型霍奇金淋巴瘤、肝癌	医保乙类：限用于：①至少经过二线系统化疗的复发或难治性经典型霍奇金淋巴瘤患者的治疗；②既往接受过索拉非尼治疗和 / 或含奥沙利铂系统化疗的晚期肝细胞癌患者的治疗；③联合培美曲塞和卡铂适用于 EGFR 基因突变阴性和间变性淋巴瘤激酶（ALK）阴性的、不可手术切除的局部晚期或转移性非鳞状非小细胞肺癌（NSCLC）的一线治疗；④既往接受过一线化疗后疾病进展或不可耐受的局部晚期或转移性食管鳞癌患者的治疗
替雷利珠单抗（百泽安）Tislelizumab 注射剂：100mg/10ml	经典型霍奇金淋巴瘤、尿路上皮癌	医保乙类：限至少经过二线系统化疗的复发或难治性经典型霍奇金淋巴瘤的治疗；PD-L1 高表达的含铂化疗失败包括新辅助化疗 12 个月内进展的局部晚期或转移性尿路上皮癌的治疗
特瑞普利单抗（拓益）Toripalimab 注射剂：240mg/6ml	恶性黑色素瘤	医保乙类：限既往接受全身系统治疗失败的不可切除或转移性黑色素瘤的治疗
信迪利单抗（达伯舒）Sintilimab 注射剂：100mg/10ml	经典型霍奇金淋巴瘤	医保乙类：限至少经过二线系统化疗的复发或难治性经典型霍奇金淋巴瘤的患者

注：2021 年 12 月 31 日前中国市场与医保政策。

常用 PD-L1 抑制剂，见表 28-20。

表 28-20 常用 PD-L1 抑制剂

药名和制剂	主要适应证	中国市场、医保
阿替利珠单抗（泰圣奇，"T 药"）Atezolizumab（Tecentriq）注射剂：1 200mg/20ml	尿路上皮癌、肺癌、乳腺癌	中国供应 非医保

续表

药名和制剂	主要适应证	中国市场、医保
度伐利尤单抗（英飞凡，“I 药”）Durvalumab（Imfinzi） 注射剂：120mg/2.4ml，500mg/10ml	膀胱癌、肺癌、尿路上皮癌	中国供应 非医保
阿维鲁单抗（“B 药”）Avelumab（Bavencio） 注射剂：200mg/10ml	转移性默克尔细胞癌、尿路上皮癌、肾细胞癌	中国供应 非医保

注：2021 年 12 月 31 日前中国市场与医保政策。

九、其他抗肿瘤药

表 28-21 所列，为其他抗肿瘤药。

表 28-21　其他抗肿瘤药

药名和制剂	作用和用途	用法和用量
维 A 酸（维甲酸） Tretinoin 片剂（胶囊）：5mg，10mg，20mg；乳膏剂：0.025%，0.05%；溶液：0.05%	治疗急性早幼粒细胞白血病（APL），并可作为维持治疗	①口服，治疗白血病，45mg/（m^2·d），分 2~4 次服，最大日用量 120mg，4~8 周一个疗程。病情缓解后至少维持 3 年（与其他化疗药交替治疗）；②局部涂敷乳膏或软膏
亚砷酸（三氧化二砷） Arsenious Acid 注射剂：5mg，10mg	治疗急性早幼粒细胞白血病、原发性肝癌晚期	①急性早幼粒细胞白血病：静脉滴注，5~10mg/ 次或每次 7mg/m^2，1 次 /d，4 周一个疗程，间歇 1~2 周，也可连续用药；②原发性肝癌晚期：静脉滴注，一次 7~8mg/m^2，1 次 /d，2 周一个疗程，间歇 1~2 周后开始下一个疗程；③用 5% 葡萄糖注射液或 0.9% 氯化钠注射液 500ml 溶解稀释后，静脉滴注 3~4h
美司钠（美安） Mesna 注射剂：200mg，400mg	预防环磷酰胺、异环磷酰胺、曲磷胺等药物的泌尿道毒性	静脉注射或静脉滴注，常用量为环磷酰胺、异环磷酰胺、典磷胺剂量的 20%，给药时间为 0 时段（用细胞抑制剂的同一时间）、4h 后及 8h 后的时段，共 3 次

续表

药名和制剂	作用和用途	用法和用量
亚叶酸钙 Calcium Folinate 注射剂：100mg 片剂：15mg	用作叶酸拮抗剂的解毒剂，预防甲氨蝶呤过量或大剂量治疗后所引起的严重毒性作用，叶酸缺乏所引起的巨幼细胞贫血，与氟尿嘧啶合用治疗晚期结肠癌、直肠癌	片剂口服，5~15mg，1次/6~8h，连续2d；注射剂静脉注射，高剂量甲氨蝶呤治疗后亚叶酸钙解救疗法：静脉注射甲氨蝶呤24h后，给予亚叶酸钙10mg/m^2，1次/6h，共10次
唑来膦酸 Zoledronic Acid 注射剂：4mg，5mg	恶性肿瘤溶骨性骨转移引起的骨痛	静脉滴注，成人4mg/次，用100ml 0.9%氯化钠注射液或5%葡萄糖注射液稀释，滴注时间≥15min。每3~4周给药一次

（刘阳晨　刘　君）

第二十九章

阿片类镇痛药和阿片受体拮抗剂

药物分类 阿片类镇痛药通常指麻醉性镇痛药。按其来源可分为 3 类：①天然的阿片生物碱，以吗啡为代表；②半合成的吗啡样化合物，双氢可待因、丁丙诺啡较常用；③合成的阿片类镇痛药，常用的有哌替啶、芬太尼、舒芬太尼（苯哌啶类）、美沙酮（二苯甲烷类）、喷他佐辛（苯并吗啡烷类）、布托菲诺（吗啡烷类）等。

作用特点 疼痛有急性及慢性之分。急性疼痛与组织损伤、炎症或疾病过程相关，通常持续过程较短（<3 个月），随着组织损伤痊愈，疼痛也随之消失。慢性疼痛是一种病理性疼痛，持续时间长（超过 3~6 个月），有炎症、神经病理及两者的混合型（参见第三十章　非甾体抗炎药及抗痛风药）。

阿片类药物对急性疼痛最有效，阿片对痛觉具有高效性和选择性，并有严格的立体结构特异性。其作用机制是激动脑和脊髓内痛觉传导区的阿片受体（opioid receptors），提高痛阈。阿片受体集中分布在导水管周围灰质、内侧丘脑、杏仁核和脊髓罗氏胶质区等。体内亦存有几种内源性阿片样肽（β- 内啡肽、脑啡肽、强啡肽），即阿片受体的内源性配基。

阿片受体分为 3 型，各型受体激动后产生的效应，以及与其相应的内源性配体和激动药代表，列于表 29-1。

表 29-1　阿片受体及其效应、内源性配体、激动药

受体	效应	内源性配体	激动药
μ	脊髓以上镇痛，呼吸抑制，心率减慢，依赖性	β- 内啡肽	吗啡、哌替啶
κ	脊髓镇痛，镇静，缩瞳，轻度呼吸抑制	强啡肽	喷他佐辛、布托啡诺
δ	调控 μ 受体活性	脑啡肽	

中枢性镇痛药在解除疼痛的同时可使患者产生“欣快感”，减轻伴随疼痛而产生的情绪变化（恐惧、焦虑、不安），从而使疼痛易于耐受；这是镇痛药反复多次（一般连续 1 周左右）使用后产生成瘾的原因。

成瘾性是许多阿片类镇痛药所具有的共性，且彼此之间常有交叉成瘾性，即使经常换用不同的镇痛药物，只要反复多次仍可能成瘾。成瘾者一旦停药则产生戒断症状：兴奋、失眠、流泪、流涕、出汗、震颤、呕吐、腹泻，甚至虚脱、意识丧失等，造成很大痛苦。成瘾者为获得阿片类产生的欣快感及避免停药后的戒断症状，常不择手段以获得阿片类药物，对社会造成危害。

芬太尼类镇痛药（芬太尼、舒芬太尼、阿芬太尼和瑞芬太尼）属苯基哌啶衍生物，是当前临床麻醉中最常用的麻醉性镇痛药。芬太尼类镇痛药脂溶性都很高，均易于透过血脑屏障而进入脑内，也易于从脑重新分布到其他组织，尤其是脂肪组织和肌肉组织。

芬太尼类镇痛药与 μ 阿片受体结合，对呼吸有抑制作用（频率减慢），而对心血管系统的影响很轻，镇静作用弱，不抑制心肌收缩力，一般不影响血压，通常可引起恶心、呕吐，但都没有释放组胺作用。

从镇痛效价来看，舒芬太尼 > 芬太尼 > 瑞芬太尼 > 阿芬太尼。瑞芬太尼代谢清除快，即使滴注 4h 也无蓄积作用（其终末 $t_{1/2}$ 仅为 3.7min）。

用药原则 中枢性镇痛药对锐痛、钝痛均有较强的镇痛功效。

在疾病未确诊前（如急腹症）禁用镇痛药，以免掩盖痛觉的部位和症状，延误诊断和治疗。

医务人员要遵守国务院颁布的《麻醉药品和精神药品管理条例》，严格控制使用阿片类镇痛药。

成瘾的治疗：动物实验及临床观察发现，停用阿片类 7d 左右可基本脱瘾，但停用期间患者的戒断症状较为严重，不用药物治疗很难坚持，常用“替代疗法”帮助患者脱瘾，即使用成瘾较轻的阿片类药物进行治疗，如单独应用美沙酮（或二氢埃托啡），也可联合应用，通过 6~7d 可基本脱瘾。两种药物交替使用，分别用 3~4d；6~7d 即可基本脱瘾。

癌症止痛：在癌症住院患者中，伴不同程度疼痛者占多数（51.1%）。WHO 提出在全世界范围内“使癌症不痛”的目标，我国卫生部于 1991 年 4 月提出了关于在我国开展三阶梯止痛治疗的要求。

所谓“三阶梯止痛治疗”，就是在对癌痛的性质和原因作出正确的评估后，根据患者疼痛的程度和原因适当选择相应的镇痛药：①对轻度疼痛的患者主要选用非甾体抗炎药，如阿司匹林、对乙酰氨基酚、布洛芬、吲哚美辛（栓剂）等；②若为中度疼痛者应选用弱阿片类药物，如可待因、布桂嗪、曲马多等；③若为重度疼痛者应选用强阿片类药物，如吗啡、哌替啶、美沙酮、二氢埃托啡等。在癌痛治疗中阿片类镇痛药具有不可取代的地位。

在用药过程中要尽量选择口服给药途径；有规律地按时给药，而不是按需（只在痛时）给药；药物剂量应个体化；需要时可联用辅助药物，如解痉药（止针刺样痛、浅表性灼痛）、精神治疗药（抗焦虑药或抗抑郁药）。

注意事项　①为了避免成瘾，只限于短时间内使用，一旦疼痛减轻或消失，应及时停药；②药物能通过胎盘及乳汁，孕妇分娩前（4h 内）及哺乳期妇女禁用，以免抑制新生儿和婴儿呼吸；③能抑制呼吸中枢，因此对支气管哮喘、肺气肿、肺水肿、呼吸抑制特别敏感的患者（如颅脑外伤或脑肿瘤）应禁用；④休克可酌情慎用，因严重休克时由于循环不良，大部分药物积存于皮下，一旦休克好转循环改善后，可因药物迅速吸收而有中毒的危险；⑤快速静脉注射芬太尼或舒芬太尼可引起胸壁和腹壁肌肉僵硬而影响通气，可用肌松药或阿片受体拮抗剂处理；⑥芬太尼或舒芬太尼反复注射或大剂量注射后可在用药后 3~4h 出现迟发性呼吸抑制，临床上应引起警惕；⑦阿芬太尼和瑞芬太尼对呼吸抑制的程度相似，但停药后均可很快恢复，停止滴注后 3~5min 可恢复自主呼吸；⑧芬太尼类也可产生依赖性，但轻于吗啡和哌替啶。

【特殊管理】①麻醉药品要用粉红色专用处方开具；②门（急）诊癌症疼痛患者和中、重度慢性疼痛患者开具注射剂，每张处方不得超过 3 日常用量；开具片剂，每张处方不得超过 7 日常用量；开具缓控释制剂，每张处方不得超过 15 日常用量；③药品贮存实行双人双锁；④处方留存 3 年备查。

一、阿片类镇痛药

吗啡 Morphine

【又名】美施康定，美菲康。

【医保分类】口服常释剂型、缓释控释剂型、注射剂甲类，口服液体剂、栓剂乙类。

【药动学】显效时间：15~30min（皮下），1min（静脉注射），血药浓度达峰时间：5~9min（皮下、肌内注射），3~6min（静脉注射）。持续时间：4~6h（皮下），1~2h（静脉注射）。代谢：肝。与葡糖醛酸结合。排泄：尿 90%（24h，游离或结合型）；胆汁 7%~10%；少量乳汁排出。$t_{1/2}$：2.1~2.6h。

缓释片口服后由胃肠道黏膜吸收，与普通片剂相比，口服缓释片血药浓度达峰时间较长，一般为服后 2~3h，消除半衰期为 3.5~5h。

【作用和用途】①镇痛作用强大，可以制止一切疼痛，同时产生镇静催眠作用；②对咳嗽中枢和呼吸中枢均有抑制作用；降低呼吸中枢对 CO_2 的敏感性；③扩张外周血管，减少回心血量，从而减轻心脏负担，有利于肺水肿的消除；④有便秘作用。

适用于①镇痛：主要用于外伤剧痛，如严重创伤手术等引起的急性锐痛，对内脏绞痛以往多与阿托品合用（有吗啡阿托品注射剂供应用），现主张应用硝酸甘油、硝酸异山梨酯等口服，效果良好；②心源性哮喘（急性肺水肿）；

③麻醉前给药；④晚期癌症患者镇痛，多用吗啡控释片，维持时间可达 12h。

【用法和用量】①口服：成人 5~15mg/ 次，15~60mg/d；极量 30mg/ 次，100mg/d。②皮下注射：成人 5~15mg/ 次，15~40mg/d；极量 20mg/ 次，60mg/d。③静脉注射：常用量 5~10mg；用作静脉全麻不要超过 1mg/kg，不够时加用作用时效短的本类镇痛药，以免苏醒延迟，术后血压下降和长时间呼吸抑制。

吗啡缓释片和控释片主要用于晚期癌症患者的镇痛，服用时必须整片吞服。

小儿剂量：0.1~0.2mg/kg（口服、皮下注射）。

【主要不良反应】常见便秘、眩晕、恶心、排尿困难，连续使用容易成瘾。过量可致急性中毒昏迷、呼吸深度抑制、瞳孔极度缩小（针尖样）、尿潴留、严重缺氧和血压下降，最终可因呼吸麻痹致死。

【孕妇、哺乳期妇女用药安全性】孕妇、哺乳期妇女禁用。

【禁忌和慎用】支气管哮喘、肺气肿、肺源性心脏病、严重肝肾功能损害患者及婴儿禁用。

【注意事项】①急性中毒的治疗，以吸氧（不可给纯氧）及注射吗啡拮抗剂如纳洛酮（0.4~0.8mg/ 次）或烯丙吗啡（10mg/ 次）为主，呼吸中枢兴奋药尼可刹米效果较好。慎用二甲弗林（回苏灵），以免引起惊厥。②给药过程中应监测呼吸和循环等有关指标，以呼吸最为重要。硬膜外或蛛网膜下腔给药后，呼吸的随访监测至少 12h 左右，以便及早发现呼吸抑制。③静脉注射少用，除非有吗啡拮抗剂（纳洛酮）和辅助设备。

【剂型与规格】①片剂：5mg，10mg，20mg，30mg；②缓释片：10mg，30mg，60mg；③盐酸吗啡控释片（砖红色）：10mg，30mg，60mg；④硫酸吗啡控释片剂：10mg（浅棕色），30mg（紫色），60mg（橘红色双凹片）；⑤注射剂：5mg，10mg。

可待因 Codeine

详见第二十四章 呼吸系统疾病用药。

芬太尼 Fentanyl

【又名】多瑞吉，Durogesic，Sublimaze。

【医保分类】注射剂甲类，贴剂乙类。

【药动学】单次注射的作用时间短暂，与其再分布有关。如反复多次注射，则可产生蓄积作用，其作用持续时间延长。代谢：肝。排泄：尿（75% 代谢物，8% 原型）。$t_{1/2\alpha}$：1~2min；$t_{1/2\beta}$：10~30min。

透皮贴剂在 72h 的应用期间可持续、系统地释放芬太尼，血清芬太尼的浓度逐渐增加，24~72h 内达到稳定的峰值，并在此后保持相对稳定直至 72h。透皮贴剂取下后，血清芬太尼浓度逐渐下降，在约 17h（13~22h）内下降 50%。

【作用和用途】镇痛，对呼吸有抑制作用（频率减慢），而对心血管系统的影响很轻。

用途：①各种疼痛及外科、妇科等手术后及手术过程中的镇痛，防止或减轻手术后出现的谵妄；②与麻醉药合用，作为麻醉辅助用药；③透皮贴剂适用于须持续应用阿片类镇痛药的癌症痛或慢性疼痛患者，而这些患者的疼痛用解热镇痛药、阿片类合剂、甾体镇痛药或间断给予短效的阿片类镇痛剂不能有效控制时。

【用法和用量】

（1）注射剂：①麻醉诱导，静脉注射 0.1mg，间隔 2~3min 可重复；②麻醉维持，静脉滴注给药，一般手术 10μg/kg 左右，心直视手术 10~30μg/kg。

（2）透皮贴剂：剂量应根据患者个体情况而决定，并应在给药后定期进行剂量评估。若在开始使用后止痛效果不满意，可在 3d 后增加剂量。此后，每 3 天可进行一次剂量调整。当剂量 >100μg/h 时，可以使用 1 片以上的贴剂。

【主要不良反应】①眩晕、恶心、呕吐与吗啡相似；②长期应用可产生依赖性，但成瘾性较弱；③大剂量或静脉注射可能产生胸壁肌强直、呼吸抑制、延迟性呼吸抑制。

【孕妇、哺乳期妇女用药安全性】孕妇禁用芬太尼透皮贴剂。哺乳期妇女禁用。

【禁忌和慎用】①禁用于支气管哮喘、慢性阻塞性肺疾病、重症肌无力、呼吸抑制、心律失常、脑部肿瘤或颅脑损伤引起昏迷的患者；②2 岁以下小儿禁用。

【注意事项】①大剂量或静脉注射产生的胸壁肌强直，可用纳洛酮或肌松药对抗。②透皮贴剂选择躯干或上臂非刺激及非辐射的平整表面应用，使用部位的毛发（最好是无毛发部位）应在使用前予以剪除（不需用剃须刀剃净）。在使用透皮贴剂前可用清水清洗应用部位，不能使用肥皂、油剂、洗剂，因其可能会刺激皮肤或改变透皮贴剂的特性。在使用本贴剂前皮肤应完全干燥。③透皮贴剂应在打开密封袋后立即使用。在使用时应用手掌用力按压 30s，以确保贴剂与皮肤完全接触，尤其应注意其边缘部分。④在更换贴剂时，应在另一部位使用新的芬太尼透皮贴剂，几天后才可在相同的部位上重复使用。⑤对透皮贴剂的最大止痛效果，不能在使用后的 24h 内进行评价，因为在使用本贴剂后最初的 24h 内血清芬太尼的浓度逐渐升高。

【药物相互作用】①与中枢镇静催眠药（巴比妥类、地西泮等）、抗精神病药（如吩噻嗪类）、其他麻醉性镇痛药以及全麻药等有协同作用，合用时应慎重并适当调整剂量；②与 M 胆碱受体拮抗剂（尤其是阿托品）合用时，不仅使便秘加重，还可有麻痹性肠梗阻和尿潴留的危险；③与肌松药合用时，肌松药的用量应相应减少，肌松药能解除芬太尼引起的肌肉僵直，但有呼吸暂停时又可使呼吸暂停的持续时间延长，此时应识别呼吸暂停是中枢性、外周性，还是由芬太尼所致；④纳洛酮等能拮抗芬太尼的呼吸抑制和镇痛作用；⑤与钙通道阻滞剂及肾上腺素β受体拮抗剂合用，可引起严重的低血压。

【剂型与规格】①注射剂：0.1mg，0.05mg；②透皮贴剂：5mg/贴。

【医保限制】贴剂限用于癌症疼痛患者或其他方法难以控制的重度疼痛患者。

其他芬太尼类镇痛药见表29-2及表29-3。

表29-2 其他芬太尼类镇痛药作用和应用比较

药名和制剂	药动学参数	用法和用量
舒芬太尼 Sufentanil 注射剂：50μg，250μg	代谢：肝。排泄（无活性代谢物）：尿（<1%原型）。$t_{1/2\alpha}$：1~2min，$t_{1/2\beta}$：15~20min	①复合麻醉：0.1~2μg/kg，肌内注射或静脉注射，追加10μg/kg（麻醉时间可达2h）；②心胸外科手术：10~30μg/kg，追加量0.8~2μg/kg
阿芬太尼 Alfentanil 注射剂：1mg，2.5mg，5mg	代谢：肝。排泄：尿（<1%原型）。$t_{1/2\alpha}$：1~3min，$t_{1/2\beta}$：4~17min	①全麻镇痛辅助用药：诱导8~20μg/kg，维持每5~20min推注3~5μg/kg，或0.5~1μg/（kg·min）持续输注，总剂量8~40μg/kg；②气管插管及机械通气全麻：诱导130~245μg/kg，维持0.5~1.5μg/（kg·min）持续输注；③保留自主呼吸及反应能力的镇静患者：诱导3~8μg/kg，维持每5~20min推注3~5μg/kg，或0.25~1μg/（kg·min）持续输注，总剂量3~40μg/kg
瑞芬太尼 Remifentanil 注射剂：1mg，2mg，5mg	代谢：组织和血浆中酯酶水解。排泄：尿。清除率不受肝、肾功能影响	静脉滴注：平衡麻醉或全凭麻醉

表29-3 平衡麻醉或全凭静脉麻醉时芬太尼类药物用量

镇痛药	负荷剂量/（μg/kg）	维持滴注速率	间断推注量/μg
芬太尼	2~10	2~10μg/（kg·h）	25~100
舒芬太尼	0.2~2	0.25~1.5μg/（kg·h）	2.5~10
阿芬太尼	25~100	1~3μg/（kg·min）	5~10
瑞芬太尼		0.25~2μg/（kg·min）	0.25~1

注：全凭静脉麻醉，指麻醉诱导和维持均采用静脉麻醉药物完成的麻醉方法。

地佐辛 Dezocine

【又名】加罗宁。

【药动学】注射可完全快速吸收，肌内注射 10mg 达峰时间为 10~90min。出现最大镇痛作用的时间比血药浓度达峰时间晚 20~60min。代谢：肝。排泄：尿。$t_{1/2}$：2.4h（1.2~7.4h）。

【作用和用途】本品是混合的阿片受体激动 - 拮抗剂，为强效镇痛药，缓解术后疼痛，其镇痛强度、起效时间和作用持续时间与吗啡相当，适用于各种锐痛。

【用法和用量】肌内注射，推荐成人单剂量为 5~20mg，根据患者体重、年龄、疼痛程度、身体状况及服用其他药物的情况调节剂量。必要时每隔 3~6h 给药 1 次，最高剂量 20mg/ 次，一天最多不超过 120mg/d。

静脉注射，初剂量 5mg，以后 2.5~10mg/2~4h。

【主要不良反应】恶心、呕吐、镇静的发生率 3%~9%，头晕发生率 1%~3%，出汗、寒战、血红蛋白计数降低、水肿、高血压、低血压、心律不齐、胸痛、血栓性静脉炎、便秘、腹泻、腹痛、焦虑抑郁、神志不清、错觉、失眠、头痛、语言含糊、谵语、呼吸抑制、复视、视物模糊、尿频、尿潴留、瘙痒、红斑的发生率 1%。单次用药轻度恶心发生率 1.4%，连续 1 周用药时轻至中度呕吐、恶心和头晕发生率升高至 29.4%。

【孕妇、哺乳期妇女用药安全性】孕妇、哺乳期妇女慎用。

【注意事项】①作为强效阿片类镇痛药，应在医院内使用，以便及时发现呼吸抑制并进行适当治疗；②本品具有阿片拮抗剂的性质，对麻醉药有生理依赖性的患者不推荐使用；③对于脑损伤、颅内损伤或高颅压的患者，使用本品产生呼吸抑制可能会升高脑脊液压力；④本品可引起呼吸抑制，患有呼吸抑制、支气管哮喘、呼吸梗阻的患者使用本品要减量；⑤本品经过肝代谢和肾排泄，肝、肾功能不全者应用本品应低剂量；⑥使用本品患者，不应开车或操作危险的机器；⑦本品是混合的阿片激动 - 拮抗剂，比吗啡、哌替啶这种纯阿片类药物滥用倾向低，但所有这类药物对某些人均有滥用倾向，尤其是那些曾经滥用阿片类药物或阿片类药物依赖者。

【剂型与规格】注射剂：5mg。

【特殊管理】属于二类精神药品，专用处方开具。

喷他佐辛 Pentazocine

【又名】镇痛新，速赐康。

【药动学】肌内注射血药浓度达峰时间：15min，静脉注射血药浓度达峰时间：2~3min。代谢：肝。排泄：尿 60%（24h 内）。$t_{1/2}$：2h。

【作用和用途】阿片受体部分激动剂。镇痛效力较强，皮下注射 30mg 相当于吗啡 10mg 的镇痛效应。呼吸抑制作用约为吗啡的 1/2。增加剂量其镇痛和呼吸抑制作用并不成比例增加。对胃肠道平滑肌作用与吗啡相似，但对胆道括约肌作用较弱，对心血管作用不同于吗啡，大剂量反而可引起血压上升、心率加快。

适用于各种疼痛如癌性疼痛、创伤性疼痛、手术后疼痛，也可手术前或麻醉前给药，作为外科手术麻醉的辅助用药。

【用法和用量】皮下、肌内注射或静脉给药，一次 30mg，必要时每 3~4h 1 次。静脉给药时用注射用水稀释且滴速不超过 5mg/min，最大用量不超过 240mg/d。

【主要不良反应】

（1）不良反应多种多样：①瞳孔缩到针尖大小时，可出现视物模糊或复视；②便秘；③抗利尿作用，出现少尿、尿频、尿急、排尿困难；④体位改变血压下降时，常有眩晕感、步态不稳、疲乏感；⑤中枢神经活动处于抑制状态时，表现嗜睡、幻觉、头痛、眩晕、口干、食欲减退、恶心、呕吐，多见于急症和第一次给药时；⑥组胺的释放可引起面颊潮红、汗多。

（2）少见但有危险的不良反应：①呼吸抑制，尤其是剂量偏大、快速静脉注射时容易出现；②中枢神经毒性表现，以惊厥、幻觉、耳鸣、震颤、动作不能自制等最为突出；③中枢性抑制过度，以神志模糊、抑郁、消沉、迟钝等为多见，小儿且可出现阵发性兴奋激动，大剂量可引起呼吸抑制、血压上升及心率加速；④组胺释放过多，可诱发过敏症状、支气管痉挛、喉痉挛、喉头水肿等。

【孕妇、哺乳期妇女用药安全性】孕妇、哺乳期妇女慎用。

【禁忌和慎用】中毒性腹泻、急性呼吸抑制、血液病或血管损伤出现凝血异常者禁用。

【注意事项】给药过程中应监测呼吸和循环等有关指标，以呼吸最为重要。硬膜外或蛛网膜下腔给药后，呼吸的随访监测至少 12h 左右，以便及早发现呼吸抑制。

【药物相互作用】①与吩噻嗪类中枢性抑制药或三环类抗抑郁药同时使用，呼吸抑制、低血压更明显，便秘也增加，依赖性更容易产生，故用量应彼此配合互减；②与氢氯噻嗪、金刚烷胺、溴隐亭、左旋多巴、利多卡因等同用时，有发生直立性低血压的危险；③与 M 胆碱受体拮抗剂尤其是阿托品并用时，不仅便秘严重，而且可有麻痹性肠梗阻和尿潴留的危险。

【剂型与规格】注射剂：30mg。

【特殊管理】属于第二类精神药品，专用处方开具。

羟考酮 Oxycodone

【又名】奥施康定，奥诺美。

【医保分类】口服常释剂型、缓释控释剂型、注射剂乙类。

【药动学】口服吸收快，血药浓度达峰时间：2h。代谢：肝。排泄：尿。

【作用和用途】中效阿片类镇痛药。用于中度和剧烈痛如手术后痛、骨关节痛，癌性痛多用控释片。

【用法和用量】口服，10~30mg/ 次，3 次 /d。控释片：1 次 /12h，术前或术后 12~24h 之内不宜用控释片。

【主要不良反应】可见轻微头痛、头晕、嗜睡、恶心、呕吐，运动时加重，休息时减轻。偶见精神亢奋、烦躁不安、便秘、皮疹和瘙痒。大剂量应用时同吗啡，包括呼吸抑制。

【孕妇、哺乳期妇女用药安全性】孕妇、哺乳期妇女慎用。

【禁忌和慎用】肝、肾功能不全，前列腺肥大者慎用。

【注意事项】长期应用控释片未见明显呼吸抑制，停药应逐渐减量。

【剂型与规格】①片剂：5mg；②控释片：5mg，10mg，20mg，40mg。

曲马多 Tramadol

【又名】舒敏，冰宁，奇迈特，兴华。

【医保分类】口服常释剂型、缓释控释剂型、注射剂乙类。

【药动学】口服给药后，肺、脾、肝和肾含量最高。代谢：肝。排泄：尿（80% 原型及代谢产物）。

【作用和用途】强效镇痛药，起效迅速，可维持 4~5h。用于中、轻度癌症疼痛，骨折或术后痛、牙痛等。

【用法和用量】①口服：50~100mg/ 次，用量不超过 400mg/d；②肌内注射：用量同口服；③直肠给药：100mg/ 次。

【主要不良反应】不抑制呼吸，有一定耐药性和依赖性，个别患者出现皮疹、血压降低、过敏休克。

【孕妇、哺乳期妇女用药安全性】孕妇禁用，哺乳期妇女慎用。

【禁忌和慎用】①12 岁以下儿童禁用；②有严重呼吸抑制、严重脑损伤、意识模糊、急性或严重支气管哮喘者（无复苏设备或未进行监测）禁用；③已知或疑为胃肠道梗阻者，包括麻痹性肠梗阻者禁用；④酒精、安眠药、麻醉剂、中枢镇痛药、阿片类或精神药物急性中毒者禁用，本品可加重这些患者的中枢、呼吸系统抑制；⑤与单胺氧化酶抑制剂（MAOI）合用或过去14d内曾使用过MAOI者禁用。

【药物相互作用】①地西泮可增强本品作用，合用时应注意调整剂量；②忌与单胺氧化酶抑制剂合用。

【剂型与规格】①片剂：50mg，100mg；②缓释片：100mg；③注射剂：100mg；④栓剂：100mg。

【特殊管理】属于第二类精神药品，专用处方开具。

布桂嗪 Bucinnazine

【又名】强痛定。

【药动学】口服吸收迅速，10~30min起效，皮下注射10min起效、20min血药浓度达峰值。镇痛效果维持3~6h。排泄：尿与粪便。

【作用和用途】中等强度速效镇痛药，镇痛作用为吗啡的1/3，为氨基比林的4~20倍。对皮肤、黏膜、运动器官（包括关节、肌肉、肌腱等）的疼痛有明显抑制作用，对内脏器官疼痛的镇痛效果较差。无抑制肠蠕动作用，对平滑肌痉挛的镇痛效果差。与吗啡相比，本品不易成瘾，但有不同程度的耐受性。

适用于偏头痛、三叉神经痛、牙痛、炎症性疼痛、神经痛、月经痛、关节痛、外伤性疼痛、手术后疼痛，以及癌症痛（属二阶梯镇痛药）等。

【用法和用量】①口服，30~60mg/次，3~4次/d；②皮下注射：50~100mg/次，1~2次/d；显效快，维持3~6h，疼痛剧烈时用量可酌增。

【主要不良反应】偶见恶心、眩晕、全身发麻等反应。

【注意事项】①对呼吸无抑制作用；②有一定成瘾性，可产生不同程度的耐药性。

【剂型与规格】①片剂：30mg，60mg；②注射剂：50mg。

哌替啶 Pethidine

【又名】度冷丁，Dolantin。

【医保分类】注射剂甲类。

【药动学】显效时间：15~20min（口服）；10min（皮下或肌内注射），血药浓度达峰时间：1h（口服）。持续时间：口服3h，皮下或肌内注射2~4h。血浆蛋白结合率：40%以上。代谢：肝90%。排泄：尿（2%原型），乳汁少量。$t_{1/2\alpha}$：12min；$t_{1/2\beta}$：3.2h，在肝硬化或急性肝病中，$t_{1/2}$增加至7h。

【作用和用途】强效镇痛药，镇痛作用强度相当于吗啡的1/10~1/8。抑制呼吸及成瘾性均较轻。

适用于：①剧烈疼痛，如手术后痛、创伤、烧伤等；②麻醉前给药；③局麻或静吸复合麻醉辅助用药；④内脏绞痛，如胆绞痛，应与阿托品合用；⑤心源性哮喘，有利于肺水肿的消除；⑥分娩镇痛：须监护本品对新生儿的抑制呼吸作用，估计 2~4h 胎儿未娩出者才可使用。

【用法和用量】

（1）镇痛：①口服，成人 50~100mg/ 次，150~450mg/d；极量 150mg/ 次，600mg/d。小儿每次 0.5~1mg/kg，3 次 /d。②皮下或肌内注射，成人 25~100mg/次，100~400mg/d；小儿 0.5~1mg/（kg·次）。③静脉注射，成人一次 0.3mg/kg 为度。

（2）麻醉前给药：手术前 30~60min 按 1mg/kg 肌内注射。麻醉维持中，按 1.2~2mg/kg 计算总量，配成稀释液静脉滴注，成人滴速 1mg/min，小儿滴速相应减慢。

（3）术后镇痛以及癌症患者晚期解除疼痛：硬膜外间隙注射，24h 总用量以 2.1~2.5mg/kg 为限。

【主要不良反应】①头晕、出汗、口干、恶心、呕吐、心动过速、直立性低血压等；②中毒剂量能抑制呼吸、瞳孔散大、中枢兴奋、幻觉甚至惊厥；③连续用药 1~2 周后可致成瘾，一旦停药则产生戒断症状。

【孕妇、哺乳期妇女用药安全性】产妇分娩镇痛时以及哺乳期间使用时剂量应酌减。

【禁忌和慎用】①颅脑损伤、慢性阻塞性肺疾病、支气管哮喘以及在 14d 内接受单胺氧化酶抑制剂者禁用；②严重肝功能不全者慎用。

【注意事项】①WHO 明确提出哌替啶不适于中度慢性疼痛（癌性疼痛）的治疗；②务必在单胺氧化酶抑制剂停用 14d 以上才给药，否则会发生难以预料的并发症，临床表现多汗、肌肉僵直、血压先升后剧降、呼吸抑制、发绀、昏迷、惊厥、高热，终致虚脱而死亡；③癫痫患者可能引起急剧的癫痫发作，应慎重。

【剂型与规格】①片剂：25mg，50mg；②注射剂：50mg，100mg。

美沙酮 Methadone

【又名】非那酮，Phenadon。

【医保分类】口服常释剂型、口服液体剂乙类。

【药动学】口服起效慢（约 30min）。血浆蛋白结合率：87.3%。$t_{1/2}$：7.6h。

【作用和用途】为阿片受体激动剂，镇痛效力与吗啡相似或略强。片剂生物利用度高，可产生与注射同样效力。由于释放组胺（导致降压），不能静脉注射，忌作麻醉前和麻醉中用药。

适用于：①癌症剧痛；②外科手术后；③慢性疼痛；④阿片类成瘾者的脱毒治疗。

【用法和用量】①口服，10~15mg/d，分 2~3 次服；极量 10mg/ 次，20mg/d。儿童 0.7mg/kg，分 4~6 次服。②肌内注射或皮下注射：2.5~5mg/ 次，10~15mg/d；极量 10mg/ 次，20mg/d。

【主要不良反应】①头痛、眩晕、恶心、出汗、嗜睡、性功能减退等；②女性与避孕药合用，可能终日困倦无力，逾量可逐渐进入昏迷，并出现右束支传导阻滞、心动过速、低血压；③成瘾性较小，但久用也能成瘾，且脱瘾较难，应予以警惕。

【孕妇、哺乳期妇女用药安全性】孕妇、哺乳期妇女禁用。

【禁忌和慎用】呼吸中枢功能不全者及幼儿禁用。

【剂型与规格】①片剂：5mg，10mg；②注射剂：5mg，10mg。

【备注】①美沙酮三角肌肌内注射血浆峰值高，起效快，因此可采用三角肌肌内注射；②目前在国际上作为海洛因成瘾者脱毒最常用药物；③国外除用于脱毒外，还用于“美沙酮维持”，即当海洛因成瘾者用美沙酮脱毒后对美沙酮产生依赖性而又撤不下美沙酮，即采用美沙酮维持。

丁丙诺啡 Buprenorphine

【又名】沙菲，舒美奋，叔丁啡，布诺啡，Buprenox。

【医保分类】透皮贴剂乙类。

【药动学】肌内注射吸收好，持续时间：6~8h。代谢：肝（少部分）。排泄：尿（27% 为代谢产物），粪便 68%（大部分为原型）。$t_{1/2}$：3h（静脉注射）。

【作用和用途】强效镇痛药，μ 受体部分激动剂，产生脊髓以上的镇痛。镇痛效能为吗啡的 30 倍、芬太尼的 1/2。对呼吸有抑制作用，发生较慢，主要使呼吸频率减少。

用于：①各种手术后镇痛，可肌内注射或静脉注射；②在全凭静脉麻醉中代替吗啡或芬太尼，术后止痛时间长，利于术后呼吸支持疗效；③烧伤、癌性痛；④心肌梗死患者的心绞痛；⑤可作是否戒瘾的维持治疗。

【用法和用量】①肌内注射或缓慢静脉注射，0.15~0.3mg/ 次，也可用至 0.6mg/ 次，3~4 次 /d；②舌下含化：0.2~0.8mg/ 次，每隔 6~8h 用药 1 次。

【主要不良反应】类似吗啡，常见头晕、嗜睡、恶心、呕吐等。

【孕妇、哺乳期妇女用药安全性】孕妇、哺乳期妇女禁用。

【禁忌和慎用】7 岁以下儿童不宜使用。

【注意事项】①过量引起呼吸抑制；②纳洛酮常不易拮抗其中毒症状，多沙普仑可能有效。

【剂型与规格】①注射剂：0.15mg，0.3mg；②舌下含片：0.2mg，0.4mg。

【医保限制】透皮贴剂限非阿片类镇痛药不能控制的慢性中重度疼痛患者。

二、阿片受体拮抗剂

纳洛酮 Naloxone

【又名】纳乐枢，苏诺。

【医保分类】注射剂甲类。

【药动学】口服无效。血药浓度达峰时间：1~2min（静脉注射）。脑内浓度达血浆浓度的 4.6 倍。血浆蛋白结合率：46%。代谢：肝。排泄：尿。$t_{1/2}$：60~90min（作用时间 1~4h）。

【作用和用途】阿片受体的完全拮抗剂，可逆转阿片激动剂所有作用。化学结构与吗啡相似，对阿片受体的亲和力比吗啡大，能阻断吗啡样物质与阿片受体结合。

用于：①阿片类药物过量中毒；②阿片类药物成瘾的诊断：注射后立即出现戒断症状；③吗啡复合麻醉术后，解除呼吸抑制及催醒；④急性酒精过量及中毒。

【用法和用量】①促使吗啡或芬太尼全麻后自发呼吸恢复：皮下、肌内注射或静脉注射（1.3~3μg/kg）；②阿片类中毒：皮下、肌内注射或静脉注射，400μg/ 次，需要时 2~3min 可重复一次。

轻症患者可舌下含服 1~2 片。

【孕妇、哺乳期妇女用药安全性】孕妇禁用，哺乳期妇女慎用。

【剂型与规格】①注射剂：0.4mg，1mg，2mg，4mg；②片剂：0.4mg。

纳曲酮 Naltrexone

【又名】诺欣生。

【医保分类】口服常释剂型乙类。

【作用和用途】本品为阿片受体拮抗剂，对阿片类依赖者，纳曲酮可阻断外源性阿片类物质的药理作用，催促产生戒断综合征。适宜于阿片类依赖患者脱毒后预防复吸的辅助药物。

【用法和用量】须在停用阿片类药物 7~10d 后开始用纳曲酮治疗，以免意外催瘾。①诱导期：尿吗啡检查和纳洛酮激发试验均为阴性的患者始能用纳曲酮。第 1 天用 2.5~5mg，3~5d 内逐日增加至 40~50mg/d。②维持期：至少半年。口服 40~50mg/d，1 次顿服。

【孕妇、哺乳期妇女用药安全性】孕妇禁用，哺乳期妇女慎用。

【剂型与规格】片剂：5mg。

（李文江）

第三十章

非甾体抗炎药及抗痛风药

本章包括非甾体抗炎药（nonsteroidal anti-inflammatory drug，NSAID）和抗痛风药。

痛风急性期起病突然，急似刮风、快而重，关节出现红肿、热痛和功能障碍，治疗以控制关节炎症（红肿、热痛）为目的，尽早使用抗炎和抑制粒细胞浸润药；疼痛剧烈者及早（24h 内）首选依托考昔、对乙酰氨基酚、吲哚美辛等非甾体抗炎药。

一、非甾体抗炎药

药物分类 按化学结构特点可将非甾体抗炎药（NSAID）分为以下 9 类：①水杨酸类，以阿司匹林为代表；②苯胺类，以对乙酰氨基酚为代表；③吲哚类和茚乙酸类，有吲哚美辛、舒林酸等；④选择性 COX-2 抑制剂，包括塞来昔布、萘丁美酮等；⑤芳基乙酸类，以双氯芬酸为代表；⑥芳基丙酸类，有布洛芬、萘普生、非诺洛芬、酮洛芬等；⑦烯醇酸类（昔康类），有吡罗昔康、氯诺昔康、美洛昔康等；⑧灭酸类（芬那酸类），以甲芬那酸为代表；⑨吡唑酮类，以前常用的有安乃近。本书仅介绍前八类。

作用特点 NSAID 的作用机制是通过抑制花生四烯酸环氧合酶（cyclooxygenase，COX）而抑制前列腺素（PG）的生物合成。花生四烯酸环氧合酶有两种同工酶：COX-1 存在于血管、肾脏和胃，具有生理保护作用，如维持胃肠道黏膜的完整性，调节肾血流量等；COX-2 又称诱导型环氧合酶；炎症时，细胞因子和其他炎症介质诱导激活炎症部位的 COX-2，由此产生 PGG_2/PGH_2 等多种前列腺素。①发热与解热：感染时，由于多种细胞因子（如白三烯、干扰素等）增加，使下丘脑视前区附近细胞的 PGE_2 合成与释放增加，激动细胞表面受体，细胞内 cAMP 升高，促使下丘脑体温调定点升高。机体产热增加，散热减少，体温升高。NSAID 抑制前列腺素合成，使升高的体温调定点回归正常，产生解热作用。②炎症与抗炎镇痛：炎症或组织损伤造成的疼痛是由于局部刺激痛觉纤维以及机体对痛觉的敏感性增加所致，痛觉敏感性的增加与脊髓神经元激动性增加（中枢致敏）有关。研究表明，NSAID 可能通过对外周以及中枢神经元的直接作用产生镇痛效应。NSAID 的抗炎作用强度与其抑制 COX 的强度呈正相关；但大量的研究证明，这类药对参与炎症的血管内皮细胞状态、白细胞趋化因子、白介素 -1、肿瘤坏死因子（tumor necrosis factor，TNF）等，都有不同方式和程度的影响，其抗炎、抗风湿作用可能是上述各种作用的综合。对由 PG、缓激肽、组胺所致的炎症性疼痛（关节、肌肉、四肢）缓解效果显著。

本类药物引起的镇痛作用具有以下特点：仅对轻、中度疼痛有效；无成瘾性，无镇静安眠性。

用药原则

（1）解热指征及用药：对于发热性疾病首先应明确诊断；不应滥用解热镇痛药，否则将扰乱热型，延误诊断和治疗。遇有下列情况之一时可以选用：①发热过高（38.5℃以上），特别是小儿高热惊厥者；②持续高热，影响患者休息，或已危害心肺功能；③某些长期发热性疾病如急性血吸虫病、丝虫病、结核、癌性发热等。

在用药选择方面，应结合患者病情加以考虑。对乙酰氨基酚的解热和止痛作用明显，但抗炎作用极弱。吲哚美辛对一些不易控制的长期发热和癌性发热有效。

（2）消炎止痛的治疗应用：NSAID 适用于轻、中度疼痛，对炎症引起的疼痛尤为有效；是临床治疗肌肉和骨关节炎症性疾病的主要药物，能减轻风湿性和类风湿关节炎等疾病的炎症和疼痛，而对炎症造成的组织损伤无影响。对手术后的慢性疼痛（拔牙、切口痛）有效。尽管其镇痛作用弱于阿片类镇痛药，但不产生呼吸抑制、耐受性及成瘾性等中枢不良反应。

由于痛经与子宫内膜前列腺素分泌过多有关，故 NSAID 也有治疗效果。

注意事项 NSAID 的不良反应和治疗效应一般呈剂量相关性，因此在具体应用时需要权衡风险 - 利益比。①水杨酸类、吲哚美辛等胃肠道刺激性较大，对过去有过胃痛或溃疡病出血的患者，应与抗酸药如复方氢氧化铝片同服，或在饭间、饭后服；必要时监测大便潜血；②长期应用复方阿司匹林、去痛片等，有可能形成患者对药物的依赖性，在寒冷地区较为多见，应特别注意；③神经系统不良反应发生率因药而异，阿司匹林不超过 5%，吲哚美辛可达 10%~25%，常见症状有头痛、头晕、耳聋、弱视、失眠、感觉异常、麻木等；④滥用 NSAID 的复方制剂如去痛片、复方阿司匹林等有可能导致肾损害（如肾乳头坏死、慢性间质性肾炎以及粒细胞缺乏），国内已报道多例因服用去痛片致死的药源性事故；⑤作为退热药应用，用量不宜过大，年老体弱或体温 38.5℃以上者，更宜使用小剂量，否则可因体温骤降而引起虚脱（大汗淋漓、血压下降、体温不回升等），此时应注意保暖、输液；必要时给小剂量升压药如间羟胺等；⑥早期孕妇和有严重肝、肾功能损害者应慎用；⑦安乃近可引起骨髓抑制和过敏反应，其制剂种类包括口服制剂、注射剂、滴鼻液等。国家药品监督管理局高度关注该类品种安全性问题，开展了相关评估和风险警示工作。2020年3月发布《关于注销安乃近注射液等品种药品注册证书的公告》《关于修订安乃近相关品种说明书的公告》，公告指出安乃近注射液、安乃近氯丙嗪注射液、小儿安乃近灌肠液、安乃近滴剂、安乃近滴鼻液、滴鼻用安乃近溶液片、小儿解热栓存在严重过敏反应（重症药疹、过敏性休克）、粒细胞缺乏症、血小板减少性紫癜、再生障碍性贫血等严重不良反应，风险大于获益，且临床均有替代药品，决定自2020年3月注销上述药品注册证书。

（一）水杨酸类

阿司匹林 Aspirin

参见第二十二章　影响血液及造血系统的药物。

赖氨匹林 Lysine Acetylsalicylate

【又名】来比林，阿司匹林赖氨酸盐。

【医保分类】注射剂乙类。

【药动学】静脉注射起效快、血药浓度高，约为口服的1.8倍，并立即代谢为水杨酸。肌内注射后有效血药浓度可维持36~120min。

【作用和用途】抑制环氧合酶，减少前列腺素合成，具有解热、镇痛、抗炎作用。用于不能口服给药的发热及中重度疼痛。

【用法和用量】肌内注射或静脉注射，0.9~1.8g/次，2次/d；儿童10~25mg/(kg·d)。

【主要不良反应】【孕妇、哺乳期妇女用药安全性】【禁忌和慎用】【注意事项】【药物相互作用】参见阿司匹林。

【剂型与规格】注射剂：0.5g，0.9g，各相当于阿司匹林0.28g、0.5g。

含阿司匹林的复方制剂，见表30-1。

表30-1　含阿司匹林的复方制剂

药名和制剂	成分和含量	用法和用量
阿司匹林精氨酸盐 Aspirin-arginine 注射剂	每支：0.5g（相当于阿司匹林0.25g）；1g（相当于阿司匹林0.5g）	肌内注射，1g/次，1~2次/d；3个月以上儿童1次10~25mg/kg
阿苯片 Aspirin and Phenobarbital Tablets	片剂，①阿司匹林100mg、苯巴比妥10mg；②阿司匹林150mg、苯巴比妥15mg；③阿司匹林100mg、苯巴比妥15mg	

续表

药名和制剂	成分和含量	用法和用量
复方阿司匹林片（APC片）Aspirin Compound	每片含阿司匹林0.226 8g、非那西汀0.162g、咖啡因0.035g	口服，1~2片/次，3次/d

（二）苯胺类

对乙酰氨基酚 Paracetamol

【又名】泰诺，百服宁，必理通，扑热息痛，醋氨酚，Acetaminophen。

【医保分类】口服常释剂型、颗粒剂甲类，缓释控释剂型、口服液体剂、栓剂乙类。

【药动学】口服易吸收，血药浓度达峰时间：10~60min。持续时间：3~4h。血浆蛋白结合率：25%。代谢：肝。排泄：尿（2%~3%活性成分，80%代谢产物）。$t_{1/2}$：2.75~3.25h。

缓释干混悬剂作用可持续8h之久，$t_{1/2}$一般为6h左右。

【作用和用途】对中枢神经系统前列腺素合成的抑制作用比对外周前列腺素合成的抑制作用强大，解热作用强，与阿司匹林相似；属于外周性镇痛药，镇痛作用较阿司匹林弱，仅对轻、中度疼痛有效，但作用缓和而持久，对胃肠道刺激小，对血小板无显著抑制作用，无明显抗炎作用。

适用于缓解轻至中度疼痛，如感冒引起的发热、头痛、关节痛、神经痛、偏头痛及痛经等。

由于无抗炎活性，故对风湿性关节炎无症状性缓解作用。

【用法和用量】口服，成人一般0.3~0.6g/次，3~4次/d。不宜超过2g/d。小儿每次10~15mg/kg，1次/4~6h；12岁以下的小儿每24h不超过5次量，疗程不超过5d。

【主要不良反应】对胃刺激性非常小，不引起胃出血，偶见皮疹、荨麻疹、发热及白细胞减少，长期大量用药会导致造血功能障碍和肝、肾功能异常，严重肝损伤、皮肤反应。

【孕妇、哺乳期妇女用药安全性】孕妇、哺乳期妇女慎用。

【禁忌和慎用】肝、肾功能不全者慎用。

【注意事项】①本品为对症治疗药，解热连续使用不得超过3d，止痛不得超过5d；②用药期间不得饮酒或含有酒精的饮料；③不能同时服用其他含有解热镇痛药的药品（如某些复方抗感冒药）；④乙酰半胱酸、谷胱甘肽能缓解其中毒；⑤对乙酰氨基酚过量中毒时，尽早使用*N*-乙酰半胱氨酸拮抗，12小时内给药效果较好，超过 24 小时疗效较差。

【剂型与规格】①片剂（胶囊）：0.1g，0.3g，0.5g；②咀嚼片：0.16g；③泡腾片（泡腾颗粒）：0.1g（小儿用），0.5g（成人用）；④混悬液：3.2g/100ml；⑤缓释干混悬剂：0.65g；⑥口服液：0.25g/5ml，0.25g/10ml；⑦栓剂：0.15g，0.3g，0.6g。

【备注】对乙酰氨基酚过量使用会导致肝损伤，我国说明书剂量通常不超过 2g/d，仅是美国、日本说明书中推荐最大日用量 4g 的一半。

目前，中国市场上 600 多种非处方药和处方药中含有对乙酰氨基酚，主要用于解除感染性发热，以及缓解轻至中度疼痛。说明书推荐剂量的疗效和安全性较好，但过量服用、重复用药或者滥用会导致严重肝损伤，甚至肝衰竭和死亡。

为避免对乙酰氨基酚过量使用导致肝损伤，各国对最大日用量作了限制，国家药品监督管理局规定最大用量为 2g/d。日本与美国 FDA 要求处方药每片中对乙酰氨基酚含量不超过 325mg，并且限定成人最大用量应不超过 4g/d。

酚麻美敏 Compound Hydrobromide Dextromethorphan

【又名】泰诺，苏复。

【医保分类】口服常释剂型乙类。

【作用和用途】适用于缓解由感冒或流感引起的发热、头痛、咽痛、肌肉酸痛、鼻塞流涕、打喷嚏、咳嗽等症状。

【用法和用量】口服，成人和 12 岁以上儿童：1 次 /6h，每次 1~2 片，24h 不超过 8 片。6~12 岁儿童：1 次 /6h，每次 1 片，24h 不超过 4 片。

【主要不良反应】【孕妇、哺乳期妇女用药安全性】【注意事项】参见对乙酰氨基酚。

【剂型与规格】片剂：对乙酰氨基酚 325mg、盐酸伪麻黄碱 30mg、氢溴酸右美沙芬 15mg、马来酸氯苯那敏 2mg。

含对乙酰氨基酚的复方制剂，见表 30-2。

表 30-2　含对乙酰氨基酚的复方制剂

药名和制剂	成分和含量	用法和用量
速效伤风胶囊	每粒含对乙酰氨基酚 250mg、氯苯那敏（扑尔敏）3mg、咖啡因 15mg、人工牛黄 10mg	用于伤风引起的鼻塞、头痛、咽喉痛、发热等。口服 1~2 粒 / 次，3 次 /d

续表

药名和制剂	成分和含量	用法和用量
氨酚伪麻美芬片Ⅱ/氨麻苯美片（白加黑片）	日用片：每片含对乙酰氨基酚325mg，盐酸伪麻黄碱30mg，氢溴酸右美沙芬15mg；夜用片：每片含对乙酰氨基酚325mg，盐酸伪麻黄碱30mg，氢溴酸右美沙芬15mg，盐酸苯海拉明25mg	日用片（白片）：口服，成人和12岁以上儿童，一次1~2片，2次/d或白天1次/6h。夜用片（黑片）：口服，成人和12岁以上儿童，睡前服1~2片
氨酚伪麻美芬片/氨麻美敏片（Ⅱ）（日夜百服咛片）	日用片：每片含对乙酰氨基酚500mg，盐酸伪麻黄碱30mg，氢溴酸右美沙芬15mg；夜用片：每片含对乙酰氨基酚500mg，盐酸伪麻黄碱30mg，氢溴酸右美沙芬15mg，马来酸氯苯那敏2mg	日用片：12岁以上患者白天1次/6h，一次1片。夜用片：成人和12岁以上儿童夜晚或临睡前服1片
复方氨酚烷胺胶囊（快克）	每粒含对乙酰氨基酚250mg、盐酸金刚烷胺100mg、马来酸氯苯那敏2mg、人工牛黄10mg、咖啡因15mg	口服。成人，一次1粒，2次/d
氨麻美敏片（Ⅱ）（新康泰克片）	每片含主要成分对乙酰氨基酚500mg、氢溴酸右美沙芬15mg、盐酸伪麻黄碱30mg和马来酸氯苯那敏2mg	口服，12岁以上儿童及成人，一次1片，1次/6h，24h内不超过4次

（三）吲哚类和茚乙酸类

吲哚美辛 Indomethacin

【又名】消炎痛，吲哚新，Inteben，Indocin。

【医保分类】栓剂甲类，口服常释剂型、缓释控释剂型乙类。

【药动学】口服吸收迅速而完全，血药浓度达峰时间：2h。血浆蛋白结合率>90%。代谢：肝。无活性代谢产物为主（80%以上）。排泄：尿10%~20%（原型），粪便21%~42%（代谢产物）。$t_{1/2}$：2.6~11.2h。

【作用和用途】具有较强的消炎、解热作用，止痛效果也较阿司匹林好。

用于：①炎性疼痛，如风湿性关节炎、类风湿关节炎、骨关节炎等，仅在其他非甾体抗炎药无效时才考虑应用；②痛风，但不能纠正高尿酸血症，不适用于慢性痛风的长期治疗；③发热；④偏头痛、痛经、手术后痛及创伤后痛等。

【超说明书适应证】中华医学会编著的《临床诊疗指南：妇产科学分册》

推荐用于预防早产。

【用法和用量】

（1）口服：①抗风湿，初量 25~50mg/ 次，2~3 次 /d，最大量不应超过 150mg/d。关节炎患者如有持续性夜间疼痛或晨起时关节发僵，可在睡前给予吲哚美辛栓剂 50~100mg（直肠给药，药效时间较长）。一般连用 10d 为一个疗程。②抗痛风，初量 25~50mg/ 次，继之 25mg，3 次 /d，直到疼痛缓解，可停药。③退热，6.25~12.5mg/ 次，不超过 3 次 /d。

（2）直肠给药：50mg/ 次，50~100mg/d，不超过 200mg/d。

（3）局部外用：搽剂或乳膏适量，涂布患处，轻轻揉搓，1~2 次 /d。

【主要不良反应】①胃肠道反应常见（12.5%~44%），可引起胃出血和穿孔（2%~5%）；②额叶头痛、眩晕、精神紊乱等发生率较高（20%~50%）；③可引起肝功能损害，抑制造血功能，偶有再生障碍性贫血；④个别可发生角膜混浊和视网膜异常（包括视网膜斑点）。

【孕妇、哺乳期妇女用药安全性】孕妇、哺乳期妇女禁用。

【禁忌和慎用】14 岁及 14 岁以下儿童（因对此药敏感，易于激发潜在性感染）、有复发性胃肠疾病史者、对阿司匹林过敏者、有精神病史者、肾功能不全者禁用。

【剂型与规格】①片剂（胶囊）：25mg；②控释胶囊：25mg，75mg；③控释片剂：25mg（绿色），50mg（红色），75mg（黄色）；④栓剂：25mg，50mg，100mg；⑤贴片剂：7.2cm × 7.2cm（含吲哚美辛 125mg）；⑥搽剂：0.2g/20ml，0.5g/50ml；⑦乳膏：10g（1%）。

氨糖美辛 Glucosamine Indomethacin

【又名】安他美辛。

【医保分类】口服常释剂型乙类。

【药动学】口服吸收快而完全，血药浓度达峰时间：2h，血浆蛋白结合率：90%。代谢：肝。排泄：尿。$t_{1/2}$：3h。

【作用和用途】消炎镇痛，用于强直性脊椎炎、颈椎病、肩周炎、风湿性或类风湿关节炎等。

【用法和用量】口服，1~2 片 / 次，1~2 次 /d，进食中或饭后即服。

【孕妇、哺乳期妇女用药安全性】孕妇禁用。

【禁忌和慎用】小儿及肾功能不全、精神病、癫痫、活动性胃十二指肠溃疡患者、从事危险或精细工作人员禁用。

【注意事项】连续使用 3d 后炎症仍未缓解，应咨询医师或药师。

【剂型与规格】片剂：吲哚美辛 25mg，盐酸氨基葡萄糖 75mg。

舒林酸 Sulindac

阿西美辛 Acemetacin

桂美辛 Cinmetacin

舒林酸、阿西美辛和桂美辛

（四）选择性 COX-2 抑制剂

塞来昔布 Celecoxib

【又名】西乐葆，Celebrex。

【医保分类】口服常释剂型乙类。

【药动学】口服吸收快而完全，生物利用度：99%，血药浓度达峰时间：3h。血浆蛋白结合率：97%。代谢：肝。经 P4502C9 代谢。排泄：粪便为主，<1% 以原型从尿中排出。$t_{1/2}$：10~12h。

【作用和用途】环氧合酶（COX）-2 特异性抑制剂，即使在最大治疗剂量时也不抑制 COX-1。对 COX-2 的选择性比对 COX-1 选择性强（300 多倍）。用于治疗急、慢性类风湿关节炎和骨关节炎。

【用法和用量】口服：①骨关节炎，200mg/d，分 2 次服或顿服；②类风湿关节炎，100~200mg/ 次，2 次 /d。

【主要不良反应】①由于不抑制 COX-1，严重胃肠道反应发生率较低，服用超过 12 周（200mg/ 次，2 次 /d）胃十二指肠溃疡的发生率为 7%，上腹痛、腹泻与消化不良较常见；②本品具有良好的心血管安全性，对血管内皮具有潜在的保护作用，而目前传统非甾体抗炎药中，只有小剂量阿司匹林被证实有预防心血管疾病的作用。

【孕妇、哺乳期妇女用药安全性】妊娠 30 周后避免使用，哺乳期妇女慎用。

【注意事项】哮喘患者应监测哮喘症状如体征的变化。

【剂型与规格】片剂（胶囊）：100mg，200mg。

帕瑞昔布 Parecoxib

【又名】特耐，Dynastat。

【医保分类】注射剂乙类。

【药动学】静脉注射或肌内注射后经肝脏 P450 酶（CYP3A4 与 CYP2C9）水解，迅速转化为有药理学活性的产物伐地昔布。单次静脉注射或肌内注射后伐地昔布血药浓度达峰时间分别为 30min 和 1h，且峰浓度基本一致。代谢：肝。排泄：尿 70%。伐地昔布 $t_{1/2}$：8h。

【作用和用途】水溶性前体药，在体内可迅速和完全地转化为伐地昔布而起作用。对 COX-2 特异性抑制强度比对 COX-1 强（28 000 倍）；因此抗炎、镇痛作用强而对胃肠道、血小板、肾脏的功能影响极小。

用于：①急、慢性类风湿关节炎；②骨关节炎；③妇科、外科、关节置换术后与创伤疼痛。

【用法和用量】静脉注射或肌内注射。①骨关节炎：20mg/次，2次/d；②手术后剧痛的镇痛：20~40mg/次，2次/d。

【主要不良反应】常见恶心、咽炎、干槽症。

【孕妇、哺乳期妇女用药安全性】禁用于妊娠期后3个月，且不推荐有受孕计划的妇女使用。哺乳期妇女不应使用。

【禁忌和慎用】禁用于：①有严重药物过敏反应史，尤其是 Stevens-Johnson 综合征、中毒性表皮坏死松解症、多形红斑等患者；②应用非甾体抗炎药后发生胃肠道出血或穿孔病史的患者；③有活动性消化性溃疡或胃肠道出血的患者；④服用阿司匹林或 NSAID（包括 COX-2 抑制剂）后出现支气管痉挛、急性鼻炎、鼻息肉、血管神经性水肿、荨麻疹以及其他过敏反应的患者；⑤严重肝功能损伤（血清白蛋白 <25g/L 或 Child-Pugh 评分≥10）患者；⑥炎性肠病患者；⑦充血性心力衰竭（NYHA 分级Ⅱ~Ⅳ级）患者；⑧冠状动脉旁路移植术（CABG）术后患者；⑨已确定的缺血性心脏疾病、外周动脉血管或脑血管疾病的患者。

【注意事项】①连续使用不宜超过3d；②长期使用可增加心血管系统及血栓相关不良事件的风险。

【剂型与规格】注射剂：20mg，40mg。

【医保限制】限不能口服药物或口服药物不理想的术后镇痛。

尼美舒利 Nimesulide

【又名】先乐克，瑞普乐，化双节，美舒宁，普威，尼蒙舒，Mesulid。

【医保分类】口服常释剂型甲类。

【药动学】口服吸收迅速且完全，生物利用度：92%。代谢：肝。排泄：尿70%，粪便20%。$t_{1/2}$：1.96~4.73h，儿童个体差异较大。

【作用和用途】磺酰苯胺衍生物，对 COX-2 的选择性抑制作用较强，其抗炎、镇痛效能强而不良反应较小。

常用于类风湿关节炎、骨关节炎、腰腿痛、痛经的治疗。

【用法和用量】口服，100mg/次，2次/d。

12岁以上患者，5mg/（kg·d），分2~3次服用，最大剂量不超过100mg，2次/d。

【主要不良反应】不良反应发生率少于其他同类药物，偶可引起胃肠道反应、过敏反应等。

【孕妇、哺乳期妇女用药安全性】孕妇、哺乳期妇女慎用。

【禁忌和慎用】禁用于：①活动性消化性溃疡患者；②中至重度肝功能不全者；③严重肾功能障碍者。

【注意事项】①儿童仅用于12岁以上患者，且用于退热，疗程不超过3d；②用药期间监测全血细胞计数和肝、肾功能。

【药物相互作用】①与华法林、低分子量肝素、苯妥英钠合用时，出血的危险性增加；②与左氧氟沙星合用时，癫痫发作的危险性增加；③与磺酰脲类降血糖药合用时，发生低血糖的危险性增加，合用时应对患者的血糖进行密切监测；④与血管紧张素转换酶抑制药、袢利尿药、噻嗪类利尿药合用时，可降低后者的降压和利尿作用；⑤与β受体拮抗剂合用时，可降低后者的降压作用；⑥与他克莫司合用时，可能引起急性肾衰竭，联合用药时应监测血清肌酐和尿量。

【剂型与规格】片剂：100mg。

【备注】欧洲尼美舒利说明书适应证为急性疼痛、痛性骨关节炎、原发性痛经，并作为二线治疗药物，疗程限制在15d内，禁用于儿科发热或流感样症状以及小于12岁儿童。

"2010年儿童安全用药国际论坛"报道了尼美舒利用于儿童退热时出现中枢神经系统及肝脏损伤案例（包括儿童死亡案例），此事被称为"尼美舒利事件"。国家食品药品监督管理局药品评价中心针对尼美舒利不良反应组织了专家论证会，专家们认为并未发现儿童死亡与尼美舒利本身有因果关系，主要原因可能是尼美舒利剂量偏大或疗程偏长。

2011年5月20日，国家食品药品监督管理局发布《关于加强尼美舒利口服制剂使用管理的通知》，要求尼美舒利口服制剂禁止用于12岁以下儿童；作为抗炎镇痛的二线用药，只能在至少一种其他非甾体抗炎药治疗失败的情况下使用；适应证限于慢性关节炎（如骨关节炎等）的疼痛、手术和急性创伤后的疼痛、原发性痛经的症状治疗；最大单次剂量不超过100mg，疗程不能超过15d，并应依据临床实际情况采用最小的有效剂量、最短的疗程，以减少药品不良反应的发生。国家食品药品监督管理局还提醒，尼美舒利是处方药，必须在医师指导下使用。建议临床医师在选择用药时充分考虑患者病情及用药中可能存在的风险，权衡利弊，并将可能的用药风险告知患者，在患者持续用药过程中要注意监测患者的肝、肾功能和血常规等指标，出现异常应立即停药或采取相应的治疗措施。

萘丁美酮 Nabumetone

【又名】瑞力芬，适洛特，萘美酮，麦力通，萘力通，纳布美通。

【医保分类】口服常释剂型甲类。

【药动学】口服，在十二指肠被吸收后迅速扩散至滑液中，血药浓度达峰时间：4~12h。代谢：肝。代谢产物有较高的蛋白结合率。排泄：尿 80%，粪便 10%。终末相 $t_{1/2}$：24h。

【作用和用途】非酸性、非离子性前体物，在体内经肝酶转化成 6- 甲氧基 -2- 萘乙酸（6-MNA）而发挥作用，在有效治疗剂量时，对 COX-2 的抑制作用明显大于 COX-1。不良反应却明显低于同类药物。

用于：①急、慢性关节炎；②运动性软组织损伤、扭伤和挫伤；③软组织风湿病，包括肩周炎、颈肩综合征、网球肘、纤维肌痛症、腰肌劳损等；④其他痛症，如手术后痛、外伤后疼痛、牙痛、痛经等。

【用法和用量】口服，1g/ 次，1 次 /d，最大用量 2g/d，分 2 次服。体重不足 50kg 的成人可从 0.5g/d 起始，逐渐上调至有效剂量。食物和牛奶可提高生物利用度。

【主要不良反应】①消化系统：常见恶心、呕吐、消化不良、腹泻、腹痛、便秘、口炎、胀气，偶见上消化道出血、溃疡；②神经系统：常见头痛、眩晕、耳鸣、多汗、失眠、嗜睡、紧张和多梦。

【孕妇、哺乳期妇女用药安全性】妊娠后 3 个月避免使用，哺乳期妇女禁用。

【禁忌和慎用】禁用于活动性消化性溃疡或出血、严重肝功能异常患者。

【剂型与规格】片剂：0.5g。

【备注】①萘丁美酮对 COX 两种同工酶的致炎均有抑制作用，又不过度影响两种酶的生理功能，从理论上看，比特异性 COX-2 抑制剂（塞来昔布）更有优势；②临床观察也证实，萘丁美酮、美洛昔康等对类风湿关节炎和骨性关节炎等的疗效与双氯芬酸、吡罗昔康及吲哚美辛等相当，但不良反应却明显低于后一类。

（五）芳基乙酸类

双氯芬酸 Diclofenac

【又名】扶他林，英太青，戴芬，双氯灭痛，Voltaren。

【医保分类】口服常释剂型、缓释控释剂型甲类，凝胶剂、双释放肠溶胶囊、肠溶缓释胶囊、栓剂乙类。

【药动学】口服吸收快而完全，生物利用度：50%。肠溶片口服血药浓度达峰时间：1~2h，缓释片口服血药浓度达峰时间：4h，直肠给药血药浓度达峰时：0.5~2h。血浆蛋白结合率：99%。代谢：肝 50%。排泄：尿 40%~65%，胆汁和粪便 35%。$t_{1/2}$：1.1h。

【作用和用途】抑制 COX，其镇痛、解热及抗炎作用比阿司匹林强 26~50

倍,比吲哚美辛强 2~2.5 倍。

适用于:①缓解各种慢性关节炎的急性发作期或持续性关节痛症状;②治疗非关节性的各种软组织风湿性疼痛;③急性的轻、中度疼痛,如手术后、创伤后、劳损后、原发性痛经、牙痛、头痛等;④成人和儿童的发热。

栓剂用于类风湿关节炎、手术后疼痛及各种原因所致发热的短期治疗。

【用法和用量】

(1)肠溶片:①关节炎,75~150mg/d,分 3 次服,疗效满意后可逐渐减量;②急性疼痛,首次 50mg,以后 25~50mg/ 次,1 次 /6~8h;小儿用量:肠溶片,0.5~2mg/(kg·d),最大量为 3mg/(kg·d),分 3 次服。

(2)缓释片:关节炎 75~100mg/d,1 次服用。

(3)栓剂:成人 50mg/ 次。

(4)乳膏、凝胶剂:涂患处,3 次 /d。

【主要不良反应】胃肠道反应最常见,发生率约 10%;过敏反应(过敏性休克)。

【孕妇、哺乳期妇女用药安全性】孕妇、哺乳期妇女禁用。

【剂型与规格】①肠溶片:25mg,50mg;②缓释片(缓释胶囊):50mg,75mg,100mg;③凝胶剂:0.2g/20g,0.3g/30g;④乳膏:0.75g/50g;⑤栓剂:50mg,100mg。

(六)芳基丙酸类

布洛芬 Ibuprofen

【又名】芬必得,美林,恬倩,Brufen。

【医保分类】口服常释剂型甲类,口服液体剂、缓释控释剂型、颗粒剂、乳膏剂、注射剂乙类。

【药动学】口服吸收迅速。血药浓度达峰时间:1.2~2.1h;饭后吸收较慢,血药峰值仅为空腹时的 1/2。血浆蛋白结合率:99%。服药 5h 后关节液浓度与血药浓度相等。代谢:肝。排泄:尿(24h 内 60%~90% 以代谢产物,8% 以原型排出)。

【作用和用途】抗炎、镇痛、解热作用均较阿司匹林、保泰松强。对血小板的黏着和聚集反应也有抑制作用,可引起出血。

适用于风湿性关节炎、类风湿关节炎,疗效与阿司匹林相似或稍逊。可用于急性痛风性关节炎、原发痛经的治疗。其他用途同吲哚美辛。

【超说明书适应证】美国 FDA 批准用于治疗成人骨关节炎。

【用法和用量】口服制剂,进餐时服。①成人:抗风湿,0.4~0.6g/ 次,3~4 次 /d,最高剂量 2.4g/d。2 周内出现疗效,而后调整至最低有效剂量。止痛剂量适当减少:0.2~0.4g/ 次,1 次 /4~6h。②儿童常用量:每次 5~10mg/kg,3 次 /d。

栓剂:直肠给药,50mg 仅儿童适宜。1~3 岁儿童,1 粒 / 次。根据疼痛或发热情况,可间隔 4~6h 重复用药 1 次,每日不超过 4 次。

搽剂：根据疼痛面积，适量外搽，轻轻揉搓，3~4 次 /d。

【主要不良反应】 有时可出现胃部不适、隐性出血、腹泻、呕吐、眩晕、皮疹、转氨酶升高（无黄疸），偶见可逆性视敏度减退、色光感改变。

【孕妇、哺乳期妇女用药安全性】 孕妇禁用。

【禁忌和慎用】 ①14 岁及 14 岁以下儿童、对阿司匹林所致血管神经性水肿和哮喘的患者禁用；②有心脏代偿失调病史者慎用。

【剂型与规格】 ①片剂（胶囊）：0.1g，0.2g，0.4g；②缓释胶囊：0.3g；③口服液：0.1g/10ml；④栓剂：50mg；⑤搽剂：2.5g/50ml；⑥干混悬剂：1.2g/34g。

非普拉宗 Feprazone

【又名】 依可力，非普拉酮，Methrazone，Prenazone。

【药动学】 口服后经胃肠道迅速吸收，血药浓度达峰时间：4~6h。进入血液后大部分与血浆蛋白结合。排泄：尿。$t_{1/2}$：20h。

【作用和用途】 保泰松衍生物，抑制前列腺素合成，疗效优于保泰松、吲哚美辛、阿司匹林。

用于风湿性关节炎、类风湿关节炎、强直性关节炎、增生性骨关节病、肩关节周围炎、坐骨神经痛、腰痛、肌纤维组织炎、血栓性静脉炎、牙周组织炎的轻至中度疼痛、发热。

【用法和用量】 饭后口服，开始剂量：200mg/ 次，2 次 /d；维持量：100~200mg/d。疗程不超过 7d。

【主要不良反应】 ①少数患者可见食欲减退、恶心、呕吐、头痛、嗜睡、皮疹、全身瘙痒及面部水肿等，一般不影响继续治疗，停药后即自行消失；②可能引起黄疸、肾病、血液系统损害、耳鸣等。

【禁忌和慎用】 14 岁以下儿童禁用，肝、肾功能不全患者，出血性疾病患者禁用。

【药物相互作用】 可增强华法林、胰岛素、磺酰脲类口服降血糖药、甲氨蝶呤和苯妥英钠的作用，合用时须减量慎用。

【剂型与规格】 片剂：50mg，100mg，200mg。

金诺芬 Auranofin

金诺芬

其他芳基丙酸类药物，见表 30-3。

表 30-3 其他芳基丙酸类药物

药名和制剂	作用特点	用法和用量
萘普生(甲氧萘丙酸) Naproxen 片剂(胶囊):0.125g,0.25g; 缓释片:0.25g,0.5g	疗效与布洛芬基本相同,止痛持续7h,抗风湿作用可达14d	口服。①抗风湿:0.25~0.5g/次,早、晚各1次;②止痛:首次0.5g,以后0.25g/次,1次/6~8h;③小儿用量(抗风湿):10mg/kg,分2次服
非诺洛芬(苯氧布洛芬) Fenoprofen 片剂(胶囊):0.2g,0.3g,0.6g	口服吸收率为85%;不良反应以胃肠道症状最为常见,严重者可有胃溃疡、出血和穿孔	口服。①抗风湿:0.3~0.6g/次,3~4次/d;②镇痛:0.2g/次,1次/4~6h;最大限量为3.2g/d
氟比洛芬 Flurbiprofen 片剂:50mg,100mg	口服吸收良好,血药浓度达峰时间:1.5h,半衰期6h。适用于类风湿关节炎、骨关节炎、强直性脊柱炎、扭伤、劳损、痛经、手术后疼痛、牙痛的对症治疗	口服,50mg/次,3~4次/d,最大用量不超过300mg/d
酮洛芬(酮基布洛芬) Ketoprofen 肠溶胶囊:25mg,50mg	抗炎、镇痛比布洛芬强;胃肠道反应发生率<3%,孕妇、哺乳期妇女禁用	口服。①抗风湿:50mg/次,3~4次/d,最大用量200mg/d;②治疗痛经:50mg/次,1次/6~8h,必要时可增至75mg/次。控释胶囊(200mg/粒),1粒/d;缓释片(75mg/片),1片/次,2次/d
右酮洛芬 Dexketoprofen 片剂(胶囊):25mg	对COX-2的抑制活性>COX-1,抗炎、镇痛强于酮洛芬(2倍)	口服,25~50mg/次,3次/d,饭后服。本品为右旋体,对胃肠道的毒性小
芬布芬 Fenbufen 片剂(胶囊):0.15g,0.3g	前体药,进入体内转化成联苯乙酯,抑制COX活性作用持久、长效($t_{1/2}$约7h)	口服,0.6~0.9g/d,分1次或多次服用;总量不超过0.9g/d。孕妇、哺乳期妇女禁用
洛索洛芬(氯索洛芬、乐松) Loxoprofen 片剂:60mg	前体药,体内转化为有活性的代谢物而抑制COX	口服,60mg/次,3次/d,或单剂量60~120mg,顿服。本品对胃肠道刺激较小
奥沙普秦(丙嗪) Oxaprozin 片剂:0.2g	长效抗炎、镇痛药($t_{1/2}$约为50h),作用强于布洛芬	口服。①抗风湿:0.4g/次,1次/d,最大量0.6g/d;②止痛:0.2~0.4g/次,2次/d

（七）烯醇酸类（昔康类）

吡罗昔康 Piroxicam

【又名】基克，亮克，炎痛喜康，Trast。

【医保分类】口服常释剂型乙类。

【药动学】口服吸收好。血浆蛋白结合率 >90%。代谢：肝 66%。排泄：尿 5%，粪便 33%。$t_{1/2}$：45h。

【作用和用途】长效抗炎镇痛药，除抑制 PG 合成外，对白细胞和软骨中的胶原酶也有抑制作用。适用于治疗风湿性及类风湿关节炎，近期有效率达 85% 以上。其特点为服用量小，疗效优于吲哚美辛、布洛芬。但胃肠道反应较为多见。

【用法和用量】①口服：关节炎，20mg/ 次，1 次 /d；或 10mg/ 次，2 次 /d。需 12d 才达稳态血药浓度。抗痛风，40mg/d，连续 4~6d，饭后服用或与抗酸药同服。②肌内注射：10~20mg，1 次 /d。③局部外用：适量涂于患部皮肤或关节表面皮肤，2~3 次 /d。

【主要不良反应】胃肠道反应发生率约为 20%，其中 5% 因此而停药。服药量 >20mg/d 时胃溃疡发生率明显增加，有的合并出血，甚至穿孔。

【孕妇、哺乳期妇女用药安全性】孕妇、哺乳期妇女禁用。

【禁忌和慎用】①胃与十二指肠溃疡患者、儿童禁用；②有凝血机制或血小板功能障碍、哮喘、心功能不全、高血压、肝肾功能不全、感染性疾病的患者和老年人慎用。

【注意事项】本品不宜长期服用，否则可引起胃溃疡及大出血。如需要长期服用，则应注意血常规及肝、肾功能，并注意大便色泽有无变化，必要时需做大便隐血试验。

【剂型与规格】①片剂（胶囊）：10mg，20mg；②注射液：10mg，20mg；③凝胶剂：100mg/10g，200mg/20g；④搽剂：0.2g/20ml；⑤软膏：0.1g/10g，0.2g/20g。

美洛昔康 Meloxicam

【又名】莫比可，优尼，统克，美依西康，Mobic。

【医保分类】口服常释剂型乙类。

【药动学】口服或经肛门给药都能很好地吸收。口服生物利用度：89%。镇痛抗炎起效时间为 30min。代谢：肝。排泄：尿 55%，粪便 45%。$t_{1/2}$：20h。

【作用和用途】选择性抑制环氧合酶 -2（COX-2），对 COX-1 抑制作用弱，因此消化系统等不良反应少。

适用于慢性关节病变，包括类风湿关节炎、骨关节炎、脊柱关节病等。

【用法和用量】口服。①骨关节炎：7.5~15mg/ 次，1 次 /d；②类风湿关节炎等：15mg/ 次，1 次 /d；③直肠给药：通常成人每天 15mg（15mg/ 栓）。根据治疗反应，剂量可减至每天 7.5mg（7.5mg/ 栓）。

【主要不良反应】①消化不良、腹痛、恶心、腹泻等最为常见（约 15%），偶见食管炎、结肠炎等；约 0.1% 发生溃疡、出血、穿孔等；②肝脏：约 10% 服药者出现转氨酶升高；③肾脏：约 0.4% 服药者出现轻度血肌酐或尿素氮异常；④神经系统：约 7.7% 出现头晕、头痛，还有可能出现眩晕、耳鸣、嗜睡等反应。

【孕妇、哺乳期妇女用药安全性】妊娠 30 周后孕妇、哺乳期妇女禁用。

【禁忌和慎用】下列患者禁用：①使用 NSAID 后出现哮喘、鼻腔息肉、血管水肿或荨麻疹等症状的患者；②活动性消化性溃疡患者；③严重肝功能不全者；④未透析的严重肾衰竭、出血性疾病和直肠炎患者；⑤不满 15 岁患者。

【药物相互作用】①与磺酰脲类药物合用时，发生低血糖的危险性增加；②与口服抗凝血药、溶栓剂合用时，出血的可能性增加，必须合用时应密切监测抗凝血药与溶栓药的作用；③与血管紧张素转换酶抑制药、袢利尿药、噻嗪类利尿药合用时，可降低后者的降压和利尿作用；④与 β 受体拮抗剂合用时，可降低后者的降压作用。

【剂型与规格】①片剂（胶囊）：7.5mg，15mg；②颗粒剂：7.5mg；③栓剂：7.5mg，15mg。

氯诺昔康 Lornoxicam

【又名】可塞风，罗诺昔康，Xafon。

【医保分类】注射剂乙类。

【药动学】口服治疗牙痛时 2h 即达最大效应，口服治疗骨关节炎、类风湿关节炎时 7~14d 达最大效应。单次口服治疗牙痛时药效持续 8h。口服控释制剂的血药浓度达峰时间：1.6~3h，口服溶液的血药浓度达峰时间：0.5h。肌内注射的生物利用度：87%。代谢：肝。排泄：尿 42%，粪便 50%。$t_{1/2}$：4h。

【作用和用途】抑制 COX 活性进而抑制 PG 合成，产生抗炎、镇痛作用；还有激活阿片神经肽系统，发挥中枢镇痛作用。

适用于①急性疼痛：急性腰痛、手术疼痛等；②各类急、慢性关节炎及软组织损伤的疼痛和炎症；③牙痛。

【用法和用量】①口服，8mg/ 次，2 次 /d，最大用量 16mg/d。②肌内注射，第 1 次 8mg，当日最大剂量 24mg；以后一次 8mg，2 次 /d。日用量不超过 16mg。

【主要不良反应】可引起胃痛、恶心、呕吐、眩晕、嗜睡、头痛、皮肤潮红或注射部位疼痛、发热、刺痛等，发生率 1%~10%。

【孕妇、哺乳期妇女用药安全性】孕妇、哺乳期妇女禁用。

【禁忌和慎用】禁用于：①有出血倾向、凝血障碍或止血功能不全者；

②急性胃肠道出血或急性消化性溃疡患者；③中至重度肾功能受损者；④脑出血或疑有脑出血者；⑤大量失血或脱水者；⑥肝功能严重受损者；⑦心功能严重受损者；⑧不满 18 岁患者。

【药物相互作用】参见美洛昔康。

【剂型与规格】①片剂：4mg，8mg；②注射剂：8mg。

（八）灭酸类（芬那酸类）

甲芬那酸 Mefenamic Acid

【又名】扑湿痛，甲灭酸。

【药动学】口服血药浓度达峰时间：2~4h。口服 4 次 /d，2d 可达稳定状态。代谢：肝。排泄：尿 67%，粪便及胆汁 25%。$t_{1/2}$：2h。

【作用和用途】具有镇痛、退热和较强的抗炎作用。

用于：①轻度及中等度炎症性疼痛（如类风湿关节炎）；②痛经、血管性头痛的防治；③癌转移引起的骨痛。

【用法和用量】口服，开始 0.5g，继用 0.25g，1 次 /6h，一个疗程用药不超过 7d。

【孕妇、哺乳期妇女用药安全性】孕妇不宜用。

【注意事项】①由于不良反应明显，因此不作为首选治疗药物；②在癌症化疗期间应慎用，以免增加胃肠及肾毒性、抑制血小板功能；③偶见溶血性贫血。

【剂型与规格】片剂（胶囊）：0.25g。

其他灭酸类药品，见表 30-4。

表 30-4　其他灭酸类药品

药名和制剂	作用与用量	备注
甲氯芬那酸（甲氯灭酸） Meclofenamic Acid 片剂：50mg，100mg	第三代芬那酸衍生物，具有抗炎、镇痛及解热作用。适用于类风湿关节炎、骨关节炎及其他原因关节炎的关节肿痛，缓解其他疾病的轻、中度疼痛。口服。①抗风湿：200mg/d，分 3~4 次服，必要时可增至 400mg/d，疗效满意后逐渐减至能控制症状的维持量；②镇痛：50mg/ 次，1 次 /4~6h，必要时增至 100mg/ 次，1 次 /4~6h。小儿常用量：口服，每次 5mg/kg，3 次 /d	哮喘、溃疡患者忌用，孕妇、哺乳期妇女、肾功能不全者及儿童不宜用；本品不宜与其他非甾体抗炎药合用。有支气管痉挛、过敏性鼻炎或荨麻疹的患者不宜使用。急需镇痛时可空腹服，吸收快；长期用药宜与食物同服。宜用一满杯水送服，以免药品停留在食管引起局部刺激。长期用药须定期随诊

续表

药名和制剂	作用与用量	备注
依托芬那酯 Etofenamate 霜剂：40g（10%）	外用非甾体抗炎药；涂于皮肤上可经皮肤吸收，药物活性成分能有效地转移至炎症部位而发挥抗炎消肿作用。用于：①骨骼肌肉系统软组织风湿病，各种慢性关节炎；②各种软组织劳损、挫伤、扭伤等；③腰痛、坐骨神经痛。外用，3~4 次 /d	不宜用于婴幼儿、孕妇、哺乳期妇女
依托度酸 Etodolac 片剂：400mg	非甾体抗炎药，具有抗炎、镇痛和解热作用。①急性疼痛的推荐剂量为 0.2~0.4g，1 次 /8h，最大用量不超过 1.2g/d；②慢性疾病如骨关节炎、类风湿关节炎：推荐用量为 0.4~1.2g/d，分次口服，最大用量不超过 1.2g/d	①活动期消化性溃疡或与应用另一种 NSAID 有关的胃肠道溃疡或出血史者禁用；②肾功能损害、心力衰竭、肝功能不全患者以及哺乳期妇女慎用

二、抗 痛 风 药

痛风是体内嘌呤代谢紊乱而引起的一种疾病，表现为血中尿酸过多，尿酸盐结晶在关节和组织沉积而引起关节炎、痛风石、泌尿道尿酸性结石及痛风肾病。

NSAID 如依托考昔、吲哚美辛、布洛芬、吡罗昔康、萘普生等均证明对痛风有一定疗效。抗痛风药可通过以下环节而发挥防治作用：①抑制尿酸的生成，如别嘌醇、非布司他、托匹司他；②促进尿酸从肾脏排泄，如丙磺舒和苯溴马隆；③控制痛风性关节炎症状的药物，如秋水仙碱和前述 NSAID；④促进尿酸分解药，促进尿酸分解为无活性的尿囊素而排出体外，如聚乙二醇尿酸酶、拉布立酶。

痛风权威诊疗指南的用药推荐，见表 30-5。

表 30-5 痛风权威诊疗指南的用药推荐

推荐内容	推荐来源
痛风急性发作期，尽早使用小剂量秋水仙碱或 NSAID（足量、短疗程）	《中国高尿酸血症与痛风诊疗指南（2019）》
痛风急性发作期，对秋水仙碱或 NSAID 疗效不佳或有禁忌的患者，全身使用糖皮质激素	《中国高尿酸血症与痛风诊疗指南（2019）》
痛风急性发作期，有消化道出血风险或需长期使用小剂量阿司匹林患者，优先使用选择性环氧合酶 -2（COX-2）抑制剂	《中国高尿酸血症与痛风诊疗指南（2019）》

续表

推荐内容	推荐来源
痛风患者在降尿酸治疗初期，建议使用小剂量秋水仙碱（0.5~1mg/d）预防急性痛风关节炎复发，维持 3~6 个月	《中国高尿酸血症与痛风诊疗指南（2019）》
考虑推荐别嘌醇作为一线降尿酸药物：起始为低剂量（50~100mg/d），剂量约每 4 周增加 100mg，直到血尿酸达标（最高剂量 900mg）。肾功能损害患者每 4 周增加 50mg，直到血尿酸达标	《2017 年英国风湿病学会痛风管理指南》
对于不能耐受别嘌醇的患者或者肾功能损害阻止别嘌醇剂量递增不足以达到治疗目标，别嘌醇可替换为非布司他：起始剂量为 80mg/d，如果需要，4 周后可增加至 120mg/d，以达到治疗目标	《2017 年英国风湿病学会痛风管理指南》
对黄嘌呤氧化酶抑制剂有抵抗或不耐受的患者，可以使用促尿酸排泄药物：肾功能正常或轻度损害的患者，首选的药物是磺吡酮（200~800mg/d）或丙磺舒（500~2 000mg/d）；轻度至中度肾功能不全的患者，可以选择苯溴马隆（50~200mg/d）	《2017 年英国风湿病学会痛风管理指南》
不应将氯沙坦和非诺贝特作为主要的降尿酸药物，但是当需要治疗高血压和血脂异常时，可考虑分别使用这 2 种药物，因为两者有较弱的促尿酸排泄作用	《2017 年英国风湿病学会痛风管理指南》
使用最佳剂量的单药治疗，血清尿酸仍未达标的患者，可以增加使用促尿酸排泄药物与黄嘌呤氧化酶抑制剂联合治疗	《2017 年英国风湿病学会痛风管理指南》
为了预防降尿酸药物造成急性痛风发作，可以考虑使用 500mg（2 次 /d 或 1 次 /d）的秋水仙碱作为预防性药物，并持续治疗 6 个月。对于不能耐受秋水仙碱的患者，可以考虑替换使用低剂量 NSAID 或 COX-2 抑制剂，并同时服用胃保护剂	《2017 年英国风湿病学会痛风管理指南》
所有接受降尿酸治疗的患者，均需要定期监测肾功能以及血尿酸水平，以确保剂量在一个合适的范围。对很多人而言，别嘌醇 300mg/d 不足以使尿酸达标	《痛风管理的最新指南》（2018，英国）
痛风急性发作的治疗应该越早开始越好，NSAID 和秋水仙碱是治疗痛风急性发作的首选推荐，全身激素则仅用于对 NSAID 和秋水仙碱无效或不耐受的患者	《痛风管理的最新指南》（2018，英国）
在英国，秋水仙碱的许可剂量为首次 1mg，1h 后再给予 0.5mg；12h 后可以重复给药，最大剂量为每 8h 给予 0.5mg，直至症状缓解；整个疗程的总剂量不超过 6mg。疗程间隔应不少于 3d	《痛风管理的最新指南》（2018，英国）

续表

推荐内容	推荐来源
在服用 P450 酶 3A4 抑制剂如利托那韦、克拉霉素、伊曲康唑、地尔硫䓬或环孢素并且肝、肾功能正常的患者中，秋水仙碱的剂量应根据相互作用的药物减少 50% 或 75%	《痛风管理的最新指南》（2018，英国）
在不能耐受 NSAID 和秋水仙碱的患者中，可以应用短程（3~5d）口服激素（泼尼松龙 30~35mg/d）的治疗方案	《痛风管理的最新指南》（2018，英国）
单药治疗不能控制的急性痛风发作患者，可用 NSAID 联合糖皮质激素关节腔注射、口服糖皮质激素或秋水仙碱	《痛风管理的最新指南》（2018，英国）

黄嘌呤氧化酶抑制剂，目前上市的有别嘌醇、非布司他和托匹司他。它们已经成为临床降血尿酸的常用药物，其中非布司他和托匹司他的疗效及不良反应均优于别嘌醇。托匹司他是继非布司他之后又一非嘌呤类的黄嘌呤氧化酶抑制剂，但不同的是它的抑制作用具有可逆性。

糖皮质激素如泼尼松、曲安西龙和促肾上腺皮质激素等，能迅速缓解急性痛风发作，但疗效不持续，停药后易复发，且长期服用易导致严重并发症，鉴于其有毁骨作用，目前不推荐应用糖皮质激素。

别嘌醇 Allopurinol

【又名】别嘌呤醇，Zyloric，Zyloprim。

【医保分类】口服常释剂型甲类，缓释控释剂型乙类。

【药动学】口服易吸收，显效时间：用药后 24h 血尿酸就开始下降，2~4 周下降最为明显。持续时间：停止治疗后 7~10d 内血清尿酸浓度回升到治疗前水平。血浆蛋白结合率：0%。代谢：肝。经黄嘌呤氧化酶代谢转变为氧嘌呤醇（活化型）。排泄：尿（<10% 原型，45%~60% 转化为有活性的氧嘌呤醇）。别嘌醇 $t_{1/2}$：2~3h，氧嘌呤醇 $t_{1/2}$：18~30h。

【作用和用途】在体内竞争黄嘌呤氧化酶（本身被代谢为氧嘌呤醇），从而抑制尿酸的形成，也有助于痛风患者组织内的尿酸结晶重新溶解。

适用于：①痛风的长期治疗；防止尿酸盐形成尿路结石和 / 或尿酸性肾病，伴肾功能不全的高尿酸血症；②防治肿瘤化疗或放疗时的继发性高尿酸血症。

【用法和用量】饭后口服。①原发性高尿酸血症：成人开始 100mg/d（分 2~3 次服）。每隔一周增加 100mg/d，直至血清尿酸水平降至 6mg/100ml；或最大剂量达 800mg/d，平均维持剂量 300mg/d。小儿剂量 8mg/（kg·d）。②继发性高尿酸血症（抗肿瘤治疗时）：成人 600~800mg/d，连续 2~3d。小儿 6 岁以下 150mg/d；6~10 岁 300mg/d；48h 后评估其效应并按需要调整其剂量。

【主要不良反应】①斑丘疹最常见；②偶有腹泻、间歇性腹痛、低热；③可见肝大、肝炎、出现黄疸并伴肝功能异常；④可致贫血、血小板及粒细胞减少；⑤可致严重超敏反应综合征。

【孕妇、哺乳期妇女用药安全性】孕妇、哺乳期妇女禁用。

【注意事项】①使用别嘌醇初期，应密切监测别嘌醇的超敏反应。《中国肾脏疾病高尿酸血症诊治的实践指南（2017 版）》指出，使用别嘌醇前如条件允许，建议进行 *HLA-B5801* 基因检测，若为阳性，应避免使用别嘌醇。对肾功能减退患者，别嘌醇的最大剂量应根据肾小球滤过率（eGFR）调整，若根据 eGFR 调整的合适剂量下血尿酸无法达标，应改用非布司他或促进尿酸排泄药物，后者也可与别嘌醇联用。②在治疗的前几个月痛风发作的频率可能增加，可用秋水仙碱或其他抗炎药治疗。③多饮水、碱化尿液以增加尿酸盐溶解度，降低肾石形成的可能性。④痛风患者应减少含嘌呤的食物，动物的内脏（肝、心脏、肾）、鱼类（沙丁鱼、鲤鱼）及某些蔬菜（如菠菜、芦笋、荚豆）均富含嘌呤。摄食肉类限于 100~150g/d，并减少饮酒（啤酒）。坚持饮食治疗可减少痛风的急性发作，而减少药物用量。

【剂型与规格】片剂：0.1g，0.3g。

苯溴马隆 Benzbromarone

【又名】立加利仙，痛风利仙，苯溴香豆素。

【医保分类】口服常释剂型乙类。

【药动学】口服易吸收。代谢：肝。代谢产物为有效型。排泄：胆汁（去溴离子）。

【作用和用途】苯并呋喃衍生物，是一种强效促尿酸排泄药。本品作用机制与丙磺舒相似，其促尿酸排出的作用强于丙磺舒——不仅能缓解疼痛，减轻红肿，而且能使痛风结节消散。

【用法和用量】口服。①片剂：50mg/ 次，1 次 /d，早餐后服用，1 周后检查血尿酸；也可治疗初期 100mg/d，早餐后服用，待血尿酸降至正常范围时改为 50mg/d，同时可加服碳酸氢钠 3g/d。②微粒型片剂：40~80mg/ 次，1 次 /d，维持量为 40mg/ 次，1 次 /d，早餐后服，连用 3~6 个月。服药过程应多饮水；碱化尿液。

【主要不良反应】可见恶心、腹部不适等胃肠反应，可激发关节炎急性发作引起肾结石形成和肾绞痛等，但都不常见。

【孕妇、哺乳期妇女用药安全性】孕妇、哺乳期妇女禁用。

【注意事项】①必须在痛风性关节炎的急性症状控制后方能应用本品；

②用药期间监测肝肾功能，若出现食欲不振、恶心、呕吐、全身倦怠感染、腹痛、腹泻、发热、尿浓染、眼球结膜黄染等现象，应立即停药并及时就医。

【药物相互作用】本品增加香豆素类抗凝血药（如华法林）的抗凝作用，增加出血风险。联合用药期间，应监测凝血酶原时间，密切观察口腔黏膜、鼻腔、皮下出血及大便隐血、血尿等。

【剂型与规格】①片剂：25mg，50mg，100mg；②微粒型片剂：40mg。

非布司他 Febuxostat

【又名】非布索坦，菲布力，优立通。

【医保分类】口服常释剂型乙类。

【药动学】口服吸收 49% 以上，血药浓度达峰时间：1~1.5h。代谢：肝。排泄：尿 49%，粪便 45%。$t_{1/2}$：5~8h。

【作用和用途】有效成分是非布佐司他，为黄嘌呤氧化酶抑制剂，通过减少血清尿酸达到疗效。本品在治疗浓度下不会抑制嘌呤和嘧啶的合成及代谢过程中的其他酶。适用于具有痛风症状的高尿酸血症的长期治疗。

【用法和用量】口服，起始剂量 40mg，1 次 /d，持续 2 周后，对血清尿酸水平（sUA）仍高于 360μmol/L 的患者，推荐给药剂量 80mg。

【主要不良反应】常见肝功能异常、恶心、关节痛、皮疹。

【孕妇、哺乳期妇女用药安全性】孕妇禁用，哺乳期妇女慎用。

【禁忌和慎用】正在服用硫唑嘌呤、巯嘌呤或胆茶碱的患者禁用。

【注意事项】开始应用本品治疗后，可观察到痛风发作增加。这是由于变化的血清尿酸水平减少导致沉积的尿酸盐活动引起的。

【药物相互作用】①非布佐司他是黄嘌呤氧化酶（XO）抑制剂。虽然本品与通过 XO 代谢药物（如胆茶碱、巯嘌呤、硫唑嘌呤）的相互作用尚无研究，但本品对 XO 的抑制作用会使这些药物在血浆中浓度的增加而产生毒性。正在服用硫唑嘌呤、巯嘌呤或胆茶碱患者禁止使用本品。②与秋水仙碱、萘普生、吲哚美辛、氢氯噻嗪、华法林无显著临床意义的相互作用。因此，本品可以与这些药物联用。

【剂型与规格】片剂：40mg，80mg。

【医保限制】口服常释剂型限用于肾功能不全或别嘌醇过敏的痛风患者。

秋水仙碱 Colchicine

【又名】秋水仙素。

【医保分类】口服常释剂型甲类。

【药动学】胃肠道吸收良好，血药浓度达峰时间：0.5~2h。血浆蛋白结合率：10%~34%。代谢：肝（乙酰化）。排泄：主要由胆汁排入小肠再被吸收（肝肠循环），尿排出 10%~20%，停药后药物排泄持续约 10d。$t_{1/2}$：单剂量 2mg 静脉注射后正常人 19min，痛风患者 29min，严重肾病 40min，严重肝病 9min。

【作用和用途】本品为百合科植物丽江山慈菇球茎中提取而得的一种生物碱。①抑制中性粒细胞的趋化、黏附和吞噬作用；②抑制磷脂酶 A_2，减少单核细胞和中性粒细胞释放前列腺素和白三烯；③抑制局部细胞产生 IL-6 等，从而达到控制关节局部的红肿热痛等炎症反应。不影响尿酸盐的生成、溶解及排泄，因而无降血尿酸作用。

用于：①痛风性关节炎的急性发作（首选和经典药物），一般服药后 12~24h 即可见效；②预防复发性痛风性关节炎的急性发作；③家族性地中海热；④抗肿瘤。

【用法和用量】①急性痛风：口服，首剂 0.5~1mg，以后每 1~3h 服 0.5mg，直至疼痛缓解或产生胃肠道反应（恶心、呕吐或腹泻），达到治疗量一般为 3~5mg，最大总剂量为 8~10mg。急性发作过后，0.5~1.5mg/d，分次服用，共 7d。②缓慢静脉注射治疗急性痛风，开始 1~2mg，以后必要时每 6~12h 注射 0.5mg，24h 内最大剂量为 4mg。必须避免渗出血管外。不宜用皮下或肌内注射。③预防痛风复发：每日或隔日服 0.5~1mg，剂量决定于发作频率。必须与别嘌醇合并应用数个月，以减少用药初期痛风发作增加的危险性。

【主要不良反应】毒性较大。①恶心、呕吐、腹痛及腹泻最常见，也是达到治疗剂量的指征，此时不宜再增加剂量；②严重中毒症状有咽部灼痛、血性腹泻、休克、血尿、少尿，应予处理；③可抑制骨髓造血功能致中性粒细胞减少、血小板数减少及再生障碍性贫血。

【孕妇、哺乳期妇女用药安全性】孕妇、哺乳期妇女禁用。

【注意事项】①尽量避免静脉注射和长期口服给药；即使在痛风发作期也不要静脉和口服途径并用；②当肾功能下降时容易造成蓄积中毒；肝功能不良时解毒能力下降，亦易促使毒性加重；③本品应从小剂量开始，如发生呕吐、腹泻等不良反应，应立即停药并就诊。

【药物相互作用】①秋水仙碱是 CYP3A4 代谢酶和 P- 糖蛋白（P-gp）的底物。CYP3A4（伊曲康唑、伏立康唑、氟康唑、克拉霉素、环丙沙星、红霉素、地尔硫䓬、西咪替丁、环孢素、阿瑞匹坦等）或 P- 糖蛋白抑制剂（维拉帕米、克拉霉素、红霉素、环孢素、普罗帕酮）均能增加秋水仙碱的血药浓度。②秋水仙碱与 HMG-CoA 还原酶抑制剂（阿托伐他汀、氟伐他汀、洛伐他汀、普伐他汀、辛伐他汀等）、贝特类药物（非诺贝特、苯扎贝特等）合用，肌无力、肌痛、横纹肌溶解等肌肉损害的风险增加。

【剂型与规格】①片剂：0.5mg，1mg；②注射液：0.5mg。

依托考昔 Etoricoxib

【又名】安康信。

【医保分类】口服常释制剂乙类。

【药动学】口服吸收良好，生物利用度接近 100%。血药浓度达峰时间：1h。血浆蛋白结合率：92%。可通过胎盘、血脑屏障。代谢：P450 酶。排泄：尿：70%，粪便：20%。$t_{1/2}$：22h。

【作用和用途】非甾体抗炎药，选择性环氧合酶 -2（COX-2）抑制剂，具有抗炎、镇痛和解热作用。痛风急性期首选药，减轻急性痛风性关节炎引起的疼痛、炎症和发热。

适用于治疗骨关节炎急性期和慢性期的症状与体征，亦可治疗急性痛风性关节炎。

【用法和用量】本品与食物同服或单独服用。

（1）关节炎、骨关节炎：推荐剂量为 30mg，1 次 /d。对于症状不能充分缓解的患者，可以增加至 60mg，1 次 /d。

（2）急性痛风性关节炎：推荐剂量为 120mg，1 次 /d。本品 120mg 只适用于症状急性发作期，最长使用 8d。

【主要不良反应】严重不良反应少见，发生率≥1% 的有无力、头晕、下肢水肿、高血压、消化不良、胃灼热、恶心、头痛、谷丙转氨酶（GPT）和谷草转氨酶（GOT）增高。

【孕妇、哺乳期妇女用药安全性】孕妇禁用，哺乳期妇女用药期间要停止哺乳。

【禁忌和慎用】禁用于：有活动性消化性溃疡（出血）或者既往曾复发溃疡（出血）的患者；服用阿司匹林或其他 NSAID 后诱发哮喘、荨麻疹或过敏反应的患者；充血性心力衰竭（心功能分级Ⅱ~Ⅳ级）患者；确诊的缺血性心脏病、外周动脉疾病或脑血管病（包括近期进行过冠状动脉旁路移植术或血管成形术）的患者。

【注意事项】①使用剂量大于推荐剂量时，尚未证实有更好的疗效或目前尚未研究。因此，治疗骨关节炎最大推荐剂量为不超过 60mg/d，治疗急性痛风性关节炎最大推荐剂量为不超过 120mg/d。②血栓事件（尤其是心肌梗死和脑卒中）可能随剂量升高和用药时间延长而增加，所以应尽可能缩短用药时间和使用每日最低有效剂量。③不能替代阿司匹林用于心血管预防，因为它没有抑制血小板聚集的作用，所以不能停止抗血小板治疗。④不推荐用于肌酐清除率 <30ml/min 的患者。如必须使用，建议密切监测患者的肾功能。

⑤高剂量时可能引起高血压或发生较严重的高血压，因此用药期间要密切注意监测血压。

【剂型与规格】片剂：30mg，60mg，90mg，120mg。

托匹司他 Topiroxostat

【又名】Topiloric，Uriadec。

【作用和用途】新型、高选择性、可逆性、非嘌呤类的黄嘌呤氧化还原酶抑制剂，可溶解关节处结晶。

别嘌醇只对还原型的黄嘌呤氧化还原酶有抑制作用，而托匹司他对氧化型和还原型的黄嘌呤氧化还原酶均有显著的抑制作用，因而其降低尿酸的作用更强大、持久。

适用于治疗痛风、高尿酸血症，尤其适用于肾功能损害患者。

【用法和用量】口服，20mg，早晚各 1 次。

维持剂量每次 60mg，每日 2 次。

根据血尿酸检测水平，可以适当增减剂量。最大剂量每日 80mg，每日 2 次。

【主要不良反应】少见全身乏力、呕吐、皮肤变黄、肝功能损害、皮肤红斑、发热、关节疼痛。

【注意事项】用药期间多饮水、多排尿。

【剂型与规格】片剂：20mg，40mg，60mg。

丙磺舒 Probenecid

【又名】羧苯磺胺。

【药动学】口服吸收迅速而完全。血浆蛋白结合率：65%~90%，血药浓度达峰时间：2~4h。代谢：肝。排泄：尿（24~48h 内，5%~10% 原型）。$t_{1/2}$：3~8h（随给药量而改变）。

【作用和用途】抑制近端肾小管对尿酸盐的重吸收，使尿酸排出增加，从而降低血尿酸浓度，减少尿酸沉积，缓解或防止尿酸结节的生成，减少关节损伤，也可促进已形成的尿酸盐溶解。无抗炎、镇痛作用。

适用于发作频繁的痛风性关节炎伴高尿酸血症及痛风石患者。

【用法和用量】口服，治疗痛风，开始 0.25g/ 次，2~4 次 /d，共 1 周；以后 0.5g/ 次，2 次 /d；最大剂量 2g/d。老年患者因肾功能减退，用量应适当减少。

【主要不良反应】①胃肠道症状如恶心或呕吐等，发生率 5%。偶可引起胃溃疡。②必须保证尿 pH 在 6.0~6.5，大量饮水（2 500ml/d 左右）并同服枸橼酸钾，或适当补充碳酸氢钠，以防肾结石的形成。

【孕妇、哺乳期妇女用药安全性】孕妇、哺乳期妇女慎用。

【**剂型与规格**】片剂：0.25g，0.5g。

磺吡酮 Sulfinpyrazone

奥昔嘌醇 Oxipurinol

磺吡酮和奥昔嘌醇

（李文江）

第三十一章

抗偏头痛药及其他镇痛药

药物分类 抗偏头痛药可分成4类：①5-HT受体激动剂，如曲坦类，常用舒马普坦、佐米曲普坦、依来曲普坦等；②麦角胺类，如麦角胺咖啡因，麦角胺；③非甾体抗炎药，如对乙酰氨基酚、布洛芬等；④预防偏头痛发作的药物，常用β受体拮抗剂如普萘洛尔，钙通道阻滞剂（氟桂利嗪、尼莫地平）等。

其他镇痛药包括罗通定、奈福泮，用于内脏平滑肌绞痛、癌症痛等。

作用特点 偏头痛（migraine）人群患病率约为10%，它不同于一般的头痛，其特征通常是持续性、搏动性，在颞部和额部最为严重，单侧头痛，在睡醒时发生。最常见类型为普通型偏头痛，单侧占60%，缺乏先兆症状，而头痛时间持续较长，可达数日。目前认为三叉神经血管系统激活，导致脑膜神经原发性炎症是本病的主要病因。当病理性传入冲动到达大脑皮质、下丘脑，再反射至脑干三叉神经核，先经交感神经纤维传出引起大脑皮质血管收缩，为先兆期（视物模糊、闪光、异彩、偏盲等，持续10~40min）；后经5-HT传出的冲动导致脑膜中动脉、脑膜大动脉舒张，产生发作期症状，为发作期（呈搏动样痛或钻痛，持续数小时至1~2d，可反复发作）。

发作期的药物治疗以5-HT受体激动剂为主，如舒马普坦等，可调节脑动脉血管的过度舒张与搏动，恢复正常。麦角胺类如麦角胺、二氢麦角胺虽有治疗偏头痛急性发作的作用，但由于不良反应明显，目前临床上使用逐步减少。轻至中度偏头痛适宜选用NSAID。

用药原则

（1）预防用药：偏头痛发作之前，如能在先兆和发作来临时及早用药，可持续地控制头痛，效果较好。偏头痛的预防用药，可以降低发作频率、减轻发作程度、减少功能损害、增加急性发作期的疗效。

β受体拮抗剂、钙通道阻滞剂、抗癫痫药、抗抑郁药、NSAID等具有较好的预防疗效（表31-1）。

（2）偏头痛的急性期治疗用药：①药物治疗时，对一些促发因素，包括心理、精神（如焦虑、紧张、疲劳）和食物（如饮酒、咖啡、食含酪胺食品）、物理因素（如强光、寒冷、声音）也应加以控制，可减少头痛的发作次数或减轻疼痛

表 31-1 偏头痛的预防用药推荐

药物	每日用量 /mg	注意事项	推荐等级
美托洛尔	50~200	常见心动过缓、低血压、嗜睡、无力	A
普萘洛尔	40~240	运动耐量降低，禁用于哮喘、心力衰竭、心动过缓、房室传导阻滞	A
比索洛尔	5~10	偶见失眠、噩梦、阳痿、抑郁、低血糖	B
氟桂利嗪	5~10	常见嗜睡、体重增加、锥体外系反应，禁用于抑郁、锥体外系症状	A
丙戊酸钠	500~1 800	可见肝损害、恶心、嗜睡、脱发	A
托吡酯	25~100	可见共济失调、嗜睡、认知与语言、感觉异常	A
加巴喷丁	1 200~2 400	恶心、呕吐、抽搐、嗜睡、共济失调、眩晕	B
阿米替林	50~100	口干、嗜睡，禁用于青光眼、前列腺癌	B
萘普生	500~1 000	胃肠道反应，出血风险	B
阿司匹林	300	胃肠道反应，出血风险	B
坎地沙坦	16		B
赖诺普利	20		B
维生素 B_2	400		B
辅酶 Q_{10}	300		B
二甲麦角新碱	4~12	常见恶心、眩晕、失眠，禁用于高血压、冠脉供血不足、胃溃疡、肝或肾衰竭	B

注：参考《中国偏头痛诊断治疗指南》。

程度。②5-HT 受体激动剂是重要的抗偏头痛药物，针对性强，既使脑膜动脉血管收缩，又抑制三叉神经的血管活性，从而炎症反应下降而发挥效应。这类药物比 NSAID 安全，对心率几乎无影响。③两类药物联用止痛效果明显优于单用，包括阿司匹林与甲氧氯普胺联用，对乙酰氨基酚与利扎曲普坦联用，对乙酰氨基酚与曲马多联用等。为了防止药物过度使用性头痛（medication-overuse headache，MOH），服用单一的解热镇痛药时，应该限制每个月不超过 15d，联合用药应该限制在每个月不超过 10d。成人偏头痛急性期治疗药物推荐，见表 31-2。

表 31-2 成人偏头痛急性期治疗药物推荐

药物	推荐剂量 /mg	注意事项	推荐等级
阿司匹林	1 000	胃肠道反应，出血风险	A
布洛芬	200~800	胃肠道反应，出血风险	A
萘普生	500~1 000	胃肠道反应，出血风险	A
双氯芬酸钠（钾）	50~100		A
对乙酰氨基酚	1 000 口服或肛栓	肝、肾衰竭者慎用	A
托芬那酸	200	胃肠道反应，出血风险	B
舒马普坦	20~100	妊娠期、哺乳期、12 岁以下、脑卒中、肝肾功能不全者禁用，避免与麦角胺类同服	A
佐米曲普坦	2.5~5	同舒马普坦	A
那拉曲坦	2.5	同舒马普坦	A
利扎曲普坦	10	同舒马普坦，与普萘洛尔联用时只需要 5mg	A
阿莫曲坦	12.5	同舒马普坦	A
依来曲普坦	20~80	同舒马普坦	A
夫罗曲坦	2.5	同舒马普坦	A
酒石酸麦角胺	2	同舒马普坦	A
二氢麦角胺	2 口服或肛栓	同舒马普坦	A
甲氧氯普胺	10~20 口服或肛栓	运动障碍、14 岁以下、妊娠、癫痫、催乳素瘤者禁用	A
多潘立酮	20~30	同甲氧氯普胺	A

注：参考《中国偏头痛诊断治疗指南》。

注意事项 ①对于每个月发作 3 次以上的偏头痛患者应考虑预防性用药，如使用普萘洛尔等，以防止血浆中去甲肾上腺素水平过高，也可使用钙通道阻滞剂扩张脑血管，增加脑血流量。近年也常应用氟桂利嗪、尼莫地平。②偏头痛发作时，应注意降低全身紧张程度、全身松弛，使导致血管和精神紧张的物质儿茶酚胺活性降低，对偏头痛的缓解有辅助效果。③当发生恶心或呕吐时，可考虑采用舌下、直肠或吸入给药方法。④对于儿童，采用非药物疗法，如避免强光刺激、饥饿、寒冷或长时间的劳累，可发挥较好的效果。

一、5-HT受体激动剂

主要治疗偏头痛的是5-HT受体激动剂，即曲坦类药物。常用舒马普坦、佐米曲普坦、那拉曲坦等。由于它们选择性地激动5-HT_1和5-HT_{1D}受体，脂溶性高，易于透过血脑屏障进入脑组织而发挥抗偏头痛作用，适用于中至重度偏头痛。作用特点：①作用发生较快，口服后30~60min即见效，且疗效确实而稳定（对有或无先兆症状者均有效），对中度头痛效果优于重度者，对每天发作在30次以上者也有疗效；②较长时间应用无耐受性；③有效率通常在50%~70%；同时也能缓解其他伴随的症状，如恶心、呕吐、恐光症及恐声症等。

当应用曲坦类药物时，应注意：①不宜与麦角碱衍生物合用，以免发生血管痉挛；②曲坦类经肝代谢，故应尽量不与主要经肝代谢的药物合用；③禁用于有心血管疾病及有潜在危险因素的患者，如心绞痛、心肌梗死及难以控制的高血压等。

舒马普坦 Sumatriptan

【又名】英明格，舒马曲坦，Imigran。

【医保分类】口服常释剂型乙类。

【药动学】口服吸收快，生物利用度：14%，血药浓度达峰时间：0.5~4.5h（平均1.5h）。血浆蛋白结合率：14%~21%。代谢：肝。排泄：尿，少部分经粪便排出。$t_{1/2}$：2h。

【作用和用途】第一个曲坦类代表性药物（1991年问世），与5-HT_{1D}受体有高度亲和力，为5-HT受体激动剂，能强烈收缩已扩张的颅内动脉，使脑血流供应得以调整，抑制三叉神经的血管活性，阻止血管肽的释放，使血管口径正常化，并可抑制硬脑膜的神经源性炎症而发挥抗偏头痛的效应。

对偏头痛（无论有无发作先兆症状）效果较佳，也用于丛集性头痛的治疗。

【用法和用量】口服，初始剂量100mg，若有效（通常服后30min头痛缓解），可在2h后再次服药以控制复发。24h内最大量可达300mg。若首剂服用后无效，不再给予第二剂量。有些患者用50mg（一次）即可有效，对肝有损害的患者可选用这一剂量。

【主要不良反应】①头晕、乏力、面红、体表热感、胸闷、嗜睡、肌肉发紧、一过性血压升高，这些不良反应可随机体对药物的适应性而消失；②偶见肝功能异常。

【孕妇、哺乳期妇女用药安全性】孕妇禁用，哺乳期妇女慎用。

【禁忌和慎用】①禁用于缺血性心脏病、未控制的高血压、心肌梗死病史、儿童及老年人；②慎用于潜在心脏病、肝肾功能异常者或以往用本品出现过胸痛或胸部发紧的患者。

【注意事项】①禁忌与升压药、单胺氧化酶抑制剂合用；②服用此药后24h内禁用含麦角胺的药物，否则可能发生血管痉挛；③用药后不宜驾车或操纵机器。

【剂型与规格】片剂：100mg。

【医保限制】口服常释剂型限偏头痛急性发作患者的二线用药。

佐米曲普坦 Zolmitriptan

【又名】佐米格，Zomig。

【医保分类】口服常释剂型乙类。

【药动学】口服吸收迅速完全且吸收不受食物影响。生物利用度：64%，血药浓度达峰时间：60min。代谢：肝（部分代谢产物有活性）。排泄：尿60%（代谢物），粪30%（原型）。$t_{1/2}$：2.5~3h。

【作用和用途】选择性5-HT受体激动剂，对5-HT_{1D}受体有高度亲和力，对5-HT_{1A}受体有中度亲和力，而对5-HT_1、5-HT_3、5-HT_4受体，多巴胺D_1受体和D_2受体没有明显亲和力。

用于无先兆急性偏头痛。

【用法和用量】口服，2.5mg/次，如在24h内症状持续或复发，再次服用仍有效。如需2次服用，应与首次服用至少间隔2h，对疼痛缓解不满意者在随后发作中可服用5mg，建议24h内不宜超过15mg。

【主要不良反应】常见恶心、头晕、嗜睡、无力、温热感。

【孕妇、哺乳期妇女用药安全性】孕妇禁用，哺乳期妇女慎用。

【禁忌和慎用】①尚未控制的高血压患者、症状性帕金森综合征患者禁用；②脑卒中患者慎用。

【剂型与规格】片剂：2.5mg，5mg。

【医保限制】口服常释剂型限偏头痛急性发作患者的二线用药。

那拉曲坦 Naratriptan

【又名】那拉格，那拉替坦，Naraming。

【药动学】口服吸收迅速，生物利用度：65%~75%，血药浓度达峰时间：4h。代谢：肝30%。排泄：尿。$t_{1/2\beta}$：5~6.3h。

【作用和用途】可透过血脑屏障，选择性激动5-HT_{1B}和5-HT_{1D}受体，对5-HT_{1D}受体有较高的亲和力。5-HT_{1B}受体兴奋可引起血管收缩，抑制三叉神经末梢释放多肽类致痛物质，减少头痛刺激，从而减轻偏头痛的发作。适用于治疗先兆性或无先兆性的急性偏头痛。

【用法和用量】口服，成人 1~2.5mg/ 次，如 4h 后疼痛尚无缓解，可再服 1~2.5mg；但在 24h 内最大用量不能超过 5mg。

【主要不良反应】常见疲乏、困倦、嗜睡、头晕、恶心、呕吐、兴奋以及咽喉、颈、胸、四肢有沉重感或压迫感，严重者可出现心绞痛、心动过缓、心动过速、心肌梗死、视觉障碍等。

【孕妇、哺乳期妇女用药安全性】孕妇禁用，哺乳期妇女慎用。

【禁忌和慎用】①有心肌梗死病史、局部缺血性心脏病、心绞痛、脑血管意外、严重的肝肾功能损害者禁用；②18 岁以下或 65 岁以上患者不推荐应用；③冠状动脉疾病危险者慎用。

【注意事项】如在首次服药后无疗效，且症状相同者不应再服用；但对于两次发作者可应用。

【剂型与规格】片剂：2.5mg。

其他 5-HT 受体激动剂见表 31-3。

表 31-3 其他 5-HT 受体激动剂

药名和制剂	作用特点	用法和用量
夫罗曲坦（氟伐曲坦） Frovatriptan（Frova） 片剂：2.5mg	生物利用度低（30%），对 5-HT_{1D} 受体亲和力大，收缩血管作用强。代谢物有效，且 $t_{1/2}$ 较长	口服，2.5~5mg/ 次，1 次 /d。两次服药间隔时间应长于 2h；用量不应 >7.5mg/d
利扎曲普坦（利托曲坦） Rizatriptan（Maxalt） 片剂：5mg，10mg	吸收缓慢但较完全，生物利用度 45%。用于急性偏头痛发作，服后 2h 头痛缓解率较高	口服，5~10mg/ 次，1 次 /d；两次给药至少应间隔 2h，24h 内不超过 10mg。舌下给药起效快，0.5h 可明显缓解症状
阿莫曲坦（阿莫普坦） Almotriptan（Almogran） 片剂：12.5mg	生物利用度高（70%~80%），$t_{1/2}$ 为 3.1~4h。头痛缓解率（2h 内）50%~70%，且起效迅速、疗效稳定	口服，发作初服 12.5mg，如果 24h 内症状重现，可再服 12.5mg（至少间隔 2h），最大日用量为 25mg
依来曲普坦（瑞帕克司） Eletriptan（Relpax） 片剂：20mg，40mg，80mg	对 5-HT_{1D} 受体亲和力强于舒马普坦（6 倍），对 5-HT_{1B} 受体亲和力也强。对急性偏头痛缓解率优于舒马普坦	口服，初始量为 40mg/ 次，如在 24h 内症状持续或复发，可重复给药，与首次服药时间至少间隔 2h，24h 内总剂量不宜超过 80mg

二、麦角胺类

麦角胺具有半衰期长、头痛复发率低的优势，适用于发作持续时间长的患者。另外，极小量的麦角胺类即可迅速导致药物过度使用性头痛（MOH），因此应限制药物的使用频度，不推荐常规使用。

麦角胺咖啡因 Ergotamine and Caffeine

【作用和用途】麦角胺常用其酒石酸盐，作用机制主要是通过对平滑肌的直接收缩作用，使扩张的颅外动脉收缩，或与激活动脉管壁的 5- 羟色胺受体有关，使脑动脉血管的过度扩张与搏动恢复正常，从而使头痛减轻。与咖啡因合用疗效比单用麦角胺好，不良反应也较轻。

主要用于偏头痛，能减轻其症状，无预防和根治作用，只宜头痛发作时短期使用。

【用法和用量】口服一次 1~2 片，如无效，隔 0.5~1h 后再服 1~2 片，每次发作一日总量不超过 6 片。

偏头痛发作时即服 2 片，0.5~1h 后可再服 1~2 片，24h 内不超过 6 片，1 周内不得超过 10 片。

【主要不良反应】常见手、趾、脸部麻木和刺痛感，脚和下肢肿胀（局部水肿）、肌痛。

【孕妇、哺乳期妇女用药安全性】孕妇禁用，哺乳期妇女慎用。

【禁忌和慎用】活动期溃疡病、冠心病、严重高血压、甲状腺功能亢进、闭塞性血栓性脉管炎、肝功能损害、肾功能损害者均禁用。

【药物相互作用】与 β 受体拮抗剂、大环内酯类抗生素、血管收缩剂和 5- 羟色胺（$5\text{-}HT_1$）激动剂等有相互作用，应慎重。

【剂型与规格】片剂：每片含酒石酸麦角胺 1mg，无水咖啡因 100mg。

【特殊管理】属于第二类精神药品，专用处方开具。

麦角胺 Ergotamine

麦角胺

三、非甾体抗炎药

NSAID 药理作用可参阅相应章节，重点介绍其防治偏头痛的用法和用量（表 31-4）。

表 31-4 NSAID 防治偏头痛的用法用量

药名和制剂	适应证	用法和用量
对乙酰氨基酚 Paracetamol 片剂：0.1g，0.3g，0.5g； 缓释片：0.65g； 泡腾颗粒：0.1g，0.5g； 口服液：25mg/10ml	①轻至中度偏头痛的发作期治疗；②难治性偏头痛；③月经性头痛及紧张型头痛；④慢性发作性偏侧头痛；⑤良性器质性头痛	口服，①0.3~0.6g，1 次 /d 或 4 次 /d；不宜超过 2g/d。连续用不超过 10d。②儿童每次 10~15mg/kg，1 次 /1~6h；<12 岁每 24h 不超过 5 次量，疗程不超过 5d
布洛芬 Ibuprofen 缓释胶囊：300mg； 片剂：100mg，200mg，400mg； 缓释片：200mg； 泡腾片剂：100mg	①轻至中度的偏头痛发作期的治疗；②偏头痛预防性治疗；③慢性发作性偏头痛的治疗；④月经性头痛	口服，①0.2~0.4g/ 次，1 次 /4~6h；最大限量为 2.4g/d；②小儿每次 5~10mg/kg，3 次 /d。抗风湿剂量要大些

四、预防偏头痛发作的药物

偏头痛具有反复发作的特点，每次发作时头痛的程度多较严重，持续时间均较长，因此预防性用药是十分必要的，通常用于每个月发作 2~3 次以上的患者。临床常用的药物有：钙通道阻滞剂如氟桂利嗪，β 受体拮抗剂如普萘洛尔，以及抗组胺药苯噻啶等。

氟桂利嗪 Flunarizine

【又名】西比灵，氟桂嗪，Sibelium。

【医保分类】口服常释剂型甲类。

【药动学】口服易吸收，2~4h 达峰值。每日给药 1 次，连服 5~6 周达稳态血药浓度。易透过血脑屏障。血浆蛋白结合率：约 90%。代谢：肝。排泄：粪 40%~80%。清除缓慢，为长效口服药，$t_{1/2}$：19d。

【作用和用途】为哌嗪类钙通道阻滞剂，能解除脑血管痉挛，改善脑部血液循环，增强脑细胞抗缺血缺氧能力；抑制血小板聚集、降低过高的血液黏度，改善末梢循环。

近年来发现氟桂利嗪有类似苯妥英钠的作用，也能选择性阻滞电压依赖

性 Na^+ 通道。已在欧美各国临床试用，对各型癫痫有效，尤其对强直 - 阵挛性发作（大发作）、局灶性发作效果较好。

用于：①脑供血不足、脑卒中恢复期、脑动脉硬化症等；②预防偏头痛；③头晕、耳鸣和眩晕；④癫痫辅助治疗。

【用法和用量】 口服，5~10mg/次，1次/d，睡前服。

【主要不良反应】 ①嗜睡和疲惫感为最常见；②偶有抑郁症状，以女性患者较常见；③锥体外系症状，产生震颤或加重帕金森综合征；④少数患者出现溢乳、肌肉酸痛等症状，多为短暂性的。

【孕妇、哺乳期妇女用药安全性】 原则上孕妇和哺乳期妇女不用。

【禁忌和慎用】 ①有抑郁症病史、帕金森病或其他锥体外系疾病症状的患者禁用；②颅内出血急性期禁用；③肝功能不全者慎用。

【剂型与规格】 片剂（胶囊）：3mg，5mg。

其他预防偏头痛发作的药物，见表 31-5。

表 31-5　其他预防偏头痛发作的药物

药名和制剂	用法和用量	备注
洛美利嗪 Lomerizine 片剂（胶囊）：5mg	成人，口服，5mg/次，2次/d，早饭后及晚饭后或睡前服用。根据症状适量增减，但用量不可超过 20mg/d	①孕妇不可服用；②服药期间应注意不要从事驾驶汽车等有危险的工作
普萘洛尔 Propranolol 片剂：10mg； 注射剂：5mg	口服，治疗偏头痛和慢性头痛，30~100mg/d，从小剂量开始，逐渐增加达到最适治疗剂量。小儿 0.5~1mg/kg，分次服用	①也用于非丛集性头痛的其他类型头痛的治疗；②必要时可静脉注射（缓慢）0.01~0.1mg/kg
美托洛尔 Metoprolol 缓释片：100mg，150mg； 片剂：25mg，50mg，100mg	适应证同普萘洛尔。口服，50~200mg/d，从小剂量开始，逐渐增量，达到有效剂量	血药浓度个体差异较大，因此用药剂量需个体化
阿米替林 Amitriptyline 片剂：10mg，25mg，50mg； 缓释片：50mg； 缓释胶囊：25mg	本品为抗抑郁药，适用于偏头痛的预防，发作性慢性紧张性头痛等。口服，开始 12.5~25mg/d，逐渐增至 150~250mg/d；维持剂量 50~100mg/d	①缓释片因释放缓慢，有效剂量可减为 50~100mg/d，每晚睡前服用；②本品镇静作用明显，宜在晚间服用

续表

药名和制剂	用法和用量	备注
苯噻啶 Pizotifen 片剂：0.5mg	抗 5-HT 及抗组胺作用。口服，0.5~1mg/ 次，1~3 次 /d。开头 3d 晚间睡前服 0.5mg，以后增加次数，早中晚各 0.5mg，症状控制后每周酌情递减	①对偏头痛急性发作无即刻缓解作用；②最常见不良反应为嗜睡，可逐渐减轻

五、其他镇痛药

罗通定 Rotundine

【又名】颅通定，延胡索乙素。

【医保分类】口服常释剂型、注射剂乙类。

【药动学】口服吸收良好，15min 后吸收率达 40%~50%。分布：脂肪 > 肺 > 肝 > 肾。排泄：尿，皮下注射 12h 后排出 80%。

【作用和用途】非中枢性镇痛药，具有镇痛、镇静、催眠作用。其镇痛作用弱于哌替啶，强于一般 NSAID。在治疗剂量下无呼吸抑制作用，亦不引起胃肠道平滑肌痉挛。对慢性持续性疼痛及内脏钝痛效果较好，对急性锐痛（如手术后疼痛、创伤性疼痛等）、晚期癌症痛效果较差。在产生镇痛作用的同时，可引起镇静及催眠。

适用于胃肠道及肝、胆系统疾病所引起的内脏痛、头痛、月经痛及分娩后宫缩痛，因疼痛引起的失眠。

【用法和用量】①口服：镇痛，60~120mg/ 次，1~4 次 /d；催眠，30~90mg，临睡前服。②肌内注射：镇痛，60~90mg/ 次。小儿剂量：每次 1~2mg/kg（口服、皮下）。

【主要不良反应】治疗量几乎无不良反应，亦无成瘾性。偶见眩晕、乏力、恶心，大剂量可抑制呼吸中枢，有时可引起锥体外系兴奋症状。

【孕妇、哺乳期妇女用药安全性】孕妇、哺乳期妇女慎用。

【注意事项】①片剂属于甲类非处方药；②本品为对症治疗药，用于止痛不超过 5d，如症状未缓解，应咨询医师或药师；③驾驶机、车、船，从事高空作业、机械作业及操作精密仪器者工作期间慎用。

【剂型与规格】①片剂：30mg，60mg；②注射剂：60mg。

奈福泮 Nefopam

【又名】平痛新，福卢可。

【药动学】口服和肌内注射易吸收。口服 30min 起效，肌内注射 5~10min 起效。口服血药浓度达峰时间：1~3h，肌内注射血药浓度达峰时间：1.5h。肝脏首过效应显著，血浆蛋白结合率：71%~76%。代谢：肝。排泄：尿，5d 内由尿中排出给药剂量的 87%。$t_{1/2}$：4~8h。

【作用和用途】非阿片受体激动剂，对中、重度疼痛有效，具有抗胆碱及中枢性肌松作用。用于术后止痛、癌症痛、急性外伤痛。亦用于急性胃炎、胆道蛔虫症、输尿管结石等内脏平滑肌绞痛，局部麻醉、针麻等麻醉辅助用药。

【用法和用量】①口服：20~60mg/ 次，3 次 /d；②肌内注射或缓慢静脉注射：20mg/ 次，必要时 1 次 /6h。

【主要不良反应】常见镇静、头晕、头痛、恶心、呕吐、出汗、失眠、口干、嗜睡等，偶见皮疹、畏食、欣快和癫痫发作，注射可致注射部位疼痛、心率加快（阿托品样作用）。

【孕妇、哺乳期妇女用药安全性】孕妇、哺乳期妇女慎用。

【禁忌和慎用】禁用于有心血管疾病、心肌梗死或惊厥患者。青光眼、尿潴留、心脏病患者慎用。严重肝、肾功能不全患者慎用。

【注意事项】过量出现兴奋、癫痫样发作，可用地西泮解救。

【药物相互作用】①不宜与抗惊厥药、单胺氧化酶抑制剂联合应用；②与可待因、喷他佐辛、右丙氧芬合用可增强其成瘾性。

【剂型与规格】①片剂：20mg；②注射剂：20mg。

（李文江）

第三十二章

抗癫痫药与抗惊厥药

药物分类 从化学结构特点来看，抗癫痫药分为以下7类：①侧链脂肪酸，常用丙戊酸钠；②羧酰胺类，常用卡马西平；③苯二氮䓬类，如氯硝西泮、硝西泮、地西泮；④乙内酰脲类：常用苯妥英钠；⑤琥珀酰亚胺类：常用乙琥胺；⑥巴比妥类，常用苯巴比妥、扑米酮；⑦其他抗癫痫药，常用拉莫三嗪、托吡酯、加巴喷丁、普瑞巴林等。

抗惊厥药常用硫酸镁、水合氯醛等。

作用特点 特发性癫痫（真性癫痫）通常找不到脑部的器质性损伤和病灶。目前认为，癫痫是一类慢性、反复性、突然发作性大脑功能失调，其特征为神经元突发性异常高频率放电并向周围扩散。由于异常放电的神经元所在部位（病灶）和扩散范围不同，临床表现多种多样。

抗癫痫药的作用机制，从电生理学观点来看有两种方式：抑制病灶神经元过度放电，或作用于病灶周围正常神经组织，以遏制异常放电的扩散。如控制大发作的药物苯妥英钠、苯巴比妥钠，实验证明均可阻止病灶放电向周围健康组织扩散；后者虽然能抑制病灶放电，但二者均无根治作用，故需长期服药。这类药物不适用于继发性癫痫（症状性癫痫）的治疗。

选用抗癫痫药前，首先应明确是首诊癫痫还是癫痫发作、癫痫持续状态，并依据癫痫发作的类型、药品的耐受性和不良反应、年龄、性别辨证选药。

用药原则 抗癫痫药发展较慢，应用时应注意：①依据癫痫类型合理选药，确定一线及二线药物，但患者服药应个体化，对于不同类型癫痫的用药选择列于表32-1以供参考。②用药剂量：一般从最低有效量开始，如不能控制则逐渐增至高限剂量，或适当低于引致中毒症状的剂量。③合并用药：目的在于提高疗效或克服另一种药的不良反应。例如苯妥英钠不能控制的大发作病例，加用苯巴比妥或扑米酮虽可获良效，但不应长期合用，因其变化很大，应经常检验血药浓度，作为调整苯妥英钠用量的依据。苯巴比妥或扑米酮引起过度的嗜睡时，可酌量辅以苯丙胺（此药本身对小发作有效；对活动过多和有脑损伤儿童有特殊镇静作用）；也可加用咖啡因。④必须长期服药：一般来说，大发作宜在完全控制2年后考虑减量；小发作可以较早减药，尤其是脑电图恢复正常者。减量过程的快慢根据原来剂量的大小，剂量越大则减量越慢；大发作不少于1年，小发作不少于6个月。突然停药，尤其是苯巴比妥，往往导致大发作持续状态。⑤癫痫持续状态：任何一种癫痫均可引起持续状态（大发作连续发生2次或2次以上；或一次发作持续1h以上，在不抽搐间歇时间中，神志仍昏迷不醒），是一种严重状况，应急速静脉注射苯巴比妥或苯妥英钠；近年多用地西泮及劳拉西泮静脉注射，疗效确切而安全。

表32-1 不同类型癫痫的用药选择

发作类型	一线药物	添加药物	可考虑的药物
全面强直-阵挛发作	丙戊酸、拉莫三嗪、卡马西平、奥卡西平、左乙拉西坦、苯巴比妥	左乙拉西坦、托吡酯、丙戊酸、拉莫三嗪	
失张力或强直发作	丙戊酸	拉莫三嗪	托吡酯、氯硝西泮、左乙拉西坦
失神发作	丙戊酸、拉莫三嗪	丙戊酸、拉莫三嗪、左乙拉西坦	
肌阵挛发作	丙戊酸、左乙拉西坦、托吡酯	丙戊酸、托吡酯、拉莫三嗪	氯硝西泮、唑尼沙胺

注：本表根据2020年发布的《中国基因性全面性癫痫临床诊治实践指南》总结而成。

注意事项 ①若1年内偶发1~2次者，一般不用药物预防。②单纯型癫痫选用一种有效药物即可，一般先从小剂量开始，逐渐增量至获得理想疗效时维持治疗。③当某药已用至最大耐受量而确实无效（观察平均发作间隔时间，观察期不少于5个月），则应撤换。撤换时不宜太快，可采用过渡用药方法（至少3d），即在原药基础上加用新药，待其发挥疗效后将原药减量渐停（“先减后停”原则）。④若用单一药物难以奏效，或混合型癫痫患者常需要合并用药；合用时须避免药理作用相同的药物，如苯巴比妥和扑米酮。⑤抗癫痫药（AED）可导致癫痫发作频率增加（“矛盾反应”），可能由于AED中毒或AED脑病（有精神异常、脑干小脑症状等），如见于苯妥英钠治疗中发作频率增加，发作类型典型的强直-阵挛性发作转变为角弓反张的姿势发作；对卡马西平、乙琥胺等也有此类报道。⑥治疗期间经常作血、尿常规及肝功能检查，一般可每个月检查血常规一次，每季度做尿常规及肝功能检查一次。

育龄期妇女必须在谨慎评估后才能决定是否能使用，权衡获益是否超过未来胎儿发生先天异常的危险。研究显示，接受任何抗癫痫药治疗的母亲子代中，畸形的发生率比一般人群中（约 3%）报道的高 2~3 倍。在多种药物治疗时所报道的畸形儿数量有所增加，最常见的畸形为唇腭裂和心血管畸形。癫痫母亲生育的孩子中，极少数报道出现发育延迟。不可能区分上述情况的原因是遗传、社会、环境因素，母亲的癫痫病或抗癫痫药的治疗。尽管有以上的潜在风险，不能突然终止抗癫痫治疗，因为可能导致癫痫发作，而后者对母亲和胎儿均会导致严重后果。在妊娠过程中，母亲强直 - 阵挛性发作和癫痫持续状态引起的缺氧，可能增加母亲和胎儿的死亡危险。

一、侧链脂肪酸

丙戊酸钠 Sodium Valproate

【又名】德巴金，典泰，抗癫灵，敌百痉，Depakene，Leptilan。

【医保分类】口服常释剂型甲类，口服液体剂、注射剂、缓释控释剂型乙类。

【药动学】口服吸收迅速，生物利用度近 100%，胶囊血药浓度达峰时间：1~4h，肠溶片血药浓度达峰时间：3~4h。血浆蛋白结合率：90%。代谢：肝。排泄：尿，少量从粪及通过肺排出。$t_{1/2}$：8~12h。

【作用和用途】广谱抗癫痫药，癫痫作用可能与脑内抑制性神经递质 γ-氨基丁酸（GABA）的浓度升高有关。

用于失神发作、肌阵挛发作、强直 - 阵挛性发作（大发作）的治疗，对局灶性运动性发作也有效。单用或与其他抗癫痫药合用可提高疗效。

【用法和用量】口服。成人，0.2~0.4g/ 次，0.4~1.2g/d。最大用量 1.8~2.4g/d，分次服（进餐后立即服用，以减少胃肠道刺激）。一般要经过 2~4 周疗效才充分表现。

小儿，开始 15mg/（kg·d），可增至 20~30mg/（kg·d），分 2~3 次服（应每隔 1 周增加 5~10mg/kg）。

成人癫痫持续状态时可静脉注射 0.4g，2 次 /d。

【主要不良反应】肝损害，表现为黄疸，谷丙转氨酶、谷草转氨酶升高，严重病例可致死。

【孕妇、哺乳期妇女用药安全性】孕妇禁用，哺乳期妇女慎用。

【注意事项】与卡马西平合用，由于肝药酶的诱导而致药物代谢加速，可使二者的血药浓度和半衰期降低，故须监测血药浓度以决定是否需要调整用量。

【剂型与规格】①片剂：50mg，100mg，200mg，500mg；②口服液：250mg，500mg；③注射剂：400mg。

同类药

丙戊酰胺 Valpromide

【又名】癫键安。

【作用和用途】作用似丙戊酸钠而较强。

【用法和用量】口服，从 0.1g/d 开始逐渐增加至 0.6~1.2g/d，分 3 次服。小儿 10~30mg/(kg·d)。

【剂型与规格】片剂：0.1g，0.2g。

二、羧酰胺类

卡马西平 Carbamazepine

【又名】得理多，痛痉宁，酰胺咪嗪，卡巴咪嗪，Tegretol。

【医保分类】口服常释剂型甲类，缓释控释剂型乙类。

【药动学】口服吸收缓慢，生物利用度：58%~85%。血药浓度达峰时间：6~18h，2~4d 达稳态。血浆蛋白结合率：76%。代谢：肝（代谢产物有活性）。排泄：尿 72%，粪便 28%。$t_{1/2}$：单剂量为 25~65h，多剂量为 8~29h（平均 12~17h）。

【作用和用途】化学结构与丙米嗪相似，抗惊厥机制与苯妥英钠相似，提高兴奋阈值并抑制病灶放电扩散。此外，还有抗利尿、抗躁狂、抗精神病及抗心律失常作用。

用途：①对精神运动性发作最有效；②对大发作和混合型癫痫的疗效与苯妥英钠相似，对小发作无效；③用于三叉神经痛，疗效较苯妥英钠好，对舌咽神经痛、脊髓痨的闪电样痛、周围性糖尿病性神经痛也有缓解作用；④治疗神经源性尿崩症；⑤用于某些精神病（如精神分裂情感性疾病、顽固性精神分裂症及与边缘系统功能障碍有关的失控综合征）。

【用法和用量】

（1）癫痫：口服，①成人开始剂量 0.1g/ 次，2~3 次 /d。以后每日增加 0.1g，直到疗效最好且能耐受。通常最大用量不应高于 1.2g/d，必要时增至 1.6g/d。维持量通常为 0.8~1.2g/d。②6 岁以下小儿，开始 5mg/(kg·d)，每隔 5~7d 增加 1 次用量，达 10mg/(kg·d)。维持量一般为 10~20mg/(kg·d)，不超过 0.4g/d。6~12 岁儿童，第 1 日 0.1g，服 2 次，每隔周增加每日 0.1g 直至出现疗效，维持量调整到最小有效量。一般为 0.4~0.8g，不超过 1g/d，分 3~4 次服。

由于本品的自我诱导作用（auto-induction），于治疗一阶段后可能需要增加剂量才能维持原来的血药浓度和发作控制水平。

（2）镇痛：口服，0.1g/次，开始2次/d，第2日后每日增加0.1~0.2g，直至疼痛缓解，维持量0.4~0.8g/d，分次服。个别病例可达1~1.2g/d（极量1.2g/d）。

（3）尿崩症：口服，0.3~0.6g/d，分3~4次服。最大量不超过1.2g/d。

（4）抗躁狂或抗精神病：开始0.2~0.4g/d，分2~3次服，以后每日逐渐增加至最大量1.6g/d。

（5）抗心律失常：口服，0.3~0.6g/d，分2~3次服。

【主要不良反应】①较常见视物模糊、复视、眼球震颤；②因刺激抗利尿激素分泌引起水潴留和低钠血症（或水中毒），发生率10%~15%；③较少见变态反应、Stevens-Johnson综合征或中毒性表皮坏死溶解症、皮疹、荨麻疹、瘙痒、严重腹泻、红斑狼疮样综合征（荨麻疹、瘙痒、皮疹、发热、咽喉痛、骨或关节痛、乏力）。

【孕妇、哺乳期妇女用药安全性】妊娠早期需慎用，哺乳期妇女禁用。

【禁忌和慎用】有骨髓抑制史者禁用。

【注意事项】基因多态性可致卡马西平的疗效差异，同时亦是超敏反应发生的主要原因。Stevens-Johnson综合征和中毒性表皮坏死松解症发生率为0.01%~0.06%，与人体携带*HLA-B*1502*基因和*HLA-A*3101*等位基因、*MRP2*基因、*CYP3A4*基因与超敏反应密切相关。因此，使用前有必要检测患者基因多态性，尤其是*HLA-B*1502*基因，表现为上述风险基因的患者避免服用。

【剂型与规格】片剂：0.1g，0.2g。

奥卡西平 Oxcarbazepine

【医保分类】口服常释剂型甲类，口服液体剂乙类。

【作用和用途】本品及其代谢物均可阻止病灶放电的散布，均有抗惊厥活性。

用于局灶性及全面癫痫发作；可与其他抗癫痫药合用。

【用法和用量】口服，开始0.3g/d，逐渐增至0.9~3.0g/d，以达到满意疗效。小儿从8~10mg/（kg·d）开始，可逐渐增加至0.6g/d以上；均分2次服用。

【孕妇、哺乳期妇女用药安全性】孕妇禁用，哺乳期妇女慎用。

【剂型与规格】片剂：0.15g，0.3g，0.6g。

三、苯二氮䓬类

氯硝西泮 Clonazepam

【又名】氯硝安定，Clonopin。

【医保分类】口服常释剂型甲类，注射剂乙类。

【药动学】口服吸收快而完全，血药浓度达峰时间：1~2h。血浆蛋白结合率：47%~80%。代谢：肝。排泄：尿（24h 内，0.5% 以原型排出）。$t_{1/2}$：26.5~49.2h。

【作用和用途】苯二氮䓬类，抗癫痫作用突出；抗癫痫作用强于地西泮 5 倍。本品可阻止皮质、丘脑和边缘系统结构的致痫灶发作活动的传播，但不能消除病灶的异常放电。本品还有催眠、中枢性肌松作用。

适用于控制各型癫痫，对失神发作、婴儿痉挛症、肌阵挛性及运动不能性发作疗效较好。

【超说明书适应证】美国 FDA 批准用于成人惊恐障碍。

【用法和用量】①成人口服常用量：起始 0.5mg/ 次，3 次 /d，每 3 日增加 0.5~1mg，直到发作被控制或出现不良反应为止。用量应根据患者具体情况个体化，成人最大量不要超过 20mg/d。②小儿口服常用量：10 岁或体重 30kg 以下的儿童起始 0.01~0.03mg/（kg·d），分 2~3 次服用，以后每 3 日增加 0.25~0.5mg，直至达到 0.1~0.2mg/（kg·d），或出现不良反应为止。③癫痫持续状态：静脉注射，1~4mg/ 次（30s 注完）。控制发作可静脉滴注 4mg。

【主要不良反应】①常见异常兴奋、易激惹、肌力减退、行为障碍、思维不能集中、易暴怒（儿童多见）、精神错乱、幻觉、精神抑郁等；②持续性精神错乱、严重嗜睡、抖动、持续的语言不清、步态蹒跚、心跳异常减慢、呼吸短促或困难，以及严重乏力，均可能为药物过量的症状，须引起注意。

【孕妇、哺乳期妇女用药安全性】孕妇禁用，哺乳期妇女慎用。

【注意事项】①与丙戊酸钠合用，少数病例可发生失神持续状态；②用药 3 个月之后约 1/3 患者疗效降低，需要增加用量；③本品没有特效拮抗剂，过量时给予对症处理（催吐、洗胃），必要时可用升压药如多巴胺、去甲肾上腺素。

【剂型与规格】①片剂：0.5mg，2mg；②注射剂：1mg。

同类药

硝西泮 Nitrazepam

抗癫痫作用强，用于肌阵挛性癫痫、不典型失神发作和婴儿痉挛均有较好疗效。参见第三十四章　镇静催眠药。

地西泮 Diazepam

【又名】安定，Valium。

【医保分类】口服常释剂型、注射剂甲类。

【药动学】口服吸收迅速，血药浓度达峰时间：1~2h。血浆蛋白结合率：96.8%。代谢：肝。代谢产物有活性，最终与葡糖醛酸结合。排泄：尿、胆汁

（肝肠循环）。$t_{1/2}$：90~92h（有一定的蓄积性）。

【作用和用途】苯二氮䓬类的代表药，有强效的抗癫痫、抗惊厥和中枢性肌松作用。

用途：①单用对大发作疗效差，以其镇静明显且迅速产生耐受性（疗效减弱），故宜与苯妥英钠或苯巴比妥合用；②对精神运动性发作与小发作也有效；③对癫痫持续状态，可首选本品（静脉注射），对顽固性癫痫、癫痫持续状态有显著疗效；④治疗新生儿破伤风；⑤治疗药物中毒性惊厥；⑥治疗小儿高热惊厥；⑦治疗酒精成瘾后的戒断症状。

【用法和用量】

（1）成人：①口服，抗焦虑 2.5~5mg/ 次，3 次 /d，总量不超过 25mg/d；催眠 5~10mg/ 次，睡前服。②静脉注射（缓慢），初次量 10~20mg，有效而复发者可在半小时后重复注射。

（2）小儿：①口服，5 岁以上 1~2.5mg/ 次，3~4 次 /d；②静脉注射，5 岁以下，每次 0.2~0.5mg/kg，最大量 5mg；5 岁以上，每次 1mg/kg，最大量 10mg；必要时 2~4h 后重复注射。

【主要不良反应】①常见嗜睡、头晕、乏力等；②静脉注射速度过快可引起呼吸抑制和心血管抑制。

【孕妇、哺乳期妇女用药安全性】孕妇（妊娠 3 个月内）和哺乳期妇女禁用。

【禁忌和慎用】①有青光眼病史及重症肌无力患者慎用或禁用；②30d 以下新生儿禁用静脉注射，6 个月以下婴儿禁用口服。

【剂型与规格】①片剂：2.5mg，5mg；②注射剂：10mg。

四、乙内酰脲类

苯妥英钠 Phenytoin Sodium

【又名】大仑丁，Dilantin，Diphentoin。

【医保分类】口服常释剂型甲类。

【药动学】口服在胃中迅速游离出苯妥英，吸收慢而不全。显效时间：口服负荷量 1g 后 2~24h（慢而不稳定）；负荷量 1g 静脉注射后 1~2h。血浆蛋白结合率：87%~93%。代谢：肝。排泄：尿（原型 1%~5%）。$t_{1/2}$：8~60h（平均 22h），随血药浓度增加而增加。血药物浓度个体差异较大。

【作用和用途】对大脑皮质运动区有高度选择性抑制作用，可稳定神经元和心肌细胞膜，降低其兴奋性。这与其治疗浓度（10μmol/L 以下）时即阻滞 Na^+ 通道，减少 Na^+ 内流量有关。本品对高频异常放电神经元的 Na^+ 通道阻滞作用明显，抑制其高频反复放电，而对正常的低频放电并无明显影响。较高浓度时，苯妥英钠能抑制 K^+ 外流，延长动作电位时程和不应期。

用途：①全面性发作、强直 - 阵挛性发作（大发作）和精神运动性发作，效果良好，是大发作的二线药物；②对颞叶癫痫部分有效；③对三叉神经痛、舌咽神经痛及坐骨神经痛可减轻疼痛（100mg/ 次，3 次 /d）；④抗心律失常（参见第十八章　抗心律失常药）。

【用法和用量】

（1）口服：①成人开始剂量为 50~100mg/ 次，3 次 /d，以后每 2 周增加 50~100mg。极量：300mg/ 次，600mg/d。②儿童 5~10mg/（kg·d），分 1~3 次服用，根据每人具体情况进行调整。如果发作频繁，需要很快达到治疗有效血药浓度，可将 12~15mg/kg 药量分成 1~3 次服用（1 次 /6h），第 2 天开始给予 100mg（或 1.5~2mg/kg），3 次 /d，直到调整至恰当剂量为止。新生儿 3~5mg/（kg·d）。

（2）静脉注射：用 500~1 000mg 负荷量，注射速度不超过 50mg/min，能迅速显效，用于癫痫持续状态。不推荐静脉滴注。极量 1 000mg/d。静脉注射时应进行心电图及脉率监测。

【主要不良反应】①常见胃肠道反应，饭后服药可能减轻，静脉注射可致静脉炎；②牙龈增生多见于儿童和青年人；③神经系统症状有眼球震颤、运动障碍、发声障碍、昏睡；与剂量有关，减量可消失；④偶见视物模糊和精神失常；⑤可见皮疹、发热、粒细胞减少等过敏反应，一旦出现应立即停药；⑥有时由于叶酸缺乏出现巨幼细胞贫血；⑦长期治疗可引起代谢性骨软化；⑧静脉注射超过 50mg/min 时可出现低血压、心力衰竭和中枢神经系统抑制。

【孕妇、哺乳期妇女用药安全性】孕妇禁用，哺乳期妇女使用时暂停哺乳。

【禁忌和慎用】低血压、心动过缓、高度房室传导阻滞、严重心肌损害、心力衰竭、贫血、白细胞减少者禁用。

【注意事项】①苯巴比妥增强苯妥英钠的代谢而降低其血药浓度，减弱其作用，苯妥英钠本身也是酶诱导剂，因此应分别单用且不要长期合用；②对肝微粒体酶有抑制的药物（如异烟肼、地西泮、乙琥胺）及雌激素、呋塞米、普萘洛尔等，可使苯妥英钠血药浓度升高而增加其毒性；③苯妥英诱导肝药酶活性而增强糖皮质激素的代谢失活；④含钙、镁、铝的抗酸药与苯妥英钠形成不溶解的复合物，可减少苯妥英钠的吸收；⑤苯妥英钠可与大多数药物或同时与多种药物联合应用；⑥必要时监测血药浓度作为调整剂量的依据；⑦注射液 pH>11，不宜作肌内注射。

【剂型与规格】①片剂：50mg，100mg；②注射剂：100mg，250mg。

【备注】苯妥英钠自 1938 年问世以来，其临床适应证除了上述外，已被广泛应用于多种疾病，现择其重要者略作介绍。①纠正大脑的过度兴奋：大脑过度兴奋常表现有恐惧、愤怒及其相关的情绪变化（如急躁、冲动、攻击、烦恼、焦虑等),苯妥英钠不仅对这些障碍有效,进而改善睡眠,而且能解除伴发的躯体症状(头痛、胃部不适、头晕、震颤、手足发冷或发热,以及呼吸急促等)。其作用的独特性在于使患者安宁而无过度镇静或兴奋作用;它能提高精力,但不是人工兴奋剂。有人称苯妥英钠为"促正常化药物"(normalizer)。②治疗神经肌肉疾病:如对发作性舞蹈样手足徐动症、肌痉挛、肌强直性营养不良等有效,其骨骼肌松弛作用与抗惊厥的机制相似。用于帕金森病可改善随意运动与协调运动、减轻震颤。③促进"愈合":用于治疗隐性营养不良型大疱性表皮松解症、牙周病以及各种皮肤、软组织伤口和溃疡。研究表明,苯妥英钠可以抑制皮肤成纤维细胞合成和/或分泌胶原酶,在起疱或不起疱皮肤有免疫活性胶原酶的增加,并能加速各种伤口的愈合,刺激成纤维细胞增生,增加胶原合成和肉芽组织的成熟。④抗心绞痛:预防性口服苯妥英钠可显著减少心绞痛患者的发作频率和症状的严重程度。⑤增加血清高密度脂蛋白胆固醇(HDL-C)水平,鉴于动脉粥样硬化性疾病,如心肌梗死、脑卒中等与 HDL-C 水平呈负相关,故苯妥英钠可以预防上述疾病。

同类药

磷苯妥英钠 Phosphenytoin Disodium

【又名】Cerebyx。

【作用和用途】本品为一前体药,在体内经磷酸酯酶迅速水解而全部转化为苯妥英钠。用于治疗急性症状性癫痫及防治进行神经手术或头部创伤患者的脑卒中。

【用法和用量】静脉注射或肌内注射,初始 480~1 500mg/次(7.9~21.6mg/kg),维持剂量为 130~1 250mg(1.7~17.2mg/kg);用葡萄糖或氯化钠注射剂稀释(1.5~25mg/ml),静脉滴注速度为 50~100mg/min。

【注意事项】①静脉注射速度不宜超过 1 500mg/min,速度过快可引起高血压;②本品有可能加重感染,引发致死败血症;对合并有感染者,用药需要格外警惕。

【剂型与规格】注射剂:150mg,750mg。

五、琥珀酰亚胺类

乙琥胺 Ethosuximide

【又名】柴浪丁,Zarontin。

【药动学】口服吸收良好,血药浓度达峰时间:3h。8~10d 后血药浓度达到稳态。血浆蛋白结合率:低。代谢:肝。约 80% 成为 3 种无活性的代谢产物。排泄：尿 20%（原型）。$t_{1/2}$：成人 56h，儿童 24h。

【作用和用途】提高化学药品（戊四氮）及电刺激的惊厥阈，有轻度镇静作用。

用于小发作，效果较同类药苯琥胺、甲琥胺为优，尤其适用于儿童。

【用法和用量】口服：①成人开始 0.5g/d，以后每 4~7 天增加 0.25g 至有效为止，最大剂量 1.5g/d；糖浆剂 20~30ml/ 次，3 次 /d。②3~6 岁小儿开始 0.25g/d，以后每 4~7 天增加 0.25g，以达到治疗效果，最大剂量 1.5g/d。

【主要不良反应】①常见胃肠不适、嗜睡和眩晕，可随服药时间逐渐减轻；②有时可见帕金森综合征、系统性红斑狼疮、白细胞减少，严重者可引起再生障碍性贫血。

【孕妇、哺乳期妇女用药安全性】孕妇、哺乳期妇女慎用。

【注意事项】对混合型癫痫发作患者，可能加重大发作，因而必须和苯巴比妥或苯妥英钠合用。

【剂型与规格】①胶囊：0.25g；②糖浆剂：5%/100ml，5%/500ml。

六、巴 比 妥 类

苯巴比妥参见第三十四章　镇静催眠药。

扑米酮 Primidone

【又名】米苏林，扑痫酮，去氧苯比妥，Mysoline。

【医保分类】口服常释剂型乙类。

【作用和用途】本品与其代谢产物苯巴比妥和苯乙基丙二酰胺，都是有效的抗惊厥药。

本品可作为大发作的选用药物之一，对精神运动性发作也有良效，通常与其他药物合用；对小发作疗效差。

【用法和用量】口服，成人开始 0.25g/d，以后每周增加 0.25g/d，分 2~3 次服，至有疗效为止。维持剂量为 10~25mg/（kg·d），最大剂量不超过 2g/d。

8 岁以上可按 12.5~25mg/（kg·d）计算，分 2~3 次服。8 岁以下，开始剂量 12.5mg/d，以后每周增加 12.5mg/d，至有疗效；维持量为 5~20mg/（kg·d）。

【孕妇、哺乳期妇女用药安全性】孕妇禁用，哺乳期妇女慎用。

【剂型与规格】片剂：50mg，100mg，250mg。

七、其他抗癫痫药

拉莫三嗪 Lamotrigine

【又名】利必通，安闲，Lamotrin。

【医保分类】口服常释剂型乙类。

【药动学】口服吸收迅速、完全，生物利用度：98%，血药浓度达峰时间：1.5~5h（平均 2~3h）。血浆蛋白结合率：55%。代谢：肝（代谢物无活性）。排泄：尿 10%（原型），粪便 2%。$t_{1/2}$：6.4~30.4h（平均 12.6h）。

【作用和用途】广谱抗癫痫药，属叶酸拮抗剂。可通过多种机制减弱神经元活动，如阻滞钠离子通道；该药还可能抑制突触谷氨酸的释放以及抑制 5-HT、DA 及 NE 再摄取等，从而控制多种类型癫痫发作。

用途：①治疗成人强直 - 阵挛性发作、不典型失神发作及失张力发作等；②对儿童癫痫的各种类型（局灶性和全面性发作），尤其是对典型和不典型失神发作的疗效突出；③作为女性症状性局灶性及全面性发作癫痫的治疗用药（一线药物）。

【超说明书适应证】美国 FDA 批准用于双相障碍 I 型的治疗。

【用法和用量】口服，从 50mg/d 开始，2 周后改为 100mg/d，逐步增加达到维持量 300~500mg/d。如与丙戊酸钠合用，则第 1、2 周应用 25mg，隔日 1 次，第 3、4 周开始服用 25mg/d，此后每 1~2 周增加 25~50mg，直至达到维持量 100~150mg/d，分次口服。

【主要不良反应】常见头痛、头晕、嗜睡、视物模糊、复视、共济失调、恶心、呕吐和皮疹。其中以头痛（29%）、头晕（19%）最为常见。

2018 年 FDA 警告该药可能引起罕见而严重的免疫疾病——噬血细胞性淋巴组织细胞增生症（噬血细胞综合征）。

【孕妇、哺乳期妇女用药安全性】孕妇禁用，哺乳期妇女慎用。

【注意事项】①肝、肾功能损害者，因其 $t_{1/2}$ 将明显延长，剂量应当减少；②服药期间避免驾车和从事机械操作。

【药物相互作用】①服用丙戊酸钠的患者若加服拉莫三嗪，可使丙戊酸钠血药浓度降低；反之，加服丙戊酸钠则拉莫三嗪的稳态浓度增加约 40%。②拉莫三嗪加服苯妥英钠和卡马西平，将分别降低血药浓度 50% 和 40%。

【剂型与规格】片剂：25mg，100mg，150mg，200mg。

托吡酯 Topiramate

【又名】妥泰，Topamax。

【医保分类】口服常释剂型乙类。

【药动学】口服吸收迅速，血药浓度达峰时间：2~3h。生物利用度：80%。血浆蛋白结合率：9%~17%。代谢：肝（20%）。排泄：尿 80%（原型）。$t_{1/2}$：18~23h，与其他抗癫痫药（苯巴比妥、苯妥英钠）合用时 $t_{1/2}$ 为 12~15h。

【作用和用途】广谱抗癫痫药，具有：①阻抑电压依赖性钠通道；②增强 γ- 氨基丁酸（GABA）介导的抑制作用（作用于 GABA 受体）等多种作用机制。

用于全面性(全身性)发作、局灶性发作,尤其婴儿痉挛以及Lennox-Gastaut综合征中不典型失神发作和全面强直-阵挛性发作疗效较好,也用于偏头痛的预防性治疗。

【用法和用量】 口服。①成人:初始剂量为每晚25~50mg,然后每周增加1次,每次增加25mg,直至症状控制为止,通常200~400mg/d。疗效随剂量增加而增加(用量为400~1 200mg/d,总有效率并未增加,亦即剂量与疗效不呈正相关)。②儿童>2岁初始剂量12.5~25mg/d,然后逐渐增加至5~12.5mg/(kg·d)分次服。体重>43kg的儿童有效剂量范围与成人相当。

【主要不良反应】 中枢神经系统不良反应如头晕、疲劳、复视、眼震、嗜睡、情绪不稳、抑郁、共济失调、食欲减退等,多在迅速加药过程中出现,但持续时间一般不超过4个月。儿童可见无汗、低热等自主神经系统症状。

【孕妇、哺乳期妇女用药安全性】 孕妇禁用,哺乳期妇女慎用。

【注意事项】 对存在有潜在肾病因素的患者,可能增加肾结石形成的危险,应大量饮水防止其发生。

【剂型与规格】 片剂:25mg,100mg。

左乙拉西坦 Levetiracetam

【又名】 开浦兰,Keppra。

【医保分类】 口服常释剂型、口服液体剂、缓释控释剂型、注射剂乙类。

【药动学】 口服吸收迅速,血药浓度达峰时间:1.3h,绝对生物利用度接近100%,食物及抗酸剂不影响其吸收。易透过血脑屏障,脑组织的药物浓度接近血药浓度,血浆蛋白结合率<10%。主要代谢途径是通过水解酶的乙酰胺化(给药剂量的24%)。排泄:尿(24h后,原型93%)。$t_{1/2}$:6~8h,老年患者延长至10~11h。

【作用和用途】 具有特异性结合点的抗惊厥药,可阻止神经元的同步放电。对大发作、失神发作、肌阵挛发作均有良效。

【用法和用量】 口服,起始0.5g/次,2次/d;最大为1.5g/次,2次/d。停药时,每1~2周渐减1g。

【主要不良反应】 常见嗜睡、疲乏、眩晕。

【孕妇、哺乳期妇女用药安全性】 孕妇,哺乳期妇女禁用。

动物实验证明本品有一定的生殖毒性。目前没有孕妇安全性资料,对于人类潜在的危险目前尚不明确。如非必要,孕妇请勿应用本品。动物实验表明本品可从乳汁中排出,不建议患者在服药同时哺乳。

【注意事项】 ①停用时应逐渐减量,以免出现停药反应;②用药期间避免驾驶车辆及操作机械。

【药物相互作用】 ①与月见草油合用,可增加癫痫发作的危险;②与其他抗癫痫药（苯妥英钠、卡马西平、丙戊酸钠、苯巴比妥、拉莫三嗪、加巴喷丁、扑米酮等）、洋地黄类、华法林无相互影响。

【剂型与规格】①片剂：0.25g，0.5g，0.75g；②口服溶液：150ml：15g。

【医保限制】口服液体剂限儿童。

普瑞巴林 Pregabalin

【又名】乐瑞卡，Lyrica。

【医保分类】口服常释剂型乙类。

【药动学】本品 98% 以原型由尿排出。

【作用和用途】作用机制尚不明确。用于癫痫发作与外周神经痛，如带状疱疹后神经痛、糖尿病性神经痛。

【超说明书适应证】美国 FDA 批准用于成人糖尿病周围神经病变引起的神经性疼痛。

【用法和用量】口服，150~300mg/ 次，2~3 次 /d；对神经痛及癫痫患者耐受情况下，最大剂量可增至 600mg/d（间隔 3~7d）。

【主要不良反应】嗜睡、头晕、外周水肿、肌酸激酶升高、躯体依赖性。

【孕妇、哺乳期妇女用药安全性】孕妇慎用，哺乳期妇女用药期间应停止哺乳。

【禁忌和慎用】①17 岁以下患者不宜使用。②心功能Ⅲ或Ⅳ级的充血性心力衰竭患者应慎用。

【注意事项】肾功能减退者酌情减量。如疑似或确诊为肌病或肌酸激酶显著升高时，应停用本品。

【剂型与规格】胶囊：75mg，150mg。

其他抗癫痫药见表 32-2。

表 32-2 其他抗癫痫药

药名和制剂	作用和用途	用法和用量	备注
加巴喷丁 Gabapentin 片剂：300mg；胶囊：100mg，300mg，400mg	改变GABA代谢。用于：①癫痫；②成人疱疹感染后神经痛	①癫痫：成人和 12 岁以上青少年，第 1 天 300mg，睡前服用 1 次；第 2 天每次 300mg，2 次 /d。第 3 天起每次 300mg，3 次 /d。②成人疱疹感染后神经痛：第 1 天，300mg，1 次 /d；第 2 天，300mg，2 次 /d。第 3 天起每次 300mg，疼痛严重者每可加量至每次 600mg，3 次 /d	肾功能损害的患者慎用

续表

药名和制剂	作用和用途	用法和用量	备注
唑尼沙胺 Zonisamide ①片剂：100mg； ②注射剂：200mg	抑制癫痫病灶，阻滞癫痫发作放电的扩散速度。用于各型癫痫的辅助治疗	①成人起始 100~200mg/d，分 1~3 次服，1~2 周可加量至 200~400mg/d，最大剂量 600mg/d；②儿童开始 2~4mg/(kg·d)，分 1~3 次服，1~2 周可加量至 4~8mg/(kg·d)，最大剂量 12mg/(kg·d)	孕妇、哺乳期妇女禁用
吡仑帕奈 Fycompa 片剂：2mg，4mg，6mg，8mg，10mg，12mg	抑制突触后 AMPA 受体谷氨酸活性，减少神经元过度兴奋。这是 FDA 批准的首个具有该作用机制的抗癫痫药	开始剂量为睡前 2mg，每天 1 次	突然停药或可导致严重问题和发作频率反弹
拉科酰胺 Lacosamide 片剂：50mg，100mg，150mg，200mg； 注射剂：200mg； 口服液：4 650mg/465ml	是一种新型 *N*- 甲基 -D- 天冬氨酸（NMDA）受体拮抗剂，本品为功能性氨基酸	口服给药：初始剂量一次 50mg，2 次 /d；一周后，一次 100mg，2 次 /d，直至日用量达 200~400mg。静脉滴注，初始剂量一次 50mg，2 次 /d；一周后，一次 100mg，2 次 /d，直至日用量达 200~400mg	哺乳期妇女禁用
依佐加滨 Ezogabine 片剂：50mg，200mg，300mg，400mg	用于癫痫部分性发作的辅助治疗	起始剂量：100mg/ 次，3 次 /d。剂量按周递增，每次递增剂量不超过 50mg，直至最大维持量 200~400mg/ 次	可引起视网膜异常及视力丧失
舒噻美（磺斯安） Sultiame 片剂：50mg	稳定细胞膜，用于小发作、局灶性发作均有效	口服，200mg/ 次，3 次 /d；儿童每次剂量：1 岁 25mg；2~5 岁 100mg；6~12 岁 200mg，3 次 /d	常发生呼吸过度及困难（酸血症）

续表

药名和制剂	作用和用途	用法和用量	备注
噻加宾 Tiagabine 片剂：12mg	阻滞神经元对GABA再摄取而抗惊厥，作为难治性癫痫的辅助药物	口服，24~60mg/d，分2~4次服（初始12mg/d，每周增加12~24mg/d）	禁用于肝病患者，孕妇及哺乳期妇女慎用
氨己烯酸 Vigabatrin 片剂：0.5g	抑制GABA氨基转移酶，提高脑内GABA而起作用，用于局灶性及全身性发作、婴儿痉挛及LGS的治疗	口服，成人及9岁以上儿童2g/次，2次/d，最大剂量4g/d；3~9岁1g/d。婴儿痉挛可达150mg/（kg·d）	①对智力障碍的癫痫患者亦有效；②与苯妥英钠合用需要增加后者用量

八、抗惊厥药

惊厥是指全身肌群发生不自主、不协调的抽搐（强直性或阵挛性），见于癫痫大发作，其治疗药物前已述。此外，惊厥常见于高热、子痫、破伤风、药物中毒，以及各种原因引起的颅内压过高等，此时可用异戊巴比妥钠（静脉注射）、水合氯醛（灌肠），以及中枢性骨骼肌松弛药地西泮（静脉注射）等。

硫酸镁 Magnesium Sulfate

本品具有抗惊厥（子痫、破伤风）作用，参见第二十五章　消化系统疾病用药。

（李文江）

第三十三章

中枢神经系统退行性疾病用药

一、抗帕金森病药

药物分类 抗帕金森病药可分成6类：①多巴胺前体药及其增效药，前者如左旋多巴，后者如卡比多巴。②多巴胺受体激动剂，分2种类型，麦角类包括溴隐亭、培高利特、α-二氢麦角隐亭、卡麦角林和麦角乙脲；非麦角类包括普拉克索、罗匹尼罗、吡贝地尔、罗替高汀和阿扑吗啡。麦角类DR激动剂可导致心脏瓣膜病变和肺胸膜纤维化，因此目前已不主张使用，其中培高利特在国内已停用。③促多巴胺能神经元释放多巴胺药，如金刚烷胺。④单胺氧化酶抑制剂（MAOI）与儿茶酚-*O*-甲基转移酶（catechol-*O*-methyl transferase，COMT）抑制剂，如司来吉兰、恩他卡朋、托卡朋。⑤抗胆碱药，如苯海索、东莨菪碱。

作用特点 帕金森病（Parkinson disease，PD）又称震颤麻痹，是锥体外系运动障碍综合征——长期、慢性、进行性神经元变性疾病。研究表明，目前我国PD患者已达200万，且近年患病人数不断增加，每年新增病例达10万。PD包括以下4种主要症状：①运动过缓（运动不能）；②肌肉强直；③肌肉震颤；④姿势及步态异常（“共济失调”），又称为PD运动症状。临床上按原发性、动脉硬化性、脑炎后遗症及化学药物中毒等病因分为4类；后3类均出现类似原发性帕金森病的症状，故又总称为帕金森综合征（Parkinsonism）。

原发性帕金森病病因迄今尚未完全阐明，以中枢递质——多巴胺（DA）缺失学说为大多数学者所接受。该学说认为：自黑质发出的神经纤维上行到达纹状体，其末梢与尾-壳核神经元形成突触，以DA为递质，对脊髓前角运动神经元发挥抑制性作用，同时尾核中的胆碱能神经元与尾-壳核神经元所形成突触，以乙酰胆碱（ACh）为神经递质起兴奋作用。正常时两种递质处于动态平衡状态，共同参与调节机体的运动功能。PD患者由于黑质病变，DA合成减少，使纹状体内DA含量降低，造成黑质-纹状体通路DA能神经功能减退，而胆碱能神经功能相对占优势，导致肌张力增强等状态。该学说不仅能说明以往应用抗胆碱药东莨菪碱、阿托品治疗PD的合理性，而且也支持补充脑内DA是治疗PD的合理途径，是一种“替代疗法”，效果良好，但作用发生较慢（2~3周显效）。

口服多巴胺前体药左旋多巴后，大部分被肠黏膜等外围组织的多巴脱羧酶脱羧，转变为DA。可能仅1%左右的左旋多巴进入中枢神经系统；在脑内（主要在纹状体的多巴胺能神经的突触前神经末梢）转变成DA发挥治疗作用。在外周组织产生的DA不能通过血脑屏障，只在外周发挥作用，引起不良反应。若同时服用外周多巴脱羧酶抑制剂如卡比多巴（carbidopa），可使进入脑内的左旋多巴增多，同时可减少外周的不良反应。在体内，有80%的左旋多巴于24h内降解成DA代谢物——由MAOI及COMT所降解，由肾脏排泄。

溴隐亭是半合成的麦角生物碱，现已明确是一种DA受体激动剂，即直接作用于中枢DA受体，其疗效近似于左旋多巴。近年应用于临床的麦角碱衍生物尚有卡麦角林，与溴隐亭作用相似。普拉克索为合成的非麦角类DA受体激动剂，在PD晚期左旋多巴疗效减弱或波动时可用于增效。

金刚烷胺是抗病毒药，用于A_2型流感的预防。后来发现它能缓解PD患者的症状，与左旋多巴合用有协同作用，其抗震颤麻痹的机制可能是促进黑质-纹状体DA能神经末梢释放DA以及减少神经元的重摄取。

近年临床应用的司来吉兰抑制DA的降解，可改善PD的症状，也常用于PD早期（小剂量开始，逐步增加剂量），效果良好。

苯海索、苯扎托品可部分阻断中枢（纹状体）的胆碱受体，可使PD及药物诱发锥体外系反应得以缓解，减少流涎，但对抗精神病药引起的迟发性运动障碍不会减轻，反而加重。

COMT在中枢神经系统中参与儿茶酚胺的分解代谢，该酶受到抑制，有利于左旋多巴进入脑内，同时抑制DA降解，从而发挥左旋多巴和DA的作用。对久用左旋多巴制剂后出现“开-关”现象（on-off phenomenon）、剂末疗效衰退及不自主运动等症状波动现象有极显著疗效。

用药原则 PD的临床早期诊断较为困难；当出现典型的PD四个症状时，患者脑内DA神经元坏死常已超过80%，错过早期治疗，且尚无神经保护后神经修复药物。目前临床上采用对症治疗和部分神经保护治疗，以改善症状，延缓疾病进展。

PD治疗常遵循以下用药原则：首先，所有药物均从小剂量开始，逐步增加剂量以减轻不良反应；其次，达到显效后，以最小剂量维持尚佳的功能状态或较满意的生活质量；最后，应长时间维持满意疗效。①对年龄≤70岁的PD患者，早期应首选左旋多巴（L-dopa）制剂还是DA受体激动剂，存在不同看法。有的学者认为DA受体激动剂可延长整个PD治疗的有效时间，推迟和延缓左旋多巴所致运动并发症的发生，因而赞同作为首选。至于两种治疗方法优缺点比较列于表33-1以供参考。②年龄>70岁的PD患者宜首选左旋

表 33-1　左旋多巴（L-dopa）制剂或多巴胺受体激动剂作为起始治疗的优缺点

	L-dopa 制剂	多巴胺受体激动剂
疗效改善	非常明显	明显
延缓病情进展	好	较好
提高生活质量	好（早期）	较好
运动并发症的发生	引起	延缓或减少
符合持续多巴胺能刺激理论	（早期）符合，（中晚期）不符合	符合
延长 PD 治疗的有效时间	一般	较好
抗焦虑和抑郁的治疗作用	无	有

多巴制剂，当出现剂末现象时可同时服用恩他卡朋，以缓解运动波动现象；也可加服 DA 受体激动剂，推迟和延缓运动波动症和异动症的发生。③当患者病情随时间进展而波动性逐渐加重，药效维持时间逐渐缩短，患者往往出现睡眠差，频繁起夜（一夜起床 3~6 次）。这种情况可用多巴丝肼控释片，夜间酌情加量，并配以地西泮和巴氯芬治疗。④PD 的晚期治疗以对症为主，应足量使用药物，以左旋多巴制剂 + 卡比多巴 + 恩他卡朋（"三合一"）制剂联合 DA 受体激动剂治疗为主，此即称为"持续多巴胺能刺激"。当患者出现认知功能下降和精神症状时，可合并应用促智能药（如奥拉西坦）和非典型抗精神分裂症药（如喹硫平、米氮平等）。目前尚无治疗 PD 的理想药物，PD 亦无法治愈。

以下简要介绍有关抗帕金森病药临床应用的几个原则：①脑炎、脑外伤、脑动脉硬化及一些药物中毒（如一氧化碳、锰中毒）所引起类似震颤麻痹的表现，药物治疗和帕金森病相同。长期使用吩噻嗪类治疗精神病时常见锥体外系反应，可用抗胆碱药，而左旋多巴则无效。这是由于精神病患者脑中多巴胺 β- 羟化酶的活性很低，应用左旋多巴后在中脑边缘系统内大量的多巴胺将加剧精神患者的症状。②抗组胺药有抑制脑中占优势组胺的作用，也有助于改善帕金森病的症状。③肝豆状核变性及手足徐动症等可出现多动症或锥体外系反应，用抗组胺药、DA 受体拮抗剂、抗胆碱药有所改善。④继发性帕金森综合征、遗传变性帕金森综合征或多系统变性的帕金森叠加综合征（Parkinson plus syndrome）用本类药，多数疗效不佳或完全无效。

注意事项　①使用抗胆碱药应从小剂量开始，2~3 次 /d，逐渐增量，直至取得满意疗效而不产生明显的不良反应；②一次服用大剂量左旋多巴常见恶心、呕吐（中枢作用），如从小剂量开始在数个月内逐渐增量，患者则可以耐受较大剂量（8g/d）；③在服用左旋多巴期间禁止服用维生素 B_6（可促进多巴在中枢神经系统以外部位转变为多巴胺，从而减少多巴胺进入脑内，降低疗效）；④食物特别是高蛋白食物与左旋多巴同用，或先进食后服本品，可减少左旋多巴的吸收，而且食物中的蛋白质降解为氨基酸后可与左旋多巴竞争运输系统入脑，使左旋多巴的疗效减弱或不稳定；⑤一旦开始治疗，要告知患者药物的局限性（不能根治）和可能的不良反应，少数帕金森病患者对药物疗效较差；⑥特别要注意的是，抗帕金森病药一定不能突然停药，因有发生神经阻滞药恶性综合征（neuroleptic malignant syndrome，NMS）的可能；⑦抗帕金森病药在中老年人会导致幻觉、谵妄等精神症状，故刚开始治疗时应以小剂量起始逐渐加量，以减少发生不良反应。

（一）多巴胺前体药及其增效药

本类药物包括左旋多巴及其与多巴脱羧酶抑制剂的复方制剂。左旋多巴在体内可转化为多巴胺而起作用。左旋多巴治疗应从小量起始，逐步加量；维持量应尽量小。服药间隔应根据患者的需要。

建议先服用复方左旋多巴标准片，在出现剂末现象后再服用复方左旋多巴控释片。控释片 1 片的疗效弱于标准片，但疗效的持续时间较标准片长。即在换用控释片后，左旋多巴的剂量约需增加 25% 才能提供与标准片相似的疗效。一日剂量可根据患者的需要调整。

左旋多巴治疗 2~5 年后通常会出现难治的运动并发症，包括运动波动和异动症。运动波动表现为运动症状的巨大变化，即“开 - 关”现象，“开”期运动功能正常，“关”期则无力和活动受限。还会发生“剂末现象”，表现为一次服药后维持时间缩短。缓释或控释剂型可能减轻“剂末现象”或夜间僵直。

左旋多巴常与多巴脱羧酶抑制剂卡比多巴联合使用，因为后者可以抑制前者在外周转变为多巴胺，减少应用左旋多巴后的一些外周性不良反应。常用的此类复方制剂有多巴丝肼（左旋多巴与苄丝肼）以及左旋多巴 - 卡比多巴。对中老年人或体弱者，合并其他重大疾病者，以及症状严重患者是很有益的。对大部分患者有效并且容易耐受。

服用左旋多巴 - 卡比多巴、左旋多巴 - 苄丝肼和多巴胺受体激动剂均可出现白天睡眠过多和发作性睡眠。在开始治疗时应告知患者会出现此不良反应，故在驾驶或操纵机器时应特别注意。当患者出现过度睡眠或发作性睡眠时应停止驾驶或操纵机器。

极少数患者服用左旋多巴 - 卡比多巴或左旋多巴 - 苄丝肼后出现恶心、呕吐。从小剂量开始并逐渐加量可减少恶心、呕吐，服用多潘立酮也可以控制此反应。建议空腹（餐前或餐后 1h）服用。因饮食中的蛋白质可减少药物的吸收，降低疗效，应注意低蛋白饮食。

左旋多巴 Levodopa

【又名】思利巴，左多巴，L-Dopa，Larodopa，Dopar。

【医保分类】口服常释剂型甲类。

【药动学】口服吸收迅速，血药浓度达峰时间：1~3h。代谢：95% 在肝脏及其他外周组织（心脏、肾）脱羧转化为多巴胺（不能透过血脑屏障）；少于 1% 的左旋多巴渗入中枢神经系统。排泄：尿 85%（转变为多巴胺的代谢物排出，有些代谢物可使尿色变红）。$t_{1/2}$：1~3h。

【作用和用途】进入脑中的左旋多巴脱羧转变为多巴胺而发挥作用（替代疗法）；需要 2~3 周开始显效，1~6 个月以上才获得最大疗效（疗效与治疗量和疗程有关）。前已述及，为了促使进入脑的左旋多巴增多，同时减少外周的不良反应，可同时服用外周多巴脱羧酶抑制剂如卡比多巴、苄丝肼，现临床上多推荐使用复方制剂。本品也用于治疗肝性脑病。

【用法和用量】①抗帕金森病：开始 0.1~0.25g/ 次，2~3 次 /d。每隔 3~5 天递增 0.25~0.75g/d，最大用量不超过 8g/d。宜在饭后服用，可连用数个月至 1 年。②肝性脑病：将 5g 药物溶于 100ml 0.9% 氯化钠溶液中，一次鼻饲或口服，亦可作保留灌肠。

【主要不良反应】①消化道反应为常见，偶见胃出血或胃溃疡穿孔；②心血管反应有心动过速、直立性低血压、心律失常；③精神症状有不安、焦虑、失眠，一般可自行消失；④不自主异常运动，与剂量及疗程有关；约 50% 患者发生于治疗后 2~4 个月内，约 80% 于治疗后 1 年或更长时间发生，多见于面部肌肉，如张口、咬牙、伸舌、皱眉、头颈部扭动；也可累及肢体或躯体肌群。偶见喘息样呼吸或过度呼吸。部分患者可以出现“开 - 关”现象：指突然多动不安（开），而后又出现全身性或肌强直性运动不能（关），严重妨碍患者的正常活动。此时宜适当减少左旋多巴的用量。

倘若左旋多巴与卡比多巴（或苄丝肼）同用时，由于左旋多巴的用量减少，外周（脑外）的 DA 几乎消失，故恶心、呕吐、眩晕、心律失常、排尿困难等外周不良反应减少，但中枢（脑内）的不良反应如不随意运动及精神症状则不减少。

【孕妇、哺乳期妇女用药安全性】孕妇、哺乳期妇女禁用。

【禁忌和慎用】严重精神疾病、严重心律失常、心力衰竭、青光眼、消化性溃疡和有惊厥史者禁用。

【剂型与规格】片剂：50mg，125mg，250mg。

多巴丝肼 Levodopa and Benserazide

【又名】美多芭，Medopar。

【医保分类】口服常释剂型甲类。

【作用和用途】多巴丝肼为苄丝肼与左旋多巴按照 1∶4 配制而成的复方制剂。苄丝肼能抑制左旋多巴在外周（脑外）脱羧，使血中有更多的左旋多巴进入脑中脱羧转变成多巴胺，因而可减少左旋多巴的用量，并减少其恶心、呕吐、头晕、心律失常等不良反应。

用于治疗帕金森病、症状性震颤麻痹综合征（脑炎后、动脉硬化性或中毒性）。

【用法和用量】第 1 周 125mg/次，2~3 次/d，每 2~3 日增加 125mg；一般日用量不超过 1g（即左旋多巴不超过 0.8g/d），分 3~6 次于饭后服。维持量：250mg/次，3 次/d。

从常规片剂转为控释胶囊：早晨应继续使用常规片剂，一日用 810mg 左旋多巴可长期改善帕金森病症状的波动，其中 450mg 由控释胶囊提供（300~600mg）、360mg 由常规片剂提供（250~750mg）。在初治的 4 周内，可用控释胶囊（平均 978mg/d）完全代替常规片剂，而在随后 2 年中，必要时可重新使用常规片剂。

【主要不良反应】【孕妇、哺乳期妇女用药安全性】【药物相互作用】参见左旋多巴。

【禁忌和慎用】禁用于以下疾病的失代偿期：内分泌疾病、肾功能损害（不宁腿综合征透析患者除外）、肝功能损害或心脏疾病；禁用于精神类疾病、闭角型青光眼患者；禁用于 25 岁以下的患者（必须是骨骼发育完全的患者）。

【注意事项】①开始服用时，不可将以前正在服用的其他抗震颤麻痹药突然停用，要逐渐减量至停服，因多巴丝肼的作用至少需几天才呈现；②用药期间应定期查血常规及肝、肾功能；③对曾有心肌梗死、冠状动脉供血不足或心律失常的患者，应定期作心血管检查，特别应常作心电图检查；④青光眼患者应定期测眼压；⑤禁止与非选择性 MAOI 合用。

【剂型与规格】①片剂：125mg（含左旋多巴 100mg、苄丝肼 25mg）；250mg（含左旋多巴 200mg、苄丝肼 50mg）；②控释胶囊：125mg（含左旋多巴 100mg、苄丝肼 25mg）。

卡左双多巴 Carbidopa and Levodopa

【又名】息宁。

【医保分类】缓释控释剂型乙类。

【药动学】口服后 4~6h 内释放出有效成分。控释剂型使左旋多巴血药浓度波动较小，血浆峰值浓度比普通片低 60%。

【作用和用途】卡左双多巴控释片是卡比多巴与左旋多巴按照 1∶4 比例

的复方片剂，用于治疗帕金森病和帕金森综合征。

用于：①原发性帕金森病；②脑炎后帕金森综合征；③对以前用过多巴丝肼或单用左旋多巴治疗有剂末恶化（"渐弱"现象），峰剂量运动障碍，运动不能等特征的运动失调，或有类似短时间运动障碍现象的患者，可减少"关"的时间；④症状性帕金森综合征（一氧化碳或锰中毒）；⑤服用含维生素 B_6 的维生素制剂的帕金森病或帕金森综合征的患者。

【用法和用量】

（1）未接受过左旋多巴治疗的患者：本品 125mg 小规格是特别为从未接受过左旋多巴治疗的早期患者而设计的，也可用于辅助服用本品 250mg 大规格的患者进行剂量调整。

125mg 小规格的推荐起始用量为每天 2 次，每次 1 片；对需要较多左旋多巴的患者每天 1~4 片，分 2 次服用，一般耐受良好。

250mg 大规格的推荐起始剂量为每天 2~3 次，每次 1 片。左旋多巴的起始剂量每天不可高于 600mg 或服药间隔时间不短于 6h。

（2）正在使用多巴丝肼的患者：250mg 大规格剂量应先调整到使左旋多巴的每天供给量比原先多约 10%。白天 250mg 大规格的服药间隔应为 4~8h。由多巴丝肼转换到本品 250mg 大规格的换药指南，见表 33-2。

表 33-2　由多巴丝肼转换到卡左双多巴的换药指南

多巴丝肼中左旋多巴每日用量	本品 250mg 推荐用量范围
300~400mg	每日 2 次，每次 1 片
500~600mg	每日 2 次，每次 1.5 片；或每日 3 次，每次 1 片
700~800mg	每日 4 片，分 3 次服用（上午 1.5 片，下午 1.5 片和晚上 1 片）
900~1 000mg	每日 5 片，分 3 次服用（上午 2 片，下午 2 片和晚上 1 片）

当剂量调整所需的梯度为 100mg 时，可以服用本品 125mg 小规格，同时该规格也可替代半片本品 250mg 大规格使用。

（3）正在单用左旋多巴治疗的患者：开始服用本品 250mg 大规格前，必须已停用左旋多巴 8h 以上，轻至中度疾病患者，本品 250mg 大规格的推荐起始剂量是每日 2~3 次，每次 1 片。

【主要不良反应】最常见运动障碍，由"开"时间（有时伴随运动障碍）取代了"关"时间（本品可减少该时间）。发生率超过 2% 的反应包括恶心、幻觉、精神错乱、头晕、亨廷顿病和口干。

【孕妇、哺乳期妇女用药安全性】孕妇、哺乳期妇女禁用。

【禁忌和慎用】①禁用于闭角型青光眼患者；②因为左旋多巴可能会激活恶性黑色素瘤，所以疑有皮肤损伤或有黑色素瘤病史的患者禁用本品；③非选择性单胺氧化酶抑制剂（MAOI）类药物禁止与本品同时服用。

【注意事项】①正在接受左旋多巴单一治疗的患者，必须在停用左旋多巴至少8h后，才可开始服用本品治疗（如果服用缓释左旋多巴，至少应停药达12h）；②本品不适用于治疗药源性锥体外系反应。

【剂型与规格】缓释片：125mg含卡比多巴25mg和左旋多巴100mg，250mg含卡比多巴50mg和左旋多巴200mg。

复方卡比多巴 Compound Carbidopa

【又名】帕金宁，心宁美，神力酶，西莱美。

【医保分类】口服常释剂型乙类。

【作用和用途】用于治疗帕金森病和帕金森综合征。

【用法和用量】口服：①开始每次1片半，3次/d，每3~4日递增半片，直至获得最佳效果。每日最大用量不超过8片（2片/次，4次/d）。②维持量：1片/次，3~4次/d。

【主要不良反应】恶心、呕吐、直立性低血压、心律失常、异动症、“开-关”现象、剂量终末运动不能、奇相运动、迟发性异动症、嗜睡、抑郁、记忆力减退、幻觉、思维混乱。

【孕妇、哺乳期妇女用药安全性】孕妇、哺乳期妇女禁用。

【禁忌和慎用】①精神病及青光眼患者禁用；②因左旋多巴可启动恶性黑色素瘤，故有黑色素瘤史的患者禁用；③高血压、消化性溃疡病患者慎用。

【注意事项】维生素B_6可加速左旋多巴在外周代谢成多巴胺。已在接受抗高血压药治疗的患者，加用本品后可发生症状性直立性低血压，此时需要减少抗高血压药的剂量。

【药物相互作用】①与MAOI合用可导致高血压；②与维生素B_6、氯丙嗪合用可降低本品作用；③与三环类抗抑郁药合用可能产生高血压和运动障碍。

【剂型与规格】片剂：275mg，含左旋多巴250mg、卡比多巴25mg。

其他左旋多巴复方制剂见表33-3。

表33-3 其他左旋多巴复方制剂

药名和组成	用法和用量
信尼麦1号片（心宁美1号片，Sinemet-100）：每片含卡比多巴10mg和左旋多巴100mg	开始用量，4片/d，分4次服，以后每隔1~2日增量（4片/次），直至20片/d

续表

药名和组成	用法和用量
信尼麦 2 号片（心宁美 2 号片，Sinemet-250）：每片含卡比多巴 25mg 和左旋多巴 250mg	开始每次 1/2 片，3 次 /d，以后每日增加 1/2 片，直至 8 片 /d，分 3 次服，疗程 20~40 周。对过去日用左旋多巴 1.5g 的患者，开始用信尼麦 2 号片（275mg/ 片），3~4 次 /d，视耐受情况，每隔 1~2 日增加每次用量
信尼麦控释片（信尼麦 CR，Sinemet CR，帕金宁，息宁）：①250mg，每片含卡比多巴 50mg 和左旋多巴 200mg；②125mg，每片含卡比多巴 25mg 和左旋多巴 100mg。服用时不可嚼碎或捣碎	①从未用过左旋多巴的轻症患者，开始时 125mg/ 次（整片吞服），2 次 /d；轻至中度患者，250mg/ 次，2 次 /d，间隔时间至少 6h；②对正在用传统（1∶10）信尼麦治疗的患者，信尼麦 250mg 的剂量应调节至每天能提供比原先剂量多 10%~30%。白天控释片两剂的间隔时间应为 4~5h

（二）多巴胺受体激动剂

左旋多巴在体内转化为多巴胺而起作用，多巴胺受体激动剂又分为麦角类和非麦角类。麦角类多巴胺受体激动剂包括溴隐亭、α- 二氢麦角隐亭；非麦角类多巴胺受体激动剂包括吡贝地尔。首次确诊患者，特别是年龄 <65 岁且认知功能正常者多首选多巴胺受体激动剂治疗。它们也常常与左旋多巴合用于进展期患者。

与左旋多巴比较，在长期治疗中首先使用多巴胺受体激动剂可减少发生运动并发症的机会，但其缺点是尽管治疗最初半年内疗效与左旋多巴相当，但此后对运动症状改善的程度不如左旋多巴，而且更易发生神经精神方面的不良反应。

麦角类多巴胺受体激动剂均与纤维化反应（即指与肺、腹膜后、心包纤维化反应）有关，在使用麦角类衍生物前应检测患者的红细胞沉降率、血肌酐和胸部 X 线。用药过程中监测患者有无呼吸困难、持续咳嗽、胸痛、心力衰竭、腹痛或压痛。如预期长期服用，应监测肺功能。大多数情况下，应首选非麦角类多巴胺受体激动剂，而不是麦角类。

多巴胺受体激动剂会导致白天睡眠过多和发作性睡眠，特别是非麦角类。应告知患者服药期间不应驾车等以避免危险。

多巴胺受体激动剂应根据患者的反应和耐受性缓慢加量。

溴隐亭 Bromocriptine

详见第二十七章　生殖系统用药、治疗勃起功能障碍药。

罗匹尼罗 Ropinirole

【又名】力备。

【医保分类】口服常释剂型、缓释控释剂型乙类。

【药动学】口服绝对生物利用度：36%~57%，50% 发生首过效应。口服给药 4d 内达到稳态浓度。代谢：肝细胞色素 P450 同工酶 CYP1A2。排泄：尿 88%。$t_{1/2}$：6h。

【作用和用途】非麦角的多巴胺 D_2 激动剂。作用类似溴隐亭。

适宜与左旋多巴合用治疗帕金森病，能显著缩短"关"的时间，改善统一帕金森病评分量表（UP-DRS，分值越高，PD 症状越严重）的运动评分，减少左旋多巴的需求量（约 20%）。

【用法和用量】成人通常开始口服 0.25mg，3 次 /d，进餐时服药更好。继后隔周增加 0.25mg/d，直至达到最佳疗效，通常为 3~9mg/d。如合用左旋多巴，罗匹尼罗可能需要使用较高的剂量，每天用量不可超过 24mg。

【主要不良反应】发生率超过 5% 的不良反应包括头晕、头痛、嗜睡、晕厥、恶心、呕吐、腹痛、病毒性咽炎、便秘、多汗、幻觉等。

【孕妇、哺乳期妇女用药安全性】孕妇慎用，哺乳期妇女禁用。

【注意事项】患者服药期间不要驾驶车辆或操作机器。

【药物相互作用】环丙沙星使罗匹尼罗 AUC 平均增加 84%，C_{max} 增加 60%。但左旋多巴、茶碱、地高辛不影响本品代谢。

【剂型与规格】片剂：2mg，4mg，8mg。

【医保限制】口服常释剂型 / 缓释控释剂型限二线用药。

其他多巴胺受体激动剂见表 33-4。

表 33-4 其他多巴胺受体激动剂

药名和制剂	作用特点	用法和用量
利舒脲（麦角脲） Lisuride 片剂：0.2mg	麦角生物碱，主要为 D_2 受体激动剂。用于帕金森病出现"开 - 关"效应及异常运动的患者中加服	起初每晚睡前服 0.2mg，1 周后每日中午加 0.2mg；再间隔 1 周，早晨增加 0.2mg，直至取得最佳疗效（不超过 5mg/d）
卡麦角林 Cabergoline 片剂：0.5mg	作用类似溴隐亭，$t_{1/2}$ 长（63~68h）。用于帕金森病辅助治疗	0.5~6mg/d，分次服用。也用于高泌乳素血症的治疗（1~4.5mg/ 周）
罗替高汀（罗替戈汀） Rotigotine 贴剂：每贴片含 2mg，4mg，6mg，8mg	非麦角类 DA 激动剂，外用于帕金森综合征	①只供外用，不可内服；②每天使用 1 次，24h 后更换另一块新贴片；③贴于清洁、较少毛发及干爽的皮肤，如腹部、上手臂、大腿等；④2 周内不宜将贴片贴于皮肤上同一位置

续表

药名和制剂	作用特点	用法和用量
吡贝地尔 Piribedil 片剂：20mg； 缓释片：50mg	D_2受体激动剂，可刺激大脑黑质纹状体突触后的多巴胺D_2受体及中脑皮质、中脑边缘叶通路的D_2和D_3受体，产生多巴胺效应	①50mg/次，3次/d，维持量150~250mg/d，分3~4次餐后即刻服用；②合并用药：从50mg/d开始，剂量渐增，一般维持量50~150mg/d

注：培高利特（硫丙麦角林，pergolide）曾为常用的DA受体激动剂，因其存在增加心脏瓣膜损害的风险，已于2007年被撤市。

（三）促多巴胺能神经元释放多巴胺药

本类药物可促使脑中多巴胺的释放，有轻微的抗帕金森病作用。可改善运动缓慢，震颤和强直。对晚期患者的运动障碍也有一定效果。偶尔出现意识模糊和幻觉。停药时应缓慢撤药。

金刚烷胺 Amantadine

【又名】金刚胺，三环癸胺，Adamantanamine，Virofral。

【医保分类】口服常释剂型甲类。

【药动学】口服吸收迅速而完全，血药浓度达峰时间：2~4h（口服）。血浆蛋白结合率：67%。肺内浓度高于血浆，可通过胎盘及血脑屏障，脑脊液药浓度是血药浓度的60%。体内代谢甚少。代谢：肝。排泄：尿90%（原型，在酸性尿中排泄更快），乳汁少量。$t_{1/2}$：11~15h。

【作用和用途】本品为抗病毒药，能特异性地抑制A型流感病毒，并能促使脑中多巴胺的释放，对多型帕金森病有效。其特点为见效快，约2周内即见效，但易产生耐受性，用药1~2个月后疗效下降。临床上多与左旋多巴合用提高疗效。

用途：①A型流感的预防，对已发病的患者，治疗及时能加快症状的消失，缩短病程；②对帕金森病（震颤麻痹）也有较好缓解症状的疗效；③尚可用于脑炎、一氧化碳中毒，缓解因药物引起的锥体外系反应。

【用法和用量】口服。①抗帕金森病、帕金森综合征：口服，成人0.1g/次，2次/d，早晚各服1次，最大用量0.4g/d。与其他药合用时用量为0.1g/d。小儿不用。②抗病毒：成人治疗，0.1g/次，2次/d，直到症状消失后5d；成人预防，0.2g/次，1次/d，从接触患者后开始服用至少10d；1~9岁小儿按3mg/（kg·d），最大剂量不超过0.15g/d，连服3~5d，最多10d。

【主要不良反应】可见食欲减退、口鼻咽喉干燥、恶心、呕吐、腹痛、腹泻、便秘、视物模糊、排尿困难、眩晕、注意力不集中、噩梦、语言不清、精神不安、头痛、幻觉、共济失调、惊厥、白细胞与粒细胞减少、转氨酶升高、皮肤出现紫红色网状斑点或网状青斑、皮疹、周围水肿、呼吸短促、充血性心力衰竭。

【孕妇、哺乳期妇女用药安全性】孕妇、哺乳期妇女禁用。

【禁忌和慎用】①1 岁以下小儿禁用；②对脑血管病变（如脑动脉硬化）、反复发作湿疹样皮疹、周围血管神经性水肿、充血性心力衰竭、精神病或严重神经系统疾病、肾功能不全、癫痫史、肝脏病、闭角型青光眼慎用；③对驾驶车辆、操作机器或需要精神集中的工作人员慎用。

【注意事项】①治疗效果减弱后，在增加剂量或逐渐停药数周后重新用药，可能恢复效果；②治疗帕金森病时不应突然停药；③每日最后一次服药时间应在下午 4 时前，以避免失眠。

【药物相互作用】①与抗帕金森病药、抗组胺药、吩噻嗪类药、三环类抗抑郁药、颠茄等合用，可使抗胆碱作用增强；②与氨苯蝶啶合用，可降低本品肾清除率，增加不良反应发生率；③与中枢兴奋药合用，可导致中枢兴奋作用加强，引起惊厥或心律失常；④与复方磺胺甲噁唑合用，两者排泄均减少，可增加中枢神经系统毒性；⑤不宜与酒精同用，因其会加重中枢神经系统不良反应；⑥不宜与糖皮质激素合用；⑦多巴胺受体拮抗剂（佐替平）可拮抗本品的药理作用。

【剂型与规格】片剂（胶囊）：0.1g。

美金刚 Memantine

【又名】美金刚胺。

【医保分类】口服常释剂型、口服溶液剂乙类。

【作用和用途】本品为 D_2 受体激动剂，也能促进 DA 释放，用于帕金森综合征，中重度至重度阿尔茨海默病。

【超说明书适应证】国家卫生和计划生育委员会脑卒中防治工程委员会发布的《中国血管性认知障碍诊疗指导规范（2016 年）》推荐用于血管性痴呆。

【用法和用量】①片剂：口服，14 岁以上者及成人，第 1 周 10mg/d，以后每日增加 10mg。维持量：10mg/ 次，2~3 次 /d，需要时还可增加剂量；<14 岁小儿维持量 0.5~1mg/（kg · d）。静脉滴注（40mg）可改善帕金森病的强直震颤。

成人：最大剂量 20mg/d。为了减少不良反应的发生，在治疗的前 3 周应按每周递增 5mg 剂量的方法逐渐达到维持剂量，具体如下：

治疗第 1 周 5mg/d；第 2 周 10mg/d，1 次 /d；第 3 周 15mg/d，1 次 /d。第 4 周开始以后服用推荐的维持剂量 20mg/d，1 次 /d。

≥65 岁患者的推荐剂量为 20mg/d，1 次 /d。

②口服液：第 1 周，5mg/ 次，每日晨服；第 2 周，5mg/ 次，2 次 /d；第 3 周，早上服 10mg，晚上服 5mg；第 4 周起，10mg/ 次，2 次 /d。

【主要不良反应】轻微眩晕、不安、口干等。

【孕妇、哺乳期妇女用药安全性】孕妇、哺乳期妇女禁用。

【禁忌和慎用】肝功能不良以及意识紊乱者禁用。癫痫患者、有惊厥病史或癫痫易感体质的患者慎用。

【注意事项】①肾功能不全时应减量；②服用本品的患者在驾车或操作机械时要特别小心。

【剂型与规格】①片剂：10mg；②口服液：240mg/120ml。

【医保限制】口服常释剂型限明确诊断的中重度至重度阿尔茨海默病；口服溶液剂限吞咽困难且明确诊断的中重度至重度阿尔茨海默病。

（四）单胺氧化酶抑制剂与儿茶酚 -*O*- 甲基转移酶抑制剂

单胺氧化酶抑制剂为司来吉兰，与左旋多巴联合应用于进展期帕金森病患者以减少“剂末现象”的发生。早期单用司来吉兰可能推迟左旋多巴的使用。当与左旋多巴联合应用时，司来吉兰应避免或尤其慎用于直立性低血压者。

儿茶酚 -*O*- 甲基转移酶抑制剂恩他卡朋常用于辅助治疗帕金森病。此类药物的作用是通过抑制儿茶酚 -*O*- 甲基转移酶来阻止左旋多巴在外周的代谢，从而使左旋多巴更多地进入脑内，用于存在“剂末现象”的帕金森病患者。

司来吉兰 Selegiline

【又名】咪多吡，司立吉林，Deprenyl。

【医保分类】口服常释剂型乙类。

【药动学】口服吸收迅速，透过血脑屏障。血浆蛋白结合率：94%。血药浓度达峰时间：0.5~2h。代谢：肝。司来吉兰于 39h（16~69h）排出。排泄：尿 45%（48h，代谢物）。*N*- 去甲丙炔苯丙胺、甲基苯丙胺与 1- 苯丙胺的 $t_{1/2}$ 分别为 2h、20.5h 和 17.7h。

【作用和用途】第一代 MAOI。MAO 是人脑中主要类型的酶，使脑内 DA 经氧化脱氢而降解。司来吉兰选择性、不可逆地抑制 B 型单胺氧化酶（MAO-B），可保护纹状体 DA 而增强左旋多巴的疗效，故可减少剂量及延长给药时间。

用于：①原发性帕金森病，常作为左旋多巴、多巴丝肼或信尼麦的佐药；②应用左旋多巴出现“治疗减退”效应或“开 - 关”现象时，加用司来吉兰可增效，但疗效不能持久，经 6 个月后就会减退；③痴呆（包括阿尔茨海默病和/或血管性痴呆)及抑郁症。

【用法和用量】口服,2.5~5mg/次,2次/d,与早餐或午餐时服用。也可将10mg/d分成4次(2.5mg/次),以减轻与左旋多巴同用所引起的不良反应。应用2~3d后,左旋多巴及卡比巴的剂量应逐渐减少(10%~50%)。

老年人用量同成人,小儿用量、安全性及疗效都未定。

【主要不良反应】常见不良反应是由于增强左旋多巴的效应而致,如直立性低血压、恶心、精神错乱、激动、幻觉及增加运动障碍。

当司来吉兰超过10mg/d,并不显示对帕金森病有更好的疗效。服用20mg/d以上者,如同时服用含有酪胺的食物或饮料如干酪、熏肉、发酵的香肠、肉类、酸包菜等,可引起突然及严重的高血压反应。

【孕妇、哺乳期妇女用药安全性】孕妇禁用,哺乳期妇女慎用。

【注意事项】①与三环类抗抑郁药同用时不良反应增加,如心搏停止、出汗过多、高血压、晕厥、行为及精神状态改变、意识障碍、高热、肌强直及震颤,故不推荐合用,且在停用司来吉兰后,至少要14d才可开始用三环类抗抑郁药;②勿与非选择性MAOI、哌替啶、氟西汀、舍曲林、帕罗西汀同用,以防产生严重反应;③应在早晨、中午服用,勿在傍晚或晚上应用,以免引起失眠。

【剂型与规格】片剂:5mg。

雷沙吉兰 Rasagiline

【又名】安齐来,Azilect。

【医保分类】口服常释剂型乙类。

【药动学】口服在胃肠道吸收迅速,血药浓度达峰时间:30min,生物利用度:36%,血浆蛋白结合率:60%~70%。代谢:肝。排泄:尿,粪便。$t_{1/2}$:0.6~2h。

【作用和用途】第二代MAOI。用于治疗帕金森病,可单用或作为左旋多巴的辅助用药,增强左旋多巴的作用。

【用法和用量】口服,1mg/次,1次/d。

【主要不良反应】可见心绞痛、头痛、眩晕、抑郁、鼻炎、颈痛、关节痛、关节炎、尿急、消化不良、食欲减退、白细胞减少、皮疹、黑色素瘤,少见脑血管意外和心肌梗死。

【孕妇、哺乳期妇女用药安全性】孕妇禁用,哺乳期妇女慎用。

【禁忌和慎用】中至重度肝功能不全患者避免使用,轻度肝功能不全患者慎用。

【药物相互作用】①CYP1A2的强抑制药可升高雷沙吉兰的血药浓度,合用时应慎重;②与其他MAOI同用,可能导致血压升高;③与恩他卡朋合用,雷沙吉兰的清除率增加28%;④吸烟可诱导肝酶代谢,可能降低雷沙吉兰的血药浓度；⑤应避免雷沙吉兰与氟西汀和氟伏沙明合用，停用氟西汀与开始服用雷沙吉兰应至少间隔 5 周，停用雷沙吉兰与开始氟西汀或氟伏沙明应至少间隔 14d；⑥禁止与其他 MAOI 或哌替啶合用。停用雷沙吉兰与开始使用 MAOI 或哌替啶之间必须至少间隔 14d。

【剂型与规格】片剂：0.5mg，1mg。

【医保限制】口服常释剂型限二线用药。

恩他卡朋 Entacapone

【又名】珂丹，Comtan。

【医保分类】口服常释剂型乙类。

【药动学】口服易吸收，不受食物影响，血药浓度达峰时间：1h，生物利用度：35%。代谢：肝。排泄：尿 95%（代谢物）。$t_{1/2}$：30min。

【作用和用途】高选择性和强效的儿茶酚 -*O*- 甲基转移酶（COMT）抑制剂。很少通过血脑屏障，主要在外周起作用。在已服复方卡比多巴后服用恩他卡朋，由于抑制了这些药物在外周的代谢，因而增加脑内左旋多巴、多巴胺和多巴胺代谢产物的水平，从而也可以显著减少左旋多巴的用量，减少不良反应。

本品单用无效，与左旋多巴或复方左旋多巴合用可提高左旋多巴的生物利用度和延长其半衰期。作为左旋多巴辅助药，用于治疗帕金森病。

【用法和用量】口服，每次服用左旋多巴 / 多巴脱羧酶抑制剂时给予本品 200mg（1 片），最大推荐剂量是 200mg（1 片），每天 10 次，即 2g 本品。

【主要不良反应】过量可引起惊厥和运动减弱。

【孕妇、哺乳期妇女用药安全性】孕妇禁用，哺乳期妇女慎用。

【禁忌和慎用】①嗜铬细胞瘤或有横纹肌溶解史者禁用；②有抗精神病药恶性综合征病史者禁用；③肝功能受损者禁用。

【注意事项】本品单用无效。

【药物相互作用】①正在接受其他通过 COMT 代谢的药物（包括甲基多巴、肾上腺素、多巴酚丁胺、异丙肾上腺素、去甲肾上腺素和利米特罗）的患者，慎用或不用恩他卡朋；②恩他卡朋可能在胃肠道中与铁剂形成螯合物，两者合用至少应间隔 3h；③恩他卡朋不会影响左旋多巴的血药峰值和达峰时间，但是会延长左旋多巴的血浆消除半衰期，使其 AUC 增加 40%~100%。

【剂型与规格】片剂：200mg。

【医保限制】口服常释剂型限二线用药。

（五）抗胆碱药

抗胆碱药是通过降低脑内胆碱递质过多，从而使之与多巴胺处于相对平衡而发挥抗震颤麻痹作用。中枢性抗胆碱药可用于药物诱发的帕金森综合征，而不常规用于帕金森病，因其疗效稍逊于拟多巴胺类药物，且会导致认知受损。

抗胆碱药可减轻抗精神病药所引起的帕金森症状，但无证据表明要常规给未出现帕金森症状的服用抗精神病药的患者应用。

对于帕金森病，抗胆碱药可减轻震颤，对强直和运动迟缓的作用轻微，对减轻流涎可能有效。

苯海索 Trihexyphenidyl

【又名】安坦，Benzhexol，Artane。

【医保分类】口服常释剂型甲类。

【药动学】口服吸收快而完全，易通过血脑屏障。起效时间：1h。持续时间：6~12h。排泄：尿 56%。

【作用和用途】为抗胆碱药中疗效较好的一种。中枢抗胆碱作用——阻断纹状体的胆碱受体较强，以助基底节的胆碱与多巴胺的功能获得平衡。用于帕金森病的治疗，对震颤症状的效应最好，改善强直及运动迟缓较差。也可改善过度流涎。

适用于：①轻症帕金森病及帕金森综合征的治疗，也可作为左旋多巴治疗的辅助药物；②抗精神病药吩噻嗪类引起的锥体外系反应（迟发性运动障碍除外）；③肝豆状核变性。

【用法和用量】口服，成人 2~4mg/ 次，3 次 /d，以后每 4~5 日增加 2mg/d，可逐渐增至获得最好疗效而又能耐受其不良反应为止，一般成人不超过 20mg/d（极量）。老年患者一般应给小剂量，脑炎后帕金森综合征患者可给较大剂量。

小儿：5 岁以上 1~2mg/ 次，3 次 /d。

【主要不良反应】外周抗胆碱作用较弱，为阿托品的 1/10~1/3，因此不良反应轻，但引起的睫状肌麻痹、视物模糊（扩瞳）、口干、便秘及尿潴留等也令患者难以耐受，也可有失眠、不安、头晕、目眩、嗜睡。过量表现为步态蹒跚，严重时可出现口渴、呼吸短促或困难、心跳加快、皮肤异常红润干燥和灼热感，也可出现惊厥、幻觉等。

【孕妇、哺乳期妇女用药安全性】孕妇、哺乳期妇女慎用。

【禁忌和慎用】青光眼、尿潴留、前列腺肥大患者禁用。

【剂型与规格】片剂（胶囊）：2mg，5mg。

二、抗老年期痴呆药

药物分类 目前治疗老年期痴呆尚缺乏对因治疗的药物，以“认知症状”

治疗药物为主，可分为以下 3 类：①乙酰胆碱酯酶（acetylcholinesterase，AChE）抑制药，常用的有多奈哌齐、石杉碱甲、他克林、加兰他敏等；②促进脑循环药，如二氢麦角碱、尼麦角林、茴拉西坦等；③兴奋性氨基酸受体拮抗剂，如美金刚。

作用特点　老年期痴呆属于增龄性疾病，可分为原发性痴呆症和血管性痴呆症，前者又称阿尔茨海默病（Alzheimer disease，AD），其传统病理认为主要是神经元丢失、老年斑和神经元纤维缠结（NFT），这三者是诊断 AD 的重要病理学特征。20 世纪 60 年代，系统的临床病理学研究发现 NFT 作为 AD 脑内淀粉样沉淀物，被证实为导致神经元丢失的重要病理特征。血管性痴呆症（vascular dementia，VD）是脑血管疾病和缺血性损伤所致，也是老年期痴呆的第二个常见原因，在我国，VD 占老年期痴呆的 1/4 或更多。VD 表现的病理特征以及症状，许多方面与 AD 重叠，如 AD 与 VD 血管病变存在相同点。对 AD 的药物治疗，目前主要使用 AChE 抑制药，因大脑半球内中间神经元多为胆碱能类型，提高胆碱能突触的 ACh 浓度可改善大脑（皮质、皮质下脑神经结构）功能。近年开发的多奈哌齐、利凡斯的明、加兰他敏均为第二代可逆性 AChE 抑制药，其治疗效果主要表现在提高认知能力方面，如记忆力、注意力和方位感，有较好的改善。

用药原则　近年有关研究表明，增强胆碱能神经递质的药物可以提供临床上的相关效果，但并非只对 AD，而是对各种类型的痴呆。许多证据显示，胆碱系统的损害在 AD 患者出现的许多症状中起着重要的作用。ACh 为促进学习记忆的神经递质，M 胆碱能突触为记忆基础。VD 病程中，先由组织的缺血缺氧导致神经元退化（包括特定神经元的功能失常和死亡），引起神经递质的代谢紊乱，而出现学习记忆、精神、情感、人格等的变化，因此，对 VD 患者的治疗，可用改善脑组织供血供氧，改善脑组织的兴奋性。改善脑血液循环和脑细胞代谢的药物能促进细胞对葡萄糖的利用，增强神经元代谢，起到增强信息的传导，改善智能的作用，如二氢麦角碱、尼麦角林、吡拉西坦、茴拉西坦等（参阅第三十六章　中枢兴奋药与改善脑组织代谢药及第十六章　缺血性脑卒中治疗药物）。

应当提示的是，鉴于老年期痴呆的发病机制迄今未明，抗老年期痴呆药的作用靶位单一，极难确切、有效、专一地对抗认知障碍和改善神经元修复，目前没有特效、专一的药物。宜联合应用药理作用机制不一的药物，拓宽治疗靶位，寻求最好的疗效。

注意事项　①由于尚未找到使病变终止的特效药物，而致疾病后期严重致残，患者生活不能自理，因此对患者的生活照顾十分重要。不仅要保证提供充足的营养，也要防止外伤、自伤及呼吸道感染等，并保持个人卫生。②本病应与老年期其他精神病鉴别，例如抑郁症初发于老年期并不少见，思维困难，对答缓慢，音调低沉，动作减少，呆痴淡漠，易误诊为老年期痴呆。但抑郁症患者病前智能和人格完好，应答内容切题，应用抗抑郁药疗效良好。③患者失眠时可选艾司唑仑、三唑仑等；对于兴奋吵闹、行为紊乱患者可服用小剂量抗精神病药如氯丙嗪、奋乃静等，硫利达嗪无锥体外系反应，可选用。④本类药物的不良反应为胃肠道反应（恶心、呕吐、食欲减退等），多数轻微。

（一）乙酰胆碱酯酶抑制药

乙酰胆碱酯酶（acetylcholinesterase，AChE）抑制药适用于轻至中度 AD 的治疗，可以改善认知功能。

AChE 抑制药可能引发剂量依赖性胆碱能效应，故应从小剂量用起，并依据其反应和耐受性增加剂量。在临床应用的药物中，多奈哌齐是可逆的 AChE 抑制药；加兰他敏（胆碱酯酶抑制药）既是可逆的 AChE 抑制药，也是烟碱性受体激动剂；卡巴拉汀是可逆的非竞争性的 AChE 抑制药。我国用于临床的 AChE 抑制药还有石杉碱甲。

多奈哌齐 Donepezil

【又名】安理申，加齐。

【医保分类】口服常释剂型、口腔崩解片乙类。

【药动学】口服吸收良好，食物对吸收无影响。生物利用度：100%，血药浓度达峰时间：3~5h。血浆蛋白结合率：92.6%。代谢：肝。排泄：尿（原型和代谢物）。$t_{1/2}$：80h。

【作用和用途】进入脑内，抑制 AChE 活性的强度是抑制丁酰胆碱酯酶的 570 倍，具有较高的选择性；而对消化道和心脏中的 AChE 没有显著的抑制作用，因此周围毒性较低。本品是一种长效制剂，每日只需口服 1 次；药效强，疗效高。

用于轻、中度 AD 的对症治疗，可明显改善患者的行为和认知能力，但不能阻断 AD 的发展，若要保持疗效，应长期服用。

【超说明书适应证】国家卫生和计划生育委员会脑卒中防治工程委员会发布的《中国血管性认知障碍诊疗指导规范（2016 年）》推荐用于血管性痴呆。

【用法和用量】口服，初始剂量 5mg/ 次，1 次 /d，睡前服用。此剂量应至少维持 1 个月，待疗效评估后，可将用量增加到 10mg/d，推荐最大用量为 10mg/d。停药时应逐渐减量。

【主要不良反应】疲倦、恶心、呕吐、腹泻和肌肉痉挛，这些反应都短暂而轻微。

【孕妇、哺乳期妇女用药安全性】孕妇、哺乳期妇女禁用。

【禁忌和慎用】有胃溃疡病史、哮喘与慢性阻塞性肺疾病的患者禁用。

【剂型与规格】片剂：5mg。

【备注】多奈哌齐是第 2 个被美国 FDA 批准用于治疗 AD 的药物；与他克林相比，其优点明显：高效（剂量小）、低毒（未见肝毒性）而且长效（$t_{1/2}$ 长），已取代他克林的应用。

【医保限制】口服常释剂型 / 口腔崩解片限明确诊断的阿尔茨海默病。

石杉碱甲 Huperzine A

【又名】忆诺，诺苏林，哈伯因。

【医保分类】口服常释剂型甲类。

【药动学】口服吸收迅速而完全。生物利用度：96.9%。排泄：尿（原型和代谢产物）。

【作用和用途】①能促进大鼠对明 - 暗分辨的学习过程；逆转东莨菪碱导致的记忆障碍；②易化运动神经肌肉接头递质传递。

用于：①老年期痴呆患者和脑的器质性病变引起的记忆障碍的治疗，可显著改善患者的记忆和认知功能；②治疗重症肌无力。

【用法和用量】①记忆功能减退：口服，0.1~0.2mg/ 次，2 次 /d。从小剂量开始，最大用量不超过 0.45mg/d；②重症肌无力：肌内注射，0.2~0.4mg/ 次，1~2 次 /d。

【主要不良反应】个别患者有恶心、胃肠不适、乏力。

【禁忌和慎用】肾功能不全、心绞痛、癫痫、机械性肠梗阻患者禁用。心动过缓、支气管哮喘者慎用。

【注意事项】使用量过大时不仅不能提高记忆，且有严重不良反应，应予以注意。

【剂型与规格】①片剂：0.05mg，0.2mg；②注射剂：0.2mg，0.4mg。

【备注】石杉碱甲是我国学者从石杉属植物千层塔中分离提取而得的一种新生物碱，为强效、可逆性 AChE 抑制药，有很强的拟胆碱活性，在胆碱能神经突触处对 AChE 的抑制作用强于他克林。20 世纪 90 年代初，石杉碱被我国药品监督管理部门批准为治疗早老性痴呆的新药，但此药来源困难，有待于对其进行结构改造研究。

他克林 Tacrine

【又名】氨氢吖啶。

【药动学】口服吸收，受食物影响（个体差异较大）。极易透过血脑屏障（脂溶性高）。代谢：肝。代谢物具有药理活性。$t_{1/2}$：2~4h（约 3h）。

【作用和用途】第一代可逆性 AChE 抑制药，既可抑制血浆中的 AChE，又可抑制组织中的 AChE。此外，还有以下作用：①激动 M 受体和 N 受体，促进 ACh 释放；②促进组织对葡萄糖的利用，改善实验动物由药物、缺氧、老化等所致的学习、记忆能力低。因此，他克林对 AD 的治疗作用似多方面共同作用的结果，也是目前最有效的药物。

用于 AD 的治疗，可提高患者的认知能力和自理能力，多与卵磷脂合用（可增强药效）。由于不良反应较大，限制了其广泛应用。

【用法和用量】口服，开始 10mg/ 次，4 次 /d，至少 6 周。以后 20mg/ 次，4 次 /d。

【主要不良反应】①约 1/3 患者出现胃肠道反应；②肝毒性：约 25% 患者在用药前 12 周 GPT 升高，停药后可恢复，再次治疗可出现反跳且发生快。用药过程宜定期检查肝功能。

【剂型与规格】片剂：10mg。

卡巴拉汀 Rivastigmine

【又名】利斯的明，艾斯能，利伐斯替明。

【医保分类】口服常释制剂乙类。

【药动学】口服后吸收迅速而完全，血药浓度达峰时间：1h。血浆蛋白结合率：40%。容易透过血脑屏障，本品主要在肝脏内通过胆碱酯酶介导的水解作用而迅速、广泛地代谢。主要以代谢物通过肾脏排泄，仅有小于 1% 的药物经粪便排泄。血浆 $t_{1/2}$：1.4~1.7h。

【作用和用途】氨基甲酸类、脑选择性 AChE 抑制剂，通过延缓胆碱神经元对释放乙酰胆碱的降解，而促进胆碱能神经传导。

治疗轻、中度阿尔茨海默病性痴呆，即可疑阿尔茨海默病或阿尔茨海默病。

【超说明书适应证】国家卫生和计划生育委员会脑卒中防治工程委员会发布的《中国血管性认知障碍诊疗指导规范（2016 年）》推荐用于血管性痴呆。

【用法和用量】口服制剂：①起始剂量：1.5mg/ 次，2 次 /d。②递增剂量：如患者服用至少 4 周以后对此剂量耐受良好，可增至 3mg/ 次，2 次 /d；当患者继续服用至少 4 周以后对此剂量耐受良好，可逐渐增加至 4.5mg/ 次，以至 6mg/ 次，2 次 /d。治疗中出现不良反应（如恶心、呕吐、腹痛或食欲减退等）或体重下降，应将每天剂量减至患者能够耐受的剂量为止。③维持剂量：1.5~6mg/ 次，2 次 /d。获得最佳疗效的患者应维持其最高且耐受良好的剂量。④最高推荐剂量：6mg/ 次，2 次 /d。均与早、晚餐同服。

透皮贴剂：①起始剂量：4.6mg/d，1 次 /d；②维持剂量：起始剂量治病 4 周后，如果患者耐受性良好，剂量可增至 9.5mg/d，1 次 /d。若患者对此剂量取得较好疗效，则维持此剂量。

【主要不良反应】①消化系统常见呕吐、腹泻、食欲减退、消化不良等；②神经系统常见眩晕、头痛、困倦、疲劳、震颤、激动、失眠、精神错乱、抑郁等；③心血管系统罕见房室传导阻滞和高血压；④泌尿生殖系统常见泌尿道感染，偶见尿失禁；⑤呼吸系统常见上呼吸道感染；⑥皮肤常见出汗增加；⑦可能引发重症多形红斑（Stevens-Johnson 综合征）。

【孕妇、哺乳期妇女用药安全性】孕妇、哺乳期妇女慎用。

【注意事项】①如果中断用药超过 3d，应该以每日最低剂量重新开始治疗，以减少不良反应的发生率（例如严重呕吐）；②治疗期间应密切监测患者的体重。

【药物相互作用】①本品可以增强肌肉松弛药的疗效；②与拟胆碱药物及其他胆碱酯酶抑制药联用可能会发生协同效应；③可干扰抗胆碱药的治疗作用；④尼古丁可使卡巴拉汀的口服清除率升高 23%；⑤与食物同服可使本品吸收时间延长 90min，血药峰浓度降低。

【剂型与规格】①胶囊：1.5mg，3mg，4.5mg，6mg；②透皮贴剂：4.6mg/5cm^2，9.5mg/10cm^2。

【医保限制】口服常释制剂限明确诊断的阿尔茨海默病。

加兰他敏 Galanthamine

【医保分类】注射剂、口服常释剂型乙类。

【药动学】口服吸收迅速、完全，生物利用度约 100%。易于透过血脑屏障。代谢：肝。排泄：尿。健康人 $t_{1/2}$：5.6h，AD 患者为 8h。

【作用和用途】第二代 AChE 竞争性抑制药。抑酶作用强度为毒扁豆碱的 1/10。对神经元中 AChE 有高度选择性，抑制神经元中 AChE 的能力比抑制血液中丁酰胆碱酯酶的能力强（50 倍），在胆碱能高度不足的区域（如突触后区域）活性最大。对轻、中度 AD 有效，有效率 50%~60%，疗效与他克林相当，毒性较低，耐受良好，可长期应用。

适用于：①脊髓灰质炎后遗症；②儿童型麻痹；③多发性神经炎等；④轻、中度 AD。

【用法和用量】口服，起始 5mg/ 次，2 次 /d，逐步增量至 10~20mg/ 次，2 次 /d。6~8 周疗效开始明显，可连用 5 个月。

肌内或皮下注射，2.5mg/ 次，1~2 次 /d，成人一日极量 20mg。儿童：每次 0.05~0.1mg/kg。

【主要不良反应】治疗早期（2~3 周）患者可有恶心、呕吐及腹泻等胆碱能亢进症状，稍后可消失。

【孕妇、哺乳期妇女用药安全性】孕妇禁用，哺乳期妇女慎用。

【剂型与规格】①片剂：5mg，10mg；②注射剂：1mg，2.5mg，5mg。

【备注】国外多中心临床试验显示加兰他敏对轻、中度症状的AD有效，大多数患者耐受良好，毒性作用较低，无心、肝、肾毒性，故可长期应用。有学者认为本品有可能成为治疗AD的首选药，可提高认知和记忆功能，有效率50%~60%，疗效与他克林相当，且没有肝毒性，服用此药可免除肝功能监测。

【医保限制】口服常释剂型限明确诊断的阿尔茨海默病。

（二）促进脑循环药

改善脑部血液循环，对记忆、认知功能障碍的预后有所帮助。常用的有吡拉西坦、奥拉西坦、茴拉西坦、尼麦角林、尼莫地平等。

吡拉西坦 Piracetam

γ-氨基丁酸的衍生物。可激活腺苷酸激酶，提高大脑ATP与ADP比值，增加大脑对氨基酸、蛋白质、葡萄糖的吸收和利用。促进大脑细胞代谢，提高大脑皮质抵抗缺氧的能力。

吡拉西坦其他内容参见第十六章　缺血性脑卒中治疗药物。

奥拉西坦 Oxiracetam

【又名】欧兰同，脑复智。

【药动学】口服吸收迅速，血药浓度达峰时间：1h。排泄：尿（40%）。

【作用和用途】促智药，对化学物质所致学习记忆障碍有显著改善作用和促进学习记忆作用。

适用于轻至中度血管性痴呆、阿尔茨海默病以及脑外伤等症引起的记忆与智能障碍。

【用法和用量】①口服：0.8g/次，2~3次/d，重症2~8g/d；②静脉注射或肌内注射，4~6g/次，1次/d。

【禁忌和慎用】严重肾功能不全者禁用。

【剂型与规格】①片剂（胶囊）：0.4g；②注射剂：1g。

茴拉西坦 Aniracetam

【又名】三乐喜，阿尼西坦，脑康酮，Ampamet。

【药动学】口服吸收迅速；易透过血脑屏障。代谢：肝。代谢物具有促智活性。排泄：尿（77%~80%代谢产物），粪4%。

【作用和用途】本品是γ-氨基丁酸的环化衍生物。具有对抗缺氧及各种化学物质引起的学习、记忆缺失的作用。临床研究显示，本品可保护由缺氧引起的脑电图改变和智能减退，使记忆和认知能力显著改善。该作用可能与改善和提高胆碱能神经功能有关。

用于中、老年人记忆减退；脑卒中后轻至中度认知和行为障碍。

【用法和用量】口服，0.2g/ 次，3 次 /d，1~2 个月为一个疗程。本品的安全剂量范围为 0.3~1.8g/d。

【主要不良反应】口干、食欲减退、便秘、嗜睡等；少数患者出现头晕、兴奋、躁动。

【孕妇、哺乳期妇女用药安全性】孕妇、哺乳期妇女慎用。

【剂型与规格】①片剂（胶囊）：0.05g，0.1g；②分散片：0.1g；③颗粒：0.1g/3g。

吡硫醇 Pyritinol

【又名】脑复新，Pyritnolum。

【药动学】口服易吸收，可分布于全身各组织，其中脑、肝、肾、乳汁中含量较高。代谢：肝。排泄：尿。$t_{1/2}$：3~4h。

【作用和用途】促进脑对葡萄糖、氨基酸的摄取和代谢，调整脑血流，改善脑代谢。可改善失眠、头晕、记忆力下降、注意力难以集中等症状。

用于脑血管疾病如脑震荡综合征、脑外伤、脑炎、脑膜炎后遗症等的头胀痛、头晕、失眠、记忆力减退、注意力不集中、情绪变化等症状的改善，亦用于脑动脉硬化症、老年期痴呆精神性精神症状等。

【用法和用量】成人常规剂量：0.1~0.2g/ 次，3 次 /d；儿童 0.05~0.1g/ 次，3 次 /d。

【孕妇、哺乳期妇女用药安全性】孕妇、哺乳期妇女禁用。

【剂型与规格】①片剂（胶囊）：100mg，200mg；②糖浆剂：10mg。

二氢麦角碱 Dihydroergotoxine

麦角类生物碱，可扩张血管，改善脑细胞代谢，参见第十六章　缺血性脑卒中治疗药物。

尼麦角林 Nicergoline

【又名】脑通，爱得生，麦角溴烟酯，Nimergoline。

【医保分类】口服常释剂型乙类。

【药动学】口服达峰时间：3~4.5h，生物利用度：90%~100%。血浆蛋白结合率：82%~87%。代谢：在体内迅速被酯酶水解，水解产物在肝脏被葡糖醛酸化。排泄：尿（66%~80%），粪（20%）。$t_{1/2}$：2.5h。

【作用和用途】麦角碱衍生物，具有较强的 α 受体拮抗作用和血管扩张作用。①加强细胞的能量代谢，增强氧及葡萄糖的利用。②促进神经递质多巴胺的转换，加强脑部蛋白生物合成，从而增强神经传导，改善脑功能。通过末梢肾上腺素能阻断而降低动脉血压、心动过缓。

用于急、慢性脑血管疾病及代谢性脑供血不足所造成的智能障碍，有较好的疗效。

【用法和用量】口服，10~20mg/次，3次/d；可连续服6个月。

【主要不良反应】长期服用安全性较好，可出现胃肠道反应；应在饭前服用以增加吸收，或进餐时服用以减轻对胃的刺激。

【禁忌和慎用】禁用于近期的心肌梗死、急性出血、严重的心动过缓、直立性调节功能障碍、出血倾向患者。慎用于高尿酸血症或有痛风史患者。

【剂型与规格】片剂（胶囊）：5mg，10mg，15mg，30mg。

银杏叶提取物 Ginkgo Biloba Leaf Extract

【又名】金纳多。

【医保分类】口服常释剂型、注射剂、口服液体剂乙类。

【作用和用途】主要含有黄酮苷类和萜类内酯类等多种活性成分。①促进脑血液循环，改善脑细胞代谢；②降低血液黏度、抗血小板聚集、防治血栓形成；③扩张冠脉血管；④抗氧化作用：清除氧自由基、抑制脂质过氧化。

用于：①急慢性脑功能不全及其后遗症，如脑卒中、认知功能障碍、血管性痴呆；②缺血性心脏病，如心绞痛、心肌梗死；③末梢循环障碍；④眼部血流循环障碍。

【用法和用量】①口服：40~80mg/次，2~3次/d。1个月为一个疗程；②静脉滴注：35~70mg加入0.9%氯化钠、葡萄糖或低分子右旋糖酐输液中静脉滴注，2次/d。

【孕妇、哺乳期妇女用药安全性】孕妇慎用。

【剂型与规格】①片剂：40mg；②注射液：5ml（含银杏叶提取物17.5mg）。

【医保限制】注射剂限缺血性心脑血管疾病急性期住院患者，限耳部血流及神经障碍患者。支付不超过14d。

倍他司汀 Betahistine

【又名】敏使朗，美克乐，西其汀，培他啶，β-Histin。

【医保分类】口服常释剂型甲类，注射剂乙类。

【药动学】口服吸收很快且完全，血药浓度达峰时间：3~5h。代谢：肝。

排泄：尿。$t_{1/2}$：3.5h。

【作用和用途】组胺 H_1 受体激动剂。能选择性作用于 H_1 受体，具有扩张毛细血管、舒张前毛细血管括约肌、增加前毛细血管微循环血流量、降低内耳静脉压和促进内耳淋巴吸收、增进内耳动脉血流量的作用。还通过抑制 H_3 受体，抑制组胺的负反馈调节。在改善微循环的同时，也能增加内耳毛细胞的稳定性，减少前庭神经的传导，增强前庭器官的代偿功能。扩张血管作用比组胺弱而持久，扩血管时不增加微血管的通透性，刺激胃酸分泌作用很小。也可增加颈动脉血流量，扩张毛细血管前小动脉，促进脑微循环，对动脉血压的改变及对平滑肌的影响尚未观察到。其特点是能显著增加脑血流量和前庭及内耳血流量，减轻膜迷路积水，从而消除内耳性眩晕、耳鸣和耳闭感等症状。此外，也有抑制组胺释放的抗过敏作用。

用于梅尼埃病（Ménière's disease，内耳眩晕症）、脑动脉硬化、缺血性脑血管病、头部外伤或高血压所致的直立性眩晕，对各种原因的头痛均有缓解作用。另外，对压疮也有明显疗效。

【用法和用量】①口服：4~8mg/ 次，2~4 次 /d，最大量不超过 48mg/d；②肌内注射：2~4mg/ 次，2 次 /d；③静脉滴注：20~40mg/ 次，1 次 /d。

【孕妇、哺乳期妇女用药安全性】孕妇禁用，哺乳期妇女慎用。

【禁忌和慎用】嗜铬细胞瘤患者禁用。

【剂型与规格】①片剂：4mg；②注射剂：2mg，4mg，20mg。

烟酸占替诺 Xantinol Nicotinate

【又名】脑康，文治通尔，脑脉康，脉栓通，尼可占替诺，烟胺羟丙茶碱。

【药动学】口服 300mg 本品，1h 后男性出现早期药物吸收。$t_{1/2}$：1.6h。

【作用和用途】血管扩张药，具有降低脑和外周血管阻力、改善血液循环、促进代谢、改善脑功能的作用。

适用于脑血管障碍性疾病（如脑血栓形成、缺血性脑血管病、脑栓塞、脑外伤后遗症、脑手术后遗症、脑卒中后遗症、颈动脉阻塞所致的缺氧性脑软化症、老年脑功能障碍等），可用于外周血液循环障碍，如闭塞性血栓性脉管炎、静脉炎。

【用法和用量】①口服：100~200mg/ 次，3 次 /d，饭后服用；②静脉滴注：第 1 日 300mg；第 2~6 日 600mg/d；第 7~14 日 900mg/d，溶于 10% 葡萄糖注射液 500ml 中。35 支（每支 300mg）为一个疗程。

【主要不良反应】血压下降、潮红、口干、口唇发麻、瘙痒等。

【禁忌和慎用】心肌梗死发作期的心肌梗死、二尖瓣狭窄、代偿功能障碍的心功能不全、出血性脑血管病的急性期、急性出血等患者禁用。胃溃疡患者慎用。

【注意事项】①注意患者的颅内压变化；②静脉滴注时应控制滴速，以30~40滴/min为宜，不得超过50滴/min，同时观察患者的自觉症状及患者血压、心率、脉率的变化。

【剂型与规格】①片剂：100mg，150mg；②注射剂：300mg。

丁苯酞 Butylphthalide

【又名】恩必普。

【医保分类】软胶囊、注射剂乙类。

【来源】是芹菜挥发油的主要成分，俗称芹菜甲素，现已人工合成。

【药动学】胃肠道吸收较快，主要分布在胃、脂肪、脑等组织。代谢：肝。排泄：70%从粪便、尿液排出。

【作用和用途】对急性缺血性脑卒中患者中枢神经功能的损伤有改善作用，可促进患者功能恢复。用于治疗轻、中度急性缺血性脑卒中。

【超说明书适应证】中国卒中学会血管性认知障碍分会发布的《卒中后认知障碍管理专家共识2021》推荐用于非痴呆型血管性认知障碍（Ⅱb推荐，B级证据）。

【用法和用量】①空腹口服：200mg/次，2~3次/d，10~12d为一个疗程；②静脉滴注：25mg/次，2次/d，滴注时间不少于50min，两次用药时间间隔不少于6h，疗程14d。

【主要不良反应】GPT及GOT轻度升高，停药后可恢复正常。偶见恶心、腹部不适、皮疹及精神症状等。

【孕妇、哺乳期妇女用药安全性】孕妇、哺乳期妇女慎用。

【禁忌和慎用】有严重出血倾向者禁用。肝、肾功能受损者及有精神症状者慎用。

【注意事项】①餐后服用影响药物吸收，建议餐前服用；②用药过程中需注意肝功能变化；③不推荐出血性脑卒中患者使用；④吞咽功能障碍者不宜服用；⑤PVC输液器对丁苯酞有明显的吸附作用，故滴注本品时仅允许使用PE或聚丙烯弹性体输液器。

【剂型与规格】①胶囊：100mg；②注射剂：25mg。

【医保限制】本品系2021年国家协议期内谈判药品，软胶囊限用于新发的急性缺血性脑卒中患者发作72h内开始使用，支付不超过20d；注射剂限用于新发的急性缺血性脑卒中患者发作48h内开始使用，支付不超过14d。

维生素E烟酸酯 Vitamine E nicotinate

参见第四十三章　维生素、电解质、微量元素与矿物质、营养类药。

萘呋胺 Naftidrofuryl

萘呋胺

尼莫地平、桂利嗪：参见第十六章　缺血性脑卒中治疗药物。

（三）兴奋性氨基酸受体拮抗剂

美金刚 Memantine

美金刚适用于帕金森综合征、中重度至重度阿尔茨海默病，国家卫生和计划生育委员会脑卒中防治工程委员会发布的《中国血管性认知障碍诊疗指导规范（2016年）》推荐用于血管性痴呆，详见本章。

（陈鸿婷）

第三十四章

镇静催眠药

药物分类 镇静催眠药分为五大类：①苯二氮䓬类，常用的有硝西泮、氟西泮、三唑仑等；②巴比妥类，常用的有苯巴比妥、异戊巴比妥等；③环吡咯酮类，如佐匹克隆、唑吡坦等被认为是新一代的催眠药；④醛类，如水合氯醛；⑤其他镇静催眠药，如右美托咪定、格鲁米特、甲喹酮等。

作用特点 生理性睡眠是一节律性的过程，睡眠中可见周期性的脑电活动，即慢波（非眼快动相，NREM）与快波（眼快动相，REM），两种时相交替出现。每人每晚有4~6个周期，每一周期前者占60~95min，后者占20~30min。催眠药是用于帮助人们睡眠的药物，这类药物理想要求应当是：①缩短入睡时间；②延长睡眠时间；③不改变REM和NREM的比例。

巴比妥类药物能阻断脑干网状结构上行激活系统的传导功能，使大脑皮质细胞从兴奋转入抑制，继而进入睡眠。睡眠总时间延长，但REM时相却被缩短。长时间服用巴比妥类药物之后一旦停药，可出现REM的“反跳现象”，即REM时间延长并伴不安，这种REM补偿性延长可以认为是促进某些患者为避免停药后的不愉快而产生依赖性，所以不宜长期应用。

苯二氮䓬类药物主要作用于脑干网状结构和大脑边缘系统（包括杏仁核、海马等），脑内有两类神经元可影响情绪反应并互相制约，去甲肾上腺素能神经元增加焦虑反应，而5-羟色胺能神经元则抑制之。苯二氮䓬类药可增加脑内5-羟色胺水平，并增强另一种抑制性递质γ-氨基丁酸（GABA）的作用。GABA可抑制去甲肾上腺素能神经元的作用。本类药物由于镇静催眠作用强、毒性小、临床用途多，已逐渐替代巴比妥类药物，成为当前临床应用最广的镇静催眠药。

用药原则 ①应详细询问失眠原因，了解用药史，有助于正确选择药物。切忌盲目使用镇静催眠药。躯体疾病影响睡眠者应首先治疗原发病；有精神因素者以心理治疗为主，并合理应用抗焦虑的苯二氮䓬类药物。如拟使用，应以短程为宜，待失眠原因解除后尽快停药。一般以单一用药为主，应试用2~3d，无效后再考虑加量或换药。老年人用药应注意观察，如第一天服药导致次日清晨醒后仍有药物延续作用，须从小剂量开始。镇静催眠药的剂量和用法应以临床需要为准，最理想的是入睡时间缩短、睡眠较深、晨醒后药物作用消失。②对症治疗，合理选择药物。应根据临床需要，结合药物的药动学特点来选择合适的镇静催眠药，对入睡困难者应选用吸收快、起效快的药物，如咪达唑仑；对早醒者应选用吸收较慢、作用时间长的药物，如氯硝西泮；上述两种症状并存者可选用氟西泮；对睡眠中断者可选用扎来普隆。对处于焦虑状态的睡眠障碍患者，可选择抗焦虑药中的阿普唑仑、氯硝西泮或劳拉西泮；对有精神活性物质滥用史的患者宜选择新型非苯二氮䓬类药物，如唑吡坦、右佐匹克隆、佐匹克隆。③用药剂量要个体化，应该根据患者的睡眠需求用药，只是在出现失眠的夜晚用药。④使用最小有效剂量，短期（2~4 周）处方或间断用药，最好不要每日都用药，按照需要用才用的原则，间断用药，有效后逐渐减量与停药，以减少复发和可能的戒断反应。⑤镇静催眠药连续使用不得超过 4 周，可采取间歇服药方法（即每周数晚服药而不是每晚服药）或者交替使用不同镇静催眠药的方法，以免产生耐受。⑥及时评估疗效，以免产生依赖性与耐受性。如巴比妥类药物应尽量避免使用，因为它有依赖性，过量时会有危险。如果使用此类药物，尽量只服用 1~2d。苯二氮䓬类药物如三唑仑及地西泮的安全性虽然比巴比妥类药物高，但它也有依赖性，长期使用还会产生耐药性，不仅对失眠无效，甚至还会加重失眠。这些药物都应该避免与中枢抑制剂合用。

注意事项　①苯二氮䓬类药物不要突然停药，以免出现反跳失眠或撤药症状。②注意毒副作用，尤其是肝、肾功能减退患者。因为大多数镇静催眠药在体内主要是经过肝、肾代谢的，长期服用镇静催眠药不仅无助于睡眠，还会增加肝、肾负担，出现肝、肾功能损害。③注意长效药物对操作机械人员、驾车人员的潜在风险，此类患者宜选用半衰期短的镇静催眠药。④由于镇静催眠药对肌肉的松弛作用起效较快，服药后应立即上床睡觉。⑤警惕抑郁症患者的自杀危险。⑥镇静催眠药可导致睡眠中低氧血症，阻塞性睡眠呼吸暂停患者禁用，儿童慎用，孕妇、哺乳期妇女禁用部分此类药品。

一、苯二氮䓬类

艾司唑仑 Estazolam

【又名】舒乐安定，去甲阿普唑仑，Eurodin。

【医保分类】口服常释剂型甲类。

【药动学】口服吸收快，血药浓度达峰值：3h。2~3d 血药浓度达稳态，以肝、脑中药物浓度最高。血浆蛋白结合率：93%。代谢：肝。排泄：尿。$t_{1/2}$：10~24h。

【作用和用途】苯二氮䓬类抗焦虑药。具有抗焦虑、镇静催眠作用，抗惊厥作用,骨骼肌松弛作用,遗忘作用(近事一过性遗忘)。

用于失眠、焦虑、紧张、恐惧,也可用于抗癫痫和抗惊厥,麻醉前给药可缓解术前紧张、焦虑。

【用法和用量】①镇静:口服 1~2mg/次,3次/d;②催眠:口服 1~2mg/次,睡前服;③抗癫痫、抗惊厥:3次/d;肌内注射(用于抗惊厥),2~4mg/次,2h后可重复1次;④麻醉前给药:口服 2~4mg/次,术前1h服;肌内注射,术前1h注射 2mg。

【主要不良反应】①常见口干、嗜睡、头晕,大剂量可有共济失调、震颤;②有依赖性但较轻,长期应用后有成瘾性。停药可能发生撤药症状,表现为激动或抑郁。

【孕妇、哺乳期妇女用药安全性】孕妇禁用,产妇慎用,故哺乳期妇女慎用。

【禁忌和慎用】①重症肌无力患者禁用;②中枢神经系统处于抑制状态的急性酒精中毒患者、急性闭角型青光眼患者、严重慢性阻塞性肺疾病患者禁用本品注射液。

【注意事项】①过量可出现持续的精神紊乱、嗜睡深沉、震颤、持续言语不清、站立不稳、心动过缓、呼吸短促或困难及严重的肌无力,过量或中毒时宜及早进行对症处理,包括催吐、洗胃、维持呼吸和循环;②氟马西尼可用于本品过量中毒的解救;③为避免长期用药而成瘾,停药前应逐渐减量,不应骤停;④用药期间不宜饮酒;⑤癫痫患者突然停药可导致发作;⑥对本类药耐受量小的患者初用量宜小,逐渐增加剂量。

【药物相互作用】①与中枢抑制药合用可增加呼吸抑制作用;②与利尿抗高血压药合用,可使降压作用增强;③与酒及全麻药、镇痛药、吩噻嗪类药物、单胺氧化酶A型抑制剂和三环类抗抑郁药合用时可彼此增效,用量应减少;④与西咪替丁、普萘洛尔合用时本品清除减慢,血浆半衰期延长;⑤与利福平合用,增加本品的消除,血药浓度降低;⑥异烟肼抑制本品的消除,致血药浓度增高;⑦与地高辛合用,可增加地高辛血药浓度而致中毒。

【剂型与规格】①片剂:1mg,2mg;②注射液:1ml:2mg。

【特殊管理】属于第二类精神药品,专用处方开具。

阿普唑仑 Alprazolam

【又名】佳静安定,甲基三唑安定。

【医保分类】口服常释剂型甲类。

【药动学】口服吸收迅速而完全,口服血药浓度达峰时间:1~2h。2~3d血药浓度达稳态。血浆蛋白结合率:80%。代谢:肝(代谢产物α-羟基阿普唑仑也有一定药理活性)。排泄:尿。体内蓄积量极少,停药后清除快。$t_{1/2}$:12~15h,老年人 19h。

【作用和用途】苯二氮䓬类药物,同地西泮药理作用相似,其抗焦虑作用比地西泮强 10 倍,抗焦虑疗效较好,是治疗焦虑伴抑郁的首选药。对各型癫痫均有效,小发作疗效最好。①用于焦虑、紧张、激动;②用于镇静、催眠、抗惊恐,并能缓解急性酒精戒断症状。

【用法和用量】口服。①抗焦虑:初始 0.4mg/ 次,3 次 /d,最大剂量 4mg/d;②镇静催眠:0.4~0.8mg/ 次,睡前服;③抗癫痫:0.4mg/ 次,2~4 次 /d,1 周后可增至 2.4mg/d。

【主要不良反应】①常见嗜睡、头晕、乏力等,大剂量偶见共济失调、震颤、尿潴留、黄疸;②有成瘾性,长期用药后停用可能发生撤药症状,表现为激动或忧郁。

【孕妇、哺乳期妇女用药安全性】孕妇禁用。

【禁忌和慎用】青光眼患者、睡眠呼吸暂停综合征患者、严重呼吸功能不全者、严重肝功能不全者禁用。

【注意事项】①癫痫患者突然停药可能导致发作;②严重精神抑郁可使病情加重,甚至产生自杀倾向,应采取预防措施;③避免长期大量使用,停用应逐渐减量;④高空作业者,驾驶员,从事精细工作、危险工作者慎用。

【剂型与规格】片剂:0.25mg,0.4mg,0.5mg。

【特殊管理】属于第二类精神药品,专用处方开具。

劳拉西泮 Lorazepam

【又名】氯羟安定。

【医保分类】口服常释剂型甲类。

【药动学】口服吸收迅速,生物利用度:90%,血药浓度达峰时间:2h。血浆蛋白结合率:85%。代谢:肝。排泄:尿。原药 $t_{1/2}$:12h,代谢产物 $t_{1/2}$:18h。

【作用和用途】同地西泮,对呼吸和心血管系统未见影响。

适用于焦虑障碍的治疗或用于缓解焦虑症状以及与抑郁症状相关的焦虑的短期治疗。与日常生活压力相关的焦虑或紧张,通常不需要抗焦虑药的治疗。

【用法和用量】口服,常规用量 2~6mg/d,分次服用,最大剂量为睡觉前给予,每日用量可在 1~10mg 变动调整。对于焦虑症状,大部分患者的初始用量为 2~3mg/d,2~3 次 /d。由于焦虑或暂时性情景压力引起的失眠患者,每日用量为 2~4mg 单次口服,通常安排在入睡前给药。对于老年患者或体弱患者,推荐的初始用量为 1~2mg/d,分次服用,可根据需要及患者的耐受性调整用药剂量。当需要增加劳拉西泮的剂量时，在增加白天剂量之前应首先增加晚上的用药剂量。

【主要不良反应】中枢神经系统作用和呼吸系统抑制作用呈剂量依赖性，最常见镇静（15.9%），其次是眩晕（6.9%）、乏力（4.2%）和步态不稳（3.4%）。镇静和步态不稳的发生率随着年龄的增长而增加。

【孕妇、哺乳期妇女用药安全性】孕妇、哺乳期妇女禁用。

【禁忌和慎用】急性闭角型青光眼患者禁用。严重肝功能不全、肝性脑病的患者慎用。

【注意事项】①服用本品者不能驾车或操纵重要机器；②本品不作为原发性抑郁障碍或精神疾病的治疗；③不推荐本品的长期持续性应用，通常处方量仅为短期应用（如2~4周）；④避免本品的突然停药，长期治疗后应逐渐减少用药量，连续服用本品的患者突然停药会出现戒断综合征的表现，因此需停药时应先减量后再逐渐停药；⑤推荐长期用药的患者定期进行血细胞计数和肝功能检查。

【剂型与规格】片剂（胶囊）：0.5mg，1mg，2mg。

【特殊管理】属于第二类精神药品，专用处方开具。

硝西泮 Nitrazepam

【又名】硝基安定。

【医保分类】口服常释剂型乙类。

【药动学】口服吸收率50%~95%，生物利用度：78%，血药浓度达峰时间：2h。2~3d血药浓度达稳态。血浆蛋白结合率：85%。$t_{1/2}$：28h（8~36h）。

【作用和用途】同地西泮。

主要用于治疗失眠症与抗惊厥，与抗癫痫药合用治疗癫痫。

【用法和用量】①催眠：口服5~10mg/次，睡前服；②抗癫痫：5mg/次，3次/d（或渐增加至可以耐受的有效量），老年或体弱患者减半。

小儿常用量：体重30kg以下小儿0.3~1mg/（kg·d），分3次口服，可根据需要及耐受情况逐渐增加剂量。

【主要不良反应】常见嗜睡，偶见无力、头痛、眩晕、恶心、便秘、皮疹、肝损害、骨髓抑制、记忆减退；儿童大量服用可有黏液和唾液分泌增多；长期使用可有轻度依赖性。

【孕妇、哺乳期妇女用药安全性】孕妇、哺乳期妇女禁用。

【禁忌和慎用】白细胞减少者、重症肌无力者禁用。肝、肾功能不全者慎用。

【注意事项】①服药期间避免饮酒；②用药期间不宜驾驶、操作机械或高空作业；③长期用药后骤停，可能引起惊厥等撤药反应，如需停药应逐渐减量；④定期检查肝功能和白细胞计数。

【剂型与规格】片剂：5mg，10mg。

【特殊管理】属于第二类精神药品，专用处方开具。

咪达唑仑 Midazolam

【又名】咪唑安定，速眠安，Dormicum。

【医保分类】注射剂甲类，口服常释剂型乙类。

【药动学】不同途径给药后很快吸收，血药浓度达峰时间：15~60min。口服有明显首过效应，生物利用度低，肌内注射后生物利用度 >90%，血浆蛋白结合率：97%。$t_{1/2}$：1.5~2.5h，心力衰竭者 $t_{1/2}$ 延长（2~3 倍），长期用药无蓄积性。

【作用和用途】短效苯二氮䓬类药物。

用于：①多种失眠症的短期治疗，特别适用于入睡困难者；②麻醉前给药，全麻醉诱导和维持；③椎管内麻醉及局部麻醉时辅助用药；④诊断或治疗性操作（如心血管造影、心律转复、支气管镜检查、消化道内镜检查）时患者镇静；⑤ICU 患者镇静；⑥抗惊厥。

【用法和用量】①失眠症：口服，每晚睡前 7.5~15mg，治疗期限数日 ~2 周；②麻醉前给药，术前给药：麻醉诱导前 2h 口服，一次 7.5~15mg，麻醉诱导前 20~60min 肌内注射，一次 0.05~0.075mg/kg，术前 20~30min 给药，一般为 10~15mg；③静脉注射，全麻诱导 10~15mg/ 次；全麻维持，分次静脉注射；术前准备，一次 2.5~5mg，术前 5~10min 给药；④椎管内麻醉及局部麻醉时辅助用药：静脉注射，0.03~0.04mg/kg 分次注射；⑤ICU 患者镇静：先静脉注射 2~3mg，随后以 0.05mg/（kg·h）维持；⑥抗惊厥：口服，一次 7.5~15mg。

【主要不良反应】①严重呼吸抑制多见于长期用药的老年人，表现为呼吸暂停、窒息、心搏暂停，甚至死亡；②与阿片类镇痛药合用可使呼吸抑制、呼吸停止，有些患者可因缺氧性脑病而死亡；③长期用作镇静后，患者可发生精神运动障碍。

【孕妇、哺乳期妇女用药安全性】孕妇、哺乳期妇女禁用。

【禁忌和慎用】睡眠呼吸暂停综合征患者、重症肌无力患者、严重心肺功能不全者、严重肝功能不全者、精神分裂症患者、严重抑郁症患者、急性闭角型青光眼患者以及未接受治疗的开角型青光眼患者禁用。

【注意事项】①静脉注射速度必须缓慢，注射时间至少 2min；②用药期间避免驾驶或操作机械；③用药期间应监测患者的呼吸和心功能，本品可导致呼吸抑制、呼吸骤停和缺氧性疾病（尤其与其他中枢神经系统抑制药合用）；④缓慢减量并注意监测患者是否出现戒断症状；⑤剂量必须个体化，老年人从小剂量开始，长期大剂量用药注意观察患者是否有成瘾性。

【剂型与规格】①片剂：7.5mg，15mg；②注射剂：2mg，5mg，10mg。

【特殊管理】属于第二类精神药品，专用处方开具。

地西泮 Diazepam

详见第三十二章 抗癫痫药与抗惊厥药。

其他苯二氮䓬类镇静催眠药见表 34-1。

表 34-1 其他苯二氮䓬类镇静催眠药

药名和制剂	作用和用途	用法和用量	备注
三唑仑 Triazolam 片剂：0.25mg	有显著的镇静、催眠作用，也可用于焦虑及神经紧张等。与地西泮相比，其催眠作用强45倍，肌松作用强30倍，镇静作用强10倍	口服，成人0.25~0.5mg/次，睡前服	①起效时间快（15~30min），多次服用体内很少蓄积；②孕妇、哺乳期妇女禁用
奥沙西泮（去甲羟基安定）Oxazepam 片剂：15mg，30mg	①短期缓解焦虑、紧张、激动；②催眠、焦虑伴抑郁的辅助治疗；③缓解急性酒精戒断症状	①抗焦虑，镇静催眠、急性酒精戒断症状：口服15~30mg/次，3~4次/d；②一般性失眠：口服15mg/次，睡前服	①精神病患者、孕妇、6岁以下儿童禁用；②停药应逐渐减量，长期用药骤然停药会发生撤药症状，癫痫患者骤然停药可引起癫痫持续状态
氟西泮（氟安定） Flurazepam 胶囊：15mg，30mg	具有较好的镇静催眠作用，能显著缩短入睡时间，增加睡眠深度和总睡眠时间，减少觉醒次数，作用持续7~8h。适用于各类失眠症及顽固性神经衰弱，对焦虑所致的失眠效果尤佳	15~30mg睡前口服。老年或体弱者从7.5mg小剂量开始	嗜睡、头晕、乏力较常见。睡眠呼吸暂停、孕妇、15岁以下儿童、白细胞减少者不宜使用

续表

药名和制剂	作用和用途	用法和用量	备注
氟硝西泮（氟硝安定）Flunitrazepam 片剂：1mg，2mg	镇静催眠作用较强，作用与硝西泮相似，亦有较强的肌肉松弛作用，用作静脉麻醉药、催眠（严重失眠的短期治疗）	催眠：1~2mg，睡前顿服。麻醉前给药：肌内注射常用量1~2mg。麻醉诱导：静脉注射常用量1~2mg	青光眼、重症肌无力患者，儿童、孕妇、哺乳期妇女禁用
替马西泮（羟基安定）Temazepam 片剂：7.5mg，15mg	为地西泮的代谢产物，催眠作用与硝西泮相似。用于睡眠习惯突然改变时预防或治疗失眠；用于术前给药；治疗焦虑症	口服，用于睡眠习惯突然改变时预防或治疗失眠，成人7.5~30mg/次，睡前服。老年患者7.5mg/次，睡前服	$t_{1/2}$为8~15h，不良反应少，长期用药有依赖性，孕妇禁用
夸西泮（四氟硫安定）Quazepam 片剂：7.5mg，15mg	具有较强的镇静催眠效果；其代谢产物仍有活性，停药后消除缓慢。用于镇静催眠，适合用于多种失眠症及术前给药	口服，成人7.5~30mg/次，睡前服。老年体弱者7.5mg/次，按需调整剂量	$t_{1/2}$为39.3h，重复给药可有活性代谢物的积蓄。急性闭角型青光眼患者、重症肌无力患者、睡眠呼吸暂停综合征患者、孕妇禁用
溴西泮（溴安定）Bromazepam 片剂：1.5mg，3mg，6mg	用于抗焦虑、镇静、催眠	口服，成人3~18mg，分次服。老年患者由3mg/d开始，按需调整剂量	口服吸收较快，1~4h血药浓度达峰值，$t_{1/2}$为8~20h。闭角型青光眼患者、重症肌无力患者、哺乳期妇女禁用
氯普唑仑 Loprazolam 片剂：1mg	失眠症的短期治疗	口服，成人一次1mg，睡前服，必要时增至1.5~2mg，老年患者起始剂量0.5mg，最大1mg	①青光眼、重症肌无力、有药物依赖史、急性呼吸功能不全患者禁用；②急性酒精中毒，抗抑郁药、镇静药、锂剂中毒者禁用；③18岁以下儿童、孕妇、哺乳期妇女禁用

二、巴比妥类

苯巴比妥 Phenobarbital

【又名】鲁米那，Luminal。

【医保分类】口服常释剂型、注射剂甲类。

【药动学】口服后 2~18h 血药浓度达峰，显效时间：2~3h（口服）。血浆蛋白结合率：40%。代谢：肝 65%。排泄：尿 25%（原型）。成人 $t_{1/2}$：50~144h。

【作用和用途】长效巴比妥类的典型代表。对中枢的抑制作用随着剂量加大，表现为镇静、催眠、抗惊厥及抗癫痫。大剂量对心血管系统、呼吸系统有明显的抑制作用。

用于：①镇静，如焦虑不安、烦躁、甲状腺功能亢进、高血压、功能性恶心、小儿幽门痉挛等症；②催眠，偶用于顽固性失眠症，但醒后往往有疲倦、嗜睡等后遗效应；③抗惊厥，常用其对抗中枢兴奋药中毒或高热、破伤风、脑炎、脑出血等病引起的惊厥；④抗癫痫，用于癫痫大发作的防治，作用快，也可用于癫痫持续状态；⑤麻醉前给药；⑥与解热镇痛药配伍应用，以增强其作用；⑦治疗新生儿高胆红素血症。

【用法和用量】①镇静：15~30mg/ 次，3 次 /d。②催眠：30~90mg/ 次，晚上顿服。③抗惊厥：口服，90~180mg/d，晚间顿服，或 30~60mg/ 次，3 次 /d，极量 250mg/ 次，500mg/d；肌内注射，0.1~0.2g/ 次，必要时 4~6h 后重复 1 次。④麻醉前给药：术前 0.5~1h 肌内注射 0.1~0.2g。⑤抗癫痫：口服 15~30mg/ 次，3 次 /d；肌内注射 0.1~0.2g/ 次，必要时 4~6h 后重复 1 次；癫痫持续状态，静脉注射 0.2~0.25g/ 次，必要时 6h 后重复 1 次，极量 250mg/ 次，500mg/d。⑥抗高胆红素血症：口服 30~60mg/ 次，3 次 /d。

【主要不良反应】可出现头晕、困倦等后遗效应，久用可产生耐受性及依赖性。多次连用应警惕蓄积中毒。大剂量可产生严重的呼吸抑制，快速静脉给药可引起呼吸暂停。

【孕妇、哺乳期妇女用药安全性】孕妇、哺乳期妇女禁用。

【禁忌和慎用】严重肺功能不全（如肺气肿）、支气管哮喘及颅脑损伤呼吸中枢受抑制者，严重肝肾功能不全者，未控制的糖尿病患者，血卟啉病及有既往史患者，贫血患者禁用。

【注意事项】①静脉速度不应超过 60mg/min，注射速度过快可导致严重呼吸抑制。②长期用于治疗癫痫时不可突然停药，以免引起癫痫发作，甚至出现癫痫持续状态。③一般应用 5~10 倍催眠量时可引起中度中毒，10~15 倍则重度中毒，血药浓度高于 8~10mg/100ml 时有生命危险。急性中毒症状为昏睡，进而呼吸浅表，通气量大减，最后呼吸衰竭而死亡。④新生儿服用本品可发生低凝血酶原血症及出血，维生素 K 有治疗或预防作用。

【剂型与规格】①片剂：10mg，15mg，30mg，100mg；②注射剂：50mg，100mg，200mg。

【特殊管理】属于第二类精神药品，专用处方开具。

异戊巴比妥 Amobarbital

司可巴比妥 Secobarbital

异戊巴比妥和司可巴比妥

三、环吡咯酮类

唑吡坦 Zolpidem

【又名】思诺思，佐匹坦，Stilnox。

【医保分类】口服常释剂型乙类。

【药动学】口服吸收迅速而完全（饱餐可以减少吸收），血浆蛋白结合率：92%。代谢：肝。代谢产物均无活性。$t_{1/2}$：1.5~4.5h（平均 2.6h）。老年人和肝、肾功能损害者可延长。

【作用和用途】通过选择性地与中枢神经系统的 ω_1- 受体亚型的结合，产生催眠作用。小剂量时，能缩短入睡时间，延长睡眠时间；较大剂量时，第二相睡眠、慢波睡眠（第三和第四相睡眠）时间延长，快动眼期（REM）睡眠时间缩短。用于偶发性、短暂性或慢性失眠症的短期治疗。

【用法和用量】①临睡前服用；②成人的推荐剂量为 10mg，老年人和体质虚弱者对本品较敏感，推荐 5mg/d；③疗程可由几天至 2 周，最多 4 周（包括逐渐减量的时间）。

【主要不良反应】常见嗜睡、头晕、头痛、恶心、腹泻和眩晕。

【孕妇、哺乳期妇女用药安全性】孕妇、哺乳期妇女禁用。

【禁忌和慎用】①18 岁以下儿童禁用；②严重呼吸功能不全、睡眠呼吸暂停综合征、严重及急慢性肝功能不全、肌无力者禁用。

【注意事项】①部分患者服用唑吡坦后，次日早晨出现头晕、困倦、乏力、精神警觉度降低等状况。在此状况下或服药不足 8h，不建议驾驶机动车、操纵机械或从事其他需要精神警觉度的工作。②长期应用后应逐步停药，避免出现撤药症状。③服药期间应禁酒。④服用唑吡坦且未完全清醒的患者中有发生梦游症以及相关行为的报道，如梦中驾车、做饭、打电话等，患者醒后对发生的事件无记忆。因唑吡坦引起的意识水平下降和肌肉无力等原因，患者可能发生跌伤、撞伤或其他严重损害。唑吡坦应在睡前服用，保证充足睡眠。⑤不建议在夜间增加服用次数或与酒精及其他中枢神经系统抑制药联合使用。

【剂型与规格】片剂：5mg，10mg。

【特殊管理】属于第二类精神药品，专用处方开具。

扎来普隆 Zaleplon

【又名】安已辛，恩诺欣，扎雷普隆，Zerene。

【医保分类】口服常释剂型乙类。

【药动学】口服吸收迅速且完全，血药浓度达峰时间：1h。生物利用度：30%，血浆蛋白结合率：60%。$t_{1/2}$：1h。

【作用和用途】是一种作用时间较短的新型非苯二氮䓬类镇静催眠药，特点是能缩短失眠患者的入睡时间及提高睡眠质量，对快动眼睡眠无影响，日间“宿醉作用”少。适用于入睡困难的失眠症的短期治疗。

【用法和用量】①成人口服 5~10mg/ 次，睡前服用或入睡困难时服用；②老年患者、糖尿病患者和轻、中度肝功能不全的患者，推荐剂量为 5mg/ 次；③每晚只服用 1 次，持续用药时间限制在 7~10d。

【主要不良反应】可能出现较轻的头痛、瞌睡、眩晕、口干、出汗、畏食、腹痛、恶心、呕吐、乏力、记忆困难、多梦、情绪低落、震颤、站立不稳、复视、精神错乱等。

【孕妇、哺乳期妇女用药安全性】孕妇、哺乳期妇女禁用。

【禁忌和慎用】①严重肝、肾功能不全者禁用；②睡眠呼吸暂停综合征患者禁用；③重症肌无力患者禁用；④严重的呼吸困难或胸部疾病者禁用；⑤18 岁以下儿童禁用。

【注意事项】①本品起效快，应在上床前立即服用，或上床后难以入睡前服用；②服药期间禁止饮酒；③服药期间尽量避免驾驶、操作机器；④除非能保证 4h 以上的睡眠时间，否则不要服用本品；⑤不要在用完高脂肪饮食后立即服用本品。

【剂型与规格】片剂（胶囊、分散片）：5mg。

【特殊管理】属于第二类精神药品，专用处方开具。

佐匹克隆 Zopiclone

【又名】忆梦返，唑吡酮，吡嗪哌酯，Imovane。

【医保分类】口服常释剂型乙类。

【药动学】口服吸收迅速，血药浓度达峰时间：1.5~2h。生物利用度：80%。血浆蛋白结合率：45%。代谢：肝。排泄：尿，乳汁。$t_{1/2}$：5h。

【作用和用途】具有镇静催眠和肌肉松弛作用。其作用于苯二氮䓬受体，但结合方式不同于苯二氮䓬类药物，为速效催眠药，延长睡眠时间，提高睡眠质量，减少夜间觉醒和早醒次数。本品的特点为次晨残余作用低。用于治疗各种失眠症。

【用法和用量】口服 7.5mg，临睡时服；老年人最初临睡时服用剂量减半，必要时 7.5mg，肝功能不全者服 3.75mg 为宜。

【主要不良反应】①常见味觉障碍；②偶见嗜睡、口苦、口干、肌无力、遗忘、醉态，有些人出现异常的易恐、激动、精神错乱、头痛；③长期服药后突然停药会出现戒断症状。

【孕妇、哺乳期妇女用药安全性】孕妇、哺乳期妇女禁用。

【禁忌和慎用】①禁用于 15 岁以下儿童；②失代偿的呼吸功能不全者、重症睡眠呼吸暂停综合征者、重症肌无力者、严重肝功能不全者禁用。

【注意事项】①用药期间严禁饮酒或含酒精饮料；②治疗周期不得超过 28d，突然停药可引起停药综合征；③服药后不宜操作机械及驾车。

【剂型与规格】片剂（胶囊）：3.75mg，7.5mg。

【特殊管理】属于第二类精神药品，专用处方开具。

右佐匹克隆 Dexzopiclone

【又名】文飞，Eszopiclone。

【医保分类】口服常释剂型乙类。

【药动学】口服吸收迅速，血药浓度达峰时间：1h。血浆蛋白结合率：52%~59%。代谢：肝（CYP3A4 与 CYP2E1，氧化与去甲基化代谢）。排泄：代谢物 75% 经尿液，原型 10% 经尿液。半衰期：6h。65 岁以上患者 AUC 增加 41%，半衰期延长到 9h。

【作用和用途】非苯二氮䓬类催眠药，催眠作用与苯二氮䓬受体耦联的 GABA 受体复合物有关。用于治疗失眠症。

【用法和用量】临睡前口服。应个体化给药，成年人推荐起始剂量为入睡前 2mg。由于 3mg 可以更有效地延长睡眠时间，可根据临床需要起始剂量为或增加到 3mg。

主诉入睡困难的老年患者推荐起始剂量为睡前 1mg，必要时可增加到 2mg。

睡眠维持障碍的老年患者推荐剂量为入睡前 2mg。

严重肝功能损害患者应慎重使用本品，初始剂量为 1mg。

【主要不良反应】成年患者与剂量相关的不良事件包括病毒感染、口干、眩晕、幻觉、感染、皮疹、味觉异常，其中味觉异常的剂量相关性最明显。老年患者中与剂量相关的不良反应包括疼痛、口干、味觉异常，其中味觉异常与剂量相关性最为明显。

【孕妇、哺乳期妇女用药安全性】孕妇、哺乳期妇女慎用。

【禁忌和慎用】失代偿的呼吸功能不全患者，重症肌无力、重症睡眠呼吸暂停综合征患者禁用。不推荐 18 岁以下患者使用。

【注意事项】①由于快速起效，右佐匹克隆应在睡前或睡眠困难时服用；②高脂肪饮食可致药物吸收缓慢，导致右佐匹克隆对睡眠潜伏期的作用降低；③右佐匹克隆不可与酒精同服；④右佐匹克隆不良反应与剂量相关，尽可能使用最低有效剂量；⑤剂量快速下降或突然停药，可能出现戒断症状；⑥避免操作仪器或开车；⑦老年、虚弱患者应考虑到重复使用或对药物敏感引起的运动损伤、认知能力损伤，此类患者推荐起始剂量为 1mg；⑧由于小于 10% 的右佐匹克隆通过尿液以原型药物代谢，肾功能损伤患者没有必要进行剂量调整。

【药物相互作用】①与 CYP3A4 的强诱导剂利福平合用，可使本品血药浓度降低 80%；②反之，与 CYP3A4 强抑制剂合用，本品初始剂量不应大于 1mg，必要时可增加至 2mg。

【剂型与规格】片剂：1mg，2mg，3mg。

【特殊管理】属于第二类精神药品，专用处方开具。

四、醛 类

水合氯醛 ChloralHydrate

【又名】水化氯醛，合水氯醛，Somnos。

【医保分类】灌肠剂乙类。

【药动学】显效时间：15~30min（口服），血药浓度达峰时间：1h，持续时间：6~8h。在肝脏经乙醇脱氢酶还原为三氯乙醇。排泄：三氯乙醇经结合而排于尿及粪中。$t_{1/2}$（三氯乙醇）：8h。

【作用和用途】水合氯醛代谢产物三氯乙醇具有抑制中枢神经系统作用。

①作为催眠药，短期应用有效，连续服用超过 2 周则减弱；②儿童麻醉前、手术前和睡眠脑电图检查前用药，可镇静和解除焦虑，使相应的处理过程比较

安全和平稳；③抗惊厥，用于癫痫持续状态的治疗，也可用于小儿高热、破伤风及子痫引起的惊厥。

【用法和用量】直肠内注入给药。

（1）儿童镇静、催眠、抗惊厥常规剂量为 30~50mg/kg，可根据年龄、症状、用药目的而增减，总量不超过 1.5g。

（2）小于 1 个月的早产儿、新生儿，起始剂量为 20~40mg/kg，最大限量不超过 1g。

【主要不良反应】与巴比妥类相似，具有刺鼻的辛辣气味，对黏膜有强烈的刺激性引起恶心、呕吐。大剂量（4~5g）可致血压下降、室性心律失常、脉搏不规则（可用普萘洛尔治疗），也可引起昏迷和麻醉。4~5g 可引起急性中毒，致死量为 10g 左右。

【孕妇、哺乳期妇女用药安全性】孕妇、哺乳期妇女禁用。

【禁忌和慎用】①直肠炎和结肠炎患者不宜直肠给药；②间歇性血卟啉病患者禁用；③严重肝、肾、心脏病患者慎用；④有阻塞性睡眠呼吸暂停的儿童禁用。

【剂型与规格】直肠用溶液：0.5g/1.34g。

【医保限制】本品系 2021 年国家协议期内谈判药品，灌肠剂限儿童。

五、其他镇静催眠药

右美托咪定手术中最常用，其他还有甲喹酮、格鲁米特等。

右美托咪定 Dexmedetomidine

【又名】乐维伽，艾贝宁。

【医保分类】注射剂乙类。

【药动学】排泄：尿。$t_{1/2}$：2h。

【作用和用途】相对选择性 α_2 受体激动剂，具有镇静作用。

用于行全身麻醉的手术患者气管插管和机械通气时的镇静。

【用法和用量】成人使用，给药前必须用 0.9% 氯化钠注射液稀释到 4μg/ml，以 1μg/kg 速度缓慢静脉注射，滴注时间超过 10min。

【主要不良反应】发生率 >2% 的最常见反应为低血压、心动过缓及口干。

【孕妇、哺乳期妇女用药安全性】孕妇禁用，哺乳期妇女慎用。

【注意事项】①老年、肾功能损害患者建议监测肾功能；②当静脉滴注剂量为 0.2~0.7μg/（kg·h）时，呼吸率和氧饱和度保持在正常范围内，未见呼吸抑制；③由于可能的药效学相互作用，当本品与其他麻醉药、镇静催眠药或阿片类药物同时给予时可能需要减少给药剂量；④本品不应与血液或血浆通过同一静脉导管同时给予；⑤本品与地西泮、两性霉素 B 同时给予时显示不相容，故不宜同用。

【剂型与规格】注射剂：200μg。

其他镇静催眠药见表 34-2。

表 34-2 其他镇静催眠药

药名和制剂	作用和用途	用法和用量	备注
格鲁米特（导眠能，多睡丹）Glutethimide 片剂：0.25g	作用似苯巴比妥，服用后睡眠持续 4~8h，不易惊醒。用于神经官能症、夜间易醒者、失眠症的短期治疗	口服，①镇静：025g/次，3 次/d；②催眠：0.25~5g，睡前服；③手术前镇静，前一晚服 0.5g，术前再服 0.5~1g	常见嗜睡，少数有恶心、呕吐、皮疹等。久用成瘾。致死量 10~20g
甲喹酮（安眠酮）Methaqualone 片剂：0.1g，0.2g	作用似巴比妥类，用于神经衰弱、失眠、麻醉前给药，服后 10~20s 入睡，持续 6~8h	口服，①镇静：0.1g/次，3 次/d；②催眠：0.1~0.2g，睡前半小时顿服	①不良反应轻，有成瘾性，不应滥用；②孕妇及精神病史者忌用

（邓立东）

第三十五章

抗精神失常药

一、抗精神病药

药物分类

第一代抗精神病药（典型抗精神病药）：指主要作用于中枢 D_2 受体的抗精神病药，如吩噻嗪类的氯丙嗪、硫利达嗪、奋乃静、氟奋乃静及其长效剂三氟拉嗪等，硫杂蒽类的氯哌噻吨及其长效剂、三氟噻吨及其长效剂、氯普噻吨等，丁酰苯类如氟哌啶醇及其长效剂、五氟利多等，苯甲酰胺类如舒必利等。

第二代抗精神病药（非典型抗精神病药）：与吩噻嗪类等药物相比，它们具有较高的 5-HT_2 受体拮抗作用，称为多巴胺 -5-HT 受体拮抗剂（SDA），对中脑边缘系统的作用比对纹状体系统作用更具有选择性，临床用于各类精神疾病的治疗，锥体外系反应率较少或不明显。这类药物包括氯氮平、利培酮、奥氮平、喹硫平、齐拉西酮和阿立哌唑。

按化学结构不同，抗精神病药可分为 6 类：①吩噻嗪类，如氯丙嗪、氟奋乃静、奋乃静、三氟拉嗪、硫利达嗪等；②硫杂蒽类（噻吨类），如氯普噻吨等；③丁酰苯类，如氟哌啶醇等；④苯甲酰胺类，如舒必利、硫必利等；⑤二苯二氮䓬类，包括氯氮平、奥氮平、喹硫平等；⑥其他，如利培酮等。

作用特点　精神分裂症可能是由于中枢多巴胺过多引起。抗精神病药并不能减少中枢的 DA 含量，而是通过阻断多巴胺 D_2 受体而治疗精神分裂症。①脑内多巴胺能系统有 4 条投射通路：中脑边缘和皮质通路，与抗精神病作用阳性症状（幻觉、妄想、思维紊乱等）有关；黑质纹状体通路，与锥体外系和不良反应有关；下丘脑至垂体的结节漏斗通路，与催乳素水平（升高）导致的不良反应如性活动障碍、闭经有关；此外，抗精神病药的镇吐作用也与 DA 受体拮抗有关。②5-HT_2 受体与精神病的阴性症状（情感淡漠、意识缺失、主动性缺乏等）有关；5-HT_2/DA_2 受体拮抗比值高者，可能锥体外系反应发生率低，而且改善阴性症状。③有些抗精神病药如具有 α 受体拮抗作用，可能产生镇静作用及直立性低血压、心动过速、性功能减退、射精延迟等不良反应。④如具有毒蕈碱受体（主要为 M_1 受体）拮抗作用，可产生多种抗胆碱能的不良反应，如口干、便秘、视物模糊、心动过速、尿潴留、语言障碍、低血压、体重增加。⑤如具有组胺(H_1)受体拮抗作用,可呈现镇静、嗜睡等。

用药原则 ①首先要熟悉各种药物(不同类型药物掌握1~2种)的药理作用、作用谱、适应证;具体选择标准应根据指南而定。对兴奋躁动状态的患者,最好选用镇静型的抗精神病药如氯丙嗪或氟哌啶醇;对木僵状态或紧张性兴奋与紧张性木僵交替出现者,可选用氟奋乃静、舒必利;对淡漠退缩的慢性状态宜用含氟药如氟奋乃静、三氟拉嗪或三氟哌多,对妄想、幻觉者可用三氟拉嗪、氟哌啶醇或舒必利;对忧郁型者可用氟奋乃静或氯普噻吨等。氯氮平对难治性精神分裂症患者有效,几无锥体外系反应。②对阴性症状为主的患者,目前国内外指南一般推荐利培酮、奥氮平、喹硫平等作为首选药,以及复发预防的第一线选择,氯氮平由于存在粒细胞缺乏症及致痉挛发作,需要谨慎使用,适宜作为二线药物。

注意事项 ①临床应用抗精神病药不但要注意治疗剂量(恰当而有效),同时要有足够的疗程才能获得疗效:如兴奋躁动,一般应在1~2周内得到控制;幻觉妄想状态在4~6周内见效。而且不应任意换药,如急性病例经有效量治疗6周无效,才考虑换药;慢性病例治疗较长,2~4个月无效才宜换药。②有关复发预防的国际共识会议建议:既往多次发作的患者应维持治疗至少2~5年;首次发作者推荐维持治疗1~2年;有关维持治疗的最新观察倾向于多数患者需要终身治疗。③吩噻嗪类毒性低,长期应用可能产生躯体依赖性,如突然停药可引起焦虑不安、失眠和精神症状加剧。④锥体外系反应(帕金森综合征)较为常见,效价高的药物、疗程长及老年者发生率较高。其症状有运动不能、肌肉强硬、震颤(多发生在双手),以及流涎、多汗等。处理办法:可给予抗胆碱药,如东莨菪碱(0.3mg/次,3次/d),盐酸苯海索(2mg/次,3次/d)等。此时不宜用左旋多巴治疗(左旋多巴只对利血平引起的帕金森综合征有效)。⑤长期服用吩噻嗪类,尤其是氯丙嗪,可见无黄疸型肝功能障碍(GPT升高),大多数能自行恢复,少数可能迁延,但少数患者于治疗头4~8周若出现黄疸(与剂量无明显关系),并伴其他过敏症状如关节痛、皮疹及嗜酸性粒细胞增多,此时应立即停药,并积极进行保肝疗法。⑥几乎所有抗精神病药对白细胞都有一定程度的抑制,尤以氯氮平发生率可高达1%,故应慎重应用。

(一)吩噻嗪类

氯丙嗪 Chlorpromazine

【又名】冬眠灵,可乐静,Wintermin。

【医保分类】口服常释剂型、注射剂甲类。

【药动学】吸收食物及抗胆碱药的存在明显减少其吸收，且个体之间存在明显差异，血药浓度达峰时间：2~3h（口服），血浆蛋白结合率：90%。代谢：肝。代谢产物多于 100 种。排泄：尿 10%（原型），粪便 10%，乳汁中排出少量（对婴儿有影响）。$t_{1/2}$<6h。

【作用和用途】氯丙嗪药理作用复杂而多样，具有抗精神病、降压、降低体温及基础代谢、阻断肾上腺素能 α 受体、抗组胺及镇吐等作用。抗精神病作用与其阻断中枢多巴胺受体（以 D_2 受体为主）有关。由于阻断 α 受体和直接扩张血管，可减轻心脏的前、后负荷和减轻心肌耗氧量。近年用于急性左心衰竭，取得良好疗效。用于：

（1）治疗精神分裂症、躁狂、反应性精神病和更年期精神病的以上症状。

（2）作为镇静药，用于神经官能症（焦虑、紧张、失眠）的治疗；或用于加强一般镇静止痛药的作用，如冬眠合剂。

（3）对各种原因如药物、疾病、妊娠等引起的呕吐均有良好效果，但对晕船、晕车的呕吐效果差；也可用于顽固性呃逆。

（4）人工冬眠：使用“冬眠合剂”静脉滴注。主要用于：①严重创伤和感染（如中毒性痢疾、流行性脑脊髓膜炎等）的病例，具有一定的抗休克疗效；②防治中枢性高热和高热性惊厥；③中暑和日射病；④甲状腺危象等。

（5）治疗急性左心衰竭。

【用法和用量】

（1）用于精神病：①口服，开始 10~15mg/ 次，4 次 /d。每半周增加 20~30mg/d，直到患者安静及合作。通常在 1~2 周内增至 300~400mg/d，维持量 200mg/d，时间长短依病情而定。②肌内注射，25~50mg，以立即控制严重症状。2~3 次 /d，应密切观察低血压；几天后可逐量增加（最大剂量不超过 100mg）。缓慢地深部肌内注射，或可将 2.5% 氯丙嗪溶液与 1%~2% 普鲁卡因 2ml 混合注射；注射部位必须交替。③静脉注射，对极度躁动的患者可采用静脉注射，每次剂量不超过 50mg，并应以 0.9% 氯化钠 20~40ml 稀释后缓慢（约 5min）注入，1~2 次 /d。如患者伴脱水现象，可采用静脉滴注。将氯丙嗪 100mg 溶于 0.9% 氯化钠内滴入，40~60 滴 /min，1 次 /d。

（2）用于恶心、呕吐：①口服，成人 10~20mg，需要时 4~6 次 /d。小儿每次 0.5~1mg/kg，3 次 /d。②肌内注射，成人 25~50mg/ 次。需要时 1 次 /3~4h。小儿每次 0.5~1mg/kg。③静脉滴注，如症状持续，可用 25~50mg（一般不超过 100mg）加入 500ml 的 0.9% 氯化钠溶液中缓慢滴注。患者需平卧床上，密切监测血压。小儿静脉滴注剂量同肌内注射。

（3）作为镇静药：成人，口服一般 12.5~50mg/ 次，3 次 /d。肌内注射 25~50mg/ 次。小儿口服、肌内注射剂量均为每次 0.5~1mg/kg。

（4）治疗急性左心衰竭：肌内注射，5~10mg/ 次。

【主要不良反应】①锥体外系反应，如震颤、僵直、流涎、运动迟缓、静坐不能、急性肌张力障碍。②初用常出现无力、嗜睡，以后可渐趋减轻（耐受性）。③直立性低血压，通常于肌内注射特别是静脉注射时较易引起。因此，注射后应卧床 1h，站立时宜慢。必要时可静脉滴注去甲肾上腺素，但禁用肾上腺素（因氯丙嗪具有抗 α 受体作用，肾上腺素可导致血压进一步降低）。④心动过速较常见，如心率超过 120 次 /min，或出现心悸、胸闷等不适症状时应酌情减量，或用 β 受体拮抗剂普萘洛尔以拮抗。

【孕妇、哺乳期妇女用药安全性】孕妇禁用，哺乳期妇女慎用。

【注意事项】既往有癫痫病史或有脑器质性病变者，应用氯丙嗪较易诱发癫痫，增加剂量宜缓慢或用苯妥英钠预防。

【中毒解救】吩噻嗪类过量中毒以氯丙嗪为多见，其次为奋乃静、氯普噻吨、氟奋乃静等。抢救及时，成人因急性中毒致死者不多，但儿童死亡率高。主要是对症治疗，早期反复洗胃有好处；应重视保肝，以促进解毒；输液时，可加维生素 C 2g 及葡醛酸内酯（肝泰乐）100mg。

【剂型与规格】①片剂：5mg，12.5mg，25mg，50mg；②注射剂：25mg，50mg。

附：复方制剂——冬眠合剂（临用时配制）

（1）冬眠合剂一号：盐酸氯丙嗪、盐酸异丙嗪各 50mg，盐酸哌替啶 100mg，加入 5% 葡萄糖注射液或 0.9% 氯化钠 250ml，缓慢静脉滴注，用于一般冬眠。

冬眠合剂一号用于 6 岁以上儿童，氯丙嗪剂量按 0.5~1mg/kg 计算，先由静脉滴入全量的 1/10~1/9，以后根据冬眠程度和患者情况确定剂量和间隔。1~6 岁儿童哌替啶剂量减半，多用肌内注射。

（2）冬眠合剂二号：盐酸哌替啶 100mg、盐酸异丙嗪 50mg、氢化麦角碱 0.6~0.9mg，加入 5% 葡萄糖注射液，主要用于甲状腺功能亢进、心功能不全或心动过速患者及心脏外科。

儿童冬眠合剂二号：哌替啶和氢化麦角碱各减半、异丙嗪量不变。

（3）冬眠合剂三号（已很少用）。

（4）冬眠合剂四号：盐酸异丙嗪 50mg、乙酰丙嗪 20mg、盐酸哌替啶 100mg。本品是目前常用的冬眠合剂。临用时将上述成分加于 5% 葡萄糖注射液 250ml 中静脉滴注。对老人，哌替啶用量可酌减。小儿一般不用哌替啶。

其他吩噻嗪类抗精神病药见表 35-1。

表 35-1 其他吩噻嗪类抗精神病药

药名和制剂	作用和用途	用法和用量	备注
奋乃静 Perphenazine (Trilafon) 片剂：2mg，4mg；注射剂：5mg，25mg	抗精神病作用强于氯丙嗪(6~10倍)；镇吐作用也强。对幻觉、妄想型效果较好；也用于治疗焦虑症。长效制剂可维持2~4周	①口服，20~60mg/d，分2~4次服，可逐步增量；②肌内注射，5~10mg/次；③静脉注射，5mg/次，稀释至0.5mg/ml	①锥体外系反应发生率高(40%)，镇静作用较弱；②油注射剂应深部肌内注射，1次可用至20~25mg(慢性精神病患者)
氟奋乃静 Fluphenazine (Permitil) 片剂：2mg，5mg；注射剂：10mg，25mg	作用强，有振奋、激活精神效应，用于慢性、偏执型患者疗效较好；长效制剂可用于精神病缓解期的维持治疗。镇吐作用强于氯丙嗪约200倍	①口服，开始小剂量(2~10mg/d)逐渐增至20mg/d(最大可达60mg/d)；②肌内注射，10~20mg/次；③油注射剂25mg/次，每2~4周1次	①锥体外系反应较为多见(50%~60%)；②镇静及降压作用较氯丙嗪弱；③长效制剂常用于维持治疗，预防复发
三氟拉嗪 Trifluoperazine (Stelazine) 片剂：1mg，2mg，5mg	抗精神病作用强于氯丙嗪10~20倍，且作用较快而持久(有蓄积性)；镇静作用很弱。对妄想症、强迫症、恐惧症疗效较好	口服，1~5mg/次，2~3次/d，在2~3周内渐增至30~40mg/d(个别60~80mg/d)；维持量5~15mg/d	①毒性小而易于耐受，少数患者可发生中毒性肝炎、粒细胞减少；②锥体外系反应较明显
硫利达嗪 Thioridazine (Melleril) 片剂：10mg，25mg，100mg	抗精神病作用强度似氯丙嗪；但镇静和抗幻觉作用较弱。无明显镇吐作用。适用于老年精神病患者	口服，50~100mg/次，3次/d；可渐增至300mg/次。用于神经官能症10~50mg/次，3~4次/d	锥体外系反应少而轻。长期应用可见闭经、阳痿、视网膜色素沉着、白细胞减少等
哌泊噻嗪 Pipotiazine 片剂：10mg；油注射剂：25mg，100mg	抗精神病作用较氟奋乃静略差；镇静作用较弱，但作用较持久。哌泊噻嗪棕榈酸酯为长效制剂，排泄甚慢	口服，10~20mg/次，1次/d；重症30~50mg/d。肌内注射，50~200mg/次，1次/3~4周；重症可加大剂量	①半数可见锥体外系反应；②老年、体弱者肌内注射首剂应减量(12.5mg)

（二）硫杂蒽类

氟哌噻吨美利曲辛 Flupentixol and Melitracen

【又名】黛力新，黛安神，Deanxit。

【医保分类】口服常释剂型乙类。

【药动学】①氟哌噻吨：口服吸收后血药浓度达峰时间：4h；2~3d 后起效，生物利用度：40%~50%，少量通过胎盘屏障，有广泛的首过代谢作用。代谢：肝。排泄：粪便，尿（少量），也可通过乳汁排泄。②美利曲辛：吸收后，血药浓度达峰时间：3.5h，血浆蛋白结合率：89%，可经乳汁排泄。排泄：尿 60%，粪便 17%。$t_{1/2}$：19h。

【作用和用途】氟哌噻吨可阻断脑内多巴胺 D_2 受体而发挥良好的抗精神病作用及兴奋和激活作用。美利曲辛是三环类抗抑郁药，具有典型抗抑郁药的特点。

用于：①神经衰弱、慢性疲劳综合征、神经性抑郁症、焦虑症等；②各种焦虑抑郁状态，包括更年期、经前期、嗜酒及药物依赖者的焦虑抑郁状态；③神经性头痛、偏头痛、紧张性疼痛（肌源性头痛）、某些顽固性疼痛及慢性疼痛等。

【用法和用量】成人 2 片 /d，早晨一次顿服或早晨及中午各服 1 片。严重者 3 片 /d，早晨 2 片，中午 1 片。维持剂量为 1 片 /d，早晨服。

【主要不良反应】在推荐剂量范围内，不良反应少而轻微，主要为锥体外系反应，也可见失眠、抑郁。

【孕妇、哺乳期妇女用药安全性】孕妇、哺乳期妇女慎用。

【禁忌和慎用】禁用于：①严重心脏疾病（如心肌梗死恢复早期、束支传导阻滞）；②未经治疗的闭角型青光眼；③高度兴奋；④急性酒精、巴比妥类药物及阿片中毒；⑤造血功能紊乱；⑥前列腺腺瘤。

【注意事项】①为避免影响睡眠，每天最后一次服药不应晚于下午 4 点。②如患者在服用镇静药物，则镇静药物可逐步减量停用。与镇静药同时使用的过程时，应在中午以前服镇静药。③超量中毒的解救：超量中毒可见不同程度的意识障碍直至昏迷、瞳孔缩小、锥体外系反应、血压下降、心动过速、休克、体温下降等。处理原则同一般药物中毒，如洗胃、催吐、保温、吸氧、抗惊厥、维持水电解质和酸碱平衡，对症支持治疗如抗休克、纠正心率，如必要时可给予贝美格 50~150mg 于 5% 葡萄糖注射液 100~200ml 中静脉滴注，或哌甲酯 30~50mg 肌内或静脉注射。

【药物相互作用】①可增强机体对巴比妥类和其他中枢神经系统抑制药的反应；②与三环类抗抑郁药合用可能会引起协同作用；③与锂剂合用，加重锥体外系反应和脑损害；④与曲马多合用，可增加癫痫发作的危险，引起中枢和呼吸抑制；⑤与单胺氧化酶抑制剂合用可导致高血压危象；⑥增强机体对酒精的反应，用药期间应避免饮酒。

【剂型与规格】片剂：10.5mg（含氟哌噻吨 0.5mg，美利曲辛 10mg）。

氯普噻吨 Chlorprothixene

【又名】泰尔登，氯丙硫蒽，Taractan，Tardan。

【医保分类】口服常释剂型、注射剂乙类。

【药动学】口服吸收快，血药浓度达峰时间：1~3h。肌内注射后作用时间可达 12h 以上。代谢：肝。排泄：尿。$t_{1/2}$：约 30h。

【作用和用途】作用与氯丙嗪相似，镇静、催眠作用较强。尚有抗抑郁和减轻焦虑情绪的作用，适用于伴抑郁、焦虑症状或兴奋躁动的精神分裂症、更年期精神病（抑郁症）和焦虑性神经官能症。

【用法和用量】

（1）口服：开始 25mg/ 次，3~4 次 /d，剂量渐增，直到病情好转。精神分裂症患者的有效剂量为 300~400mg/d，必要时可增至 600mg；维持量为 100~200mg/d。抑郁症和更年期抑郁症患者 150~200mg/d；焦虑性神经官能症 50~100mg/d。

（2）肌内注射：对兴奋躁动的患者可采用肌内注射，30mg/ 次，2~3 次 /d。必要时可肌内注射 40~50mg/ 次，3 次 /d。注射后应让患者卧床休息，以防直立性低血压。

（3）静脉滴注：30~60mg/ 次，加入 25% 葡萄糖注射液中缓慢滴注。

【主要不良反应】较少，可见嗜睡、头晕、血压下降、心动过速，偶见恶心、便秘、尿频等症状。锥体外系反应较少见。长期大量使用，可引起迟发性运动障碍。大剂量可引起癫痫发作。

【孕妇、哺乳期妇女用药安全性】孕妇禁用，哺乳期妇女使用本品期间应停止哺乳。

【禁忌和慎用】①6 岁以下儿童禁用；②癫痫患者、心血管疾病（如心力衰竭、心肌梗死、传导异常）患者慎用。

【注意事项】①老年人起始剂量应减半，加量要缓慢，随后的剂量增加也应减半；②用药期间不宜驾驶车辆、操作机械或高空作业；③肝、肾功能不全者应减量，定期检查肝功能与白细胞计数。

【剂型与规格】①片剂：12.5mg，25mg，50mg；②注射剂：30mg。

其他硫杂蒽类抗精神病药见表 35-2。

表 35-2 其他硫杂蒽类抗精神病药

药名和制剂	作用和用途	用法和用量	备注
氟哌噻吨 Flupentixol 片剂：5mg； 油注射剂：20mg	抗精神病作用强于氯普噻吨 4~8 倍；还有抗焦虑、抗抑郁作用。用于急、慢性精神分裂症，焦虑及抑郁症，老年期痴呆症等	①口服，初始 5mg/ 次，可增至 40mg/d；维持量 5~20mg，1 次 /d。②肌内注射（深部）：20~40mg，1 次 /2~4 周	①$t_{1/2}$ 为 35h，长效，肌内注射后血清峰浓度持续 7d 左右；②锥体外系反应较多见；③不宜用于兴奋躁动患者
替沃噻吨 Tiotixene （Thiothixene，Navane） 片剂：5mg，10mg	抗精神病效价与三氟拉嗪相当，有振奋作用，适用于慢性精神分裂症的治疗	口服，开始 1~5mg/ 次，2 次 /d；治疗量 15~30mg/d	①毒性小，锥体外系反应较轻；②长期用药偶见晶状体混浊
氯哌噻吨 Clopenthixol 片剂：10mg，30mg； 注射剂：200mg	具中等强度抗精神病作用；镇静作用较强。作用持续时间久，口服 $t_{1/2}$ 为（20.4 ± 5.3）h	①口服：一般 10~50mg/d；重症 75~200mg/d；维持量 30~60mg/d。②肌内注射：200~400mg/ 次，1 次 /2~4 周	①不良反应同氯普噻吨；②长效制剂，适用于拒药患者或需长期治疗者

（三）丁酰苯类

氟哌啶醇 Haloperidol

【又名】氟哌丁苯，Haldol，Serenase。

【医保分类】口服常释剂型、注射剂甲类。

【药动学】口服吸收快，血药浓度达峰时间：3~4h。血浆蛋白结合率：90%。代谢：肝。排泄：尿 50%，胆汁 15%。$t_{1/2}$：13~35h（平均 21h）。

【作用和用途】氟哌啶醇是丁酰苯类药物的典型代表；具有抗幻觉妄想、促进退缩患者活跃振奋及显著的中枢抑制作用。用于急、慢性各型精神分裂症（包括 13~17 岁青少年），躁狂症及焦虑性神经官能症；还可用于治疗儿童多发性抽动 - 秽语综合征以及呕吐和顽固性呃逆；6~17 岁儿童和青少年孤独症或广泛性发育障碍的攻击行为；10~17 岁儿童和青少年抽动障碍。

【用法和用量】

（1）抗精神病：①口服，开始 1~2mg/ 次，2~3 次 /d，此后逐渐增加至 4~8mg/ 次，2~4 次 /d；有效剂量为 8~32mg/d，维持量 4~6mg/d；②肌内注射，急性兴奋躁动患者可肌内注射 5~10mg/ 次，2~3 次 /d，当患者安静合作后改为口服；③静脉注射，适应情况与肌内注射相同，10mg/ 次，加入 25% 葡萄糖注射液 20ml 静脉推注。

（2）非精神病行为或多发性抽动：小儿口服，0.05mg/（kg·d），分 2~3 次服，5~7d 后酌情增量至 0.075mg/（kg·d）。

（3）用于焦虑和呕吐：口服，0.5~1.5mg/d。

【主要不良反应】锥体外系反应发生率约 80%，减量可消失。有时可引起药源性抑郁反应（应立即停药或减量）。偶见可逆性肝功能变化、粒细胞缺乏、暂时性血压下降。

【孕妇、哺乳期妇女用药安全性】孕妇禁用，哺乳期妇女慎用。

【禁忌和慎用】有严重抑郁症或昏迷的患者、中枢神经系统抑制状态及帕金森病患者禁用。

【注意事项】①加强其他抗精神病药、中枢抑制药和镇静药的作用；②有可能使血锂浓度升高；③苯巴比妥具酶诱导作用，同时使用可使氟哌啶醇血药浓度下降；④过量可致角弓反张、扭转痉挛和抽搐、昏迷等急性脑病症状，本品无拮抗剂，发现超剂量症状时应停药，并采取积极的对症及支持疗法；适当应用抗胆碱药，一般可于 3~7d 内缓解。

【剂型与规格】①片剂：2mg；②注射剂：2mg，5mg。

同类药

癸氟哌啶醇 Haloperidol Decanoate

【又名】安度利可，Haldol Decanoate。

【药动学】为氟哌啶醇的癸酸酯化合物，长效，一次给药作用可维持 3~4 周。

【作用和用途】适用于慢性精神病。

【用法和用量】肌内注射，1 次 /3~4 周，剂量 50~100mg，重症可用至 200~250mg。

【剂型与规格】注射剂：50mg，100mg。

五氟利多 Penfluridol

【医保分类】口服常释剂型甲类。

【药动学】口服吸收缓慢，血药浓度达峰时间：24~72h。可进入脂肪组织贮存，然后慢慢释放出来，且进出脑组织也缓慢，故作用持久。一次用药作用可维持 1 周。大部分以原型随粪便排出。

【作用和用途】化学结构近似氟哌啶醇，对具有幻觉、妄想、淡漠和退缩的急慢性精神分裂症疗效确切；尤其对慢性精神分裂症疗效显著，其中以偏执型为更好。

适用于门诊和家庭用药（缓解期的维持治疗）。

【用法和用量】口服，每周服药1次。开始剂量为20~40mg/次，以后可渐增至60~120mg/次，最大剂量不超过200mg/周。维持剂量20mg/次。疗程4~8周；一般2~4周可显效。

【主要不良反应】①常见头晕、焦虑、嗜睡、视物模糊；②轻度锥体外系反应，以静坐不能为主；③少见一过性谷丙转氨酶升高；④个别患者出现抽搐、皮疹、心电图改变。

【孕妇、哺乳期妇女用药安全性】孕妇慎用。

【禁忌和慎用】老年、体弱或并发躯体病症者不宜使用。

【注意事项】本品与各种短效抗精神病药有协同和互相强化作用，故使用本品时不再并用其他短效抗精神病药，以防止锥体外系反应的发生。

【剂型与规格】片剂：5mg，20mg。

其他丁酰苯类抗精神病药见表35-3。

表35-3 其他丁酰苯类抗精神病药

药名和制剂	作用和用途	用法和用量	备注
三氟哌多 Trifluperidol 片剂：0.5mg； 注射剂：2.5mg	抗精神病作用强于氟哌啶醇，起效快，镇静作用弱。对慢性者退缩症状有振奋功效	①口服：2~10mg/d，维持量1~5mg/d，分2~3次服；②肌内注射或静脉注射：2.5~5mg/d	①毒性小于氟哌啶醇，较安全；②锥体外系反应多见（约80%）
氟哌利多 Droperidol 注射剂：5mg，10mg	抗精神病作用快而维持时间较短（体内代谢迅速）。“神经安定镇痛”用于烧伤大面积换药、脑血管造影、膀胱镜检查等	①精神病：肌内注射或静脉注射，2~10mg/次，2~3次/d；②神经安定镇痛：每5mg加入芬太尼0.1mg；缓慢静脉注射；必要时可追加半量	①与芬太尼合用可使患者活动减少、精神恍惚而痛觉消失；②无特殊不良反应；③麻醉前给药2.5~5mg/次
匹莫齐特 Pimozide 片剂：2mg，4mg	抗幻觉、妄想作用较好；对慢性者有振奋作用。本品具长效作用	口服，2~12mg/次，1次/d；必要时可用至20mg/d	锥体外系反应较轻；少数有失眠、恶心，但不严重

（四）苯甲酰胺类

氨磺必利 Amisulpride

【又名】索里昂，帕可。

【医保分类】口服常释剂型乙类。

【药动学】服药后 1h 出现第 1 个吸收峰，服药 3~4h 后出现第 2 个吸收峰；生物利用度：48%；血浆蛋白结合率：16%。96% 原型从尿排泄。$t_{1/2}$：12h。

【作用和用途】本品为苯甲酰胺的衍生物，为非典型性抗精神病药。苯胺替代物类精神抑制药，选择性地与边缘系统的 D_2、D_3 多巴胺受体结合，用于治疗精神疾病，尤其是急性或慢性精神分裂症的阳性症状（妄想、幻觉、思维障碍）及阴性症状（反应迟缓、情感淡漠及社会能力退缩）。

【用法的用量】若用量≤400mg/d，可一次服完；若用量 >400mg/d，应分 2 次服用。①阴性症状占优势阶段：推荐剂量 50~300mg/d，剂量应根据个人情况进行调整。最佳用量 100mg/d。②阳性及阴性症状混合阶段：治疗初期应 400~800mg/d，然后根据患者的反应调整剂量至最小有效剂量。③急性期治疗开始时，可以先以最大用量 400mg/d 进行几天肌内注射，然后改为口服药物治疗。口服推荐用量为 400~800mg/d，最大用量≤1 200mg/d。任何情况下，均应根据患者情况将维持剂量调整到最小有效剂量。

【主要不良反应】常见：①血中催乳素水平升高，可引起乳溢、闭经、男性乳腺发育、乳房肿胀、阳痿、女性性冷淡，停药可恢复。②体重增加。③锥体外系反应：震颤、肌张力亢进、流涎、静坐不能、运动功能减退。使用维持剂量时，这些症状通常处于中等程度，无须停药。使用抗胆碱能类抗震颤麻痹药治疗，症状即可部分缓解。锥体外系反应呈剂量依赖型，且发生率小于氟哌啶醇。

【孕妇、哺乳期妇女用药安全性】孕妇慎用，哺乳期妇女禁用。

【禁忌和慎用】15 岁以下儿童不建议服用。

【注意事项】①与其他精神抑制类药物合用时，可产生恶性综合征（高热、肌肉强直、自主神经功能紊乱、意识障碍、肌酸激酶含量升高）。高热时，应停止抗精神病治疗。②呈剂量相关性 Q-T 间期延长，并可导致严重室性心律失常，例如尖端扭转型室性心动过速。若有心动过缓、低钾血症、先天性或获得性 Q-T 间期延长（合并用药也可延长 Q-T 间期），发生严重室性心律失常的危险性增加。③肝功能不全患者不需调整剂量。④肌酐清除率 30~60ml/min 患者，应将剂量减半；肌酐清除率 10~30ml/min 患者，应将剂量减至 1/3。

【剂型与规格】片剂：50mg，200mg。

舒必利 Sulpiride

【又名】止吐灵，硫苯酰胺。

【医保分类】口服常释剂型、注射剂甲类。

【药动学】口服吸收慢，生物利用度低。血浆蛋白结合率低于 40%，可从乳汁分泌，不易透过血脑屏障。主要以原型药从尿中排出。$t_{1/2}$：6~9h。

【作用和用途】舒必利原为止吐药，后发现有抗精神病作用。本品对精神病的淡漠、退缩、抑郁以及幻觉、妄想等症状有较好疗效，且无明显的镇静及抗躁狂作用。适用于有上述症状的精神分裂症、各种抑郁状态、症状性精神病、老年性精神病、震颤性谵妄、偏头痛等。

【用法和用量】

精神分裂症：口服，开始 50mg/ 次，2~3 次 /d；逐渐增至治疗量 600~800mg/d，一般不超过 1 200mg/d；病情好转后又逐渐减至维持量 50~150mg/d。肌内注射或静脉滴注，400~600mg/d。

预防偏头痛：100~300mg/d，2~4 个月为一个疗程。

止吐：①口服，50~100mg/ 次，2~3 次 /d；②预防应激性溃疡，宜先肌内注射，剂量同口服，然后口服维持（50mg/ 次）。

【主要不良反应】少而轻。①锥体外系反应少，用量超过 1 000mg/d 时才出现；②常见失眠、焦虑不安、消化道不适及直立性低血压；③个别患者出现月经不调、泌乳、男性乳房发育、阳痿等内分泌紊乱，少数有心电图改变。

【孕妇、哺乳期妇女用药安全性】孕妇慎用，使用时应减低剂量。哺乳期妇女使用本品期间应停止哺乳。

【禁忌和慎用】①嗜铬细胞瘤患者禁用；②高血压、低血压患者及肝功能不全者慎用；③幼儿禁用。

【注意事项】①用药期间不宜驾驶车辆和从事高空作业；②增量过快时，可有一过性心电图改变、血压升高或降低、胸闷、脉频。

【剂型与规格】①片剂：10mg，100mg；②注射剂：50mg，100mg。

其他苯甲酰胺类抗精神病药见表 35-4。

表 35-4 其他苯甲酰胺类抗精神病药

药名和制剂	作用和用途	用法和用量	备注
硫必利（泰必利、泰必乐） Tiapride 片剂：100mg； 注射剂：100mg	抑制中枢边缘系统 DA 受体；用于运动失常和各种疼痛综合征、坐骨神经痛等	①口服：开始 150~300mg/d，分 3 次服；可增加至 300~500mg/d；②肌内注射：200~400mg/ 次	对舞蹈样运动，急、慢性酒精中毒，各种疼痛疗效较好

续表

药名和制剂	作用和用途	用法和用量	备注
瑞莫必利 Remoxipride 胶囊：75mg，150mg，300mg； 控释胶囊：150mg，300mg； 注射剂：100mg	对脑内 D_2 受体有较高选择性阻断作用。适用于急、慢精神分裂症和以阴性症状为主的精神病患者	①口服：首剂 300mg/d，分 2 次；最大剂量 600mg/d。②控释胶囊：150~450mg/d，1 次或分次服。③肌内注射：100~200mg/ 次	①锥体外系反应较少见；②有时可加剧患者的兴奋、激动与攻击状态；③服药期间不宜驾车及操作机器
舒托必利 Sultopride 片剂：50mg，100mg，200mg，400mg； 注射剂：100mg，200mg	控制精神运动兴奋作用比舒必利强。用于控制精神病急症，如突发激动、攻击性行为和精神分裂症	成人口服 0.4~1.2g/d；急性期先肌内注射 1.6~1.8g/d，待急性症状控制后即改维持量 0.4~0.6g/d，分次口服	与氯丙嗪、氟哌啶醇及碳酸锂相比，舒托必利作用速度快、强，不良反应小，故适宜控制急性精神兴奋状态。锥体外系反应发生率较氟哌啶醇低而较舒必利高
奈莫必利 Nemonapride 片剂：3mg；10mg	抗精神病作用与氟哌啶醇相似，镇静作用弱	口服，3~10mg/ 次，3 次 /d，餐后服；最大剂量 60mg/d	如出现血压升高或降低、心律异常，应减量

（五）二苯二氮䓬类

奥氮平 Olanzapine

【又名】再普乐，欧兰宁，Zyprexa。

【医保分类】口服常释剂型、口腔崩解片乙类。

【药动学】口服吸收良好，并且不受进食影响，血浆蛋白结合率：93%，血药浓度达峰时间：5~8h。代谢：肝。排泄：尿和粪 75%。$t_{1/2}$：33h。

【作用和用途】具有 5-HT、多巴胺和胆碱能受体拮抗作用，适用于精神分裂症及其他有严重阳性症状和 / 或阴性症状的精神病急性期和维持期的治疗，也可缓解精神分裂症及相关疾病的继发性情感症状。

【超说明书适应证】美国 FDA 批准用于 13~17 岁青少年精神分裂症，与氟西汀联用治疗成人双相Ⅰ型抑郁症、重度抑郁症，美国国家综合癌症网络（NCCN）发布的呕吐相关指南和中国抗癌协会癌症康复与姑息治疗专业委员会等发布的《肿瘤治疗相关呕吐防治指南（2014 版）》均推荐用于防治肿瘤化疗相关性呕吐。

【用法和用量】推荐起始用量 10mg/d，饭前或饭后服均可。用量范围 5~20mg/d。超过 10mg/d 的常规用量，应先进行适当的临床评估。女性患者、老年患者、严重肾功能损害或中度肝功能损害患者，起始用量为 5mg/d。

【主要不良反应】很少出现运动障碍，常见嗜睡、体重增加。用药初期偶见 GPT 和 GOT 一过性轻度升高，但不伴临床症状。罕见催乳素水平升高，并且绝大多数患者无须停药，激素水平即可恢复至正常范围。

【孕妇、哺乳期妇女用药安全性】孕妇禁用，哺乳期妇女用药期间应停止哺乳。

【注意事项】①奥氮平可引起嗜睡，从事危险作业时应谨慎；②若和酒精同服，可使奥氮平的镇静作用增强；③长期服用奥氮平如果出现迟发性运动障碍的体征或症状，应减药或停药。

【剂型与规格】片剂：5mg，10mg。

【医保限制】口腔崩解片限吞咽困难的患者。

氯氮平 Clozapine

【又名】氯扎平，Leponex。

【医保分类】口服常释剂型甲类，口腔崩解片乙类。

【药动学】口服吸收迅速，生物利用度：27%~47%。血浆蛋白结合率：95%，血药浓度达峰时间：2.5h（1~6h）。持续时间：8h（4~12h）。代谢：肝 80%。排泄：尿（原型 5%），粪。

【作用和用途】二苯二氮䓬类广谱抗精神病药，作用于中脑边缘系统的 DA 受体，抑制多巴胺 D_1、D_2 和 D_4 受体结合，并且有拮抗 5-HT_2 受体的作用，还能与许多非多巴胺能部位的受体（如 M_1、H_1、α_1、α_2）相结合，既有强大的抗精神病作用，又对兴奋躁动患者有镇静作用，同时也对退缩被动患者有振奋激活的功效。对精神分裂症的阳性或阴性症状都有较好的疗效。

临床常用于急、慢性精神分裂症（对紧张、幻觉、妄想效果较为显著），周期性精神病，抑郁症及精神发育迟滞所引起的兴奋躁动等。

氯氮平对精神分裂症见效迅速（多在 1 周内见效），其特别优点是几乎无锥体外系反应。对慢性精神分裂症的疗效优于氯丙嗪。对年久难治、经多种药物治疗无效者，换用本品仍可能有效。但对感情淡漠、逻辑思维障碍的患者改善较差。

【超说明书适应证】美国 FDA 批准用于难治性精神分裂症和复发性自杀行为的精神分裂症。

【用法和用量】①口服，开始 50~100mg/d，分 2 次服，逐渐增至治疗量

200~400mg/d；维持量为 100mg/d；肌内注射 50mg/ 次，1~3 次 /d。②躁狂症，可与碳酸锂合用以提高疗效，而副作用相互抵消。用法：氯氮平 50~75mg/d，碳酸锂 0.5~1.5g/d；1 周内氯氮平增至 150~200mg/d，碳酸锂增至 1.0~1.5g/d。③迟发性运动障碍，因持续应用氯丙嗪等抗精神病药，数年后发生的运动障碍或单腿跛行，改用本品后均痊愈，精神症状也得到控制。

【主要不良反应】①锥体外系反应罕见而轻；②常见中枢神经系统反应，如嗜睡、镇静、头晕、眩晕、头痛和震颤等；心血管反应，如心动过速、直立性低血压、晕厥、心肌炎、心肌病、二尖瓣功能不全等；自主神经系统反应，如过度活动、流涎、出汗、口干和视觉障碍等；胃肠反应，如便秘和恶心等；随着继续治疗或减小剂量，嗜睡、镇静、流涎（尤其在睡觉时流涎）的主诉可能会减少；③偶见夜间遗尿、癫痫样发作（发生率 1%~2%）。此时应适当减量或停药；④1%~2% 服药者出现白细胞减少，严重者可致粒细胞缺乏（女性多于男性），在治疗最初 3 个月多见。

【孕妇、哺乳期妇女用药安全性】孕妇、哺乳期妇女慎用。

【禁忌和慎用】①禁用于严重心、肝、肾疾病，低血压，青光眼患者，骨髓增生障碍患者，未得到有效控制的癫痫患者，麻痹性肠梗阻患者，曾因氯氮平导致粒细胞缺乏症或严重粒细胞减少的患者，对有严重中枢神经系统抑制或处于各种原因所致昏迷状态的患者；②12 岁以下儿童不宜使用；③闭角型青光眼患者、痉挛性疾病或病史者、前列腺增生患者、心血管疾病患者慎用。

【注意事项】①因氯氮平具有引发粒细胞缺乏症的高风险性，而粒细胞缺乏症是一种严重威胁生命安全的不良反应，可导致严重的感染和死亡。因此，氯氮平仅适用于至少两种不同抗精神病药足量、足疗程治疗无效的难治性精神分裂症患者的治疗。②因可致癫痫发作，风险与剂量有关，剂量越高越易发生。故应从小剂量开始服用，逐渐增加剂量，每日用量分次使用。有癫痫发作史或其他易感因素（如中枢神经系统疾病、使用其他诱发癫痫的药物、酗酒）的患者应慎用，并应告知患者避免从事那些因意识突然丧失而对自身或他人带来危险的活动。③氯氮平可导致伴或不伴晕厥的直立性低血压和心动过缓，极少数患者出现重度虚脱并伴有呼吸和 / 或心搏骤停。直立性低血压多在从初始剂量快速增加剂量的过程中发生。心、脑血管疾病或易发生低血压病症（如脱水、使用抗高血压药）的患者应谨慎使用氯氮平。服用氯氮平期间出现短暂间隔（如 2d 或 2d 以上）的患者再次服药时，应以 12.5mg 作为起始剂量，一天 1 次或 2 次。④氯氮平具有增加致死性心肌炎和心肌病发生的危险性，尤其是（但不仅限于）在服药的第 1 个月。心肌病的症状通常晚于氯氮平相关心肌炎，并且通常在治疗 8 周后发生。在用氯氮平治疗期间的任何时期都可能发生心肌炎和心肌病。如出现胸痛、心动过速、心悸、呼吸困难、发热、流感样症状、低血压或心电图改变,应考虑心肌炎或心肌病的可能性。⑤营养不良者,伴心血管疾病或肝肾疾病者,应从小剂量开始,然后缓慢增加剂量。⑥开始治疗之前与治疗后的首个 6 个月内,每周复查一次;若正常,之后 6 个月可降至每 2 周复查一次;若复查结果仍正常,之后的复查频率可降至每 4 周一次;停药后的至少 4 周内,每周复查一次。

【药物相互作用】①合用其他精神治疗药物可能影响氯氮平的血药浓度,导致氯氮平血药浓度的波动,为避免发生不良反应和影响临床疗效,应对氯氮平剂量进行调整;②氯氮平可引起粒细胞缺乏症,因此禁止氯氮平与已知对骨髓有抑制作用的药物(如地高辛、肝素、苯妥英、华法林)合用;③氯氮平可增强抗高血压药的降压作用和阿托品类药物的抗胆碱能作用,因氯氮平可能有逆转肾上腺素能的作用,在治疗氯氮平诱导的低血压时应避免使用肾上腺素;④氯氮平是多种 P450 酶(特别是 CYP1A2、CYP2D6、CYP3A4)的代谢底物,当氯氮平与对 P450 酶有诱导作用的药物(如苯妥英、卡马西平、利福平)合用时,可使氯氮平的血药浓度降低;与对 P450 酶有抑制作用的药物(如西咪替丁、咖啡因、西酞普兰、环丙沙星、氟伏沙明和大环内酯类抗生素)合用,可增加不良反应;⑤与氟伏沙明、氟西汀、帕罗西汀、舍曲林等抗抑郁药合用,可升高血浆氯氮平与去甲氯氮平水平;⑥氯氮平与其他通过 P450 CYP2D6 代谢的药物合用时,需降低剂量;⑦氯氮平与碳酸锂合用,有增加惊厥、神经阻滞剂恶性综合征、精神错乱与肌张力障碍的危险。

【剂型与规格】①片剂:25mg;②注射剂:25mg。

(六)其他抗精神病药

利培酮 Risperidone

【又名】维思通,利司培酮。

【医保分类】口服常释剂型、口服液体剂、口腔崩解片、微球注射剂乙类。

【药动学】口服吸收迅速,血药浓度达峰时间:1h。代谢:肝。排泄:尿(大部分)。$t_{1/2}$:3h。代谢产物 9- 羟基利培酮有药理活性($t_{1/2}$ 为 24h)。

【作用和用途】第二代非典型抗精神病药,低剂量可阻断中枢 5-HT_2 受体,大剂量又可阻断多巴胺 D_2 受体。用途:①全面解除精神分裂症患者(包括 13~17 岁青少年)的阳性和阴性症状优于氟哌啶醇,对急性精神分裂症患者,本品比氟哌啶醇更有效;可改善患者认知功能,利于患者重返社会;②精神分裂症的维持治疗;③迟发性运动障碍;④其他适应证:精神病抑郁、难治性抑郁、孤独症、脑创伤(如脑出血)所致精神障碍等都有效;⑤抽动 - 秽语综合征,主要表现为不自主、多发运动抽动和发音抽动共同出现;以及 10~17 岁儿童和青少年双相障碍Ⅰ型急性躁狂或混合性发作，5~17 岁儿童和青少年孤独症相关的易激惹，5~17 岁儿童和青少年智力低下或精神发育迟滞及品行障碍相关的攻击或其他破坏性行为。

利培酮在疗效和不良反应方面均优于传统的抗精神病药。利培酮对精神病伴发的情感症状，如焦虑、抑郁等有较好疗效。

【超说明书适应证】美国 FDA 批准用于治疗下列疾病：①10 岁以上儿童精神分裂症；②5 岁以上儿童与青少年双相障碍Ⅰ型；③5 岁以上儿童与青少年孤独症引起的激惹症状。

【用法和用量】口服，宜从小剂量开始。初始剂量 0.5~1mg/ 次，2 次 /d，每隔 2 日增加 1mg/d，通常最适剂量 2~6mg/d，分 2 次服；如果疗效不充分，可考虑将剂量增加到 8mg/d。

【主要不良反应】①焦虑、嗜睡、头晕、恶心、便秘、体重增加、皮疹等；②女性出现泌乳、月经紊乱，男性出现性功能障碍（与血催乳素增加有关）；③短期应用锥体外系反应少见。

【孕妇、哺乳期妇女用药安全性】孕妇、哺乳期妇女禁用。

【禁忌和慎用】15 岁以下儿童禁用。

【注意事项】①服药期间避免驾车和操作机械；②老年患者应酌情减量（1~4mg/d）。

【剂型与规格】片剂：1mg，2mg，3mg，4mg。

【备注】利培酮在美国获准（2000 年）用于精神分裂症的长期维持治疗，降低复发风险的新适应证，它是第一个获得此适应证的第二代抗精神病药。

【医保限制】微球注射剂限不配合口服给药患者。

阿立哌唑 Aripiprazole

【又名】安律凡，博思清，Abilify，Brisking。

【医保分类】口服液体剂、口腔崩解片甲类。

【药动学】口服生物利用度：87%，血药浓度达峰时间：3~5h，血浆蛋白结合率 >99%。排泄：尿 25%，粪便 55%。药物母体和脱氢阿立哌唑的 $t_{1/2}$ 分别为 75h 和 94h，代谢减弱者可达 146h。

【作用和用途】阿立哌唑是多巴胺和 5- 羟色胺系统的稳定剂，是突触后多巴胺受体的拮抗剂，同时又是突触前自主受体的激动剂，与 D_2 和 D_3 受体的亲和力非常强。阿立哌唑作用特点不是阻断而是稳定多巴胺系统的作用。同时阿立哌唑又是 5-HT_{1A} 受体的部分激动剂和 5-HT_{2A} 受体的拮抗剂，从而发挥抗精神分裂症的焦虑、抑郁、认知缺损和阴性症状。能透过血脑屏障，而且与 D_2 受体的结合随剂量增加而增加。用于治疗精神分裂症，对急性复发者、慢性患者及情感性精神分裂症有效。

【超说明书适应证】美国 FDA 批准用于重度抑郁的辅助治疗，6~17 岁青少年孤独症相关的易激惹症状，10~17 岁青少年双相障碍Ⅰ型躁狂症或混合状态，与碳酸锂或丙戊酸钠联合治疗成人双相障碍Ⅰ型。

【用法和用量】第 1 周 5mg/d，1 次 /d；第 2 周增加为 10mg/d，1 次 /d；用药 2 周后根据患者疗效和耐受情况增加至 15mg/ 次，1 次 /d。每天最大剂量不应超过 30mg。

【主要不良反应】可出现心动过速、头痛、头晕目眩、失眠、嗜睡（30mg/d 较低剂量更易发生）、静坐不能、体重增加（发生率低于氟哌啶醇）、血清催乳素浓度升高、恶心（4%）、呕吐（5%）和便秘（2%）。

【孕妇、哺乳期妇女用药安全性】孕妇、哺乳期妇女慎用。

【注意事项】①用药前后及用药时应检查或监测血常规、血压、心率（尤其是对心血管疾病患者）和空腹血糖；②进食时服用阿立哌唑，阿立哌唑和脱氢阿立哌唑的血药浓度达峰时间分别延迟 3h 和 12h。

【药物相互作用】①CYP2D6 抑制剂（如氟西汀、帕罗西汀）可抑制阿立哌唑的代谢，导致阿立哌唑血药浓度升高；②阿立哌唑可能增强某些抗高血压药的降压作用；③与卡马西平合用，可降低阿立哌唑血药浓度。

【剂型与规格】片剂：1.2mg，5mg，10mg，15mg，20mg，30mg。

鲁拉西酮 Lurasidone

【又名】Latuda。

【作用和用途】双重作用的新型抗精神病药，它对 5-HT_{2A} 受体和多巴胺 D_2 受体均具有高度亲和力，用于治疗精神分裂症，对精神病患者的阳性和阴性症状均具有显著疗效。

【用法和用量】应与食物同时服用。推荐起始用量 40mg/ 次，1 次 /d；有效用量为 40~120mg/d，最大推荐用量 80mg/d。

【主要不良反应】常见嗜睡、静坐不能、恶心、帕金森病和焦虑。无生理依赖性，较少引起体重增加。

【孕妇、哺乳期妇女用药安全性】孕妇、哺乳期妇女慎用。

【禁忌和慎用】癫痫发作史或降低癫痫发作阈值情况患者慎用。

【剂型与规格】片剂：40mg，80mg。

【备注】鲁拉西酮是日本研发的新型非典型抗精神病药，2010 年美国 FDA 批准其上市。2019 年，其在中国上市。

除了上述药品，其他抗精神病药，见表 35-5。

表 35-5　其他抗精神病药

药名和制剂	作用和用途	用法和用量	备注
佐替平 Zotepine 片剂：25mg，50mg，100mg； 颗粒剂：100mg（10%），500mg（5%）	非典型抗精神病药。用于精神分裂症所致的兴奋、激动、躁狂、激惹性增高、冲动行为、焦虑、紧张、多动徘徊等	①开始口服 25mg/ 次，3 次 /d，根据效应每 4 天增加一次剂量，最大量 100mg/ 次，3 次 /d。在每天总量超过 300mg 时较易导致癫痫发作。②老年人、肝肾功能不全者开始 25mg/ 次，2 次 /d；最大不超过 75mg/ 次，2 次 /d	①个人或家庭有癫痫史者、孕妇、哺乳期妇女禁用；②佐替平有促尿酸特性，有痛风史或肾结石病史者禁用；③由于佐替平可能延长 Q-T 间期，有 Q-T 间期延长史者禁用
洛沙平 Loxapine 胶囊：13.6mg	阻断中枢 DA 受体；对兴奋、攻击行为的精神病有效，也用于伴抑郁的焦虑症	口服，13.6~68mg/ 次，2 次 /d。7~10d 后可增量，通常维持量 81.6~136.2mg/d。最大量 340mg/d	①长期应用或大剂量停药时可见迟发性运动障碍；②禁用于青光眼、癫痫、严重心血管病者
喹硫平 Quetiapine 片剂：25mg，50mg，100mg，200mg	对中枢 5-HT_2、D_2、D_1、H_1、α_1、α_2 受体有阻断作用。对精神分裂症阳性症状有肯定疗效；可预防复发。美国 FDA 批准用于双相障碍维持治疗、双相障碍Ⅰ型躁狂相急性期、13~17 岁精神分裂症、成人重症抑郁	口服，初始 50mg/ 次，逐渐加量，第 7 日后增至 300~400mg/d，最大量 700mg/d；分 2~3 次服	卡马西平可降低本品的吸收，故联用时要适当增加本品剂量；与唑类抗真菌药和大环内酯类抗生素联用时，本品血药浓度显著升高，故联用时要适当减少本品剂量
齐拉西酮 Ziprasidone 片剂：20mg，40mg，60mg，80mg； 注射剂：20mg	中枢递质阻断作用似利培酮，可改善阴性、阳性症状。适用于精神分裂症、情感性精神障碍的躁狂期。美国 FDA 批准用于双相障碍Ⅰ型躁狂	①口服：初始 20mg/ 次，2 次 /d；3d 后增至 60~80mg/次，2 次/d。②肌内注射：10~20mg/ 次，不超过 4 次 /d	①常见镇静、消化道反应；②应注意心脏毒性（Q-T 间期延长）

续表

药名和制剂	作用和用途	用法和用量	备注
帕利哌酮（帕潘立酮） Paliperidone 片剂：3mg，6mg，9mg	本品为利培酮的主要活性代谢物，主要用于精神分裂症急性期的治疗	口服，初始剂量6mg/次，1次/d，早上服用	本品不得用于治疗痴呆相关的疾病
伊潘立酮 Iloperidone 片剂：1mg，2mg，4mg，6mg，8mg，10mg，12mg	本品为抗精神病药，用于治疗精神分裂症	口服，初始剂量，1mg/次，2次/d。维持剂量：在第2、3、4、5、6、7日时分别一次给予2mg、4mg、6mg、8mg、10mg、12mg，2次/d，以达到目标维持剂量6~12mg/次，2次/d	本品不得用于治疗痴呆相关的疾病
阿塞那平 Asenapine 舌下片剂：5mg，10mg	联合拮抗D_2和5-HT_{2A}受体。用于成人精神分裂症，成人Ⅰ型双相情感障碍相关的躁狂发作或者混合型发作的急性治疗	精神分裂症：舌下含服，5mg/次，2次/d。双相情感障碍：舌下含服，10mg/次，2次/d	本品不得用于治疗痴呆相关的疾病

二、抗躁狂药

药物分类 抗躁狂药又称心境稳定剂，可分为2类。①典型抗躁狂药：锂盐——以碳酸锂为常用；②非典型抗躁狂药：卡马西平、丙戊酸钠，以及一些其他抗癫痫药如拉莫三嗪、托吡酯等。

作用特点 躁狂症是一种情感性精神病（“心境异常”）；在我国，其发病率各家报告不一（0.4%~0.9%）。发作时，患者洋洋自得，侵犯之则大发雷霆；思维敏捷，口若悬河，但缺乏中心思想。躁狂兴奋可见于精神分裂症，或单独存在，或与抑郁症同时在一个人身上交替出现，称为躁狂抑郁症（双相型）。而混合型是指一次躁狂和抑郁发作同时存在。如躁狂患者活动过多，言语增多的同时又具有重度抑郁。躁狂症的发病机制可能与中枢神经系统多种生物胺障碍有关，一般认为在5-羟色胺（5-HT）降低的基础上，DA以及NE过多，则可导致躁狂兴奋。此外,其他神经递质如 γ- 氨基丁酸(GABA)及乙酰胆碱(ACh,胆碱能神经递质)在躁郁症病因学中的作用也不容忽视。

锂盐对正常人精神活动几乎无影响,但对有躁狂症的患者呈现显著的情绪稳定作用,使言谈行为恢复正常,对一些抑郁症也有效。用于精神分裂症患者能改善其情感障碍,而对病理思维过程无影响。锂盐作用机制颇为复杂,可能与以下三方面有关:①锂离子通过离子通道进入细胞后置换细胞内 Na^+,抑制 Na^+ 产生动作电位,从而使细胞兴奋性降低。②动物实验表明锂盐可抑制脑内 DA 和 NE 的释放,并促进它们的再摄取,使突触间隙递质浓度减低而发挥抗躁狂作用;此外,锂盐可促进 5-HT 的合成,使 5-HT 含量增加,此有助于情绪的稳定。③胆碱能系统与情感障碍有关;锂盐能改变脑内 ACh 的突触作用过程。连续使用锂盐 10d 后可发现 ACh 合成、转运和释放增加,有利于躁狂症的缓解。此外,锂盐影响第二信使 cAMP(减少),与其治疗躁狂症也有关联(不作详述)。

抗癫痫药如卡马西平、丙戊酸钠及丙戊酰胺等对躁狂症有一定治疗效果,即所谓非典型抗躁狂药;作为脑部的一种 GABA 受体激动剂,能够增强中枢神经(包括大脑皮质和边缘系统)GABA 的功能,减少其电活动,产生镇静、抗躁狂的效应。

用药原则 锂盐对急、慢性躁狂症及经常发作的躁狂状态均是最好的治疗药物之一;其疗效为 70%~80%。治疗失败的 20%~30% 病例可考虑采用非典型抗躁狂药。

在临床上越是典型的躁狂发作,锂盐越显得有效,其治疗效果是渐进式(缓慢)。为了迅速控制急性兴奋,通常在治疗早期可与抗精神病药如氯丙嗪、奋乃静等联合应用,待症状控制后停用抗精神病药。

锂盐对躁狂或抑郁的发作不论是双相或单相均有预防复发作用;对周期性发作的患者,其预防效果也是满意的。预防量的大小应根据临床症状和血锂浓度结合起来决定。应用有效剂量治疗 4 周无效,则可考虑改用其他治疗方法。

氯丙嗪、氟哌啶醇等抗精神病药也广泛用于治疗躁狂症,其主要作用在于精神病性症状和过度活动,而锂盐主要在于降低情绪的高涨。在镇静作用方面氯丙嗪优于氟哌啶醇。治疗躁狂症方面氟哌啶醇的剂量可小些,如 5~20mg/d,可以配合苯二氮䓬类药物如劳拉西泮。

注意事项 以下着重介绍应用锂盐时的注意事项:①一般应从小剂量开始,隔日增加剂量,7~10d 增至治疗量(最高剂量不得超过 3g/d);有条件者应测定血锂浓度(有效的血锂浓度为 0.6~1.2mmol/L,1.4mmol/L 为有效上限)。②老年人的心、肾功能常有一定程度的减退,因此用量宜小(血锂浓度应低于或近于 0.6mmol/L 左右），而儿童的肾功能较成人活跃，其剂量几乎可与成人一样。③锂盐治疗躁狂状态时，偶可出现躁狂转变为抑郁，加用三环类抗抑郁药往往能控制抑郁而不必停用锂盐。④必须使患者保持正常饮食，包括食盐及 2 500~3 000ml/d 的进液量，至少在治疗初期应该如此。凡进食较差的患者宜补充水分及食盐（3g/d，分 3 次冲服）。⑤锂能使胎儿发生畸形，因此，孕妇（早期）不宜使用。

（一）典型抗躁狂药

碳酸锂 Lithium Carbonate

【医保分类】口服常释剂型甲类，缓释控释剂型乙类。

【药动学】口服自小肠吸收（6~8h 完全吸收），血药浓度达峰时间：0.5~2h（6~10d 脑部的锂与血清锂达到平衡），缓释片为 4h。血浆蛋白结合率：0%。排泄：尿 95%，5% 由粪、汗、乳汁排出。$t_{1/2}$：青少年 18~24h，老年人 36~48h。停药后 14d 全部排完。

【作用和用途】作为“心境稳定剂”，锂盐对躁狂症有特异性作用，治疗效果显著，对抑郁症也有效。概括起来，锂盐在精神科临床的适应证如下：①躁狂状态；②躁郁症（躁狂与抑郁交替发作）的抑郁状态，躁郁症缓解期的维持治疗，防止复发；③分裂 - 情感性精神病（介于精神分裂症和情感性精神病的一组疾病）；④周期性精神病；⑤情绪不稳定性病态人格、强迫性病态人格、酒瘾、癫痫性格障碍；⑥儿童行为障碍；⑦精神分裂症、智能发育不全等的兴奋状态；⑧强迫性神经症，恐惧症；⑨经前期紧张状态；⑩抑郁症的预防应用。

【用法和用量】根据病情选用下列方法。①慢增法：开始 0.1~0.2g/ 次，3 次 /d，口服；隔日增加 0.1~0.2g/ 次，3 次 /d；8~12d 增至 1.6~2.0g/d 为宜，也可谨慎地增加到 2.5g/d。日用量超过 1.5g 以上，应同时服用氯化钠 0.5g/ 次。②快增法：开始 0.2~0.4g/ 次，3 次 /d，口服。隔日增加 0.3~0.5g/d；1 周达到最高剂量 2.4g/d 以内。③冲击法：初剂量 0.8~1g，3 次 /d，口服。连服 3d 后逐渐减量，维持 2g/d 左右。此法起效快，但不良反应多，容易中毒。④缓释片：治疗期 0.9~1.5g/d，分 1~2 次服；维持治疗 0.6~0.9g/d。⑤可与抗精神病药合用，或先用抗精神病药（如氯丙嗪），待急性症状控制后再用锂盐巩固或维持。

血锂的测定：开始 2~3 次 / 周，剂量稳定后每个月测 1 次。一般在最后一次服药后 12d 抽血检测，故多在晨间采集血标本。治疗剂量的血锂浓度值一般为 0.6~1.2mmol/L；维持剂量的血锂浓度值为 0.4~0.8mmol/L，但人的血锂浓度及对锂的耐受个体差异很大，前已述及，最适合的剂量应根据临床症状和血锂浓度相结合而定。在没有测定条件的情况下，采用慢增法给药比较稳妥。

【主要不良反应】①常见胃肠道反应（饭后服用可减轻）。②可见双手发颤（约 10 次 /s）、肌肉无力、口渴、多尿、肾源性尿崩症等，继续服药后多数症状能自行消失，但口渴、多尿震颤则继续存在。应鼓励患者多饮水，以免出现脱水状态。③蓄积中毒时主要表现为“脑病综合征”，如意识模糊、肌肉张力提高、手颤、共济失调、语言不清、癫痫发作、昏迷、休克。④少尿、无尿、血尿、T 波平坦或倒置、心律失常。⑤严重锂中毒可导致死亡（无特殊解毒剂）。

【孕妇、哺乳期妇女用药安全性】怀孕前 3 个月禁用，哺乳期妇女禁用。

【禁忌和慎用】①绝对禁忌证：急、慢性肾功能不全者，严重心血管疾病，中枢神经系统器质性疾病，如癫痫、急性感染、脱水和低盐饮食者；②相对禁忌证：12 岁以下儿童。

【注意事项】①锂盐能使钠排出增多，而低钠又能增加锂的蓄积而引起中毒，故在治疗中应保持正常的钠摄入量；②氯噻嗪类利尿药可纠正锂盐引起的肾源性尿崩症状，但因钠丧失，可引起锂的蓄积；③采用氟哌啶醇和锂盐联合治疗，少数人出现严重的神经症状，意识障碍和高热，并遗留永久性神经损害，故不可合用；④脑病综合征一旦出现，应立即停药，并积极排除过多的锂，如使用利尿药，补充氯化钠（最初 6h 滴注 0.9% 氯化钠注射液 1 000~2 000ml），用碳酸氢钠及氨茶碱以增高肾清除率；⑤肾功能正常者中毒症状较快消除，因停药后每 1~2 天血锂浓度即可下降 50%，但慢性期治疗中毒，停药后中枢神经症状可持续数天到 1 周甚至 2~3 周，才完全消失（与肾功能减退有关），血锂浓度上升至 1.6mmol/L 时，预示已接近中毒，应立即减量或停药；⑥可见持久呕吐、腹泻或高热，大量出汗后体液大量丢失，极易导致血锂浓度渐渐增高，应逐渐调整用量及补充体液和钠量。

【剂型与规格】①片剂：0.25g；②缓释片：0.3g。

（二）非典型抗躁狂药

抗癫痫药卡马西平、丙戊酸钠可用于碳酸锂治疗效果不佳的双相型情感障碍病例，对混合型发作和快速循环发作的疗效较好，但尚无资料证实能减少自杀率。

其他候选的心境稳定剂有：①新型抗癫痫药，如拉莫三嗪、托吡酯；②第二代抗精神病药，如氯氮平、奥氮平、利培酮等，作用特点可参阅相应章节。

其他非典型抗躁狂药见表 35-6。

表 35-6 其他非典型抗躁狂药

药名和制剂	用法和用量	备注
丙戊酸钠 Sodium Valproate 片剂：0.1g，0.2g，0.25g，0.5g	从小剂量开始口服，0.2g/ 次，2~3 次 /d；渐增至 0.3~0.4g/ 次。最大用量 1.8g/d	白细胞减少，严重肝、肾功能不全患者禁用

续表

药名和制剂	用法和用量	备注
卡马西平 Carbamazepine 片剂：0.1g，0.2g，0.4g； 缓释片：0.2g，0.4g	口服，0.6~1.2g/d，分 2~3 次；维持治疗 0.3~0.6g/d	禁用于孕妇、哺乳期妇女、过敏性皮疹及心、肝、肾功能损害者
拉莫三嗪 Lamotrigine 片剂：25mg，100mg，250mg	口服，50~500mg/d，分 2~3 次服	可与其他抗躁狂药合用，也可作为其他抗抑郁药的增效剂
托吡酯 Topiramate 片剂：25mg，50mg，100mg	口服，100~300mg/d，分 2~3 次服	抗躁狂效果优于抗抑郁症；与其他心境稳定剂合用疗效提高

三、抗 抑 郁 药

药物分类 抗抑郁药根据化学结构并结合作用机制特点，可分为以下5类。①三环类抗抑郁药——非选择性单胺摄取抑制药，常用丙米嗪、阿米替林、多塞平、地昔帕明；②NE 再摄取抑制剂，如马普替林、去甲替林等；③选择性 5-HT 再摄取抑制剂，如氟西汀、帕罗西汀、氟伏沙明等；④5-HT 及 NE 再摄取抑制剂，常用有文拉法辛；⑤单胺氧化酶抑制剂，如异卡波肼、吗氯贝胺。

作用特点 抑郁症是情感性精神病的一种；目前全世界的发病率可达5%~12%，每年约有 15% 的抑郁症患者自杀身亡。在老年人中 45~55 岁女性首次发病率较高，为一般人的 1~2 倍。

抑郁症主要表现为情绪低落、消极悲观、对环境不感兴趣、言语减少、动作迟缓、常自责自罪，甚至企图自杀。有一种不典型的抑郁症——隐匿性抑郁症，以躯体不适为主要诉述，如自主神经症状和各类慢性疼痛，如头痛、腰背痛、会阴区痛、四肢痛及胸腹痛等，而抑郁情绪并不明显，大多数为躯体症状所掩盖，但查无实据，如给予抗抑郁药则很快奏效。

无论双相或单相病例，通常预后良好，虽反复发作，但每次间歇期可正常；一般发作次数越多，年龄越大，病期持续越长，越易发展为慢性。抗抑郁药具有振奋精神、提高情绪、消除忧郁的作用。前述的抗精神病药中如硫利达嗪、氯普噻吨等，也有抗抑郁作用。

从脑中神经递质变化来看，抑郁症是在 5-HT 缺少的基础上，由于 NE 含量降低所致，这点与躁狂症正好相反。①三环类（四环类）药物属于非选择性单胺摄取抑制药，主要阻断 NE 和 5-HT 的再摄取，从而使突触间隙的递质浓度提高，促进突触功能而发挥抗抑郁作用。②新型抗抑郁药氟西汀、帕罗西汀等与三环类的结构截然不同,但可选择性地阻止中枢神经系统 5-HT 的再摄取,而对其他递质影响较小,治疗抑郁症效果较好,成为第一线抗抑郁药。③NE 再摄取抑制剂包括马普替林、去甲替林、阿莫沙平等,可选择性抑制突触前膜 NE 的再摄取,用于脑内以 NE 缺乏为主的抑郁症患者。它们的特点是起效快,镇静作用、抗胆碱作用和降压作用均比三环类弱。④20 世纪 90 年代发展起来的 5-HT 及 NE 再摄取抑制剂以文拉法辛为代表,其特点是具有选择性而对其他受体无亲和力,故其安全性和耐受性较好,起效较快,对难治性抑郁疗效较好。⑤MAOI 则能阻抑体内单胺类包括 DA、NE 和 5-HT 氧化脱氨降解,因而减少脑内 NE 和 5-HT 的代谢,发挥抗抑郁作用。老一代的 MAOI(不可逆性)如苯乙肼等已少用;新一代可逆性 MAOI 如吗氯贝胺适用于不典型抑郁症和重症抑郁症的治疗。

用药原则　在抑郁症急性期治疗中,①A 级推荐的药物包括:选择性 5-羟色胺再摄取抑制剂(SSRI),如氟西汀、帕罗西汀、舍曲林、西酞普兰、氟伏沙明、艾司西酞普兰;选择性 5- 羟色胺和去甲肾上腺素再摄取抑制剂(SNRI),如文拉法辛、度洛西汀、米那普仑;去甲肾上腺素和特异性 5- 羟色胺再摄取抑制剂(NASSA),如米氮平;去甲肾上腺素和多巴胺再摄取抑制剂(NDRI),如安非他酮等;②B 级推荐的药物包括:5-HT 平衡抗抑郁药(SMA),如曲唑酮;选择性去甲肾上腺素再摄取抑制剂(NRI),如瑞波西汀;三环类、四环类抗抑郁药等;③C 级推荐的药物是吗氯贝胺。在所有临床证据中,SSRI 的证据最多。SSRI 对抑郁症的疗效与三环类抗抑郁药(TCA)相当,不同 SSRI 药物之间没有明显差异。

针对患者特点,具体选药策略如下:①如果患者伴明显激越,选用具有镇静作用的抗抑郁药,如 NASSA 中的米氮平、SSRI 中的帕罗西汀和氟伏沙明、SNRI 中的文拉法辛、SMA 中的曲唑酮等;②如果患者伴强迫症状,可选用 SSRI,但剂量较治疗抑郁症状偏高;③如果患者伴精神病性症状,可选用氟伏沙明等抗抑郁药,或合并使用第二代抗精神病药,但不建议使用安非他酮;④如果患者伴躯体疾病,可选用不良反应和相互作用较少的 SSRI 和 SNRI、安非他酮或米氮平。

在巩固治疗期患者复燃的风险很高,原则上使用在急性期治疗有效的药物,且治疗剂量不变。

抗抑郁药应用五原则如下①确定药物治疗时机:对于轻度抑郁障碍患者,就诊后可以暂时密切观察,2 周内再评估决定是否用药治疗;而中度及重度抑郁障碍患者,则应尽早开始药物治疗。②个体化合理用药:对于药物种类、单日剂量和处方剂量都应制订个体化的选择方案。如结合既往经验(来自患者包括疗效、不良反应及依从性的用药经历和来自医师的用药经验)、患者躯体状况、药物相互作用、个人喜好及药物价格选择药物种类；根据不同年龄患者代谢差异及对药物的耐受性确定药物单日剂量；考虑过量服用抗抑郁药的毒性，伴自杀意念的患者减少单次的处方剂量。③确定起始剂量及剂量调整：首先根据对患者药物耐受性的评估确定药物的起始剂量；而后根据药动学特点，在1~2周内将药物逐步增加至有效剂量范围；用药2周后若病情无改善且药物有剂量上调空间，可以增加剂量，若病情有改善，可以维持相同剂量至第4周，再行评估决定是否进行剂量调整。④换药与联合治疗原则：若患者的治疗剂量达个体耐受的最大有效剂量或已经足量用药至第4周而无明显疗效，可以选择换药治疗：如同种类的抗抑郁药换药有效，则可以继续治疗，若无效需更换药物种类，仍无效时选择联合不同作用机制的药物进行治疗；如换用不同种类的抗抑郁药有效，则可以继续治疗，若无效，可以选择联合治疗。⑤停药时机：对于复发风险低的患者，在完成了急性期治疗和巩固期治疗后可以直接进入停药观察期，在此期间虽然没有药物治疗，仍需要定期随访，注意患者的停药反应及任何复发迹象；而对于复发风险高的患者，除了完成急性期治疗和巩固期治疗，必须在完成维持期治疗后再进入停药观察期。

注意事项 ①使用三环类抗抑郁药如丙米嗪，不能与MAOI类抗抑郁药合并或交替使用（间歇期必须超过3d以上），否则容易发生严重的合并症如惊厥、抽搐、体温过高、黄疸、兴奋、谵妄等；②根据药物半衰期长短决定用药方案，一日1次或分次服用，一般镇静作用明显或缓释片，每晚睡前服1次；③用量应个体化：老年人用量相当于青年人的1/3或1/2，儿童应按体重计算；④初次发病者，待症状消失后逐渐减量直至停药；多次复发者可进行周期治疗；对反复发作病情严重者，适当延长治疗时间；⑤出现失眠、激越等兴奋症状，可合用抗焦虑药；⑥对有自杀倾向者，必要时可采用氯丙嗪静脉滴注，以加速药物起效时间，或者早合并电休克治疗；⑦三环类、吩噻嗪类和抗帕金森综合征药三者合用，有引起麻痹性肠梗阻而致死的报道，应加以注意；⑧注意评估用药方案的有效性、安全性、依从性（通过药物计数、患者服药日记卡和血药浓度监测）。

（一）三环类抗抑郁药

丙米嗪 Imipramine

【又名】米帕明，Presamine，Tofranil，Imiprin。

【医保分类】口服常释剂型甲类。

【药动学】口服吸收快而完全。血浆蛋白结合率：去甲丙米嗪（地昔帕明）90%与蛋白结合。代谢：肝（去甲丙米嗪，有活性）。排泄：尿66%，粪便34%。$t_{1/2}$：9~24h（代谢产物18~93h）。

【作用和用途】对正常人和抑郁症状态患者的脑中枢作用迥然不同。正常人用药后困倦、嗜睡、头晕、思维能力下降（“镇静作用”）；有抑郁表现的患者则不然，可使情绪提高，精神振奋，说明抗抑郁作用与镇静无关。

用于：①各种抑郁症，对内源性（精神性）抑郁症、反应性抑郁症（由精神创伤所致）和更年期抑郁症疗效较好；②精神分裂症的抑郁（与吩噻嗪类合用）；③儿童多动症及遗尿症；④强迫症和恐惧症；⑤神经官能症有抑郁色彩者。

【用法和用量】①抑郁症：口服，自小剂量开始，50mg/d，分1~2次。每隔2~3日增加25~50mg/d。最佳治疗效果出现在治疗第2~3周（此时剂量可达200~300mg/d）。须根据耐受情况及时调整用量。儿童每日用量在任何情况下都不应超过2.5mg/kg。通常在病情缓解后1~2个月逐渐减量停药。但不能骤停，否则可导致复发及常见戒断症状（腹绞痛、恶心、呕吐、寒战、失眠及易怒）。②小儿遗尿症：4~7岁25mg；8~11岁35mg；11岁以上50mg；睡前服。

【主要不良反应】①最常见口干、视物模糊、便秘及尿潴留等类似阿托品作用，胃肠道反应、失眠、震颤、反射亢进、共济失调；②直立性低血压在治疗量时也常见；③窦性心动过速是最常见的是心律失常，进一步发展可出现阵发性室上性心动过速、心房扑动或心房颤动，少数可引起心室颤动、严重的传导阻滞，以致心脏停搏，应及时停药，对症治疗；④中枢性抗胆碱综合征：过量时或过敏患者可出现激越、妄想、坐立不安、肌阵挛、亨廷顿病、手足徐动症样运动，有的患者伴随类阿托品样的外周反应，这种情况可用毒扁豆碱对症诊断和治疗，剂量为1~2mg/30~60min，静脉缓慢推注（1mg/min）或肌内注射（1~2mg/h）；应注意心脏监测；⑤性功能障碍；⑥高剂量可引起癫痫发作，诱发躁狂症状，此时应停药，并用抗癫痫药或抗精神病药治疗。

【孕妇、哺乳期妇女用药安全性】孕妇禁用。

【禁忌和慎用】①癫痫、甲状腺功能亢进者禁用；②充血性心力衰竭、心绞痛或心律失常、高血压、青光眼、肾病和肝硬化者以及老年人、前列腺肥大者均慎用。

【注意事项】长期、大剂量使用时，宜定期检查白细胞计数和肝功能。

【剂型与规格】片剂：12.5mg，25mg。

氯米帕明 Clomipramine

【又名】安拿芬尼，氯丙米嗪。

【医保分类】口服常释剂型、注射剂甲类。

【药动学】口服后迅速被吸收，血浆蛋白结合率高。在肝内进行首过代谢期间，广泛脱甲基，主要成为具有活性的代谢物去甲氯米帕明。排泄：尿。$t_{1/2}$为21h。

【作用和用途】作用和用途似丙米嗪，镇静作用较强。用于各种类型抑郁症、强迫症、恐惧症。

【用法和用量】口服，25mg/次，3次/d，可增至100~150mg/d；维持量50~100mg/d。

【主要不良反应】与丙米嗪相似，但较少。

【孕妇、哺乳期妇女用药安全性】孕妇、哺乳期妇女禁用。

【禁忌和慎用】①急性心肌梗死恢复期患者禁用；②支气管哮喘、心血管疾病、癫痫、青光眼、肝功能不全、甲状腺功能亢进、前列腺肥大、精神分裂症、尿潴留患者禁用。

【药物相互作用】①依那普利、丙戊酸、帕罗西汀、舍曲林、普罗帕酮等药物可抑制氯米帕明的代谢，增强氯米帕明毒性（意识模糊、失眠、烦躁）；②氯丙嗪、氟哌噻吨、五氟利多、奋乃静、阿米替林、三氟拉嗪与氯米帕明合用，代谢均受到抑制，使两者血浆水平和毒性均增加；③索他洛尔、司帕沙星等药物与氯米帕明合用，加剧Q-T间期延长，导致尖端扭转型室性心跳骤停；④与抗组胺药或抗胆碱药（如苯海拉明）合用，药效相互加强；⑤与肾上腺素受体激动剂合用，可引起严重高血压与高热；⑥可降低华法林等抗凝血药的代谢，增加出血的危险；⑦氯米帕明可抑制苯妥英钠的代谢，增加苯妥英钠中毒的危险性（共济失调、反射亢进、眼球震颤或震颤）；⑧碘海醇、奈福泮、奥氮平、曲马多与氯米帕明合用，可导致癫痫发作；⑨奥昔布宁可诱导氯米帕明的代谢，降低氯米帕明的效果。

【剂型与规格】①片剂：25mg，100mg；②缓释片：75mg。

其他三环类抗抑郁药见表35-7。

表35-7 其他三环类抗抑郁药

药名和制剂	作用和用途	用法和用量	备注
阿米替林 Amitriptyline 片剂：25mg	作用较丙米嗪强而快，有抗焦虑作用。用于各种抑郁症、焦虑症、儿童遗尿症、多动症	①口服，开始25mg/次，3次/d；渐增至100~300mg/d；②儿童（遗尿症），>7岁25~50mg	①常见阿托品样副作用、低血压等；②本品也可用于偏头痛及神经痛的治疗
多塞平（多虑平） Doxepin 片剂：25mg，50mg，100mg	抗抑郁作用似阿米替林，抗焦虑作用较强；有镇静、催眠作用。适用于老年及门诊患者	口服，开始50~75mg/d，分次服，渐增至200~300mg/d；维持量75~150mg/d	①病情好转后应维持3个月有效剂量，以后逐渐减量；②饭时或饭后服

续表

药名和制剂	作用和用途	用法和用量	备注
地昔帕明(去甲丙米嗪) Desipramine 片剂:25mg	抗抑郁作用强于丙米嗪,显效快;有抗木僵作用	口服,25mg/次,2~3次/d,可增至200mg/d;维持量100mg/d	本品为丙米嗪代谢中间产物,若用药3周无明显疗效,应换药
噻奈普汀 Tianeptine 片剂:12.5mg	新型三环类抗抑郁药,治疗各种抑郁症,如神经源性的反应性抑郁症、躯体特别是胃肠道不适的焦虑抑郁症、酒精依赖患者在戒断过程中出现的焦虑抑郁状态等	12.5mg/次,3次/d,早、中、晚饭前口服	如欲进行全身麻醉,必须告知麻醉师,患者正在服用噻奈普汀,并在手术前24h或48h停药。孕妇禁用

(二)NE再摄取抑制剂

马普替林 Maprotiline

【又名】路滴美,Ludiomil。

【医保分类】口服常释剂型乙类。

【药动学】口服吸收完全,血浆蛋白结合率:88%。代谢:肝(代谢产物90%)。排泄:尿57%,粪30%。$t_{1/2}$:43h。

【作用和用途】抑制NE的再摄取,对5-HT摄取几无影响。适用于抑郁症包括内源性、精神源性、隐匿性和绝经期抑郁症,以焦虑烦躁或激动为特征的其他抑郁、情绪紊乱等症。4~10d起效。

【用法和用量】①口服:开始75~150mg/d,分2~3次服用,最高用量不宜超过300mg/d;②静脉滴注:25~150mg/次,稀释后慢滴。

【主要不良反应】①治疗初期出现疲乏及阿托品样作用(口干、便秘、视物模糊、眩晕);②偶见一过性低血压、心悸、传导阻滞,过敏性皮疹;③大剂量可引起癫痫发作。

【孕妇、哺乳期妇女用药安全性】孕妇、哺乳期妇女慎用。

【禁忌和慎用】①严重心、肝、肾功能不全者,青光眼及癫痫患者均禁用;②不宜与单胺氧化酶抑制剂合并使用。

【注意事项】心血管疾病患者用药前后及用药期间注意监测心功能。

【剂型与规格】①片剂:10mg,25mg;②注射剂:25mg,50mg。

其他 NE 再摄取抑制剂见表 35-8。

表 35-8 其他 NE 再摄取抑制剂

药名和制剂	作用和用途	用法和剂量	备注
去甲替林 Nortriptyline 片剂：10mg，25mg	为阿米替林的代谢产物，起效快，有助于患者入睡	口服，10mg/次，2~3 次/d；需要时可增至 250mg/次	①可用于焦虑状态；②慎用于癫痫、心血管病患者
阿莫沙平（氯氧平）Amoxapine 片剂：50mg，100mg	作用和用途似丙米嗪，比阿米替林显效快（约 1 周）	口服，50~100mg/次，2~3 次/d，$t_{1/2}$ 为 8h，其代谢产物有活性	大剂量出现运动障碍、泌乳等；对心脏有一定影响
米安色林 Mianserin 片剂：10mg，30mg	作用和用途似阿米替林，对自责、自杀念头改善更好；抗胆碱作用较小	口服，初期 30mg/d，可增至 80~120mg/d，睡前 1 次或白天分次服	本品为四环类化合物，适用于伴心脏病抑郁症患者
托莫西汀 Atomoxetine 片剂：5mg，10mg，18mg，25mg，40mg，60mg	适用于注意缺陷障碍（ADHD）的治疗	70kg 以上儿童及成人，初始 40mg/d，最少经过 3d 方可增加至 80mg/d 的目标用量，最大用量 100mg/d。70kg 以下儿童初始 0.5mg/（kg·d），3d 后可增加至 1.2mg/（kg·d）的目标用量，最大日用量不超过 1.4mg/kg 或 100mg。每日用量可早晨 1 次性服用或早晚分 2 次服用	①闭角型青光眼患者禁用；②孕妇禁用；③正在服用或在前 14d 内服用过单胺氧化酶抑制剂（如苯乙肼等）的患者禁用；④急性肝衰竭患者禁用

（三）选择性 5-HT 再摄取抑制剂

使用选择性 5-HT 再摄取抑制剂（SSRI）时应注意：癫痫（如癫痫控制不良者要避免使用，如有惊厥发作停止使用）、心脏病、糖尿病、闭角型青光眼、有躁狂病史、出血性疾病（尤其是胃肠道出血）、正在服用增加出血风险药物的患者要慎用。驾驶车辆、高空作业、操纵机器人员应慎用。用药期间应密切观察患者的自杀观念和自伤行为。

轻至中度肝功能不全者应减少初始剂量，根据反应逐渐将剂量加大；明显肝功能不全患者慎用；明显肾功能不全患者慎用；妊娠期服用该类药物的安全性尚未确定，因此妊娠期或哺乳期妇女不宜服用，除非在利大于弊时方可使用。

SSRI 不能突然停药，否则可出现撤药综合征（胃肠道紊乱、头晕、感觉障碍、睡眠障碍、恶心、出汗、激惹、震颤、意识模糊等），欲停药时应逐渐减量。

SSRI 与 MAOI 合用可引起 5-HT 综合征，表现为不安、肌阵挛、腱反射亢进、多汗、震颤、腹泻、高热、抽搐和精神错乱，严重者可致死。因此服用氟西汀的患者至少停药 5 周后才可服用 MAOI，其余该类药物至少停药 2 周后才可服用 MAOI。其他 SSRI 类抗抑郁药的药物相互作用请见相关部分介绍。

对 SSRI 及其制剂赋形剂过敏者、正在服用 MAOI 的患者禁用。

氟西汀 Fluoxetine

【又名】百优解，百忧解，艾旭，优克，Prozac。

【医保分类】口服常释剂型甲类。

【药动学】口服吸收良好，生物利用度：100%，血药浓度达峰时间：6~8h。代谢：肝（CYP2D6）。排泄：尿 80%，粪便 15%。$t_{1/2}$：2~3d，代谢物去甲氟西汀（有活性）$t_{1/2}$：7~9d。

【作用和用途】SSRI。选择性地抑制 5-HT 转运体，阻断突触前膜对 5-HT 的再摄取，延长和增加 5-HT 的作用，从而产生抗抑郁作用。对肾上腺素能、组胺能、胆碱能受体的亲和力低，作用较弱，因而产生不良反应少。但抗抑郁起效缓慢，在用药后 2~3 周。

适用于：①伴焦虑、失眠的抑郁；②老年性抑郁症（对心血管影响小）；③单相抑郁症的维持治疗（抗复发），包括 8 岁及以上儿童及青少年中度至重度的抑郁发作；④强迫症，包括 7 岁及以上儿童及青少年的强迫症；⑤神经性贪食症。

【超说明书适应证】美国 FDA 批准用于惊恐障碍，7 岁以上儿童强迫症，经前焦虑障碍。

【用法和用量】口服，20mg/ 次，1 次 /d。病情需要，在 6~8 周未见效果后可加大剂量至 60mg/d。

【主要不良反应】较轻，常见恶心、畏食、呕吐、失眠、头痛、发热、腹泻、性功能障碍及皮疹等，多发生于用药初期。

【孕妇、哺乳期妇女用药安全性】孕妇禁用，哺乳期妇女慎用。

【注意事项】本品主要由 CYP2D6 代谢，如与 CYP2D6 诱导剂（卡马西平、苯巴比妥、苯妥英等）或抑制剂（西咪替丁、阿米替林、苯二氮䓬类、奋乃静、马普替林、丙米嗪、利托那韦、丁螺环酮、阿普唑仑等）合用可显著影响其血药浓度；此外，受基因影响也较大，故应高度关注用药个体化和药物相互作用。

【药物相互作用】①不宜与单胺氧化酶抑制剂合用。②与三环类抗抑郁药合用后，使三环类血药浓度升高 1~3 倍，因此两药合用时，应减少三环类的用量。在合用 20mg/d 氟西汀时，三环类的用量应减少 75%，同时应监测三环类的血药浓度。③与哌甲酯、锂盐合用，可共同提高两者的血浆浓度，故合用时应减低剂量，否则会引起焦虑与失眠。

【剂型与规格】①胶囊：20mg；②分散片 20mg。

帕罗西汀 Paroxetine

【又名】赛乐特，乐友。

【医保分类】口服常释剂型甲类，肠溶缓释片乙类。

【药动学】口服易吸收，不受抗酸药物或食物的影响，血浆蛋白结合率：95%，血药浓度达峰时间：6.3h，7~14d 内达稳态血药浓度。代谢：肝。排泄：尿、粪。$t_{1/2}$：24h。

【作用和用途】同氟西汀。用于抑郁症、强迫症、惊恐障碍或社交焦虑障碍。

【超说明书适应证】美国 FDA 批准用于广泛性焦虑障碍、创伤后应激障碍。

【用法和用量】普通片剂，口服。①抑郁症：20mg/ 次，1 次 /d；②强迫症：开始 20mg/d，每周增加 10mg 阶梯递增，治疗用量 20~60mg/d，分次口服；③惊恐障碍与社交焦虑障碍：开始 10mg/d，每周增加 10mg 阶梯递增，治疗用量 20~50mg/d。

缓释片，每日早晨 1 次口服给药。初始剂量 25mg。根据疗效，以每日 12.5mg 的递增幅度，调整至适宜有效剂量。最高日剂量为 62.5mg。

【主要不良反应】胃肠道反应如恶心、畏食、腹泻等，以及头痛、乏力、嗜睡、失眠、头晕等。撤药综合征，突然停药可见如失眠、焦虑、恶心、出汗、眩晕或感觉异常。

【孕妇、哺乳期妇女用药安全性】孕妇、哺乳期妇女慎用。

【注意事项】参见氟西汀。此外：①用药期间不宜驾驶车辆、操作机械或高空作业；②用药期间应避免饮酒；③老年患者酌情减少用量，用量不要超过 40mg/d；④与华法林合用，可导致出血增加；⑤出现转向躁狂发作倾向时应立即停药；⑥药物过量时可引起嗜睡、昏迷、恶心、呕吐、心悸、瞳孔散大、口干、烦躁、头痛、眩晕、肌震颤或抽搐，应对症治疗并采用支持疗法。

【剂型与规格】①片剂：20mg；②缓释片：12.5mg，25mg。

舍曲林 Sertraline

【又名】左洛复，色去林。

【医保分类】口服常释剂型乙类。

【药动学】口服易吸收，血药浓度达峰时间：6~10h，服药 4~7d 可达稳态血药浓度，血浆蛋白结合率：97%。代谢：肝。排泄：尿。$t_{1/2}$：26h。

【作用和用途】选择性抑制中枢神经系统对 5- 羟色胺的再摄取，用于抑郁症、强迫症。

【超说明书适应证】美国 FDA 批准用于成人创伤后应激障碍、成人经前焦虑症、成人社交恐怖症、6 岁以上儿童强迫症；欧洲泌尿外科学会发布的《勃起功能障碍、早泄，阴茎弯曲和异常勃起治疗指南》推荐用于早泄。

【用法和用量】口服。①抑郁症：50mg/ 次，1 次 /d，治疗剂量范围为 50~100mg/d；②强迫症：开始剂量为 50mg/ 次，逐渐增加至 100~200mg/d，分次口服。

【主要不良反应】可有胃肠道不适，如恶心、畏食、腹泻，无力、头痛、嗜睡、失眠、头晕或震颤等。大剂量时可能诱发癫痫。突然停药可有撤药综合征，如失眠、焦虑、恶心、出汗、震颤、眩晕或感觉异常等。

【孕妇、哺乳期妇女用药安全性】孕妇禁用，哺乳期妇女慎用。

【注意事项】①治疗期间不宜饮酒；②禁止驾驶车辆、操作机械或高空作业；③本品与 MAOI 合用，可出现严重反应，在停用 MAOI 的 4d 内不能服用本品；停用本品后也需 14d 以上才能开始 MAOI 的治疗；④出现转向躁狂发作倾向时应立即停药；⑤与西咪替丁合用，可降低舍曲林的清除；⑥与华法林合用，可延长凝血酶原时间；⑦药物过量可出现嗜睡、恶心、呕吐、心动过速、焦虑不安和瞳孔散大等症状。

【剂型与规格】片剂：50mg。

其他选择性 5-HT 再摄取抑制剂，见表 35-9。

表 35-9　其他选择性 5-HT 再摄取抑制剂

药名和制剂	作用和用途	用法和剂量	备注
奥氮平 / 氟西汀胶囊：6mg/25mg，6mg/50mg，12mg/25mg，12mg/50mg	用于Ⅰ型双相情感障碍抑郁发作的紧急治疗	初始口服，一次 6mg/25mg，每晚 1 次	不得用于治疗痴呆相关的精神病及 10 岁以下儿童

续表

药名和制剂	作用和用途	用法和剂量	备注
氟伏沙明 Fluvoxamine 片剂：50mg，100mg	抑制5-HT的再摄取，但不影响去甲肾上腺素（NA）的再摄取。用于治疗各种抑郁症，能迅速减少抑郁症患者的消极观念，更适用于自杀风险大的抑郁症患者	口服100~200mg/d，用量超过100mg/d时应分次服。 必要时可逐渐增加至300mg/d。晚上1次顿服可减少不良反应	抗抑郁疗效与三环类、四环类抗抑郁药相当
曲唑酮 Trazodone 片剂：50mg，100mg	选择性抑制中枢5-HT再摄取，其疗效与丙米嗪和阿米替林近似，而对心脏血管的影响很小。用于治疗各种类型和各种原因引起的抑郁症、焦虑、失眠、激动，起效较快，疗效多在1~2周内出现	开始口服50mg，2~3次/d，1周后逐渐增加至200~300mg/d，最高用量600mg/d。老年患者开始100mg/d，最高300mg/d。倦睡者可在睡前服药	主要用于治疗重症抑郁。其长期疗效和短期疗效均可与其他抗抑郁药相媲美。镇静作用在提高睡眠质量方面效果更为显著，可增加全程睡眠时间，减少夜间觉醒次数及持续时间，缩短快眼动睡眠时间
瑞波西汀 Reboxetine 片剂：4mg，8mg	选择性强的去甲肾上腺素再摄取抑制剂（NERI），对5-HT亦有较弱的抑制作用，对毒蕈碱受体无明显的亲和力。抗抑郁症	成人口服8mg/d，2次分服，如有必要，3~4周后可加量至10mg/d，最大日用量不可超过12mg	疗效与丙米嗪相似，但不良反应小且耐受性好；用药期间不应驾驶车辆和操作机械

（四）5-HT及NE再摄取抑制剂

文拉法辛 Venlafaxine

【又名】怡诺思，博乐欣。

【医保分类】口服常释剂型、缓释控释剂型甲类。

【药动学】口服吸收92%，生物利用度：45%，血药浓度达峰时间：2h。代谢：肝（代谢产物有活性）。排泄：尿，粪。

【作用和用途】选择性 5-HT 和 NE 的再摄取抑制剂（SNRI），对其他受体（α、M、H_1 受体）无亲和力，故无三环类和 MAOI 常有的不良反应，其安全性和耐受性较好。

用于抑郁症、广泛性焦虑症、强迫症和惊恐发作，对 5-HT 再摄取抑制剂无效的严重抑郁症患者也有效。起效快，一般为 4~7d。

【超说明书适应证】美国 FDA 批准用于成人惊恐障碍（伴或不伴广场恐惧症）、成人社交恐惧症。

【用法和用量】口服，开始 75mg/d，分 2~3 次服，渐增至 250mg/d，重症可达 375mg/d。

【主要不良反应】常见恶心、呕吐、畏食、口干、头晕、焦虑、震颤、性功能障碍，用量 >200mg/d 可引起高血压。

【孕妇、哺乳期妇女用药安全性】孕妇、哺乳期妇女慎用。

【剂型与规格】胶囊：25mg，50mg，75mg，100mg。

西酞普兰 Citalopram

【又名】喜普妙，西普妙，易特安，Cipramil。

【医保分类】口服常释剂型乙类。

【药动学】口服吸收迅速，血药浓度达峰时间：2~4h。蛋白结合率低。以低浓度进入乳汁，随尿、粪便排出。$t_{1/2}$：33h。

【作用和用途】强效 SSRI，对 DA 受体、胆碱能 M 受体、组胺受体和 α 受体无抑制作用。用于抗抑郁症（内源性及非内源性抑郁）。

【超说明书适应证】美国精神病学会发布的《强迫症患者的治疗实践指南》推荐用于强迫症。

【用法和用量】开始口服 10mg/d，如有必要，1 周之后可加量至 20mg/d，最大用量可达 60mg/d。

【主要不良反应】恶心、出汗增多、头痛、睡眠时间缩短。通常在治疗开始的第 1 或第 2 周时比较明显，随着抑郁状态的改善一般都逐渐消失。

【孕妇、哺乳期妇女用药安全性】孕妇、哺乳期妇女慎用。

【注意事项】①超过 65 岁的患者剂量减半。②药物过量与处理：服药达 600mg 时可出现疲乏、无力、嗜睡、头晕、手颤和恶心。最高服药量记录为 2 000mg，患者在木僵及呼吸困难状态下进院，但无心脏中毒迹象。患者很快康复，一般对症治疗和支持疗法。口服过量药物后尽快洗胃。插管以保持呼吸道通畅，缺氧时予吸氧，惊厥出现时给予地西泮。建议给予 24h 医疗监护。③如患者进入躁狂期，应停用西酞普兰，并给予精神抑制药。④对驾车及操作机器能力影响甚少或无影响。

【药物相互作用】①同时服用 MAOI 可导致高血压危象；②与西咪替丁、红霉素、奥美拉唑合用能增加西酞普兰血药浓度；③能提高普萘洛尔的血药浓度。

【剂型与规格】片剂：10mg，20mg。

米氮平 Mirtazapine

【又名】瑞美隆，米尔宁，康多宁，Remeron。

【医保分类】口服常释剂型甲类。

【药动学】口服迅速吸收，生物利用度：50%，血药浓度达峰时间：2h，血药浓度在服药 3~4d 后达到稳态，此后将无体内聚集现象发生。血浆蛋白结合率：85%。$t_{1/2}$：20~40h，个别患者长达 65h。

【作用和用途】拮抗中枢突触前 α_2 受体，增强肾上腺素能的神经传导。通过与中枢 5-羟色胺（5-HT_2，5-HT_3）受体相互作用起调节 5-HT 的功能，并有镇静作用，耐受性较好，几乎无抗胆碱作用，其治疗剂量对心血管系统无影响。用药 1~2 周后起效。

用于治疗各种抑郁症。对快感缺乏、精神运动性抑郁、睡眠欠佳（早醒）以及体重减轻均有疗效，也可用于对事物丧失兴趣、自杀观念以及情绪波动（早上好，晚上差）。

【用法和用量】吞服不应嚼碎，15mg/次，1 次/d，逐渐加大剂量至获得最佳疗效。有效用量通常为 15~45mg/d。建议临睡前服用，也可分次服用（如早晚各服 1 次）。患者应连续服药，最好在病症完全消失 4~6 个月后再逐渐停药。当剂量合适时，药物应在 2~4 周内有显著疗效。若效果不够显著，可将剂量增加直至最大剂量。但若剂量增加 2~4 周后仍无作用，应停止使用该药。

【主要不良反应】①常见食欲增加、体重增加、嗜睡、镇静，通常发生在服药后的前几周（此时减少剂量并不能减轻不良反应，反而会影响其抗抑郁效果）；②药物过量不引起明显的心脏毒性、过度镇静。

【孕妇、哺乳期妇女用药安全性】孕妇、哺乳期妇女禁用。

【禁忌和慎用】①禁用于精神分裂症及其他精神病、处于抑郁期的躁狂抑郁症患者以及儿童；②低血压患者、糖尿病、传导阻滞、心绞痛和近期发作的心肌梗死患者应慎用。

【注意事项】①肝、肾功能不良者服此药需减少剂量，出现黄疸时应停药；②连续用药 4~6 周后发现患者有发热、咽痛或其他感染症状时，应立即停药并做周围血常规检查；③虽无成瘾性，但长期服用后突然停药有可能引起恶心、头痛及不适；④避免机动性的操作活动；⑤患者连续服药至症状完全消失 4~6 个月后再逐渐停药。

【药物相互作用】①可加重酒精对中枢的抑制作用，因此在治疗期间应禁止饮酒；②2 周之内或正在使用 MAOI 的患者不宜使用米氮平；③可能加重苯二氮䓬类的镇静作用，两药合用时应予以注意。

【剂型与规格】片剂：15mg，30mg，45mg。

度洛西汀　Duloxetine

【又名】欣百达，奥思平。

【医保分类】口服常释剂型乙类。

【药动学】口服血药浓度达峰时间：4~6h，生物利用度：70%，总蛋白结合率：95%，3 周内起效，多剂量给药作用可持续 7d 以上。排泄：尿 77%，粪便 15%。$t_{1/2}$：11~16h。

【作用和用途】选择性的 5- 羟色胺（5-HT）和去甲肾上腺素（NE）再摄取抑制剂。用于：①重型抑郁症；②糖尿病周围神经痛；③女性中至重度应激性尿失禁。

【超说明书适应证】美国 FDA 批准用于成人糖尿病周围神经病变性疼痛、成人纤维肌痛。

【用法和用量】口服。①抑郁症：20~30mg/ 次，2 次 /d 或 60mg/d，顿服；②糖尿病神经痛：60mg/d，顿服；③女性中至重度应激性尿失禁：起始剂量 40mg/ 次，2 次 /d，如不能耐受，则 4 周后减量至 20mg/ 次，2 次 /d。

肾功能不全时应使用较低的起始剂量，逐渐增量。不推荐终末期肾病（需要透析）或严重肾功能损害（肌酐清除率 <30ml/min）患者使用。

【主要不良反应】①常见盗汗、瘙痒及皮疹，较少见痤疮、脱发、冷汗、瘀斑、湿疹、红斑、颜面部水肿及光敏反应，出汗增多（6%），视物模糊（4%）；②可引起血压轻度上升及心率下降，甚至血压持续上升；③可出现失眠、头痛、嗜睡、眩晕、震颤、易激惹、体重下降、排尿困难及男性性功能障碍（如射精障碍、性欲下降、勃起障碍、射精延迟）、恶心、腹泻、便秘、口干、食欲缺乏及味觉改变。

【孕妇、哺乳期妇女用药安全性】孕妇、哺乳期妇女慎用。

【禁忌和慎用】肝功能不全者慎用。

【注意事项】①如出现血压持续上升，应予密切监测；②停药应逐渐减量，突然撤药可出现撤药综合征。

【药物相互作用】①MAOI 可抑制 5-HT 代谢，合用易出现严重不良反应，如中枢神经毒性或 5-HT 综合征（其临床表现为高血压、高热、肌阵挛、激惹及烦躁不安、反射亢进、出汗、寒战及震颤），甚至致死。禁止度洛西汀与 MAOI 合用；停用 MAOI 14d 后才能使用度洛西汀；停用度洛西汀 5d 后才能使用 MAOI。②与中枢神经系统抑制药合用，可引起精神运动性障碍恶化，禁止两者合用。

③与氟西汀、帕罗西汀合用,互相抑制代谢,两者生物利用度、血药浓度均增加,发生严重不良反应的危险性增加,合用时两者剂量应降低。④可抑制三环类抗抑郁药(如阿米替林)的代谢,两者合用时度洛西汀可增加后者的血药浓度及毒性。如必须合用,应密切监测三环类抗抑郁药的血药浓度、中毒的症状及体征(抗胆碱能作用、过度镇静、意识混乱及心律失常)。⑤可抑制吩噻嗪类药物(如奋乃静)的代谢,增加后者的血药浓度及毒性(过度镇静、意识障碍、心律失常、直立性低血压、高热及锥体外系反应)。两者合用应减少剂量。

【剂型与规格】片剂:20mg,30mg,40mg,60mg。

米那普仑 Milnacipran

米那普仑、安非他酮和圣·约翰草提取物

安非他酮 Amfebutamone

圣·约翰草提取物 Saint John's Wort Extract

(五)单胺氧化酶抑制剂

吗氯贝胺 Moclobemide

【又名】朗天,贝苏,Manerix。

【药动学】口服吸收快、完全。代谢:肝(大部分)。排泄:尿(很少部分为原型)。$t_{1/2}$:1~3h。

【作用和用途】激活情绪,对单相和双相、激动型和迟滞型、内源性和外源性抑郁症及各种亚型都有相同的疗效。

【用法和用量】口服,开始300~450mg/d,分2~3次服,从第2周起逐渐增加量,最大量为600mg/d,饭后服。

【主要不良反应】常见头晕、恶心、失眠。

【注意事项】在服用吗氯贝胺期间也应避免摄入含大量酪胺的食物,因为在服用600mg/d吗氯贝胺时,即使摄入含160mg酪胺的食物也会引起收缩压升高。

【剂型与规格】片剂:100mg。

异卡波肼 Isocarboxazid

异卡波肼

四、抗 焦 虑 药

药物分类　抗焦虑药种类繁多，常用的有3类：①苯二氮䓬类，包括氯氮䓬、地西泮、劳拉西泮、奥沙西泮、氯硝西泮、阿普唑仑等；②非苯二氮䓬类，以丁螺环酮为代表；③其他：包括羟嗪等。

作用特点　焦虑是精神科常见症状之一；引起焦虑的疾病很多，原因复杂。在无其他精神症状，而患者忧虑、紧张、恐惧惊恐障碍，常伴头痛、心悸、失眠等症状者则称为焦虑症，是一种神经官能症。

以氯氮䓬为代表的第一代抗焦虑药，以丁螺环酮为代表的第二代抗焦虑药，主要通过以下作用机制发挥抗焦虑症作用：①对大脑边缘系统的抑制作用，消除焦虑紧张情绪。边缘系统的杏仁核、海马等区域具有情绪反应的功能，地西泮对此系统诱发电位的后发放电呈现抑制作用。②激动GABA受体，GABA广泛存在于脑中，是一种与抑制性功能有关的神经递质；激动GABA受体可以促使氯离子通道开放，使大量氯离子进入细胞内形成超极化，从而减弱了去极化神经兴奋作用。苯二氮䓬类抗焦虑药可以加强GABA功能，因而强化了中枢神经元的抑制作用，产生抗焦虑效能。③阻抑脑干网状结构的觉醒反应，以及丘脑与大脑皮质之间的传导功能，因而呈现镇静、催眠作用。④有一定的中枢性肌松和抗惊厥（抗癫痫）作用。其肌松作用强度的顺序如下：劳拉西泮 > 地西泮 > 替马西泮 > 氯氮䓬 > 羟嗪。肌肉松弛，向中枢发出的冲动减少，也有利于精神松弛，导致睡眠。

中枢神经系统5-HT是参与焦虑紊乱的重要递质，抑制中枢5-HT递质系统具有抗焦虑效应。丁螺环酮为5-HT_{1A}受体的部分激动剂；其抗焦虑作用可能与其激动中枢5-HT神经元的5-HT_{1A}受体，从而抑制5-HT神经递质的转换、降低5-HT神经系统的功能有关。

用药原则　抗焦虑症的主要靶症状为焦虑、紧张、烦躁、激动、失眠、痉挛等，可根据各药的作用强弱选用。抗焦虑作用强弱顺序如下：劳拉西泮 > 地西泮 > 奥沙西泮 > 氯氮䓬 > 硝西泮。①惊恐障碍选用SSRI，抗癫痫药加巴喷丁可改善惊恐障碍患者的焦虑症状，卡马西平对惊恐障碍患者的焦虑症状有缓解作用，奥卡西平治疗惊恐障碍可能有效。②广泛性焦虑障碍首选普瑞巴林，其次为帕罗西汀、文拉法辛；苯二氮䓬类能够有效地治疗广泛性焦虑，常用药物如氯硝西泮、阿普唑仑等，但苯二氮䓬类具有较强的镇静作用，且较易引起药物依赖性，故一般适用于症状严重时的短期治疗。此外，丁螺环酮和坦度螺酮、丙戊酸钠也可有效地缓解广泛性焦虑障碍症状。③社交焦虑障碍选用舍曲林、艾司西酞普兰、帕罗西汀等。④对于单纯焦虑障碍，SNRI、SSRI的疗效和安全性较好，故广泛推荐用于焦虑障碍的一线治疗。

注意事项 本类药物与巴比妥类不同，毒性小、安全性好，如氯氮䓬一次服用200~250mg（10倍于治疗量），仅出现嗜睡，对血压、呼吸均无明显抑制，患者能自然清醒。值得注意的是其依赖性与耐受性；小剂量长期使用形成耐受性，使用量日益增大；大剂量长期使用则可形成依赖性，如氯氮䓬300~360mg/d，地西泮80~100mg/d。突然停药后可出现戒断症状（撤药综合征）：激动、失眠或抑郁、精神恶化、肌肉抽搐，甚至惊厥而死亡。

出现戒断反应时的治疗：给予对症疗法，必要时给予原来的药物和剂量，戒断症状消除后逐步减量而停药。为了避免产生耐受性，对需要长期用药的患者，亦宜短期或间断性用药。

艾司唑仑、阿普唑仑详见第三十四章 镇静催眠药。

地西泮详见第三十二章 抗癫痫药与抗惊厥药。

丁螺环酮 Buspirone

【又名】一舒，苏新，布斯哌隆，布斯帕，奇比特。

【医保分类】口服常释剂型甲类。

【药动学】口服吸收快而完全；其首过代谢降低了丁螺环酮的生物利用度。血浆蛋白结合率：95%，血药浓度达峰时间：40~90min。代谢：肝（代谢物有活性）。排泄：尿29%~63%（代谢物），粪便18%~38%。$t_{1/2}$：2~3h。

【作用和用途】具有5-HT_{1A}受体激动作用，镇静作用超过地西泮，无抗惊厥及肌松作用。

用于各类焦虑性障碍，如焦虑性激动、内心不安和激动状态，但对惊恐无效。临床观察表明，丁螺环酮短期抗焦虑效应为50%~70%，起效缓慢（用药约2周），其疗效与地西泮、氯氮䓬相似。手术后应用能减轻焦虑，减少呕吐和减少麻醉、镇痛药物的用量。

【用法和用量】口服。①用于焦虑症：开始时5mg/次，3次/d。以后根据病情和耐受情况调整剂量，每隔2~3日加5mg，至达到预期疗效（一般20~30mg/d）。最高剂量不超过50mg/d（如用至60mg/d仍无效时，可能再加量亦无效，不应再用）；②广泛性焦虑障碍：75~300mg/d。

【主要不良反应】少数患者出现眩晕、头痛、腹泻、感觉异常、兴奋、出汗等；较大剂量时可出现烦躁不安。无依赖性。

【孕妇、哺乳期妇女用药安全性】孕妇、哺乳期妇女慎用。

【注意事项】①服药期间患者不应饮酒或使用其他中枢神经抑制药，以免产生过度镇静；②与MAOI合用，可使血压升高，应避免同时使用。

【剂型与规格】片剂：5mg。

坦度螺酮 Tandospirone

【又名】希德。

【医保分类】口服常释剂型乙类。

【作用和用途】与丁螺环酮相似，选择性激动脑内 5-HT_{1A} 受体而发挥抗焦虑作用，改善心身疾病的症状，并下调 5-HT 能神经突触后膜的 5-HT_2 受体密度而发挥抗抑郁作用。对广泛性焦虑症的有效率与丁螺环酮无显著差异（均为 70% 以上）。

用于自主神经紊乱所致的焦虑状态，如广泛性焦虑症及原发性高血压、消化性溃疡等躯体疾病伴发的焦虑状态，也用于抑郁症的治疗。

【用法和用量】口服，10mg/ 次，3 次 /d，餐后服用。剂量可依据患者的年龄、症状增减，但不宜超过 120mg/d。

【主要不良反应】不良反应少而轻，较常见心动过速、头痛、头晕、嗜睡、乏力、口干、食欲减退、出汗。

【注意事项】①一般不作为抗焦虑的首选药，且不得随意长期应用；②用药期间不得从事有危险性的机械性作业；③对病程较长（3 年以上），病情严重或苯二氮䓬类无效的难治性焦虑患者，坦度螺酮可能也难以产生疗效；④坦度螺酮与苯二氮䓬类无交叉依赖性，若立即将苯二氮䓬类换为坦度螺酮时，可能出现苯二氮䓬类的戒断现象，加重精神症状，故在需要停用苯二氮䓬类时缓慢减量，充分观察。

【药物相互作用】①与钙通道阻滞剂（如硝苯地平等）合用，降压作用增强；②与氟哌啶醇合用可增强锥体外系反应。

【剂型与规格】片剂：5mg，10mg。

其他抗焦虑药见表 35-10。

表 35-10　其他抗焦虑药

药名和制剂	作用和用途	用法和用量	备注
氯氮䓬（利眠宁）Chlordiazepoxide 片剂：5mg，10mg；注射剂：50mg，100mg	用于各种焦虑、紧张、强迫症状，癫痫大、小发作，各种脑膜炎所致的抽搐及破伤风	①口服，5~10mg/ 次，3 次 /d；严重病例增至 20~25mg/ 次；②肌内注射或静脉注射，25~50mg/ 次；抗惊厥可每 2h 重复 1 次	长期使用不应突然停药。肝、肾功能减退者慎用

续表

药名和制剂	作用和用途	用法和用量	备注
奥沙西泮（舒宁） Oxazepam 片剂：15mg	抗焦虑作用近似地西泮，而催眠作用较弱。消除较快，作用时间短	口服，15~30mg/次，2~3次/d；最大剂量120mg/d。催眠15mg	①本品为地西泮的代谢产物，适用于老年人及肾功能不良者。②孕妇及儿童禁用
去甲西泮 Nordazepam 片剂：7.5mg	作用似地西泮，经肝代谢成奥沙西泮，仍有抗焦虑作用。用于各型焦虑症的治疗	口服，7.5~15mg，每晚睡前服；此后维持量3.75mg/d。必要时可加量，无效即停用	①少数有嗜睡、乏力、近事遗忘等；②长期用药勿突然停药；③妊娠早期勿用
氟托西泮 Flutoprazepam 片剂：2mg	具有抗焦虑、肌松及抗惊厥作用，强而持久。用于神经官能症、焦虑状态	口服，2~4mg/次，1次/d。老年人最大用量为4mg/d	不良反应有困倦、头晕、易疲劳，长期用药有依赖性
氟他唑仑 Flutazolam 胶囊：4mg	具较强的抗焦虑、镇静、抗惊厥及肌松作用。适用于焦虑及焦虑症状	口服，4~12mg/d，分3次服。根据病情、年龄增减剂量	①禁用于闭角型青光眼、重症肌无力患者，婴幼儿；②<14岁儿童不宜使用
依替唑仑 Etizolam 片剂：0.5mg，1mg	具有抗镇静、抗焦虑及轻度抗抑郁作用，用于焦虑、紧张、抑郁、腰痛、颈椎病等	口服，1mg/次，3次/d；老年人不超过1.5mg/d，睡眠障碍者可睡前服1~3mg	①不良反应轻，易于耐受；②罕见药物依赖性；③孕妇禁用
羟嗪（安泰乐、安他乐） Hydroxyzine 片剂：25mg； 糖浆剂：0.25%/100ml	镇静、安定作用弱；有抗胆碱、抗组胺作用。用于：轻度神经官能症，伴溃疡病、结肠痉挛的焦虑患者	①成人：口服，25~50mg/次；糖浆10~15ml/次，3~4次/d；②超过6岁小儿，50~100mg/d，分4次服	①毒性较低；有癫痫倾向者慎用；②<6岁小儿忌用

（李文江）

第三十六章

中枢兴奋药与改善脑组织代谢药

药物分类 根据治疗的需要，中枢兴奋药可分为4类：①清醒药，如咖啡因；②精神兴奋药，如哌甲酯；③呼吸兴奋药，如尼可刹米；④脊髓反射兴奋药，如一叶萩碱。

改善脑组织代谢药主要通过促进脑细胞代谢过程，改善神经的应激功能。直接增强中枢的兴奋作用不强。

作用特点

（1）中枢兴奋药是能提高中枢神经系统功能活动的药物，尤其当中枢神经处于抑制状态时，其兴奋作用更为明显。各种中枢兴奋药对整个中枢神经系统均有兴奋作用，区别仅仅在于对中枢不同部位有一定程度的选择性，但随着药物剂量的增加，不仅作用强度提高，作用范围也相应地扩大。中毒剂量下，这些药物均能引起中枢神经系统广泛而强烈的兴奋，甚至发生惊厥，严重者随即转为抑制，且这种抑制状态不能再用中枢兴奋药对抗，患者可因中枢抑制而死亡。因此，使用此类药物必须严格掌握适应证及用药剂量。

（2）改善脑组织代谢药的作用机制：①促进大脑对磷脂和氨基酸的利用；②促进脑中多巴胺的转换等。一般来说，这类药物兴奋与苏醒作用温和，不易引起惊厥发作。

中枢兴奋药应用历史悠久，曾一度被认为是抢救重危濒死患者不可或缺的药物。但随着临床治疗学的发展，该类药物的临床应用已逐渐减少，有被淘汰的趋势。原因如下：①遇有呼吸衰竭、需保持气道通畅者，用人工或机械呼吸，显然是最有效的；②循环衰竭时则应调整血容量，支持心肌收缩和外周血管张力，以保证大脑等重要脏器的血流量，显然中枢兴奋药对此无能为力；③对于药物过量中毒，应及时洗胃或导泻，给予针对性对抗药，甚至按需进行腹膜或血液透析，中枢兴奋药并非必需。

用药原则 ①中枢兴奋药一般作用短促，必须反复用药，因而仅用于只需短时间就能纠正的呼吸衰竭患者。同时，严格控制用量和间隔时间。②应针对中枢抑制状态，选择适当药物。③根据药物作用特点和药动学性质差异，可将两种作用机制不同的中枢兴奋药（如洛贝林、尼可刹米、咖啡因等）交替或合并使用。④改善脑组织代谢药不用于呼吸衰竭的救急，主要用于脑功能低下，如脑震荡及脑炎后遗症、脑外伤引起的记忆思维障碍、偏瘫、昏迷等。一般情况下需要长期用药，治疗效果才较为明显。

注意事项 ①抢救呼吸衰竭患者不能仅靠中枢兴奋药，必须根据病情配合多方面治疗，如借助人工呼吸机维持呼吸、给氧、输液及针刺等，同时应积极治疗原发疾病（如中毒、颅内感染、严重肺源性心脏病等）；②对循环衰竭所致的呼吸功能不全，因中枢兴奋药可能会加重脑细胞缺氧，宜慎用；③对呼吸肌麻痹如见于肌松药过量等引起的外周性呼吸抑制，中枢兴奋药无效；④使用中枢兴奋药过程中应密切观察病情，当一旦出现惊厥征兆，如恶心、呕吐、面部肌肉痉挛、眼睑和嘴角跳动、肢体抽动、肌肉震颤、反射亢进等现象，应立即停药或酌情减量；⑤中枢兴奋药严重中毒时，可注射适量地西泮或苯巴比妥钠，也可用水合氯醛灌肠；⑥改善脑组织代谢药一般采用口服给药，在急性情况如脑外伤性昏迷可采用静脉滴注，以促进其苏醒。

一、中枢兴奋药

哌甲酯 Methylphenidate

【又名】利他林，哌醋甲酯，Ritalin。

【医保分类】口服常释剂型、注射剂、缓释控释剂型乙类。

【药动学】口服易吸收，有首过效应，血药浓度达峰时间：2h；食物增加吸收速率，但不增加吸收量。血浆蛋白结合率低。显效：1~2h，1 次给药可持续 4h。代谢：肝。排泄：尿 80%（代谢物）。$t_{1/2}$：30min。

【作用和用途】中枢兴奋药，兴奋大脑皮质而有苏醒作用；对皮质下中枢包括呼吸中枢也有兴奋作用。能提高精神活动，促使思路敏捷、精神振作，解除疲劳。

用于：①注意缺陷多动障碍（ADHD）、发作性睡病；②消除催眠药引起的嗜睡、倦怠及呼吸抑制；③难治性抑郁症的辅助治疗；④巴比妥类、水合氯醛等中枢神经系统抑制药过量所致的昏迷。

【用法和用量】①普通片剂，成人 10mg/ 次，2~3 次 /d。6 岁以上儿童开始 5mg/ 次，2 次 /d，于早饭及午饭前服；以后根据疗效调整剂量，约隔 1 周递增 5~10mg。最大剂量 10mg，2 次 /d。②缓释片，起始剂量 18mg/d，早餐前顿服；每周调整剂量一次，可增加 18mg；最大剂量 54mg/d，早餐前顿服。③皮下、肌内注射或缓慢静脉注射，10~20mg/ 次。

【主要不良反应】①与剂量有关，日用量在 30mg 以内一般不良反应较少；②最常见食欲减退，有些不良反应仅在服药初期出现，坚持服药可自动消失。

【孕妇、哺乳期妇女用药安全性】孕妇禁用，哺乳期妇女慎用。

【禁忌和慎用】①6岁以下儿童、青光眼、有明显焦虑紧张或激越症状者、抽动-秽语综合征（Tourette综合征）或有此家族史等患者禁用；②癫痫、高血压、双相情感障碍者、有药物或酒精依赖史及有抽搐病史或家族史的患者慎用。

【注意事项】①傍晚后不宜服药，以免引起失眠。若儿童食欲较好、较胖者，可在饭前服药；食欲较差、较瘦小者，可在饭后服药。②儿童在上课学习期间用药，周末和假期停药，以减少耐药性和对生长发育的影响。但如果病情严重，不但影响学习，也影响其日常活动者，则应每日服药。③注意监测血压和心率。开始用药4~6周，应进行血常规检查，以后每半年检查1次，并记录身高、体重。④长期滥用本品可引起明显的药物耐受和精神依赖，并伴发不同程度的行为异常。⑤长期治疗停药后可能使潜在疾病暴露，也可能发生重度抑郁，需密切监测。⑥与MAOI合用，可引起高血压危象。故服用MAOI者应在停药2周后再用本品。

【剂型与规格】①片剂：10mg；②缓释片：18mg，36mg；③注射剂：20mg。

【特殊管理】

（1）关于哌甲酯管理类别：哌甲酯属于国家管制的第一类精神药品，实行专用处方、专用账册、专册登记、专柜加锁、专人负责管理。

（2）关于哌甲酯处方限量：按照2007年颁布的《处方管理办法》规定，哌甲酯用于治疗儿童多动症时，每张处方不得超过15d常用量。

鉴于注意缺陷多动障碍（ADHD）是常见的儿童少年精神疾病之一，近年来在我国的发病率有上升趋势，长期、规范应用哌甲酯缓释剂是治疗该疾病的关键手段之一。为方便患者处方用药，2011年《卫生部办公厅关于延长哌醋甲酯缓释剂治疗注意缺陷多动障碍处方限定时间的通知》，决定将每张哌甲酯缓释剂治疗ADHD处方限定时间延长为30d。

【医保限制】缓释控释剂型限由专科医生采用DSM-Ⅳ诊断标准作出明确诊断的儿童患者。

尼可刹米 Nikethamide

【又名】可拉明，Coramine。

【医保分类】注射剂甲类。

【药动学】皮下、肌内注射均易吸收，进入机体后迅速分布至全身。作用持续时间短暂，一次静脉注射仅维持5~10min。代谢：肝。排泄：尿。

【作用和用途】主要直接兴奋延髓的呼吸中枢，并且通过颈动脉体和主动脉体化学感受器反射性地兴奋呼吸中枢，并提高呼吸中枢对二氧化碳的敏感性，使呼吸加深加快。对大脑皮质、血管运动中枢及脊髓也有较弱的兴奋作用。

用于中枢性呼吸功能不全、各种继发性的呼吸抑制、慢性阻塞性肺疾病伴高碳酸血症者。对肺源性心脏病引起的呼吸衰竭及吗啡所致的呼吸抑制效果较好，而对巴比妥类所致者效果较差。

【用法和用量】皮下、肌内注射或静脉注射，成人 0.25~0.5g/ 次，必要时每 1~2h 重复一次，极量 1.25g/ 次。6 个月以下婴儿 75mg/ 次；1 岁 125mg/ 次；4~7 岁 175mg/ 次。

【主要不良反应】较大剂量可出现多汗、恶心、呛咳、面部潮红、全身瘙痒；大剂量可出现高血压、心悸、心律失常、肌震颤、僵直、惊厥。

【孕妇、哺乳期妇女用药安全性】孕妇禁用，哺乳期妇女慎用。

【禁忌和慎用】抽搐、惊厥者禁用。急性血卟啉病患者慎用。

【注意事项】①小儿高热而无呼吸衰竭时不宜使用。②作用时间短暂，应视病情间隔给药，且用药时需配合人工呼吸和给氧措施。③用药剂量过大出现血压升高、震颤及肌肉僵直时，应及时停药以防惊厥。如出现惊厥，应及时静脉注射苯二氮䓬类药物或小剂量硫喷妥钠控制。

【剂型与规格】注射液：0.375g，0.5g。

多沙普仑 Doxapram

【又名】代尔松，泽仑，多普兰，佳苏仑，波达。

【医保分类】注射剂乙类。

【药动学】静脉注射后迅速分布到组织。起效时间：20~40s（静脉注射），1~2min 作用最显著。作用持续时间：5~12min。代谢：肝。排泄：胆汁（为主），尿。

【作用和用途】兴奋呼吸的作用强于尼可刹米。小剂量时通过刺激颈动脉体化学感受器，反射性地兴奋呼吸中枢而起效；大剂量时才直接作用于延髓呼吸中枢，使潮气量加大，呼吸频率增快有限；对脑干也有兴奋作用。

用途：①治疗全麻药所引起的呼吸抑制或暂停（其中肌松药的因素已除外），或自发呼吸虽存在但每分通气量不足；②治疗药物逾量时引起的轻度或中度中枢神经抑制；③作为给氧后动脉血氧分压低的应急措施，应于 2h 内解除诱因，不得延迟；④在慢性阻塞性肺疾病患者发生急性通气不全时，应用此药可使潮气量、血 CO_2 分压、氧饱和度均有改善。

【用法和用量】①术后催醒：静脉注射 0.5~1mg/kg，如需要至少相隔 5min 后才能重复 1 次，总量不得超过 2mg/kg。如需静脉滴注，用 5% 葡萄糖注射液或 0.9% 氯化钠注射液稀释至 1mg/ml；静脉滴注开始 5mg/min，获效后减至 1~3mg/min，总量 4mg/kg 为限。②中枢抑制催醒：静脉注射 1~2mg/kg，隔 5min 后按需可重复1次。维持量每1~2h 1~2mg/kg，直至获得效应，总量以3g/d为限。

【主要不良反应】①常见瘙痒、面红、呕吐、腹泻等；②严重者出现胸痛、心律失常、溶血、呼吸困难、喘鸣、血栓性静脉炎等；③逾量可出现震颤、反射亢进、惊厥。

【孕妇、哺乳期妇女用药安全性】孕妇、哺乳期妇女慎用。

【禁忌和慎用】①严重高血压、冠心病、颅脑损伤、脑血管意外、癫痫或惊厥发作、甲状腺功能亢进、严重肺部疾病或机械通气障碍患者禁用；②心动过速、心力衰竭、脑水肿、肝肾功能损害患者慎用，有急性支气管哮喘发作或发作史患者慎用。

【注意事项】①用药期间应注意常规测血压、深肌腱反射和脉搏，以防止用药逾量；若骤然出现低血压、呼吸困难加重，应停药；②给药前和给药后30min测定动脉血气，及早发现气道堵塞以及高碳酸血症的患者，是否有CO_2蓄积或呼吸型酸血症；③静脉滴注太快，本品有引起溶血的危险；④对于麻醉后或药物引起的呼吸抑制，使用本品前应确保气道通畅和氧气充足。

【药物相互作用】①禁止与碱化尿液的药物合用，与拟肾上腺素类药物合用应慎重；②在吸入全麻的情况下，心肌对儿茶酚胺异常敏感，而本品能促使儿茶酚胺释放增多，因此在停用全麻药如氟烷、异氟烷、恩氟烷等10~20min后，方可使用本品。

【剂型与规格】注射液：100mg。

洛贝林 Lobeline

【又名】山梗菜碱，半边莲碱。

【医保分类】注射剂甲类。

【作用和用途】选择性地刺激颈动脉体和主动脉弓化学感受器（均为N_1受体），反射性地兴奋呼吸中枢而使呼吸加快，但作用时间短。对迷走神经中枢和血管运动中枢也同时有反射性的兴奋作用；而对呼吸中枢并无直接兴奋作用。

主要用于各种原因引起的呼吸抑制，如新生儿窒息，一氧化碳或阿片中毒。

【用法和用量】①静脉注射，3mg/次；极量6mg/次、20mg/d；小儿0.3~3mg/次。必要时每隔30min可重复使用。新生儿窒息可经脐静脉注入3mg。②皮下或肌内注射，10mg/次，极量20mg/次、50mg/d。小儿1~3mg/次。

【主要不良反应】①可有呕吐、呛咳、头痛、心悸等；②剂量较大时能引起低血压、大量出汗、心动过速、传导阻滞、呼吸抑制，甚至惊厥。

【剂型与规格】注射液：3mg，10mg。

二甲弗林 Dimefline

【又名】回苏灵。

【医保分类】注射剂乙类。

【作用和用途】兴奋呼吸中枢强于尼可刹米约 100 倍。用于多种原因引起的中枢性呼吸衰竭及麻醉药、催眠药引起的呼吸抑制。

【用法和用量】①肌内注射，8mg/ 次；②静脉注射，8~16mg/ 次，以 5% 葡萄糖注射液稀释后慢注；③重症患者可静脉滴注，16~32mg/ 次。

【主要不良反应】用量较大易引起抽搐或惊厥，尤见于小儿。

【孕妇、哺乳期妇女用药安全性】孕妇、哺乳期妇女禁用。

【禁忌和慎用】有惊厥病史者禁用，肝、肾功能不全者禁用。

【注意事项】易致抽搐，静脉注射应注意。

【剂型与规格】注射剂：8mg。

贝美格 Bemegride

【又名】美解眠。

【医保分类】注射剂甲类。

【作用和用途】直接兴奋呼吸中枢，作用快而维持时间较短。用于催眠药中毒抢救的辅助治疗，或作为静脉麻醉药的催醒剂。

【用法和用量】静脉滴注，50mg/ 次，用 5% 葡萄糖注射液稀释，3~5min 滴完；视病情可重复给药。

【禁忌和慎用】吗啡中毒禁用。

【注意事项】大剂量或滴速过快，可致呕吐、肌肉抽搐、惊厥等。

【剂型与规格】注射剂：50mg。

苯甲酸钠咖啡因 Caffeine and Sodium Benzoate

【又名】安钠咖。

【药动学】口服、注射均易吸收（指咖啡因，下同）。血浆蛋白结合率：17%。代谢：肝。排泄：尿。$t_{1/2}$：3.5h，肝硬化者可达 60h，早产儿为 36~144h（与肾脏清除率有关）。

【作用和用途】小剂量提高大脑皮质的兴奋性，振奋精神；大剂量则有兴奋延髓呼吸中枢和血管运动中枢的作用。

用于麻醉药、催眠药中毒或各种疾病所致的中枢性呼吸循环功能衰竭。

【用法和用量】皮下或肌内注射，1~2ml/ 次，极量 3ml/ 次，12ml/d。

【主要不良反应】常见恶心、头痛、失眠、激动和焦虑等。剂量过大，可引起心悸、心律失常、耳鸣、眼花伴盲点或闪烁光出现、过度兴奋甚至引起惊厥。

【注意事项】①婴幼儿对咖啡因敏感，高热时更易引起惊厥；②含咖啡因的饮料偶尔服用过多，可引起恶心、头痛或失眠。

【剂型与规格】注射液：1ml，含咖啡因 0.12g 与苯甲酸钠 0.13g；2ml，含咖啡因 0.24g 与苯甲酸钠 0.26g。

一叶萩碱 Securinine

莫达非尼 Modafinil

一叶萩碱和莫达非尼

二、改善脑组织代谢药

甲氯芬酯 Meclofenoxate

【又名】氯酯醒，遗尿丁。

【医保分类】口服常释剂型乙类。

【作用和用途】主要作用于大脑皮质，能促进脑细胞的氧化还原代谢，增加对糖类的利用，对中枢抑制的患者有兴奋作用。本品作用发生缓慢。

用于：①改善脑出血、脑手术、脑外伤、脑动脉硬化等引起的意识障碍；②老年期痴呆、慢性记忆障碍、抑郁症、小儿智力发育迟缓及小儿遗尿症；③外伤性昏迷、酒精中毒及新生儿缺氧症等。

【用法和用量】①口服：成人 0.1~0.2g/ 次，3 次 /d，至少服用 1 周；学龄儿童 0.1g/ 次，3 次 /d。②肌内注射：成人昏迷状态，0.25g/ 次，1 次 /2h；新生儿缺氧症，0.06g/ 次，1 次 /2h。③静脉注射或静脉滴注：成人 0.1~0.25g/ 次，3 次 /d，可溶于 5% 葡萄糖注射液 50~500ml 中静脉滴注；儿童 0.06~0.1g/ 次，2 次 /d（新生儿可注入脐静脉）。

【主要不良反应】可见血压波动、失眠、头痛、呕吐等。注射部位会出现血管疼痛。用药过量可出现中毒症状，表现为心率加快、血压升高、共济失调等。

【禁忌和慎用】长期失眠、易激动或精神过度兴奋、锥体外系反应患者禁用。高血压患者慎用，运动员慎用。

【剂型与规格】①片剂（胶囊）：0.1g，0.2g；②注射剂：0.1g，0.25g。

胞磷胆碱 Citicholine

主要作为辅酶参与卵磷脂的生物合成，增加大脑血流和氧的消耗，能改善脑组织代谢，促进大脑功能恢复，并有促进苏醒作用。

胞磷胆碱其他内容参见第十六章 缺血性脑卒中治疗药物。

匹莫林 Pemoline

【药动学】口服血药浓度达峰时间：2~4h，血药浓度达稳态需要 2~3d。血浆蛋白结合率：50%。代谢：肝。排泄：尿 75%（其中 50% 为原型药）。$t_{1/2}$：12h。

【作用和用途】通过提高中枢去甲肾上腺素的含量达到中枢兴奋的作用，改善注意力，增强自制力而不直接影响智能。

用于治疗儿童注意缺陷障碍、轻度抑郁症及发作性睡病。

【用法和用量】开始每日晨 20mg，顿服，一般一日总量不超过 60mg。每周服药 5~6d，下午禁用。假日停药，观察情况后再决定是否继续用药。

【主要不良反应】常见畏食、失眠或体重减轻。

【孕妇、哺乳期妇女用药安全性】孕妇慎用。

【禁忌和慎用】肝肾功能不全、癫痫、抽动 - 秽语综合征、精神病等患者及 6 岁以下儿童禁用。

【注意事项】可引起头晕或嗜睡，用药后应避免驾驶或操纵机械。

【剂型与规格】片剂：20mg。

乙酰谷酰胺 Aceglutamide

【又名】醋谷胺。

【药动学】体内分布广泛，在脑、肝和肾中浓度较高，能透过血脑屏障。在肾小球细胞中分解出乙酰谷氨酸。乙酰谷氨酸被吸收，参与体内代谢。

【作用和用途】改善神经细胞代谢，并降低血氨。用于脑外伤昏迷、偏瘫、小儿麻痹后遗症及肝性脑病等。

【用法和用量】①肌内注射：0.1~0.3g/ 次，2 次 /d；②静脉滴注：0.25~0.75g/d，用 5% 葡萄糖 250ml 稀释后慢滴。

也可穴位注射（用于后遗症、偏瘫），按病情选穴，0.1g/d。

【剂型与规格】注射剂：0.3g。

尼麦角林 Nicergoline

本品促进神经递质多巴胺的转换，加强脑部蛋白生物合成，从而增强神经传导，改善脑功能。其他内容参见第三十三章 中枢神经系统退行性疾病用药。

藻酸双酯钠 Alginic Sodium Diester

来自海洋生物的酸性多糖类药物,能增加血管内膜表面的负电荷,抑制血小板和血细胞在其表面的黏附,以保护动脉内皮;抑制血小板聚集;扩张血管,改善微循环;调节血脂;降低血液黏度。其他内容参见第十七章　抗动脉粥样硬化药。

（张善堂）

第三十七章

抗变态反应药

变态反应可侵及皮肤、下呼吸道、胃肠道、结膜等人体各个器官，以食物（鸡蛋、牛奶、海鲜、小麦、荞麦等）、环境致敏原（尘螨、花粉、动物皮毛、昆虫、霉菌等）、药物（青霉素、解热镇痛药等）、皮肤接触物（化妆品、染发剂等）引起的变应性鼻炎、特异性皮炎、药源性过敏性疾病、哮喘较为常见。

食物过敏已成为许多国家儿童最常见的慢性非传染性疾病之一。食物过敏患病率可达总人口的1%~10%。我国局部地区儿童食物过敏患病率为3.8%~7.7%，并且呈现上升趋势。

药物过敏反应根据免疫机制的不同分为Ⅰ、Ⅱ、Ⅲ、Ⅳ四型。Ⅰ型为IgE介导的速发型过敏反应，通常在给药后数分钟到1小时发生，典型临床表现为荨麻疹、血管神经性水肿、支气管痉挛、过敏性休克等。Ⅱ型为抗体介导的溶靶细胞过程，例如药物诱发的血小板减少性紫癜。Ⅲ型为免疫复合物介导，例如血清病、药物相关性血管炎等。Ⅳ型为T细胞介导，例如药物接触性皮炎、固定性药疹、中毒性表皮坏死松解症等。Ⅱ、Ⅲ、Ⅳ型为非IgE介导的迟发型过敏反应，通常在给药1小时之后直至数天发生。

药物分类　抗变态反应药分为6类：①抗组胺药（H_1受体拮抗剂），常用的有氯苯那敏、西替利嗪等；②白三烯调节剂，如孟鲁司特、扎鲁司特等（参见第二十四章）；③肥大细胞膜稳定剂，如酮替芬、色甘酸钠等；④脱敏剂，如粉尘螨注射液；⑤钙剂，常用的有氯化钙、葡萄糖酸钙等；⑥糖皮质激素（参见第三十八章）。

作用特点　第1型（速发型）变态反应所出现的症状与组胺的释放密切相关，同时也有5-羟色胺、慢反应物质以及激肽类的释放。这些过敏性物质都具有与组胺相似的作用：由于皮肤黏膜血管扩张，毛细血管通透性增加，而呈现皮疹、皮炎、荨麻疹及血管神经性水肿等症状；同时可出现支气管哮喘、腹痛、腹泻等症状。H_1受体拮抗剂对以组胺释放为主的皮肤黏膜的过敏性反应疗效较好，对哮喘的疗效较差（第一代）。而白三烯调节剂则对哮喘疗效较好，可预防和治疗哮喘。

抗组胺药已有三代产品。第一代如氯苯那敏、溴苯那敏、右氯苯那敏、苯海拉明、茶苯海明、氯马斯汀、多西拉敏、酮替芬、赛庚啶、羟嗪、去氯羟嗪、曲普利啶、美喹他嗪、新安替根、异丙嗪、多塞平等，对中枢抑制作用较强，可引起明显的镇静和抗胆碱作用，存在困倦、耐受、作用时间短、口鼻眼干燥等缺点。对皮肤过敏效果较好，对鼻黏膜过敏效果较差，对过敏性哮喘几乎无效。第二代药物如西替利嗪、氯雷他定、左卡巴斯汀、氮䓬斯汀、依巴斯汀、奥洛他定、卢帕他定等，对 H_1 受体选择性高，多数无或仅轻微镇静和抗胆碱作用，作用时间较长，除对皮肤过敏有较好的作用外，对过敏性鼻炎和过敏性哮喘有良好的作用，但有些有心脏毒性。第三代药物如地氯雷他定、左西替利嗪、非索非那定等，大多为第二代的活性代谢产物，具长效，抗炎作用，无镇静及心脏毒性作用，安全性好。

肥大细胞膜稳定剂，能阻滞组胺及其他过敏反应介质如慢反应物质、缓激肽等释放，故除可用于皮肤黏膜过敏反应外，尚可用于支气管哮喘的预防。

钙剂拮抗过敏作用与抗组胺药不同，它是直接作用于毛细血管，增加其密度，降低通透性，减少渗出，因而缓解过敏症状。

用药原则　①H_1 受体拮抗剂主要用于皮肤黏膜的变态反应性疾病的治疗，其中以对荨麻疹、花粉症、过敏性鼻炎等效果好。对昆虫咬伤的皮肤瘙痒和水肿也有良效。对血清病的荨麻疹有效，但对关节痛和高热无效。②对支气管哮喘，可用白三烯调节剂。抗组胺药多与其他平喘药如麻黄碱、氨茶碱等合并使用。③钙剂用于荨麻疹、接触性皮炎、湿疹和血管神经性水肿的辅助治疗。通常采用静脉注射，起效迅速。

注意事项　①抗组胺药不良反应以困倦、嗜睡为多见，尤其是第一代药物，驾驶员、高空作业者在工作时禁用，以免发生意外。即使第二代和第三代药物较少出现，仍须慎用。②第二代抗组胺药，尤其是特非那定，可引起尖端扭转型心律失常，当剂量过大、肝病或 P450 酶系受到抑制时易发生，需特别警惕。③服用抗组胺药期间应避免与酒精及其他可引起嗜睡的药物同用。④孕妇、哺乳期妇女慎用。

一、抗组胺药

氯苯那敏 Chlorphenamine

【又名】扑尔敏，氯屈米通，氯苯吡胺。

【医保分类】口服常释剂型甲类，注射剂乙类。

【药动学】口服和注射后吸收快且完全，血浆蛋白结合率：72%，血药浓度达峰时间：3~6h；口服起效时间：15~60min，肌内注射 5~10min 起效。代谢：肝。排泄：尿、粪便、汗液、乳汁。$t_{1/2}$：12~15h。

【作用和用途】第一代抗组胺药，作用强于苯海拉明，嗜睡较轻，几无止吐作用。

用于皮肤黏膜过敏性疾病。

【用法和用量】口服，成人 4mg/ 次，3~4 次 /d。小儿每次 0.1mg/kg，3 次 /d。肌内注射，成人一次 5~20mg。

【主要不良反应】①嗜睡、多尿、困倦、心悸、皮肤瘀斑、出血倾向；②剂量过大致急性中毒时，成人常出现中枢抑制，儿童中毒时多呈中枢兴奋。

【孕妇、哺乳期妇女用药安全性】孕妇、哺乳期妇女禁用。

【注意事项】①服药期间不得驾驶机、车、船，从事高空作业、机械作业及操作精密仪器；②新生儿、早产儿不宜使用。

【药物相互作用】①本品不应与抗组胺药（如马来酸氯苯那敏、苯海拉明等）的复方抗感冒药同服；②与中枢镇静药、催眠药、抗抑郁药或酒精并用，可增加中枢神经的抑制作用；③与解热镇痛药物联用，可增强其镇痛和缓解感冒症状的作用。

【剂型与规格】①片剂：1mg，4mg；②控释胶囊：2mg，4mg；③注射剂：10mg，20mg。

苯海拉明 Diphenhydramine

【又名】苯那君，可他敏，Benadryl，Chlothamin。

【医保分类】口服常释剂型、注射剂甲类。

【药动学】口服吸收完全，显效时间：1h，持续时间：4~6h。代谢：肝。排泄：尿（<4% 原型）。$t_{1/2}$：4~7h。

【作用和用途】第一代抗组胺药，中枢镇静作用较强，能对抗或减弱组胺对血管、胃肠和支气管平滑肌的作用。

用于皮肤黏膜过敏性疾病，如荨麻疹、过敏性鼻炎、皮肤瘙痒症、药疹，亦可用于妊娠呕吐、晕车、晕船、内耳眩晕症等的治疗。

【用法和用量】①成人口服，25mg/ 次，2~3 次 /d；②成人肌内注射，20mg/ 次，1~2 次 /d。

【主要不良反应】常见口干、头晕、嗜睡等，偶见白细胞减少。

【孕妇、哺乳期妇女用药安全性】孕妇、哺乳期妇女慎用。

【禁忌和慎用】新生儿和早产儿，重症肌无力、闭角型青光眼、前列腺肥大者禁用。幽门十二指肠梗阻、消化性溃疡所致的幽门狭窄、膀胱颈狭窄、甲状腺功能亢进、心血管病、高血压、下呼吸道感染（如支气管炎、气管炎、肺炎）及哮喘患者不宜使用本品。

【注意事项】服药期间不得驾驶机、车、船，从事高空作业、机械作业及操作精密仪器。

【剂型与规格】①片剂：25mg；②注射液：20mg。

【备注】基于不良反应的风险，2008 年加拿大卫生部限制了苯海拉明使用范围，6 岁以下儿童不可使用含苯海拉明的镇咳、感冒药，12 岁以下儿童不可使用含苯海拉明的助眠药，但患过敏性疾病的 6 岁以下儿童可以使用苯海拉明。2019 年加拿大过敏和临床免疫学学会发表通告，不推荐第一代抗组胺药用于过敏性鼻炎和荨麻疹。2020 年 9 月美国 FDA 警告，服用高于推荐剂量的苯海拉明可能导致严重心脏问题、癫痫发作、昏迷甚至死亡。

2022 年 3 月，加拿大卫生部发布通告，苯海拉明存在运动障碍、妄想、幻觉、定向障碍、头晕、功能亢进、瞳孔扩大、心动过速、呕吐和惊厥发作等不良反应，提醒监护人预防儿童和青少年滥用和（或）过量服用苯海拉明。

异丙嗪 Promethazine

【又名】非那根，抗胺荨，Phenergan，Diprazin。

【医保分类】口服常释剂型、注射剂甲类。

【药动学】口服吸收良好，显效时间：0.5~1h，持续时间：6~12h。代谢：肝（大部分）。排泄：尿。

【作用和用途】第一代抗组胺药，抗组胺作用较苯海拉明强而持久：中枢镇静作用明显；能增强麻醉、催眠及镇痛药的作用；止吐作用较强。对梅尼埃病有一定疗效。

用于：①各种过敏性疾病；②各种呕吐，如晕动症、妊娠呕吐、放射反应性呕吐等；③人工冬眠（与氯丙嗪等合用）。

【用法和用量】①口服：成人 12.5~25mg/ 次，1~3 次 /d；小儿每次 0.5~1mg/kg，1~3 次 /d。②肌内注射、静脉注射：成人 25~50mg/ 次；小儿每次 0.5~1mg/kg。

【主要不良反应】偶见白细胞减少、黄疸、锥体外系反应、光敏性皮炎；静脉注射可使血压下降。

【孕妇、哺乳期妇女用药安全性】孕妇禁用，故哺乳期妇女慎用。

【禁忌和慎用】新生儿、早产儿禁用。

【注意事项】服药期间不得驾驶机、车、船，从事高空作业、机械作业及操作精密仪器。

【药物相互作用】①与镇静药、催眠药、抗过敏药合用可增加本品对中枢神经的抑制作用；②与氨基糖苷类抗生素、阿司匹林和万古霉素等耳毒性药同用时，耳毒性症状可被掩盖而不易发现。

【剂型与规格】①片剂：12.5mg，25mg；②注射液：25mg，50mg。

赛庚啶 Cyproheptadine

【又名】偏痛定，Periactine。

【医保分类】口服常释剂型甲类。

【药动学】口服易吸收，血药浓度达峰时间：2~3h。显效时间：0.5~1h，持续时间：6~8h。代谢：肝。排泄：尿、粪、汗、乳汁。$t_{1/2}$：3h。

【作用和用途】第一代抗组胺药，系作用较强的组胺 H_1 受体和 5- 羟色胺受体拮抗剂。其抗组胺作用较氯苯那敏强 5 倍，可阻断 5- 羟色胺对血管、肠道和其他平滑肌的作用，从而抑制血管性头痛，并能抑制饱食中枢，刺激食欲。本品有一定抗胆碱作用，中枢镇静作用较弱。

用于：①皮肤黏膜的变态反应性疾病；②偏头痛、血管性头痛。

【用法和用量】口服，2~4mg/ 次，2~3 次 /d。

【主要不良反应】口干、嗜睡、尿潴留、眩晕，久服可使体重增加。

【孕妇、哺乳期妇女用药安全性】孕妇、哺乳期妇女禁用。

【禁忌和慎用】青光眼、尿潴留和幽门梗阻患者禁用。

【药物相互作用】①不宜与中枢神经系统抑制药、酒精合用，可增加其镇静作用；②与吩噻嗪药物（如氯丙嗪等）合用可增加室性心律失常的危险性，严重者可致尖端扭转型心律失常。

【注意事项】①服药期间不得驾驶机、车、船，从事高空作业、机械作业及操作精密仪器；②服用本品期间不得饮酒或含有酒精的饮料。

【剂型与规格】片剂：2mg。

氯雷他定 Loratadine

【又名】开瑞坦，亿菲，克敏能，Clarityne。

【医保分类】口服常释剂型甲类，口服液体剂乙类。

【药动学】口服空腹吸收快。显效时间：1~3h，持续时间：24h 以上。代谢：肝。代谢物具活性。排泄：尿及粪（代谢物 80%）。$t_{1/2}$：24h（本品），37h（代谢物）。

【作用和用途】第二代抗组胺药，长效、强效、无镇静作用。选择性阻断外周 H_1 受体。不易透过血脑屏障，故无中枢作用。

用于：过敏性鼻炎，急、慢性荨麻疹及其他过敏性皮肤疾病。

【用法和用量】口服，①成人及 12 岁以上儿童：10mg/ 次，1 次 /d；②2~12 岁儿童：体重 30kg 以上，10mg/ 次，1 次 /d；体重 30kg 以下患者，5mg/ 次，1 次 /d。

【主要不良反应】治疗量未见明显镇静作用。罕见血压降低或升高、心悸、脱发、肝功能异常。

【孕妇、哺乳期妇女用药安全性】孕妇慎用，哺乳期妇女服药期宜停止哺乳。

【药物相互作用】同时服用大环内酯类抗生素、西咪替丁、茶碱等药物，会抑制氯雷他定的代谢，提高氯雷他定在血浆中的浓度。

【注意事项】由于抗组胺药能阻止或降低皮肤过敏试验的阳性反应症状，因而进行任何皮肤过敏性试验前 48h，应停止本类药品。

【剂型与规格】①片剂（胶囊）：10mg；②糖浆剂：50mg/50ml，60mg/60ml。

西替利嗪 Cetirizine

【又名】仙特明，仙特敏，斯特林，赛特赞，Zyrtec。

【医保分类】口服常释剂型、口服液体剂乙类。

【药动学】口服吸收快，血药浓度达峰时间：0.5~1h。持续时间：24h。排泄：尿 70%（原型）。$t_{1/2}$：10h。

【作用和用途】第二代抗组胺药，对 H_1 受体选择性高，作用持久，作用强度为特非那定的 10~18 倍。明显减少与迟发性过敏反应相关的炎症细胞的迁移和炎症介质的释放。中枢镇静作用很小。

用于过敏性鼻炎、变应性结膜炎以及过敏引起的荨麻疹及皮肤瘙痒等。

【用法和用量】口服。①成人及 12 岁以上儿童：10mg/ 次，1 次 /d，或 5mg/ 次，2 次 /d；②6~12 岁儿童：5~10mg/ 次，1 次 /d，或早晚各服 5mg；③2~6 岁儿童：5mg/ 次，1 次 /d，或早晚各服 2.5mg。

【主要不良反应】嗜睡（9.63%）、头痛（7.42%）、口干（2.09%）、疲劳（1.63%）、咽炎（1.29%）、头晕（1.10%）、恶心（1.07%）、腹痛（0.98%）等。

【孕妇、哺乳期妇女用药安全性】孕妇、哺乳期妇女禁用。

【禁忌和慎用】严重肾功能损害（肌酐清除率 <10ml/min）者禁用。

【注意事项】①肾功能损害者用量应减半；②酒后避免使用；③司机、操作机器或高空作业人员慎用；④抗组胺药会降低皮肤过敏反应测试结果的灵敏度，所以接受这类测试前应停药 3 天。

【剂型与规格】①片剂（胶囊）：10mg；②口服液：10mg/10ml。

【医保限制】口服液体剂限儿童。

依巴斯汀 Ebastine

【又名】开思亭，艾巴停，可司停，Ebastel，Kestine。

【医保分类】口服常释剂型乙类。

【药动学】口服吸收完全，显效时间：1~2h，血药浓度达峰时间：4~6h，维持时间 24h，血浆蛋白结合率 95% 以上。口服具有广泛的首过效应。极难通过血脑屏障。代谢：肝。排泄：尿 66%。$t_{1/2}$：14~16h，肝功能不全患者 $t_{1/2}$ 可延长至 27h。

【作用和用途】第二代抗组胺药，对 H_1 受体有高度选择性，无中枢抑制作用。与特非那定相比，依巴斯汀作用强而持久。对组胺诱发的支气管痉挛具有保护作用。

患者耐受性良好，可作为慢性荨麻疹的治疗药物（10mg/d，口服 3 个月治疗慢性荨麻疹的有效率达 73%）。因起效快，作用时间长达 24h，且嗜睡等中枢抑制作用轻微，故可用作防治过敏性哮喘的辅助用药和预防用药。

【用法和用量】口服，10~20mg/ 次，1 次 /d。

【主要不良反应】嗜睡、倦怠感发生率 3%~18%，味觉异常发生率 2%~26%；其他少见。

【孕妇、哺乳期妇女用药安全性】孕妇慎用，哺乳期妇女服药期间应避免哺乳。

【禁忌和慎用】驾驶员及具危险性的机械操作者应禁用。

【注意事项】①肝功能障碍者或障碍史者慎用；②驾驶或操纵机器期间慎用。

【药物相互作用】红霉素可使本品的代谢物卡巴斯汀的血浆浓度上升 2 倍。

【剂型与规格】片剂：10mg。

咪唑斯汀 Mizolastine

【又名】皿治林，咪唑司汀。

【医保分类】缓释控释剂型乙类。

【药动学】口服吸收迅速，血药浓度达峰时间：1.5h，生物利用度：65.5%。代谢：肝。排泄：粪。

【作用和用途】第二代抗组胺药。用于治疗季节性过敏性鼻炎（花粉症）、常年性过敏性鼻炎及荨麻疹、寒冷性荨麻疹等。

【用法和用量】口服，10mg/ 次，1 次 /d。

【主要不良反应】常见头痛、嗜睡、鼻炎、背痛、疲倦、体重增加、腹痛、腹泻、咽炎等。少数有短暂血肌酐升高、中性粒细胞减少，无须停药即可恢复正常。

【孕妇、哺乳期妇女用药安全性】孕期尤其是前 3 个月禁用，哺乳期妇女禁用。

【禁忌和慎用】心电图异常（明显或可疑 Q-T 间期延长）或低钾血症者禁用。

【注意事项】①不得嚼碎服用；②大部分病例服用咪唑斯汀后可驾驶或完成需集中注意力的工作，但为识别对药物有异常反应的敏感者，建议驾驶或完成复杂工作前先行了解个体反应性。

【剂型与规格】缓释片：10mg。

氮䓬斯汀 Azelastine

【又名】爱赛平，新百克，芙迪，敏奇，众生，Azeptin。

【医保分类】吸入剂、滴眼剂乙类。

【药动学】口服吸收充分，血药浓度达峰时间：4.2h。绝对生物利用度>80%。代谢：肝（P450 酶）。排泄：粪便 75%。$t_{1/2\beta}$：16h。

【作用和用途】第二代选择性组胺（H_1 受体）拮抗剂，具有抗组胺、稳定肥大细胞和抗炎作用，作用强而持久，适用于季节性过敏性鼻炎（花粉症）、常年性过敏性鼻炎、季节性变应性结膜炎，是间歇性及轻度持续性鼻炎的一线治疗药物。

【用法和用量】①片剂：早饭后及晚睡前各服 1 次，支气管哮喘 4mg/ 次，2 次 /d；过敏性鼻炎 1mg/ 次，2 次 /d。②鼻用喷雾剂：每鼻孔每次 1 喷（0.28mg），早晚各 1 次。喷药时保持头部直立，连续使用不超过 6 个月。③滴眼剂：每次每眼 1 滴，早晚各 1 次。症状严重者剂量可增加至 4 次 /d。在致敏原浓度特高的时期，应在早上起床后立刻滴用。

【主要不良反应】全身给药的嗜睡、倦怠感发生率 3%~18%，味觉异常发生率 2%~26%，除上述不良反应，还可见头痛、鼻灼热感、口内皲裂、食欲缺乏、腹痛、便秘、腹泻、呕吐、面部发热、呼吸困难、手足麻木、转氨酶升高等，滴眼剂偶然会产生轻微短暂的刺激反应如灼热、眼痒、流泪。

【禁忌和慎用】驾驶员及具危险性的机械操作者应禁用。

【孕妇、哺乳期妇女用药安全性】孕妇慎用。

【注意事项】①乙醇可增强本品的中枢抑制作用，服药期不宜饮酒；②4 岁以下儿童不推荐使用氮䓬斯汀滴眼剂。

【药物相互作用】①本品与中枢神经系统抑制药同时使用时，可能导致警惕性下降和中枢神经系统功能损伤，所以应避免同时使用；②西咪替丁可使本品的血药浓度提高约 65%，雷尼替丁则无影响。

【剂型与规格】①片剂：0.5mg，1mg；②鼻腔喷雾剂：10mg/10ml；③滴眼剂：0.3mg/6ml。

氯马斯汀 Clemastine

【又名】浪静，克立马汀。

【药动学】口服迅速吸收，血药浓度达峰时间：2~5h，显效时间：30min，作用持续时间：12h。代谢：肝。排泄：尿，粪便，乳汁。$t_{1/2}$：21h。

【作用和用途】第二代抗组胺药，有一定的抗胆碱和镇静作用。

用于过敏性鼻炎、荨麻疹及其他过敏性皮肤病。

【用法和用量】①口服，2mg/ 次，早晚各服 1 次；②肌内注射，2~4mg/d。

【主要不良反应】常见嗜睡、眩晕、食欲减退、呕吐、口干等。

【孕妇、哺乳期妇女用药安全性】孕妇、哺乳期妇女慎用。

【禁忌和慎用】下呼吸道感染（包括哮喘）患者禁用。

【注意事项】用药期间不宜驾驶车辆、从事高空作业、从事危险工种、操作精密机器。

【剂型与规格】①片剂：2mg；②注射剂：2mg。

阿伐斯汀 Acrivastine

【又名】欣西，欣民立，新敏乐，新敏灵，Semprex，Duact。

【医保分类】口服常释剂型乙类。

【药动学】口服吸收完全，血药浓度达峰时间：1.5h，起效时间：0.5h，作用可维持 12h。不易透过血脑屏障。排泄：尿 80%，粪便 13%。$t_{1/2}$：1.5h。

【作用和用途】第二代抗组胺药。为竞争性很强的 H_1 受体拮抗剂，具有肥大细胞膜保护作用、拮抗 5- 羟色胺作用和轻微抗胆碱作用。难以通过血脑屏障，故中枢镇静不良反应轻微。适用于过敏性鼻炎，花粉症，急、慢性荨麻疹，皮肤划痕症等。

【用法和用量】口服，8mg/ 次，1~3 次 /d。

【主要不良反应】罕见嗜睡。

【孕妇、哺乳期妇女用药安全性】孕妇、哺乳期妇女慎用。

【注意事项】大部分患者用药后没有出现嗜睡，考虑到个体差异，应明智地忠告所有患者必须小心地从事警觉性的活动，例如驾驶汽车或操作机器等。

【剂型与规格】①片剂：8mg；②口服液：2mg/5ml，4mg/5ml。

地氯雷他定 Desloratadine

【又名】恩理思，芙必叮，艾力斯，地洛他定。

【医保分类】口服常释剂型、口服液体剂乙类。

【药动学】口服吸收良好，血药浓度达峰时间：3h。代谢：肝。排泄：尿 41%，粪 47%。$t_{1/2}$：27h。

【作用和用途】本品是氯雷他定主要的活性代谢产物，第三代抗组胺药，强效、长效、速效，阻断外周 H_1 受体作用比氯雷他定强，可抑制各种过敏性致炎介质的释放。有选择性抗胆碱作用。

用于慢性特发性荨麻疹及常年性过敏性鼻炎。

【用法和用量】口服，成人及 12 岁以上的青少年 5mg/ 次，1 次 /d。

【主要不良反应】常见恶心、头晕、头痛、困倦、口干。

【孕妇、哺乳期妇女用药安全性】孕妇慎用，哺乳期妇女禁用。

【注意事项】由于抗组胺药能清除或减轻、掩盖过敏症状，因而进行任何皮肤过敏性试验前 48h，应停止本类药品。

【药物相互作用】①与其他抗交感神经药或有中枢神经系统镇静作用的药物合用会促进睡眠；②红霉素、酒精、葡萄柚汁与进食不影响地氯雷他定的代谢。

【剂型与规格】①片剂：5mg；②糖浆剂：50mg/100ml。

【医保限制】口服液体剂限儿童。

左西替利嗪 Levocetirizine

【又名】优泽，齐平，诺思达，迪皿。

【医保分类】乙类。

【药动学】口服吸收迅速，血药浓度达峰时间：6h。显效时间：1h，持续时间：24h。血浆蛋白结合率：96%。排泄：绝大多数为原型，尿 85%，粪 13%。$t_{1/2}$ 为 7~8h。

【作用和用途】第三代抗组胺药，是西替利嗪的左旋体，作用与西替利嗪相似，但不良反应更少。避免了西替利嗪的镇静、嗜睡等中枢副作用，保留了其抗组胺活性。尚能抑制与哮喘相关的炎症细胞反应，增强 β_2 受体激动剂扩张支气管的作用。

用于季节性、常年性过敏性鼻炎，慢性特发性荨麻疹。

【用法和用量】口服，成人及 6 岁以上儿童，5mg/ 次，1 次 /d；2~6 岁儿童，2.5mg/ 次，1 次 /d。

【主要不良反应】【孕妇、哺乳期妇女用药安全性】【禁忌和慎用】【注意事项】参考西替利嗪。

【剂型与规格】①片剂（胶囊）：5mg；②口服液：5mg/10ml。

【医保限制】口服常释剂型限二线用药；口服液体剂限儿童。

左卡巴斯汀 Levocabastine

【又名】立复汀。

【医保分类】吸入剂乙类。

【作用和用途】第三代抗组胺药，强效 H_1 受体拮抗剂，可减轻由组胺引起的季节性过敏性鼻炎的症状。

【用法和用量】喷鼻，每鼻孔一次喷 2 喷，一日喷 2 次。

【主要不良反应】常见鼻内刺激感、轻度头痛。

【孕妇、哺乳期妇女用药安全性】孕妇禁用，哺乳期妇女慎用。

【注意事项】本喷剂无镇静作用，对精神运动性活动亦无影响。汽车驾驶员和机械操作患者可以使用本品。需警告的是嗜睡仍可能发生。

【剂型与规格】①鼻喷雾剂：5mg/10ml；②滴眼混悬液：0.05%，4ml/瓶。

其他抗组胺药见表 37-1。

表 37-1 其他抗组胺药

药名和制剂	作用和用途	用法和用量	备注
特非那定（敏迪）Terfenadine 片剂：60mg； 胶囊：30mg	与氯雷他定相似，但作用较弱。用于季节性、常年性过敏性鼻炎及急、慢性荨麻疹	口服，成人 60mg/次，6~12 岁儿童 30mg/次，2 次/d。不能超量服用，成人应控制在 120mg/d 之内	第二代抗组胺药；可引起致命性尖端扭转型心律失常。有 Q-T 间期延长、肝病和心脏病史者禁用。禁忌与三唑类抗真菌药、某些大环内酯类抗生素以及严重损害肝脏功能的其他药物合用
非索非那定（非索那定） Fexofenadine 片剂：30mg，60mg； 胶囊：60mg	特非那定代谢产物，作用快、持久，选择性强。用于季节性过敏性鼻炎和慢性特发性荨麻疹	口服，120mg/次，1 次/d。肾功能不全者首剂减半	第三代抗组胺药；不延长 Q-T 间期，无心脏毒性。肝衰竭者可用

二、肥大细胞膜稳定剂

酮替芬 Ketotifen

【又名】贝卡明，敏喘停，萨地同，Zaditen。

【医保分类】口服常释剂型、吸入剂、滴眼剂乙类。

【药动学】口服吸收快、完全，血药浓度达峰时间：3~4h。排泄：尿（1/3~1/2），粪。$t_{1/2}$<1h。

【作用和用途】①抑制过敏介质释放：能抑制磷酸二酯酶活性，提高细胞内 cAMP 含量而抑制肥大细胞、嗜碱性粒细胞释放组胺、白三烯等过敏介质；②阻断 H_1 受体：其作用比氯苯那敏强 10 倍，抑制变态反应皮肤症状比色甘酸钠强 6 倍，抑制支气管、气道阻塞的功能比色甘酸钠强 50 倍；③抑制哮喘患者非特异性气道高反应性；④抑制中性粒细胞的趋化和炎症反应。

用于过敏性鼻炎、变应性结膜炎、荨麻疹等过敏性疾病，支气管哮喘的预防（连续用药 2~4 周方有效）。

【用法和用量】①口服：成人，1mg/ 次，2 次 /d。如困倦明显者，可在睡前服 1mg，日间停服。儿童，4~6 岁 0.4mg/ 次，6~9 岁 0.5mg/ 次，9~14 岁 0.6mg/ 次，2 次 /d。②滴鼻：1~2 滴 / 次，1~3 次 /d。③鼻腔喷雾剂：0.15~0.3mg/ 次，1~3 次 /d。

【主要不良反应】嗜睡、乏力、头晕、口渴等，一般无须停药，可自行消失。长期服药可致食欲增加、体重增加。

【孕妇、哺乳期妇女用药安全性】孕妇禁用。

【禁忌和慎用】①3 岁以下儿童禁用；②口服降血糖药者禁用。

【注意事项】服药期间不得驾驶机、车、船，从事高空作业、机械作业及操作精密仪器。

【药物相互作用】①与多种中枢神经抑制剂或酒精合用，可增强本品的镇静作用，应予避免；②不得与口服降血糖药合用。

【剂型与规格】①片剂（胶囊）：1mg；②口服液：1mg/5ml；③滴鼻液：15mg/10ml；④气雾剂：25.5mg；⑤喷雾剂：16.7mg/15ml。

曲尼司特 Tranilast

作用和注意事项与色甘酸钠相似。用于预防支气管哮喘、过敏性鼻炎、过敏性皮炎等。

其他内容参见第二十四章　呼吸系统疾病用药。

色甘酸钠 Sodium Cromoglycate

稳定肥大细胞膜，抑制肥大细胞脱颗粒，阻止过敏介质的释放，长期应用可减轻气道高反应性。用于过敏性鼻炎、变应性结膜炎及支气管哮喘的预防。

其他内容参见第二十四章　呼吸系统疾病用药。

三、脱　敏　剂

粉尘螨 Dust Mite

【又名】畅迪。

【作用和用途】本品是由粉尘螨提取的有效抗原，通过少量多次给予变应原，使人体产生较多的特异性阻断抗体（IgG），后者占据了肥大细胞及嗜碱性粒细胞抗体与抗原连接位置，使体内 IgE 减少而脱敏。

本品属于强烈变应原，用于脱敏治疗，包括吸入型哮喘、过敏性哮喘、异位性皮炎、过敏性鼻炎、泛发性湿疹、慢性荨麻疹。

【用法和用量】皮下注射：成人，每周1次，15次为一个疗程。第1~3周用1∶100 000浓度，各周剂量相应为0.3ml、0.6ml、1ml；第4~6周用1∶10 000浓度，各周剂量相应为0.1ml、0.3ml、0.6ml；第7~15周用1∶5 000浓度，前2周剂量相应为0.3ml、0.6ml，以后每周1ml。维持量：2周1次，每次1∶5 000浓度1ml。

【禁忌和慎用】6岁以下儿童、严重心血管疾病、肾功能严重低下者禁用。

【注意事项】①本品必须在医疗单位使用，注射前先用1∶100 000的药液（将1∶10 000的药液用0.9%氯化钠注射液稀释10倍）0.03ml作皮内注射试验，观察半小时如风团反应直径>10mm，则第一针剂量应比上述剂量再适量减少，治疗5~10次后再按上述剂量注射。②每次注射后需在医疗机构观察半小时。如遇休克，其处理方法与青霉素过敏反应相同，因此使用本品时应配备肾上腺素等救治过敏性休克的药械设备。③凡注射后24h内有局部红肿皮疹或激发哮喘者，下次注射剂量宜减少一半或不增加。④停药2周以上再次用药时，务必减小剂量3级，再逐渐递增。

【剂型与规格】注射液：0.1mg，0.2mg。

四、钙　剂

葡萄糖酸钙 Calcium Gluconate

用于预防和治疗钙缺乏症，如骨质疏松，手足抽搐症，骨发育不全，佝偻病，孕妇、哺乳期妇女、绝经期妇女钙的补充，以及过敏性疾病、高镁血症、氟中毒解救。其他内容参见第四十四章　骨质疏松症治疗药物。

氯化钙 Calcium Chloride

【医保分类】注射剂乙类。

【作用和用途】钙剂可改善组织细胞膜的通透性，增加毛细血管壁的致密性，减少渗出。有消炎、消肿和抗过敏作用。高浓度钙离子可竞争性对抗镁离子所引起的中枢抑制、运动神经阻断、骨骼肌（包括呼吸肌）麻痹等。

用于：①治疗血钙过低所引起的手足搐搦症、碱中毒、甲状旁腺功能低下症；②治疗过敏性疾病：荨麻疹、血清病、血管神经性水肿等；③解救镁盐中毒。

【用法和用量】静脉注射，0.5~1g/次，取氯化钙注射液10~20ml，以等量10%~25%葡萄糖注射液稀释后缓慢静脉推注（不超过2ml/min），切忌过快。

【主要不良反应】①静脉注射过快或剂量大时，可引起期前收缩、室性心动过速，甚至室颤或心跳骤停于收缩期；②静脉注射时若漏至血管外，可引起局部剧痛或组织坏死。

【**禁忌和慎用**】由于钙盐增加强心苷对心脏的毒性，故在洋地黄治疗期间或停药后半个月内禁止静脉注射钙剂。一般情况下，本品不用于小儿。

【**注意事项**】①注射本品宜缓慢，不超过 1~2ml/min；②氯化钙有强烈的刺激性，不宜皮下或肌内注射；静脉注射时如漏出血管外，可引起组织坏死，此时可用 0.5% 普鲁卡因局部封闭；③应用强心苷期间禁止静脉注射本品。

【**剂型与规格**】注射液：0.3g，0.5g，0.6g，1g。

（葛晓群）

第三十八章

糖皮质激素

药物分类 根据糖皮质激素的生理功能可分为3类。①盐皮质激素：以去氧皮质酮为代表；②糖皮质激素：常用的有可的松、泼尼松、泼尼松龙、地塞米松等；③弱雄激素：如雄烯二酮和去氢表雄酮。盐皮质激素与弱雄激素临床少用，故本章只收录糖皮质激素。

作用特点 糖皮质激素作用广泛而复杂，小剂量对物质代谢的影响属于生理效应，大剂量产生多方面的药理作用：①抗炎作用，对各种原因引起的炎症及炎症各期均有强大的抑制作用；②抗过敏和抑制免疫作用，对速发型过敏及迟发型过敏反应均有效；③抗毒素作用，可缓和机体对各种内毒素的反应而对外毒素无效；④抗休克作用；⑤缓和间叶组织对各种伤害刺激物引起的剧烈反应，增加机体对病理损伤的适应性和抵抗能力；⑥能刺激造血功能，增加粒细胞、红细胞和血红蛋白。

糖皮质激素作用通常分为基因效应和非基因效应。糖皮质激素的基因效应主要是通过与靶细胞胞质内的肾上腺皮质激素受体（GR）结合，产生信号传递，最终发挥其生物学作用。肾上腺皮质激素受体几乎在所有的人类细胞上均有表达，包括淋巴细胞、单核细胞和中性粒细胞等炎症细胞。而糖皮质激素的非基因效应主要通过膜结合受体和/或细胞膜的生化作用介导，通过激素的选择性膜受体和/或抑制钙和钠跨膜运转稳定细胞膜。基因效应一般发生在糖皮质激素与胞质受体结合30min后，而非基因效应的主要特点为起效迅速，在数秒或数分钟内出现，并与DNA转录及蛋白质合成无关。糖皮质激素的非基因效应是其抗过敏作用、对ACTH负反馈调节，以及产生行为效应和心血管效应（可导致艾迪生病危象）的主要作用机制。

糖皮质激素的基因效应与用药剂量相关。在小剂量应用（泼尼松≤7.5mg/d）时，激素完全通过基因效应发挥作用而几乎没有不良反应；剂量增加时，激素的基因效应呈显著的剂量依赖性。

用药原则 糖皮质激素并不能治愈任何一种疾病；使用的目的在于预防炎症的破坏性和纤维性合并症，或改善代谢，减轻抗原-抗体反应以及病因对组织细胞的损害作用，因此可赢得时间来采取其他有效的治疗措施，让机体的自然防卫机制发挥作用。

使用时应注意以下几个原则：

1. 有明确的用药指征 糖皮质激素是一类临床适应证尤其是相对适应证较广的药物，但必须指出，临床应用的随意性较大，较为普遍存在着未严格按照适应证给药的情况，如在感染性疾病中以退热和止痛为目的使用糖皮质激素。糖皮质激素有抑制自身免疫的药理作用，但并不适用于所有自身免疫病，如慢性淋巴细胞浸润性甲状腺炎（桥本病）和1型糖尿病。

2. 正确选择药物 新合成的糖皮质激素，钠潴留作用甚微或几乎没有作用。按相应的抗炎效价可任意选用，并无证据说明某种好过某一种。相当剂量时不良反应也相接近。

3. 正确选择给药途径

（1）全身性用药：①口服是常用的给药途径；②静脉注射或静脉滴注，适用于抢救危重患者，如过敏性休克、急性肾上腺皮质功能不全、中毒症、严重感染等；③肌内注射，用于昏迷或不能口服者。

（2）局部用药：①关节、滑囊、腱鞘及局部软组织内注射；②鞘内注射，适用于结核性脑膜炎出现椎管部分阻塞时；③浆膜腔内注射，如急性渗出性浆膜炎用泼尼松；④直肠内灌注或滴注，如溃疡性结肠炎；⑤雾化吸入，用于解痉、消炎，可用于水溶性制剂，如氢化可的松琥珀酸钠；⑥皮肤、黏膜外用，可用软膏或乳膏；⑦眼、耳、鼻局部外用眼膏及膜剂。

4. 疗程与疗法 一般可分为以下几种情况。①冲击治疗：疗程多小于5d。适用于危重症患者的抢救，如暴发型感染、中毒性休克、过敏性休克、严重哮喘持续状态、过敏性喉头水肿等。冲击治疗须配合其他有效治疗措施，可迅速停药，若无效不可在短时间内重复冲击治疗。②短程治疗：疗程小于1个月，包括应激性治疗。适用于感染或变态反应类疾病，如结核性脑膜炎及胸膜炎、剥脱性皮炎或器官移植急性排斥反应等。短程治疗须配合其他有效治疗措施，停药时需逐渐减量以至停药。③中程治疗：疗程3个月以内。适用于病程较长且多器官受累性疾病，如风湿热等。起效后减至维持剂量，停药时需要逐渐递减。④长程治疗：疗程大于3个月。适用于器官移植后排斥反应的预防和治疗及反复发作、多器官受累的慢性自身免疫病，如系统性红斑狼疮、类风湿关节炎、血小板减少性紫癜、溶血性贫血、肾病综合征、顽固性支气管哮喘等。维持治疗可采用每日或隔日给药，停药前亦应逐步过渡到隔日疗法后逐渐停药。⑤终身替代治疗：适用于原发性或继发性慢性肾上腺皮质功能减退症，并于各种应激情况下适当增加剂量。

5. 重视疾病的综合治疗 在许多情况下，糖皮质激素治疗仅是疾病综合治疗的一部分，应结合患者实际情况，联合应用其他治疗手段。如严重感染患者，在积极有效的抗感染治疗和各种支持治疗的前提下，为缓解症状，确实需要者可使用糖皮质激素。

注意事项

1. 不良反应及防治

（1）长期大剂量使用皮质激素，可引起肌肉萎缩，并能增加钙、磷排泄，导致骨质疏松，多见于儿童、绝经妇女和老年人，小儿应监测生长和发育情况。严重者可发生自发性骨折。

（2）诱发加重感染：用药不当，可使原有感染灶蔓延或扩散，还可以使原有的结核病灶扩散，恶化。诱发或加剧溃疡出血、穿孔，可用抗酸药或抗胆碱药预防。诱发眼病，长期局部使用，可引起青光眼，并发白内障，一旦发生立即停药，使用降眼压药。

（3）外用时引起不良反应：如引发皮肤感染、皮肤萎缩、色素沉着、皮肤干燥、鱼鳞病样变化、刺激性粉刺。

（4）停药后不良反应：①医源性肾上腺皮质功能不全，预防方法即大量连续用药不超过 3~5d；超过 7d 者不可突然停药，应逐渐减量。停药前可注射 ACTH。②停药症状（称戒断症状），如反跳现象，系指突然停药时复发或恶化，因此长期给药时应缓慢减量，直至停药。

（5）毁坏骨骼：糖皮质激素可增加钙、磷的排泄，抑制合成骨基质的细胞——成骨细胞的活性，引起骨质疏松症、股骨头坏死或骨折。长期、大量、无原则应用糖皮质激素所诱发骨质疏松症而致病理性骨折率达 8%~18%；致股骨头坏死发生率达 15.5%~20%。糖皮质激素的大量应用与股骨头坏死的发生有着极大的关系（发生率约为 20%），一般以负重关节常见，先是在髋关节，然后是膝关节、腕关节，多数先一侧发病，后再累及对侧。发生率与用药剂量和使用有一定关系，服用剂量越大，时间越长，越易造成坏死。糖皮质激素所致骨损伤机制，包括：①抑制骨形成；②减少成骨细胞祖代细胞的来源，使骨坏死重建和修复困难；③增加骨内压，使骨内灌注下降，组织缺氧、水肿，加重循环障碍，最终导致骨细胞缺血坏死；④抑制成骨细胞功能。因此，必须严格控制糖皮质激素的临床应用指征、缩短疗程、密切监测骨骼变化、适宜补充钙剂和维生素 D。

（6）血糖和血压：对高血压、糖尿病患者慎用，密切监测血压、血糖，且控制疗程。

2. 禁忌证与注意事项

（1）禁忌证：有胃及十二指肠溃疡、活动性肺结核、精神病、重症高血压及骨质疏松、癫痫、骨折创伤修复期、妊娠早期、角膜溃疡、皮脂溢出、尚无有力抗菌药物治疗的某些感染如水痘、麻疹等病毒感染、真菌感染、广泛耐药的真菌感染。

（2）凡能用其他治疗控制症状者应避免使用糖皮质激素。对非特异性炎症性疾病，在未明确诊断前也不用。除非抢救生命时，糖皮质激素一般不应最早采用，而是最后的措施。

（3）治疗慢性疾病，应用最小剂量控制症状，急性病用大剂量控制。长期卧床或心血管疾病患者，用糖皮质激素改善症状后应限制活动量，以防意外。

（4）糖皮质激素一般应用 7~10d 以上仍未见疗效时应考虑：①诊断上可能错误；②剂量不足；③制剂或给药途径不合理；④存在未被发现的合并症。总之，应查明原因，以避免延误病情。

（5）孕妇慎用或禁用：动物实验表明，大剂量糖皮质激素可能引起胎儿畸形，特别是妊娠早期使用可能影响胎儿发育，有的可导致多发性畸形。因未作过足够的人类生殖研究，因而当糖皮质激素用于孕妇、哺乳期妇女或可能怀孕的妇女时，应仔细衡量它的益处与它对母亲和胚胎或胎儿的潜在威胁之间的关系。糖皮质激素只有在明确需要的前提下才可用于孕妇。如果在怀孕期间必须停用已长期服用的糖皮质激素，停药过程必须逐步进行。因糖皮质激素很容易透过胎盘，故对怀孕期间用过大量糖皮质激素的母亲生育的婴儿，应仔细观察和评价是否有肾上腺皮质功能减退的迹象。糖皮质激素对分娩的影响未知。糖皮质激素随乳汁分泌。

药物相互作用　①糖皮质激素可使血糖升高，减弱口服降血糖药或胰岛素的作用；②苯巴比妥、苯妥英钠、利福平等肝药酶诱导剂可加快糖皮质激素代谢，故糖皮质激素需适当增加剂量；③糖皮质激素与噻嗪类利尿药或两性霉素 B 均能促使排钾，合用时注意补钾；④糖皮质激素可使水杨酸盐的消除加快而降低其疗效，此外，两药合用更易致消化性溃疡；⑤糖皮质激素可使口服抗凝血药效果降低，两药合用时抗凝血药的剂量应适当增加；⑥与强心苷联用，能增加洋地黄毒性及心律失常的发生，其原因是糖皮质激素的水钠潴留和排钾作用。

地塞米松 Dexamethasone

【又名】氟美松，典必舒，傲迪适，Dexasone，Decadron。

【医保分类】口服常释剂型、注射剂、滴眼剂甲类，软膏剂、植入剂乙类。

【药动学】持续时间：35~54h（口服）。血浆 $t_{1/2}$：190h（口服），组织 $t_{1/2}$ 为 72h。

【作用和用途】全身给药主要用于过敏性与自身免疫性炎症性疾病，滴眼剂用于结膜炎，乳膏用于局限性瘙痒、神经性皮炎、接触性皮炎、脂溢性皮炎、慢性湿疹等，玻璃体内植入剂用于治疗视网膜分支静脉阻塞或中央静脉阻塞引起的黄斑水肿。

【超说明书适应证】2020 年美国 NCCN 发布的 *NCCN Clinical Practice Guidelines*

Oncology Antieesis，推荐用于预防化疗相关性呕吐；中华医学会妇产科学分会发布的《早产临床诊断与治疗指南》推荐用于早产促胎肺成熟。

【用法和用量】①口服：成人开始剂量0.75~3mg/次，2~4次/d，维持量约0.75mg/d；②肌内注射：1~8mg/次，1次/d；③腱鞘内注射或关节腔、软组织的损伤部位内注射：0.8~6mg/次，间隔2周一次；④局部皮内注射：每点0.05~0.25mg，共2.5mg，一周1次；⑤鼻腔、喉头、气管、中耳腔、耳管注入：0.1~0.2mg，1~3次/d；⑥静脉注射：2~20mg/次；⑦滴眼液：滴入结膜囊内，1~2滴/次，4~6次/d；⑧乳膏：涂患处皮肤，通常每日2~3次，重症或慢性炎症者每日5~8次；⑨植入剂：玻璃体内注射，单只患眼一次1枚。

【主要不良反应】①长期应用可致库欣综合征，表现为满月脸、向心性肥胖、出血倾向、痤疮、血糖升高、高血压、骨质疏松、骨折；②长期应用可致低钾血症、儿童生长抑制、糖耐量减退、肱或股骨头缺血性坏死、骨质疏松、骨折、肌无力、肌萎缩、胰腺炎、消化性溃疡或穿孔、青光眼、白内障、体重增加、下肢水肿、感染。

【孕妇、哺乳期妇女用药安全性】孕妇禁用，哺乳期妇女接受大剂量给药，则不应哺乳。

【禁忌和慎用】①单纯疱疹性或溃疡性角膜炎、水痘及其他角膜和结膜的病毒性疾病、分枝杆菌感染、青光眼或有青光眼家族史的患者禁止经眼给药；②病毒性皮肤病患者禁用本品软膏；③真菌感染患者禁用；④鼓膜穿孔患者禁止经耳给药；⑤前房型人工晶状体植入者和晶状体后囊破裂患者禁用本品玻璃体内植入剂。

【注意事项】①本品禁与活性或减毒疫苗合用；②确诊水痘患者禁用糖皮质激素治疗；③不宜长期使用，停药前应逐渐减量；④本品软膏用于面部、皮肤褶皱部位（如腹股沟、腋窝）时，不应连续使用超过2周；⑤长期使用本品滴眼液应定期检查眼压和有无真菌、病毒感染的早期症状；⑥使用本品玻璃体内植入剂应监测眼压；⑦用药过程中应监测患者的血红蛋白、血糖、血清钾、血压的变化，并注意是否有隐性出血。

【剂型与规格】①片剂：0.75mg；②注射液：1mg，2mg，5mg；③滴眼剂：5ml含地塞米松5mg、妥布霉素15mg；④乳膏：10g含地塞米松7.5mg、樟脑100mg、薄荷脑100mg；⑤植入剂：0.7mg。

甲泼尼龙 Methylprednisolone

【又名】甲强龙，甲基泼尼松，甲基泼尼松龙，A-Methapred。

【医保分类】口服常释剂型甲类，注射剂乙类。

【药动学】口服在小肠吸收，口服生物利度：82%±13%。持续时间：

12~36h。血浆蛋白结合率：40%~90%。代谢：肝。排泄：尿。$t_{1/2}$ 约 30min（注射）。

【作用和用途】目前主要用于器官移植以防排斥反应；亦作为危重疾病的急救用药，如脑水肿、休克、严重的过敏反应、胶原性疾病。

【用法和用量】

（1）口服：开始 16~24mg/d，分 2 次服，维持量 4~8mg/d。

（2）关节腔内及肌内注射：10~40mg/ 次。

（3）危重疾病急救用药：推荐剂量为 30mg/kg，静脉给药时间不得少于 30min，此剂量在 48h 内可每 4~6h 重复 1 次。①脑水肿：肌内注射或静脉注射，1 次 /4~6h，40~125mg/ 次，4~7d 为一个疗程；②器官移植：1 次 /24~48h，每次静脉给药 0.5~2.0g；③急性支气管炎（哮喘）：肌内注射 40mg，在发作早期给药；④风湿性疾病、系统性红斑狼疮、多发性硬化症：1g/d，静脉使用 3d 左右；⑤肾盂肾炎、狼疮肾炎：1 次 /48h，每次 30mg/kg，用药 4d；⑥防止癌症化疗引起的恶心、呕吐：于化疗前 1h、化疗开始之际，各以 5min 以上时间静脉给予 250mg。

【主要不良反应】大剂量可致心律失常。

【孕妇、哺乳期妇女用药安全性】孕妇禁用，哺乳期妇女用药期间宜停止哺乳。

【禁忌和慎用】对牛乳过敏者、全身性真菌感染者、早产儿禁用。

【注意事项】①大剂量（>0.5g）而又快速注射或静脉滴注有可能引起心律失常甚至循环衰竭；②长期治疗后需停药时，应逐渐减量，不可突然停药；③治疗期间不应接种天花疫苗，以免引起神经系统并发症；④本品不应用于颅脑损伤的常规治疗；⑤不推荐用于治疗视神经炎；⑥注射剂辅料中包含牛源性乳糖，因此可能含有微量牛乳蛋白（牛乳变应原），已明确对牛乳过敏的患者禁用注射剂。

【剂型与规格】①片剂：2mg，4mg，16mg；②甲泼尼龙混悬注射剂：20mg，40mg，80mg（局部注射）；③注射用甲泼尼龙：20mg，40mg，125mg，250mg，500mg。

泼尼松 Prednisone

【又名】强的松，去氢可的松，Deltacortisone，Metacortandracin。

【医保分类】口服常释剂型甲类。

【药动学】血浆蛋白结合率：70%。持续时间：18~36h（口服）。代谢：肝。转化为活性氢化泼尼松。排泄：尿（少量）。$t_{1/2}$：2.9~3.5h。

【作用和用途】主要用于过敏性与自身免疫性炎症性疾病。适用于结缔组织病、系统性红斑狼疮、重症多肌炎、严重支气管哮喘、皮肌炎、血管炎等过敏性疾病、急性白血病、恶性淋巴瘤。

【超说明书适应证】美国 FDA 批准用于治疗类风湿关节炎，中华医学会编著的《临床诊疗指南：呼吸病学分册》推荐用于慢性阻塞性肺疾病（急性加重期）。

【用法和用量】①口服一般 5~10mg/次，10~60mg/d；②对于系统性红斑狼疮、胃病综合征、溃疡性结肠炎、自身免疫性溶血性贫血等自身免疫性疾病，可给予 40~60mg/d，病情稳定后逐渐减量；③对药物性皮炎、荨麻疹、支气管哮喘等过敏性疾病，可给予醋酸泼尼松片 20~40mg/d，症状减轻后减量，每隔 1~2 日减少 5mg；④防止器官移植排斥反应，一般在术前 1~2d 开始口服 100mg/d，术后 1 周改为 60mg/d，以后逐渐减量；⑤治疗急性白血病、恶性肿瘤，口服 60~80mg/d，症状缓解后减量。

【主要不良反应】大剂量或长期使用可引起并发感染、高血压、向心性肥胖、满月脸、肌无力、肌萎缩、低钾血症、儿童生长抑制、骨质疏松、血钙降低、骨折、伤口愈合延迟、消化性溃疡、痤疮、多毛、眼压升高、诱发精神症状等。

【孕妇、哺乳期妇女用药安全性】孕妇禁用，哺乳期妇女用药期间宜停止哺乳。

【禁忌和慎用】①活动性肺结核患者、严重精神疾病患者、癫痫患者、活动性消化性溃疡患者、糖尿病患者、新近胃肠吻合术患者、骨折患者、创伤修复期患者、角膜溃疡患者、未能控制感染患者、较重的骨质疏松患者、未进行抗感染治疗的急性化脓性眼部感染患者禁用；②真菌和病毒感染患者禁用；③单纯疱疹性或溃疡性角膜炎患者禁用本品眼膏。

【注意事项】①与抗菌药物合用于细菌感染时，应先使用抗菌药物，而在停用抗菌药物之前停药，以免掩盖症状，延误治疗。②长期用药，在手术时及术后 3~4d 内常需增加用量，以防止皮质功能不全。③一般外科患者应尽量避免使用本品，以免影响伤口的愈合。④尽量避免长期大剂量使用糖皮质激素，若必须长期使用，应给予促皮质素以防肾上腺皮质功能减退，补钾，限制钠盐摄入；出现胃酸过多，加服胃酸药；增加蛋白饮食以补偿蛋白质分解，适当加服钙剂及维生素 D，以防脱钙和抽搐。⑤长期使用本品眼膏应定期检查眼压，并监测有无疱疹性或真菌性角膜炎早期症状。

【剂型与规格】①注射剂：25mg，50mg；②片剂：5mg；③眼膏剂：0.5%。

氢化可的松 Hydrocortisone

【又名】氢可的松，可的索，氢化皮质酮，Cortisol。

【医保分类】口服常释剂型、注射剂、软膏剂甲类。

【药动学】口服吸收迅速，也可经皮肤吸收，尤其在皮肤破损处吸收更快，血药浓度达峰时间：1h，血浆蛋白结合率 >90%。作用持续时间：1.25~1.5d。主要经肝脏代谢。$t_{1/2}$：1.5h（注射）；8~12h（口服）。

【作用和用途】①用于肾上腺皮质功能不全患者的替代治疗；②用于类风湿关节炎、支气管哮喘等；③静脉滴注，常用于各种危重病例的抢救；④用于关节炎、腱鞘炎、急慢性扭伤及肌腱劳损等；⑤用于过敏性皮炎、脂溢性皮炎、严重皮肤瘙痒症等；⑥用于角膜炎、结膜炎、虹膜睫状体炎等非特异性炎症。

【用法和用量】①用于肾上腺皮质功能不全引起的疾病，成人 20~30mg/d，晨服 2/3，午餐后服 1/3，可加量至 80mg/d；小儿剂量每日 20~25mg/m^2，1 次 /8h；②用于类风湿关节炎、支气管哮喘等，每晨口服 1 次，20~40mg/ 次；③用于各种危重病例的抢救，100~200mg/ 次，稀释于 0.9% 氯化钠注射液或 5%~10% 葡萄糖注射液 500ml 中，混匀后静脉滴注，可并用维生素 C 0.5~1.0g；④用于关节炎、腱鞘炎、急慢性扭伤及肌腱劳损等，12.5~50mg/ 次，加适量盐酸普鲁卡因注射液，摇匀后注射于关节腔或肌腱处；⑤各种皮肤病，外用、涂抹适量；⑥滴眼液，用前充分摇匀。

【主要不良反应】①长期大量应用可致皮肤萎缩、毛细血管扩张、酒渣样皮炎、口周皮炎、眼压增高、青光眼、库欣综合征（如满月脸、向心性肥胖、皮肤紫纹、出血倾向、痤疮、血糖升高、血压升高、骨质疏松、骨折、低钙血症、低钾血症等）；②动脉粥样硬化、下肢水肿、创面愈合延迟、股骨头坏死、月经紊乱、儿童生长抑制、精神症状（欣快感、激动、烦躁不安、定向力障碍等）。

【孕妇、哺乳期妇女用药安全性】孕妇禁用，哺乳期妇女用药期间宜停止哺乳。

【禁忌和慎用】①有严重精神病史、癫痫、活动性消化性溃疡、新近胃肠吻合术、肾上腺皮质功能亢进、严重骨质疏松、青光眼、严重糖尿病患者，乙醇过敏者禁用；②单纯疱疹性或溃疡性角膜炎患者禁用本品眼用制剂（可恶化发展为非可逆性角膜混浊）；③感染性皮肤病（如脓疱病、体癣、股癣等）患者禁用本品外用制剂。

【注意事项】①注射用氢化可的松琥珀酸钠的水溶液不稳定，需临用时新鲜配制，加注射用水时，如呈不透明混浊时不宜使用；②氢化可的松注射液中含 50% 乙醇，充分稀释至 0.2mg/ml 后用，有中枢抑制症状或肝功能不全患者慎用，尤其是大剂量时更应慎用；③未能控制的结核性、化脓性、细菌性和病毒性感染者忌用；④长期应用可发生低钾、低钙、负氮平衡、垂体 - 肾上腺皮质功能的抑制，应补充钾、钙、蛋白质饮食，必要时配合蛋白同化激素等，并限制糖的摄入，采用保护肾上腺皮质功能的措施；⑤频繁应用可引起局部组织萎缩，易引起继发感染（真菌）；⑥避免与硝基咪唑类药物（如甲硝唑）、具有甲硫四氮唑侧链的药物（如头孢哌酮）、具有甲硫三嗪侧链的药物（如头孢曲松）联用，以防引起双硫仑样反应；⑦用药后不得驾驶车、船，从事高空作业、机械作业及操作精密仪器。

【剂型与规格】①注射剂：10mg，25mg，50mg，100mg；②片剂：4mg，10mg，20mg；③软膏剂：10g/25mg，10g/100mg；④滴眼液：0.5%~1%，3ml；⑤眼膏剂：0.5%：2g。

倍他米松 Betamethasone

【又名】迪安松，倍氟美松，倍皮质酮，Betasolon。

【医保分类】口服常释剂型、注射剂乙类。

【药动学】持续时间：36~54h（口服），$t_{1/2}$ 约 3.5h（口服）。

【作用和用途】主要用于过敏性与自身免疫性炎症性疾病，现多用于活动性风湿病、类风湿关节炎、红斑狼疮、严重支气管哮喘、严重皮炎、急性白血病等。

【用法和用量】①口服：成人开始 0.5~2mg/d，分 2 次服用，维持量为 0.5~1mg/d；②肌内注射（醋酸酯）：6~12mg/ 次。

【主要不良反应】生长抑制作用强，对下丘脑 - 垂体 - 肾上腺皮质轴功能的抑制较短效糖皮质激素明显。

【孕妇、哺乳期妇女用药安全性】孕妇禁用，哺乳期妇女用药期间宜停止哺乳。

【禁忌和慎用】感染性皮肤病（如脓疱病、体癣、股癣等）患者禁用本品软膏和搽剂。

【注意事项】①儿童长期用药应定期监测生长和发育情况；②用药前后及用药时应监测血糖、尿糖或糖耐量（尤其糖尿病患者或有患糖尿病倾向者）；③用药前后及用药时应进行眼科检查，注意白内障、青光眼或眼部感染的发生；④用药前后及用药时应检查电解质和大便隐血；⑤用药前后及用药时应监测骨密度和血压（尤其老年人）；⑥大剂量的皮质激素下不可用于颅脑损伤。

【剂型与规格】①片剂：0.5mg；②注射剂：1.3mg，5.26mg，6.5mg；③滴剂：0.1%；④乳膏剂：15g：15mg。

复方倍他米松 Compound Betamethasone

【又名】得宝松，复方培他松，Diprospan。

【医保分类】注射剂乙类。

【药动学】经肝脏代谢，其主要与蛋白结合。二丙酸倍他米松缓慢吸收，逐渐代谢，排泄时间 >10d；倍他米松磷酸钠肌内注射 1h 后血药达峰，血浆 $t_{1/2}$：3~5h。

【作用和用途】用于对糖皮质激素敏感的急性和慢性疾病的辅助治疗。

【用法和用量】①肌内注射：大多数疾病全身起始剂量为 1~2ml，必要时可重复给药。②关节内注射：局部注射剂量为 0.25~2ml（视关节大小或注射部位而定）。大关节（膝、髋、肩）用 1~2ml；中关节（肘、腕、踝）用 0.5~1ml；小关节（足、手、胸）用 0.25~0.5ml。

【主要不良反应】【孕妇、哺乳期妇女用药安全性】【禁忌和慎用】参见倍他米松。

【注意事项】①不得静脉注射或皮下注射；②需检查关节液排除化脓性感染，避免在曾有感染的关节内局部注射药物；③用药期间，患者不应接种天花疫苗；④长期用药的儿童应仔细随访生长发育情况。

【剂型与规格】注射剂：每支 1ml，含二丙酸倍他米松 5mg、倍他米松磷酸钠 2mg。

氟替卡松 Fluticasone

详见第二十四章 呼吸系统疾病用药。

莫米松 Mometasone

【又名】艾洛松，内舒拿，芙美松，糠酸莫米松，莫美达松，Eloson。

【医保分类】吸入剂、软膏剂、凝胶剂乙类。

【作用和用途】①适用于治疗成人、青少年和 3~11 岁儿童季节性或常发性鼻炎，对于曾有中至重度季节性过敏性鼻炎的患者，主张在花粉季节开始前 2~4 周用本品作预防性治疗；②各种皮肤病，如神经性皮炎、湿疹、异位性皮炎及银屑病等引起的皮肤炎症和皮肤瘙痒。

【用法和用量】①成人：用于预防和治疗的常用推荐量为每侧鼻孔 2 喷（每喷为 50μg），1 次 /d（总量为 200μg），症状被控制后，剂量可减至每侧鼻孔 1 喷（100μg）。如果症状未被有效控制，可增剂量至每侧鼻孔 4 喷（总量 400μg），在症状控制后减小剂量。②3~11 岁儿童：常用推荐量为每侧鼻孔 1 喷（每喷为 50μg），1 次 /d（总量为 100μg）。③外用：1 次 /d，均匀地涂于病变皮肤区域，直至症状消失或连续用 3 周。

【主要不良反应】鼻出血、咽炎、鼻灼热感、鼻部刺激感。

【孕妇、哺乳期妇女用药安全性】孕妇慎用，哺乳期妇女用药期间宜停止哺乳。

【禁忌和慎用】①皮肤破损处禁用；②初始治疗哮喘持续状态或其他需加

强治疗的急性哮喘患者禁用本品干粉吸入剂。

【注意事项】涉及鼻黏膜的未经治疗的局部感染不宜使用本品。

【剂型与规格】①喷雾剂：0.05%/60喷，0.05%/140喷；②乳膏剂：0.1%。

倍氯米松 Beclometasone

【又名】必可酮，伯克纳，贝可乐，倍氯松，Becodisk，Becotide。

【医保分类】吸入剂甲类，软膏剂乙类，倍氯米松福莫特罗气雾剂乙类。

【药动学】血药浓度达峰时间：3~5h（口服），血浆蛋白结合率：87%。在体内迅速代谢失活，65%的代谢物经胆汁从粪中排泄，10%~15%随尿排出体外。鼻喷雾剂亲脂性较强，易渗透，约吸入量的25%到达肺部。吸入到达肺部的药物经肝脏迅速灭活，一般治疗剂量较小，不易呈现全身作用，但其局部作用强。

【作用和用途】强效局部用糖皮质激素，它能增强内皮细胞、平滑肌细胞和溶酶体膜的稳定性，抑制免疫反应和降低抗体合成，从而使组胺等过敏活性物质的释放减少和活性降低，并能减轻抗原与抗体结合时激发的酶促过程，抑制支气管收缩物质的合成和释放，抑制平滑肌的收缩反应。具有：①抗炎、抗过敏、止痒及减少渗出作用，能抑制支气管渗出物，消除支气黏膜肿胀，解除支气管痉挛；②减轻和防止组织对炎症的反应，能消除局部非感染性炎症引起的发热、发红及肿胀，从而减轻炎症的表现；③免疫抑制作用：防止或抑制细胞中介的免疫反应，延迟性过敏反应，并减轻原发免疫反应的扩展。

各剂型的适用范围：

①鼻腔喷雾剂用于治疗过敏性鼻炎和鼻息肉，对皮肤血管收缩作用远比氢化可的松强，局部抗炎作用比氟轻松和曲安奈德强，全身作用轻微。②气雾吸入法以缓解哮喘症状和过敏性鼻炎的治疗，对支气管喘息的疗效比口服更有效。③粉雾剂胶囊适用于支气管哮喘患者，特别是支气管扩张剂或其他平喘药，如色苷酸钠不足以控制哮喘时。④外用可治疗各种炎症皮肤病，如湿疹、过敏性皮炎、神经性皮炎、接触性皮炎、银屑病、瘙痒等。

【主要不良反应】①口腔吸入后偶尔引起咳嗽、口干、声音嘶哑，在舌头和喉咙上沉积可能会促发口腔念珠菌病，看似一个白色涂层；吸入疗法可能发生支气管痉挛；②本品乳膏和软膏易引起局部红斑、丘疹，长期用药可出现皮肤萎缩、毛细血管扩张、多毛、毛囊炎等。

【孕妇、哺乳期妇女用药安全性】孕妇避免长期、大面积使用。

【禁忌和慎用】①在吸入治疗时对哮喘持续状态或其他急性哮喘发作者禁用；②鼓膜穿孔的湿疹性外耳道炎、溃疡禁用；③细菌、真菌、病毒感染患者禁用本品乳膏和软膏，可使感染恶化；④乳膏不推荐用于12岁以下儿童。

【注意事项】①可引起红斑、丘疹、痂皮等，此时应减少用量；②皮肤化脓性感染，皮肤结核溃疡，Ⅱ度以上烫伤，冻伤等皮肤疾病不宜使用，不可长期使用；③另外在使用气雾剂时，应在哮喘控制良好情况下逐渐停药；④本品气雾剂仅用于慢性哮喘，待急性症状控制后再改用本品维持治疗；⑤本品气雾剂用药后应漱口，减轻口咽部刺激感。

【剂型与规格】①软膏剂：0.025%；②气雾剂：50μg×200揿，250μg×80揿；③粉雾剂：100μg，200μg。

曲安奈德 Triamcinolone Acetonide

【又名】康宁乐，去炎舒松，去炎松A，曲安缩松，Adcortyl。

【医保分类】注射剂、吸入剂、软膏剂乙类。

【药动学】肌内注射吸收缓慢，数小时内起效，1~2d达最大效应，作用可达2~3周。代谢：肝。排泄：尿。

【作用和用途】用于各种皮肤病，如银屑病、湿疹、神经性皮炎。也用于关节痛、肩周炎、腱鞘炎、急性扭伤及支气管哮喘等。

【用法和用量】肌内注射，20~100mg/次，1次/周，对皮肤病可于皮损部位注射，每处剂量为0.2~0.3mg，每日用量不超过30mg，每周总量不超过75mg。其软膏可1~4次/d搽于患处。

【主要不良反应】①常见全身性荨麻疹、支气管痉挛、畏食、眩晕、头痛、嗜睡、月经紊乱、视力障碍；②长期应用可导致胃溃疡、血糖升高、骨质疏松、肌肉萎缩、肾上腺萎缩和功能减退及诱发感染等。

【孕妇、哺乳期妇女用药安全性】妊娠早期禁用。

【禁忌和慎用】①活动性胃溃疡、结核并急性肾小球肾炎或任何未被抗菌药物所制止的感染；②结核性、化脓性、细菌性和病毒性皮肤病及眼病忌用；③急性病毒性肝炎、特发性血小板减少性紫癜、急性哮喘或持续性哮喘患者禁用。

【注意事项】①本品不可作静脉或皮内注射，醋酸盐仅供关节腔内或穴位局部注射；②给药期间禁止接种天花疫苗，免疫抑制剂量的本品不得与活疫苗或减毒活疫苗同时注射；③用药期间应多摄取蛋白，对于感染性疾病应与抗菌药物联用；④使用前应将药瓶充分摇匀，使药液成均匀混悬液。

【剂型与规格】①注射液：5mg，10mg，40mg，50mg，80mg；②软膏剂：0.1%：10g。

其他糖皮质激素见表38-1。

表 38-1 其他糖皮质激素

药名和制剂	作用和用途	用法和用量	备注
泼尼松龙（强的松龙） Prednisolone 片剂：5mg； 注射剂：25mg，50mg	作用同泼尼松，疗效与其相当，抗炎作用较强，水盐代谢作用弱。用于肾病综合征、各种风湿性疾病、严重的支气管哮喘、血小板减少性紫癜、急性淋巴细胞白血病、严重细菌感染、严重过敏性疾病等	①静脉注射或静脉滴注，10~20mg/次；②肌内或关节腔内注射：5~25mg/次，用量依关节大小和用药部位而定；③口服：10~60mg/d，儿童1~2mg/(kg·d)，分2~3次给药	①泼尼松龙无须经肝脏转化可直接发挥效应，用于肝功能不全者；②急性化脓性关节炎者不宜进行关节腔内注射
氟米龙（氟甲龙） Fluorometholone 滴眼液：0.1%	治疗对类固醇敏感的睑球结膜、角膜及其他眼前段组织的炎症	滴眼：1~2滴/次，2~4次/d，用前摇匀，滴于结膜囊内。治疗开始的24~48h，可酌情增加至2滴/h	①禁用于急性浅表性单纯疱疹病毒性角膜炎，眼组织的真菌感染，牛痘及水痘感染及大多数其他病毒性角膜和结膜感染、眼结核；②治疗期间应常测眼压，进行抗菌治疗的眼部急性化脓性感染，用类固醇可能掩盖病情或使病情恶化
去氧皮质酮（去氧皮甾酮） Desoxycortone 油注射液：5mg，10mg； 微结晶混悬液：250mg； 皮下植入片：100mg	糖皮质激素，类似醛固酮的作用，促进远端肾小管钠的再吸收及钾的排泄，对糖代谢影响较小。用于原发性肾上腺皮质功能减退症（艾迪生病）替代治疗	①肌内注射（油注射液）：成人开始2.5~5mg/d，维持量1~2mg/d。②微结晶混悬剂：肌内注射25~100mg/次，每3~4周1次。达到比较满意的疗效后，改用皮下植入的治疗方法，按需要计算植入小片数目	①皮肤有化脓感染时禁用。②应用期间如服过量氯化钠，可致水肿、心力衰竭等。故要控氯化钠用量，一般5g/d左右。③长期或大剂量使用，可致高血压

续表

药名和制剂	作用和用途	用法和用量	备注
曲安西龙(去炎松)Triamcinolone 片剂：4mg； 注射剂(混悬液)：40mg，125mg； 软膏剂：0.1%，0.5%； 糖浆：2mg/5ml	应用其较强的免疫抑制作用，治疗各种变态反应性炎症、各种自身免疫性疾病	口服。初始剂量为4~48mg/d，最好于每天早上8时将全天剂量1次服用，长期维持剂量4~8mg/d	各种细菌性感染及全身性真菌感染者禁用
氟氢可的松 Fludrocortisone 片剂：0.1mg； 软膏剂、霜剂：0.025%，0.1%	用于慢性肾上腺上皮质功能减退症和肾上腺全切除的患者。局部用于皮肤、眼、耳的多种疾病	替代治疗：成人口服，0.1~0.2mg/d，分2次；局部皮肤涂敷：2~4次/d	用药期间可给予低钠高钾饮食
氟轻松 Fluocinolone 软膏：0.025%	强效外用糖皮质激素，适用于湿疹(特别是婴儿湿疹)、神经性皮炎、皮肤瘙痒症、接触性皮炎、银屑病等	外用涂患处2次/d	对并发细菌感染的皮肤病，应与相应的抗菌药物联用，如感染未改善应停用，远离眼部
氯倍他索 Clobetasol 乳膏：0.02%，0.05%	超强效糖皮质激素，主要用于严重的顽固性湿疹、皮炎及斑块型银屑病等	外用，薄薄一层均匀涂于患处，2次/d	不宜长期使用，不应用于面部、儿童及皮肤褶皱部位
卤米松 Halometasone 霜剂或软膏：0.05%	超强效糖皮质激素，局部应用具有快速的抗炎、抗过敏、止痒、抗渗出及抗增生作用，主要用于严重的顽固性湿疹、皮炎及银屑病	外用涂患处2次/d，并作轻度按摩	不应长期用在面部及皮肤皱褶部位，儿童、孕妇不宜长期使用
丁氯倍他松(丁氯倍氟松) Clobetasone Butyrate 软膏：0.05%	倍氯米松替代药，局部外用，先天性过敏性皮炎、湿疹(面部、颈部、腋窝、会阴部)	外用，涂于患处，1~3次/d	大量或长期大面积应用，可出现糖皮质激素的不良反应

续表

药名和制剂	作用和用途	用法和用量	备注
哈西奈德（哈西缩松） Halcinonide 软膏、乳膏：0.1%，0.025%； 溶液剂：0.1%	强效外用糖皮质激素，抗炎作用强大，局部用于银屑病和湿疹性皮炎，疗效好	外用，患处局部涂抹，一日早晚各1次	①不应长期用在面部及皮肤皱褶部位；②痤疮、酒渣鼻患者，由细菌、真菌、病毒或寄生虫引起的原发性皮肤病变患者，溃疡性或渗出性皮肤病患者禁用
地夫可特 Deflazacort 片剂：6mg，30mg	作用是泼尼松的10~20倍。用于肾上腺皮质功能减退，自身免疫性疾病，过敏性疾病，血液系统疾病等	口服，6~90mg/d，饭后服	不良反应参见可的松，但较轻
氯泼尼醇（氯地氢可松） Cloprednol 片剂：2.5mg，5mg	抗炎作用较泼尼松龙强2倍，用于哮喘、过敏性疾病、风湿性关节炎	口服，6mg/d，分1~2次服。疗效不满意可酌情增量	禁用于真菌感染、病毒感染、肺结核、青光眼、精神障碍等患者，禁用于预防接种前和接种时

（邓立东）

第三十九章

下丘脑 - 垂体激素及相关药物

药物分类 依据药物来源可分成3类。①下丘脑激素：包括促甲状腺激素释放激素（TRH）、促黄体素释放激素（LHRH）、促肾上腺皮质激素释放激素（CRH）、生长激素释放激素（GHRH）、生长激素释放抑制激素（GHRIH）、加压素、缩宫素等；②垂体前叶激素：包括生长激素、催乳素、促肾上腺皮质激素（ACTH）、黄体生成素（LH）、卵泡刺激素（FSH）、促甲状腺激素（TSH）等；③下丘脑 - 垂体激素相关药物，是指人工合成的小分子肽类化合物及基因重组激素类药，如戈舍瑞林、曲普瑞林、奥曲肽、兰瑞肽、重组人生长激素等。

在这里将第③类药与第①、②类药结合起来介绍。

作用特点 下丘脑与垂体为人体内分泌腺最重要的调节系统，下丘脑神经核分泌多种多肽类激素，它们通过垂体门脉系统输入垂体前叶发挥调节作用；其中绝大部分已能人工合成，并作为诊断与治疗用药。垂体前叶由多种分泌功能的腺体构成，故也称作“腺垂体”。下丘脑 - 垂体系统在维持人体的内环境稳态和神经内分泌功能方面起着非常重要的作用。下丘脑 - 垂体失调会引起电解质紊乱，体温调节障碍，生殖能力下降，生长发育异常，嗜睡，意识模糊，体乏无力等。

用药原则 ①替代治疗：指用于内分泌腺功能减退患者，以补充该激素的缺乏，如生长激素治疗生长激素缺乏性侏儒症。②内分泌功能亢进：用药目的在于抑制激素的合成、释放，如肢端肥大症可用奥曲肽，其作用较天然GHRIH作用更持久，可有效地控制活动性肢端肥大症患者的临床症状。③用于兴奋或阻断下丘脑 - 垂体 - 靶腺轴某一环节，影响激素分泌而达到治疗目的，如绒促性素对男性可使垂体功能不足者的睾丸产生雄激素，促使睾丸下降和男性第二性征的发育。④非内分泌性疾病的治疗：激素药理学的应用，如生长抑素除了抑制生长激素的作用外，其类似物还可治疗重症性胰腺炎、肠瘘等。⑤检测靶腺的储备功能：如ACTH刺激肾上腺皮质分泌氢化可的松，因此可用于测定肾上腺皮质的储备功能。

注意事项 ①下丘脑激素的释放往往是间歇性脉冲式的，如促黄体素释放激素（LHRH）约每隔1h短暂释放一次，只有模拟生理性的节律给药，才能起到兴奋垂体 - 性腺轴的作用；反之，如持续大剂量给药，则在短暂兴奋作用后将出现反常的抑制垂体和性腺的作用。人工合成的 LHRH 类似物更能显示这种反常的抑制作用,且作用时间更为持久,故可用于依赖激素的肿瘤如前列腺癌、乳腺癌等的治疗。②用绒促性素、尿促性素以刺激排卵,可增加多胎率而使得新生儿发育不成熟。③用绒促性素治疗小儿隐睾症宜在 4~9 岁开始,如出现性早熟现象应停药,以免骨骺提前闭合,致最终不能达到成人身高。④正常人及儿童夜间分泌生长激素量多,故夜间注射更符合生理性,可望取得更佳疗效。

一、下丘脑激素及相关药物

戈舍瑞林 Goserelin

【又名】诺雷德。

【医保分类】缓释植入剂乙类。

【药动学】口服不吸收,皮下注射吸收迅速,血药浓度达峰时间:12~15d(男性),8~22d(女性)。每 4 周注射一次缓释植入剂,可保持有效血药浓度,而无组织蓄积。$t_{1/2}$:2~4h。

【作用和用途】人工合成十肽化合物,为促黄体素释放激素(LHRH)的强效类似物。长期使用可抑制垂体的促黄体生成激素的分泌,从而引起男性血清睾酮和女性血清雌二醇水平的下降。

用于①前列腺癌:本品适用于可用激素治疗的前列腺癌;②乳腺癌:适用于可用激素治疗的绝经前期及围绝经期妇女乳腺癌;③子宫内膜异位症:缓解症状,包括减轻疼痛并减少子宫内膜损伤的大小和数目。

【用法和用量】皮下注射:腹前壁皮下注射本品 3.6mg,每 28 天 1 次。子宫内膜异位症的治疗不应超过 6 个月。

【主要不良反应】性欲减退、乳房肿胀和硬结、暂时性骨骼疼痛加剧。女性患者可见潮红、出汗及性欲减退,一般不需停药。

【孕妇、哺乳期妇女用药安全性】孕妇、哺乳期妇女禁用。

【禁忌和慎用】本品不得用于儿童。

【剂型与规格】缓释植入剂:3.6mg。

亮丙瑞林 Leuprorelin

【又名】抑那通,Enantone。

【医保分类】微球注射剂、缓释微球注射剂乙类。

【药动学】口服无效。皮下或肌内注射吸收良好。单次皮下注射 3.75mg,血药浓度达峰时间:1~2d。本品在体内水解为 4 种降解产物。排泄:尿。原型药和代谢物的尿排泄率分别为 2.9% 和 1.5%。

【作用和用途】人工合成九肽化合物,促性腺激素释放激素(GnRH)强效类似物。本品对 GnRH 受体的亲和力很强,第一次给药后即可产生恒定、有效的垂体 - 性腺系统的抑制,抑制垂体生成和释放促性腺激素,从而降低血清雌二醇和睾酮水平,并可引起植入的子宫内膜组织衰退作用。

用于治疗子宫内膜异位症,伴月经过多、下腹痛、腰痛及贫血等的子宫肌瘤,可使肌瘤缩小和症状改善,也可用于绝经前乳腺癌以及前列腺癌的治疗。

【用法和用量】皮下注射。①子宫内膜异位症:成人 3.75mg/ 次,每 4 周 1 次,初次给药于月经周期的第 1~5 天;②子宫肌瘤:成人 1.88mg/ 次,每 4 周 1 次,对于体重过重或子宫明显增大患者应给予 3.75mg,初期给药于经期开始后的第 1~5 日;③绝经前乳腺癌、前列腺癌:成人 3.75mg/ 次,每 4 周 1 次。

【孕妇、哺乳期妇女用药安全性】孕妇、哺乳期妇女禁用。

【剂型与规格】注射用微球:3.75mg。

戈那瑞林 Gonadorelin

【又名】促黄体生成素释放激素,促性腺激素释放激素。

【医保分类】注射剂乙类。

【药动学】静脉注射后血药浓度达峰时间:3min。代谢:血浆。排泄:尿。$t_{1/2}$:约 6min。

【作用和用途】人工合成十肽化合物,具有 GnRH 的作用,可刺激垂体前叶分泌促性腺激素——卵泡刺激素(FSH)和黄体生成素(LH);在女性可促进卵巢合成、分泌雌激素,在男性可促使睾丸间质合成、分泌雄激素。血浆中 LH 的升高明显高于 FSH。临床连续使用时,GnRH 对垂体呈现双相作用,即反而阻止垂体的 LH 和 FSH 分泌,达到与睾丸切除相当或卵巢切除相当的效果。

用于:①垂体兴奋试验以鉴别垂体性闭经或下丘脑性闭经;②下丘脑异常所致女性无排卵性不孕,或男性生精异常所致不育;③小儿隐睾症及雄激素过多;④激素依赖性前列腺癌、乳腺癌,以及子宫内膜异位症。

【用法和用量】

(1)静脉注射:①垂体兴奋试验,25μg 溶于 0.9% 氯化钠注射液 2ml 内,于注射后 0min、25min、45min、90min、180min 采血,测定血中 LH、FSH 值;②下丘脑异常所致女性无排卵性不孕,使用定时自动注射泵,每隔 90~120min 注入 5~15μg,昼夜不停,连续使用 14d;③男性生精异常所致不育,使用定时自动注射泵,每隔 90~120min 注入 5~15μg,昼夜不停,连续使用至少 14d。

(2)静脉滴注:无排卵性不孕,于月经周期的第 2~4 天,5~20μg/min,

共 90min。如无排卵（测基础体温）可重新给药；排卵后肌内注射绒促性素（HCG）1 500U，隔 3 天再肌内注射 1 500U；一般 2~4 周期的治疗后可怀孕。

（3）喷鼻：小儿单侧或双侧隐睾症（1~2 岁），0.2mg/ 次，共 3 次（早、中、晚餐前喷用），连用 4 周为一个疗程；必要时可间隔 3 个月后重复使用。

【主要不良反应】 常见腹痛、头痛、眩晕、月经量增多，注射部位可见肿痛、瘙痒等。

【孕妇、哺乳期妇女用药安全性】 孕妇、哺乳期妇女禁用。

【禁忌和慎用】 腺垂体瘤患者、性腺功能亢进、卵巢囊肿或非下丘脑性不排卵患者禁用。

【剂型与规格】 ①注射剂：25μg，50μg，100μg，200μg，500μg；②喷鼻液：10g/ 瓶（含戈那瑞林 20mg、苯甲醇 100mg）。

普罗瑞林 Protirelin

普罗瑞林

曲普瑞林 Triptorelin

【又名】 达必佳，达菲林，色氨瑞林，Decapeptyl。

【医保分类】 注射剂乙类。

【药动学】 皮下注射后快速吸收，血药浓度达峰时间：40min。$t_{1/2}$：7.5h，前列腺癌患者延长。

【作用和用途】 人工合成促性腺激素释放激素（GnRH）类似物，以右旋色氨酸取代天然 GnRH 分子中第 6 位的左旋甘氨酸。作用与 GnRH 相同，在人体内对卵泡刺激素（FSH）、黄体生成素（LH）的合成和释放产生短暂兴奋作用后，垂体进入失敏感期，促性腺激素分泌减少，进而引起性激素分泌减少，降至去势水平，抑制睾丸和卵巢的功能。

用于：①性激素依赖性疾病，如子宫内膜异位症、子宫肌瘤、前列腺癌等；②中枢性早熟；③辅助生育技术。

【用法和用量】

（1）肌内注射：①性激素依赖性疾病，3.75mg/ 次，每 4 周 1 次；妇女治疗期不应超过 6 个月；②早发性青春期，起始剂量肌内注射 3.75mg，在第 14 天及 28 天各 1 次，然后每隔 28 天肌内注射 3.75mg；如疗效不够可以每隔 21 天肌内注射 3.75mg。

（2）皮下注射：体外受精，0.5mg/ 次，1 次 /d，7~10d，然后 0.1mg/ 次，1 次 /d。

【主要不良反应】有潮热、性欲减退，少数可出现注射局部发热、发痒。男性可有乳房发育、头痛、疲惫，停药可消失。

【孕妇、哺乳期妇女用药安全性】孕妇、哺乳期妇女禁用。

【注意事项】①对有生育能力的妇女，治疗前应确定没有怀孕；②治疗期间不能使用含雌激素类药物。

【剂型与规格】注射剂：0.1mg，3.75mg。

二、垂体前叶激素及相关药物

奥曲肽 Octreotide

参见第二十五章　消化系统疾病用药。

兰瑞肽 Lanreotide

【又名】索马杜林，Somatulin。

【医保分类】缓释注射剂乙类。

【药动学】单次肌内注射后，第一阶段的迅速释放，即结合于微粒表面的肽的释放，第一个血浆峰值［C_{max1}：（6.8 ± 3.8）μg/L］是在（1.4 ± 0.8）h，然后是第二阶段的释放，随之缓慢减少，第二个峰值［C_{max2}：（2.5 ± 0.9）μg/L］是在（1.9 ± 1.8）d，绝对生物利用度为 46.1% ± 16.7%。

【作用和用途】长效生长抑素八肽类似物，比天然生长抑素更具活性，且作用持续时间更长。它对生长激素及肠道激素分泌的抑制作用较对胰岛素分泌的抑制作用更具有明显的选择性，并提高了患者对药物的耐受性。

用于：①肢端肥大症，尤其适用于经外科手术和 / 或放射治疗后生长激素分泌异常者；②胃肠道神经内分泌肿瘤及类癌综合征。

【用法和用量】肌内注射。①肢端肥大症：初始剂量 40mg/ 次，每 14 日 1 次，根据 GH 水平评估，若疗效不显著可增至每 10 日 1 次；②胃肠道神经内分泌肿瘤及类癌综合征：初始剂量 40mg/ 次，每 14 日 1 次，根据临床症状进行评价，若疗效不显著可增至每 10 日 1 次。

【主要不良反应】常见腹泻、腹痛、腹胀、畏食、呕吐等，长期使用有诱发胆道结石的危险性。

【孕妇、哺乳期妇女用药安全性】孕妇、哺乳期妇女禁用。

【注意事项】①治疗前应做试验性注射，如反应不敏感，应考虑是否实施此种治疗；②长期治疗时，应在治疗前和治疗期间每隔 6 个月对胆囊进行超声检查；③糖尿病患者应控制血糖水平后用药；④用药期间至停药后 3 个月内注意避孕；⑤出现明显的持续脂肪泻时，可用胰腺提取物（内含胰岛素、胰高血糖素、生长激素释放抑制激素、肠血管活性肽、胃泌素等）治疗。

【剂型与规格】缓释注射剂：40mg。

【医保限制】本品系 2021 年国家协议期内谈判药品，限肢端肥大症，按说明书用药。

去氨加压素 Desmopressin

详见第二十六章 泌尿系统疾病用药。

鞣酸加压素 Vasopressin Tannate

详见第二十六章 泌尿系统疾病用药。

促皮质素 Corticotrophin

【又名】促肾上腺皮质激素，Adrenocorticotropin，ACTH。

【医保分类】注射剂甲类。

【药动学】口服易被蛋白分解酶破坏，故不能口服。肌内注射吸收较完全，由肝、肾摄取代谢。肌内注射后 4h 达到高峰，8~12h 消失。静脉滴注 20~25U 起效快，能维持 8h，可使肾上腺皮质功能达到最大兴奋状态。血浆 $t_{1/2}$：20min。

【作用和用途】由哺乳类动物垂体前叶提取的 ACTH 均为 39 肽，人、牛、羊、猪 ACTH 的第 1~24 肽的氨基酸完全相同。ACTH 分子的生物活性在氨基端，第 1~20 肽段的活性强度即等同完整的 39 肽。ACTH 能刺激肾上腺皮质增生，使其重量增加，糖皮质激素合成和分泌增多，用药初期主要为盐皮质激素增加，但继续用药后即不再增多。同时，雄激素的合成和分泌也增多。

用于：①糖皮质激素贮备功能检查；②库欣综合征病因鉴别的辅助诊断；③继发性肾上腺皮质功能减退症（垂体 ACTH 分泌不足）及需用糖皮质激素的抗炎、抑制免疫作用治疗的疾病；④长期用外源性糖皮质激素治疗而致体内肾上腺皮质功能被抑制的患者，在减药或停药时用于刺激肾上腺皮质功能恢复的治疗。

【用法和用量】静脉注射或滴注。①ACTH 兴奋试验：标准 1h（或 2h）ACTH 兴奋试验，上午 8 点开始，静脉注射合成的 $ACTH_{1\sim24}$ 肽 250μg，测定第 0min，15min，30min，60min，90min，120min 血皮质醇；8h ACTH 兴奋试验：合成的 $ACTH_{1\sim24}$ 肽 250μg 或纯化的动物源 ACTH 25U 溶于 500ml 0.9% 氯化钠注射液中，于上午 8 点至午后 4 点均匀静脉滴注 8h，收集对照日及试验日 24h 尿量，测定游离皮质醇或 17- 羟类固醇。根据需要兴奋 1~5d，如有发热等应激情况，应避免行 ACTH 兴奋试验。②ACTH 治疗：ACTH 20~50U 溶于 0.9% 氯化钠注射液中静脉滴注 8h，1 次 /d。

儿童用法用量：静脉滴注，一次 0.4U/kg，于 8h 内滴入，1 次 /d。

【主要不良反应】①与糖皮质激素相同，长期应用对水、盐代谢影响较大，可出现库欣综合征；②女性患者出现多毛、痤疮、月经不调等；③可引起皮肤色素沉着、血管神经性水肿等。

【孕妇、哺乳期妇女用药安全性】孕妇禁用。

【禁忌和慎用】严重高血压、低钾血症、糖尿病、活动性结核、骨质疏松症、近期手术患者不宜使用。

【注意事项】突然撤除 ACTH 可引起垂体功能减退，因而停药时也应逐渐减量。

【剂型与规格】①合成注射剂：250μg；②动物源注射剂：25U。

促甲状腺素 Thyrotrophin

促甲状腺素

重组人生长激素 Recombinant Human Growth Hormone

【又名】思真，健高宁，安苏萌。

【医保分类】注射剂乙类。

【药动学】皮下注射 80% 被吸收。代谢：肝 90%。排泄：胆道，尿（原型仅 0.1%）。皮下注射 $t_{1/2}$ 为 4h。静脉注射 $t_{1/2}$ 约 30min。

【作用和用途】人生长激素是由腺垂体分泌的、由 191 个氨基酸构成的肽类激素。本品是基因重组人生长激素（rhGH），具有促进组织生长、调节代谢等多种生理作用：①作用于骨结缔组织，使身高增加，肌细胞数量增多，体积增大；②可使内脏如心脏、肾脏增大；③促进蛋白质的合成（"同化作用"）、脂质分解和糖原异生，提高营养物质转换率；④调节免疫系统以增强免疫防御能力等作用。

用于：①内源性生长激素不足导致的生长障碍；②先天性性腺发育不全（特纳综合征）；③重度烧伤。

【用法和用量】皮下注射。①内源性生长激素不足导致的生长障碍：一次 $2U/m^2$ 或 0.1~0.15U/kg，1 次 /d，睡前注射，疗程 3 个月至 3 年。②先天性性腺发育不全（特纳综合征）：一周 $18U/m^2$ 或 0.6~0.7U/kg，分 7 次使用，睡前注射。第

2 年剂量可增至一周 24U/m^2 或 0.8~1.0U/kg。③重度烧伤：一次 0.2~0.4U/kg，1 次 /d，疗程约 2 周。

【主要不良反应】常见体液潴留症状、注射局部肿痛、一过性高血糖现象。

【孕妇、哺乳期妇女用药安全性】孕妇禁用，哺乳期妇女慎用。

【禁忌和慎用】①活动性颅内损伤、恶性肿瘤患者、骨骺已完全闭合者禁用；②糖尿病及糖尿病倾向者慎用。

【注意事项】①患儿的年身高增长速率可由治前 <4cm 增加到 8~15cm，最初 2 年效果最佳，以后逐渐减弱，仍应继续治疗，直到患者达到正常成人身高或骨骺闭合，如已失效，即应停药；②目前不主张本品用于身材矮小的正常儿童；③配制前药品在室温（不超过 25℃）下保存不能超过 1 个月；配制的药液需避光冷藏于 2~8℃的环境中，不可使用冷冻的溶液；③配制药液时不可振荡。

【药物相互作用】①与糖皮质激素合用，其促进生长的效能可被抑制；②蛋白同化激素、雄激素、雌激素以及甲状腺素与本品同用时，可加速骨骺提前闭合。

【剂型与规格】注射剂：1U，2U，2.5U，4U，8U，12U，15，16U，30U。

【医保限制】限儿童原发性生长激素缺乏症。

重组人促黄体激素 α Recombinant Human Lutropin Alfa

【又名】乐芮，Luveris。

【药动学】皮下注射达峰时间为 4~16h，生物利用度：56%，总体清除率 1.7~3L/h，肾排泄率低于 5%。$t_{1/2}$：11~18h。

【作用和用途】重组合成人黄体生成激素，可刺激卵泡发育。与卵泡刺激素（FSH）联合应用，可促进有潜在活性的卵泡发育，并间接使生殖道做好植入和妊娠的准备。与 FSH 联用于黄体生成素（LH）和 FSH 严重缺乏的患者。

【用法和用量】皮下注射。初始剂量 75IU/d，同时联用 FSH 75~150IU/d，每 7 日或 14 日按需增加 FSH 37.5IU 或 75IU。达最佳反应后，末次注射本品和 FSH 后 24~48h，一次性注射 5 000~10 000IU 绒促性素，并建议患者在注射绒促性素当日或隔日同房。

【主要不良反应】过量可出现卵巢过度刺激综合征：下腹部有胀感、腹痛、呕吐、卵巢增大、阴道出血，严重时可致胸闷、气急、尿量减少、腹水，甚至卵巢破裂出血、异位妊娠、多胎妊娠和早产。

【孕妇、哺乳期妇女用药安全性】孕妇禁用。

【禁忌和慎用】卵巢癌、子宫内膜癌或乳腺癌患者，活动性及未经治疗的下丘脑或垂体肿瘤者，非多囊卵巢引起的卵巢增大或卵巢囊肿，原因不明的阴道出血患者禁用。

【剂型与规格】注射剂：75IU。

重组人促卵泡激素 Recombinant Human Follitropin

【又名】促滤泡素，果纳芬，金赛恒，Gonal-F。

【药动学】皮下或肌内注射绝对生物利用度：70%。$t_{1/2\beta}$：24h。

【作用和用途】本品为高纯度稳定的重组卵泡刺激素，可直接促进和刺激卵泡发育成熟。

用于：①无排卵（包括多囊卵巢综合征）患者的诱导排卵；②人工生殖，促排卵。

【用法和用量】皮下注射。①人工生殖协助技术促排卵：月经周期第 2 日或第 3 日开始，每日给予 150~225IU 注射，最高剂量不超过 450IU/d，持续治疗至卵泡发育完成（由血浆中雌激素水平及 B 超监测）。②无排卵患者诱导排卵：有月经的患者，应在月经周期的前 7 日内开始治疗，1 次 /d，初始剂量 75~150IU/d，每 7 日或 14 日增加 37.5IU 或 75IU，以期达到最佳反应，末次注射后 24~48h，一次性注射 5 000~10 000IU 绒促性素，建议患者在注射绒促性素当日或隔日同房。

【孕妇、哺乳期妇女用药安全性】孕妇、哺乳期妇女禁用。

【禁忌和慎用】禁用于无确定病因和起源不规则阴道出血者，以及卵巢、脑部、子宫、下丘脑、垂体瘤、先天性性障碍者。

【剂型与规格】注射剂：75IU（5.5μg）；300IU（22μg）；450IU（33μg）。

西曲瑞克 Cetrorelix

【又名】思则凯，西曲利克，西曲利司。

【药动学】在 0.25~5mg 剂量范围内药动学与血浆峰浓度相关，连续给药（皮下注射）5d 可达稳态血药浓度。静脉注射及皮下注射后平均 $t_{1/2}$ 分别为 12h 和 30h。

【作用和用途】促黄体素释放激素（LHRH）的拮抗剂，与内源性 LHRH 竞争垂体细胞膜受体，控制 FSH 和 LH 分泌，从而阻断睾酮的合成与分泌，达到与睾丸切除相当的效果。在女性则阻断雌激素的合成与分泌而达到相当卵巢切除的效果。

用于：①预防女性不成熟卵泡过早排出，帮助受孕；②治疗良性前列腺肥大、子宫肌瘤、子宫内膜异位症、前列腺癌以及对性激素敏感的肿瘤。

【用法和用量】皮下注射。①卵巢激发第 5 日开始，注射 0.25mg/d，同时使用 GnRH，直至排卵诱发之日；②卵巢激发第 7 日结合 GnRH 治疗（一次性注射 3mg），若注射后未能在第 5 日诱发排卵，则注射本品 0.25mg/d 直至诱发排卵。

【主要不良反应】男性常见阳痿及性欲减退，女性出现阴道干枯、性交困难、出血等。

【孕妇、哺乳期妇女用药安全性】孕妇、哺乳期妇女禁用。

【注意事项】治疗初始的 1 个月内应避孕，治疗期间不得服用雌激素类药。

【剂型与规格】注射剂：0.25mg，3mg。

（王锦淳）

第四十章

性激素和避孕药

一、性激素和促性腺激素药

药物分类 性激素药物分4类:①雄激素类及抗雄激素类药,如甲睾酮、丙酸睾酮等;②蛋白同化类药,如苯丙酸诺龙等;③雌激素类及抗雌激素类药,如己烯雌酚、氯米芬等;④孕激素类及抗孕激素类药,如黄体酮、孕三烯酮等。

作用特点 性激素是由性腺分泌的激素,包括雌激素、孕激素和雄激素,可促进男、女两性性器官及第二性征的发育,并维持其功能。如性腺功能不全则出现性器官(睾丸、子宫)发育不全、萎缩,性欲衰减或消失,妇女还可出现月经不调(月经过少或闭经)。性激素的产生和分泌受下丘脑 - 腺垂体的调节,同时,性激素对下丘脑和腺垂体又具有正、负反馈作用,从而维持生理状态激素水平的动态平衡和生殖功能。

用药原则 ①补充替代疗法,如甲睾酮用于男性无睾症,己烯雌酚用于卵巢发育不良者使子宫内膜增生,产生月经;②利用反馈性作用治疗病理状态,如妇女更年期综合征及妇女晚期乳腺癌,均可采用较大剂量的雄激素,通过抑制垂体前叶促性腺激素的分泌,使症状缓解;③晚期乳腺癌患者、绝经5年以上的,可采用较大剂量己烯雌酚抑制垂体的卵泡刺激素,使部分病例得到一定缓解,绝经前妇女不宜使用,否则可促使乳腺癌恶化;④同化激素用于促进手术、烧伤创面的组织恢复,以及更年期后的骨质疏松等;⑤用于避孕,常用避孕药多为雌激素与孕激素的复合制剂。

注意事项 ①雄激素可促进前列腺癌的产生,故前列腺癌或疑似前列腺癌的患者禁用,男性乳腺癌患者一般禁用;②孕妇和哺乳期妇女用己烯雌酚,则其所生女儿(约20岁时)有发生阴道癌或子宫癌的危险(发生率约0.4%);③健康儿童不应使用同化激素,因可能使骨骺端过早融合,达不到应有的身高,还有发生性早熟或女性男性化的可能;④肝功能不良者,不论是雄激素或雌激素制剂均应慎用或禁用,发现黄疸或肝功能障碍时应及时停药;⑤应用雄激素治疗妇女乳腺癌时,其敏感性有显著的个体差异,故剂量宜个体化,以免引起男性化反应,如面毛生长、声音低沉、嘶哑等。

（一）雄激素类及抗雄激素类药

甲睾酮 Methyltestosterone

【又名】甲基睾丸素，17α- 甲基睾酮。

【药动学】口服后经胃肠道吸收，口服血药浓度达峰时间：1~2h。代谢产物（多数为结合型）和给药量的 5%~10% 以原型由尿排出。$t_{1/2}$：2.5~3.5h。

【作用和用途】人工合成的雄激素，睾酮的 17α- 甲基衍生物，雄激素作用与蛋白同化作用之比为 1∶1。本品能促进男性生殖器官的发育，维持第二性征的发育、成熟，促进蛋白质和骨质合成，促进红细胞刺激因子生成，刺激骨髓细胞造血功能。能对抗雌激素作用，抑制子宫内膜增生，抑制卵巢和垂体的功能。

用于：①原发性或继发性男性性腺功能减退症、无睾症和隐睾症；②男性性发育延迟和青春期延迟；③绝经期后女性晚期乳腺癌的姑息性治疗；④与雌激素升高有关的疾病如子宫肌瘤、月经过多等；⑤儿童再生障碍性贫血。

【用法和用量】口服或舌下含服。①男性性腺功能减退症：5mg/ 次，2 次 /d；②绝经后女性晚期乳腺癌：25mg/ 次，1~4 次 /d，如治疗有反应，2~4 周后用量可减至 25mg/ 次，2 次 /d；③月经过多或子宫肌瘤：舌下含服，5~10mg/ 次，2 次 /d，每个月剂量不超过 300mg；④男性性发育延迟和青春期延迟：起始剂量 10~50mg/d，连续服用 4~6 个月，可根据年龄和骨龄调整起始剂量和维持剂量；⑤再生障碍性贫血：1~2mg/（kg · d），分 1~2 次服用。

舌下含服疗效较口服高 2 倍，剂量可减半。

【主要不良反应】①胆汁淤积性肝炎，出现黄疸、肝功能异常，长期用药可能诱发肝癌；②长期用药可导致女性患者男性化，出现声音变粗、多毛、痤疮、月经紊乱、闭经等，而幼年男性可出现性早熟、男性患者女性化，成年男性可出现睾丸萎缩、精子生成减少、精液减少等；③舌下含服可致口腔炎，表现为疼痛、流涎等症状；④原有心、肝、肾疾病患者服用后可出现水钠潴留，并可伴充血性心力衰竭；⑤乳腺癌患者服用后可引起血钙升高。

【孕妇、哺乳期妇女用药安全性】孕妇、哺乳期妇女禁用。

【禁忌和慎用】前列腺癌患者禁用，心功能不全患者、高血压患者、肝肾功能不全及前列腺增生患者慎用。

【注意事项】①一般推荐舌下含服，口服剂量应加倍；②女性用药应监测可能出现的男性化征象；③用药期间定期检查肝功能。

【药物相互作用】与口服抗凝血药合用，可增强口服抗凝血药的作用，增加出血的危险性；与肾上腺素糖皮质激素合用，可加重水肿；与环孢素合用，可加重环孢素的毒性反应。

【剂型与规格】片剂：5mg。

丙酸睾酮 Testosterone Propionate

【又名】丙酸睾丸素。

【医保分类】注射剂甲类。

【药动学】肌内注射吸收缓慢，起效时间为 2~4d。蛋白结合率：98%。代谢产物的 90% 与葡糖醛酸或硫酸结合。排泄：尿。

【作用和用途】雄激素类药。本品为睾酮的丙酸酯，能促进男性器官及副性征的发育、成熟。大剂量时有对抗雌激素作用，抑制子宫内膜生长及卵巢、垂体功能。

用于：①原发性或继发性男性性功能低减；②男性青春期发育迟缓；③绝经期后女性晚期乳腺癌的姑息性治疗。

【用法和用量】深部肌内注射。①男性性腺功能低下激素替代治疗：25~50mg/ 次，2~3 次 / 周；②绝经后女性晚期乳腺癌：50~100mg/ 次，3 次 / 周；③功能失调性子宫出血：配合黄体酮使用，25~50mg/ 次，1 次 /d，共 3~4 次。

儿童常用量：男性青春发育延缓，12.5~25mg/ 次，2~3 次 / 周，疗程不超过 4~6 个月。

【主要不良反应】注射部位可出现感染，大剂量可致女性男性化、男性睾丸萎缩、精子减少、水肿、黄疸、肝功能异常、皮疹。

【禁忌和慎用】前列腺癌患者禁用，心脏病、肝肾疾病者慎用。

【孕妇、哺乳期妇女用药安全性】孕妇、哺乳期妇女禁用。

【注意事项】①应作深部肌内注射，不能静脉注射；②能抑制卵巢功能，抑制排卵，使月经推迟。

【药物相互作用】与口服抗凝血药合用，可增强口服抗凝血药的作用，甚至可引起出血；与胰岛素合用，对蛋白同化作用协同。与肾上腺素糖皮质激素合用可加重水肿。

【剂型与规格】注射液：10mg，25mg，50mg，100mg。

环丙孕酮 Cyproterone

环丙孕酮

十一酸睾酮 Testosterone Undecanoate

【又名】安雄，安特尔。

【医保分类】口服常释剂型、注射剂乙类。

【作用和用途】本品为长效雄激素，口服后 4~5h 血药浓度达高峰，维持 70h。用于男性性功能低下的长期替代治疗，对阴痉勃起不坚及阳痿疗效显著，也用于再生障碍性贫血和女性 - 男性性别转换，使女性男性化。

【用法和用量】

（1）口服：起始 120~160mg/d，连用 2~3 周，然后维持量 40~120mg/d，分早、晚饭后服。

（2）肌内注射：用于男性性功能低下，250mg/ 次，1 次 / 月，连续 4 个月。用于再生障碍性贫血，首次 1g，以后 500mg/ 次，2 次 / 月。

【孕妇、哺乳期妇女用药安全性】孕妇、哺乳期妇女禁用。

【剂型与规格】①胶囊：40mg；②注射剂：250mg。

达那唑 Danazol

【又名】炔睾醇，安宫唑。

【医保分类】口服常释剂型乙类。

【作用和用途】本品为弱雄激素，促性腺激素抑制药。用于子宫内膜异位症、纤维囊性乳腺病、男性女性乳房、青春期性早熟、痛经等。

【用法和用量】

（1）片剂：口服。①子宫内膜异位症：从月经周期第 1~3 日开始服用，2 次 /d，200mg/ 次，连续 3 个月为一个疗程。如停药后症状再出现，可再给药一个疗程。②纤维囊性乳腺病：于月经开始后第 1 日天服药，50~200mg/ 次，2 次 /d，连用 3~6 个月。如停药后 1 年内症状复发，可再给药。③遗传性血管性水肿：首次 200mg，2~3 次 /d，直到疗效出现，维持量一般是开始量的 50% 或更少，在 1~3 个月或更长一段的间隔时间递减，根据治疗前发病的频率而定。④性早熟：200~400mg/d。⑤男性乳房发育：200~600mg/d。⑥血小板减少性紫癜：200mg/ 次，2~4 次 /d。⑦系统性红斑狼疮：400~600mg/d。

（2）栓剂：阴道给药，1 粒 / 次，1~2 次 /d，月经期停用 3~4d，3~6 个月为一个疗程。

【孕妇、哺乳期妇女用药安全性】孕妇禁用。

【剂型与规格】①胶囊：200mg；②栓剂：50mg。

（二）蛋白同化类药

苯丙酸诺龙 Nandrolone Phenylpropionate

【又名】多乐宝灵，苯丙酸去甲睾酮。

【作用和用途】本品为最常用的蛋白同化类药，其蛋白同化作用为丙酸睾酮的 12 倍，雄激素活性仅为其 1/2。能明显促进蛋白质合成，抑制氨基酸分解，纠正负氮平衡，可促进机体骨骼生长、肌肉发达、体重增加。

用于：①女性晚期乳腺癌的姑息性治疗；②伴蛋白质分解的慢性消耗性疾病。

【用法和用量】深部肌内注射。①女性晚期乳腺癌的姑息性治疗：25~100mg/周，疗程12周；②伴蛋白质分解的慢性消耗性疾病：25~50mg/周。

【主要不良反应】月经紊乱、闭经、女性男性化、黄疸、肝功能损害、水钠潴留等。

【孕妇、哺乳期妇女用药安全性】孕妇、哺乳期妇女禁用。

【禁忌和慎用】①儿童和男性乳腺癌、前列腺癌患者禁用；②高血压患者慎用。

【注意事项】①本品需深部肌内注射；②用药期间应同时摄入足够热量和蛋白质的食物。

【药物相互作用】与口服抗凝血药合用，可增强口服抗凝血药的作用；降低对葡萄糖的耐受性，与糖皮质激素合用可升高血糖。

【剂型与规格】注射剂：10mg，25mg，50mg。

司坦唑醇 Stanozolol

【又名】康力龙，司坦唑，吡唑甲基睾丸素，吡唑甲氢龙。

【医保分类】口服常释剂型乙类。

【作用和用途】本品为高效蛋白同化类药，其蛋白同化作用为甲睾酮的30倍，雄激素活性仅为其1/4。

用于：①遗传性血管神经性水肿的防治；②严重创伤、慢性感染、营养不良等慢性消耗性疾病；③再生障碍性贫血等难治性贫血；④骨质疏松症的辅助治疗。

【用法和用量】口服。①遗传性血管神经性水肿：初始剂量2mg/次，3次/d；女性2mg/次，2次/d。根据病情调整剂量，效果明显每隔1~3个月减量，直至维持量2mg/d。②慢性消耗性疾病：2~4mg/次，3次/d，女性酌减。

儿童常用量：遗传性血管神经性水肿，6岁以下，1mg/d；6~12岁，2mg/d。仅在发作时应用。

【主要不良反应】服药初期下肢、颜面可能出现水肿，继续用药能自行消失。长期使用女性可能出现痤疮、多毛、阴蒂肥大、闭经或月经紊乱、女性男性化，男性可能出现痤疮、精子减少、精液减少。

【孕妇、哺乳期妇女用药安全性】孕妇、哺乳期妇女禁用。

【禁忌和慎用】①严重肝脏疾病、高血压及心脏病患者、前列腺癌患者禁用；②前列腺增生、糖尿病患者及肝、肾功能不全者慎用。

【注意事项】①长期大剂量使用时应注意肝损害及诱发肝癌的可能性；②女性如出现痤疮等男性化反应，应停药。

【药物相互作用】与口服抗凝血药合用，可增加出血的危险性；与环孢素合用，可加重环孢素的毒性反应。

【剂型与规格】片剂：2mg。

（三）雌激素类及抗雌激素类药

替勃龙 Tibolone

【又名】绮罗淑，紫竹爱维，7-甲基异炔诺酮。

【医保分类】口服常释剂型乙类。

【药动学】口服吸收快速、完全，血药浓度达峰时间：1~1.5h。代谢：肝。排泄：粪便 50%~60%，尿 30%。$t_{1/2}$：48h。

【作用和用途】本品具有雌激素和孕激素活性，有极弱的雄激素活性。用于自然绝经和手术绝经所引起的妇女骨质疏松症、更年期综合征。

【用法和用量】口服，1.25~2.5mg/次，1次/d。固定在同一时间，吞服不可嚼碎，连服3个月能获得最佳效果。

【主要不良反应】体重变化、眩晕、皮脂分泌过多、阴道出血、头痛、肝功能损害、面部毛发生长增加、胫前水肿。

【孕妇、哺乳期妇女用药安全性】孕妇、哺乳期妇女禁用。

【禁忌和慎用】确诊或疑似激素依赖性肿瘤、血栓性静脉炎、血栓栓塞形成、原因不明的阴道流血、严重肝病等患者禁用。肾病、癫痫或三叉神经痛、高胆固醇血症、糖尿病患者慎用。

【注意事项】①不可作为避孕药使用；②整片吞服，不可咬嚼；③妇女绝经前并有正常月经者，其正常周期可能被干扰，长期服用应定期进行体检；④服用剂量如超过推荐剂量可能引起阴道出血，当服用较高剂量时，应定期加服孕激素，如出现静脉栓塞症状、肝功能试验结果异常、胆道阻塞性黄疸，则应立即停药。

【药物相互作用】P450酶诱导剂能加速替勃龙的代谢，从而降低本品活性。

【剂型与规格】片剂：2.5mg。

己烯雌酚 Diethylstilbestrol

【又名】乙菧酚，人造雌性素，人造女性素，人造求偶素，DES。

【医保分类】口服常释剂型、注射剂甲类。

【作用和用途】人工合成雌激素，能产生与天然雌二醇相同的药理与治疗作用。促进女性器官的发育和维持第二性征。促进子宫内膜发生增殖性变化，产生周期性月经等。

用于补充体内雌激素不足，如萎缩性阴道炎、老年性外阴干枯症及阴道炎、绝经期综合征、原发性卵巢缺如、闭经或月经过少，以及功能失调性子宫出血、骨质疏松症、乳腺癌、前列腺癌，预防产后泌乳、退乳等。

【用法和用量】

（1）口服：①闭经，不超过0.25mg/d；②人工月经，0.25mg/d，连服20d，共3周期；③子宫发育不全，0.1~0.2mg/d，服6个月，经期停服；④功能失调性子宫出血的止血，2mg/次，3次/d，血止后每3日减1/3量直至维持量0.5~1mg/d，血止后20d停药，后10d加用孕激素；调整周期：0.5~1mg/d，20~25d为一个周期，最后10~14d加用孕激素，3个周期为一个疗程；⑤绝经期综合征，0.25mg/d，症状控制后改为0.1mg/d；⑥退乳，5mg/次，2~3次/d，连服3d；⑦乳腺癌，15mg/d，6周内无改善则停药；⑧前列腺癌，首日1~3mg，依据病情递增而后递减；维持量1mg/d，连用2~3个月。

（2）肌内注射：补充体内雌激素不足，治疗乳腺癌、前列腺癌，退乳，0.5~1mg/次，0.5~6mg/d。

（3）阴道用药：老年性阴道炎，每晚0.2~0.4mg，共用7d。

【主要不良反应】不规则阴道流血、尿频、小便疼痛、血栓、肝功能异常、高脂血症、头痛、头晕。

世界卫生组织国际癌症研究机构公布已烯雌酚为一类致癌物。

【孕妇、哺乳期妇女用药安全性】孕妇禁用。

【禁忌和慎用】血栓性静脉炎、高血压、肺栓塞性病史、与雌激素有关的肿瘤患者及未确证的阴道不规则流血患者、严重肝肾功能不全者禁用。癫痫、糖尿病、肝肾功能障碍、精神抑郁等患者慎用。

【注意事项】①孕期用药有致胎儿先天缺陷危险，女婴成年后发生阴道腺癌或宫颈癌（DES综合征）的危险增加，男婴生殖道异常和精子异常；②应按指定方法服药，中途停药可导致子宫出血；③哺乳期大量应用会使乳汁减少；④长期大量使用可使子宫内膜增生过度而引起子宫出血与子宫肥大，或诱发生殖系统恶性肿瘤；⑤少数患者性欲增强；⑥用药期间尽量配合月经周期，否则可产生不规则子宫出血和月经紊乱。

【药物相互作用】①氨苄西林可影响本品吸收；②与卡马西平、苯巴比妥、苯妥英钠、扑米酮、利福平等同时使用，可减低本品的效应；③本品与抗高血压药、抗凝血药同用时，可降低后者抗高血压、抗凝效果。

【剂型与规格】①片剂：0.1mg，0.25mg，0.5mg，1mg，2mg；②注射液（油溶液）：0.5mg，1mg，2mg。

同类药

苯甲酸雌二醇 Estradiol Benzoate

【医保分类】注射剂乙类。

【作用和用途】促使子宫内膜增生，增强子宫平滑肌收缩，促使乳腺发育增生。用于：①补充雌激素不足，如萎缩性阴道炎、外阴干枯症、卵巢切除、原发卵巢衰竭等；②晚期前列腺癌；③与孕激素类药物合用，抑制排卵；④闭经、月经异常、功能失调性子宫出血等。

【用法和用量】肌内注射。①绝经期综合征：1~2mg/次，2~3次/周；②子宫发育不良：1~2mg/次，每2~3日肌内注射1次；③功能失调性子宫出血：1~2mg/d，至血止后酌情减量，可改为雌激素口服，1周后加用黄体酮；④退乳：2mg/d，连续用药3~5d。

【孕妇、哺乳期妇女用药安全性】孕妇禁用。

【剂型与规格】注射液：1mg，2mg。

戊酸雌二醇 Estradiol Valerate

【又名】补佳乐。

【医保分类】口服常释剂型乙类。

【作用和用途】本品为天然雌二醇的戊酸盐，具有雌二醇的药理作用，能促进和调节女性生殖器官和第二性征的正常发育。用于：①补充雌激素不足，如萎缩性阴道炎、外阴干枯症、卵巢切除、原发卵巢衰竭等；②晚期前列腺癌；③与孕激素类药物合用，抑制排卵；④闭经、月经异常、功能失调性子宫出血等。

【用法和用量】

（1）口服：①补充雌激素不足，1mg/次，1次/d；②无排卵型功能失调性子宫出血的止血，4~6mg/次，3次/d，血止后每3日减1/3量直至维持量1~2mg/d，血止后20d停药，后10d加用孕激素；③调整周期，1~2mg/d，用21d，后10d加用孕激素。

（2）肌内注射：前列腺癌，30mg/次，每1~2周1次，按需调整用量。

【孕妇、哺乳期妇女用药安全性】孕妇禁用。

【剂型与规格】①注射剂：5mg，10mg；②缓释片：1mg；③片剂：0.5mg，1mg，2mg。

戊酸雌二醇 / 醋酸环丙孕酮 Estratiol Vaterate/Cyproterone Acetate

【又名】克龄蒙。

【作用和用途】本品由雌激素与孕激素组成，能迅速缓解因激素缺乏而引起的更年期症状；对泌尿生殖道的黏膜有明显改善作用。本品在与孕激素合用建立人工月经周期中，用于补充主要与自然或人工绝经相关的雌激素缺乏：血管舒缩性疾病（潮热），生殖泌尿道营养性疾病（外阴阴道萎缩、性交困难、尿失禁）等。

【用法和用量】口服，1 片 /d，无间断服用 21d：11 片白片，10 片浅橙红色片。停药 7d，再服用下一轮。为预防绝经的骨质疏松，治疗的疗程为若干年。如果患者忘记服药，忘记的药片应该在 24h 内服用，以避免发生撤退性出血。

【孕妇、哺乳期妇女用药安全性】孕妇禁用。

【剂型与规格】复方片剂，11 片白片，每片含戊酸雌二醇 2mg；10 片浅橙红色片，每片含戊酸雌二醇 2mg，醋酸环丙孕酮 1mg。日历型 21 片包装。

炔雌醇 Ethinylestradiol

【医保分类】口服常释剂型甲类。

【作用和用途】本品为合成雌激素类，作用与雌二醇相似，多用于避孕药。

【用法和用量】口服。①性腺发育不全：0.02~0.05mg/ 次，每晚 1 次，连服 3 周，第 3 周配用孕激素进行人工周期治疗，可用 1~3 个周期；②更年期综合征：0.02~0.05mg/d，连服 21d，间隔 7d 再用；有子宫的妇女，于月经周期后期加服孕激素 10~14d；③乳腺癌：1mg/ 次，3 次 /d；④前列腺癌：0.05~0.5mg/ 次，3~6 次 /d。

【剂型与规格】片剂：0.02mg，0.05mg，0.5mg。

尼尔雌醇 Nilestriol

【医保分类】口服常释剂型乙类。

【作用和用途】口服易吸收，在体内代谢形成雌三醇，药理作用与雌二醇相似，但生物活性低，故对子宫内膜的增生作用也较弱。用于雌激素缺乏引起的绝经期或更年期综合征，如潮热、出汗、头痛、目眩、烦躁易怒、疲劳、外阴干燥、神经过敏、老年性阴道炎等。

【用法和用量】口服，5mg/ 次，1 次 / 月；或 2mg/ 次，每 2 周 1 次。症状改善后维持量为 1~2mg/ 次，2 次 / 月，3 个月为一个疗程。

【剂型与规格】片剂：1mg，2mg，5mg。

结合雌激素 Conjugated Estrogens

【又名】倍美力,妊马雌酮。

【医保分类】口服常释剂型乙类。

【作用和用途】多种雌激素的混合物。治疗中、重度与绝经相关的血管舒缩症状;治疗外阴与阴道萎缩;预防和控制骨质疏松症;治疗因性腺功能减退、去势或原发性卵巢功能衰竭所致的雌激素低下症;治疗转移性乳腺癌、晚期雄激素依赖性前列腺癌(仅作症状缓解用)等。

【用法和用量】口服。①骨质疏松症:通常宜从0.3mg开始;②女性性腺功能减退:0.3~0.625mg/d,周期性服用;③去势或原发性卵巢功能衰竭:1.25mg/d,周期性服用;④转移性乳腺癌:10mg/次,3次/d,持续至少3个月;⑤晚期雄激素依赖型前列腺癌:1.25~2.5mg/次,3次/d。

【主要不良反应】突破性、点状出血,乳房疼痛、压痛、增大、溢液,关节痛,体重改变等。

【孕妇、哺乳期妇女用药安全性】孕妇、哺乳期妇女禁用。

【禁忌和慎用】禁用于诊断不明的生殖器官异常出血、疑似乳腺癌、活动性深静脉血栓等。有雌激素相关胆汁淤积性黄疸者慎用。

【注意事项】①静脉血栓栓塞患者,静脉血栓栓塞的相对风险增加;②子宫内膜癌患者,长期使用无对抗的雌激素会增加发生内膜增生或内膜癌的风险;③乳腺癌患者,乳腺癌的风险增加;④胆囊疾病患者,胆石症发生率增加。

【剂型与规格】片剂:0.25mg,0.3mg,0.625mg,0.9mg,1.25mg,2.5mg。

【备注】结合雌激素是从孕马尿中提取的天然混合激素,含雌酮和马烯孕酮。其作为激素替代疗法,延缓或阻止因卵巢功能衰竭导致的更年期症状,如潮热、盗汗、失眠、阴道干燥等。

氯米芬 Clomifene

【又名】法地兰,舒经芬,克罗米芬、氯蒧酚。

【医保分类】口服常释剂型乙类。

【作用和用途】人工合成非甾体雌激素,选择性雌激素受体拮抗剂。能与内源性雌激素竞争雌激素受体,使靶细胞对雌激素不敏感。具有较强的抗雌激素作用和较弱的雌激素活性,低剂量能促进垂体前叶分泌促性腺激素,从而诱发排卵;高剂量则明显抑制垂体促性腺激素的释放。对男性有促进精子生成的作用。

用于:①排卵障碍、无排卵型不孕症、功能失调性子宫出血,下丘脑功能失调、避孕药引起的闭经及月经紊乱；②黄体功能不全；③人工辅助受孕促排卵；④精子缺乏的男性不育症。

【用法和用量】口服。①诱导排卵：妇女有月经者，月经周期第5天开始每日一次50mg，连服5d；无月经者任意一天开始，每日一次50mg，连服5d；一般在服药后7d左右排卵，3周后自然行经。连服3个周期为一个疗程。闭经者可先用黄体酮或人工周期催经。②男性不育症：每日一次25mg，连服25d为一个疗程。停药5d后重复服用，直至精子数达到正常标准，一般3~12个月。

【主要不良反应】盆腔或下腹肿胀、卵巢增大、卵巢囊肿、多胎妊娠、视物模糊、头晕、精神紧张、潮红、乳房不适、体重增加等。

世界卫生组织国际癌症研究机构公布枸橼酸氯米芬为三类致癌物。

【孕妇、哺乳期妇女用药安全性】孕妇禁用。

【禁忌和慎用】不明原因的子宫出血、子宫内膜异位症、子宫肌瘤、卵巢囊肿，肝病和肝功能障碍、甲状腺或肾上腺功能障碍、精神抑郁、血栓性静脉炎患者禁用。

【注意事项】①治疗前行盆腔检查或B超检查排除卵巢囊肿。②用药期间按需进行下列指标测定：卵泡刺激素、黄体生成素、性激素结合球蛋白、甲状腺素、甲状腺结合球蛋白、肝功能等，以及检眼镜和裂隙灯显微镜检查；如果出现视觉症状如模糊、阴影或闪现（罕见盲点）时应停药。③治疗男性不育症时，服药前必须进行精液检查、内分泌检查以及睾丸活检，以确定不育原因是否主要在于精子数量减少；用药期内要定期检查精液常规、卵泡刺激素和睾酮水平。对男性无精子患者，除睾丸活检证明尚有精子发生外，一律不得使用。

【剂型与规格】胶囊：50mg。

（四）孕激素类及抗孕激素类药

黄体酮 Progesterone

详见第二十七章　生殖系统用药、治疗勃起功能障碍药。

甲羟孕酮 Medroxyprogesterone

详见第二十七章　生殖系统用药、治疗勃起功能障碍药。

孕三烯酮 Gestrinone

【又名】内美通，言昌，甲地炔诺酮。

【医保分类】口服常释剂型乙类。

【药动学】口服吸收完全，血药浓度达峰时间：2.1h。$t_{1/2}$：24h。

【作用和用途】人工合成孕激素。具有较强的抗孕激素和抗雌激素活性，亦有很弱的雌激素和雄激素活性，使子宫内膜及异位病灶细胞失活、退化，从而导致异位病灶萎缩。抑制排卵及抑制子宫内膜发育，改变宫颈黏液性质，影响卵子运行速度及拮抗内膜孕酮受体，从而干扰孕卵着床。

用于子宫内膜异位症。也用作探亲避孕药或事后避孕药；对于早期妊娠，如与前列腺素合用，可提高引产成功率。

【用法和用量】口服，一般为 2.5mg/ 次，2 次 / 周。①子宫内膜异位症：2.5mg/ 次，2 次 / 周，第 1 次于月经周期第 1 日服用，第 4 日服用第 2 次，以后每周相同时间服用；②探亲避孕：探亲当天服 3mg，以后每次房事时服 1.5mg；③避孕：从月经第 5~7 日开始服药，2 次 / 周（间隔 3~4d），2.5mg/ 次；如每个周期服药 8 次以上，则避孕成功率高；④抗早孕：9mg/d（分 2~3 次服），连服 4d，停药后 2d 于阴道后穹窿处放置卡前列酸薄膜，2mg/ 次，1 次 /2.5h，共 4 次，经 2.5h 后肌内注射 1.5~2mg 卡前列酸，为一个疗程，如无组织物排出，隔 1 天后重复疗程。

【主要不良反应】头晕、痤疮、多毛、脂溢性皮炎、体重增加、乳房缩小松弛、月经周期缩短或延长、闭经、经量减少、突破性出血等。

【孕妇、哺乳期妇女用药安全性】孕妇、哺乳期妇女禁用。

【禁忌和慎用】肝、肾功能不全者禁用。

【剂型与规格】胶囊：2.5mg。

地屈孕酮 Dydrogesterone

【又名】达芙通。

【医保分类】口服常释剂型乙类。

【作用和用途】口服孕激素，可使子宫内膜进入完全的分泌相，从而可防止由雌激素引起的子宫内膜增生和癌变风险。用于治疗内源性孕酮不足引起的疾病如痛经、子宫内膜异位症、继发性闭经、月经周期不规则、功能失调性子宫出血、经前期综合征、先兆流产或习惯性流产、黄体不足所致不孕症。

【用法和用量】口服。①痛经：从月经周期的第 5~25 日，10mg/ 次，2 次 /d；②子宫内膜异位症：从月经周期的第 5~25 日，10mg/ 次，2~3 次 /d；③闭经：从月经周期的第 1~25 日，每日服用雌二醇，1 次 /d；从月经周期的第 11~25 日，联合用地屈孕酮，10mg/ 次，2 次 /d；④经前期综合征、月经不规则：从月经周期的第 11~25 日，10mg/ 次，2 次 /d；⑤先兆流产：起始剂量一次口服 40mg，随后每 8h 服 10mg 至症状消失。

【主要不良反应】突破性出血、经期血量改变、闭经、乳房疼痛、黄疸、偏头痛、精神紧张等。

【孕妇、哺乳期妇女用药安全性】孕妇、哺乳期妇女慎用。

【禁忌和慎用】禁用于已知或疑似孕激素依赖性肿瘤、不明原因阴道出血、肝脏肿瘤、黄疸、阻塞性黄疸、妊娠期严重瘙痒症、疱疹、卟啉病和耳硬化症等。

【注意事项】少数患者可出现突破出血，一般增加剂量可防止。

【剂型与规格】片剂：10mg。

炔诺酮 Norethisterone

【又名】妇康片。

【医保分类】口服常释剂型、丸剂乙类。

【药动学】口服易吸收，生物利用度 64%，血药浓度达峰时间：0.5~4h。作用持续 24h。蛋白结合率 80%。代谢：肝。排泄：尿。$t_{1/2}$：5~14h。

【作用和用途】孕激素类。有较强的孕激素活性，能使子宫内膜转化为脱膜样变，并有一定的抗雌激素作用，具有较弱的雄激素活性和蛋白同化作用。用于月经不调、功能失调性子宫出血、子宫内膜异位症等；单方或与雌激素合用能抑制排卵，用作避孕药。

【用法和用量】口服，①功能失调性子宫出血：5mg/ 次，3 次 /d，连用 3d，血止后每 3 日减 1/3 量直至维持量 2.5mg/d，连续用药至血止后 21d 停药。②痛经或子宫内膜增长过速：2.5mg/d，连续 20d，下次月经周期第 5 日开始用药，3~6 个周期为一个疗程。③子宫内膜异位症：10~30mg/d，开始时 10mg/d，每 2 周后增加 5mg，最高为 30mg/d，分次服，连续服用 6~9 个月。④探亲避孕药：于探视前一天或者当日中午起服用 0.625mg，此后 0.625mg/ 晚，至少连服 10~14d，必要时随后可改服短效口服避孕药。

【主要不良反应】头晕、突破性出血等。

【孕妇、哺乳期妇女用药安全性】孕期服用可引起女性胎儿男性化，孕妇禁用。

【禁忌和慎用】重症肝肾病患者、乳房肿块者禁用。高血压、糖尿病、哮喘病、癫痫、未明确诊断的阴道出血、有血栓病史（晚期癌瘤治疗除外）者慎用。

【药物相互作用】与利福平、氨苄西林、苯巴比妥、苯妥英钠、对乙酰氨基酚等同服，可加速炔诺酮在体内的代谢，导致避孕失败、突破性出血发生率增高。

【剂型与规格】片剂：0.625mg，2.5mg。

（五）其他

绒促性素 Chorionic Gonadotrophin

【又名】艾泽，波热尼乐，安胎素，普罗兰。

【医保分类】注射剂甲类。

【来源】本品是胎盘产生的一种糖蛋白激素,自孕妇尿中提取。

【药动学】本品口服后能被胃肠道破坏,故仅供注射用,肌内注射和皮下注射吸收程度生物等效。给药后 32~26h 内发生排卵。$t_{1/2}$ 呈双相,分别为 11h 和 23h。

【作用和用途】能促使女性卵泡成熟及排卵,并使破裂卵泡转变为黄体,促使其分泌孕激素。对男性则促进曲细精管功能,促使性器官和副性征发育、成熟,促使睾丸下降、精子生成。

用于:①无排卵性不孕症;②黄体功能不全;③习惯性流产;④隐睾症、精子活力不足和精子缺乏等。

【用法和用量】肌内注射,500~5 000U/次。①无排卵性不孕症:于经期第 10 日起,500~1 000U/次,1 次/d,连续 5d。②黄体功能不足:于经期第 15~17 日(基础体温上升 3d 后),500~1 000U/d,连用 5d。③功能失调性子宫出血:300~1 500U/d,连用 3~5d。④隐睾症:10 岁以下,500~1 000U/次;10~14 岁,1 500U/次,2~3 次/周,连用 4~8 周。⑤男性性腺功能减退症:1 000~5 000U/次,2~3 次/周,持续用药数周至数个月。为促发精子生成,需持续用药 6 个月以上。若精子数少于 500 万/ml,应合并应用尿促性素 12 个月左右。⑥先兆流产或习惯性流产:每日或隔日 1 次 3 000~5 000U,共 5~10 次。

【孕妇、哺乳期妇女用药安全性】孕妇、哺乳期妇女禁用。

【禁忌和慎用】哮喘、心脏病、癫痫、高血压、偏头痛及肾功能不全者慎用。

【注意事项】①本品溶液极不稳定,且不耐热,配成后 4d 之内用毕为宜;②注射前需作过敏试验;③若出现性早熟或亢进应停用;④如在尿促性素之后配合使用本品,则效果较好。

【剂型与规格】注射剂:500U,1 000U,2 000U,5 000U。

尿促性素 Menotrophin

【又名】贺美奇,绝经促性素。

【医保分类】注射剂乙类。

【药动学】肌内注射血药浓度达峰时间:4~6h。排泄:尿。

【作用和用途】促性腺激素类药,具有卵泡刺激素(FSH)的作用,促进卵巢中卵泡发育成熟和睾丸生成并分泌甾体性激素。使女性子宫内膜增生,男性促进曲细精管发育、造精细胞分裂和精子成熟。

与绒促性素合用,用于促性腺激素分泌不足所致的原发性或继发性闭经,无排卵性稀发月经及所致的不孕症等。也用于男性精子缺乏症以及卵巢功能试验等。

【用法和用量】肌内注射。①诱导排卵:月经第 5 日开始,75~150U/次,

1 次 /d，连用 7d，末次给药后 1d 肌内注射绒促性素 5 000~10 000U，未能妊娠者可重复治疗 2 个周期，无效停药。②男性性腺功能减退症：开始 1 周，给予绒促性素 2 000U/ 次，共 2~3 次，然后肌内注射本品，75~150U/ 次，3 次 / 周，同时继续给予绒促性素，2 000U/ 次，2 次 / 周，至少治疗 4 个月。若精子数少于 500 万 /ml，应合并应用绒促性素 12 个月左右。

【主要不良反应】卵巢过度刺激综合征，严重可致胸闷、气急、尿量减少，尚有多胎妊娠和早产等。

【孕妇、哺乳期妇女用药安全性】孕妇禁用。

【禁忌和慎用】①绝经、子宫肌瘤、卵巢囊肿、卵巢增大患者禁用；②哮喘、心脏病、癫痫、肾功能不全等患者慎用。

【剂型与规格】注射剂：75U，150U。

戈舍瑞林 Goserelin

详见第三十九章　下丘脑 - 垂体激素及相关药物。

亮丙瑞林 Leuprorelin

详见第三十九章　下丘脑 - 垂体激素及相关药物。

戈那瑞林 Gonadorelin

详见第三十九章　下丘脑 - 垂体激素及相关药物。

曲普瑞林 Triptorelin

详见第三十九章　下丘脑 - 垂体激素及相关药物。

二、避　孕　药

药物分类　常用的避孕药种类繁多，按作用对象，可分为女用避孕药和男用避孕药；按给药途径，可分为口服避孕药、注射避孕药和外用避孕药等；按作用机制，可分为抑制排卵的避孕药和抗着床避孕药；按避孕时间，可分为短效避孕药、长效避孕药、探亲避孕药和紧急避孕药。

作用特点　生殖过程主要包括精子和卵子的形成、成熟、排放、受精、着床及胚胎发育等，阻断其中任何一个环节，就可以达到避孕或终止妊娠的目的。避孕药多数为不同类型的雌激素和孕激素配伍组成的复方制剂，可通过抑制排卵或使受精卵难以着床而达到避孕目的。

用药原则　①短效口服避孕药一般从月经周期第 5 天服用，每晚 1 次，连服 21d 或 22d，不宜间断，漏服应在 24h 内补服。停药后 2~4d 可发生撤药性出血，形成人工月经周期。如停药 7d 仍未来月经，则应开始服用下周期药物。②长效口服避孕药一般月经周期第 5 天及第 25 天各服 1 片，以后每个月按第 1 周期第 2 次服药日期服药，每个月服 1 次，每次 1 片。③紧急避孕药一般于无防护措施性生活 72h 内空腹单次口服 1 片，隔 12h 后可再服 1 片。服药越早，预防妊娠效果越好。

注意事项

（1）不良反应：①类早孕反应，少数妇女在用药初期可出现轻微的类早孕反应，如恶心、呕吐、择食等，长效制剂的类早孕反应发生率较高。一般坚持用药 2~3 个月后症状减轻或消失。②突破性出血，漏服药时发生阴道出血，按时服药可减轻或防止出血，如未漏服药仍发生出血，加服炔雌醇 0.005~0.012 5mg，1 次 /d，连服 3~5d 一般即可。服药后半周期出血者，可每晚服避孕药 2 片，直到停药为止。出血多者可停药。③对月经的影响，部分妇女出现月经持续天数缩短、月经量减少或闭经。月经量过少时应停药，闭经者停药后即可恢复。④其他反应，白带增多、血压升高、肝功能异常、体重增加、面部色素沉着、乳腺囊性增生等，一般停药即可减轻。⑤长期服用避孕药可致血栓风险增高，包括动、静脉血栓，宜密切监测。

（2）禁忌证：①急慢性肝炎、肾炎、恶性肿瘤、糖尿病、动静脉血栓性疾病、严重高血压、生殖器和乳腺良性肿瘤者，均不可服用；②精神病患者、不能正确掌握服药方法者不宜服用；③哺乳期妇女、月经稀少、产后 6 个月内或流产后月经尚未恢复正常的妇女慎用。

（3）用药提示：停用避孕药后，大多数妇女于 2~3 个月内可恢复排卵功能和正常月经，停经超过 3 个月则应查明原因，并予以治疗。

（一）短效口服避孕药

短效口服避孕药由孕激素和雌激素组成，抑制排卵。常用有炔诺酮、甲地孕酮、炔诺孕酮、左炔诺孕酮等孕激素与炔雌醇组成的复方片剂。按周期连续用药，不宜间断，漏服应在 24h 内补服。产后或流产后应在月经来潮后再服。

炔雌醇环丙孕酮 Ethinylestradiol and Cyproterone Acetate

【又名】达英 -35，美洁多。

【医保分类】口服常释剂型乙类。

【药动学】①环丙孕酮：口服后吸收迅速而且完全，生物利用度约为 88%，血清蛋白结合率超过 95%。代谢：肝（CYP3A4）。排泄：尿 33%，胆汁 66%。$t_{1/2}$：43h。②炔雌醇：口服吸收迅速且完全，存在肝脏首过效应，口服生物利用度：45%，且个体差异很大。血浆蛋白结合率：98%。代谢：肝。炔雌醇不以原型排泄，代谢物在尿液和胆汁以 4∶6 比率排泄。$t_{1/2}$：24h。

【作用和用途】环丙孕酮为抗雄激素药，具有抑制雄激素及明显孕酮样作用，能抑制对引发痤疮及皮脂过多起重要作用的皮脂腺功能过度活跃；炔雌醇小剂量可刺激促性腺激素分泌，大剂量则抑制其分泌，从而抑制卵巢的排卵，并促使月经周期更有规律、痛经减轻、出血量减少。

适用于口服避孕，也用于治疗妇女雄激素依赖性疾病，例如痤疮（丘疹脓疱性痤疮、结节囊肿性痤疮）、妇女雄激素性脱发、轻型多毛症，以及多囊卵巢综合征患者的高雄激素症状。

【用法和用量】1 片 /d，连服 21d，从第 1 日起必须按包装上箭头所指方向每日服 1 片，直到整盒服完为止。停药 7d 后开始下一盒药（不论阴道流血是否停止）。

【主要不良反应】①第一个疗程期间可能发生撤退性出血，通常在该疗程最后 1 片药服完后 2~3d 开始出血，而在开始下一个疗程时出血可能尚未结束；②尚可能引起体重增加、腹痛、乳房疼痛，长期服用面部可有棕色斑片。

【孕妇、哺乳期妇女用药安全性】孕妇、哺乳期妇女禁用。

【禁忌和慎用】①血栓（静脉或动脉）或有血栓病史（深静脉血栓、肺栓塞、心肌梗死、脑血管意外）以及未确诊的阴道出血患者不宜使用；②男性不宜使用；③绝经后妇女不宜使用。

【注意事项】①不规律服用炔雌醇环丙孕酮片能导致月经间期出血，并可能降低治疗和避孕的可靠性；②必须按照包装所指方向每天约在同一时间用少量液体送服；③单用可致月经周期紊乱，用药期间不会排卵，因此不会怀孕。

【剂型与规格】片剂，每片含 2mg 醋酸环丙孕酮和 0.035mg 炔雌醇，21 片 / 盒。

【医保限制】口服常释剂型限多囊卵巢综合征患者。

左炔诺孕酮炔雌醇 Levonorgestrel and Ethinylestradiol

【又名】特居乐，卡丽瑞。

【作用和用途】为口服短效避孕药（三相片 3 种颜色表示），特点在于根据不同时相中激素水平的变化而科学配方，让服用者在不同时相中服用含有不同剂量的雌激素、孕激素，使其更接近于正常的生理变化，既提离疗效，又减少不良反应。用于女性口服避孕。

【用法和用量】口服，首次服药从月经第 3 日开始，1 片 / 晚，连续 21d，先服棕色片 6d，继服白色片 5d，最后服黄色片 10d。以后各服药周期内均于停药第 8 日按上述顺序重复服用。

漏服药的处理：如果漏服时间在 12h 以内，一般不影响避孕效果。一旦妇女想起，宜立即补服，同时仍应在常规时间服用下 1 片药物。如果漏服时间超过 12h，避孕保护可能降低。漏服药的处理可遵循以下两项基本原则：①停止服药不能超过 7d；②需要不间断地连服 7d，以保持对下丘脑 - 垂体 - 卵巢轴的适当抑制。

如果发生呕吐的建议：如果服药后 3~4h 内发生呕吐，则吸收可能不完全。在这种情况时，可以考虑采用“漏服药的处理”建议。如果妇女不想改变正常的服药计划，必须从另一盒药中取出药物补服。

【主要不良反应】呕吐、头痛、乳房痛、血栓栓塞、糖尿病、系统性红斑狼疮等。

【孕妇、哺乳期妇女用药安全性】孕妇禁用。

【禁忌和慎用】不能用于下列任何情况：出现血栓形成（静脉或动脉）或有血栓形成的病史（如深静脉血栓形成、肺栓塞、心肌梗死、脑血管意外）；累及血管的糖尿病；未确诊的阴道出血。

【注意事项】①动、静脉血栓形成以及血栓栓塞性疾病如心肌梗死、脑卒中、深静脉血栓形成和肺栓塞的风险增加；②使用避孕药期间，偏头痛发作频率或疼痛程度增加；③有高甘油三酯血症或有家族史的妇女，服用避孕药可能增加胰腺炎的危险。

【药物相互作用】P450 酶诱导剂巴比妥酸盐、卡马西平和利福平，可引起突破性出血和口服避孕失败。

【剂型与规格】片剂：第一相棕色片（1~6 片）：每片含左炔诺孕酮 0.05mg、炔雌醇 0.03mg；第二相白色片（7~11 片）：每片含左炔诺孕酮 0.075mg、炔雌醇 0.04mg；第三相黄色片（12~21 片）：每片含左炔诺孕酮 0.125mg、炔雌醇 0.03mg。21 片 / 盒。

去氧孕烯炔雌醇 Desogestrel and Ethinylestradiol

【又名】妈富隆，复方地索高诺酮片，Mawelon。

【作用和用途】本品为去氧孕烯和炔雌醇复方制剂。去氧孕烯（地索高诺酮）是 19- 去甲睾酮的衍生物，其活性代谢产物 3- 酮去氧孕烯可高选择性地与孕激素受体结合，其避孕作用主要是通过对垂体 - 性腺轴的排卵抑制作用来实现，另外还能增加宫颈黏液的黏稠度，阻止精子的穿入。大剂量炔雌醇抑制卵巢的排卵，并促使月经周期更有规律、痛经减轻、出血量减少。

用于口服避孕，也可用于治疗功能失调性子宫出血、多囊卵巢综合征、月经过多、子宫内膜异位症等，还可用于治疗多毛症及痤疮。

【用法和用量】1 片 /d，连服 21d，从第 1 日起按包装上箭头所指方向每日服 1 片直到整盒服完为止。停药 7d 后开始下 1 盒药（不论阴道流血是否停止）。

【主要不良反应】头痛、乳房触痛、体重增加、情绪波动，通常在几个月之后即消失。

【孕妇、哺乳期妇女用药安全性】孕妇、哺乳期妇女禁用。

【禁忌和慎用】静脉血栓性疾病、偏头痛伴局部神经症状、伴血管损害的糖尿病、严重高血压、严重脂蛋白异常、性激素依赖的生殖器官或乳腺恶性肿瘤、肝脏肿瘤、肝功能异常、不明原因的阴道出血者禁用。

【注意事项】开始服药前需进行完全的病史和身体检查，并且在服药期间需进行每年1次的检查，包括血压、乳房、腹部、盆腔器官包括宫颈细胞学和相应的实验室检查。服药期间如出现任何血栓栓塞形成症状，应立即停药。

【剂型与规格】片剂：每片含去氧孕烯0.15mg、炔雌醇0.03mg，21片/盒。

同类药

（1）复方炔诺孕酮片：炔诺孕酮0.3mg，炔雌醇0.03mg，22片/盒。

（2）复方左炔诺酮片：左炔诺酮0.15mg，炔雌醇0.03mg，22片/盒。

（3）复方炔诺酮片（口服避孕药片1号）：炔诺酮0.6mg，炔雌醇0.035mg，22片/盒。

（4）复方孕二烯酮片：孕二烯酮0.075mg，炔雌醇0.03mg，21片/盒。

（5）复方甲地孕酮片（口服避孕药片2号）：甲地孕酮1mg，炔雌醇0.035mg，22片/盒。

（二）长效避孕药

为长效雌激素类药物炔雌醚与孕激素（如炔诺孕酮）等组成的复方片剂及注射剂。

1. 长效口服避孕药

（1）复方炔雌醚片（长效避孕片1号）：每片含氯地孕酮12mg，炔雌醚3mg。

（2）复方炔诺孕酮二号片：每片含炔诺孕酮10mg，炔雌醚2mg。

（3）复方长效左炔诺孕酮炔雌醚片：每片含左炔诺孕酮6mg，炔雌醚3mg。

【用法和用量】从月经来潮第5天及第25天各服1次（1片），以后每个月就以第1次服药日为每个月的服药日期，每次服1片。

2. 长效避孕注射剂

（1）复方己酸孕酮注射液（避孕针1号）：1ml中含己酸孕酮250mg，戊酸雌二醇5mg。

（2）复方庚酸炔诺酮注射液：1ml中含炔诺酮庚酸50mg，戊酸雌二醇5mg。

（3）复方甲地孕酮注射液：1ml中含醋酸甲地孕酮25mg，雌二醇3.5mg。

【用法和用量】肌内注射。第1次于月经周期第5天深部肌内注射2支（2ml），以后于经期第10~12天或每隔28d注射1次（1ml）。注射后一般于第14天左右月经来潮，如发生闭经仍应按期注射，不宜间隔。

（三）探亲避孕药——抗着床避孕药

此类药物可使子宫内膜发生各种功能和形态变化，阻碍孕卵着床。其应用不受月经周期限制，即同居当晚或房事后使用。

甲地孕酮 Megestrol

【又名】梅格施，爱克，美可治，妇宁片。

【医保分类】口服常释剂型甲类。

【药动学】口服吸收迅速，血药浓度达峰时间：2h。血浆蛋白结合率：85%。代谢：肝。排泄：尿。$t_{1/2}$：32.5h。

【作用和用途】 高效孕激素。具有显著排卵抑制作用，能影响宫颈黏液稠度和子宫内膜正常发育，从而阻止精子穿透，阻碍孕卵着床。

临床用作短效口服避孕药，治疗痛经、闭经、功能失调性子宫出血、子宫内膜异位症及子宫内膜腺癌等。

【用法和用量】

（1）口服。①探亲避孕药：甲地孕酮探亲片，于探亲当日口服1片，当晚再服1片，以后每晚服1片，探亲结束次日加服1片；②短效口服避孕药：复方甲地孕酮片（口服避孕药片2号），从月经周期第5天起，1片/d，连服22d，停药2~4d月经来潮；然后于月经周期第5天起继续服用下一周期的药物；③闭经：4mg/次，8~12mg/d，连服2~3d，停药2~7d月经来潮；④功能失调性子宫出血：4mg/次，1次/8h，每3日减量一次，减量不超过原剂量的1/2，直至维持量4mg/d，共服用20d；⑤子宫内膜癌：10~80mg/次，4次/d；或160mg/次，1次/d。

（2）肌内注射。长效避孕药：复方甲地孕酮注射液，第1次于月经第5d深部肌内注射2支，以后于经期第10~12d或每隔28d注射1支。注射后一般于第14d左右月经来潮，如发生闭经仍应按期注射，不宜间隔。

【主要不良反应】常见体重增加（体内脂肪和体细胞体积增加所致）、乳房疼痛、溢乳、阴道流血、月经失调、脸面潮红、满月脸、高血压、高血糖等，子宫出血发生率1%~2%。

【孕妇、哺乳期妇女用药安全性】妊娠前4个月内禁用，哺乳期妇女用药期间应停止哺乳。

【禁忌和慎用】①伴严重血栓性静脉炎、血栓栓塞性疾病、严重肝功能损害和因骨肿瘤转移产生的高钙血症患者禁用；②肝肾疾病患者、子宫肌瘤患者、有血栓病史及高血压患者慎用。

【注意事项】禁用于妊娠诊断试验。

【剂型与规格】片剂。①醋酸甲地孕酮片：1mg，4mg，80mg，160mg；②甲地孕酮探亲片：甲地孕酮0.5mg；③复方甲地孕酮片（口服避孕药片2号）：甲地孕酮1mg，炔雌醇0.035mg，22片/盒；④复方甲地孕酮注射液：1ml含醋酸甲地孕酮25mg、雌二醇3.5mg。

同类药

（1）炔诺酮片（探亲避孕片）：炔诺酮 3mg 或 5mg。探亲前 1 日开始每晚服 1 片，连服 14 片，如探亲时间不足 10d 者，应服满 10d，以保证避孕效果。14d 后如继续探亲者可改服短效避孕药。

（2）复方双炔失碳酯片（53 号探亲避孕药）：双炔失碳酯 7.5mg，咖啡因 20mg，维生素 B_6 30mg。第 1 次房事后即服 1 片，以后每次房事服 1 片，每天最多服 1 片，每个月应服足 8 片以上，必要时可每日服 1 片。

（3）甲炔诺酮速效片：甲炔诺酮 3mg。探亲前 1 日开始每晚服 1 片，连服 14 片，如需继续避孕，可加服短效避孕片 7d。

（4）甲醚抗孕片：甲地孕酮 0.55mg，醋炔醚 0.88mg。①夫妇同居者，于月经第 6~7 日服 1 片，以后每次行房事服 1 片，每周至少服药 2 次；②探亲者，于探亲前 1~2 日服 1 片，以后每次行房事后服 1 片。

（四）紧急避孕药

左炔诺孕酮 Levonorgestrel

【又名】毓婷。

【作用和用途】本品为孕激素类药物，可改变宫颈黏液的化学及物理性质，抑制精子穿透。作用于下丘脑和垂体，促进 FSH、LH 水平降低或消失，抑制排卵。对子宫内膜亦有较强的抑制作用，影响孕卵着床。

用于无防护措施性生活或避孕方法失败的事后避孕。

【用法和用量】口服，紧急避孕用于房事后 72h 内口服 1 片，隔 12h 再服 1 片。不应作常规避孕方法。

【主要不良反应】头晕、头痛、眩晕、呕吐等，发生率低。

【孕妇、哺乳期妇女用药安全性】孕妇禁用。

【注意事项】①如服药后 2h 内出现呕吐，应立即补服 1 片；②紧急避孕可出现月经推迟，如推后 1 周应检查是否妊娠；③紧急避孕效果不如常规避孕方法，且不良反应增加，仅适用于紧急情况，不推荐频繁使用。

【剂型与规格】片剂：0.75mg。

（王锦淳）

第四十一章

甲状腺激素和抗甲状腺药

药物分类

（1）甲状腺激素类药物有甲状腺片、甲状腺素钠（T_4）等。

（2）抗甲状腺药主要有4类：①硫脲类，如甲硫氧嘧啶和丙硫氧嘧啶；②咪唑类，如甲巯咪唑和卡比马唑；③碘和碘化物；④β受体拮抗剂，如普萘洛尔、比索洛尔等（参见第十五章）。

作用特点 甲状腺激素是甲状腺分泌的激素，包括T_4和T_3，为人体正常生长发育所必需，能促进代谢和物质氧化，增加氧耗，提高基础代谢率，产热。其分泌不足或过量都可引起疾病。先天性或后天性甲状腺功能不足时，幼儿躯体与智力发育均受影响，可致呆小病（克汀病）；成人甲状腺功能不全时，基础代谢率降低，严重时可引起黏液性水肿。甲状腺功能不足时可用甲状腺激素制剂或小剂量碘制剂治疗。虽然甲状腺激素水平是甲状腺功能的最终体现，但是它有赖于下丘脑-垂体-甲状腺轴功能的完整性，即下丘脑分泌的促甲状腺激素释放激素（TRH）刺激垂体分泌促甲状腺激素（TSH），TSH刺激甲状腺激素（T_4和T_3）的分泌，因此，通过测定外周血浆中的TRH水平及TSH、T_3和T_4水平，可以评估患者下丘脑-垂体-甲状腺轴功能的完整性和/或病变所在部位或环节。

在甲状腺功能亢进时，基础代谢率增高和神经兴奋，表现为：食欲亢进、体重减轻、心率加快、乏力、皮肤温暖、潮湿多汗、神经过敏、紧张、急躁、易激惹、失眠多梦等。病情严重者可出现忧郁、狂躁等精神失常表现。抗甲状腺药的作用在于：①抑制甲状腺激素的合成，通过抑制甲状腺过氧化物酶（其本身作为过氧化物酶的底物而被氧化），进而抑制酪氨酸的碘化及耦联。对已合成的甲状腺激素无效，故改善症状常需2~3周，恢复基础代谢率需1~2个月。②抑制外周组织的T_4转化为生物活性较强的T_3。③降低血液循环中甲状腺刺激性免疫球蛋白。

与小剂量碘不同，大剂量碘剂可能通过抑制甲状腺球蛋白水解酶，阻止游离甲状腺激素释放入血，作用快而强，但不持久。

放射性碘（^{131}I）被甲状腺摄取后，其发射出的射线99%是β射线，在组织中穿透力弱（射程仅0.5~2.2mm），不会穿透甲状腺包膜，主要破坏甲状腺组织，对甲状腺周围组织比较安全。

用药原则 ①呆小病首先是预防，孕妇摄取足够的碘可以预防本病，幼儿的治疗主要是甲状腺激素替代疗法，永久性者需终身服药。替代必须从小剂量开始，每2~3个月增加剂量一次，直到出现最佳效果，长期替代治疗需注意检测体重、心功能，防止因甲状腺激素过量而引起骨质疏松、假性脑瘤或冠心病恶化等。②单纯性甲状腺肿如系缺碘所致者，应补充碘剂。可合用小至中量的甲状腺片（20~60mg/d）或左甲状腺素片（50~150μg/d），促使甲状腺缩小。但注意过量碘可抑制甲状腺素的合成，使促甲状腺激素（TSH）升高、甲状腺肿增大，甚至诱发甲状腺功能亢进。甲状腺明显肿大有压迫症状，经甲状腺激素替代治疗后结节增大疑有恶变，以及有功能自主性结节的患者，应采用手术治疗。术后应常规服用甲状腺制剂以防复发。③对轻、中度甲状腺功能亢进者可服用硫脲类，待症状明显缓解后（心率80~90次/min，日平均基础代谢率下降1%左右，需1~2个月），可逐渐减少剂量至症状基本消失（基础代谢率在正常范围），改服维持量2~3年或更长（可使复发率降低20%以下）。④在甲状腺切除术前服用硫脲类，使其功能接近正常，可利于手术，但在术前2周左右应改服或加服大剂量碘剂。⑤甲状腺危象除了及时采取综合措施进行抢救外，还应用大剂量碘剂治疗。若用中、大剂量硫脲类，疗程不宜超过1周。病情好转即改为常用量。⑥既往通常以甲状腺功能为标准，判定是否停药，但复发率仍较高。近年提出：更好的指标可能是测定甲状腺刺激抗体，因其与TSH受体结合后可使甲状腺素分泌、释放增加，故只有其消失，方可停药。

注意事项

（1）用甲状腺素作替代治疗时：①必须有规律地服用，以维持体内激素水平的相对稳定，避免过高；②对病程长、病情重的甲状腺功能减退或黏液性水肿患者，开始用小剂量，以后缓慢增加直至生理替代剂量；③伴有垂体前叶功能减退或肾上腺皮质功能不全患者应先用皮质激素，肾上腺皮质功能恢复正常后再用本类药。

（2）服用硫脲类药物期间，应警惕出现粒细胞缺乏症，因此应定期检查白细胞及白细胞分类。

（3）用硫脲类药物前应避免服用碘制剂，因碘可使腺泡内甲状腺球蛋白增高而延缓其疗效。

（4）对高度突眼或腺体过大有压迫症状趋向者不宜单用硫脲类，可用小量硫脲类并加服甲状腺片以抑制促甲状腺素的分泌。

（5）阿司匹林能使与蛋白结合的甲状腺素游离出来而增强该激素的作用，故在甲状腺功能亢进患者发热时不宜用阿司匹林。

一、甲状腺激素类药物

左甲状腺素 Levothyroxine

【又名】雷替斯，优甲乐，加衡，泽宁，左甲状腺素钠。

【医保分类】口服常释剂型甲类。

【药动学】口服吸收率约 50%。t_{max}: 5~6h。口服起效时间：3~5d。T_4 与血浆蛋白结合率高。由于其蛋白结合率高，血液透析和血灌注时不能应用左甲状腺素。$t_{1/2}$: 6~7d（甲状腺功能正常时），9~10d（甲状腺功能减退时），3~4d（甲状腺功能亢进时）。

【作用和用途】左甲状腺素是甲状腺素（T_4）的合成形式，是内源性甲状腺素的 L 型手性化合物，在体内被转化为其活性代谢物 L- 三碘甲状腺原氨酸（T_3）。T_4 和 T_3 与细胞核中的甲状腺受体蛋白结合，并通过控制 DNA 转录和蛋白质合成产生代谢效应。可用于：治疗甲状腺功能减退、甲状腺肿（通过降低甲状腺刺激素 TSH）、甲状腺结节病或作为甲状腺癌患者的介入治疗［通过抑制促甲状腺激素（TSH）的分泌］，治疗黏液性水肿昏迷（一种表现为精神改变、体温低、死亡率极高的甲状腺功能减退症的严重状态）。

【用法和用量】

（1）口服：①成人甲状腺功能减退症，开始剂量 25~50μg/d，每 2 周增加 25μg，直到完全替代剂量，一般为 100~150μg。成人维持量 75~125μg/d。②高龄患者、心功能不全者及严重黏液性水肿患者，开始剂量应减为 12.5~25μg/d，以后每 2~4 周递增 25μg，不必要求达到完全替代剂量，一般 75~100μg/d 即可。③婴儿及儿童甲状腺功能减退症，每日完全替代剂量为 <6 个月 6~8μg/kg；6~12 个月 6μg/kg；1~5 岁 5μg/kg；6~12 岁 4μg/kg。开始时应用完全替代量的 1/3~1/2，以后每 2 周逐渐增量。

（2）静脉注射：适用于黏液性水肿昏迷患者，首剂量宜较大（200~400μg），以后 50~100μg/d，直到患者清醒改为口服。饭前 30~60min 空腹服。最近研究显示，左甲状腺素睡前服用疗效更佳。

【主要不良反应】不良反应通常是由于剂量不正确引起的。常见促甲状腺激素水平升高、骨密度降低（骨质疏松症）、甲状腺功能亢进（心悸、腹痛、激动、失眠、体重减轻和食欲增加，在用药后 6h~11d 出现）。过量服用可能导致发热、低血糖、心力衰竭、昏迷和未发觉的肾上腺功能不全，甚至可能危及生命。

【孕妇、哺乳期妇女用药安全性】孕妇、哺乳期妇女慎用。

【禁忌和慎用】急性心肌梗死、高血压、心绞痛、动脉硬化、冠心病、甲状腺毒症、肾上腺功能不全患者禁用。

【药物相互作用】①硫糖铝、硅油、考来烯胺降低左甲状腺素吸收；②左甲状腺素与抗凝血药如华法林合用时，后者的抗凝作用增强，可能引起出血；③与三环类及四环类抗抑郁药合用可增加左甲状腺素毒性；④服用雌激素或避孕药者，因血液中甲状腺素结合球蛋白水平增加，合用时甲状腺激素剂量度适当增加；⑤与氯胺酮合用可出现高血压和心动过速；⑥与锂合用可引起甲状腺功能亢进症（但通常是甲状腺功能减退）。

【剂型与规格】①片剂：25μg，50μg，100μg；②注射剂：100μg，200μg，500μg。

甲状腺片 Thyroid Tablets

【又名】干甲状腺，Desiccated thyroid。

【医保分类】口服常释剂型甲类。

【来源】曾用猪、牛、羊等人类食用家畜的甲状腺体，近年已经仅限于用猪甲状腺，除去结缔组织与脂肪，绞碎、脱水、脱脂，在60℃以下的温度干燥，研细制成。

【药动学】口服3~5d显效，7~10d达高峰，停药后作用维持4~5周。

【作用和用途】用于甲状腺素功能不足而引起的呆小病（克汀病）、黏液性水肿病及其他甲状腺功能减退症。

【用法和用量】①黏液性水肿：口服，开始不超过15~30mg/d，以后逐日增加至90~180mg/d，待病情稳定后，可改用维持量60~120mg/d，均分3次服；②呆小病：<1岁8~15mg/d，1~2岁20~45mg/d，>2岁30~120mg/d，均分3次服用；③单纯性甲状腺肿：开始60mg/d，逐渐增至120~160mg/d，疗程一般为3~6个月；④甲状腺抑制试验：口服，180mg/d，分3次，连服7d，第8天重复测定甲状腺^{131}I摄取率。

【药物相互作用】与苯妥英钠、阿司匹林、口服降血糖药合用可增加其作用，不良反应也随其加重，故应避免同时服用。

【剂型与规格】片剂：10mg，40mg，60mg。

卵磷脂络合碘 Iodized Lecithin

【又名】沃丽汀。

【药动学】大部分是以无机碘形式从消化道吸收到血液中，服药4h后无机碘开始从血液向甲状腺转移，主要集中分布于甲状腺，并较长时间（2周以上）贮存在甲状腺。代谢：被甲状腺摄取的碘参与甲状腺激素（T_4）和三碘甲状腺原氨酸（T_3）的合成，过剩的碘以碘化物的形式由尿排出。排泄：尿（大部分),粪便(不足 10%)。

【作用和用途】碘为合成甲状腺激素的原料之一,正常人碘需要量为 100~150μg/d。甲状腺能浓缩和聚集碘,其含碘量约为人体内总碘量的 80%。本品是卵磷脂与碘的络合物,具有以下作用:①由消化道吸收到血液中并释出碘,碘以无机碘的形式起作用,无机碘被甲状腺摄取并参与 T_4 和 T_3 的合成,改善因缺乏碘引起的甲状腺肿患者症状或儿童甲状腺功能减退症状;②促进视网膜的新陈代谢。

用于:血管痉挛性视网膜炎、出血性视网膜炎、玻璃体积血、玻璃体混浊,中央静脉闭合性视网膜炎;婴幼儿哮喘、支气管炎;缺碘性甲状腺肿、缺碘性甲状腺功能减退。

【用法和用量】口服,成人 1.5~4.5mg/ 次,2~3 次 /d。

【孕妇、哺乳期妇女用药安全性】孕妇、哺乳期妇女慎用。

【禁忌和慎用】慎用于慢性甲状腺疾病患者、曾患突眼性甲状腺肿的患者、内源性甲状腺素合成不足患者。

【剂型与规格】片剂:1.5mg。

合成促甲状腺激素释放激素 Synthetic Thyrotropin Releasing Hormone

合成促甲状腺激素释放激素

二、抗甲状腺药

丙硫氧嘧啶 Propylthiouracil

【又名】敖康欣,丙基硫氧嘧啶,PTU。

【医保分类】口服常释剂型甲类。

【药动学】口服吸收迅速,血药浓度达峰时间:1h。生物利用度:50%~80%;吸收后主要聚集分布在甲状腺中;血浆蛋白结合率:60%~80%。$t_{1/2}$:1~2h,肾衰竭时 $t_{1/2}$ 可达 8.5h。可通过胎盘和乳汁排出。

【作用和用途】化学合成的过氧化物酶抑制剂,抑制过氧化物酶,阻止碘离子氧化,使进入甲状腺的碘化物不能氧化为活性碘,阻断酪氨酸碘化及碘化酪氨酸的缩合,从而抑制甲状腺激素的合成;需待已生成的激素耗竭以后才发生疗效,故作用发生较慢,一般至少需 3 周。

主要用于治疗轻度或中度甲状腺功能亢进,包括毒性弥漫性甲状腺肿

（Graves 病）和中毒性多结节性甲状腺肿引起的甲状腺功能亢进、甲状腺危象、甲状腺功能亢进手术前准备、甲状腺功能亢进手术后复发但又不适于同位素碘放射治疗的患者。

【用法和用量】

（1）治疗轻度或中度甲状腺功能亢进：①成人开始剂量，口服，100mg/次，3次/d，视病情轻重，剂量控制在150~400mg/d，量少时也可一次给药；②新生儿，5~10mg/（kg·d），分3次服；儿童，6~10岁，50~150mg/d，分3次服；>10岁，150~300mg/d，分3次服。

（2）甲状腺危象：150~200mg/次，1次/6h，待危象缓解（约1周）停药。若患者需用碘剂以控制 T_4 释放时，本品需在开始服碘剂前1h或至少同时使用，以阻断服用的碘合成更多的甲状腺激素。

（3）术前准备：200~600mg/d，至甲状腺功能正常时，应加服碘剂2周以减轻甲状腺充血，使甲状腺变得坚实，便于手术。

【主要不良反应】①过敏反应最常见，如皮肤瘙痒、药疹、异常脱发和皮肤色素沉着，少数伴发热；②消化道反应有畏食、呕吐、腹痛、腹泻等；③粒细胞缺乏症发生率0.3%~0.6%（应定期检查血常规，注意与甲状腺功能亢进本身引起的白细胞数偏低相区别）；④甲状腺肿及甲状腺功能减退；⑤严重肝损伤，包括肝衰竭和死亡。

【孕妇、哺乳期妇女用药安全性】孕妇慎用，哺乳期妇女禁用。

【禁忌和慎用】严重肝功能损害、白细胞严重缺乏以及对本品过敏者禁用；结节性甲状腺肿合并甲状腺功能亢进者禁用。

【剂型与规格】片剂：50mg，100mg。

甲巯咪唑 Thiamazole

【又名】赛治，他巴唑，Tapazole。

【医保分类】口服常释剂型甲类。

【药动学】口服吸收迅速，吸收率70%~80%。分布于全身，但浓集于甲状腺。排泄：尿75%~80%，易通过胎盘并经乳汁分泌。$t_{1/2}$：3h。

【作用和用途】化学合成的过氧化物酶抑制剂，作用同丙硫氧嘧啶。

适用于各种类型的甲状腺功能亢进症，包括毒性弥漫性甲状腺肿、甲状腺腺瘤、结节性甲状腺肿及甲状腺癌所引起者。在毒性弥漫性甲状腺肿中，尤其适用于：①病情较轻，甲状腺轻至中度肿大患者；②青少年及儿童、老年患者；③甲状腺手术后复发，又不适于用 ^{131}I 治疗者；④手术前准备；⑤作为 ^{131}I 放疗的辅助治疗。

【用法和用量】①成人：开始用量30mg/d，最大量60mg/d，分3次口服；病情控制后，逐渐减量，维持量按病情需要介于5~15mg/d，疗程一般12~18个月。②小儿：开始时剂量 0.4mg/（kg·d），分 3 次口服。维持量约减半。

【主要不良反应】皮疹或皮肤瘙痒发生率 3%~5%，可见味觉减退、呕吐、上腹部不适、关节痛、头晕、头痛、脉管炎（表现为患部红、肿、痛）、红斑狼疮样综合征（表现为发热、畏寒、全身不适、软弱无力）。

【孕妇、哺乳期妇女用药安全性】甲巯咪唑能通过胎盘屏障，孕妇、哺乳期妇女禁用。

【禁忌和慎用】①中到重度血细胞计数紊乱（中性粒细胞减少）者禁用，在接受甲巯咪唑或丙硫氧嘧啶治疗后，曾出现粒细胞缺乏或严重骨髓抑制者禁用；②结节性甲状腺肿合并甲状腺功能亢进、甲状腺癌患者忌用；③治疗期间，育龄期妇女需使用有效的避孕措施；④患者在初始使用前 3 个月，每月做一次肝功能检查，肝损害通常发生在治疗开始后的 12 周内，应提醒患者如出现畏食、恶心、上腹部疼痛、尿黄、皮肤或巩膜黄染等症状时，就立即就诊。

【剂型与规格】片剂：5mg，10mg，20mg。

卡比马唑 Carbimazole

【又名】甲亢平，新唛苄唑，Neo-mercazole。

【作用和用途】卡比马唑是一种前药，吸收后在体内逐渐水解，转化为活性形式甲巯咪唑。因此，开始发挥作用较慢，但维持时间却较长。

临床用途与甲巯咪唑相同，但不适用于甲状腺危象。

【用法和用量】口服，每次 5~10mg，3 次 /d。服药 4~6 周后，如症状改善可改服维持量，5mg/ 次，1~2 次 /d。

【主要不良反应】较多见白细胞减少、粒细胞减少，较少见的是严重的粒细胞缺乏症（可表现为口腔炎、咽炎、发热等）；血小板减少、全血细胞减少，凝血酶原或凝血因子Ⅶ减少。

【禁忌和慎用】①对本品、甲巯咪唑、其他硫脲类衍生物过敏者禁用；②中到重度血细胞计数紊乱（中性粒细胞减少）者禁用；③非甲状腺功能亢进症导致的胆汁淤积者禁用；④在接受甲巯咪唑或丙硫氧嘧啶治疗后曾出现粒细胞缺乏或严重骨髓抑制者禁用；⑤既往使用甲巯咪唑或卡比马唑出现急性胰腺炎者禁用。

【剂型与规格】片剂：5mg。

碘化钾 Potassium Iodide

【又名】碘化物，Compound Iodine。

【药动学】由胃肠黏膜吸收，在血中以无机碘离子形式存在。甲状腺对碘有特殊亲和力（“聚碘作用”），故碘主要分布于甲状腺。主要随尿液排泄，且较氯化物及溴化物的排泄更为迅速，一部分亦出现于唾液、泪液、胆汁及乳汁中。

【作用和用途】为人体提供碘，依剂量大小而作用不同：小剂量碘可作为碘原料，用于合成甲状腺素，纠正垂体促甲状腺激素分泌过盛，使因缺碘而肿大的甲状腺缩小；大剂量碘剂有抗甲状腺作用，暂时控制甲状腺功能亢进症，包括抑制甲状腺素的释放、抑制甲状腺素的合成，减少增生甲状腺的血液供应；使甲状腺组织缩小、变硬及血管减少，以利于手术。亦可改善突眼症状，减慢心率，降低代谢率。

用于：①预防和治疗地方性甲状腺肿；②甲状腺功能亢进手术前准备；③甲状腺功能亢进危象。

【用法和用量】片剂：①预防地方性甲状腺肿：一般 100μg/d 即可，连服 30d，停 10d 再服。②治疗地方性甲状腺肿：对早期患者 1~10mg/d，连服 1~3 个月，中间停服 30~40d。1~2 个月后，剂量可渐增至 20~25mg/d，总疗程 3~6 个月。③甲状腺功能亢进手术前准备：于术前 2 周，1~2ml/d，5~7d。④用于甲状腺功能亢进危象：口服，3~4ml/ 次，6 次 /6h。

复方碘溶液：0.25ml/ 次，每 4~6h 给药 1 次，一般使用 3~7d。

【主要不良反应】长期服用可出现口腔、咽喉部烧灼感，流涎，金属味和牙龈疼痛，胃部不适，剧烈头痛等碘中毒症状，也可出现高钾血症，表现为神志模糊、心律失常、手足麻木刺痛、下肢沉重无力。

【孕妇、哺乳期妇女用药安全性】孕妇、哺乳期妇女禁用。

【禁忌和慎用】禁用于婴、幼儿，慎用于伴口腔疾病、急性支气管炎、肺结核、高钾血症、甲状腺功能亢进、肾功能受损患者。

【剂型与规格】①片剂：10mg；②复方碘溶液（卢戈液）：每 1ml 含碘 50mg 和碘化钾 100mg。

（韦玉先）

第四十二章

调节免疫功能的药物

药物分类 本类药物可分为抑制免疫功能和增强免疫功能两大类，前者称为“免疫抑制药”，后者称为“免疫增强药”，即生物反应调节剂。

作用特点

（1）免疫抑制药：近40年来，各种免疫抑制药不断涌现，早期是以抗淋巴细胞增殖为主，而后多种选择性T细胞抑制剂相应开发上市。其主要是对机体的免疫反应具有抑制作用，临床上广泛用于器官移植抗排斥反应，疗效比较肯定。对于自身免疫病如类风湿关节炎、红斑狼疮、皮肤真菌病、膜性肾小球肾炎、炎性肠病和自身免疫性溶血性贫血等的疗效，尤其是长期疗效尚难肯定，一般可暂缓症状，延缓病变的进展，但不能根治。免疫抑制药的共同特点是：①对机体免疫系统的作用缺乏特异性和选择性，表现为既抑制免疫病理反应，又抑制正常免疫应答反应；既抑制细胞免疫，又抑制体液免疫；对初次免疫应答反应抑制作用较强，对再次免疫应答反应的抑制作用较弱。②免疫抑制药的效果与用药及抗原进入体内的时间有关。糖皮质激素、抗淋巴细胞血清等在抗原进入前给药可发挥最大作用，而抗代谢药在抗原进入后立即用药更有效。烷化剂则在抗原刺激前后48h应用最有效。③具有抗增殖作用的免疫抑制药具有不同程度的抗肿瘤作用，所不同的是肿瘤细胞的增殖无须刺激源，在肿瘤细胞群中某些细胞的恶性增殖是随机的，且非同步增殖。在免疫应答时需要特异性抗原的刺激，具有应答能力的淋巴细胞克隆才进入同步增殖、分化的时相，因此具有一定的选择性。在一定条件下免疫抑制药抑制了T抑制性细胞的作用，可引起免疫增强效应。

（2）免疫增强药：能增强机体的非特异性和特异性免疫功能，使低下的免疫功能恢复正常；或能增强与之合用的抗原的免疫原性，加速诱导免疫应答反应；或能替代体内缺乏的免疫活性物质发挥作用等。适用于：原发性或继发性免疫缺陷性疾病，难治性细菌、真菌和病毒感染，肿瘤的辅助治疗。它们通过不同的作用方式，如增强巨噬细胞的吞噬功能，提高细胞免疫或影响体液免疫而增强机体的免疫功能，提高机体抗病原微生物侵害的能力和抑制肿瘤细胞的增殖。

应用广泛的免疫增强药是干扰素，可分为α、β、γ、ω几种，具有抑制细胞分裂、调节免疫、抗病毒、抗肿瘤等多种作用。

用药原则

（1）免疫抑制药用药原则：①急性排斥，早期免疫抑制药剂量宜大，后减量维持；②个体化原则，再次移植及致敏患者剂量大，老年及亲属供体剂量小；③感染和肿瘤为严重后果（剂量累积所致）；④急性肾小管坏死阶段，环孢素减量，采用吗替麦考酚酯、单抗 / 多抗；⑤不用或尽量停用激素，减少不良反应，提高存活率及生活质量；⑥慢性排斥治疗无效，尽早透析，再次移植；⑦移植物有长久“记忆”，减停药应慎重。

（2）免疫增强药用药原则：①晚期肿瘤患者使用免疫增强药有利于调节机体的免疫功能，提高机体抗肿瘤作用，减少肿瘤的复发。目前在肿瘤治疗中应用较多的有香菇多糖、甘露聚糖肽等。②先天性免疫缺陷病用免疫增强药治疗没有明显的疗效。对某些继发性免疫缺陷，应用免疫增强疗法有一定的效果。③一些感染性疾病，特别是慢性、反复性的病毒感染、真菌感染等，应用免疫增强疗法可以起到明显的辅助治疗效果。如左旋咪唑治疗儿童上呼吸道反复感染、复发性疱疹性口腔炎等都有较好的效果。

注意事项　使用免疫抑制药应注意其不良反应和毒性反应，常见的不良反应有：①诱发感染，长期应用免疫抑制药，由于机体抗感染的免疫功能也被抑制，易诱发感染。病原体除一般细菌外，多是病毒和真菌。特别是器官移植的患者，常使用较大量免疫抑制药和抗菌药物，更易发生二重感染，因而致死者很多。②抑制造血功能，常引起贫血、白细胞减少或血小板减少等。③致癌作用，器官移植者由于长期应用免疫抑制药，恶性肿瘤发生率增高。这可能是机体对肿瘤的免疫监护功能被抑制所致。④致畸胎作用，有文献报道，妊娠初期应用环磷酰胺、巯嘌呤、甲氨蝶呤等可使胎儿畸形，因此怀孕前3个月应禁止或慎用免疫抑制药。

一、免疫抑制药

环孢素 Ciclosporin

【又名】新山地明，山地明，赛斯平，新赛斯平，田可，环孢菌素，环孢素 A。

【医保分类】口服常释剂型、口服液体剂和注射剂甲类，滴眼剂乙类。

【药动学】口服吸收不规则、不完全，血药浓度达峰时间：3.5h。血浆蛋白结合率：90%（主要与脂蛋白结合）。分布：4%~90% 在淋巴细胞，5%~12% 在粒细胞，41%~58% 在红细胞。可透过胎盘，可进入乳汁。$t_{1/2}$ 成人为 19h，儿童为 7h。

【作用和用途】人工合成的、由 11 个氨基酸组成的环状多肽，为 T 淋巴细胞调节剂，能特异性地抑制辅助T淋巴细胞的活性，但并不抑制T淋巴细胞，反而促进其增殖。可抑制B淋巴细胞的活性，还能选择性抑制T淋巴细胞所分泌的白介素-2、干扰素γ，亦能抑制单核-吞噬细胞所分泌的白介素-1。在明显抑制宿主细胞免疫的同时，对体液免疫亦有抑制作用。能抑制体内抗移植物抗体的产生，因而具有抗排斥的作用。不影响吞噬细胞的功能，不产生明显的骨髓抑制作用。

用于预防同种异体肾、肝、心脏、骨髓等器官或组织移植所发生的排斥反应，预防及治疗骨髓移植时发生的移植物抗宿主反应。常与糖皮质激素等免疫抑制药联合应用，提高疗效。

【超说明书适应证】英国风湿病学会发布的《成人系统性红斑狼疮的管理指南》、中华医学会风湿病学分会发布的《系统性红斑狼疮诊断及治疗指南》均推荐用于系统性红斑狼疮。

英国风湿病学会发布的《成人原发性干燥综合征的管理指南》、中华医学会风湿病学分会发布的《干燥综合征诊断及治疗指南》均推荐用于干燥综合征。

中华医学会消化病学分会发布的《炎症性肠病诊断与治疗的共识意见(2018年，北京)》推荐环孢素注射剂用于重度溃疡性结肠炎。

【用法和用量】不同种类疾病，本品用量有一定的差异。

胶囊(软胶囊)：口服。

(1)成人：①器官移植采用三联免疫抑制方案时，起始剂量6~11mg/(kg·d)；并根据血药浓度调整剂量，根据血药浓度每2周减量0.5~1ml/(kg·d)，减量至维持剂量2~6mg/(kg·d)，分2次口服，宜饭后服用。整个治疗过程，必须在有免疫抑制治疗经验的医师指导下进行。②骨髓移植，预防移植物抗宿主病(GVHD)，抑制前1天起先用环孢素注射液，2.5mg/(kg·d)，分2次静脉滴注，待胃肠道反应消失后改为口服制剂，起始剂量6mg/(kg·d)，分2次口服，待病情稳定后缓慢减量。③狼疮肾炎、难治性肾病综合征：起始剂量4~5mg/(kg·d)，分2~3次口服，出现明显疗效后缓慢减量至2~3mg/(kg·d)。

(2)小儿：器官移植初始剂量6~11mg/(kg·d)，维持量2~6mg/(kg·d)。

口服液：器官移植患者，移植前4~12h开始口服。①成人，开始剂量12~15mg/(kg·d)，1~2周后逐渐减量，一般每周减少开始剂量的5%，维持量5~10mg/(kg·d)；②小儿：与胶囊(软胶囊)相同。

注射剂：初始剂量3~5mg/(kg·d)，相当于口服剂量的1/3，维持剂量根据疾病、血药浓度调整。

滴眼液：与糖皮质激素联合用于预防和治疗眼角膜移植术后的免疫排斥反应，1~2滴/次，4~6次/d。

【主要不良反应】不良反应通常是剂量依赖性的，剂量减少后可逆。①常见肾功能损伤、高血压、感染、多毛、震颤、肝功能障碍、牙龈增生；②偶见头痛、轻度贫血、高钾血症、高尿酸血症、低镁血症、体重增加、水肿、感觉异常以及可逆性的月经失调或闭经；③恶性肿瘤和淋巴异常增生也可发生，但发生率与接受传统免疫抑制药治疗的患者相似。

【孕妇、哺乳期妇女用药安全性】孕妇、哺乳期妇女禁用。

【禁忌和慎用】①水痘、带状疱疹等病毒感染时禁用本品；②恶性肿瘤史或免疫缺陷，及近 3 个月内接受环磷酰胺等治疗者禁用；③心、肺严重病变者禁用。

【药物相互作用】本品主要由细胞色素 P450CYP3A4 代谢，相互影响的药品较多。

【剂型与规格】①胶囊（软胶囊）：10mg，25mg，50mg；②口服液：5g（50ml）；③注射剂：250mg；④滴眼剂：8ml（8%）。

吗替麦考酚酯 Mycophenolate Mofetil

【又名】骁悉，赛可平，麦考酚酸酯，霉酸酸酯，Cellcept，MMF。

【医保分类】口服常释剂型、口服液体剂乙类。

【药动学】口服易吸收，血药浓度达峰时间：1h。平均生物利用度：94%，血浆蛋白结合率：97%。存在肝肠循环。排泄：胆汁，尿。$t_{1/2}$：11~18h。

【作用和用途】吗替麦考酚酯是吗替麦考酚酸（MPA）的 2- 乙基脂类衍生物，MPA 是高效、选择性、非竞争性、可逆性的次黄嘌呤单核苷酸脱氢酶（IMPDH）抑制剂，可抑制鸟嘌呤核苷酸的经典合成途径。MPA 对淋巴细胞具有高度选择作用。对肾移植后排斥反应的预防和难治性排斥的治疗极其有效。应与环孢素和皮质激素同时应用。

【超说明书适应证】改善全球肾病预后组织（KDIGO）发布的《肾小球疾病指南》推荐用于肾病综合征、狼疮肾炎的诱导与维持治疗，原发性肾小球疾病。

【用法和用量】首剂应于移植 72h 内口服。肾移植患者服用推荐剂量为 1g，2 次 /d。治疗难治性排斥的首次和维持剂量推荐为 1.5g，2 次 /d。

【主要不良反应】腹泻、白细胞减少、脓毒症和呕吐，还有频繁的感染。

【孕妇、哺乳期妇女用药安全性】孕妇慎用，妊娠期间使用会增加流产、先天性畸形风险；育龄妇女使用本品必须采用避孕措施；哺乳期妇女用药应停止哺乳。

【注意事项】①与环孢素或他克莫司和皮质激素同时应用，但有增加淋巴瘤和其他恶性肿瘤（特别是皮肤癌）发生的危险，此危险与免疫抑制的强度和持续时间有关，而不是与某一特定药物有关；②严重慢性肾功能损害（肾小球滤过率 <25ml/1.73m^2），应避免使用超过 2g/d 的用量；③本品增加机会感染（皮肤黏膜念珠菌病、巨细胞病毒血症、单纯疱疹病毒感染）的风险，风险随剂量增加而加大。

【剂型与规格】①片剂（胶囊）：500mg；②注射剂：500mg。

【医保限制】口服常释剂型限器官移植后的抗排异反应和Ⅲ-Ⅴ型狼疮肾炎；口服液体剂限口服吞咽困难的器官移植后的抗排异反应。

他克莫司 Tacrolimus

【又名】普乐可复，普特彼，异力抗，FK-506，Prograf。

【医保分类】口服常释剂型、缓释控释剂型、软膏剂、滴眼剂乙类。

【药动学】口服吸收，生物利用度：27%（片剂），15%（口服液）。代谢：肝。$t_{1/2}$：60h。

【作用和用途】从放线菌中提取的大环内酯类抗生素，为一种强效免疫抑制药，其抑制淋巴细胞活性的能力强于环孢素（10~100 倍）。

全身给药适用于预防肝脏或肾脏移植术后的移植物排斥反应，软膏剂适用于中到重度特应性皮炎，滴眼剂用于眼睑结膜巨大乳头增殖的春季角结膜炎。

【超说明书适应证】改善全球肾病预后组织（KDIGO）发布的《肾小球疾病指南》推荐用于原发性肾病综合征及狼疮肾炎。

【用法和用量】①静脉滴注：通常开始采用此法，0.05~0.1mg/（kg·d），分 2 次滴注（4~12h）；②口服：待患者能进行口服时改用胶囊口服，开始 0.15~0.3mg/（kg·d），分 2 次服；再逐渐减至维持量 0.1mg/（kg·d），分 2 次服；③软膏局部外用，适量涂于患处，轻轻擦匀，2 次 /d；④滴眼液，1 滴 / 次，2 次 /d。

【主要不良反应】发生率超过 1% 的包括脱发、GPT 或 GOT 升高、心绞痛、血管神经性水肿、心律失常、关节痛、关节炎、胆红素血症、乳房疼痛、蜂窝织炎、脑血管意外、寒战、血肌酐升高、头晕、呼吸困难、水肿、鼻出血、眼痛、胃炎、高血糖、低血糖、高血压、喉炎、唇炎、肺部疾病、偏头痛、颈部疼痛、神经炎、心悸、外周血管异常、味觉异常、牙齿疾病、阴道念珠菌病、血管扩张和眩晕。

【孕妇、哺乳期妇女用药安全性】孕妇、哺乳期妇女禁用。

【剂型与规格】①胶囊：0.5mg；②注射剂：1mg；5mg；③软膏剂：3mg/10g，10mg/10g；④滴眼剂：5mg/5ml。

【医保限制】软膏剂限中重度特应性皮炎患者的二线用药。滴眼剂限眼睑结膜巨大乳头增殖的患者。

西罗莫司 Sirolimus

【又名】赛莫司，宜欣可，雷帕霉素，Rapamycin。

【医保分类】口服常释剂型、口服液体剂乙类。

【药动学】口服易吸收，生物利用度：27%（片剂）；15%（口服液）。代谢：肝。$t_{1/2}$：60h。

【作用和用途】三烯大环内酯类化合物，为一种强效免疫抑制药。抑制 T 淋巴细胞对抗原和细胞因子刺激的应答反应，进而抑制 T 淋巴细胞的活化和增殖。这一作用机制不同于其他免疫抑制药。另外，也抑制抗体的产生。

与环孢素和激素联合使用，预防肾移植的器官排斥反应。

【用法和用量】肾移植患者的建议负荷量为 6mg，维持量：2mg/d。儿童患者应在每天 1 次性服用环孢素后 16h 服用西罗莫司。

【主要不良反应】高胆固醇血症、高脂血症、高血压和皮疹等。

【孕妇、哺乳期妇女用药安全性】孕妇慎用，哺乳期妇女如果使用本品则建议停止哺乳。

【注意事项】①应定期检测肾功能，在血清肌酐升高的患者中应考虑对免疫抑制方案作适当的调整。当与对肾功能有损害的药物一起应用时应密切关注肾功能的变化。②口服溶液用于 13 岁以下儿童的安全性和疗效尚未确定。13 岁以下儿童使用时，应进行血药谷浓度监测。③口服溶液应避光保存于 2~8℃冰箱内。药瓶一旦开启，药物应在 1 个月内用完。如必要，患者可将药瓶置于室温下（最高为 25℃）短期贮存（如数日，但最长不超过 30d）。

【剂型与规格】①口服液：50mg/50ml；②片剂：1mg。

【医保限制】口服常释剂型、口服液体剂限器官移植后的抗排斥反应。

硫唑嘌呤 Azathioprine

【又名】依木兰。

【医保分类】口服常释剂型甲类。

【药动学】口服吸收良好，血药浓度达峰时间：1h，用药后 2~4d 方有明显疗效。代谢：肝。排泄：尿 50%~60%。$t_{1/2}$：3~4h。

【作用和用途】系巯嘌呤的咪唑衍生物，免疫作用机制与巯嘌呤相同，即具有嘌呤拮抗作用，从而抑制淋巴细胞的增殖，即阻止抗原敏感淋巴细胞转化为免疫母细胞，产生免疫作用。

用于：①急慢性白血病，对慢性粒细胞白血病近期疗效较好，作用快，但缓解期短；②后天性溶血性贫血，特发性血小板减少性紫癜，系统性红斑狼疮；③慢性类风湿关节炎、慢性活动性肝炎（与自体免疫有关的肝炎）、原发性胆汁性肝硬化；④甲状腺功能亢进，重症肌无力；⑤其他：慢性非特异性溃疡性结肠炎、克罗恩病、多发性神经根炎、狼疮肾炎、增殖性肾炎、Wegener 肉芽肿等。

【超说明书适应证】中华医学会编著的《临床诊疗指南：消化系统疾病分册》推荐用于炎性肠病，中华医学会风湿病学分会发布的《大动脉炎诊断及治疗指南》推荐用于大动脉炎。

【用法和用量】①口服：1.5~4mg/（kg·d），1 次 /d 或分次口服；②异体移植：2~5mg/（kg·d），1 次 /d 或分次口服；③白血病：1.5~3mg/（kg·d），1 次 /d 或分次口服。

【主要不良反应】与巯嘌呤相似但毒性稍轻，可致骨髓抑制、肝功能损害、畸胎，亦可发生皮疹，偶见肌萎缩。2017 年 WHO 国际癌症研究机构公布硫唑嘌呤为一类致癌物。

【孕妇、哺乳期妇女用药安全性】可致畸胎，孕妇禁用。

【注意事项】①致肝功能损害，故肝功能差者忌用；②用药期间严格检查血常规。

【剂型与规格】片剂：50mg，100mg。

来氟米特 Leflunomide

【又名】爱若华，赫派，关平。

【医保分类】口服常释剂型乙类。

【药动学】口服吸收迅速，血药浓度达峰时间：6~12h。生物利用度：80%。血浆蛋白结合率：99%。排泄：尿，胆汁。$t_{1/2}$：10d。

【作用和用途】具有抗增殖活性的异噁唑类免疫抑制药，抑制二氢乳清酸脱氢酶的活性，从而影响活化淋巴细胞的嘧啶合成，具有抗炎作用。

适用于成人类风湿关节炎，有改善病情作用。

【用法和用量】由于半衰期较长，建议间隔 24h 给药。为了快速达到稳态血药浓度，最初 3d 给予负荷量 50mg/d，之后给予维持量 20mg/d。

【主要不良反应】腹泻、瘙痒、可逆性肝药酶（GPT 和 GOT）升高、脱发等。

【孕妇、哺乳期妇女用药安全性】孕妇、哺乳期妇女禁用。

【禁忌和慎用】严重肝脏损害患者禁用。

【注意事项】在本品治疗期间接种免疫活疫苗的效果和安全性没有临床资料，因此服药期间不应使用免疫活疫苗。

【剂型与规格】片剂：10mg，20mg，100mg。

咪唑立宾 Mizoribine

【又名】布累迪宁。

【医保分类】口服常释剂型乙类。

【作用和用途】咪唑核苷类抗代谢药，抑制嘌呤合成途径中的次黄苷酸脱氢酶和单磷酸鸟嘌呤核苷合成酶，使鸟苷酸合成减少，细胞内RNA和DNA合成减少，阻止增殖的淋巴细胞由G_0期进展为S期，抑制抗体的产生及记忆性B淋巴细胞和记忆辅助性T淋巴细胞的产生，延长移植物的存活。

用于抑制肾移植时的排斥反应，其效果与硫唑嘌呤相当，而骨髓抑制等不良反应较硫唑嘌呤小，也可用于肝移植和自身免疫性疾病。

【用法和用量】口服，初始量2~3mg/(kg·d)，维持量1~3mg/(kg·d)，分1~3次。

【主要不良反应】①抑制骨髓功能；②间质性肺炎；③感染；④急性肾衰竭；⑤肝功能损害及黄疸。

【孕妇、哺乳期妇女用药安全性】孕妇或可能妊娠的妇女禁用，哺乳期妇女给药时应停止哺乳。

【禁忌和慎用】慎重用药。①骨髓功能抑制的患者（有可能加重骨髓功能抑制，出现严重感染、出血倾向等）；②合并细菌、病毒、真菌等感染患者（因抑制骨髓功能，有可能加重感染）；③有出血因素的患者（因抑制骨髓功能，有可能引起出血）。

【注意事项】主要从肾排泄，所以肾损害患者会延迟排泄，有时引起骨髓功能抑制等严重不良反应，故应考虑肾功能（血清肌酐值等）及年龄、体重等，从低剂量开始给药。

【剂型与规格】片剂：25mg。

【医保限制】口服常释剂型限器官移植后的排斥反应。

胍立莫司 Gusperimus

胍立莫司、抗人T细胞兔免疫蛋白、兔抗人胸腺细胞免疫球蛋白

抗人T细胞兔免疫蛋白 Antihuman T Lymphocyte Rabbit Immunoglobulin

兔抗人胸腺细胞免疫球蛋白 Rabbit Anti-human Thymocyte Immunoglobulin

其他常用免疫抑制药见表42-1。

表 42-1 其他常用免疫抑制药

药名和制剂	作用和用途	用法和用量
环磷酰胺 Cyclophosphamide 片剂：50mg； 注射剂：100mg，200mg	严重类风湿关节炎、系统性红斑狼疮、儿童肾病综合征、多发性肉芽肿、溃疡性结肠炎、组织或器官移植等	①口服：50~150mg/d，分 2 次服，连用 4~6 周；②静脉注射：100~200mg/ 次，每日或隔日一次，连用 4~6 周；③间歇疗法：800~1 000mg/ 次，1 次 / 周
丙卡巴肼 Procarbazine 片剂：50mg	自身免疫性溶血性贫血、红斑狼疮、原发性巨球蛋白血症、交感性眼炎等	口服，100~300mg/d，1 次或分 2~3 次服，连服 2 周
巯嘌呤 Mercaptopurine 片剂：25mg，50mg	器官移植（肾移植）、溃疡性结肠炎、顽固性银屑病	口服 1.5~2.5mg/（kg·d），分 2~3 次服
甲氨蝶呤（MTX） Methotrexate 片剂：2.5mg，5mg，10mg	皮肌炎、多发性肉芽肿（急性患者）、红斑狼疮、类风湿关节炎	①口服：2~5mg/d，分 2~3 次服，7~14d 为一个疗程（或 10~15mg/ 周，于 3d 内分次连续服）。②静脉注射：25~50mg/ 次，1 次 / 周
青霉胺 Penicillamine 片剂：100mg，125mg，250mg	适用于类风湿关节炎、硬皮病、口眼干燥、关节综合征等自身免疫性疾病	口服，800~1 000mg/d，分 3~4 次服； 可连用 6 个月。可有蛋白尿、肌无力等反应。孕妇禁用
羟基脲 Hydroxycarbamide 片剂：400mg，500mg； 胶囊：200mg，400mg	用于治疗慢性粒细胞白血病、慢粒的加速和急变期、真性红细胞增多症，另对头颈部原发性鳞癌、复发性转移性卵巢癌等亦有一定疗效	口服，每次 40~60mg/kg，2 次 / 周，6 周为一个疗程。大剂量间歇给药法：60mg/kg，3 次 /d；或 100mg/kg，4 次 /d。24h 为一个疗程，间隔 4~7d 重复

二、免疫增强药

胸腺法新 Thymalfasin

【又名】日达仙。

【医保分类】注射剂乙类。

【药动学】皮下注射，血药浓度达峰时间：1.67h。$t_{1/2}$：1.65h。

【作用和用途】主要成分为胸腺法新 α_1 及其他小分子多肽。刺激外周血液淋巴细胞丝裂原，促进 T 淋巴细胞的成熟，增加抗原或丝裂原激活后 T 细胞

分泌的干扰素 α、干扰素 γ、白介素 -2、白介素 -3 等淋巴因子水平，同时增加 T 细胞表面淋巴因子受体水平。

用于：①慢性乙型肝炎。②作为免疫损害患者的疫苗免疫应答增强剂，免疫系统功能受到抑制者，包括接受慢性血液透析和老年病患者，本品可增强患者对病毒性疫苗，例如流感疫苗或乙肝疫苗的免疫应答。

【用法和用量】皮下注射。治疗慢性乙型肝炎的推荐剂量：1.6mg/ 次，2 次 / 周，两次相隔 3~4d。连续给药 6 个月，期间不应间断。作为免疫损害患者的疫苗免疫应答增强剂：1.6mg/ 次，2 次 / 周，两次相隔 3~4d。连续 4 周，第一针应在给疫苗后立即皮下注射。

【主要不良反应】耐受性良好。可能出现 GPT 升高至基础值 2 倍以上（此时通常应继续使用，除非有肝衰竭的症状和预兆出现）。

【孕妇、哺乳期妇女用药安全性】孕妇、哺乳期妇女慎用。

【禁忌和慎用】正在接受免疫抑制剂治疗的患者如器官移植者禁用。

【注意事项】①2~8℃避光保存；②不宜采用肌内注射或静脉注射。

【剂型与规格】注射剂 1.6mg。

【医保限制】注射剂限工伤保险。

干扰素 Interferon，IFN

常用于自身免疫性疾病，有聚乙二醇干扰素 α-2a、重组人干扰素 α-2b、干扰素 γ，详见第十一章　抗病毒药。

重组人白介素 -2 RecombinantHuman Interleukin-2

【又名】英特康欣，T 细胞生长因子。

【医保分类】注射剂乙类。

【药动学】肌内和皮下注射后的血药浓度是静脉注射的 1/100~1/10，血药浓度达峰时间：3h。主要分布在肾、肝、脾和肺。代谢：尿。$t_{1/2}$：85min。

【作用和用途】多肽类免疫增强药，作为淋巴因子，能刺激 T 细胞增殖分化，诱导产生细胞毒性 T 淋巴细胞（CTL），增强自然杀伤（NK）细胞活性，激活产生淋巴因子的杀伤细胞和肿瘤浸润淋巴细胞（TIL），刺激 B 细胞增殖分化和分泌抗体，诱导干扰素和多种细胞因子的分泌。

用于晚期肾癌、恶性黑色素瘤及癌性胸腔积液、腹水的治疗，也用于先天或后天免疫缺陷症，细菌、真菌及病毒感染如慢性活动性乙型肝炎、慢性活动性病毒感染、麻风病、肺结核、白念珠菌感染等。

【用法和用量】用于癌症治疗，一般可静脉滴注或皮下注射 20 万 ~40 万 U/m^2（30 万 ~60 万 U）/d，1 次 /d，每周连用 4d，4 周为一个疗程。癌性胸腔积液、腹水腔内注射应尽量排出胸、腹水后，每次注射60万~80万U，1~2次/周，注射1~3周。

【主要不良反应】最常见发热、寒战，而且与剂量有关，一般是一过性发热（38℃左右），可有寒战高热，停药后3~4h体温多可自行恢复正常。个别患者可出现呕吐、类感冒症状。皮下注射者局部可出现红肿、疼痛。较大剂量时可能引起毛细血管渗漏综合征，表现为低血压、末梢水肿、暂时性肾功能不全等。所有不良反应停药后均可自行恢复。

【孕妇、哺乳期妇女用药安全性】孕妇、哺乳期妇女慎用。

【禁忌和慎用】高热、严重心脏病、低血压、严重心肾功能不全、肺功能异常或进行过器官移植者禁用。

【注意事项】使用本品从小剂量开始，逐渐增大剂量，应严格掌握安全剂量。使用本品低剂量、长疗程可降低毒性，并且可维持抗肿瘤活性。

【剂型与规格】注射剂：5万U，10万U，20万U，50万U，100万U。

【医保限制】限肾细胞癌、黑色素瘤、癌性胸腔腹腔积液。

静注人免疫球蛋白（pH4）Human Immunoglobulin（pH4）for Intavenous Injection

【又名】蓉生静丙，静丙。

【医保分类】注射剂乙类。

【来源】取健康献血员的新鲜血浆或保存期不超过2年的冷冻血浆，经超滤、冷冻干燥、脱醇、浓缩以及灭活病毒等工序处理制得。

【作用和用途】本品含有经乙型肝炎疫苗免疫健康人群的血清所具有的各种抗体，有增加机体抵抗力及预防感染作用。

用于原发性免疫球蛋白缺乏症；自身免疫性疾病，如原发性血小板减少性紫癜、川崎病；继发性免疫球蛋白缺陷病，如重症感染、新生儿败血症等。

【超说明书适应证】美国FDA批准用于慢性炎性脱髓鞘性多发性神经病（CIDP）。

【用法和用量】直接静脉滴注，或以5%葡萄糖注射液稀释1~2倍后静脉滴注：①原发性免疫球蛋白缺乏症，首剂0.4g/kg，维持量0.2~0.4g/kg，一般每月给药1次；②原发性血小板减少性紫癜，0.4g/kg，连续给药5d；维持量0.4g/kg，每周给药1次；③重症感染，0.2~0.3g/kg，连续给药2~3d；④川崎病，儿童2g/kg，q.d.，发病10d内连续使用。

【主要不良反应】①一般耐受良好，注射大剂量时可见局部疼痛和暂时的体温升高；②因系血液制品，可出现过敏反应。

【孕妇、哺乳期妇女用药安全性】孕妇、哺乳期妇女慎用。

【禁忌和慎用】有抗 IgA 抗体的选择性 IgA 缺乏者禁用。

【注意事项】①注意区分静注人免疫球蛋白和人免疫球蛋白两药。静注人免疫球蛋白可直接静脉滴注，也可以 5% 葡萄糖注射液稀释 1~2 倍后静脉滴注；人免疫球蛋白仅可供肌内注射，不可静脉给药。②监测急性肾功能衰竭患者的肾功能，包括血尿素氮、血肌酐和尿量。③高剂量或快速给药时可发生无菌性脑膜炎综合征。④贮存于 2~10℃。

【剂型与规格】注射剂：1g/20ml，1.25g/25ml，2.5g/50ml，5g/100ml，10g/200ml；冻干制剂：1g，1.25g，5g。

【医保限制】限原发性免疫球蛋白缺乏症、新生儿败血症、重型原发免疫性血小板减少症、川崎病、全身型重症肌无力、急性吉兰 - 巴雷综合征。

乌苯美司 Ubenimex

【又名】百士欣，抑氨肽酶 B。

【作用和用途】是一种竞争性的，可逆的蛋白酶抑制剂，可增强免疫功能。

用于抗癌化疗、放疗的辅助治疗，老年性免疫功能缺陷等。可配合化疗、放疗及联合应用于白血病、多发性骨髓瘤、骨髓增生异常综合征及造血干细胞移植后，以及其他实体瘤患者。

【用法和用量】成人，30mg/d，1 次（早晨空腹口服）或分 3 次口服；儿童酌减。症状减轻或长期服用，也可每周服用 2~3 次，10 个月为一个疗程。

【主要不良反应】可使 T 细胞减少。偶有皮疹、瘙痒、头痛、面部水肿和一些消化道反应，如恶心、呕吐、腹泻、软便。个别可出现一过性轻度 GOT 升高。

【孕妇、哺乳期妇女用药安全性】孕妇、哺乳期妇女慎用。

【剂型与规格】胶囊剂：10mg，30mg。

卡介苗 Bacillus Calmette-Guerin Vaccine

【来源】由减毒牛型结核分枝杆菌悬浮液制成的活菌苗。

【作用和用途】非特异性免疫增强药，具有免疫佐剂作用，能增强抗原的免疫原性，加速诱导免疫应答反应。能增强单核 - 巨噬细胞系统的吞噬功能，促进白介素 -1 的生成。促进 T 细胞繁殖并增强其功能。能增强体液免疫反应，增强自然杀伤（NK）细胞的功能。

用于：皮内接种以预防结核病，亦可作为辅助治疗用于恶性黑色素瘤、肺癌、急性白血病、恶性淋巴瘤根治性手术或化疗后等；预防小儿感冒、治疗小儿哮喘性支气管炎以及防治成人慢性气管炎。

【用法和用量】

（1）用于肿瘤的辅助治疗：①皮肤划痕，在四肢皮肤上纵横划痕各10条，每条长5cm，交叉成为方块，以刺破表皮微微渗血为度，向划痕处置卡介苗1~2ml（每毫升75mg活菌），每周1~2次，10~20次为一个疗程。②皮内针刺，用无针注射器作20点、40点或60点针刺接种卡介苗于四肢。③瘤内注射，将卡介苗注入肿瘤结节内，多用于恶性黑色素瘤，剂量为卡介苗悬液0.05~0.15ml。④口服，每次服75~150mg，每周1次，1个月后改为每2周1次，第3个月后每个月1次，直至1年以上。服时或将卡介苗置于胶囊中或混在1杯橘子水中1次性服下。⑤胸腔内注射，应用于肺癌手术后，在术后3~5d由胸腔引流管内注入卡介苗10^7个活菌。

（2）预防结核：1岁以内健康婴儿，一般可直接接种结核活菌苗，但有明显结核病接触史者及应用皮内注射菌苗时，以及1岁以上的儿童或成年人，必须先作结核菌素试验，阴性者方可接种。接种后4~8周才产生免疫力（免疫可维持3~4年），所以接种后还要和结核患者隔离2个月，以免在这期间受到传染。2~3个月后再作结核菌素试验，阳性者表示接种成功，阴性者应再补种。以后每3~4年复种1次，复种前也应先作结核菌素试验。接种方法如下①口服法：限用于出生后2个月以内的婴儿，出生后次日开始服用，隔日1次，共服3次；或1次/d，连服3次，每次用量1ml；②皮上划痕法：主要用于1岁以下健康儿童（1岁以上也可用），用75%乙醇消毒三角肌处皮肤，待干后滴1~2滴菌苗，用针通过菌苗划长1~1.5cm的“井”字，以划破表皮略有出血为度，划后用针涂抹数次，使菌苗充分渗入划痕处，等5~10min局部隆起时再穿衣服；③皮内注射法：主要用于1岁以上健康儿童，每次注射0.1ml。

（3）治疗小儿哮喘性支气管炎及预防小儿感冒：小儿手臂或下肢内侧皮肤以75%乙醇消毒，干后滴死卡介苗1滴，用消毒的针划痕（长1cm），以不出血为度。每周1次，共50次。

【孕妇、哺乳期妇女用药安全性】孕妇禁用，哺乳期妇女慎用。

【注意事项】①凡患有结核病、急性传染病、肾炎、心脏病、湿疹、免疫缺陷症或其他皮肤病者均不应接种；②严禁皮下或肌内注射。

【剂型与规格】①注射剂：0.5mg，0.75mg，1.5mg；②口服混悬液：10mg；③划痕用卡介苗：37.5mg，75mg。

匹多莫德 Pidotimod

【又名】普利莫，谱乐益，匹多特莫，吡酮莫特。

【药动学】口服吸收迅速，人体口服生物利用度为45%，与食物同服时生物利用度降低 50%。血药浓度达峰时间：1.9h ± 0.6h，口服后不被代谢分解。排泄：尿（原型，静脉给药剂量的 95%）。半衰期为 4h，肾功能不全者消除半衰期延长。严重的肾功能不全者消除半衰期不超过 8~9h。

【作用和用途】为合成免疫增强药，既能促进非特异性免疫反应，又促进特异性免疫反应。可促进巨噬细胞及中性粒细胞的吞噬活性，提高其趋化性；激活自然杀伤细胞；促进有丝分裂原引起的淋巴细胞增殖，使免疫功能低下时降低的辅助性 T 细胞（CD_4^+）与抑制性 T 细胞（CD_8^+）比值升高恢复正常；通过刺激白介素 -2 和干扰素 γ 促进细胞免疫反应。

用于慢性或反复发作的呼吸道感染和尿路感染的辅助治疗。

【用法和用量】口服给药。①成人：0.8g/ 次，2 次 /d，不超过 60d。②3 岁及以上儿童及青少年：0.4g/ 次，2 次 /d，不超过 60d。

【孕妇、哺乳期妇女用药安全性】怀孕前 3 个月内孕妇禁用。

【禁忌和慎用】3 岁以下儿童禁用，遗传性果糖不耐受、葡萄糖 - 半乳糖吸收不良患者禁用。先天性免疫缺陷（高 IgE 综合征）、过敏体质患者慎用。

【注意事项】因食物影响本品的吸收，所以本品应在两餐间服用。

【剂型与规格】①片剂：0.4g；②颗粒剂：0.4g；③口服液：0.4g。

转移因子 Transfer Factor

【作用和用途】由具有细胞免疫功能的淋巴细胞产生的免疫调节药。增强或抑制体液免疫和细胞免疫功能，增加辅助性 T 细胞数。

用于治疗病毒性或真菌性细胞内感染（如带状疱疹、流行性乙型脑炎、白念珠菌感染、病毒性心肌炎等）；对恶性肿瘤可作为辅助治疗剂（主要用于肺癌、鼻咽癌、乳腺癌、骨肉瘤等）；对免疫缺陷病（如湿疹、血小板减少、多次感染综合征及慢性皮肤黏膜真菌病）有较好的疗效。

【用法和用量】①皮下注射：选择淋巴回流较丰富的上臂内侧或大腿内侧腹股沟下端为宜，也可选择上臂三角肌处，3~6mg/ 次，1 周或 2 周 1 次。②口服：10ml/ 次，1~2 次 /d。

【主要不良反应】局部有酸胀感，个别出现皮疹、皮肤瘙痒、痤疮增多及一过性发热等反应。

【孕妇、哺乳期妇女用药安全性】孕妇、哺乳期妇女禁用。

【注意事项】①于 2~8℃保存；②注射于上臂内侧或大腿内侧腹股沟下端皮下；③无抗原性；④个别出现皮疹、发热反应；⑤禁与热的饮料、食品同服，以免影响疗效。

【剂型与规格】①口服液：10ml；②注射剂：3mg。

香菇多糖 Lentinan

【又名】天地欣。

【药动学】正常动物给予本品后，血药浓度呈双相性，主要分布在肝，其次为脾、肺、肾，肿瘤组织对本品的摄取并无特异性。几乎不能通过胎盘，也不进入乳汁中。排泄：尿。$t_{1/2}$：1.9h。

【作用和用途】从香菇子实体或菌丝体中提取的有效活性成分，为免疫增强药，具有益气健脾、补虚扶正的功效，主要用于慢性肝炎，对动物多种肿瘤有较好的抑制作用，配合放、化疗的辅助药。

【用法和用量】加入 250ml 生理盐水或 5% 葡萄糖注射液中静脉滴注。1mg/ 次，2 次 / 周。

【主要不良反应】偶见胸部压迫感、咽喉狭窄感、呕吐、食欲减退、头痛、头晕等。

【孕妇、哺乳期妇女用药安全性】孕妇、哺乳期妇女慎用。

【剂型与规格】注射剂：1mg。

溶链菌制剂 Picibanil

甘露聚糖肽 Polyactin A

短棒状杆菌制剂 Corynebactrium Parvum Preparation

溶链菌制剂、甘露聚糖肽、短棒状杆菌制剂、左旋咪唑、罗莫肽、脾多肽、异丙肌苷、替洛隆和西佐糖

左旋咪唑 Levamisole

罗莫肽 Romurtide

脾多肽 Lienal Polypeptide

异丙肌苷 Inosine Pranobex

替洛隆 Tilorone

西佐糖 Sizofiran

（邓立东）

第四十三章

维生素、电解质、微量元素与矿物质、营养类药

药物分类 本章药物包括①维生素：水溶性维生素、脂溶性维生素、复方维生素；②电解质；③微量元素与矿物质；④营养类药：氨基酸及其类似物、脂肪乳、肠内营养药（enteral nutrition，EN）等。

作用特点 维生素是一类低分子有机化合物，它们在人体内含量甚微，但却是维持机体正常代谢和生理功能不可缺少的物质。大多数是某些酶的辅酶（或辅基）的组成部分。

维生素可划分为水溶性维生素（包括B族维生素、维生素C等）、脂溶性维生素（包括维生素A、维生素D、维生素K、维生素E等）。

维生素B_1参与体内辅酶的形成，能维持正常糖代谢及神经、消化系统功能。摄入不足可致维生素B_1缺乏，严重缺乏可致维生素B_1缺乏症（又称"脚气病"）以及周围神经炎、消化不良等。

维生素B_2是黄素酶类辅基的组成部分，为组织呼吸的重要辅酶，在酶系统中起递氢作用，参与糖、蛋白质、脂肪代谢，并能维持正常视觉功能。缺乏时病变多表现为口、眼和外生殖器等部位皮肤黏膜交界处的炎症，可继发贫血、网织红细胞减少。

维生素B_6是辅酶的重要组成成分，参与糖、蛋白质、脂肪的正常代谢，并与白细胞、血红蛋白的生成有关。缺乏时可致中枢神经兴奋，如头痛、失眠、反射亢进，甚至惊厥。

维生素C作为辅酶、抗体及胶原，参与生物氧化、组织修复，参与苯丙氨酸、酪氨酸、叶酸的代谢，参与铁、糖类的利用，参与脂肪、蛋白质的合成，是保持血管的完整性所必需的物质，它还可降低毛细血管的通透性，增强机体对感染的抵抗力，能络合重金属离子，故能解毒，且有抗组胺及阻止致癌物质（亚硝胺）生成的作用。

呋喃硫胺是维生素B_1衍生物，在体内迅速转化为活性硫胺，不为体内硫胺酶分解，对组织亲和力强。在脏器与血中浓度高，维持时间长，具有高效、长效、低毒的特性。用途同维生素B_1，但其对神经系统疾病有较好疗效。

烟酰胺是辅酶Ⅰ、Ⅱ的组成成分，是脂质代谢、组织呼吸的氧化作用和糖原分解所必需，防治心脏传导阻滞，提高窦房结功能。

维生素 A 是维持上皮组织（如皮肤、角膜、多种黏膜）正常功能的必需物质，参与间质组织黏多糖的合成，以维持其完整与健全；参与视紫红质的合成，增强视网膜的感光性能；对骨钙生长，卵巢、睾丸功能的维持和胚胎发育起重要作用，参与体内许多氧化过程以及抗癌作用，增强机体的免疫反应和抵抗力。

维生素 AD 是人体生长发育的必需物质，尤其对胎儿、婴幼儿的发育，上皮组织的完整性，视力的正常，生殖器官功能正常，血钙和磷的恒定，骨骼和牙齿的生长发育等有重要作用。

维生素 D 包括维生素 D_2、维生素 D_3，二者作用相同，调节钙、磷代谢，促进钙、磷的吸收，从而促进了骨组织的钙化，以及调节细胞的增殖与分化。

维生素 E 是抗氧化剂，保护红细胞免于溶血，保护神经和肌肉免受自由基损伤，维持神经肌肉的正常发育与功能，促进精子生成和活动，促进卵泡生成与发育，促进黄体孕酮分泌等，增强生殖功能。

维生素 E 烟酸酯直接扩张血管壁，促进脑、皮肤、肌肉及周围血液循环，持久稳定地增加血流量，减少胆固醇在血管壁的沉积。

泛酸是辅酶 A 的前体，参与组成辅酶 A 而存在于一切细胞内。为多种物质代谢所必需，包括糖类、蛋白质和脂类，以及正常上皮功能的维持。

复方维生素类药物是维生素、矿物质的复方制剂，能够更方便地用于防治维生素和矿物质缺乏引起的各种疾病。其中水溶性维生素、脂溶性维生素用于肠外营养，用于满足成人和儿童的生理需要。电解质在人体中发挥重要的作用：如维持体液渗透压和水平衡，维持体液的酸碱平衡，维持神经、肌肉的应激性，维持细胞正常的物质代谢。根据病情需要，补充相应电解质。这类药物常用的有：氯化钾、氯化镁、转化糖电解质、复合磷酸氢钾、口服补液盐Ⅱ、门冬氨酸钾镁。电解质在维持人体正常功能中发挥极为重要的作用，可用于纠正体液和电解质的体内平衡、酸 - 碱平衡、重建渗透压平衡等；尤以钠离子、氯离子、碳酸氢根盐离子、钾离子最为重要。

占人体总重量万分之一以下的元素，如铁、锌、铜、锰、铬、硒、钼、钴、氟等，称为微量元素，其中铁又称半微量元素。微量元素分为 3 类①人体必需微量元素：共 8 种，包括碘、锌、硒、铜、钼、铬、钴、铁；②人体可能必需的元素：共 5 种，包括锰、硅、硼、钒、镍；③具有潜在的毒性，但在低剂量时可能具有人体必需功能的元素：共 7 种，包括氟、铅、镉、汞、砷、铝、锡。

微量元素虽然在人体内的含量不多，但与人的生存和健康息息相关，对人的生命起至关重要的作用，常与维生素一同被称为微量营养素。微量元素摄入过量、缺乏都会不同程度地引起人体生理的异常或发生疾病。如缺铁可引起缺铁性贫血，缺锌可引起口、眼、肛门或外阴部红肿、湿疹。

矿物质又称无机盐，是人体内无机物的总称，是构成人体组织和维持正常生理功能必需的各种元素的总称，是人体必需的七大营养素之一。矿物质和维生素一样，是人体必需的元素，矿物质是无法自身产生、合成的，每天矿物质的摄取量也是基本确定的，但随年龄、性别、身体状况、环境、工作状况等因素有所不同。

复方氨基酸螯合钙是由钙及多种微量元素通过配位键与氨基酸形成的螯合物，并辅以维生素 D_3 和维生素 C 制成的复方制剂。维生素 D_3 可促进人体对钙的吸收，而维生素 C 及微量元素能促进骨基质生成，增强成骨功能。

葡萄糖酸锌可用于不能用青霉胺治疗的肝豆状核变性（Wilson 病），鼻喷剂用于防治感冒。

硒与谷胱甘肽过氧化物酶和辅酶 Q 的活力密切相关。能保护机体免受损害，刺激免疫球蛋白和抗体的产生，增强视力。

多种微量元素注射液为肠外营养的微量元素添加剂。用于静脉营养输液，补充成人对微量元素铬、铁、钼、锌、铜、锰、硒的日常需要。

营养类药用于补充人体氨基酸和脂肪不足。左卡尼汀是哺乳动物能量代谢中必需的体内天然物质，其主要功能是促进脂类代谢。在缺氧、缺血时，脂酰 -CoA 堆积，线粒体内的长链脂酰卡尼汀也堆积，游离卡尼汀因大量消耗而减低。

丙氨酰谷氨酰胺用于肠外营养，为接受肠外营养的患者提供谷氨酰胺。

不同类别的脂肪乳，如中 / 长链脂肪乳、长链脂肪乳、ω-3 鱼油脂肪乳作用特点不同，可制成不同的肠内营养乳剂（TP、TPF、TPF-D、TPF-T、TP-HE），满足不同患者的营养需求。

用药原则　各种维生素缺乏均可导致各种相应的疾病，因此在治疗时根据“缺什么补什么”的原则及时给予相应的维生素。例如维生素 B_1 缺乏症给予维生素 B_1；糙皮病给予烟酰胺；防治异烟肼重要不良反应或中毒给予维生素 B_6；维生素 C 缺乏症（坏血病）给予维生素 C；夜盲症给予维生素 A；佝偻病给予维生素 D 等。开始给予较大剂量（口服或注射），以期迅速弥补，以后则根据日需要量口服维持。

电解质缺乏可引起机体功能障碍，甚至危及生命，需根据情况补充相应电解质。

通常情况下，正常而营养均衡的饮食摄入不会造成微量元素缺乏。近代由于粮食、食品的精加工，使必需微量元素损失 60%~90%。但过分强调微量元素对人体的作用而不正确地选用，也会造成微量元素代谢失调；如锌的过多可影响铜、铁的代谢。

对危重患者、严重营养不良及严重创伤患者，必须提供营养支持——胃肠外营养（PN），除给予氨基酸、脂肪和葡萄糖外，尚需补充维生素和微量元素，以维护机体正常功能。

注意事项 ①正常机体需要维生素的量很少，绝大多数得自各种食物。一般情况下机体是不会缺乏维生素的，因此对于维生素缺乏症给予补充相应的维生素固然重要，但更重要的是控制、研究其引起缺乏的原因并设法纠正。通常引起缺乏的原因，如供给机体的维生素不足（食物中维生素含量减少、偏食、婴儿喂养不当或烹调不当等）、机体对维生素吸收障碍（长期慢性腹泻、肝胆疾病、胆汁分泌减少可致脂溶性维生素吸收障碍）、机体对维生素需要量增加（儿童生长发育期，妇女的妊娠期、哺乳期，高热和慢性消耗性疾病等）、药物引起的维生素缺乏（长期服用广谱抗生素可致维生素B、维生素K缺乏等）。②维生素类药物虽然重要不良反应较少，但也应该认真掌握疗程和剂量，合理应用维生素，不能滥用。③应该指出的是，对于维生素不缺乏者应用维生素并无意义。有些人把维生素当作“补品”而长期大量使用更属滥用，不仅无益，反而有害。它不仅造成药物和经济上的浪费，更重要的是会引起机体维生素的不平衡，发生毒性反应和依赖性。例如，维生素B_1大剂量使用可出现头痛、发绀、坐立不安、消化道出血、恶心、喉部紧缩感、乏力、烦躁、疲倦、食欲下降、水肿及心律失常。长期大量服维生素C而突然停药可能出现维生素C缺乏症；维生素A过多症表现为畏食、皮肤发痒、毛发脱落、易激动等，必须注意和警惕。④维生素宜在饭后服，因为维生素类药物口服后主要由小肠吸收，饭后服用以利其吸收，同时可减轻某些维生素对胃肠道的刺激反应。不宜与含鞣质的中药和食物同时期服用。⑤维生素B_2可使尿液呈黄色，维生素D可见口腔金属味，维生素E外用可引起接触性皮炎。⑥某些维生素根据其作用和使用特点，在有关章节中介绍。如维生素K、维生素B_{12}、维生素B_4、烟酸。

补充电解质特别是补钾时需要注意补充的速度、浓度，并监测机体电解质水平。为了预防微量元素的缺乏，应着重于饮食质量的提高，提供足够的蛋白质和维生素；对婴儿强调母乳喂养，而不是盲目补充。

补充肠内营养时需要特别注意个体化给药，选择适宜的肠内营养制剂，并注意给药方式、速度等。肠内营养包括经口、经鼻胃管或鼻肠管，或者直接引入胃造口或其他肠造口。患者需求量因其年龄、身高、体重、营养代谢状态、疾病状态不同而有所区别，应用期间应评估并调整用量、种类。

一、维 生 素

（一）水溶性维生素

维生素B_1 Vitamin B_1

【又名】维生素乙$_1$，盐酸硫胺，Vit B_1。

【医保分类】注射剂甲类，口服常释剂型乙类。

【药动学】口服吸收不完全，加大剂量不能相应增加吸收量。肌内注射吸收快而完全。代谢：肝。排泄：尿（原型或代谢物，超出体内需要部分）。$t_{1/2}$：0.35h。

【作用和用途】参与体内辅酶的形成，能维持正常糖代谢及神经、消化系统功能。摄入不足可致维生素 B_1 缺乏，严重缺乏可致维生素 B_1 缺乏症以及周围神经炎等。

用于防治维生素 B_1 缺乏症、韦尼克（Wernicke）脑病、酒精戒断综合征、器质性遗忘综合征、妊娠相关神经炎，也用于周围神经炎、心肌炎、消化不良的辅助治疗。对于高热、甲状腺功能亢进、大量滴注葡萄糖注射液，慢性酒精中毒等患者，因其消耗增多，宜适当补充。

【用法和用量】①维生素 B_1 缺乏症：口服，成人（轻型或重型维持量）5~10mg/ 次，3 次 /d，小儿（轻型）10mg/d；肌内注射，成人（重型）50~100mg/ 次，3 次 /d，症状改善后改口服。小儿（重型）10~25mg/d，症状改善后改口服。②妊娠期维生素 B_1 缺乏致神经炎：口服，5~10mg/d。③嗜酒致维生素 B_1 缺乏：成人，口服，40mg/d。

【主要不良反应】大剂量可出现头痛、发绀、消化道出血、喉部紧缩感、水肿及心律失常。注射给药可出现皮疹、皮肤瘙痒、喘鸣、面部水肿、吞咽困难，偶可发生过敏性休克。

【孕妇、哺乳期妇女用药安全性】常规剂量比较安全，适用于孕妇、哺乳期妇女。

【注意事项】①一般不宜静脉注射；②本品肌内注射前宜皮试，用其 10 倍稀释液 0.1ml 做皮试，防止过敏反应；③本品不宜与含鞣质的中药和食物同时期服用。

【药物相互作用】本品在碱性溶液中易分解，不宜与碳酸氢钠、苯巴比妥钠、氨茶碱同时服用。

【剂型与规格】①片剂：5mg，10mg；②注射液：10mg，25mg，50mg，100mg。

【备注】干酵母片：每片 0.2g 或 0.3g，每 1g 干酵母中含维生素 B_1 0.2mg、维生素 B_2 0.04mg、烟酸 0.25mg，嚼碎口服，2~3g/ 次，3 次 /d。

小儿贝诺酯维 B_1 颗粒：贝诺酯 0.3g，维生素 B_1 3mg。

葡钙维 B_1 片：葡萄糖酸钙 0.25g，维生素 B_1 2mg。

维 B_1 钙咀嚼片：葡萄糖酸钙 0.15g，磷酸氢钙 70mg，维生素 B_1 2mg。

维 B_1 乳酸钙片：乳酸钙 0.125g，葡萄糖 0.95g，维生素 B_1 1mg。

维生素 B_2 Vitamin B_2

【又名】维生素乙$_2$,核黄素,Vit B_2。

【医保分类】口服常释剂型甲类,注射剂乙类。

【药动学】口服主要从十二指肠吸收,血浆蛋白结合率:60%。代谢:肝。排泄:尿(原型)。$t_{1/2}$:66~84min。

【作用和用途】本品是黄素酶类辅基的组成部分,为组织呼吸的重要辅酶,参与糖、蛋白质、脂肪的代谢,并能维持正常视觉功能,缺乏时病变多表现为口、眼和外生殖器等部位皮肤黏膜交界处的炎症,可继发贫血、网织红细胞减少。

用于维生素 B_2 缺乏所致口唇干裂、口角炎、舌炎、阴囊炎、结膜炎、角膜血管化、脂溢性皮炎,防治贫血;或因接受全胃肠道外营养所致营养不良、进行性体重下降需要补充维生素 B_2 者。下列情况对维生素 B_2 需要量增加:孕妇、哺乳期妇女、甲状腺功能亢进症、烧伤、长期慢性感染、发热、新生儿高胆红素血症接受蓝光治疗时、恶性肿瘤、吸收不良综合征伴肝胆系统疾病(酒精中毒伴肝硬化、阻塞性黄疸)及肠道疾病(乳糜泻、热带口炎性腹泻、局限性肠炎、持续性腹泻)或胃切除术后。

【用法和用量】①口服:成人,5~10mg/次,10~35mg/d,数日后1~4mg/d;12岁及以下者,3~10mg/d,分2~3次服用;12岁以上儿童,5~10mg/次,3次/d。②肌内注射:成人,1~10mg/次,10~30mg/d。

【孕妇、哺乳期妇女用药安全性】常规剂量比较安全,适用于孕妇、哺乳期妇女。

【注意事项】①饭后口服吸收较完全;②大量服用后尿呈黄色;③本品注射剂含苯甲醇,儿童禁止肌肉注射。

【药物相互作用】①酒精可影响本品在胃肠道的吸收;②与甲状腺素、泻药合用,可减少本品吸收;③不宜与甲氧氯普胺(胃复安)同服;④服用吩噻嗪类、三环类抗抑郁药时,本品的需要量增加。

【剂型与规格】①片剂:5mg,10mg;②注射液:1mg,5mg,10mg。

维生素 B_6 Vitamin B_6

【又名】吡哆醇,吡多辛,Vit B_6。

【医保分类】口服常释剂型、注射剂甲类。

【药动学】口服易吸收;与血浆蛋白不结合。排泄:尿(代谢物)。$t_{1/2}$:15~20d。

【作用和用途】辅酶的重要组成成分,参与糖、蛋白质、脂肪的正常代谢,并与白细胞、血红蛋白的生成有关。缺乏时可致中枢神经兴奋,如头痛、失眠、反射亢进，甚至惊厥。

用于维生素 B_6 缺乏症、周围神经炎；防治异烟肼使用过程中出现的中枢神经兴奋及周围神经炎；脂溢性皮炎、痤疮、白细胞减少症和贫血；妊娠、放射治疗及抗肿瘤药所致的恶心、呕吐，全胃肠道外营养因摄入不足所致营养不良；防治婴儿惊厥；治疗先天性代谢障碍疾病和维生素 B_6 依赖综合征。

【用法和用量】①维生素 B_6 缺乏症：成人，口服 10~20mg/d，共 3 周，以后 2~3mg/d 持续数周；儿童，口服 2.5~10mg/d，共 3 周，以后 2~5mg/d，持续数周。②维生素 B_6 依赖综合征：成人，口服，开始 30~600mg/d，维持量 50mg/d；肌内注射或静脉注射，开始 50~200mg/d，维持量用片剂 50mg/d；儿童，口服，婴儿维持量 2~10mg/d，1 岁以上儿童用量同成人。③药物引起维生素 B_6 缺乏：预防，成人，口服，10~50mg/d（使用青霉胺者），100~300mg/d（使用环丝氨酸、乙硫异烟胺、异烟肼者），分次服用。治疗，成人，口服，50~200mg/d，共 3 周，以后 25~100mg/d；肌内注射或静脉注射，50~200mg/d，共 3 周，分次服用。④解毒：环丝氨酸中毒者，静脉注射或肌内注射 300mg/d 或以上。异烟肼中毒者，每 1g 异烟肼用本品 1g 对抗。⑤先天性代谢障碍疾病（胱硫醚尿症、高草酸盐尿症、高胱氨酸尿症、黄嘌呤尿症），成人，口服，100~500mg/d，分次服用。⑥遗传性铁粒幼细胞贫血：成人，口服，200~600mg/d，共 1~2 个月，以后 30~50mg/d，终身服用。⑦白细胞减少症：成人，静脉注射，50~100mg/ 次，1 次 /d。

【主要不良反应】少数患者出现过敏反应；肾功能正常时几乎不产生毒副作用，但长期、过量应用可出现严重的周围神经炎，表现为神经感觉异常、步态不稳、手足麻木。

【孕妇、哺乳期妇女用药安全性】常规剂量比较安全，适用于孕妇、哺乳期妇女。

【药物相互作用】①与环丝氨酸、异烟肼、乙硫异烟胺、肼屈嗪、免疫抑制药（如糖皮质激素、环孢素、青霉胺等）合用，对本品有拮抗作用或可增加本品肾排泄率，从而引起贫血或周围神经炎；②与维生素 B_1 合用有较强止痛作用，与 NSAID 合用可增强后者的止痛作用；③本品小剂量（5mg/d）与左旋多巴合用，可拮抗后者的抗震颤作用，故合用需谨慎；④服用雌激素时需增加维生素 B_6 的用量。

【剂型与规格】①片剂：10mg；②注射液：25mg，50mg，100mg。

维生素 C　Vitamin C

【又名】维生素丙，抗坏血酸，Vit C。

【医保分类】注射剂甲类，口服常释剂型乙类。

【药动学】口服吸收迅速，血浆蛋白结合率：25%。代谢：肝。排泄：尿

(代谢物,超出体内需要部分迅速排出)。$t_{1/2}$: 16d。

【作用和用途】作为辅酶,参与抗体及胶原形成、生物氧化、组织修复,苯丙氨酸、酪氨酸、叶酸的代谢,铁、糖类的利用,脂肪、蛋白质的合成,是保持血管完整性所必需的物质。它还可降低毛细血管的通透性,增强机体对感染的抵抗力,能络合重金属离子,故能解毒,且有抗组胺及阻止致癌物质(亚硝胺)生成的作用。

用于:①防治维生素 C 缺乏症;②补充需要,如传染病、妊娠、哺乳期、外科手术等需要增多时;③急性肝炎、肝硬化及汞、砷、苯、铅、铁等慢性中毒所致的肝损害;④贫血、过敏性皮肤病、酸化尿液等;⑤特发性高铁血红蛋白血症及克山病的心源性休克。

【用法和用量】①维生素 C 缺乏症:一般剂量,成人,口服,100~200mg/次,1~3 次/d,至少服 2 周;肌内注射或静脉注射,100~500mg/d,至少 2 周。儿童:口服,100~300mg/d,至少 2 周;肌内注射或静脉注射,100~300mg/d,分次注射,至少 2 周。②补充需要:150mg/d,口服。③防治感染性疾病:2~3g/d,最大量可达 10g/d,以 5%~10% 葡萄糖注射液稀释,静脉滴注。④酸化尿液:口服,4~12g/d,分次服用,1 次/4h。⑤特发性高铁血红蛋白血症:300~600mg/d,分次服。⑥克山病心源性休克:首剂 5~10g,加入 25% 葡萄糖注射液 20~40ml 中缓慢注射,以后根据病情使用。

【主要不良反应】①过量(>1g/d)口服可致呕吐、腹泻、胃痉挛、头痛、尿频;②长期大量服用偶可引起尿酸盐、半胱氨酸盐或草酸盐结石;③快速静脉注射可引起头晕、晕厥;④使用咀嚼片过多可损害牙釉质。

【孕妇、哺乳期妇女用药安全性】常规剂量比较安全,适用于孕妇、哺乳期妇女。但如果孕妇每天 2~3g 大量、长期服用,可导致婴儿维生素 C 缺乏症。

【注意事项】①大量长期服用后不可突然停药,否则可能出现坏血病症状,故宜逐渐减量停药;②本品大量应用后,可使大便隐血、尿糖(硫酸铜法)、葡萄糖均呈假阳性以及婴儿维生素 C 缺乏症。

【药物相互作用】①本品注射液与氨茶碱、碳酸氢钠、青霉素、氨苄西林、头孢唑林、庆大霉素、红霉素、维生素 K、华法林、阿司匹林、氯丙嗪、维生素 B_2、维生素 B_{12}、博来霉素、右旋糖酐呈配伍禁忌;②大剂量口服,可干扰抗凝血药(如肝素、华法林)的抗凝效果,缩短凝血酶原时间;③与铁剂合用可使铁吸收率增加;④大剂量与钙剂或磺胺类药物合用,可在肾脏形成结晶,应避免联合;⑤能拮抗氯丙嗪的中枢抑制作用,缩短巴比妥类药物的催眠时间。

【剂型与规格】①片剂:25mg,50mg,100mg;②注射剂:0.1g,0.25g,0.5g,2.5g;③泡腾片:0.1g,0.5g;④颗粒剂:2g(含维生素 C 100mg);⑤咀嚼片:50mg,100mg,200mg。

呋喃硫胺 Fursultiamine

【又名】新 B_1。

【作用和用途】维生素 B_1 衍生物，在体内迅速转化为活性硫胺，不为体内硫胺酶分解，对组织亲和力强。脏器与血中浓度高，维持时间长，具有高效、长效、低毒的特性。用途同维生素 B_1，但其对神经系统疾病有较好疗效。

用于维生素 B_1 缺乏症、Wernicke 脑病、消化不良、周围神经炎、神经痛、小儿麻痹症后遗症、小儿夜尿等。

【用法和用量】饭后口服，20~40mg/ 次，3 次 /d。肌内注射，20~40mg/d。

【剂型与规格】①片剂：25mg，50mg；②注射液：20mg。

烟酰胺 Nicotinamide

【又名】维生素 PP，Niacinamide。

【医保分类】口服常释剂型、注射剂乙类。

【药动学】口服吸收，广泛分布到全身各组织。代谢：肝。排泄：尿。$t_{1/2}$：约 45min。

【作用和用途】辅酶Ⅰ、Ⅱ的组成成分，是脂质代谢、组织呼吸的氧化作用和糖原分解所必需，防治心脏传导阻滞，提高窦房结功能。

用于防治糙皮病（烟酰胺缺乏时出现的皮炎、口腔炎、食欲减退、肠炎、腹泻、失眠和感觉异常等综合症状），防治心脏传导阻滞。

【用法和用量】①防治糙皮病：成人，口服，50~200mg/ 次，500mg/d；静脉滴注，50~200mg/ 次；②防治心脏传导阻滞：成人，静脉滴注，300~400mg/ 次，1 次 /d。

【主要不良反应】常见呕吐、腹泻并加重溃疡，肌内注射时产生剧痛。

【孕妇、哺乳期妇女用药安全性】常规剂量较安全，适用于妊娠后期孕妇、哺乳期妇女。

【药物相互作用】化学结构与异烟肼相似，存在拮抗作用，长期应用异烟肼者应适当补充本品。

【剂型与规格】①片剂：50mg，100mg；②注射液：50mg，100mg。

（二）脂溶性维生素

维生素 A Vitamin A

【又名】维生素甲，抗干眼病维生素，Vit A。

【医保分类】口服常释剂型乙类。

【药动学】口服极易吸收（主要在十二指肠和空肠），主要在肝中贮存（约含成人 2 年需要量),肝内维生素 A 动员需锌参与。血浆蛋白结合率 <5%(正常情况),65%(肝脏贮存已饱和时)。代谢:肝。排泄:尿、粪为主,乳汁中少量。

【作用和用途】维持上皮组织(如皮肤、角膜、多种黏膜)正常功能的必需物质,参与间质组织黏多糖的合成,以维持其完整与健全;参与视紫红质的合成,增强视网膜的感光性能;对骨钙生长,卵巢、睾丸功能的维持和胚胎发育起重要作用,参与体内许多氧化过程以及抗癌作用,增强机体的免疫反应和抵抗力。

维生素 A 需要量增加或摄入不足情况:①孕妇、哺乳期妇女和婴儿;②持续紧张状态;③感染、长期发热;④吸收不良综合征伴胰腺功能不良;⑤糖尿病和甲状腺功能亢进症、严重蛋白质营养不良、脂肪吸收不良时,β- 胡萝卜素转化为维生素 A 减少;⑥严格控制或选择饮食,或长时间接受肠道外营养的患者,体重骤降而致营养不良者。

适宜用于维生素 A 缺乏引起的眼干燥症、角膜软化症、皮肤粗糙、夜盲症、麻疹、皮肤角化过度、皮肤过度增生、动脉粥样硬化等。婴儿呛奶(可能是由于维生素 A 缺乏,会厌上皮过度角化、变性致吞咽时关闭不全或影响组织代谢而使其功能障碍所致)。亦可作烫伤、冻伤和溃疡的局部用药。

【用法和用量】①补充需要:孕妇、哺乳期妇女、男性青年及成人,5 000U/d。儿童预防,0~3 岁儿童 2 000U/d,4~6 岁 2 500U/d,7~10 岁 3 500U/d。②维生素 A 缺乏症:眼干燥症,2.5 万 ~5 万 U/d,服用 1~2 周。轻度缺乏成人:1 万 ~2.5 万 U/d,服用 1~2 周;严重缺乏成人:开始 6 万 ~10 万 U/d,3d 后改为 5 万 U/d,连用 2 周。肌内注射:6 万 ~10 万 U/d,连续 3d,以后 5 万 U/d,共 2 周,以后 1 万 ~2 万 U/d 连续用 2 个月。小儿 5 000U/d,伴眼干燥症及消化道吸收不良时,可肌内注射维生素 A 或维生素 AD 注射液,2.5 万 ~5 万 U/d,至症状体征好转。③恶心、呕吐、吸收不良综合征、眼损害较严重或于手术前后时,大于 1 岁儿童 0.5 万 ~1 万 U/d,共 10d,大于 8 岁儿童剂量同成人。④婴儿呛奶:维生素 AD(维生素 A 2.5 万 U/d,维生素 D 2 500U/d)肌内注射,5~7d 症状好转后改用鱼肝油口服。

【主要不良反应】大剂量(成人一次超过 100 万 U,小儿一次超过 30 万 U)使用 6h 后可致急性中毒,出现异常激动、颅内压增高、嗜睡、谵妄、头痛、呕吐、腹泻、视物模糊、囟门凸起、惊厥、脑积水、假性脑瘤等诸症状。

【中毒症状】长期大量使用 10 倍推荐剂量,可发生慢性中毒。早期出现疲倦、乏力、烦躁、嗜睡、食欲减退、呕吐、腹泻、低热、多汗、眼球震颤、复视等,后期出现关节疼痛肿胀、颅内压增高、视盘水肿、头痛、皮肤干燥、毛发枯干脱落、牙龈出血、唇干裂、牙龈炎、口角糜烂、肝肾损害、门静脉高压、夜尿增多、高尿酸血症、高钙血症、高脂血症、凝血酶原不足、溶血性贫血、白细胞减少、角膜混浊、小儿骨骺早愈合、妇女月经量过少等。停药后中毒症状多在 1 周内缓解，可持续数周。肝脏发生纤维化则不可逆。

【孕妇、哺乳期妇女用药安全性】常规剂量下非常安全，由于妊娠、哺乳期需要量增加，所以推荐孕妇、哺乳期妇女适量补充。但孕妇摄入大量维生素 A 可能致胎儿畸形。

【注意事项】①血中维生素 A 浓度超过 100μg/100ml 时，可诊断为维生素 A 中毒，立即停药，并给予维生素 B_1、维生素 C 和糖皮质激素；②小儿补充维生素 AD 按 3∶1 为合适，而目前通常使用的维生素 AD 则为 10∶1，其中维生素 A 含量显著偏高，不适用于小儿；③长期应用要随访监测：暗适应试验，眼震颤，测定血浆胡萝卜素及维生素 A 含量。

【药物相互作用】①维生素 E 可促进本品在胃肠道的吸收，增加肝内贮存量，加速利用，降低毒性，但大量维生素 E 可耗尽本品在体内的贮存；②考来烯胺、氢氧化铝、硫糖铝可降低本品的吸收；③维生素 C 和糖皮质激素能拮抗维生素 A 的毒性。

【剂型与规格】①软胶囊（胶丸，胶囊，糖丸）：1 000U，2 500U，5 000U，2.5 万 U；②口服液：5 万 U/ml；③注射液：2.5 万 U，5 万 U；④眼用凝胶：5g 含 5 000U。

维生素AD　Vitamin AD

【医保分类】口服液体剂乙类。

【作用和用途】维生素 A 和维生素 D 是人体生长发育的必需物质，尤其对胎儿、婴幼儿的发育，上皮组织的完整性，视力，生殖器官发育成熟，血钙和磷的恒定，骨骼和牙的生长发育等有重要作用。

预防和治疗维生素 A 及 D 缺乏症，如夜盲症、眼干燥症、佝偻病、软骨症等。

【用法和用量】①口服：1 岁以上儿童，一次 1 丸，1 次 /d。②肌内注射：儿童 0.5~1ml/ 次，1 次 /d。

【主要不良反应】可见骨关节肿痛、皮肤瘙痒、口唇干裂、发热、头痛、呕吐、便秘、腹泻等。

【孕妇、哺乳期妇女用药安全性】常规剂量比较安全，孕妇、哺乳期妇女可以使用。

【禁忌和慎用】肾衰竭、高钙血症、高磷血症伴肾性佝偻病者禁用。

【注意事项】老年人长期服用本品，可能因视黄醛清除延迟而致维生素 A 过量。

【剂型与规格】见表 43-1。

表 43-1 含维生素 A 的药品剂型与规格

药品名称	单位含量	用法用量
维生素 AE 胶丸	维生素 A10 000U，维生素 D 1 000mg	口服，成人 1 粒 / 次，3~6 次 /d
维生素 AD 注射液	0.5ml，1ml；每 0.5ml 含维生素 A 2.5 万 U，维生素 D 2 500U	肌内注射，0.5~1ml/d
维生素 AD 滴剂	每瓶 50ml，每 1g 含维生素 A 5 000U、维生素 D 500U	口服，小儿预防量 3~6 滴 /d，治疗量 15~60 滴 /d
维生素 AD 软胶囊	每粒含维生素 A 3 000U、维生素 D 300U	口服，1~3 粒 / 次
鱼肝油滴剂	每 1g 含维生素 A 1 500U、维生素 D 150U	口服，2~10ml/ 次，3 次 /d
鱼肝油乳	每 1g 含鱼肝油 200mg	成人预防 15ml/d；成人治疗 35~65ml/d，2 周后减量至 15ml/d

【医保限制】口服液体剂限夜盲症、儿童佝偻病。

倍他胡萝卜素 Beta Carotene

【又名】贝西迪，卡洛，β- 胡萝卜素。

【药动学】小肠吸收，主要贮存于脂肪，小部分经肝脏代谢为维生素 A。

【作用和用途】本品是维生素 A 的前体，在人体内解离出维生素 A，发挥维生素 A 的作用。用于维生素 A 缺乏、光敏性皮炎及肿瘤、免疫性疾病的辅助治疗，红细胞生成性原卟啉病。

【用法和用量】口服，60mg/ 次，3 次 /d，30~200mg/d，饭后服用，一个疗程 8 周左右。小儿 30~150mg/d，分 2~3 次服用。

【孕妇、哺乳期妇女用药安全性】孕妇、哺乳期妇女慎用。

【注意事项】①不宜同时再服用维生素 A；②治疗红细胞生成性原卟啉病多在 2~6 周起效，如 6 周后未见疗效者可适当加大剂量，直至掌心皮肤出现黄染，然后逐渐减量；③不能代替防晒霜。

【剂型与规格】①胶囊：6mg；②软胶囊：15mg；③天然胶丸：5mg，10mg；④咀嚼片：15mg；⑤复方倍他胡萝卜素胶囊：β- 胡萝卜素 6mg，维生素 E 100mg，维生素 C 200mg。

维生素 D Vitamin D

【又名】维生素丁，抗佝偻病维生素，骨化醇，Vit D。

【医保分类】维生素 D_2 口服常释剂型、注射剂甲类，维生素 D_3 注射剂甲类。

【药动学】口服吸收，主要贮于肝脏。维生素 D_2 作用开始时间为 12~24h，治疗效应需 10~14d，最长可达 6 个月。代谢：肝、肾细胞中羟化并具活性。排泄：主要由胆汁，部分由乳汁。$t_{1/2}$：19~48h（维生素 D_2）。

【作用和用途】维生素 D 包括维生素 D_2、维生素 D_3，二者作用相同，调节钙、磷代谢，促进钙、磷的吸收，从而促进了骨组织的钙化，以及调节细胞的增殖与分化。

用于防治维生素 D 缺乏，如绝对素食、肠外营养、胰腺功能不全伴吸收不良综合征、肝胆疾病（肝功能损害、肝硬化、阻塞性黄疸）、小肠疾病（脂性腹泻、克罗恩病、长期腹泻），防治佝偻病、骨软化症、家族性低磷血症、低钙所致的手足搐搦症以及甲状旁腺功能减退等。

【用法和用量】①维生素 D 缺乏预防：成人口服，400~800U/d，肌内注射（维生素 D_3），30 万 ~60 万 U/ 次，病情严重者可于 2~4 周后重复注射 1 次。母乳喂养儿：400U/d；婴儿摄入维生素 D 不足 100U/d 时，需于出生后 1~3 周起口服 500~1 000U/d。②防治佝偻病：预防剂量，成人口服 1 000~4 000U/d；治疗量，成人口服维生素 D_2 1 万 ~6 万 U/d，最高 50 万 U/d。肌内注射，1 万 ~2 万 U/d，维生素 D_2 40 万 U/ 次，隔天 1 次，连用 2 次。用前先服用活性钙剂，以免低血钙而致抽搐。小儿口服维生素 D_2 3 000~1 万 U/d，最高 5 万 U/d。小儿维生素 D_3 肌内注射，30 万 ~60 万 U/ 次，必要时 2~4 周后重复一次。维生素 D_2 胶性钙注射剂，肌内或皮下注射，1ml/ 次，每天或隔天 1 次，用前摇匀。佝偻病（维生素 D_3）：口服，2 500~5 000U/d；活动期 5 000~1 万 U/d。③骨软化症（长期应用抗惊厥药引起）：成人口服 1 000~4 000U/d；儿童口服 1 000U/d。④甲状旁腺功能低下：成人口服 5 万 ~15 万 U/d（维生素 D_2、维生素 D_3）；儿童 5 万 ~20 万 U/d（维生素 D_2）。甲状旁腺功能减退：儿童 5 万 ~50 万 U/d（维生素 D_3）。⑤家族性低磷血症：成人口服，5 万 ~10 万 U/d。肌内注射，30 万 ~60 万 U/ 次，病情严重者可于 2~4 周后重复注射 1 次。⑥婴儿手足搐搦症：口服，2 000~5 000U/d，一个月后改为 400U/d（维生素 D_3）。⑦肾功能不全：成人口服 4 万 ~10 万 U/d。⑧肾性骨萎缩：成人口服 2 万 U/d，维持量 1 万 ~3 万 U/d；小儿 4 000~4 万 U/d。⑨维生素 D 缺乏：口服 1 000~2 000U/d，以后减至 400U/d。小儿 1 000~4 000U/d，以后减至 400U/d。

【主要不良反应】可见呕吐、口腔金属味、食欲减退、严重腹痛、极度口渴、多尿、易烦躁、肌痛、骨痛、小儿生长发育停止、夜间多尿、惊厥、血钙升高、血镁升高、胆固醇升高、尿钙升高、尿磷酸盐升高、眼对光刺激敏感度增加、心律失常、高血压、肾衰竭；便秘和腹泻交替发生，以后逐渐消退；长期大量应用可致各种中毒反应，甚至死亡。

【孕妇、哺乳期妇女用药安全性】常规剂量比较安全，孕妇适宜适量补充，但不宜过量。

【禁忌和慎用】①高钙血症、高钙尿症、维生素 D 增多症、高磷血症伴肾性佝偻病患者禁用；②动脉硬化、心肾功能不全、高胆固醇血症、高磷血症者慎用。

【药物相互作用】①大剂量钙剂和利尿药与常用量本品合用，有发生高钙血症的危险；②与降钙素合用，可抵消后者对高钙血症的疗效；③大量含磷药物与本品合用，可诱发高磷血症；④与洋地黄类药物合用需谨慎，容易诱发心律失常。

【剂型与规格】①维生素 D_2 软胶囊：5 000U（0.125mg），1 万 U（0.25mg）；②维生素 D_2 片：5 000U（0.125mg），1 万 U（0.25mg），2 万 U（0.5mg）；③维生素 D_2 丸（糖丸）：5 000U（0.125mg）；④口服维生素 D_2 葡萄糖（散剂）：10g；⑤维生素 D_2 注射液：20 万 U（5mg），40 万 U（10mg）；⑥维生素 D_3 注射液：15 万 U（3.75mg），30 万 U（7.5mg），60 万 U（15mg）；⑦维生素 D_3 胶丸：1μg；⑧维生素 D 滴剂（胶囊型）：400U，800U。

含维生素 D 的复方制剂，见表 43-2。

表 43-2 含维生素 D 的复方制剂

药品名称	单位含量
维 D_2 乳酸钙片	维生素 D_2 12.6μg，乳酸钙 0.16g； 乳酸钙 0.16g，磷酸氢钙 80mg，维生素 D_2 50U
维生素 D 胶性钙注射液	1ml；10ml，每 1ml 内含维生素 D_2 5 万 U，胶性钙 0.5mg
维 D_2 果糖酸钙注射液	1ml：钙 0.5mg，维生素 D_2 0.125mg； 2ml：钙 1mg，维生素 D_2 0.25mg
维 D_2 磷酸氢钙片	磷酸氢钙 0.15g（钙 36mg），维生素 D_2 2 500U（12.5μg）
维 D_2 磷葡钙片	葡萄糖酸钙 0.197g，磷酸氢钙 0.139g，维生素 D_2 100U
阿仑膦酸维 D_3 片	每片含阿仑膦酸 70mg，维生素 D_3 2 800U
阿仑膦酸维 D_3 片（Ⅱ）	阿仑膦酸 70mg，维生素 D_3 5 600U（140μg）
维 D 钙咀嚼片	维生素 D_3 100U（2.5μg），碳酸钙 750mg（钙 300mg）

续表

药品名称	单位含量
儿童维 D 钙咀嚼片	维生素 D_3 100U（2.5μg），碳酸钙 750mg（钙 300mg）
葡萄糖酸钙维 D_2 散	葡萄糖酸钙 0.15g，葡萄糖 0.15g，维生素 D_2 1.75μg（70U）
葡萄糖酸钙维 D_2 咀嚼片	葡萄糖酸钙 0.3g，维生素 D_2 12.5μg
葡萄糖酸钙维 D_2 咀嚼片（Ⅱ）	葡萄糖酸钙 0.3g，维生素 D_2 120U（3μg）
碳酸钙维 D_3 元素片（4）	碳酸钙 1.5g（钙 600mg），维生素 D_3 200U（5μg），氧化铜 1.252mg，氧化镁 82.89mg，氧化锌 9.337mg，硫酸锰 5.541mg

维生素 E　Vitamin E

【又名】生育酚，Vit E。

【药动学】口服 50%~80% 经十二指肠吸收。代谢：肝。排泄：胆汁，尿。

【作用和用途】抗氧化剂，保护红细胞免于溶血，保护神经和肌肉免受自由基损伤，维持神经肌肉的正常发育与功能，促进精子生成和活动，促进卵泡生成与发育，促进黄体孕酮分泌等，增强生殖功能。

用于：①维生素 E 缺乏症；②甲状腺功能亢进、巨细胞和巨幼细胞贫血、棘红细胞增多症、吸收不良综合征伴胰腺功能低下、肝胆系统疾病、小儿肠病、胃切除术后、蛋白质缺乏症、接受肠外营养者、进行性体重下降者、孕妇、哺乳期妇女；③进行性肌营养不良、甲状旁腺功能减退的辅助治疗；④预防习惯性流产、先兆流产、不孕症、更年期障碍，治疗动脉硬化、肝炎肝硬化、妇女面部色素沉着、皮肤干燥及季节变化导致的皮肤瘙痒、渗出性或炎症性皮肤病、皮肤角化症、脱毛症、非酒精性脂肪肝、迟发性运动障碍。

【用法和用量】维生素 E 缺乏：成人口服一般剂量 10~100mg/ 次，2~3 次 /d。肌内注射（棘红细胞增多症及吸收不良综合征）：5~10mg/ 次，1 次 /d；小儿 1mg/（kg·d）；早产儿 15~20mg/d。慢性胆汁淤积婴儿：15~25mg/d。心脑血管疾病、习惯性流产、不孕症的辅助治疗：10~100mg/ 次，2~3 次 /d。皮肤干燥及季节变化导致的皮肤瘙痒：外用。

【主要不良反应】常规剂量比较安全，长期服用大剂量（400~800mg/d）可引起血小板聚集、视物模糊、乳腺肿大、腹泻、头晕、流感样综合征、胃痉挛等；超过 800mg/d，可引起高血压、荨麻疹、糖尿病和加重心绞痛，甚至导致乳腺癌和免疫力下降。

【孕妇、哺乳期妇女用药安全性】常规剂量比较安全，孕妇适宜适量补充。

【禁忌和慎用】低体重婴儿禁用静脉给药。维生素 K 缺乏症引起的低凝血酶原血症患者、缺铁性贫血患者慎用。

【注意事项】大量维生素 E 可使血清胆固醇及血清甘油三酯浓度升高。

【药物相互作用】本品可促进维生素 A 的吸收，肝内维生素 A 的贮存和利用增加，降低维生素 A 中毒的发生，但超量时可减少维生素 A 的体内贮存。

【剂型与规格】①片剂（胶丸，软胶囊）：5mg，10mg，50mg，100mg；②注射液：5mg，50mg；③口服液：50mg/1ml；④乳剂（软膏剂）：每 100ml 内含维生素 E 1g。

含维生素 E 的复方制剂，见表 43-3。

表 43-3 含维生素 E 的复方制剂

药品名称	单位含量	主要用途
维生素 EC 颗粒	3g 含维生素 E 0.1g，维生素 C 0.2g	防治维生素 E 和维生素 C 缺乏
亚油酸维生素 E 胶丸 / 二维芦丁片	胶丸每粒含亚油酸 150mg，维生素 E 0.7mg；片剂每片含芦丁 10mg，维生素 C 20mg，维生素 B_6 2mg	用于高胆固醇血症及动脉粥样硬化
复方参芪维 E 胶囊	0.38g 含维生素 E 12.5mg	免疫增强药及降血脂药
尿素维 E 乳膏	40g 含尿素 6g，维生素 E 400mg	手足皲裂
维胺酯维 E 乳膏	15g 含维胺酯 45mg，维生素 E 75mg；20g 含维胺酯 60mg，维生素 E 100mg	用于痤疮
维胺酯维 E 凝胶	每 1g 含维胺酯 3mg，维生素 E 5mg	用于痤疮
肝素钠维 E 乳膏	25g 含肝素钠 8 750U，维生素 E 375mg	用于湿疹、多形红斑、冻疮、手足皲裂

维生素 E 烟酸酯 Vitamine E nicotinate

【又名】利脉顺，烟酸生育酚酯，Tocopheryl Nicotinate。

【药动学】口服 50%~80% 在十二指肠吸收，血药浓度达峰时间：30~60min。代谢：肝。排泄：胆汁，尿。$t_{1/2}$：45min。

【作用和用途】扩张周围血管，抑制胆固醇的合成，大剂量可降低血清胆固醇及甘油三酯浓度。

适用于治疗脑动脉硬化、脑卒中、脑外伤后遗症、脂质代谢异常、高血压、冠心病及循环障碍引起的各种疾病。

【用法和用量】饭后或餐时服，开始 0.1~0.2g/ 次，3 次 /d；维持量：0.1~0.15g/ 次，3 次 /d。

【孕妇、哺乳期妇女用药安全性】孕妇禁用。

【禁忌和慎用】活动性溃疡患者禁用。

【注意事项】2 岁以下小儿胆固醇为正常发育所需，不推荐应用烟酸降低血脂。

【剂型与规格】胶囊：100mg，150mg。

泛酸钙 Calcium Pantothenate

泛酸钙

（三）复方维生素

多维元素片 Mutivitamin Formula with Minerals

【又名】施尔康，金施尔康，白金施尔康。

【作用和用途】用于预防及治疗因维生素和矿物质缺乏引起的各种疾病。

【用法和用量】口服，成人，1 片 /d。

【孕妇、哺乳期妇女用药安全性】常规剂量比较安全，孕妇适宜适量补充。

【禁忌和慎用】慢性肾衰竭、高钙血症、高磷血症伴肾性佝偻病者禁用。

【剂型与规格】片剂：每片含维生素 A 5 000U，维生素 D 400U，维生素 E 15U，维生素 C 200mg，维生素 B_1 10.3mg，维生素 B_2 10mg，维生素 B_6 4.1mg，维生素 B_{12} 5μg，烟酰胺 100mg，泛酸 18.4mg，碘 150μg，铁 12mg，镁 65mg，铜 2mg，锌 15mg，锰 1mg。

水溶性维生素 Water-soluble Vitamin

【医保分类】注射剂乙类。

【作用和用途】肠外营养的组成部分之一，用于满足成人和儿童每日对水溶性维生素的生理需要。

【用法和用量】静脉滴注，体重 10kg 以上小儿和成人，1 支 /d；10kg 以下小儿酌减。

【剂型与规格】注射液：维生素 B_1 3.1mg，维生素 B_2 4.9mg，维生素 B_6 4.9mg，

维生素 B_{12} 5μg，维生素 C 113mg，叶酸 0.4mg，生物素 60μg，烟酰胺 40mg，泛酸钠 16.5mg，甘氨酸 300mg。

【医保限制】注射剂限与脂肪乳、氨基酸等肠外营养药物配合使用时支付，单独使用不予支付。

脂溶性维生素 Fat-soluble Vitamin

【医保分类】注射剂乙类。

【作用和用途】肠外营养的组成部分之一，适用于 11 岁以下儿童及婴儿，满足儿童一日对脂溶性维生素 A、维生素 D_2、维生素 E、维生素 K_1 的生理需要。

【用法和用量】静脉滴注，1ml/（kg·d），最大剂量 10ml/d。

【注意事项】①必须稀释后静脉滴注；②冷处（2~9℃）避光保存；③不宜与华法林等合用。

【剂型与规格】脂溶性维生素注射液（Ⅰ）每 10ml 含：维生素 A 0.69mg，维生素 D_2 10μg，维生素 E 6.4mg，维生素 K_1 0.2mg，大豆油 1g，卵磷脂 0.12g。

脂溶性维生素注射液（Ⅱ）每 10ml 含：维生素 A 0.99mg，维生素 D 25μg，维生素 E 9.1mg，维生素 K_1 0.15mg，大豆油 1g，卵磷脂 0.12g。

【医保限制】注射剂限与脂肪乳、氨基酸等肠外营养药物配合使用时支付，单独使用不予支付。

注射用多种维生素（12）Multivitamin for Injection（12）

【又名】施尼维他，注射用 12 种复合维生素。

【医保分类】注射剂乙类。

【适应证】肠外营养中需要补充维生素的患者，可同时补充水溶性和脂溶性维生素。

【用法和用量】静脉滴注，成人和 11 岁以上儿童，1 支 /d。对营养需求增加的病例（如严重烧伤），也可按一日给药量的 2~3 倍给药。

【禁忌和慎用】禁用于新生儿、婴儿以及 11 岁以下儿童。

【注意事项】必须稀释后静脉滴注。用前 1h 配制，24h 内用完。

【剂型与规格】注射剂：每支含维生素 A 3 500U，维生素 D_3 220U，维生素 E 10.2mg，维生素 C 125mg，维生素 B_1 5.8mg，维生素 B_2 5.67mg，维生素 B_6 5.5mg，维生素 B_{12} 6mg，叶酸 414μg，右泛醇 16.15mg，生物素 69μg，烟酰胺 46mg。

【医保限制】限与肠外营养药物配合使用时支付，单独使用不予支付。

其他维生素复方制剂，见表 43-4。

表 43-4　其他维生素复方制剂

药品名称	单位含量	常规用法用量
小儿多维生素咀嚼片(10)(小施尔康)	每片含维生素 A 5 000U,维生素 D 400U,维生素 E 30U,维生素 C 60mg,叶酸 0.4mg,维生素 B_1 1.5mg,维生素 B_2 1.7mg,烟酰胺 20mg,维生素 B_6 2mg,维生素 B_{12} 6μg	生长期儿童 1 片 /d,咀嚼后咽下
多维元素片(29)(善存片)	每片含维生素 A 5 000U,维生素 E 30U,维生素 C 90mg,维生素 B_1 2.25mg,维生素 B_2 2.6mg,烟酰胺 20mg,维生素 B_6 3mg,维生素 B_{12} 9μg,维生素 D 400U,生物素 45μg,泛酸 10mg,叶酸 400μg,维生素 K_1 25μg,钙 162mg,磷 125mg,碘 150μg,铁 27mg,镁 100mg,铜 2mg,锰 5mg,钾 30mg,氯 27.2mg,铬 25μg,钼 25μg,硒 25μg,锌 15mg	4 岁以上儿童及成人:1 片 /d
小儿善存片	每片含维生素 A 5 000U,维生素 C 50mg,维生素 D 400U,叶酸 100μg,维生素 B_1 1.5mg,维生素 B_2 1.7mg,维生素 B_6 2mg,维生素 B_{12} 4μg,烟酰胺 20mg,泛酸 10mg,钙 162mg,磷 125mg	口服,3~12 岁儿童 1 片 /d
多维元素片(21)(21 金维他)	每片含维生素 A 2 500U,维生素 D 400U,维生素 E 1mg,维生素 C 30mg,维生素 B_1 2mg,维生素 B_2 1mg,维生素 B_6 0.5mg,维生素 B_{12} 1μg,烟酰胺 10mg,泛酸钙 1mg,碘 65μg,铁 16.73mg,镁 0.325mg,铜 0.625mg,锌 0.623mg,锰 0.79mg,钾 4.46mg,钙 99.33mg,胆碱 25mg,赖氨酸 25mg,肌醇 25mg	口服,1~2 片 /d
复合维生素片	每片含维生素 A 1.2mg(4 000U),维生素 B_1 1.6mg,维生素 B_2 1.8mg,维生素 B_6 2.6mg,维生素 B_{12} 4μg,维生素 C 0.1g,维生素 D_3 12.5μg(500U),磷 0.125g,铁 60mg,钙 0.125g,镁 0.1g,铜 1mg,锌 7.5mg,锰 1mg	口服,1 片 /d,与早餐同时服用。如存在晨起恶心现象,建议在中午或者晚上服用
复合维生素 BC 片	每片含维生素 C 100mg,维生素 B_1 3mg,维生素 B_2 1.5mg,维生素 B_6 0.2mg,右旋泛酸钙 1mg,烟酰胺 10mg	口服,一次 1 片,3 次 /d
注射用复合维生素 B	每支含维生素 B_1 20mg,维生素 B_2 2mg,维生素 B_6 2mg,烟酰胺 30mg,右旋泛酸钠 1mg	肌内或皮下注射,1 支 /d

续表

药品名称	单位含量	常规用法用量
复合维生素 B 注射液	每支 2ml，内含维生素 B_1 20mg，维生素 B_2 2mg，维生素 B_6 2mg，烟酰胺 30mg	肌内注射，2ml/ 次，1 次 /d
复合维生素 B 溶液	每 100ml 内含维生素 B_1 0.1g，维生素 B_2 20mg，维生素 B_6 30mg，烟酰胺 0.1g，混旋泛酸钙 10mg	口服，10~15ml/ 次，3 次 /d
复合维生素 B 片	含维生素 B_1 3mg，维生素 B_2 1.5mg，维生素 B_6 0.2mg，烟酰胺 10mg，混旋泛酸钙 2mg	口服，成人 1~3 片 / 次，小儿 1~2 片 / 次

二、电 解 质

氯化钾 Potassium Chloride

【又名】补达秀。

【医保分类】口服常释剂型、缓释控释剂型、注射剂、颗粒剂甲类。

【药动学】缓释片在消化道中缓慢释放，服药 2h、4h 和 8h 释放量分别为 10%~35%、30%~70% 和 80% 以上。服药 1h，血清钾显著升高，第 2h 血钾继续上升至血钾最高限。血钾浓度持续保持在较高水平至 12h 后才下降，服药后 6~8h 尿排钾量逐渐增加。排泄：尿 90%，粪便 10%。

【作用和用途】治疗各种原因引起的低钾血症。

【用法和用量】成人常规剂量为 1g/ 次，早晚各 1 次。一般成人每日最大用量为 6g。对口服片剂初出现胃肠道反应可改用口服溶液，稀释于冷开水或饮料中服用。

用于严重低钾血症或不能口服者，将 10% 氯化钾注射液 10~15ml 加入 5% 葡萄糖注射液 500ml 中滴注。钾浓度不超过 3.4g/L，补钾速度不超过 0.75g/h，每日补钾量为 3~4.5g（40~60mmol）。在体内缺钾引起严重快速型室性异位心律失常时，如尖端扭转型室性心动过速、心室扑动等威胁生命的严重心律失常时，钾盐浓度要高（0.5%，甚至 1%），滴速要快，1.5g/h，补钾量可达 10g/d 以上。如病情危急，补钾浓度和速度可超过上述规定。但需严密动态观察血钾及心电图等，防止高钾血症发生。

【主要不良反应】可见高钾血症，表现为手足口唇麻木、意识模糊、呼吸困难、心率减慢、传导阻滞，甚至心搏骤停。

【孕妇、哺乳期妇女用药安全性】常规剂量孕妇比较安全，可以使用。哺乳期妇女慎用。

【禁忌和慎用】高钾血症、尿量很少的闭尿患者禁用。

【注意事项】①注射液严禁直接静脉滴注与静脉推注；②注射液静脉滴注时钾浓度不超过 3.4g/L，补钾速度不超过 0.75g/h。

【剂型与规格】①缓释片：0.5g；②注射液：1g（10ml），1.5g（10ml）。

氯化镁 Magnesium Chloride

氯化镁

钠钾镁钙葡萄糖 Sodium Potassium Magnesium Calcium and Glucose

【作用和用途】电解质（钠、钾、镁、钙离子）补充剂。用于补充水分与维持体内电解质平衡。

【用法和用量】静脉滴注，通常成人 500~1 000ml/ 次。

【主要不良反应】主要为心电图 ST 段降低、心律失常。大量或快速输液时，可引起脑水肿、肺水肿、末梢水肿。

【禁忌和慎用】高钾血症、高钙血症、高镁血症、甲状腺功能低下患者禁用。

【剂型与规格】注射液：250ml，500ml。每 1 000ml 中含：氯化钠 6.372g，氯化钾 0.30g，氯化镁 0.204g，醋酸钠 2.052g，枸橼酸钠 0.588g，葡萄糖酸钙 0.672g，葡萄糖 10g。

复合磷酸氢钾 Compound Potassium Hydrogen Phosphate

【又名】唯甲林。

【作用和用途】磷参与糖代谢中的糖磷酸化，构成膜成分中的磷脂质，是组成细胞内 RNA、DNA 及许多辅酶的重要成分之一。磷还参与能量的贮存转换、输送及体液缓冲功能的调节。

用于完全胃肠外营养疗法中作为磷的补充剂，如中等以上手术或其他创伤需禁食 5d 以上的患者的磷的补充剂，某些疾病所致低磷血症。

【用法和用量】肠外营养支持治疗中，每 1 000kcal（1kcal ≈ 4 185.85J）热量加入本品 2.5ml，慢速静脉滴注。

【主要不良反应】大剂量可致高磷血症、低钙血症、肌肉颤动、痉挛等。出现上述中毒表现时应立即停药。

【禁忌和慎用】肾衰竭、休克和脱水患者禁用。

【注意事项】①本品系高渗溶液，未经稀释不能滴注，必须稀释200倍以上方可经静脉滴注，并须注意控制滴注速度；②限于不能进食患者使用。

【剂型与规格】注射液，2ml含磷酸二氢钾0.435 4g与磷酸氢二钾0.639g。

【医保限制】限用于有禁食5d以上医嘱且有需要补磷的检验证据的患者。

转化糖电解质 Invert Sugar and Electrolytes

【又名】田力，海斯维。

【作用和用途】适用于需要非口服途径补充水分或能源及电解质的患者的补液治疗。

【用法和用量】静脉滴注，成人常用量为250~1 000ml/次。

【主要不良反应】大剂量、快速滴注可能导致乳酸性酸中毒和高尿酸血症。长期使用可引起电解质紊乱。

【禁忌和慎用】遗传性果糖不耐受患者禁用，痛风和高尿酸血症患者禁用。

【注意事项】快速大剂量给药可能引起血清尿酸浓度增加，滴注速度过快可引起胸部或胸骨下疼痛或不适，以及痉挛性腹部疼痛。

【剂型与规格】注射剂，500ml含葡萄糖25g，果糖25g，氯化钠0.73g，氯化钾0.93g，氯化镁0.143g，磷酸二氢钠0.375g，乳酸钠1.4g。

口服补液盐Ⅱ Oral Rehydration SaltⅡ

【又名】ORS。

【作用和用途】钠离子、钾离子是维持体内恒定的渗透压所必需。急性腹泻，暑天高温，劳动大量出汗均可导致体内的钠和钾如丢失过多，出现低钠综合征或低钾综合征。本品可以补充钠、钾及体液，调节水及电解质的平衡。

治疗和预防急、慢性腹泻造成的轻度脱水。

【用法和用量】将本品1袋溶于500ml温水中，一般每日服用3 000ml，直至腹泻停止。

【禁忌和慎用】少尿或无尿、严重腹泻或呕吐、葡萄糖吸收障碍、肠梗阻、肠麻痹及肠穿孔患者禁用。

【注意事项】腹泻停止后应立即停用。

【剂型与规格】每袋13.95g，含氯化钠1.75g，氯化钾0.75g，枸橼酸钠1.45g，无水葡萄糖10g。

门冬氨酸钾镁 Potassium Magnesium Aspartate

【又名】潘南金。

【医保分类】口服常释剂型、注射剂乙类。

【作用和用途】电解质补充药。门冬氨酸对细胞有强亲和力，可作为 K^{+}、Mg^{2+} 的载体，提高细胞内离子浓度，进而改善肝功能、降低血清胆红素，有退黄疸功效。

用于低钾血症，低钾及洋地黄中毒引起的心律失常，病毒性肝炎，肝硬化和肝性脑病的治疗。

【用法和用量】静脉滴注，10~20ml 加入 5% 葡萄糖注射液 500ml 中缓慢滴注；1 次 /d；重症患者 2 次 /d。儿童用量酌减。

【注意事项】①滴速过快可出现恶心、呕吐、血压下降等反应；②禁用于高钾血症；③慎用于房室传导阻滞；④本品不能作肌内注射或静脉注射。

【剂型与规格】注射剂：10ml 含 K^{+} 106~122mg，含 Mg^{2+} 39~45mg。

【医保限制】口服常释剂型限低钾血症引起的心律失常或洋地黄中毒引起的心律失常；注射剂限用于洋地黄中毒引起的心律失常患者。

三、微量元素与矿物质

人体是由 50 多种元素所组成。根据元素在人体内的含量不同，可分为宏量元素和微量元素两大类。凡是占人体总重量万分之一以上的元素，如碳、氢、氧、氮、磷、硫、钙、镁、钠、钾等，称为常量元素；凡是占人体总重量万分之一以下的元素，如铁、锌、铜、锰、铬、硒、钼、钴、氟等，称为微量元素，其中铁又称半微量元素。

复方氨基酸螯合钙 Compound Calcium Amino Acid Chelate

【又名】乐力。

【药动学】钙及多种微量元素与氨基酸形成螯合物，避免了金属离子与酸根（碳酸根、磷酸根等）或氢氧根离子结合形成沉淀。因此，本品在酸性（如胃液）及碱性环境中（如肠液）溶解性好，并保持稳定，不会引起便秘等不良反应。氨基酸在小肠主要通过黏膜上皮细胞主动转运方式吸收。氨基酸在小肠黏膜上皮细胞主动转运，促进了钙及多种微量元素氨基酸螯合物在小肠的摄取。这种主动转运与本品被动扩散的双重作用极大地提高了本品中螯合钙的生物利用度。

【作用和用途】本品是由钙及多种微量元素通过配位键与氨基酸形成的螯合物，并辅以维生素 D_3 和维生素 C 制成的复方制剂。维生素 D_3 可促进人体对钙的吸收,而维生素 C 及微量元素能促进骨基质生成,增强成骨功能。

用于防治钙、矿物质缺乏引起的各种疾病,尤其用于骨质疏松、儿童佝偻病、缺钙引起的神经痛和肌肉抽搐等。

【用法和用量】口服,温水送下。成人及 6 岁以上儿童:1~2 粒 /d;6 岁以下儿童半粒 /d。

【禁忌和慎用】①肾功能不全或血钙过高者禁用。②心功能不全患者慎用。

【剂型与规格】胶囊:1g。每粒(1g)含氨基酸螯合钙 523.6mg,抗坏血酸钙 145mg,磷酸氢钙 110mg,氨基酸螯合镁 167mg,氨基酸螯合锌 40mg,氨基酸螯合铜 1.7mg,氨基酸螯合锰 8.2mg,氨基酸螯合钒 0.1mg,氨基酸螯合硅 3.3mg,氨基酸螯合硼 0.9mg,维生素 D_3 200U。

葡萄糖酸锌 Zinc Gluconate

【药动学】口服主要经小肠吸收,吸收优于硫酸锌;血锌达峰时间为 1h。经鼻给药后,可维持 4h。生物利用度约为硫酸锌的 1.6 倍。排泄:主要经粪,少量经尿、乳汁。

【作用和用途】可用于不能用青霉胺治疗的肝豆状核变性(Wilson 病),鼻喷剂用于防治感冒。

【用法和用量】补锌(以锌计),成人及 12 岁以上小儿口服。①片剂:10mg/ 次,3 次 /d;或 15mg/ 次,2 次 /d;或 25mg/ 次,2 次 /d;②咀嚼片:15mg/ 次,2 次 /d;③胶囊:25mg/ 次,2 次 /d;④颗粒:10~15mg/ 次,2 次 /d;⑤口服溶液:10mg/ 次,2 次 /d;⑥糖浆:10~20mg/ 次,2 次 /d。12 岁以下小儿口服酌减。

感冒,经鼻给药,鼻喷剂每侧 1 次 /(2~4h),不超过 6 次 /d。小儿 1~3 岁,10mg;4~6 岁,15mg;7~12 岁,20mg,均 2 次 /d。

口服用于儿童厌食症,一次 1~2mg/kg,2 次 /d。皮肤痤疮,一次 25mg,2 次 /d,3 周为一个疗程。

【主要不良反应】口服可有轻度呕吐、便秘等,初次使用鼻喷剂或鼻黏膜破损者,可能有一过性轻微烧灼、刺激感。

【注意事项】使用鼻喷剂时,不得同时使用其他经鼻给药。

【剂型与规格】①片剂(胶囊,咀嚼片):35mg,70mg,87.5mg,174mg;②颗粒剂:35mg,70mg,100mg;③合剂(口服液,糖浆):35mg/5ml,50mg/10ml,70mg/10ml,250mg/100ml,350mg/100ml,500mg/100ml,700mg/100ml;④鼻喷剂:每瓶 90 喷,每喷含葡萄糖酸锌 2mg;每瓶 140 喷,每喷含葡萄糖酸锌 2mg;每瓶 120 喷,每喷含葡萄糖酸锌 2.5mg;⑤软膏:0.6g/30g。

注:葡萄糖酸锌 5mg 含元素锌 1mg。

其他含锌复方制剂，见表 43-5。

表 43-5 其他含锌复方制剂

药品名称	成分
赖氨葡锌片	每片含盐酸赖氨酸 40mg，葡萄糖酸锌 35mg
赖氨葡锌颗粒	每 5g 含盐酸赖氨酸 125mg，葡萄糖酸锌 35mg
四维葡锌胶丸	每粒含葡萄糖酸锌 158.5mg，维生素 B_1 5mg，维生素 B_2 5mg，维生素 B_6 10mg，维生素 E 10mg
铁铵锌铜维 B_1 糖浆	每 1ml 含枸橼酸铁铵 60mg，硫酸铜 0.153mg，硫酸锌 0.569mg，维生素 B_1 0.4mg
复方锌布颗粒	每包含葡萄糖酸锌 100mg，布洛芬 150mg，马来酸氯苯那敏 2mg
洛芬葡锌那敏片	每片含葡萄糖酸锌 100mg，布洛芬 150mg，马来酸氯苯那敏 2mg
复方氨酚葡锌片	每片含对乙酰氨基酚 100mg，葡萄糖酸锌 70mg，盐酸二氧丙嗪 1mg，板蓝根浸膏粉 250mg
复方锌铁钙颗粒	每包含葡萄糖酸亚铁 100mg，葡萄糖酸锌 30mg，葡萄糖酸钙 400mg，维生素 B_2 3mg
复方锌铁钙口服溶液	每 10ml 含葡萄糖酸亚铁 100mg，葡萄糖酸锌 30mg，葡萄糖酸钙 400mg，维生素 B_2 3mg

多种微量元素注射液 Concentrate of Trace Elements Solution for Infusion

【又名】来维。

【医保分类】注射剂乙类。

【作用和用途】微量元素维持机体进行正常的生化反应。

本品为肠外营养的微量元素添加剂。作为静脉营养输液，补充成人对微量元素铬、铁、钼、锌、铜、锰、硒的日常需要。

【用法和用量】添加到氯化钠、葡萄糖、氨基酸等注射液中静脉滴注。

成人每日常用量 40ml，重度烧伤、重度外伤患者用量可增至 80ml/d。

【孕妇、哺乳期妇女用药安全性】孕妇、哺乳期妇女慎用。

【禁忌和慎用】禁用于：①体重不足 40kg 的成人与儿童；②严重胆汁淤积患者（胆红素 >140μmol/L）；③高铁血红蛋白血症和 Wilson 病患者。

【注意事项】未经稀释不得滴注。

【剂型与规格】注射剂：40ml，含葡萄糖酸亚铁 8.64mg，葡萄糖酸亚锌 77.96mg，葡萄糖酸铜 3.4mg，葡萄糖酸锰 1.621mg，葡萄糖酸钴 12μg，氯化钠 3.2mg，亚硒酸钠 234μg，七钼酸铵 46μg，氯化铬 77mg。

【医保限制】注射剂限用于配合肠外营养用的患者。

同类药

多种微量元素注射液（Ⅰ）Multi-Trace Elements（Ⅰ）

【又名】派达益儿，Ped-el。
【医保分类】注射剂乙类。
每 1ml 含 Ca^{2+} 0.15mmol，Mg^{2+} 25μmol，Fe^{2+} 0.5μmol，Zn^{2+} 0.15μmol，Mn^{2+} 0.25μmol，Cu^{2+} 0.075μmol，F^- 0.75μmol，I^- 0.01μmol，PO_3^- 475μmol，Cl^- 0.375μmol，山梨醇 0.3g。作为新生儿和婴儿全肠外营养的电解质和微量元素补给剂，按 4ml/（kg·d）给予。

多种微量元素注射液（Ⅱ）Multi-Trace Elements（Ⅱ）

【又名】安达美，AddamelN。
【医保分类】注射剂乙类。
每安瓿 10ml 含 Cr^{3+} 0.2μmol，Cu^{2+} 20μmol，Fe^{3+} 20μmol，Mn^{2+} 5μmol，MoO_2^- 40.2μmol，SeO_2^- 30.4μmol，Zn^{2+} 100μmol，F^- 50μmol，I^- 1μmol，山梨醇 3g。稀释后用于成人肠外营养补给剂，10ml/d，加入 500~1 000ml 多种氨基酸或葡萄糖注射液中，静脉滴注 6~8h。本品适合孕妇、哺乳期妇女使用。

多种微量元素注射液（Ⅲ）Multi-Trace Elements（Ⅲ）

每安瓿 1ml 含 Zn^{2+} 9.2μmol，Cu^{2+} 12.6μmol，I^- 0.24μmol。为静脉高营养治疗时补充微量元素用。必须稀释后使用，用本品 1ml 加入 500ml 多种氨基酸或 5% 葡萄糖氯化钠注射液中，静脉滴注 4~6h。避免与维生素（如维生素 C 及维生素 B_{12}）注射液配伍使用。

多种微量元素注射液（Ⅴ）Multi-Trace Elements（Ⅴ）

每安瓿 2ml 含 Zn^{2+} 60μmol，Mn^{2+} 20μmol，Cu^{2+} 7.5μmol，I^- 1μmol，Fe^{3+} 35μmol，软骨素硫酸钠 10mg。为长期肠道外全营养时补充微量元素，用本品 2ml 加入 500~1 000ml 多种氨基酸或葡萄糖氯化钠注射液中，静脉滴注 6~8h。

亚硒酸钠 SodiumSelenite

ER43-3

亚硒酸钠

四、营 养 类 药

（一）氨基酸及其类似物

氨基酸类营养药，见表 43-6。

表 43-6 氨基酸类营养药

药名和制剂	作用和用途	用法和用量	备注
复方氨基酸注射液（3AA）Compound Amino Acid Injection（3AA）（含 3 种氨基酸）	适用于各种原因引起的肝性脑病、重症肝炎以及肝硬化、慢性活动性肝炎。亦可用于肝胆外科手术前后	静脉滴注，250~500ml/d，或用适量 5%~10% 葡萄糖注射液混合后缓慢滴注。不超过 40 滴 /min	滴注过快可导致心悸、恶心、呕吐、发热等症状，故滴速不宜过快
复方氨基酸注射液（15AA）Compound Amino Acid Injection（15AA）（含 15 种氨基酸）	能改善血浆蛋白水平和促进肝功能恢复。用于肝硬化，亚急性、慢性重症肝炎及肝性脑病的治疗	静脉滴注，250~500ml/d，用适量 5%~10% 葡萄糖注射液混合后缓慢滴注。不超过 20 滴 /min	滴注过快可导致心悸、恶心、呕吐、发热等症状，故滴速不宜过快
复方氨基酸注射液（17AA）Compound Amino Acid Injection（17AA）（含 17 种氨基酸）	用于手术、严重创伤、大面积烧伤引起的严重氨基酸缺乏症以及各种疾病引起的低蛋白血症	中心静脉插管或由周围静脉滴注，常用量：250~1 000ml/d	滴注速度过快可引起恶心、呕吐、头痛和气喘
复方氨基酸注射液（18AA）Compound Amino Acid Injection（18AA）（含 18 种氨基酸）	用于蛋白质摄入不足、吸收障碍等氨基酸不能满足机体代谢需要的患者，亦用于改善手术后患者的营养状况	静脉滴注，250~500ml/ 次	过敏反应、恶心、呕吐、胸闷、心悸、发冷、发热或头痛

丙氨酰谷氨酰胺 AlanylGlutamine

【又名】欣坤畅，力太，仲新太，辰佑。

【医保分类】注射剂乙类。

【药动学】静脉滴注后在体内迅速分解为谷氨酰胺和丙氨酸。$t_{1/2}$: 2.4~3.8min。

【作用和用途】用于肠外营养，为接受肠外营养的患者提供谷氨酰胺。

【用法和用量】静脉滴注，每日用量0.3~0.4g/kg，连续使用不宜超过3周。

【孕妇、哺乳期妇女用药安全性】孕妇、哺乳期妇女不推荐使用。

【禁忌和慎用】不能用于严重肾功能不全或严重肝功能不全的患者。

【剂型与规格】注射剂：10g。

【医保限制】注射剂限用于有禁食医嘱的患者，并符合《国家基本医疗保险、工伤保险和生育保险药品目录》（2021年版）凡例对肠内外营养制剂的规定。

左卡尼汀 Levocarnitine

【又名】可益能，雷卡，左旋肉毒碱。

【医保分类】注射剂、口服液体剂乙类。

【药动学】不与血浆蛋白结合，58%~65%由尿和粪排泄。$t_{1/2}$: 2~15h。

【作用和用途】左卡尼汀是哺乳动物能量代谢中必需的体内天然物质，其主要功能是促进脂类代谢。在缺氧、缺血时，脂酰-CoA堆积，线粒体内的长链脂酰卡尼汀也堆积，游离卡尼汀因大量消耗而减低。

用于防治左卡尼汀缺乏，如慢性肾衰竭患者因血液透析所致的左卡尼汀缺乏。

【用法和用量】

（1）溶液剂：用餐时服用，成人1g/d，分2~3次服用；儿童通常剂量为50~100mg/kg（最大剂量不超过3g/d）。

（2）注射剂：血液透析后推荐起始剂量10~20mg/kg，溶于5~10ml灭菌注射用水中，每2~3min静脉推注1次，血浆左卡尼汀波谷浓度低于正常（40~50μmol/L）立即开始治疗，在治疗第3或第4周时调整剂量（如在血液透析后5mg/kg）。

【主要不良反应】腹泻、消化不良、恶心、呕吐等。

【孕妇、哺乳期妇女用药安全性】孕妇、哺乳期妇女慎用。

【剂型与规格】①注射剂：1g；②溶液剂：1g/10ml。

【医保限制】注射剂限长期血液透析患者在透析期间使用。口服液体剂限原发性肉碱缺乏患者或罕见病导致的继发性肉碱缺乏症患者（以国家相关部门公布的罕见病目录为准）。

（二）脂肪乳

常用脂肪乳，见表43-7。

表 43-7　常用脂肪乳

药名和制剂	作用和用途	用法和用量	备注
中/长链脂肪乳注射液 Mediumand Long Chain Fat Emulsion Injection 注射剂：250ml	用于需要接受胃肠外营养或必需脂肪酸缺乏的患者	静脉滴注，10~20ml/（kg·d）	不能用于孕妇
长链脂肪乳注射液 Long Chain Fat Emulsion Injection 注射剂：100ml	适用于口服或肠内营养摄取不能、不足或禁忌的患者，进行肠外营养补充脂肪	每 1ml 含脂肪 200mg，成人用量 5~10ml/（kg·d）	应每日监测甘油三酯水平，滴注后血清甘油三酯浓度不超过 3mmol/L。血清甘油三酯水平回到基础水平后方可开始滴注
ω-3 鱼油脂肪乳注射液 ω-3 Fish Oil Emulsion Injection 注射剂：50ml，100ml	当口服或肠内营养不可能、功能不全或有禁忌时，补充长链 ω-3 脂肪酸，特别是二十五碳五烯酸（EPA）与二十二碳六烯酸（DHC）	每 10ml 含 5g 鱼油，成人用量：1~2ml/（kg·d），相当于鱼油 0.1~0.2g/（kg·d）	应每日检查血清甘油三酯水平，连续使用不应超过 4 周

（三）肠内营养药

常用肠内营养药，见表 43-8。

表 43-8　常用肠内营养药

药名和制剂	作用和用途	用法和用量	备注
肠内营养乳剂（TP）（瑞素）Enteral Nutritional Emulsion（TP） 乳剂：500ml	用于严重胃肠道狭窄和肠瘘患者	管饲或口服。以本品作为唯一营养来源的患者：推荐 2 000ml/d；以本品补充营养的患者，推荐 500~1 000ml/d	监测其体液平衡

续表

药名和制剂	作用和用途	用法和用量	备注
肠内营养乳剂（TPF）（瑞先）Enteral Nutritional Emulsion（TPF） 乳剂：500ml	作为全部营养来源或营养补充剂，提供给无法正常进食的患者	管饲或口服。以本品为唯一营养来源的患者，20~30ml/（kg·d）；以本品补充营养的患者，推荐500ml/d	本品含维生素K，减弱华法林的抗凝作用；本品含丰富的膳食纤维，可维持患者肠道结构和功能，适于长期应用
肠内营养乳剂（TPF-D）（瑞代）Enteral Nutritional Emulsion（TPF-D） 乳剂：500ml	适用于患有糖尿病或糖耐量异常的患者	管饲或口服。以本品作为唯一营养来源的患者：推荐2 000ml/d；以本品补充营养的患者，推荐500ml/d	应保证足够的液体补充，如饮水或输液。单用本品补充营养时，应适当补充钠
肠内营养乳剂（TPF-T）（瑞能）Enteral Nutritional Emulsion（TPF-T） 乳剂：200ml，500ml	用于营养不良和可能发生营养不良的癌症患者的肠内营养	管饲或口服。以本品为唯一营养来源的患者，20~30ml/（kg·d）；以本品补充营养的患者，推荐400~1 200ml/d	
肠内营养乳剂（TP-HE）（瑞高）Enteral Nutritional Emulsion（TP-HE） 乳剂：500ml	用于需要高蛋白、高能量、易于消化的脂肪以及液体入量受限的患者，如烧伤、心功能不全、持续性腹膜透析者	管饲或口服。以本品为唯一营养来源的患者，20~30ml/（kg·d）；以本品补充营养的患者，推荐500ml/d	肠梗阻、急性胰腺炎者禁用，本品含维生素K，减弱华法林的抗凝作用

（忻志鸣）

第四十四章

骨质疏松症治疗药物

骨质疏松症是一种以骨量减低、骨组织微结构损坏，导致骨脆性增加、易发生骨折为特征的全身性骨病。骨质疏松分为原发性骨质疏松和继发性骨质疏松两大类。其中，原发性骨质疏松包括绝经后骨质疏松（Ⅰ型）、老年骨质疏松（Ⅱ型）和特发性骨质疏松（包括青少年型）。继发性骨质疏松指由任何影响骨代谢疾病或药物（糖皮质激素、质子泵抑制剂、抗癫痫药、巴比妥类药物、抗抑郁药、噻唑烷二酮类增敏剂、选择性5-羟色胺再摄取抑制剂等）及其他明确病因导致的骨质疏松。

根据2021年国家统计年鉴，截至2020年底，中国65岁以上人口已超过1.9亿，约占总人口的13.5%。2021年权威研究显示，中国60岁以上的老年人骨质疏松患病率为37.7%，其中男性为27.3%，女性为48.4%，这说明骨质疏松症治疗问题已成为我国面临的重要公共卫生问题。骨质疏松最严重的后果是骨质疏松性骨折。据预测，至2050年，我国骨质疏松性骨折患病人数将达600万例，相应的医疗支出高达1 745亿元。

药物分类 目前常用药物有6类：①钙剂，如碳酸钙、葡萄糖酸钙等，增加钙的摄入量，有利于骨重建，减少骨折的发生。老年人每日膳食中钙供给量至少应达到800mg，但老年人肠道吸收功能一般比较差，饮食摄入量大多不足，因而最好额外补充钙质，且年龄越大，补充的钙质应越多，对65岁以上的老年人，每日应补充钙1 500~2 500mg。对于女性而言，补钙显得尤为重要，从生长发育停止到35岁这个阶段，一般每天应摄入钙800~1 000mg，绝经期前后的女性每日钙摄入量不能低于1 000mg。如果不服用雌激素，每日钙摄入量应增加到1 500mg，要保证足够的钙量，单靠饮食摄入显然是不行的，还得额外补充。但肾结石患者或尿钙高、有发生肾结石危险的患者补钙应慎重。②维生素D及活性产物，如骨化三醇、阿法骨化醇，钙的吸收需要维生素D，维生素D增加骨钙。骨质疏松症者常对维生素D有抗药性，因此用量应加大到4 000U/d。③双膦酸盐，如阿仑膦酸、利塞膦酸钠、唑来膦酸，双膦酸盐可减少骨吸收，抑制破骨细胞的活性，能增加全身松骨骨量。④降钙素，如鲑降钙素，降钙素具有抑制破骨细胞活性、减少破骨细胞数目、降低骨转换的作用。此外，降钙素还有止痛作用。但它应与钙剂联合使用，以克服降钙素过度降低血钙而加重骨回收。⑤雌激素及其类似物，如雷洛昔芬，人体内的性激素能促进骨骼中蛋白质的合成，刺激骨细胞的生长，维护骨骼的强壮与坚固。适当补充性激素，有利于防治骨质疏松。男性可补充长效睾酮制剂，可增强骨细胞活性，抑制骨吸收，使骨矿物质密度增高。女性尤其是绝经后女性宜补充雌激素，因为雌激素刺激成骨细胞产生骨基质，抑制骨吸收。⑥其他药物，如依普黄酮、四烯甲萘醌、雷奈酸锶等。

用药原则 见表 44-1。

表 44-1 《中国老年骨质疏松症诊疗指南(2018)》推荐用药原则

分类	用药原则	证据等级
维生素 D 及活性产物	对于老年骨质疏松患者或老年低骨量，伴骨折高风险的人群，建议补充钙剂和/或维生素 D 作为基础措施之一，与抗骨质疏松药物联合应用	2B
	对于老年骨质疏松患者，不建议只通过补充钙剂和/或维生素 D 降低老年骨质疏松患者骨折风险	2B
	建议给予老年骨质疏松患者活性维生素 D 以增加肌肉力量和平衡能力，降低跌倒及骨质疏松性骨折风险	2B
	对于肝、肾疾病导致维生素 D 羟化受阻的老年骨质疏松患者，建议首选活性维生素 D	2B
	对于需要补充维生素 D 者，不建议单次大剂量补充	2C
	建议用药期间定期监测血清 25-(OH)-D 水平，以评估维生素 D 补充效果	2C
	建议活性维生素 D 用药期间定期监测血钙、尿钙	2B
双膦酸盐	对于老年骨质疏松患者，推荐双膦酸作为骨质疏松治疗药物	1B
	口服双膦酸盐 5 年，或者唑来膦酸静脉用药 3 年后，推荐对患者病情进行评估以确定是否继续用药	2B
	不推荐过长时间(>5 年)应用双膦酸盐，高骨折风险患者除外	2B
	双膦酸盐使用期间注意口腔卫生，尽量避免拔牙等口腔手术	2C
	双膦酸盐假期期间，建议定期(停药开始第 1 年每 6 个月 1 次，此后每年 1 次)检测骨密度，每 6 个月检测骨转换标记物。当骨密度明显下降、骨转换标记物显著升高或者出现新发骨折时，应考虑继续双膦酸盐或其他抗骨质疏松药物治疗	2C

续表

分类	用药原则	证据等级
双膦酸盐	双膦酸盐的使用不会影响骨折愈合，建议老年骨质疏松骨折围手术期根据患者病情酌情考虑使用双膦酸盐抗骨质疏松治疗	2B
性激素	建议雷洛昔芬用于老年女性骨质疏松治疗，降低椎体骨折风险	2B
	雷洛昔芬与深静脉血栓和肺栓塞的风险升高相关，用药前应严格评估患者个体血栓形成风险，以明确是否用药	1B
甲状旁腺素类似物	对于椎体或非椎体骨折高风险且骨吸收抑制剂（双膦酸盐等）疗效不佳、禁忌或不耐受的老年骨质疏松患者，可选用甲状旁腺素类似物（parathyroid hormone analogue，PTHa），以提高骨密度及降低骨折风险	2B
	对于椎体或非椎体骨折极高风险的老年人群或严重骨质疏松患者，可使用 PTHa，以提高骨密度及降低骨折风险	2B
	对于使用 PTHa 的患者，推荐 PTHa 停药后，使用其他骨吸收抑制剂序贯治疗，以防止骨密度下降及骨折风险增加	1B
	双膦酸盐药物假期期间，可根据患者的病情（骨密度明显下降、骨转换标记物显著升高或发生新发骨折时）考虑使用 PTHa 序贯治疗，以维持或增加骨密度	2B
维生素 K_2	对于骨折风险较低或肾功能不全的老年骨质疏松患者，可选择维生素 K_2 以维持骨健康	2C
	维生素 K_2 可与其他抗骨质疏松药物联合用于骨质疏松的治疗	2C
降钙素	老年骨质疏松中重度疼痛的患者，或者骨折围手术期，建议使用降钙素类药物，使用时间不超过 3 个月	2C
中成药	老年骨质疏松患者，可考虑仙灵骨葆胶囊（片）改善骨密度	2B
	老年骨质疏松患者，可考虑骨疏康胶囊（颗粒）、金天格胶囊或强骨胶囊等中成药减轻骨质疏松症状	2C
	中成药可与钙剂、维生素 D 及其他抗骨质疏松药物合用	2B

续表

分类	用药原则	证据等级
肾功能不全患者	对伴慢性肾功能不全（CKD）4期（肌酐清除率 <35ml/min）以上的老年骨质疏松患者，禁用双膦酸盐及甲状旁腺素类似物	1B
	对肌酐清除率 <35ml/min 的老年骨质疏松患者，可在基础用药基础上，依据患者病情考虑使用活性维生素 D 及其类似物和维生素 K_2	1B

注：上述推荐中的证据质量分级含义为，A 表示非常有把握，证据质量高；B 表示观察值接近真实值，但也有可能差别很大，证据质量中；C 表示对观察值有中等把握，观察值可能与真实值有很大差别，证据质量低；D 表示观察值有可能接近真实值，对观察值几乎没有把握，观察值与真实值可能有极大差别。1 表示推荐强度为强，明确显示干预措施利大于弊；2 表示推荐强度弱，利弊不确定或无论质量高低的证据均显示利弊相当。

葡萄糖酸钙 Calcium Gluconate

【医保分类】口服常释剂型、注射剂甲类，颗粒剂乙类。

【药动学】血浆蛋白结合率：45%。排泄：粪便 80%，尿 20%。

【作用和用途】补钙剂，用于预防和治疗钙缺乏症，如骨质疏松，手足抽搐症，骨发育不全，佝偻病，孕妇、哺乳期妇女、绝经期妇女钙的补充，以及过敏性疾病、高镁血症、氟中毒解救。

【用法和用量】①片剂：口服，成人 0.5~2g/ 次，3 次 /d。②注射液：用 10% 葡萄糖注射液稀释后缓慢注射，不超过 5ml/min。成人用于低钙血症，1g/ 次。用于高镁血症，1~2g/ 次；用于氟中毒解救，静脉注射本品 1g，1h 后重复，如有搐搦可静脉注射本品 3g。③口服液：一次 10~20ml，3 次 /d。

【主要不良反应】偶见便秘。

【禁忌和慎用】高钙血症、高钙尿症、含钙肾结石或有肾结石病史者，心功能不全者慎用。

【注意事项】①静脉注射时如漏出血管外，可致注射部位皮肤发红、皮疹和疼痛，并可随后出现脱皮和组织坏死。若发现药液漏出血管外应立即停止注射，并用氯化钠注射液作局部冲洗，局部给予氢化可的松、1% 利多卡因和透明质酸，并抬高局部肢体及热敷。②应用强心苷期间禁用本品。③本品注射液系过饱和溶液，有时出现结晶现象。

【药物相互作用】①本品与苯妥英钠以及四环素同用，二者吸收均减低；②维生素 D、避孕药、雌激素能增加钙的吸收；③含铝的抗酸药与本品同服时，铝的吸收增多；④与钙通道阻滞剂（如硝苯地平）同用时，血钙可明显升高至正常以上，但盐酸维拉帕米等的作用则降低；⑤本品与噻嗪类利尿药合用时，易发生高钙血症；⑥不宜与洋地黄类药物合用；⑦与含钾的药物合用时，应注意心律失常的发生。

【剂型与规格】①片剂：0.1g，0.5g；②注射液：0.5g，1g；③口服液：1g/10ml；④含片：0.1g，0.15g，0.2g。

同类药

碳酸钙 Calcium Carbonate

【医保分类】口服常释剂型、颗粒剂乙类。

【作用和用途】预防和治疗钙缺乏症，如骨质疏松，手足抽搐症，骨发育不全，佝偻病，以及孕妇、哺乳期妇女、绝经期妇女钙的补充。

【用法和用量】口服，1~4 片 /d，分次饭后服用。

【剂型与规格】片剂：0.2g。

维 D 钙 Calcium Carbonate with Vitamin D

【又名】钙尔奇 D，迪巧，凯思立 D。

【作用和用途】本品含碳酸钙、维生素 D。预防和治疗由于钙和维生素 D 缺乏所引起的疾病，如孕妇、哺乳期妇女、更年期妇女、老年人等的钙补充剂，也用于防止骨质疏松、骨折、佝偻病。

【用法和用量】①钙尔奇 D300：成人 2 片 / 次，2~3 次 /d；儿童 1 片 / 次，1~2 次 /d。②钙尔奇 D600：成人 1~2 片 / 次，1 次 /d；儿童 0.5 片 / 次，1 次 /d。③维 D 钙咀嚼片（迪巧）：咀嚼后咽下。成人，2 片 / 次，1 次 /d；儿童，1 片 / 次，1 次 /d。

【剂型与规格】片剂（咀嚼片）：钙尔奇 D300，每片含钙 300mg、维生素 D_3 60U；钙尔奇 D600，每片含钙 600mg、维生素 D_3 125U；迪巧，每片含钙 300mg、维生素 D_3 100U。

牡蛎碳酸钙咀嚼片 Oyster Shell Calcium Chewable Tablets

【又名】盖天力，活性钙。

【作用和用途】用于儿童、孕妇、哺乳期妇女、绝经期妇女以及老年人补充钙质。

【用法和用量】口服，150mg/ 次，3 次 /d，咀嚼后咽下。

【剂型与规格】片剂：150mg。

依普黄酮 Ipriflavone

【又名】固苏桉，信依生，安体芬，力拉。

【药动学】口服吸收,血药浓度达峰时间:1.3h。代谢:肝。排泄:尿(代谢产物,48h 排 42.9%)。$t_{1/2}$:9.8h。

【作用和用途】植物性雌激素类药物。本品为合成的异黄酮衍生物,兼有雌激素和降钙素某些作用,直接抑制骨吸收,通过雌激素样作用增加降钙素的分泌,降低骨吸收,促进骨形成。改善骨质疏松症所致的骨量减少。

依普黄酮可减少 50% 绝经妇女的骨折发生率,对预防骨质疏松患者新骨折发生有较好疗效。

适用于改善原发性骨质疏松症的症状,提高骨量减少者的骨密度。

【用法和用量】饭后口服,通常成人 200mg/ 次,3 次 /d。

【主要不良反应】常见皮疹、瘙痒等过敏症状,偶见胃肠道反应、味觉异常、头晕、胆红素与转氨酶升高等。

【孕妇、哺乳期妇女用药安全性】孕妇、哺乳期妇女慎用。

【禁忌和慎用】低钙血症患者忌用,重度食管炎、胃炎、十二指肠炎、溃疡病、胃肠功能紊乱,中重度肝、肾功能不全患者慎用。

【注意事项】①本品仅用于女性骨质疏松症患者,男性疗效未定;②高龄患者长期应用时应仔细观察患者的情况,若出现消化系统的不良反应症状时,要进行适当处理;③服药期间需补钙;④儿童、青少年不宜服用。

【药物相互作用】①本品与雌激素制剂合用时应慎重;②合用茶碱时,可使茶碱的血药浓度上升;③合用香豆素类抗凝血药,可增强香豆素类抗凝血药的作用。

【剂型与规格】片剂:200mg。

鲑降钙素 Calcitonin(Salmon)

【又名】密盖息,考克。

【医保分类】注射剂、吸入剂乙类。

【来源】由甲状腺细胞分泌的多肽激素,本品为鲑鱼降钙素的合成多肽制剂,其降血钙作用较人类降钙素大 10~40 倍。

【药动学】肌内或皮下注射后生物利用度:70%,血药浓度达峰时间:1h。代谢:肝。排泄:尿 95%。$t_{1/2}$:70~90min。

【作用和用途】显著降低骨质疏松症、变形性骨炎(Paget 病)、神经营养不良症和恶性骨质溶解症引起的骨钙丢失,对停经后骨质疏松症的躯干骨作用比四肢骨更显著;抑制溶骨作用,使病理性升高的血钙浓度降低,增加尿钙、尿磷和血钠的排泄。对某些痛性骨病的患者具有止痛作用。

适用于:①绝经后骨质疏松症以及老年性骨质疏松症;②继发于乳腺癌、肺癌或肾癌、骨髓瘤和其他恶性肿瘤骨转移所致的高钙血症;③变形性骨炎;

④甲状旁腺功能亢进症、缺乏活动或维生素 D 中毒（包括急性或慢性中毒）；⑤痛性神经营养不良症。

【用法和用量】

（1）骨质疏松症：鼻喷剂采用每日或隔日 200U。注射剂 50U/d，或隔日 100U，皮下或肌内注射，2~4 周后隔日 50U。

（2）变形性骨炎：100U/d，临床症状和体征改善之后，可隔日或每日注射 50U。必要时，每日用量可增加至 200U。鼻喷剂采用 100U/ 次，2 次 /d；或 50U/ 次，4 次 /d，少数病例可能需要 200U，2 次 /d。

（3）高钙血症：高钙血症危象的紧急处理采用 5~10U/（kg·d），溶于 0.9% 氯化钠注射液 500ml 中，静脉滴注至少 6h 或每日用量分 2~4 次缓慢静脉注射，同时补充液体。在紧急处理后，对原发病应进行特殊的治疗。慢性高钙血症的剂量为 5~10U/（kg·d），1 次或分 2 次皮下或肌内注射。如果注射剂量超过 2ml，应在不同部位肌内注射。也可 200~400U/d，分数次鼻内给药。

（4）痛性神经营养不良症：皮下或肌内注射，100U/d，持续 2~4 周，然后 100U/ 次，3 次 / 周，维持 6 周以上。鼻喷剂给药 200U/d，分 2~4 次鼻内给药，持续 2~4 周，然后 200U/ 次，3 次 / 周，维持 6 周以上。

【主要不良反应】①可见呕吐、头晕、面部潮红伴发热感；②个别患者过敏反应可导致心动过速、低血压和虚脱；③多尿、寒战。

【孕妇、哺乳期妇女用药安全性】孕妇、哺乳期妇女禁用。

【注意事项】①注射给药前必须进行皮肤过敏试验。皮肤过敏试验方法如下：取 50U 用 0.9% 氯化钠注射液稀释至 1ml，皮下注射 0.1ml，观察 15min，注射部位不超过中度红色为阴性，超过中度红色为阳性。②置于 2~8℃保存。③用药期间患者必须补充适量的钙和维生素 D。

【药物相互作用】①抗酸药和导泻药因常含钙或其他金属离子镁、铁而影响本品吸收；②与氨基糖苷类合用会诱发低钙血症。

【剂型与规格】①注射液：50U，100U；②鼻喷剂：200U/ 喷 ×14 喷。

骨化三醇 Calcitriol

【又名】罗钙全，罗盖全，秀可丝，溉纯，海卡洛。

【医保分类】口服常释剂型、注射剂乙类。

【药动学】口服吸收快，经 7h 后尿钙浓度增加。$t_{1/2}$：3~6h。

【作用和用途】骨化三醇是维生素 D_3 最重要的活性代谢物之一，具有促进肠道对钙的吸收并且调节骨的无机盐代谢等作用。适用于甲状旁腺功能低下症及血液透析患者的肾骨性营养不良、绝经后和老年性骨质疏松症。

【超说明书适应证】美国 FDA 批准用于甲状旁腺功能减退症引起的低钙

血症。

【用法和用量】①血液透析患者的肾性营养不良，如患者血钙浓度正常或略低，口服0.25μg/d，2~4周内剂量可增至0.5μg/d，多数血液透析患者用量为0.5~1μg/d。甲状旁腺功能低下，1~5岁儿童0.25~0.75μg/d，6岁以上和成人0.5~2μg/d。②绝经后和老年性骨质疏松症：治疗时所推荐的剂量为0.25μg，2次/d。

【主要不良反应】可引起高钙血症，表现为眩晕、呕吐、腹痛、多尿、骨痛、肾结石、肾钙质沉着，严重可导致心律失常等。

【孕妇、哺乳期妇女用药安全性】孕妇、哺乳期妇女禁用。

【禁忌和慎用】高钙血症患者忌用。

【药物相互作用】本品不宜与维生素D类药物同时应用，与巴比妥类药物或苯妥英钠同时服用可加速本品代谢。

【剂型与规格】胶囊：0.25μg，0.5μg。

【医保限制】口服常释剂型限中至重度骨质疏松、肾性骨病、甲状旁腺功能减退症；注射剂限肾透析并有低钙血症的患者。

阿法骨化醇 Alfacalcidol

【又名】阿法迪三，法能，延迪诺，依安凡，萌格旺。

【医保分类】口服常释剂型乙类。

【作用和用途】增加钙的重吸收，抑制骨吸收，促进胶原和骨基质蛋白合成，减少跌倒倾向。适用于骨质疏松症、肾性骨病（肾病性佝偻病）、甲状旁腺功能亢进（伴骨病者）、营养和吸收障碍引起的佝偻病和骨软化症，假性缺钙的佝偻病和骨软化症等。

【用法和用量】口服。①骨质疏松症：首剂量0.5μg/d；②其他疾病：首剂量成人1μg/d，老年患者0.5μg/d，体重20kg以上的儿童无肾性骨病者1μg/d。

【孕妇、哺乳期妇女用药安全性】孕妇、哺乳期妇女慎用。

【剂型与规格】胶囊：0.25μg，1μg。

【医保限制】口服常释剂型限中至重度骨质疏松、肾性骨病、甲状旁腺功能减退症；口服液体剂限新生儿低钙血症。

阿仑膦酸 Alendronate

【又名】福善美，固邦。

【医保分类】口服常释剂型乙类。

【作用和用途】第三代氨基双膦酸盐类骨吸收抑制剂，抑制破骨细胞介导的骨质再吸收。其抗骨吸收作用较依替膦酸钠强1 000倍，并且没有骨矿化抑制作用。

用于治疗绝经后妇女的骨质疏松症。

【用法和用量】 推荐剂量为每天 1 次 10mg。

【主要不良反应】 偶见腹痛、呕吐、口咽溃疡、胃和十二指肠溃疡、过敏反应等。

【孕妇、哺乳期妇女用药安全性】 孕妇、哺乳期妇女禁用。

【禁忌和慎用】 本品可能对上消化道黏膜产生局部刺激，故应慎用于患有活动性上消化道疾病，如咽下困难、食管疾病、胃炎、十二指肠炎或溃疡的患者。青少年和轻、中度肾功能异常患者慎用，严重肾功能不全患者不推荐使用，本品儿童不宜使用。

【注意事项】 ①早餐前用 200ml 温开水送服，用药后至少 30min 方可进食；②在服用本品前后 30min 内不宜饮用牛奶、奶制品和含较高钙的饮料，与橘子汁和咖啡同时服用会显著影响本品吸收；③补钙剂、抗酸剂和一些口服药剂很可能妨碍本品的吸收，因此服用本品后应至少推迟 30min 再服用其他药物；④男性骨质疏松症患者用药的安全性和有效性尚未验证，不推荐使用；⑤为了预防口咽部溃疡，患者不应咀嚼或吮吸药片。

【剂型与规格】 片剂：10mg。

【医保限制】 限中至重度骨质疏松。

利塞膦酸 Risedronate

【又名】 积华固松，美利塞，唯善，Actonel。

【医保分类】 注射剂乙类。

【作用和用途】 本品具有抑制破骨细胞形成和活性，减少骨流失，从而抑制对骨的吸收作用，增加骨骼密度，同时还能与骨羟磷灰石结合，抑制其生长和溶解，从而干扰破骨细胞对骨的吸收作用。用于防范绝经期妇女的骨质疏松症。

【用法和用量】 餐前至少 30min 直立位服用，用水约 200ml 送服。5mg/ 次，1 次 /d。

【主要不良反应】 常见胃肠道反应、头晕、头痛、关节痛、流感样综合征等。

【孕妇、哺乳期妇女用药安全性】 孕妇慎用，哺乳期妇女用药应停止哺乳。

【禁忌和慎用】 ①低钙血症患者忌用；②严重肾功能不全（肌酐清除率 <30ml/min）者慎用。

【注意事项】 ①进餐时服药可使本品生物利用度降低；②服药后 30min 内不宜卧床；③奶或奶制品、钙剂及含铝、镁抗酸药可减少本品吸收，服药后 2h 内避免饮用、服用。

【药物相互作用】 不宜与阿司匹林或其他非甾体抗炎药合用。

【剂型与规格】 片剂：5mg。

【医保限制】 限中重度骨质疏松。

唑来膦酸 Zoledronic Acid

【又名】密固达，博来宁，苏奇，天晴依泰。

【医保分类】注射剂乙类。

【药动学】静脉滴注后药物先与骨结合，再缓慢释放进入全身循环，滴注完毕迅速从峰浓度值下降，24h 后血药浓度不到 C_{max} 的 1%。最终清除相的时间较长，在滴注后的 2~28d 内在血浆中仍保持很低的浓度。血浆蛋白结合率：22%。代谢：体内不经过生物转化。排泄：尿（原型）。最终消除 $t_{1/2\gamma}$：146h。

【作用和用途】抑制破骨细胞活动，诱导破骨细胞凋亡，阻断破骨细胞对矿化骨和软骨的吸收，还可抑制由肿瘤释放的多种刺激因子引起的破骨细胞活动增强和骨钙释放。

用于恶性肿瘤溶骨性骨转移引起的骨痛、高钙血症。

【超说明书适应证】中国老年学和老年医学学会发布的《中国老年骨质疏松症诊疗指南（2018）》推荐用于老年骨质疏松症患者。

【用法和用量】静脉滴注，成人 4mg/ 次，稀释于 100ml 不含钙离子的 0.9% 氯化钠注射液或 5% 葡萄糖注射液中，静脉缓慢滴注时间应不少于 15min。每 3~4 周给药一次。

【主要不良反应】最常见流感样症状（9%）、骨痛（9.1%）、发热（7.2%）、疲乏（4.1%）、寒战（2.9%）、关节痛和肌痛（3%）、关节炎及关节肿胀、低磷血症，且通常在几天内缓解；常见贫血、头痛、感觉错乱、睡眠失调、结膜炎、恶心、呕吐、食欲减退、便秘、多汗症、高血压、肾功能损害、血肌酐和血尿素氨升高、低钙血症等。

【孕妇、哺乳期妇女用药安全性】孕妇、哺乳期妇女禁用。

【禁忌和慎用】严重肾功能不全者不推荐使用。

【注意事项】①首次使用本品时应密切监测血清中钙、磷、镁以及血清肌酐的水平，如出现血清中钙、磷和镁含量过低，应给予必要的补充治疗；②伴恶性高钙血症患者给予本品前应充分补水，利尿药与本品合用时只能在充分补水后使用，本品与具有肾毒性的药物合用时应慎重；③接受本品治疗时如出现肾功能恶化，应停药至肾功能恢复至基线水平。

【药物相互作用】本品不得与含钙或其他二价阳离子的注射液（如乳酸林格液）配伍使用或接解，应使用与其他药物分开的输液管进行单次静脉输注。

【剂型与规格】注射剂：4mg。

【医保限制】限重度骨质疏松或癌症骨转移。

雷洛昔芬 Raloxifene

【又名】易维特。

【医保分类】口服常释剂型乙类。

【药动学】口服：吸收 60%，在进入血液循环前大部分被葡萄糖醛酸化，故绝对生物利用度仅 2%。蛋白结合率：99%。代谢：肝。排泄：粪便 94%（原型、代谢物）。$t_{1/2}$：27.7h。

【作用和用途】选择性雌激素受体调节剂，对雌激素作用的组织有选择性的激动或拮抗活性，是一种骨骼和部分胆固醇代谢（降低总胆固醇和 LDL- 胆固醇）的激动剂，可使骨密度增加，防止绝经后骨质丧失，能显著降低椎体骨折发生率。

主要用于预防和治疗绝经后妇女的骨质疏松症。

【用法和用量】口服，60mg/d，可以在一天中的任何时候服用且不受进餐的限制。

由于疾病的自然过程，雷洛昔芬需要长期使用。通常建议饮食钙摄入量不足的妇女服用钙剂和维生素 D。

【主要不良反应】①深静脉血栓、肺栓塞和视网膜静脉血栓发生率约 0.7%；②小腿痛性痉挛发生率 5.5%；③外周水肿发生率 3.1%；④血小板轻度减少发生率 6%~10%。

【孕妇、哺乳期妇女用药安全性】孕妇及有妊娠可能的妇女禁用，哺乳期妇女不推荐使用。

【禁忌和慎用】禁用于：①静脉血栓栓塞性疾病（深静脉血栓、肺栓塞和视网膜静脉血栓）患者；②肝功能减退（包括胆汁瘀积）者；③严重肾功能减退者。不宜用于有子宫内膜癌症状和体征者。

【注意事项】①不推荐男性患者使用；②因为缺乏与全身雌激素合用的经验，不推荐同时使用；③可增加静脉血栓栓塞事件的危险性。

【剂型与规格】片剂：60mg。

四烯甲萘醌 Menatetrenone

雷奈酸锶 Strontium Ranelate

四烯甲萘醌和雷奈酸锶

（李文江）

第四十五章

麻　醉　药

一、全身麻醉药

药物分类　根据药物理化性质，全身麻醉药可分为以下两大类：

（1）吸入性全身麻醉药：通常可分为挥发性麻醉药及气体麻醉药，前者包括乙醚、氟烷、恩氟烷、异氟烷等，后者以氧化亚氮为常用。

（2）静脉麻醉药：根据起效速度快慢和作用时间长短，可分为①作用快而短类，常用于全麻诱导或短时的小手术，如硫喷妥钠；②作用慢而长类，主要用于全麻维持或作为基础麻醉，如氯胺酮、地西泮及其衍生物等。

作用特点　全身麻醉药被吸收后，作用于中枢神经系统，使机体功能受到广泛抑制，引起意识、感觉和各种反射及运动消失，骨骼肌松弛等麻醉现象。全身麻醉的麻醉范围广，一般适用于大型手术，但其不良反应即危险性较大。

全身麻醉（简称“全麻”）过程通常可分为两个阶段，即诱导期和维持期。前者指给药开始到意识丧失；后者指在整个手术期间配合外科操作的需要，以及患者情况的改变，随时调整全麻的深度。而呼吸和循环等各项功能近于正常。

吸入全麻的优点在于麻醉深度可通过调节吸入气体中的药物浓度加以控制，缺点在于某些药物对呼吸道有刺激性；其诱导及苏醒时间的长短可由血/气分配系数判定，诱导及苏醒时间氟烷最长，地氟烷最短。而静脉麻醉分期不明显，优点在于短时内即可进入安静、麻醉状态；缺点是麻醉深度不易掌握，排出较慢，个体差异较大，注射过量易致呼吸抑制，如硫喷妥钠。单独使用的范围不广，临床常用于吸入性麻醉的诱导以及复合全身麻醉。静脉麻醉药中以丙泊酚、硫喷妥钠最为常用，氯胺酮、羟丁酸钠、依托咪酯也时有应用。值得注意的是，超短效的咪达唑仑在全麻诱导中可代替硫喷妥钠，常比后者更有利。

用药原则　乙醚是最早使用的吸入性全身麻醉药，对外科手术的开展与进步起到了不可磨灭的作用。然而其缺点较多且严重，能引起燃烧爆炸，因而被氟化吸入麻醉药（包括氟烷、恩氟烷、甲氧氟烷、异氟烷、七氟烷、地氟烷等）取代，氟化吸入麻醉药镇痛作用强、安全性高，对呼吸道黏膜无刺激性，且有一定肌松作用，因而多用于吸入全麻的诱导与维持，以及“静脉吸入复合麻醉”的辅助用药。

全麻诱导多运用复合麻醉的原则和方式，例如甲氧氟烷全麻前，可先静脉注射（小儿常用肌内注射）作用快的麻醉药如硫喷妥钠、羟基丁酸钠，待眼睑、睫毛反射消失而入睡之后，才开始静脉滴注甲氧氟烷。至于全麻的维持多采用间断给药（间隔 10~30min），使体内的全身麻醉药浓度一直保持在一定限度内，既便于全身麻醉药随时可以加深，又可使停药后的患者能较快地清醒。

硫喷妥钠仍是较常用的静脉全身麻醉药，尤其用于全身麻醉的诱导。目前临床上常用的静脉全身麻醉药主要有氯胺酮、依托咪酯和丙泊酚等。地西泮和咪达唑仑从药理学方面归于镇静药，这两种药不仅作为麻醉前用药和麻醉辅助用药在临床上广泛采用，有时亦可作为全麻诱导药和静脉复合麻醉的组成部分。目前丙泊酚在国内被广泛应用，用于全麻的诱导和维持，其优点是苏醒迅速、平稳舒适，缺点是对心血管和呼吸有明显抑制作用。

注意事项

（1）氟烷、恩氟烷或异氟烷吸入，应用于人工流产时可能增加子宫出血量。应用于分娩，时间长，用量大，新生儿可有不同程度的呼吸循环或中枢神经功能抑制，同时因致子宫松弛，使缩宫药的效应减弱。

（2）下列情况应慎用或禁用：①有肝病或肝功能衰退，黄疸或肝损害时，患者均禁用或慎用氟烷、甲氧氟烷和恩氟烷，亦应慎用乙醚；②心律失常者禁用氟烷，氟烷吸入全麻时出现持久而顽固的低血压，提示循环功能不全，应警惕全麻是否过深；③颅内占位性病变、颅脑损伤，为避免颅内压继续升高，均应慎用吸入全身麻醉药；④重症肌无力患者，除氧化亚氮、氟烷外均慎用。

（3）硫喷妥钠镇痛及肌松效果均差，只宜用于基础麻醉。氯胺酮全麻不深，只用于全麻的诱导维持。

（一）吸入性全身麻醉药

恩氟烷 Enflurane

【又名】安氟醚，安氟烷，Alyrane，Ethrane。

【医保分类】液体剂甲类。

【药动学】吸入本品 5min 后一般可达到手术的麻醉要求，易从肺呼出，麻醉复苏较快。在肝脏的代谢率很低，仅有 2.4% 被转化，故对肝脏的毒性很小。

【作用和用途】适用于：①身体各部位的大手术麻醉诱导和维持；②剖宫产、经阴道分娩时镇痛（FDA 批准适应证），但没有足够数据支持本品在产科其他手术中的应用；③眼科手术麻醉（不致眼压显著升高）。

【用法和用量】应使用专用的有准确刻度的挥发罐。①术前用药：应根据患者的具体情况而定，需考虑到使用恩氟烷后患者分泌物会轻度增加，心脏节律仍保持稳定；②麻醉诱导：建议诱导的初始浓度为 0.5%，在呼吸抑制后逐渐增加 0.5%,直至达到手术所需的麻醉深度,此时浓度应 <4%;③麻醉维持:0.5%~2% 的浓度可维持一定的麻醉深度,3% 是极限,该浓度下肌松剂作用增强;④苏醒:手术操作快结束时可将浓度降低至 0.5%,也可在开始缝合切口时停药,停药后可用纯氧“清洗”患者的呼吸通路数次,直至患者完全清醒。

【主要不良反应】麻醉过深时尤其伴过度通气时,可引起以肌张力过高为特点的强直性肌痉挛。偶见呃逆、呕吐、血糖轻度增高。偶见一过性心律失常。

【孕妇、哺乳期妇女用药安全性】孕妇、哺乳期妇女禁用。

【注意事项】①患者应在全麻前及早戒烟,即使吸入全麻较浅,时间较短,也应在麻醉前停止吸烟 24h 以上;②停用恩氟烷后至少 10min 才能开始多沙普仑的治疗;③吸入全麻期间忌作过度通气,以免在苏醒过程中出现中枢性兴奋或惊厥。

【剂型与规格】液体剂:20ml,250ml。

异氟烷 Isoflurane

【又名】异氟醚,活宁,Isofluranum,Forane。

【药动学】吸入给药后血浆中的无机氟峰浓度在麻醉后 4h 出现,一般小于 5μmol/L。在人体内代谢相对很少,仅为 0.17%,绝大部分以原型随呼气排出体外。

【作用和用途】为恩氟烷异构体,诱导和苏醒作用较恩氟烷快,用于各种手术的麻醉,也可酌情选用于分娩麻醉及颈部手术麻醉等。

【用法和用量】由于价格昂贵,常采用闭法吸入;往往与氧化亚氮混合应用。本品有配备准确精密的蒸发器,可以控制吸入浓度。吸入异氟烷的蒸发器要严格校准以准确控制吸入的浓度。短期可以重复应用。①麻醉诱导:起始吸入浓度为 0.5%,7~10min 内逐渐增至 1.5%~3%,即进入麻醉期;②麻醉维持:外科手术可用 1%~2.5% 的异氟烷和氧 / 氧化亚氮气体混合吸入,若单独与氧气混合吸入时,则本品浓度应增加 0.5%~1%;剖宫产手术,异氟烷与氧 / 氧化亚氮气体混合吸入时,适宜浓度为 0.5%~0.75%。

【主要不良反应】偶见呼吸抑制、低血压、心律失常、白细胞增加;诱导时可出现咳嗽、喉痉挛;复苏期可出现寒战、呕吐。因其代谢率低,几乎无毒性,无肝损害的报道。

【孕妇、哺乳期妇女用药安全性】孕妇禁用(剖宫产除外),哺乳期妇女慎用。

【禁忌和慎用】①使用本品后发生恶性高碳酸血症者禁用;②已知或怀疑为恶性高热的遗传性易感者禁用;③颅内压增高者慎用。

【注意事项】①本品对呼吸有抑制作用,应使用雾化器以精确设定及控制药物输出；②与其他卤素麻醉药一样，异氟烷可引起血压下降和呼吸抑制，要密切注意血压和呼吸的变化；③麻醉维持期间血压明显下降可能与麻醉加深有关，此时可降低吸入浓度；④患者应在全麻前及早戒烟，即使吸入全麻较浅，时间较短，也应在麻醉前停止吸烟 24h 以上。

【**剂型与规格**】溶液剂：100ml，250ml。

氧化亚氮 Nitrous Oxide

氧化亚氮

其他吸入麻醉药见表 45-1。

表 45-1　其他吸入麻醉药

药名和制剂	作用和用途	用法和用量	备注
氟烷 Halothane 溶液：20ml，100ml	麻醉作用比乙醚强，对黏膜无刺激性，用于全身麻醉及麻醉诱导	常用浓度为 0.5%~3%。可采用关闭式、半关闭式或滴入法。可与乙醚等合并使用	①禁与肾上腺素及去甲肾上腺素合用，否则易引起室性心动过速或心室纤颤；②既往使用本品曾出现黄疸或急性肝损害者禁用；③不宜用于产科
七氟烷（七氟醚） Sevoflurane 溶液：100ml，120ml，250ml	全麻作用似恩氟烷，诱导时间短；对呼吸、心血管系统影响小，作为全麻用	吸入 2%~5% 诱导，维持外科手术麻醉浓度为 0.5%~0.7%	①常见低血压、咳嗽、术后恶心、呕吐；②可引起子宫松弛，产科麻醉慎用
地氟烷（地氟醚） Desflurane 溶液：240ml	麻醉诱导及苏醒均快；对循环功能干扰小。更适用于心血管手术、门诊手术患者	①起始浓度通常3%，每隔 2~3 次呼吸增加 0.5%~1% 的浓度，吸入浓度为 4%~11% 后，2~4min 可达麻醉效果；②成人 2.5%~8.5% 地氟烷可维持麻醉的手术水平，儿童则为 5.2%~10%	①白细胞增多者禁用；②中到重度喉痉挛、咳嗽、屏气和呼吸道分泌物增加的发生率较高，不推荐婴儿或儿童应用于全身麻醉；③沸点低（23.5℃），须用专用蒸发器；④药效低，价格昂贵

（二）静脉麻醉药

丙泊酚 Propofol

【又名】得普利麻，静安。

【医保分类】注射剂甲类。

【药动学】静脉注射后迅速分布于全身，并很快从机体消除。血浆蛋白结合率：98%。代谢：肝。排泄：尿 88%。

【作用和用途】静脉全麻诱导药、“全静脉麻醉”的组成部分或麻醉辅助药。用于全身麻醉的诱导和维持。适用于门诊患者。

【用法和用量】作为全身麻醉的辅助区域麻醉技术，所需的剂量较低。①麻醉给药：建议应在给药时（一般健康成年人每 10s 约给药 40mg）调节剂量，观察患者反应直至起效。55 岁以上成年人、美国麻醉师协会（ASA）Ⅲ~Ⅳ患者应减慢给药速率，每 10s 约 20mg。②麻醉维持：持续静脉滴注或重复单次静脉注射较好地达到所需浓度。持续静脉滴注通常为 4~12mg/（kg·h）。重复单次静脉注射，25~50mg/ 次。③ICU 镇静：通常以 0.3~4mg/（kg·h）持续静脉滴注。④人工流产手术：术前以 2mg/kg 剂量行麻醉诱导，术中若因疼痛有肢体活动，可追加 0.5mg/kg 剂量。⑤不用于 1 个月以下小儿的全麻及重症监护小婴儿的镇静。对于 1 个月至 3 岁的儿童应谨慎使用，且麻醉持续时间限于 1h 内。

给药方式：①原液使用时必须使用微量泵或输液泵等设备，以控制滴注速度；②注射液也可稀释后使用，但只能用 5% 葡萄糖注射液稀释，存放于聚氯乙烯（PVC）输液袋或输液瓶中。稀释度不超过 1：5（2mg/ml）；③用于麻醉诱导部分的注射液可以 <20：1 的比例与 0.5% 或 1% 利多卡因注射液混合。

【主要不良反应】常见低血压、面部潮红、心动过缓、一过性呼吸暂停，少见血栓形成及静脉炎，偶见诱导过程中肌阵挛。

【孕妇、哺乳期妇女用药安全性】孕妇慎用，哺乳期妇女用药后 24h 内不宜哺乳。

【禁忌和慎用】①低血压或休克患者禁用；②禁用于 1 个月以下儿童的全麻及 16 岁以下儿童的镇静。

【注意事项】①本品通常需要配合镇痛药使用；②连续应用不得超过 7d；③用药期间应保持呼吸道畅通，备有人工通气和供氧设备；④癫痫患者使用本品可能有惊厥的危险；⑤只有在特别注意且严密监测下，本品才可用于失代偿性心力衰竭患者和其他严重心肌疾病的患者；⑥若与其他可能会引起心动过缓的药物合用，应考虑静脉给予抗胆碱药；⑦伴高颅内压和低平均动脉压的患者，使用本品时有降低脑灌注压的危险，应特别小心。

【剂型与规格】注射剂：0.2g，0.4g，0.5g/50ml，1g/100ml。

依托咪酯 Etomidate

【又名】宜妥利，福尔利，甲苄咪唑，乙咪酯，Hypnomidate。

【医保分类】注射剂乙类。

【药动学】静脉注射显效时间 <1min。血浆蛋白结合率：76%。代谢：肝内酯酶水解。排泄：尿 75%（24h 内），无明显蓄积作用。

【作用和用途】非巴比妥类静脉、短效催眠药，无镇痛作用。静脉注射后作用迅速而短暂，入睡与苏醒均快，对中枢神经系统有较强的抑制作用，对呼吸和循环系统的影响较小，可引起短暂的呼吸抑制、收缩压略下降、心率稍增快；无组胺释放作用。

用于静脉全麻诱导、麻醉辅助、短时手术麻醉。最突出优点是对循环功能影响小，即使是增加剂量或患有严重心脏病患者仍能保持循环功能稳定。

【用法和用量】①成人，缓慢静脉注射，一次 0.15~0.3mg/kg，于 30~60s 注射完毕。合用氯化琥珀胆碱或非去极化型肌松药，便于气管内插管。术前给予镇静药。②10 岁以上儿童用量可参照成人用量，10 岁以下儿童不推荐使用按医嘱用药。

【主要不良反应】①常见呕吐，有时出现咳嗽、呃逆、寒战；②可使肌肉发生阵挛，肌颤发生率约 6%，不自主的肌肉活动发生率可达 32%（22.7%~63%）。

【孕妇、哺乳期妇女用药安全性】孕妇慎用，哺乳期妇女应终止哺乳。

【禁忌和慎用】①癫痫患者及肝、肾功能严重不全者禁用；②重症糖尿病、高钾血症患者禁用；③6 个月以内新生儿和婴幼儿不宜使用；④ICU 患者禁用于镇静，但麻醉诱导时作单次静脉注射是安全的。

【注意事项】①与任何抗高血压药合用如利尿性抗高血压药、钙通道阻滞剂等均可导致血压剧降，应避免联用；②与芬太尼配伍时，可出现不自主的肌肉强直或阵挛，地西泮可减少其发生；③因本品无镇痛作用，用于麻醉诱导或短期麻醉维持时须同时给予麻醉性镇痛药；④本品不宜稀释使用，也不能与其他注射液混合注射。

【药物相互作用】本品可阻碍肾上腺皮质产生可的松等糖皮质激素，引起暂时的肾上腺功能不全而呈现水盐失衡、低血压，甚至休克。中毒性休克、多发性创伤或肾上腺皮质功能减退者，应同时给予适量的氢化可的松。

【剂型与规格】注射剂：20mg/10ml。

硫喷妥钠 Thiopental Sodium

【又名】戊硫巴比妥钠，Sodium Pentothal。

【药动学】静脉注射起效时间：1~2min，血药浓度达峰时间：血浆最快，脑组织 30s 内，肌肉 15~30min，脂肪数小时内。血浆蛋白结合率：85%。持续时间：停药后 10~30min。代谢：肝。极微量以原型随尿排泄。

【作用和用途】为超短时作用的巴比妥类药物，常用于静脉麻醉、诱导麻醉、基础麻醉、抗惊厥以及复合麻醉等。

【用法和用量】①静脉麻醉：一般多用 5% 或 2.5% 溶液，缓慢注入。成人一次 4~8mg/kg，经 30s 左右即进入麻醉，神志完全消失，但肌肉松弛不完全，也不能随意调节麻醉深度，故多用于小手术。如患者有呼吸快、发声、移动等现象，即为苏醒的表现，可再注射少量以持续麻醉。极量：一次 1g。②基础麻醉：用于小儿、甲状腺功能亢进症及精神紧张患者。每次灌肠 30mg/kg（多用于小儿）；或肌内注射，一次成人 0.5g，小儿 5~10mg/kg，以 2.5% 溶液作深部肌内注射。③诱导麻醉：一般用 2.5% 溶液缓慢静脉注射，一次 0.3g（一次不超过 0.5g），继以乙醚吸入。④抗惊厥：一次静脉注射 0.05~0.1g，0.33% 等渗溶液静脉滴注。

【主要不良反应】①血容量不足或脑外伤时及静脉注射过快或反复多次给药时，容易出现低血压、呼吸抑制，甚至心搏骤停；②全麻诱导过程中，可能出现顽固性的喉痉挛。

【孕妇、哺乳期妇女用药安全性】孕妇禁用，哺乳期妇女慎用。

【禁忌和慎用】①心力衰竭、肝肾功能严重不全、糖尿病、低血压、高钾血症、严重贫血、严重酸中毒、呼吸困难、气道阻塞、哮喘患者禁用；②休克未纠正前患者禁用；③咽喉手术患者禁用。

【注意事项】①容易引起呼吸抑制及喉痉挛，故宜缓慢注射。如出现呼吸微弱，甚至呼吸停止，立即停止注射，麻醉前最好给予阿托品预防。如心搏减慢，血压降低，立即注射肾上腺素或麻黄碱。静脉注射前务必准备好急救用品，如氧气、气管插管用具和抢救用药等。②溶解后药液呈强碱性，一旦外渗可引起组织坏死和剧烈疼痛，给药前应先建立静脉通道，防治血管外及动脉内注射，也可随时注射其他药物。

【剂型与规格】注射剂：0.5g，1g。

氯胺酮 Ketamine

【又名】凯他敏，Ketalar。

【医保分类】注射剂甲类。

【药动学】具有高度亲脂性，静脉注射首先进入脑组织，肝、肺浓度也高。代谢：肝。排泄：尿（4% 原型，90% 降解物）。$t_{1/2}$ 为 2~3h。

【作用和用途】是唯一具有镇痛作用的静脉全身麻醉药。适用于各种表浅、短小手术麻醉、不合作小儿的诊断性检查麻醉及全身复合麻醉。

【用法和用量】①全麻诱导：成人缓慢静脉注射 1~2mg/kg（>60s），维持可采用 10~30μg/（kg·min）连续静脉滴注，不超过 1~2mg/min，加用苯二氮䓬类药物，可减少其用量；②镇痛：成人静脉注射 0.2~0.75mg/kg，2~3min 注完，而后连续静脉滴注 5~20μg/（kg·min）；③基础麻醉：临床个体间差异大，小儿肌内注射 4~5mg/kg，必要时追加 1/3~1/2（首剂量），极量：13mg/kg（1 次）。

【主要不良反应】①麻醉恢复期可出现躁动不安、谵语等，以青壮年多见且严重；②术中常有泪液、唾液分泌增多，血压、颅内压及眼压升高；③偶见不能自控的肌肉收缩、呼吸抑制或暂停、喉痉挛、气管痉挛，多半是在用量较大、分泌物增多时发生。

【孕妇、哺乳期妇女用药安全性】孕妇禁用。

【禁忌和慎用】顽固、难治性高血压，严重的心血管疾病，近期内心肌梗死，甲状腺功能亢进，动脉瘤患者禁用。

【剂型与规格】注射剂：0.1g，0.2g。

【特殊管理】属于第一类精神药品，粉红色专用处方开具。

羟丁酸钠 Sodium Hydroxybutyrate

【又名】羟基丁酸钠，Sodium Oxybate。

【医保分类】注射剂乙类。

【药动学】静脉注射后 15min 达血药浓度峰值，脑组织浓度为血浆的 50% 且通过血脑屏障需要一定时间，因而起效缓慢。在体内 97% 经三羧酸循环转化为 H_2O 和 CO_2。排泄：尿（原型≤2%）。

【作用和用途】为静脉全身麻醉药。常与全身麻醉药或麻醉辅助药合用。用于复合全麻的诱导和维持。临床上常用于老人、儿童及脑、神经外科手术，外伤、烧伤患者的麻醉。

【用法和用量】①全麻诱导：静脉注射，一次 60~80mg/kg，注射速度约 1g/min。小儿最高 100mg/kg；成人诱导量 2~5g，手术时间长者每隔 1~2h 追加 1~2g。②全麻维持：静脉注射，一次 12~80mg/kg。③基础麻醉：成人 50~60mg/kg，小儿为 60~80mg/kg。

极量：成人一次总量 300mg/kg。

【主要不良反应】①麻醉诱导与苏醒过程中可出现锥体外系反应；②呼吸分泌物增加；③抑制呼吸，出现呼吸频率减慢；④促进钾离子进入细胞内，导致一过性血清钾降低，故低钾血症患者应用本品有诱发心律失常的可能；⑤可引起血压升高。

【孕妇、哺乳期妇女用药安全性】孕妇禁用，哺乳期妇女慎用。

【禁忌和慎用】严重高血压患者、心律失常（除传导阻滞外）患者、癫痫患者、有癫痫病史者、严重低钾血症患者、严重心功能紊乱患者、醇中毒者、酸血症者、琥珀酸半醛脱氢酶缺乏患者禁用。

【注意事项】①单用或注射过快可出现运动性兴奋、谵妄、肌肉抽动等，甚至呼吸停止。②注射 15min 后可出现血清钾一过性下降，对于低血钾患者应纠正后方能使用。在术中应监测心电图，如有 U 波出现，应及时处理。③本品麻醉前需给予足量阿托品，以免出现副交感神经系统活动亢进症状，如呼吸道分泌增多、心动过缓、大小便失禁等；术前给予巴比妥类药，可减轻不良反应。④术中应监测心电图，如有 U 波出现及时处理。

【剂型与规格】注射剂：2.5g。

依诺伐 Innovar

依诺伐

磷丙泊酚钠 Fospropofol

【又名】Lusedra。

【药动学】静脉给药后 4~12min 起效，多次给药后药效持续 5~18min，给药后 2~4h 达血药峰浓度，血浆蛋白结合率：98%。代谢：肝。原型药和代谢物 $t_{1/2}$ 分别为 0.81~0.88h 和 2.06h。

【作用和用途】本品系丙泊酚的前体药物，具备良好的水溶性，不需要目前常用的丙泊酚制剂的脂肪乳作载体。静脉注射后在体内转换成丙泊酚。

用于成人诊断（结肠镜检查、支气管镜检查等）或治疗过程中的麻醉性监护。

【用法和用量】成人或轻度全身性疾病患者，起始静脉注射 6.5mg/kg，随后立即静脉滴注补充剂量，一次 1.6mg/kg，给药频率≤1 次 /4min。

【主要不良反应】神经系统感觉异常、低氧血症、低血压、心率增加等。

【孕妇、哺乳期妇女用药安全性】孕妇慎用，不推荐哺乳期妇女使用。

【禁忌和慎用】①呼吸道疾病患者可引起心肺抑制，应慎用；②癫痫或有癫痫病史者用药可能会在康复期内出现癫痫发作，应慎用。

【注意事项】本品过量可能会引起心肺功能抑制。

【剂型与规格】注射液：1.05g。

【备注】2008 年美国 FDA 批准磷丙泊酚钠注射液上市，磷丙泊酚钠

1.86mg 相当于丙泊酚 1mg。

其他静脉全身麻醉药见表 45-2。

表 45-2 其他静脉全身麻醉药

药名和制剂	作用和用途	用法和用量	备注
丙泮尼地(普尔安) Propanidid 溶液(20% 聚乙基海狸香油制成)	静脉注射后麻醉时间仅 3~6min。用于:门诊小手术及诱导麻醉	静脉注射,常用量为 4~6mg/kg。大于 8mg/kg,易致血压下降或肌肉活动增多	①易致过敏反应(支气管痉挛、循环虚脱);②可致血栓性静脉炎
氟硝西泮 Flunitrazepam (Rohypnol) 注射剂:2mg	催眠效力约为地西泮的 10 倍,并具有肌松、抗惊厥的性能。作为全麻诱导药、复合全麻的组成部分	静脉注射,2mg/次,1~2min 即进入深睡,持续约 2.5h;有较长时间的遗忘作用($t_{1/2}$ 为 10~20h)	①可致倦睡;②剂量过大或静脉注射过快可加深呼吸抑制;③偶有恶心、呕吐及一过性红斑

二、局部麻醉药

药物分类 根据局部麻醉药化学结构中间链为酯链或酰胺键,可将其分为酯类(如普鲁卡因、丁卡因)和酰胺类(如利多卡因、辛可卡因等)。

作用特点 局部麻醉药能阻断各种神经冲动的传导,其机制是阻滞神经细胞膜上的钠通道,降低了细胞膜对 Na^+ 的通透性,Na^+ 内流受阻,从而阻滞细胞膜的去极化并由此阻断感觉神经的冲动和传导。

局部麻醉的优点:安全性大、并发症少,对患者生理功能影响最小。

局部麻醉药分别采用表面麻醉、浸润麻醉、传导麻醉、蛛网膜下腔阻滞以及区域镇痛(封闭)的方法。常用于四肢手术。

用药原则 ①为了延长局部麻醉药作用时间,常在溶液中加入少量肾上腺素(每 100ml 药液中加 0.1% 盐酸肾上腺素溶液 0.1~0.4ml)。②依手术需要选用不同的麻醉方式及所使用的药物。表面麻醉选药的次序为苯佐卡因、利多卡因、辛可卡因及丁卡因;蛛网膜下腔阻滞选药次序为丁卡因、普鲁卡因、辛可卡因及利多卡因;硬脊膜外阻滞可依次选用利多卡因、丙胺卡因、普鲁卡因及丁卡因。③注射局部麻醉药时需回抽无血时缓慢注射。④注意要观察患者临床情况,一旦出现毒性反应预兆立即停药。⑤在保证局部麻醉药效果的前提下使用最低浓度、最少剂量和个体化用药。

临床上常用起效快而持续时间短的药物与起效慢而持续时间长的药物配

成局部麻醉药混合液（如 1.6% 利多卡因 +0.2% 丁卡因或 1% 利多卡因 +0.2% 丁卡因的混合液用于硬脊膜外阻滞），相互取长补短，使用普遍，但应格外注意两者毒性相加。

注意事项

（1）麻醉药品注射前准备工作：①询问患者有无麻醉药品过敏史、药品过敏史。要特别注意过敏反应在同类局部麻醉药中的交叉现象，例如对普卡多因过敏者，丁卡因也不能使用。②询问患者有无全身性系统疾病，特别注意是否有心血管系统疾病。③确定是否加用血管收缩剂（一般是肾上腺素）。如加用，应考虑以下几个因素：手术时间、术中止血及患者的机体状况。④肾上腺素使用安全剂量：正常健康人注射含 1∶100 000 肾上腺素的利多卡因每次最大剂量 20ml（肾上腺素 0.2mg），有心血管疾病者为 4ml（肾上腺素 0.04mg）。

（2）局部麻醉（简称“局麻”）时应注意：①准确地按解剖部位进针，避免血肿、暂时性面瘫等并发症；②进针的力度要轻，匀速推注麻醉药品；③注射过程中密切观察患者，如有意外，立刻停止；④阻滞麻醉要注意回抽，以免误入血管，引起中毒反应；⑤如术中需追加麻醉药品，注意患者机体耐受该药最大剂量，即一次最大剂量；⑥局麻完成后，妥善保存注射器和麻醉药品的安瓿，以便发生意外时核对。

此外，肝病、重症肌无力、心脏或呼吸系统疾病及甲状腺功能亢进患者对局部麻醉药毒性反应较敏感，在选择药物、给药途径及剂量时必须特别注意；在阴茎、鼻、手指、耳或脚趾等处麻醉时不应使用血管收缩药（肾上腺素）。

局部麻醉药中毒及解救

（1）中毒症状：①中枢神经系统症状，局部麻醉药随血流进入中枢神经系统，患者感到困倦、嗜睡、头晕，继之眩晕、行走不稳、共济失调，进一步定向障碍、知觉迟钝、肌肉震颤，严重时惊厥发作、意识不清、昏迷；②心血管系统症状，心率加快、心电图 QRS 波增宽、室性期前收缩频发，有时出现室颤，由于阻滞交感神经节和节后纤维，常使周围血管扩张、出血增加；③呼吸系统症状，伴随着意识丧失，常有呼吸变深变慢，甚至呼吸停止；④过敏反应，局部麻醉药过敏虽少见，但发生后情况严重，需积极抢救，表现为胸闷、憋气、冷汗、心率加快、脉细弱、血压下降、唇甲苍白或青紫。

（2）急救处理：①立即停止给药；②吸氧；③如烦躁不安、惊厥发作，可静脉注射地西泮 10~20mg；④呼吸困难者，可静脉注射氯化琥珀胆碱 50mg 使骨骼肌松弛，然后气管插管维持呼吸，不要使用呼吸兴奋药；⑤如遇过敏反应则应立即皮下注射肾上腺素 1mg 或盐酸麻黄碱 30mg，然后用地塞米松 5~10mg

加入 5% 葡萄糖注射液或 0.9% 氯化钠注射液 500ml 静脉滴注，虽已做过皮内试验阴性，但过敏反应仍可出现，故皮内试验只供参考。

利多卡因 Lidocaine

【医保分类】注射剂甲类，吸入剂、凝胶剂、胶浆剂乙类。

【药动学】口服无效，70% 在肠道被代谢。有效血药浓度：1.5~5μg/ml。静脉注射显效时间：1~2min，持续时间：10~20min（静脉注射）。血浆蛋白结合率：66%。代谢：肝。排泄：尿（原型 10%）。$t_{1/2}$：1.5h。

【作用和用途】局部麻醉和抗心律失常两方面作用。①主要作用于浦肯野纤维和心室肌，轻度抑制 Na^+ 内流，主要促进 K^+ 外流，降低自律性，提高心室的致颤阈；②明显缩短浦肯野纤维动作电位时程和有效不应期，有利于消除折返和单向阻滞；并能变单向阻滞为双向阻滞，消除折返；③局部麻醉作用和维持时间较普鲁卡因强，穿透性强，可反复使用。

主要用于①局部麻醉：浸润麻醉、硬膜外麻醉、表面麻醉（包括在胸腔镜检查、上消化道内镜检查或腹腔手术时作黏膜麻醉用）及神经传导阻滞；②治疗各种原因特别是急性心肌梗死引起的室性心律失常，包括室性期前收缩、室性心动过速和心室纤颤，为首选药；③强心苷中毒引起的室性心动过速和心室纤颤；④急性心肌梗死发生后立即应用，可预防心律失常发生，电转律后预防心室纤颤。

【用法和用量】

（1）局部麻醉：①表面麻醉，2%~4% 溶液一次不超过 100mg，注射给药时一次量不超过 4.5mg/kg（不用肾上腺素）或 7mg/kg（合用 1/20 万浓度的肾上腺素）；②骶管阻滞用于分娩镇痛，用 1% 溶液，以 200mg 为限；③硬脊膜外阻滞，胸腰段用 1.5%~2% 溶液，250~300mg；④浸润麻醉或静脉注射区域阻滞，用 0.25%~0.5% 溶液，50~300mg；⑤外周神经阻滞，臂丛（单侧）用 1.5% 溶液，250~300mg；牙科用 2% 溶液，20~100mg；肋间神经（每支）用 1% 溶液，30mg，以 300mg 为限；宫颈旁浸润用 0.5%~1% 溶液，左右侧各 100mg；椎旁脊神经阻滞（每支）用 1% 溶液，30~50mg，以 300mg 为限；阴部神经阻滞用 0.5%~1% 溶液，左右侧各 100mg；⑥交感神经节阻滞，颈星状神经阻滞用 1% 溶液，50mg；腰麻用 1% 溶液，50~100mg；⑦一次限量，不加肾上腺素为 200mg（4mg/kg），加肾上腺素为 300~350mg（6mg/kg）；静脉注射区域阻滞，极量 4mg/kg；治疗用静脉注射，第一次初量 1~2mg/kg，极量 4mg/kg，成人静脉滴注以 1mg/min 为限；反复多次给药，间隔时间不得短于 45~60min。

（2）抗心律失常：①静脉注射，成人首剂 50mg，2~3min 注完。如无效，5~10min 后再静脉注射 50mg。如仍无效，每隔 5~10min 继续静脉注射直至产生疗效。1h 内最大剂量不超过 300mg。②静脉滴注，用负荷量后可继续以 1~4mg/min 速度静脉滴注维持，最大维持量为 4mg/min。应逐渐减量，维持 24~48h。小儿：每次 1~2mg/kg，5% 葡萄糖注射液 20ml 静脉快速注射；必要时 5~10min 重复；或以 20~50μg/（kg·min）静脉滴注维持。

【主要不良反应】①神经症状有嗜睡、激动、欣快感、定向力丧失、呆滞、眩晕、肌无力、听力减退，剂量过大可出现谵妄、惊厥；②低血压及心动过缓，血药浓度过高可引起心房传导速度减慢、房室传导阻滞以及抑制心肌收缩力和心输出量下降。

【孕妇、哺乳期妇女用药安全性】孕妇、哺乳期妇女禁用。

【禁忌和慎用】①阿 - 斯综合征、预激综合征、严重心脏传导阻滞（包括窦房、房室及心室内传导阻滞）患者禁用本品注射剂；②有癫痫大发作史及未经控制的癫痫患者、严重肝功能不全者禁用。

【注意事项】①可加强合用的中枢抑制药作用，并能延长氯化琥珀胆碱作用；②苯妥英钠、苯巴比妥均可降低利多卡因血药浓度与疗效；③与美西律、普鲁卡因胺、普萘洛尔合用时，疗效、毒性均增强；④对低钾血症患者无效，因在低钾血症时膜对 K^+ 通透性降低，应予补钾，高浓度时利多卡因才有作用；⑤对室上性心律失常通常无效。

【药物相互作用】①与西咪替丁以及与 β 受体拮抗剂如普萘洛尔、美托洛尔合用，利多卡因代谢受抑制，血药浓度增加，可发生心脏和神经系统不良反应。可调整利多卡因剂量，并应心电监护及监测利多卡因血药浓度。②与巴比妥类药物合用可引起心动过缓、窦性停搏。③与普鲁卡因胺合用，可产生一过性谵妄及幻觉。

【剂型与规格】①注射剂：40mg，50mg，0.1g，0.2g，0.4g；②胶浆剂：10g/200mg；③气雾剂：25g（2%、4%、7%）；④眼用凝胶：3.5%；⑤贴片：5%（1g/50mg）；⑥溶液：2%（1ml/20mg）；⑦缓释胶丸：40mg。

【医保限制】凝胶贴膏限带状疱疹患者。

普鲁卡因 Procaine

【又名】奴佛卡因。

【药动学】体内吸收迅速，很快分布，大部分与血浆蛋白结合，并蓄积在骨骼肌、红细胞等组织内，当血浆浓度降低时再分布到全身。易通过血脑屏障和胎盘屏障。

【作用和用途】具有良好的局部麻醉作用，但因对皮肤和黏膜的穿透性弱，故不宜用于表面麻醉。主要用于浸润麻醉、神经阻滞麻醉、硬膜外麻醉、蛛网膜下腔阻滞及封闭疗法等。

【用法和用量】①浸润麻醉：0.25%~0.5% 溶液，每小时不得超过 1.5g；②阻滞麻醉：1.2% 溶液，每小时不得超过 1.0g；③硬膜外麻醉：2% 溶液，每小时不得超过 0.75g；④蛛网膜下腔阻滞：一次不宜超过 150mg；⑤封闭疗法：将本品注射于与病变有关的神经周围或病变部位，用量同局部浸润麻醉。

【主要不良反应】可有高敏反应和过敏反应，个别患者可出现高铁血红蛋白血症；剂量过大、吸收速度过快或误入血管可致中毒反应。

【禁忌和慎用】心肾功能不全、重症肌无力、败血症、恶性高热患者禁用。

【注意事项】①给药前必须作皮内敏感试验，注射部位周围有较大红晕时应谨慎，必须分次给药，有丘疹者应作较长时间观察，每次不超过 30~50mg，证明无不良反应时，方可继续给药；有明显丘疹主诉不适者，立即停药。②除有特殊原因外，一般不必加肾上腺素，如确要加入，则应在临用时即加，且高血压患者应谨慎。③药液不得注入血管内，给药时应反复抽吸，不得有回血。④本品的毒性与给药途径、注射速度、药液浓度、注射部位、是否加入肾上腺素等有关，因此应严格按照本品说明书给药。营养不良、饥饿状态更易出现毒性反应，应予减量。⑤给予最大剂量后应休息 1h 以上方准行动。⑥蛛网膜下腔阻滞时尤其需调节阻滞平面，随时观察血压和脉搏的变化。

【剂型与规格】注射剂：40mg，50mg，100mg。

布比卡因 Bupivacaine

【又名】丁吡卡因。

【医保分类】注射剂甲类。

【药动学】给药 5~10min 开始起效，血药浓度达峰时间：15~20min，维持 3~6h 或更长时间。血浆蛋白结合率：95%。代谢：肝。排泄：尿（原型仅 5%）。

【作用和用途】麻醉时间比盐酸利多卡因长 2~3 倍。用于局部浸润麻醉、外周神经阻滞和椎管内阻滞。

【用法和用量】①臂丛神经阻滞：0.25% 注射液 20~30ml（50~75mg）或 0.375% 注射液 20ml（75mg）；②骶管阻滞：0.25% 溶液 15~30ml（37.5~75mg），或 0.5% 溶液 15~20ml（75~100mg）；③硬脊膜外间隙阻滞：0.25%~0.375% 溶液可以镇痛，0.5% 溶液可用于一般的腹部手术等；④局部浸润：总用量一般以 175~200mg（0.25%，70~80ml）为限，24h 内分次给药，一日极量 400mg；⑤交感神经节阻滞的总用量：50~125mg（0.25%，20~50ml）；⑥蛛网膜下腔阻滞常用量：5~15mg，并加 10% 葡萄糖成高比重液或用脑脊液稀释成近似等比重液。

【主要不良反应】①少数患者出现头痛、呕吐、尿潴留及心率减慢等（严重者可静脉注射麻黄碱或阿托品）；②过量或误入血管可产生严重的毒性反应，一旦发生心肌毒性几乎无复苏希望。

【禁忌和慎用】①肝肾功能不全者、产科宫颈旁阻滞禁用；②本品 0.75% 注射液用于产妇硬膜外麻醉时有导致难以复苏的心脏停搏或死亡的报道，故不推荐用于产科麻醉。

【注意事项】①12 岁以下儿童慎用；②本品毒性较利多卡因大 4 倍，心脏毒性尤应注意，心脏毒性症状出现较早，往往循环衰竭与惊厥同时发生，一旦心脏停搏，复苏甚为困难；③局部浸润麻醉儿童用 0.1% 浓度；④0.75% 注射液用于需肌肉高度松弛或作用维持时间较长的手术。

【剂型与规格】注射液：12.5mg，15mg，25mg，37.5mg。

丁卡因 Tetracaine

【又名】地卡因，Decicaine。

【医保分类】注射剂甲类，凝胶剂乙类。

【药动学】进入血液后大部分和血浆蛋白结合，蓄积于组织中，骨骼肌内蓄积量最大，当血浆内的浓度下降时又释放出来。主要由血浆假性胆碱酯酶水解，代谢速度较慢，主要以代谢产物形式从肾脏排泄，极少量以原型随尿排出。

【作用和用途】局部麻醉作用较普鲁卡因强，毒性较大；能穿透黏膜。用于硬膜外阻滞、蛛网膜下腔阻滞、神经传导阻滞、黏膜表面麻醉。也用于眼科表面麻醉，优点是不损伤角膜上皮，也不升高眼压。

【用法和用量】①硬膜外阻滞：常用浓度为 0.15%~0.3% 溶液，与盐酸利多卡因合用，一次常用量为 40~50mg，极量为 80mg；②蛛网膜下腔阻滞：常用其混合液（1% 盐酸丁卡因 1ml 与 10% 葡萄糖注射液 1ml、3% 盐酸麻黄碱 1ml 混合使用），一次常用量为 10mg，限量为 15mg，极量为 20mg；③神经传导阻滞：常用浓度 0.1%~0.2%，一次常用量为 40~50mg，极量为 100mg；④黏膜表面麻醉：常用浓度 1%，眼科用 1% 等渗溶液，耳鼻咽喉科用 1%~2% 溶液，一次限量为 40mg。

【主要不良反应】①毒性反应：麻醉作用强度为普鲁卡因的 10 倍，毒性也比普鲁卡因高 10 倍，毒性反应发生率也比普鲁卡因高，通常由于剂量大、吸收快或操作不当引起毒性反应，如误注入血管使血药浓度过高等。中毒症状为头晕、目眩、寒战、震颤、恐慌，继而惊厥、昏迷，并出现呼吸衰竭和血压下降（需及时抢救）。②变态反应：可引起猝死。③颜面、口和 / 或舌咽区水肿等。

【孕妇、哺乳期妇女用药安全性】孕妇可减量使用，不推荐哺乳期妇女使用。

【禁忌和慎用】①严重过敏体质者禁用；②心肾功能不全、重症肌无力者禁用；③败血症、注射部位感染、脑脊髓病以及未控制的低血压患者禁用本品作蛛网膜下腔阻滞；④腔道破裂、血管外露者禁用本品胶浆剂。

【注意事项】①禁用于浸润麻醉；②禁用于静脉注射和静脉滴注；③大剂量使用可致心脏传导系统和中枢神经系统抑制，给予最大用量后应休息 3h 以上方准行动；④碘制剂可引起本品沉淀，故本品的注射部位禁用碘；⑤本品和其他局部麻醉药类似，具有耳毒性，不能用于中耳或采用可能导致药物渗入到中耳的相关操作；⑥本品为酸性，不得与碱性药液混合，故注射器械不可用碱性物质如肥皂、煤酚皂溶液等洗涤消毒，即使与酸性药物合用，由于 pH 不同也可影响本品的解离值，以致作用减弱或起效时间延迟；⑦神经传导阻滞、硬膜外阻滞以及蛛网膜下腔阻滞时，由于使用不当可能致死，故在用药期间即使表面黏膜麻醉也应监测呼吸与循环系统的功能、中枢神经活动、胎儿心率等生命体征，同时对呼吸和循环等方面的意外，应有预见，观察细心，防治得法，抢救及时。

【剂型与规格】注射液：30mg，50mg。

奥布卡因 Oxybuprocaine

【又名】倍诺喜，丁氧普鲁卡因，丁氧卡因，Conjuncaine。

【医保分类】滴眼剂乙类。

【药动学】可穿过角膜基质到达前房，随房水回流进入血液循环。在血液及肝脏中经酯酶代谢。排泄：尿 92.1%。$t_{1/2}$：2~3min。

【作用和用途】其表面麻醉强度约为可卡因的 20 倍。为眼科常用的表浅麻醉药，滴眼后 60s 内产生足够深度的麻醉，维持约 30min。适用于眼前部的各种检查和小手术。不影响瞳孔，眼压无改变。

【用法和用量】一般成人滴眼 1~4 滴 / 次。可根据年龄、体质适当增减。

【主要不良反应】眼部刺激症状，偶尔出现角膜糜烂等，也可能发生过敏反应。严重不良反应为休克，一旦出现恶心、面色苍白等症状时应立即停用并采取适当的救治措施。

【禁忌和慎用】①心、肾功能不全者禁用；②重症肌无力者禁用；③甲状腺功能亢进或有溃疡的患者慎用。

【注意事项】①不可单纯作为镇痛药使用，也不可作为注射剂使用；②不可用于感染部位；③不可频繁使用（可能会引起角膜损伤等不良反应）；④用药后应密切观察患者反应，并尽量给予较小剂量。

【剂型与规格】滴眼液：2mg，20mg，80mg。

罗哌卡因 Ropivacaine

【又名】耐乐品，力托，Narop。

【医保分类】注射剂乙类。

【药动学】硬膜外给药：吸收完全，呈双相性，快相半衰期 14min，慢相终末半衰期 4h。血浆蛋白结合率：94%。易于透过胎盘，胎儿的总血浆浓度比母体的低。代谢：肝 40%。排泄：尿 86%。静脉用药终末半衰期 1.8h。

【作用和用途】第一个纯左旋体长效酰胺类局麻药，阻滞钠离子流入神经纤维细胞膜内，对沿神经纤维的冲动传导产生可逆性的阻滞。有麻醉和镇痛双重效应，大剂量可产生外科麻醉，小剂量时则产生感觉阻滞（镇痛）仅伴局限的非进行性运动神经阻滞。用途见下。

（1）外科手术麻醉：①硬膜外麻醉，包括剖宫产术；②区域阻滞。

（2）急性疼痛控制：①持续硬膜外滴注或间歇性单次用药，如术后或分娩疼痛；②区域阻滞。

【用法和用量】用 0.9% 氯化钠注射液按所需给药浓度溶解后使用。一般情况下，外科麻醉（如硬膜外用药）需要较高的浓度（7.5~10mg/ml）和剂量。控制急性疼痛，使用较低的浓度（2mg/ml）和剂量。

给药方式：①当需要大剂量注射时，如硬膜外麻醉，建议使用 3~5ml 试验剂量的含有肾上腺素的利多卡因（2%）。②注射前及注射期间，应反复回吸防止注入血管内，并注意缓慢注射或逐渐加快注射速度（25~50mg/min），同时密切观察患者的生命指征并持续与患者交谈。如误静脉内注射可引起短暂的心率加快，或误入蛛网膜下腔注射可出现脊髓麻醉。出现中毒症状，应立即停止注射。当需要延长麻醉时，无论持续注入或重复单次注射，都应考虑达到血浆中毒浓度或诱发局部神经损伤的危险。③对术后疼痛的治疗，如果术前已经放置硬膜外导管，可经此管给予本品 7.5mg/ml 硬膜外注射。术后用 2mg/ml 本品维持镇痛。

【主要不良反应】最常见低血压、恶心，另外发生率超过 1% 的包括心动过缓、呕吐、感觉异常、体温升高、头痛、尿潴留、头晕、高血压、寒战、心动过速。

【孕妇、哺乳期妇女用药安全性】孕妇、哺乳期妇女慎用。

【禁忌和慎用】不应用于 12 岁以下儿童。严重肝病、肾功能不全患者应慎用。

【注意事项】①严重肝病患者药物排泄延迟，重复用药时需减少剂量；②肾功能不全患者如用单一剂量或短期治疗通常不需调整剂量，慢性肾功能不全伴酸中毒及低蛋白血症者，发生全身性中毒的可能性增大；③第Ⅲ类抗心律失常药（如胺碘酮）与罗哌卡因合用可能增加心脏毒性，应严密监测心电图；④用于硬膜外麻醉或外周神经阻滞时，特别是老年患者和伴心脏病的患者发生局麻药误入血管时，曾有心跳停止的报道，发生心跳停止时，为了提高复苏成功率，应该延长复苏时间；⑤硬膜外麻醉会产生低血压和心动过缓，如预先滴注扩容剂或使用血管性增压药物，可减少这一不良反应的发生；⑥本品注射剂不含防腐剂，只能一次性使用。

【剂型与规格】注射剂：20mg，40mg，50mg，75mg，100mg，150mg，200mg。

其他局部麻醉药见表 45-3。

表 45-3　其他局部麻醉药

药名和制剂	用法和用量	备注
苯佐卡因 Benzocaine 软膏剂：5%~10%； 栓剂：含 0.2~0.3g	用于多种原因引起的疼痛（如口腔溃疡等）。①外用（烧伤止痛）：5%~10% 软膏；②痔核止痛：栓剂	①局部麻醉作用弱而较持久；②鼓膜穿孔或耳部分有分泌物者禁用本品滴眼液
依替卡因 Etidocaine 注射液：10%，300mg	①硬脊膜外阻滞：1% 溶液；②神经阻滞麻醉：0.5% 溶液；③浸润麻醉：0.5% 溶液（最大剂量 300mg/ 次）	①作用强度为利多卡因的 4 倍，毒性与之相似；②可与肾上腺素配伍
丙胺卡因 Prilocaine 注射液：20%，400mg	①浸润麻醉：1% 溶液；②各种神经阻滞、硬脊膜外阻滞：2%~3% 溶液；③最大剂量：600mg/ 次	①作用与利多卡因相仿，但维持时间较长，毒性较小；②孕妇慎用
甲哌卡因 Mepivacaine 注射液：20%，400mg	用于口腔及牙科治疗中的局部浸润麻醉。①成人：3% 注射液，1.8ml/ 次，不超过 5.4ml/ 次，每周不超过 1 次；②儿童：通常每次 0.025ml/kg，不超过 1.8ml/ 次	严重心血管疾病、心律失常，严重肝病、肾病患者及 3 岁以下儿童禁用
丙美卡因 Proxymetacaine 滴眼液：0.5%，10ml	经眼给药。①短时间麻醉，操作前滴 1~2 滴，必要时追加 1 滴；②长时间麻醉，每 5~10min 1~2 滴，可重复 3~5 次；③取异物或缝线拆除等小手术，5% 滴眼液每 5~10min 1~2 滴，可重复 1~3 次	①表面麻醉药不宜长期使用，长期使用可能引起角膜损伤，视力减退或伤口愈合延迟；②防止异物进入眼内并禁止揉擦眼睛
左布比卡因 Levobupivacaine 注射液：37.5mg，50mg	①神经阻滞或浸润麻醉，一次最大剂量 150mg；②外科硬膜外阻滞，0.5%~0.75%，10~20ml（50~150mg）部分至完全运动阻滞；③用于产科时本品浓度不应超过 5mg/ml，最大推荐剂量 150mg	①肝肾功能严重不全、严重低血压、低蛋白血症患者禁用；②不宜静脉注射给药，注射给药时，必须回抽吸看有无血液以确认不是血管内注射；③不用于产科子宫的阻滞麻醉；④不用于 12 岁以下儿童

（李文江）

第四十六章

影响骨骼肌功能的药物

一、中枢性骨骼肌松弛药

中枢性骨骼肌松弛药是指作用于脊髓反射中枢或大脑皮下中枢，抑制其单突触和多突触反射传递，减少中间神经元释放兴奋递质；或抑制 γ- 运动神经元的自发性冲动等环节而降低骨骼肌紧张性的药物。这类药物对运动神经终板 N_M 胆碱受体无直接影响，即不具有外周性阻断作用。

复方氯唑沙宗 Chlorazoxazone

【又名】鲁南贝特。

【医保分类】口服常释剂型乙类。

【药动学】氯唑沙宗口服吸收迅速，1h 起效，血药浓度达峰时间：3~4h。代谢：肝。90% 为无活性代谢物。排泄：尿。$t_{1/2}$：66min。

【作用和用途】氯唑沙宗系中枢性骨骼肌松弛药，主要作用于脊髓，抑制其多突触性反射中枢和大脑皮质下中枢，阻断连续感觉神经和运动神经的中间神经元，使反射的兴奋性低下，从而发挥肌松作用，解除骨骼肌痉挛。具有镇痛作用，而无镇静和催眠作用；对正常的肌肉传导功能并无影响。

用于下列肌肉、关节疾病：①肌肉劳损、肌纤维炎、肌肉痉挛强直引起的疼痛；②肩周炎、黏液囊炎、腰椎关节炎、脊柱骨关节炎、陈旧性腱鞘炎、颈椎综合征、颈骨关节炎；③类风湿关节炎及扭伤等。

【用法和用量】饭后口服，2 片 / 次，3~4 次 /d。重症可加量。

【主要不良反应】偶见胃肠道反应、头痛、头晕、皮疹。

【孕妇、哺乳期妇女用药安全性】孕妇禁用，哺乳期妇女慎用。

【注意事项】本品代谢物使尿液呈橙色。

【剂型与规格】片剂：每片含氯唑沙宗 125mg、对乙酰氨基酚 150mg。

乙哌立松 Eperisone

【又名】妙纳，贝格斯。

【医保分类】口服常释剂型乙类。

【药动学】口服血药浓度达峰时间：1.6~1.9h。给药后43%排至胆汁中，进入肝肠循环；大部分在24h内以代谢物排出体外。排泄：尿77%，粪便21%。$t_{1/2}$：1.6~1.8h。

【作用和用途】抑制脊髓反射，扩张血管，改善血液循环，有抗眩晕、镇痛作用。用于肩周炎、腰痛症、外伤后遗症、脑血管障碍等。

【用法和用量】口服，150mg/d，分3次，餐后服用有助于减轻胃肠道反应。

【主要不良反应】①可出现失眠、头痛、身体僵硬、四肢麻木、知觉减退、站立不稳、肌紧张减退等；②可出现呕吐、食欲减退、口干、便秘、腹泻、腹痛、腹胀等，偶见口腔炎、肝功能异常、肾功能异常；③可出现尿潴留、尿失禁、皮疹、瘙痒等。

【孕妇、哺乳期妇女用药安全性】孕妇慎用。哺乳期妇女应避免用药，不得已使用时应停止哺乳。

【禁忌和慎用】严重肝、肾功能不全和休克者禁用，儿童慎用。

【注意事项】服用本品期间应避免驾驶、机械操作等。

【剂型与规格】①片剂：50mg；②颗粒剂：0.1g。

替扎尼定 Tizanidine

【又名】松得乐，痉痛停，Sirdalud。

【医保分类】口服常释剂型乙类。

【药动学】口服吸收良好，生物利用度：40%，血药浓度达峰时间：1~2h；口服2周可起效，8周达最大效应。血浆蛋白结合率：30%。肝脏对该药的首过消除作用较大，给药后约95%的药物经肝脏代谢。原药和代谢物主要经肾脏排出，少部分经粪便排出。本品呈脂溶性，可能会随乳汁分泌。原药$t_{1/2}$：2.5h，代谢产物$t_{1/2}$：20~40h。

【作用和用途】为咪唑衍生物，中枢性肌肉松弛药。作用于脊髓，减少中间神经元释放兴奋性氨基酸。用于肌肉痉挛性疼痛、肌强直以及手术后疼痛等。

【用法和用量】口服，2~4mg/次，3次/d；酌情加量，一般最佳剂量为12~24mg/d，最大量36mg/d。

【主要不良反应】①常见低血压，呈剂量相关性（用量>2mg），多为轻度；②常见镇静、嗜睡、失眠、高热、口干、呕吐、消化不良、腹泻、便秘、背痛、肌无力，偶有出汗、皮肤溃疡、皮疹和瘙痒。

【孕妇、哺乳期妇女用药安全性】孕妇、哺乳期妇女慎用。

【禁忌和慎用】肝、肾功能不全患者慎用。

【注意事项】环丙沙星使替扎尼定血药浓度显著提高，导致替扎尼定的低血压和镇静副作用得到加强，故替扎尼定和环丙沙星不应同时使用。

【剂型与规格】片剂：2mg，4mg。

巴氯芬 Baclofen

【又名】贝康芬，力奥来素，郝智。

【医保分类】口服常释剂型乙类。

【药动学】口服吸收迅速、完全，血药浓度达峰时间：1~3h。血浆蛋白结合率：30%。生物利用度：个体差异大。排泄：尿 70%~80%（3d 内，原型）。$t_{1/2}$：3~4h。

【作用和用途】γ-氨基丁酸（GABA）衍生物，能抑制兴奋性氨基酸神经递质的释放而使骨骼肌松弛；还作用于脊髓以上中枢神经——产生抑制效应（“镇静”）；本品在脑中的药物浓度为血中的 10 倍。

主要用于脊髓损伤后遗症、脑血管病后遗症及多发性硬化症引起的骨骼肌痉挛。

【用法和用量】口服，初始剂量 5mg/次，3 次/d；随后每隔 3d 递增此剂量，直至 30~75mg/d；不超过 100mg/d。小儿 <2 岁 10~20mg/d；2~10 岁 30~60mg/d，不宜超过 80mg/d。进餐时服用或用牛奶送服。

【主要不良反应】①常见嗜睡、眩晕、血压下降，老年患者可产生欣快感或抑郁等；②偶见消化道反应、头痛；③药物过量可出现昏迷、肌张力过低，严重时可影响呼吸肌功能。

【孕妇、哺乳期妇女用药安全性】孕妇、哺乳期妇女慎用。

【剂型与规格】片剂：10mg，25mg。

其他中枢肌松药见表 46-1。

表 46-1 其他中枢性骨骼肌松弛药

药名和制剂	作用和用途	用法和用量	备注
美索巴莫（舒筋灵）Methocarbamol 片剂（胶囊）：0.25g；注射剂：0.2g，0.5g	作用同替扎尼定，尚有镇痛、抗炎作用。用于：①腰及关节韧带急性扭伤；②坐骨神经痛；③关节炎、腰肌劳损等	①口服：0.25g/次，3~4 次/d。②肌内注射：0.3~0.5g/次，1 次/d；极量 1g/d。一个疗程 5~8d	不良反应发生率低，多为一过性反应。肌内注射后可出现脸红、金属气味、共济失调等

续表

药名和制剂	作用和用途	用法和用量	备注
苯丙氨酯(强筋松)Phenprobamate(Spantol)片剂:0.2g	作用于中枢脑干部,抑制多突触反射;并有弱安定作用——作用于大脑皮质高位中枢。用途同氯唑沙宗	口服,①肌松("镇痛"):0.2~0.4g/次,3次/d;②抗焦虑:0.4~0.8g/次,3次/d。宜饭后服	①偶见嗜睡、头晕、全身乏力、胃部钝痛等;②全身发痒、丘疹、眼睑等过敏反应。服药后慎驾车、操纵机器
羟乙桂胺 Idrocilamide 霜剂:3g,6g	全身用药不良反应较多;多外用以解除肌痉挛性疼痛	外用:1~3次/d,局部涂抹并按摩以促进功能康复	①禁用于伤口及黏膜;②内服可致胃肠道反应、嗜睡、幻觉等

二、外周性骨骼肌松弛药

药物分类 根据药物作用机制不同,外周性骨骼肌松弛药可分为两类:①去极化型(除极化型)肌松药,以氯化琥珀胆碱为代表;②非去极化型(非除极化型)肌松药,以植物筒箭毒碱为代表;目前已被合成非去极化型的肌松药所取代,如泮库溴铵、多库氯铵等。

作用特点 外周性骨骼肌松弛药能选择性地阻断运动神经肌肉接头后膜(运动终板)的 N_M 胆碱受体(即 N_2 胆碱受体),而阻滞神经冲动的传递导致肌肉松弛。它们并无中枢神经系统的活性,也不改变患者的意识、记忆及痛阈。不同部位的骨骼肌对肌松药反应性各异,眼睑肌最先受麻痹,最后麻痹的是肋间肌及横膈膜;这些作用虽然是有顺序的,但应注意甚至小剂量也可抑制呼吸,因而在应用时往往需要辅以呼吸机并给氧。

非去极化型肌松药和去极化型肌松药的作用机制有所不同,前者竞争性地阻断运动终板膜(突触后膜)N_M 受体,使正常生理释放的乙酰胆碱(ACh)不足以再发生作用(除极化),膜电位趋于稳定,动作电流不再产生,骨骼肌张力减退而松弛;胆碱酯酶抑制药新斯的明、溴吡斯的明等,可对抗本类药物的肌松作用;后者由于药物与 N_M 受体结合,使终板后膜产生持久的去极化,对乙酰胆碱不产生反应,逐渐失去兴奋性,肌肉因而松弛。无特效解毒药,抗胆碱酯酶不但无效,反而加重其肌松作用,应加以注意。去极化型肌松药容易出现快速耐受性,作用持久可转化为非去极化型肌松药,临床上称此现象为"脱敏感"。

用药原则 ①外周性骨骼肌松弛药口服无效,必须静脉注射,可以单次静脉注射,也可反复间断静脉注射,有些时效短的肌松药也可持续静脉滴注,以便能更好地控制用量。在静脉注射有困难时,肌内注射量约 2 倍于静脉注射量。②麻醉诱导时通常先用氯化琥珀胆碱以便作气管内插管,待其作用消失,而后用泮库溴铵等非去极化型肌松药维持。③两类性质相同的肌松药联合应用,肌松作用相加,应减少用量。与氯化琥珀胆碱和筒箭毒碱合用,前者作用迅速而肌松完全,后者作用较为持久,但可能更易引起后者的脱敏感阻断(指术后呼吸历久不恢复)。临床使用时选择哪一类肌松药应取决于手术过程的长短,药物的药动学及作用机制;所用的麻醉药和患者的状态。不同肌松药的用量、起效时间及恢复时间列于表 46-2,以供参考。

表 46-2 肌松药临床药理学比较[①]

肌松药	ED_{95}(静脉注射)[②]/(mg/kg)	插管量(静脉注射)[③]/(mg/kg)	起效时间 / min	25% 恢复时间 / min
氯化琥珀胆碱	0.5	1~2	1	5~10
筒箭毒碱	0.51	0.5~0.6	3~5	70~90
泮库溴铵	0.07	0.08~0.1	3~5	80~100
阿曲库铵	0.25	0.5~0.6	2~3	25~30
维库溴铵	0.06	0.1~0.12	2~3	25~30
哌库溴铵	0.05	0.1	3~5	95
多库氯铵	0.025	0.05	4~5	90~120
阿库氯铵	0.125	0.25	3~4	70
米库氯铵	0.08	0.16	2.5~2.8	16

注:[①]所有剂量是在 N_2O 镇痛麻醉时用量;[②]肌松满足外科需要;[③]吸入全麻药可使肌松药增效,通常氟烷可使肌松药用量降低 40%,恩氟烷、异氟烷降低 50%~60%。

注意事项 ①早产儿和不满 2 周岁的新生儿,对去极化型肌松药不敏感;而对非去极化型肌松药则非常敏感,因此前者用量可较成人大些,后者用量应较成人少一半。②肝病患者由于血浆胆碱酯酶活力降低,则氯化琥珀胆碱作用时间延长;对泮库溴铵等肌松药,不仅开始作用时间受影响,而且残留作用可能特别明显延长。③吸入麻醉药除氧化亚氮外,与筒箭毒碱等非去极化型肌松药有协同作用,其协同作用强弱依次为乙醚、甲氧氟烷、氟烷和环丙烷,故应减少肌松药用量(减少 1/3~1/2)。④体温下降增强去极化型肌松药的作用。⑤肝、肾、肺功能不全或神经功能的紊乱,如重症肌无力、脊束损伤、多发性硬化症者,剂量应大大减少;肾衰竭影响肌松药的排泄(如加拉碘铵的消除几乎全靠肾排泄),应注意剂量的调整。⑥所有肌松药都会引起组胺的释放,组胺释放的强度依次为：筒箭毒碱、氯化琥珀胆碱，而加拉碘铵及泮库溴铵为最弱。组胺释放可引致支气管痉挛、支气管及唾液腺分泌、颜面潮红、水肿及荨麻疹。故在应用外周性骨骼肌松弛药之前给予抗组胺药，能确切有效地对抗由组胺释放而引起的反应。⑦非去极化型肌松药引起的呼吸衰竭，可用新斯的明 1~3mg 与阿托品 0.6~1.2mg 合用，静脉注射。新斯的明可能加重低血压、支气管痉挛等不良反应。此时可用拟交感神经胺类药物（拟肾上腺素药）维持血压。

（一）去极化型肌松药

氯化琥珀胆碱 Suxamethonium Chloride

【又名】司可林。

【医保分类】注射剂甲类。

【药动学】显效时间：30s 内（静脉注射），持续时间：10min 内。血浆蛋白结合率：不明显。代谢：迅速被血浆中假性胆碱酯酶水解（>90%）。排泄：尿（原型 10%）。

【作用和用途】短效去极化型肌松药。静脉注射后 20s 即呈现肌肉震颤，30~40s 后即见肌肉麻痹。此外本品可使体内组胺释放，导致支气管痉挛，血压下降；迷走神经兴奋可致心动徐缓及心律失常。

因其作用短暂，特别适用于短小手术操作，如内镜检查、气管内插管及电惊厥治疗时。

【用法和用量】患者对药物反应的个体差异性较大，剂量应根据手术长短、使用的麻醉药及患者的临床情况而个体化。①静脉注射：短时（2~4min）手术过程，如气管内插管，一次 40~60mg（0.75~1mg/kg），如需要可补充 20~30mg。②静脉滴注：长时间手术，以 0.5~1g 溶于 500ml 的 5% 葡萄糖或 0.9% 氯化钠中，静脉滴注速度控制在 20~40μg/（kg·min）。一次手术过程，总量不得超过 80~100mg。③小儿剂量：新生儿，静脉注射，初始剂量 1~2mg/kg，补充 0.25~0.5mg/kg；总量不超过 50mg。儿童，静脉注射，初始剂量 1mg/kg，补充 0.3mg/kg。

【主要不良反应】高钾血症、心动过缓、心律失常、心搏骤停、眼压升高、恶性高热（多见于本品与氟烷合用的患者）、肌张力增强（胸大肌最为明显，其次是腹肌，足以引起胃内压甚至颅内压升高）。

【孕妇、哺乳期妇女用药安全性】孕妇禁用，哺乳期妇女慎用。

【禁忌和慎用】脑出血、青光眼、视网膜脱离、白内障摘除术、严重创伤、大面积烧伤、上运动神经元损伤、高钾血症患者禁用。严重肝功能不全、营养不良、晚期癌症、严重贫血、年老体弱、严重电解质紊乱患者慎用。

【注意事项】①不具备控制或辅助呼吸条件时严禁使用；②忌在患者清醒下给药；③反复用药，尤其在5min内连续2次给药时，可引起心动过缓，甚至心搏骤停，婴幼儿发生率更高，术前给予阿托品可预防或减少其发生；④氯化琥珀胆碱增强迷走神经作用，促进腺体分泌，不利于手术，可预先给予阿托品以拮抗；⑤小剂量非去极化型肌松药（维库溴铵0.5mg）竞争性地消除氯化琥珀胆碱引起的眼压升高、肌震颤；⑥出现长时间呼吸停止，必须用人工呼吸，亦可输血，注射血浆或其他拟胆碱酯酶药，但不可用新斯的明。

【药物相互作用】①胆碱酯酶抑制药如新斯的明、溴吡斯的明、加兰他敏等抑制氯化琥珀胆碱的分解，增强肌松作用，应慎重联用；②泮库溴铵与氯化琥珀胆碱合用可能会产生迁延性双重阻断作用，合用时应慎重；③氯化琥珀胆碱和硫喷妥钠混合可发生沉淀，如立即应用，可不失效。

【剂型与规格】注射剂：50mg，100mg。

（二）非去极化型肌松药

目前，麻醉辅助药方面，传统的筒箭毒碱（tubocurarine）已基本被其他合成的肌松药所取代。从化学结构特点来看，常用的非去极化型肌松药有两种类型：①季铵类化合物，如阿曲库铵、维库溴铵。②甾体化合物，如泮库溴铵、罗库溴铵、米库氯铵。它们大多数经肝脏代谢、肾脏排泄。有些药物的消除途径是通过霍夫曼降解进行的，即在生理pH及温度下，季铵类自发水解而清除。③本类药物口服无效，均须静脉注射。

在作用维持时间上有长时作用（20~45min，个别药物可长达75min）、中时作用（15~20min）和短时作用（6~14min）之不同。

维库溴铵 Vecuronium Bromide

【又名】万可松，仙林。

【医保分类】注射剂甲类。

【药动学】药动学符合二室开放模型，分布$t_{1/2}$约为4min，消除$t_{1/2}$30~80min。给药后1~3min肌肉开始松弛，持续20~30min。静脉注射后，其分布$t_{1/2}$约为2.2min，主要分布于细胞外液。血浆清除$t_{1/2}$为71min。其代谢程度相对较低。人体胆汁和尿中的3-羟基衍生物是其代谢产物，肌松效力约为本品的50%。主要以原型和代谢物的形式经胆汁排出，小部分由肾脏排出。40%~80%以单季铵形式经胆汁排泄，其中95%为本品原型，5%为3-羟基溴化维库溴铵。因由肾脏排出很少，经膀胱内插导管收集到的24h尿量，平均含有静脉注射量的30%溴化维库溴铵。

【作用和用途】竞争性非去极化型肌松药，通过竞争胆碱能受体起阻断乙酰胆碱的作用。其作用可以被新斯的明等胆碱酯酶抑制药所逆转。在初始剂量情况下，产生的肌肉松弛持续时间较短，恢复快。不诱发组胺释放，不引起支气管痉挛和血压下降等。

主要作为全麻辅助用药，用于全麻时的气管插管及手术中的肌肉松弛。

【用法和用量】仅供静脉注射或静脉滴注。插管剂量：0.08~0.1mg/kg。用氯化琥珀胆碱进行气管插管后所需的首次剂量：本品 0.03~0.05mg/kg。如果应用氯化琥珀胆碱插管时，应待对患者临床作用消退后再使用本品。

维持剂量：本品 0.02~0.03mg/kg。最好在颤搐高度恢复到对照值的 25% 时再追加维持剂量。如其他神经肌肉阻滞药一样，其用量应随患者而异。另外，麻醉方法、手术时间、术前或麻醉手术中使用其他药物的影响和患者的状况都需加以考虑。应使用末梢神经刺激器监测神经肌肉阻滞及恢复程度。

【主要不良反应】非常罕见（低于 1/10 000），包括神经肌肉阻滞作用延长、过敏反应（支气管痉挛、低血压、心动过速、循环衰竭甚至休克、血管神经性水肿、荨麻疹）、组胺释放与类组胺反应（类过敏反应）。

【孕妇、哺乳期妇女用药安全性】孕妇、哺乳期妇女慎用。

【注意事项】①吸入麻醉药能强化其作用，使用吸入麻醉药时应减少其用量；②剖宫产和新生儿手术的剂量不应超过 0.1mg/kg；③建议在应用本品完全恢复后的 24h 内，不要使用有潜在危险的机械和驾车。

【剂型与规格】注射剂：2mg，4mg，10mg。

泮库溴铵 Pancuronium Bromide

【又名】潘库溴铵，本可松，Pavulon。

【药动学】静脉注射后 3~4min 可出现最大作用，维持时间 20~30min。部分在肝脏代谢。排泄：尿。正常患者 $t_{1/2\beta}$ 约为 100min，老年患者及肝、肾功能严重不全者可延长 2 倍。

【作用和用途】为双季铵甾类长效非去极化型肌松药，能与递质乙酰胆碱竞争神经肌肉接头的 N_2 胆碱受体，松弛骨骼肌。由于抗迷走神经作用及儿茶酚胺释放作用，用药后有轻度心率加快、外周阻力增加与血压升高。临床剂量无神经节阻断作用，组胺释放作用较弱，不引起低血压。能解除肌肉成束收缩、强直、阵挛或惊厥，便于机械通气管理，可用于剖宫产，其透过胎盘的量少，不影响新生儿的 Apgar 评分、肌肉张力及心肺适应性。也适用于哮喘患者。

【用法和用量】①肌松维持：静脉注射，初量 0.04~0.1mg/kg，以后每隔 20~60min 追加 0.01mg/kg；②气管插管：静脉注射，≥0.1mg/kg，2~3min 内达插管状态（儿童用量与成人相当）。

【主要不良反应】增快心率，升高血压。

【孕妇、哺乳期妇女用药安全性】孕妇仅可用于产科麻醉，哺乳期妇女慎用。

【禁忌和慎用】①重症肌无力患者禁用；②高血压者慎用。

【注意事项】易引起唾液腺分泌增加，可用阿托品拮抗。

【剂型与规格】注射剂：4mg，10mg。

其他非去极化型肌松药的作用特点、用法和用量列于表 46-3。

表 46-3　非去极化型肌松药

药名和制剂	作用特点	用法和用量
罗库溴铵（爱可松） Rocuronium Bromide 注射剂：50mg，100mg，250mg	中时作用类肌松药，作用强度为维库溴铵的 1/8~1/6，时效 2/3，起效迅速（50~90s）。肝、肾功能不全可能延长其时效	①气管插管：静脉注射 0.6mg/kg，维持肌松 75min 左右。用量增至 0.9mg/kg，45s 达良好插管状态，肌松维持 75min。②肌松维持：间断追加 0.15mg/kg 或持续静脉滴注 5~10μg/（kg·min）。本品可安全用于小儿（1~14 岁）、婴儿（1~12 个月），剂量不变
阿曲库铵 Atracurium（Tracrium） 注射剂：25mg，50mg	起效快，肌松效能约为筒箭毒碱的 1/2。在体内酶分解占 2/3，霍夫曼降解占 1/3。快速静脉注射大剂量（1mg/kg）可引起降压、支气管痉挛	①维持肌松：0.07~0.1mg/kg，静脉注射。②气管插管诱导：0.3~0.5mg/kg。静脉注射 3~5min 肌松作用达高峰，作用可维持 15min；无蓄积作用；适用于肝、肾功能不全者（肌内注射可引起肌肉组织坏死）
顺阿曲库铵 Cisatracurium 注射剂：10mg，20mg	阿曲库铵的右旋异构体，肌松效能强（4~5 倍）；作用时间 55~75min	气管插管：0.15~0.2mg/kg，静脉注射后 150s 左右可以插管；持续静脉滴注无蓄积性
哌库溴铵（阿端） Pipecuronium Bromide 注射剂：4mg	肌松强度为泮库溴铵的 1~1.5 倍，维持时间约 20min。无心血管不良反应	①肌松维持：静脉注射 0.08~0.1mg/kg，肾功能不全者不超过 0.04mg/kg；②气管插管：0.07~0.1mg/kg，静脉注射 3min 后达插管状态
多库氯铵 Doxacurium Chloride 注射剂：5mg	起效慢（静脉注射后 10~14min）而作用强。适用于长时间手术、机械通气以及心肌缺血的患者	①肌松用量：0.03~0.04mg/kg，静脉注射；②气管插管：0.05~0.06mg/kg，静脉注射 10min 后插管，维持时效 90~120min；追加维持量，静脉麻醉时为 0.04mg/kg，吸入麻醉时为 0.02~0.03mg/kg

续表

药名和制剂	作用特点	用法和用量
米库氯铵(美维松) Mivacurium Chloride 注射剂：20mg	短效肌松药，起效慢(1.6~2min)，持续时间15~20min；心血管病、过敏体质患者慎用	①气管插管：静脉注射0.2mg/kg，待90s可施行插管；②持续静脉滴注速度维持在5~10μg/(kg·min)。此药适用于儿童、成人短时手术
阿库氯铵 Diallylbisnortoxiferin Dichloride 注射剂：10mg	作用同筒箭毒碱，其效应较之强1.5~2倍。适用于长时间手术的患者	①成人首剂静脉注射0.2~0.25mg/kg(大手术可用0.3mg/kg)，补充剂量为首剂的1/6~1/4；②婴儿和儿童可用0.125~0.2mg/kg；③肾功能不全者给予0.16mg/kg较为合适

三、抗重症肌无力药

药物分类　重症肌无力(myasthenia gravis)治疗用药有以下3类：①胆碱酯酶抑制药，如新斯的明、溴吡斯的明；②糖皮质激素，如泼尼松；③免疫抑制药。本节主要介绍第一类，后两类参见相应章节。

作用特点　重症肌无力是一种累及神经肌肉接头突触后膜，引起神经肌肉接头传递障碍的自身免疫性疾病，患者血清中可见抗乙酰胆碱(ACh)受体的抗体，从而导致ACh受体数目减少。临床表现为部分或全身骨骼肌的病态疲劳和肌无力的波动性(晨轻暮重)；最易受累为眼外肌(上睑下垂、复视等)，常为早期或唯一症状；进而受累为四肢肌肉和咽喉肌(四肢无力、声音嘶哑、吞咽困难等)；部分患者可累及呼吸肌，导致呼吸困难。

治疗上常规应用胆碱酯酶抑制药，如新斯的明、溴吡斯的明，其作用机制是抑制乙酰胆碱酯酶(AChE)对乙酰胆碱(ACh)的降解，使终板处的ACh增多，暂时增强与抗ACh受体抗体竞争乙酰胆碱受体的能力，使肌力获得一过性改善。也就是说，该类药物只能治标而不能治本。

至于病因治疗，可用糖皮质激素或免疫抑制药(环磷酰胺、硫唑嘌呤等)。这类药物可用于病程较久(2年以上)，应用胆碱酯酶抑制药疗效不满意或机体免疫功能活跃的患者。在此不作详细介绍。

用药原则　①应用胆碱酯酶抑制药以口服给药(多次小剂量)为主，只有在口服给药疗效不佳时，可用新斯的明皮下或肌内注射。静脉注射少用，只是在重症肌无力危象时采用静脉注射。由于静脉注射存在一定危险，如必须，应十分缓慢注射，并备阿托品注射液，以作对抗胆碱能危象的急救。②当治疗过程中因治疗不当或合并感染等某些原因使病情突然加重，引起呼吸肌无力或麻痹，而致严重呼吸困难，此为“重症肌无力危象”；此时首先应维持呼吸功能，辨明属于哪种危象（表 46-4），并进一步采取治疗措施。

表 46-4 两种重症肌无力危象症状类型与治疗用药

重症肌无力危象类型和症状	治疗用药
（1）肌无力危象（胆碱酯酶抑制药不足危象）：呼吸微弱，发绀，烦躁，吞咽和咳痰困难，语音低微，直到不能出声；严重时呼吸完全停止	酌情增加胆碱酯酶抑制药剂量，直到安全剂量范围内肌无力症状改善满意为止。如有比较严重的胆碱能过量反应，应酌情使用阿托品拮抗。如不能获得满意疗效则考虑使用甲泼尼龙冲击治疗。部分患者还可考虑同时应用血浆交换或大剂量丙种球蛋白冲击治疗
（2）胆碱能危象（胆碱酯酶抑制药过量危象）：①M 样作用，瞳孔缩小，泪液、唾液、呼吸道分泌增加，腹痛、腹泻等；②N 样作用，肌束颤动、痉挛；严重者可见意识不清、抽搐、昏迷等	应尽快减少或者停用胆碱酯酶抑制药，一般 5~7d 后再次从小剂量使用，逐渐加量，并可酌情使用阿托品；同时给予甲泼尼龙冲击治疗、血浆交换或静脉注射免疫球蛋白

注意事项 ①患者平时应避免感染、过劳、外伤、精神创伤等，以避免发生危象；②当胆碱酯酶抑制药采用静脉注射时应十分缓慢，以免发生胆碱能危象；③避免应用下列药品，如肌松药（氯化琥珀胆碱）、奎尼丁、吗啡、巴比妥类、氯丙嗪、链霉素、新霉素、林可霉素等；④胆碱酯酶抑制药禁用于机械性肠梗阻、尿路梗阻、心绞痛、支气管哮喘患者；⑤根据免疫功能检测情况可选用泼尼松、环磷酰胺、硫唑嘌呤等免疫抑制药（有病因治疗作用），有条件时可用血浆置换疗法（安全但费用昂贵）；⑥对药物疗效欠佳并伴胸腺肿大和危象发生的患者，可考虑胸腺切除术，以病程较短的青年女性患者疗效较佳，不宜手术的年老体弱或恶性胸腺瘤患者也可行胸腺放射治疗；⑦长期使用胆碱酯酶抑制药治疗，晚期重症患者常可出现耐药现象，这是 ACh 受体受到破坏的缘故。

新斯的明 Neostigmine

【又名】普洛色林，Prostigmine，Proserine。

【医保分类】注射剂甲类。

【药动学】①新斯的明：口服吸收少而不规则，生物利用度：1%~2%，血药浓度达峰时间：1~2h。作用持续时间：2~4h。血浆蛋白结合率：15%~25%；不易透过血脑屏障。代谢：肝。排泄：胆道，肾。$t_{1/2}$：0.87h。②甲硫酸新斯的明：皮下及肌内注射均吸收快，起效时间：10~30min（肌内注射），4~8min（静脉注射）；血药浓度达峰时间：0.5h（肌内注射），6min（静脉注射）；作用持续时间：2~4h。排泄：尿（原型 >67%，37% 水解）。$t_{1/2}$：51~90min（肌内注射），47~60min（静脉注射）。

【作用和用途】新斯的明为可逆性胆碱酯酶抑制药，并能直接激动骨骼肌细胞膜上的 N_M 胆碱受体，故对骨骼肌兴奋作用较强；缩瞳、降低眼压、心率减慢等作用则较弱。本品不易透过血脑屏障，故对中枢神经系统的不良反应较毒扁豆碱小。

用于：①重症肌无力；②腹部手术造成的肠麻痹、尿潴留；③外伤及炎症引起的运动障碍。

【用法和用量】

（1）口服：15mg/ 次，3 次 /d。重症肌无力患者视病情而定。极量：30mg/ 次，100mg/d。儿童剂量：每岁 1mg/ 次，3 次 /d。

（2）皮下注射：①重症肌无力，0.25~1mg/ 次或儿童 0.01~0.04mg/kg。②手术后腹胀，0.5mg/ 次，可重复给药。③手术后逼尿肌无力引起的尿潴留，0.25mg/ 次，1 次 /4~6h；可持续 2~3d。极量：1mg/ 次，5mg/d。

（3）肌内注射：①重症肌无力，0.25~1mg/ 次或儿童 0.01~0.04mg/kg；每日用量根据病情而定次数。极量 1mg/ 次，5mg/d。②手术后尿潴留、腹胀用量同皮下注射。

（4）静脉注射：①重症肌无力，0.005~0.02mg/kg；②用于拮抗非去极化型肌松药，首次静脉注射 0.5~2mg（以 5mg 为极限），以后维持量 0.5mg/ 次，应与适量阿托品（0.5~1mg）同用。

【主要不良反应】常见兴奋过度，引起呕吐、腹痛、腹泻、流涎等。

【孕妇、哺乳期妇女用药安全性】孕妇禁用，哺乳期妇女慎用。

【注意事项】①可用阿托品对抗其过度兴奋；②过量中毒时，口服给药者必须洗胃；可给予吸氧、人工呼吸、静脉注射地西泮（5~10mg）、气管切开等疗法。

【剂型与规格】①片剂：15mg；②注射液：0.2mg，0.25mg，0.5mg，1mg。

其他抗重症肌无力药见表 46-5。

表 46-5　其他抗重症肌无力药

药名和制剂	作用特点	用法和用量
溴吡斯的明（吡啶斯的明） Pyridostigmine Bromide 片剂：60mg； 缓释片：180mg； 糖浆：1.2%； 注射剂：1mg，5mg，10mg	①抗胆碱酯酶作用强度约为新斯的明的 1/100；起效缓慢而持续时间较长（口服，$t_{1/2}$ 约 3.3h）；②可与新斯的明交替使用；③本品 N 样作用较为明显。本品禁用于机械性肠梗阻、尿路梗阻、心绞痛、哮喘患者	重症肌无力：①糖浆剂口服 60~120mg/ 次，1 次 /3~4h，维持量 60mg/d；小儿 7mg/kg；②缓释片口服 180~540mg/ 次，1~2 次 /d；③肌内或静脉注射，2mg/ 次，1 次 /2~3h，按需延长间隔时间：小儿肌内注射 0.05~0.15mg/kg，1 次 /4~6h

续表

药名和制剂	作用特点	用法和用量
加兰他敏 Galantamine 片剂：5mg； 注射剂：1mg，2.5mg，5mg	作用类似于新斯的明，效能弱，用量大（10 倍），但口服吸收迅速而完全。用于重症肌无力、小儿麻痹后遗症；也用于轻、中度老年期痴呆的治疗	①口服：5mg/次，4 次/d，3d 后改为 10mg/次，4 次/d；②肌内注射：2.5~10mg/次，1 次/d，2~6 周为一个疗程；③儿童 0.5~1mg/kg，分 3 次口服
安贝氯铵（氯化美斯的明） Ambenonium Chloride 片剂：5mg，10mg，20mg，25mg	作用较新斯的明强而持久（最长可持续 8h），M 样副作用较少见；主要用于对新斯的明不能耐受的重症肌无力患者	①口服，成人 5~10mg/次，3 次/d；最大量可用至 25mg/次，3 次/d。据称人体最小致死量为 60mg。②儿童剂量：口服 0.3mg/kg，可增至 1.5mg/kg，分 3~4 次服
依酚氯铵（腾喜龙，艾宙酚） Edrophonium Chloride 注射剂：10mg	静脉注射显效快而持续时间短。主要作为协助诊断重症肌无力的药物	静脉注射，先注入 2mg（15~30s 注完），45s 内未见肌力增加，再注 8mg。重症肌无力患者此时应出现肌力改善，可维持约 5min

（邓立东）

第四十七章

消毒防腐药

药物分类　消毒防腐药分为：①醛类；②卤素类；③氧化剂；④染料类；⑤酸类；⑥酚类；⑦重金属化合物；⑧表面活性剂等。

作用特点　消毒防腐药对病原微生物无特殊的抗菌谱，对人体组织与病原微生物之间也没有明显的选择作用。吸收后对人体往往有强烈的毒性，故一般不作全身用药。主要用于身体表面（皮肤、黏膜、伤口等）、器皿、排泄物、周围环境等的消毒，以杀灭或抑制病原微生物。

消毒防腐药的作用机制多样，大多数可使病原微生物蛋白质发生凝固或变性，使其生长繁殖受到抑制而死亡（如酚类、醛类、酸类和重金属化合物等）；有的干扰病原微生物的重要酶系统，影响菌体代谢（如重金属化合物、氧化剂、卤素类和染料类等）；有的破坏病原微生物细胞膜或细胞壁的结构和功能，使得它们的通透性增加，胞质内成分漏出，使细胞破裂或溶解而引起死亡（如表面活性剂）。有的对病原微生物的核酸合成有抑制或降解作用，最终导致其死亡。

用药原则　①主要用于皮肤消毒的药物，要杀菌效果可靠且快，对皮肤刺激性小，如外科手术前洗手用苯扎溴铵溶液，注射部位和外科手术野消毒用碘酊；②主要用于黏膜消毒的药物，要求效果可靠、作用快、刺激性小，不易被吸收或吸收后无明显毒性，如高锰酸钾、硫柳汞；③主要用于皮肤黏膜创伤或化脓性病灶的消毒药，要求杀菌力强、刺激性小，效果不受分泌物的影响、不妨碍伤口的愈合，如甲紫、过氧化氢、依沙吖啶；④主要用于周围环境、排泄物和器械消毒的药物，杀菌力要强大，便于喷洒或熏蒸，排泄物不影响消毒效果，价廉，对器械无损坏，如苯酚、甲酚皂溶液。

注意事项　①根据不同的用途，选择适当的药物浓度和溶剂：如甲酚皂溶液的 5%~10% 水稀释液用于排泄物及环境消毒；②注意环境因素（有机物、酸碱度、温度、湿度）的影响：如消毒创面时有脓血等有机物存在，则重金属化合物类的消毒作用效力降低；③掌握药物消毒灭菌的最低有效时间，以保证达到预定的消毒目的：如 0.1% 苯扎溴铵溶液用于术前泡手消毒时间为 5min，而用于器械浸泡消毒时间则需 30min；④注意病原微生物对药物的敏感性：如病毒对碱类敏感，对酚类耐药；处于生长繁殖期的细菌易受消毒防腐药的影响，而细菌芽胞则较难杀灭（如炭疽杆菌、破伤风梭状芽孢杆菌）；⑤注意药物间的相互作用所产生的后果：如阳离子和阴离子表面活性剂合用时作用可被消除；⑥了解药物的理化特性：对具有挥发性、性质不稳定而易分解失效者宜新鲜配制、密闭保存。

稀戊二醛 Dilute Glutaral

【又名】戊二醛。

【作用和用途】戊二醛原为一种病理标本固定剂，无色油状液体，有微弱的甲醛气味；其杀菌力强于甲醛（2~10 倍）。对革兰氏阳性菌和革兰氏阴性菌、肝炎病毒、人类免疫缺陷病毒、结核分枝杆菌、真菌和芽胞等均有杀灭作用。在临用前加 pH 调节剂碳酸氢钠调节至中性（pH 7.5 左右），其特点是：使用期限比碱性戊二醛溶液长，可连续使用 4 周；没有酸性强化戊二醛溶液的腐蚀作用，可用于碳钢制品。

2% 水溶液适用于内镜及连接的内腔管道和人工肾血液透析管道、透析器、橡胶或塑料的人工呼吸装置、玻璃器材、体温计、不锈钢手术器械等不能加热消毒的器械消毒。本品气体用于密闭空间内表面的熏蒸消毒，优于甲醛。

【用法和用量】取本品 2% 的溶液，加入瓶肩上所附的缓冲剂片，每瓶 500g 溶液加入 1 片，捣碎、搅拌使完全溶解；此溶液可连续使用 4 周。

将需要消毒的器械（具）先用水冲去器具上的沾着物，沥干，全部浸没于溶液中。在室温（25℃）下 30min 达到消毒，10h 达到灭菌。从溶液中取出器械（具），用无菌水充分漂洗干净。

【注意事项】①在浸泡碳钢制品时，还须加入 0.5% 亚硝酸钠作为防锈剂；②可引起接触性皮炎；③本品蒸气对眼、鼻、呼吸道有刺激性，可引起咳嗽、吞咽困难、喉头痉挛、气管炎和肺炎，反复吸入可发生哮喘；④勿用于面部、肛门、生殖器等部位，以免刺激黏膜。

【剂型与规格】2%（g/g），500g。

聚维酮碘 Povidone Iodine

【又名】碘伏，碘附，强力碘，聚烯吡酮碘，碘络酮，Iodophor。

【作用和用途】本品是碘和聚乙烯吡咯烷酮（PVP）的复合物——不定型的“络合碘”。在水中 80%~90% 的结合碘可逐步解聚成游离碘，产生广谱杀菌作用，能杀死病毒、细菌、芽胞、真菌、原虫。在 150ppm（百万分比浓度，即百万之 150）的浓度下 10min 即能破坏乙肝表面抗原（HBsAg）。

用于外科洗刷消毒、烧伤、皮肤感染等。

【用法和用量】①外科手术消毒：0.5% 溶液洗刷 5min；手术野和皮肤消毒：0.5% 溶液涂搽 2 次；②烧伤：0.5% 溶液每 12h 喷于创面 1 次，直到焦痂分离为止；③黏膜消毒：0.025% 溶液涂搽；④皮肤感染：0.5% 溶液局部涂抹。

【禁忌和慎用】①外用可能引起过敏反应，对碘过敏者慎用；②烧伤面积大于 20% 者不宜使用。

【剂型与规格】溶液剂：1g/100ml；5g/100ml；7.5g/100ml；10g/100ml。

过氧化氢 Hydrogen Peroxide

【又名】双氧水。

【医保分类】溶液剂乙类。

【作用和用途】局部应用，与组织接触迅速放出新生态氧而发挥杀菌、除臭、清洁等作用，可用于清洗创面。

【用法和用量】1% 溶液作含漱剂及清洗化脓性中耳炎，3% 用于清洗创面、溃疡面、脓窦及换药时松动痂皮、敷料等。

【主要不良反应】高浓度对皮肤和黏膜产生刺激性灼伤，形成“白痂”。以本品连续漱口可产生舌乳头肥厚（可逆性）。本品溶液灌肠时，当含过氧化氢（H_2O_2）浓度≥0.75% 可发生气栓和/或肠坏疽。

【药物相互作用】不可与还原剂、强氧化剂、碱、碘化物混合使用。

【注意事项】本品在深部脓腔中不宜应用，因有引起栓塞及扩大感染的危险。

【剂型与规格】溶液剂：3%/500ml。

苯扎溴铵 Benzalkonium Bromide

【又名】新洁尔灭，溴苄烷胺，Bromgeramine。

【作用和用途】本品为季铵类阳离子表面活性剂，能降低表面张力，使脂肪乳化，故有清洁除污作用。同时能改变细菌胞质膜的通透性，使菌体内一些重要物质外渗而呈现杀菌作用，抗菌谱广。作用强而快，毒性低，对组织无刺激性，性质稳定，故广为使用。

常用于皮肤、黏膜、器械的消毒。

在体外，对革兰氏阳性菌和阴性菌在低浓度下就具杀菌作用，而革兰氏阳性菌更为敏感，有些革兰氏阴性菌，特别是洋葱假单胞菌具有抗药性，对铜绿假单胞菌、抗酸杆菌和细菌芽胞无效，许多真菌和病毒对其均敏感。乙醇能增强其杀菌作用，所以酊剂比水溶液更有效。

【用法和用量】①0.01% 溶液用于创面消毒；②0.01%~0.05% 溶液用于

黏膜消毒；③0.1% 溶液用于皮肤消毒；④0.05%~0.1% 溶液用于手术前洗手（浸泡 5min）；⑤手术器械消毒，先用 0.1% 溶液煮沸 15min，再浸泡 30min；⑥0.005% 以下溶液作膀胱和尿道灌洗。

【主要不良反应】偶可出现过敏反应，如变态反应性结膜炎、视力减退、接触性皮炎等。

【注意事项】①不宜用于排泄物消毒，组织成分及脓液能对抗其作用；②疏松多孔物质如外科用纱布、海绵及聚乙烯或聚丙烯制成的各种物品均能大量吸附阳离子表面活性剂，使药物浓度降到杀菌限度以下。

【药物相互作用】忌与阴离子表面活性剂如肥皂、合成洗衣粉、盐类（如 0.9% 氯化钠、硫酸镁等）同用，否则被中和而失效。

【剂型与规格】溶液：1% 或 5% 或 10%，500ml/ 瓶或 1 000ml/ 瓶。

氯己定 Chlorhexidine

【又名】洗必泰，双氯苯双胍己烷，氯苯胍亭，Hibitane。

【医保分类】外用液体剂乙类。

【作用和用途】本品为广谱杀菌剂，对革兰氏阳性、阴性菌都敏感，但对后者的作用稍弱。血液及其他有机物质能略微降低其作用，对假单胞菌属和变形杆菌较不敏感。对芽胞、抗酸杆菌、真菌和病毒无效。

【用法和用量】①0.02% 水溶液用于术前泡手（浸泡 3min）；②0.05% 水溶液用于创伤冲洗；③0.1% 水溶液用于浸泡器械；④0.5% 乙醇（70%）溶液用于手术野皮肤消毒，其效力与碘酊相当，但无皮肤刺激，亦无染色，宜用于面部、会阴部及儿童手术野皮肤消毒；⑤0.5% 水溶液喷雾或擦拭，以消毒病室、手术室、家具等；⑥咽峡炎及口腔溃疡可用 0.02% 溶液含漱或含片口含；⑦0.12% 含漱液涂在牙龈炎患者的牙龈上 30s，2 次 /d；义齿口腔炎患者，将义齿浸入本品含漱液（0.12%）1~2min，2 次 /d，口腔含漱 30s，2 次 /d，或将牙龈或义齿以 0.12% 本品含漱液洗刷，2 次 /d；⑧栓剂：可用于痔疮。

【主要不良反应】偶可出现过敏反应，可引起接触性皮炎。

【孕妇、哺乳期妇女用药安全性】孕妇禁用，哺乳期妇女慎用。

【注意事项】①1% 水溶液很不稳定；②高浓度溶液对眼结膜刺激性很强，并可软化口腔上皮发生溃疡；③浸泡器械应加 0.5% 亚硝酸钠，用本品浸泡过的针头和针筒，作脊髓穿刺前必须用清水冲洗干净。

【药物相互作用】忌与肥皂、碱等同用，不可与碘酊、高锰酸钾和升汞等配伍。

【剂型与规格】①粉剂：50g；②含漱剂：0.12%；③溶液剂：0.02%，0.05%，0.1%；④含片：0.5mg；⑤栓剂：20mg。

依沙吖啶 Ethacridine

0.1%~0.2% 溶液用于创伤或皮肤、黏膜创面化脓感染的洗涤和湿敷。参见第二十七章　生殖系统用药、治疗勃起功能障碍药。

其他消毒防腐药见表 47-1。

表 47-1　其他消毒防腐药

药名和制剂	作用和用途	用法和用量	备注
碘酊 Iodine tincture 碘酊 2%，10%；20ml，>50ml，500ml	具有强而迅速的杀菌作用，用于皮肤消毒	用棉签蘸取碘酊，由中心向外涂擦。消毒后再用 70% 酒精脱碘	碘酊不可用于黏膜面消毒，浓碘酊可引起皮肤黏膜损伤，忌与红汞、硫柳汞合用
甲紫（龙胆紫）Methylrosanilinium Chloride 溶液（“紫药水”）1%~2%，20ml	对革兰氏阳性菌如葡萄球菌、白喉棒状杆菌，以及铜绿假单胞菌、白念珠菌、表皮癣菌有杀灭作用，尚具收敛效果，无刺激性，常用于皮肤黏膜、创伤感染、溃疡等	1% 水溶液用于浅表创面糜烂、溃疡及皮肤感染，鹅口疮的局部治疗，外涂 2~3 次 /d；0.1%~1% 溶液用于烫伤、烧伤等外搽；也用于外科，放射科作皮肤标记	禁用于黏膜、破损皮肤创面、眼睛，涂药后不宜加封包
高锰酸钾 Potassium Permanganate 外用片：0.1g，0.2g	本品为强氧化剂，有较强的抗菌作用，同时有除臭、破坏毒物等作用。主要用于冲洗创面、坐浴、洗胃、果品消毒等	0.01%~0.02% 溶液用于某些有机物中毒时的洗胃，0.02% 用于阴道、肛门冲洗坐浴，0.1% 用于创面洗涤，果品等消毒；1%~2% 用于创口冲洗	溶液宜临用配制，高浓度有刺激或腐蚀作用，不可与还原剂（如甘油、碘、糖）等共研，以免引起爆炸
汞溴红（红汞）Merbromin（Mercurochrome） 溶液：2%	防腐作用较弱，刺激性小，可用于表浅创面及外用消毒	以药棉蘸取少量，搽于伤处，2~3 次 /d	对汞过敏者忌用，不可与碘同时涂用
炉甘石 Calamine 洗剂：1%	有轻度收敛及防腐作用	常配成炉甘石洗剂使用，外用于治疗急性、亚急性皮炎，湿疹，痱子等的瘙痒	不宜用于有渗出液的皮肤

续表

药名和制剂	作用和用途	用法和用量	备注
度米芬 Domiphen Bromide 含片：0.5mg； 滴丸：20mg	本品为表面活性广谱杀菌剂，在中性和弱碱性溶液中效果最佳，用于咽喉炎、扁桃体炎、皮肤消毒，创伤感染和外科器械消毒	含片用于治疗咽喉炎、扁桃体炎，口含1~2片/次；0.02%~0.05%溶液清洁伤口，处理感染（湿敷）；0.05%~0.1%溶液消毒皮肤和手术器械	消毒金属器械时加0.5%亚硝酸钠以防锈；不宜用于膀胱镜、眼科器械及合成橡胶的消毒；遇肥皂、酸性有机物、脓血等作用下降，避免使用铝制容器
甲酚皂 Saponated Cresol （煤酚） 溶液，50%，500ml，1 000ml	抗菌作用与苯酚相同，抗菌效力比其强3~10倍，毒性几乎相等，因而有较高的治疗指数	常用甲酚皂溶液2%~5%，供手术部位、用具、痰、排泄物等消毒	禁用于伤口，不能用作橡皮、塑料或织布的消毒
黄氧化汞（黄降汞） Yellow Mercuric Oxide 眼膏：1%	与氯化氨基汞同属不溶性汞化合物，眼科治疗用途与其相同	1%眼膏药涂眼，2~3次/d	不能与盐酸乙基吗啡同时应用，以避免刺激作用
氯化氨基汞（白降汞） Mercuric Aminochloride 软膏：5%~10%	与组织接触后，逐渐游离出微量汞离子，发挥长时间抑菌作用，对组织有轻微刺激作用，亦具收敛作用	眼膏（用于睑缘炎、深层角膜炎、巩膜炎），涂眼，2~3次/d；软膏：用于头癣、银屑病、褐斑、色素沉着等	用药期间避免同时内服碘剂，以免形成有腐蚀作用的碘化汞
苯酚（石炭酸） Phenol 浓酚甘油 500ml/瓶 软膏：2%	为原浆毒，凝固蛋白起杀菌作用，不受浓液及其他有机物影响。用于消毒防腐，局部止痒、止痛	3%~5%水溶液用于污染物体表面消毒；2%软膏局部皮肤止痒、止痛；1%~2%酚甘油用于外耳道和中耳炎	不宜长期大量外用，以免吸收中毒
水杨酸（柳酸） Salicylic Acid 软膏：5%	有抗真菌作用，高浓度有角质溶解作用，各种癣药水大都含有本品	3%~6%乙醇溶液，5%软膏用于手癣，足癣等；10%~25%乙醇溶液用于疣瘊和鸡眼的治疗	本品可经皮肤吸收，不宜长时间大量使用

续表

药名和制剂	作用和用途	用法和用量	备注
硼酸 Boric Acid 软膏：5%； 扑粉：10%	对细菌和真菌有弱的抑制作用，刺激性极小，常用于皮肤黏膜的消毒防腐剂	3%~4%溶液用于皮肤黏膜、膀胱、角膜伤口的冲洗，清洁；口腔炎和咽喉炎的含漱；急性湿疹和急性皮炎伴大量渗液时湿敷。软膏主要用于化脓性皮肤病和软化痂皮	禁与聚乙烯醇和鞣酸配伍。禁止内服，禁止用于大面积损害
复方硼砂 Compound Borax 复方含漱液：1.5%，250ml	作用与硼酸相同，常作为口腔、咽喉部感染，扁桃体炎的含漱剂	每次取10ml加5倍量温开水稀释，含漱5min后吐出，3~4次/d	避免接触眼睛和其他黏膜（如口、鼻等）
水杨酰苯胺 Salicylanilide 软膏：5%	有抑制真菌作用，可用于皮肤真菌感染	常用5%软膏，治疗足癣、体癣等，局部外搽	避免接触眼睛和其他黏膜（如口、鼻等）
氯胺T（氯亚明） Chloramine T	含有效氯12%，在水中慢慢放出活性氯发挥杀菌作用，亦可能具直接杀菌作用，刺激性小，易溶于水	0.000 4%用于饮水消毒；0.1%~0.2%用于黏膜消毒冲洗；0.5%~1%用于食具及各种器皿的消毒；1%~2%用于创面消毒	在碱性环境或有大量有机物存在的环境中杀菌作用减弱
硫柳汞 Thiomersal 溶液：0.1%； 酊剂：0.1%	抑菌作用较红汞为强，渗透力强，对组织刺激性小，常用于皮肤黏膜消毒，也用于器械消毒	0.1%水溶液用于皮肤黏膜及器械消毒；0.1%酊剂用于外科手术前的皮肤消毒；0.005%~0.02%可作为药剂的防腐剂	忌与酸碱接触，不宜用于化脓性创口，遇橡皮制品本品失活

（刘阳晨）

第四十八章

特异性解毒药和防治毒蛇咬伤药

药物分类　本章药物包括以下两类:

（1）特异性解毒药:根据其针对的药物以及发挥作用的机制可分为①有机磷酸酯类中毒的解毒药;②金属及类金属中毒的解毒药;③氰化物中毒的解毒药;④其他解毒药。

（2）防治毒蛇咬伤药。

作用特点

（1）有机磷酸酯类由于其杀虫效力高,在农业上得到广泛的应用。但它们对人畜也有毒性。当其进入人体后与胆碱酯酶结合,最后形成磷酰化胆碱酯酶,使胆碱酯酶丧失了水解乙酰胆碱的活性,致使突触部位乙酰胆碱大量积聚,而表现出毒蕈碱样症状、烟碱样症状和中枢神经系统症状等毒性表现。目前解救本类中毒的药物当推阿托品和胆碱酯酶复活剂。阿托品能迅速有效地解除毒蕈碱样作用的症状,特别是能解除支气管痉挛、抑制腺体分泌、缓解胃肠道症状和对抗心脏抑制作用;解除部分中枢神经系统的中毒症状,可能使昏迷患者苏醒;对呼吸中枢也有兴奋作用。这样就能缓解有机磷酸酯类急性中毒时的危及生命的危险症状,以便争取时间进一步采取其他措施。部分有机磷酸酯类中毒,阿托品为主要治疗药物。阿托品对烟碱样中毒症状无效,亦无恢复胆碱酯酶活力的能力。胆碱酯酶复活剂对有机磷酸酯类中毒的解毒效果不一致,且对已“老化”的磷酰化胆碱酯酶难以使之复活。

（2）多种重金属（如铅、汞、铜、铬、锌、银等）和类金属（如砷、锑、铋、磷等）,它们多数可与人体正常代谢的重要酶系统巯基酶的巯基相结合,抑制了这些酶的活性,因而对人体引起了严重的毒性。金属及类金属的解毒药多为含有巯基的络合剂,能与金属或类金属离子结合成环状络合物（亦称螯合物）,生成低毒或无毒的可溶性化合物,由尿排出,解除了它们对体内巯基酶系统的作用,而达到解毒的目的。络合物的络合作用稳定而不解离,则解毒效力越好,这与络合常数及配体数多少有关。

（3）氰化物毒性极大,作用迅速。氰化物中毒可由无机氰化物如氢氰酸、氰化钠或钾、氯或溴化氰等,有机氰化物如腈类的乙腈、丙烯腈、一些含氰苷的食物（如苦杏仁、桃仁、梅子仁、枇杷仁、樱桃仁、亚麻仁、白果、木薯等）所引起。中毒机制是：CN^- 主要与线粒体中细胞色素氧化酶的 Fe^{3+} 起反应，形成氰化细胞色素氧化酶，失去了传递氧的作用，血中的氧不能被利用，而出现组织缺氧（"组织窒息"），所以氰化物中毒时，动静脉血液均呈鲜红色。由于氢氰酸在类脂质中溶解度大，加以中枢神经系统对缺氧特别敏感，所以中枢神经系统首先受害，尤以呼吸及血管运动中枢为甚，先兴奋而后转入抑制。呼吸麻痹是氰化物中毒的死亡原因；中毒的解救关键在于恢复细胞色素氧化酶的活性，并将毒物变为无毒物质排出体外。

（4）蛇毒成分复杂，但都是多肽物质。不同的毒蛇有不同的蛇毒，有与毒性有关的酶、神经毒、心脏毒、凝血毒、溶血毒、出血毒、横纹肌毒等。因此被不同的毒蛇咬伤出现的临床中毒症状亦不全相同；目前主要用抗蛇毒血清及中草药来救治毒蛇咬伤。

用药原则

（1）有机磷酸酯类中毒：解毒药使用原则为及早用药、联合用药、足量用药和重复用药。轻度中毒者可单用阿托品或胆碱酯酶复活剂，中度以上中毒者宜两者（阿托品和胆碱酯酶复活剂）联合使用；因为两者合用后可获得如下好处：①两药作用机制不同，合用后可全面控制中毒症状；②疗效迅速而巩固，胆碱酯酶活力恢复较快，且保持稳固上升状态；③可减少阿托品用量；④缩短病程。

（2）急性砷或汞中毒：主要选用二巯丙磺钠或二巯丙醇；铅中毒主要选用依地酸钙钠；急性铁中毒主要用甲磺酸去铁胺；锑中毒选用二巯丁二钠。

（3）氰化物中毒：常用药物有亚甲蓝、亚硝酸钠、硫代硫酸钠。亚硝酸钠使用后，通过氧化作用使血红蛋白变为高铁血红蛋白。高铁血红蛋白对氰化物有高度亲和力，与氰化细胞色素氧化酶作用形成氰化高铁血红蛋白，使受毒的细胞色素氧化酶被解救而恢复活性。但氰化高铁血红蛋白不稳定，故再用硫代硫酸钠（$Na_2S_2O_3$），使之与 CN^- 结合，在转硫酶（硫氰酸酶）的参与下成为亚硫酸钠（Na_2SO_3）和 CNS^-（硫氰酸盐），CNS^- 基本无毒，由尿排出。

（4）其他中毒：如阿片急性中毒选用纳洛酮；苯二氮䓬类中毒选用氟马西尼。

（5）毒蛇咬伤：除局部处理外，全身用药的特效解毒药是抗蛇毒血清，一旦确诊，要及早、足量使用。

注意事项　①特异性解毒药目前还不多，且多有一定毒性。合理使用才能取得良好的甚至突出的作用，但若对它过分依赖或滥用，而忽视综合性救治的措施，将会造成严重的不良后果。②在明确诊断后，特异性解毒药的使用越早越好,要不失时机。延缓使用将会失去其特异性作用。③对有机磷酸酯急性中毒,阿托品用量应根据中毒情况而定。对重度中毒患者,首次静脉注射后可采用阿托品加在5%葡萄糖注射液中静脉滴注,可使血中维持相对的恒定浓度,避免多次注射的麻烦,一旦发现阿托品有过量或中毒表现可随时中止。④毒蛇咬伤后解除患者恐惧心理,使之安静颇为重要,切勿到处乱跑,并行局部处理和全身用药。重者立即结扎伤肢(以阻断静脉回流为度,以期延缓蛇毒吸收,争取有效排毒或缩短解毒治疗时间),并送医院救治。

一、特异性解毒药

(一)有机磷酸酯类中毒的解毒药

阿托品 Atropine

阿托品是M胆碱受体拮抗剂的典型代表,其作用强而广泛。用于有机磷酸酯类中毒:①轻度中毒:0.5~2mg/次,口服或皮下注射。1次/1~2h。阿托品化后则每隔4~6h口服或皮下注射0.5mg。②中度中毒:首次2~5mg静脉注射,以后每隔10~30min给药0.5~5mg。阿托品化后每隔2~6h,皮下或静脉注射0.5~1mg/次。③重度中毒:首次5~10mg,静脉注射,以后每10~30min给药5~10mg。阿托品化后每隔1~2h给药0.5~2mg。

阿托品其他内容参见第二十一章 抗休克血管活性药。

碘解磷定 Pralidoxime Iodide

【又名】解磷定,解磷毒,磷敌,派姆,PAM。

【医保分类】注射剂甲类。

【药动学】口服吸收不规则,水中溶解度5%,只能用作静脉注射。不与血浆蛋白结合。代谢:肝。排泄:尿83%(4h),静脉注射后24h内完全经尿排出。$t_{1/2}$<1h。

【作用和用途】本品系肟类化合物,主要借其肟基部分夺取已与磷酰化胆碱酯酶相结合的磷酰基,使胆碱酯酶重新恢复活力。同时本品也能直接与体内游离的有机磷酸酯类结合,使之成为无毒的化合物排出体外。故本品可明显改善有机磷酸酯类所引起的烟碱样症状,对毒蕈碱样症状对抗作用较弱,对中枢神经系统症状的对抗作用不明显。本品对被有机磷酸酯类抑制超过36h已"老化"的胆碱酯酶的解毒作用效果甚差。对慢性有机磷杀虫剂中毒抑制的胆碱酯酶无复活作用。本品对高毒的对硫磷、内吸磷、甲拌磷、甲胺磷、特普等有良好疗效;但对马拉硫磷、敌百虫、敌敌畏、甲氟磷、丙胺氟磷等中毒效果较差;对氨基甲酸酯杀虫剂及二嗪农、甲氰磷、丙胺氯磷和八甲磷等所抑制的胆碱酯酶无复活作用。用于有机磷毒物中毒。单独应用疗效差，应与抗胆碱药联合应用。

【用法和用量】注射液：静脉注射或静脉滴注。可直接缓慢静脉注射，每0.4~0.8g注射时间为10~15min。①轻度中毒：成人静脉注射首次0.4g，必要时2~4h重复1次；小儿每次15mg/kg。②中度中毒：成人首次静脉注射0.8~1.2g，以后每小时重复给药0.4~0.8g，或静脉滴注维持0.4g/h，共4~6h；小儿每次15~30mg/kg，或以静脉滴注维持每次20~30mg/kg。③重度中毒：首次1.6~2.4g，以后每小时重复0.8~1.6g，肌颤缓解或血液胆碱酯酶活性恢复至正常的60%以上后酌情减量或停药。小儿每次30mg/kg，以上用药时间根据病情决定。

【主要不良反应】可见呕吐、心率加快、暂时性ST段降低和Q-T间期延长，有时出现口苦、咽痛、腮腺肿大等碘反应，注射过快可引起眩晕、视物模糊、复视、动作不协调，剂量过大或注射速度过快可引起血压波动、呼吸抑制和癫痫样发作。本品对局部组织刺激性较强，静脉注射时如漏至皮下可致剧痛及周围皮肤发麻。

【孕妇、哺乳期妇女用药安全性】孕妇禁用，哺乳期妇女慎用。

【注意事项】

（1）本品特点：①只对中毒时间不长的患者疗效较好，因为此时形成不久的磷酰化酶尚可以被重活化。如果中毒后经过一定时间，磷酰化酶已脱烷基（老化），酶将不再能被重活化，其活性也将难以恢复。故治疗有机磷化合物中毒时，用药越早越好。不同有机磷化合物中毒时酶“老化”的时间不同。②对不同的有机磷化合物中毒作用不同。一般认为对沙林、对硫磷、内吸磷、硫特普、马拉硫磷、乙硫磷的疗效较好；对塔崩、敌敌畏、美曲膦酯的效果较差；对索曼无效，对乐果、氧化乐果尚有争议。③给药后能迅速消除肌肉震颤、肌无力等外周性烟碱样症状，但不能直接对抗乙酰胆碱的大部分效应，即不能消除中枢症状、毒蕈碱样症状及其他烟碱样症状，故对中、重度有机磷毒物中毒患者，必须与抗胆碱药合用。④肟类重活化物都是季铵盐，脂溶性差，不易透过血-脑脊液屏障进入中枢神经系统，对中枢的中毒酶没有明显的重活化作用，故对中毒的中枢症状无明显效果。⑤口服吸收很差且不规则，一般通过静脉注射给药。

（2）根据病情掌握剂量及间隔时间，用药过程中应密切观察病情变化及测定血液胆碱酯酶活性，以此作为用药指标。有机磷农药口服中毒时，由于有机磷可在下消化道吸收及排泄较慢，因此这类患者应用本品至少要维持48~72h。停药指征以烟碱样症状（肌颤、肌无力）消失为主，血液胆碱酯酶活性应维持在50%~60%或以上。

（3）对碘过敏者禁用本品，改用氯解磷定。

（4）本品在碱性溶液中容易水解，不能与碱性药物配伍使用。

（5）老年中毒患者应适当减少用量和减慢静脉注射速度。

（6）因生物半衰期短，给药途径以静脉注射为好，不宜静脉滴注，特别是首次给药忌用静脉滴注。

（7）本品是否能透过血脑屏障尚不明确，$t_{1/2}$ 不足 1h，因此需反复足量给药；但过量也能抑制胆碱酯酶。

（8）本品注射剂不易溶解，配制时可加温（40~50℃）和振摇。

（9）本品越早使用效果越好。

（10）口服中毒者至少维持治疗 48~72h，是否停药要根据胆碱酯酶活力测定。

（11）注射剂可用 5% 或 10% 葡萄糖或 0.9% 氯化钠注射液溶解，不易溶解时可振摇或加温至 40~50℃。

【药物相互作用】严禁与碱性药物配伍。因在碱性溶液中不稳定且易水解成氰化物。胆碱酯酶富能药可恢复胆碱酯酶水解乙酰胆碱的能力，直接减少乙酰胆碱的积聚，且对 N_2 受体（骨骼肌神经肌肉接头）有拮抗作用，可治疗肌颤、肌无力，而抗胆碱药（如阿托品）直接拮抗积聚的乙酰胆碱对 M 受体的作用。故二者联合应用有明显的协同作用，联合应用时要适当减少阿托品的用量。

【剂型与规格】注射剂：0.4g，0.5g。

氯解磷定 Pralidoxime Chloride

【又名】氯磷定，氯化派姆，PAM-Cl。

【医保分类】注射剂甲类。

【药动学】肌内或静脉注射血中浓度很快升高，高峰可维持 2~3h。代谢：肝。排泄：尿 83%（4h 内，原型药），体内无蓄积作用。$t_{1/2}$：77min。

【作用和用途】作用同碘解磷定，但作用较强；是目前胆碱酯酶复活剂中最常用者。1g 解毒作用相当于碘解磷定 1.5g。本品溶解度大，稳定性好，毒性亦小，不仅可供静脉注射，亦可作肌内注射（注射后 1~2min 即可起效）。对硫磷、内吸磷、甲拌磷、特普等中毒者可获良好疗效，对马拉硫磷、敌百虫、敌敌畏、乐果、甲氟磷、丙胺氟磷和八甲磷等中毒的解救效果较差；对氨基甲酸酯类抑制胆碱酯酶无复活作用。用于有机磷毒物中毒。单独应用疗效差，应与抗胆碱药联合应用。

【用法和用量】肌内注射或静脉注射。用于静脉注射时，用 0.9% 氯化钠注射液 20~40ml 稀释后缓慢静脉注射，注射时间 5~10min。

（1）成人：①轻度中毒，0.5~0.75g/ 次肌内注射，必要时 1h 后重复 1 次；②中度中毒，首次 0.75~1.5g，肌内注射或静脉注射，以后每小时重复 0.5~1.0g，肌颤消失或血液胆碱酯酶活性恢复至正常的 60% 以上后酌情减量或停药；③重度中毒，首次 1.5~2.5g，分 2 处肌内注射或静脉注射，以后每 0.5~1 小时重复 1.0~1.5g，直至肌颤消失或血液胆碱酯酶活性恢复至正常的 60% 以上后，酌情减量或停药。

（2）小儿：①轻度中毒，15~20mg/kg；②中度中毒，20~30mg/kg；③重度中毒，30mg/kg。

【主要不良反应】 注射速度过快可引起恶心、呕吐、心率增快，严重时有头痛、眩晕、视物模糊、复视、动作不协调等，但比碘解磷定反应小。

【注意事项】 ①对马拉硫磷、美曲膦酯、敌敌畏、乐果、甲氟磷、丙胺氟磷和八甲磷等的中毒效果较差；对氨基甲酸酯杀虫剂所抑制的胆碱酯酶无复活作用。②可用于对碘及碘解磷定过敏者。③老年中毒患者应适当减少用量，减慢静脉注射速度。④在碱性溶液中容易分解失效，禁与碱性药物配伍。⑤有机磷毒物中毒患者越早应用本品越好。皮肤吸收引起中毒的患者，应用本品的同时要脱去被污染的衣服，并用肥皂清洗头发和皮肤；眼部用 2.5 % 碳酸氢钠溶液和灭菌氯化钠等渗溶液冲洗；口服中毒患者用 2.5% 碳酸氢钠溶液彻底洗胃。由于有机磷毒物可在下消化道吸收，因此口服患者应用本品至少要维持 48~72h，以防引起延迟吸收后加重中毒，甚至致死。停药指征以烟碱样症状（肌颤、肌无力）消失为主。昏迷患者要保持呼吸道通畅，呼吸抑制应立即进行人工呼吸。⑥用药过程中要随时测定血胆碱酯酶作为用药监护指标。要求血胆碱酯酶维持在 50%~60% 或以上。急性中毒患者的血胆碱酯酶水平与临床症状有关，因此密切观察临床表现，亦可及时重复应用本品。⑦有效血药浓度为 4mg/L，由于排泄快，半衰期短，静脉滴注不能达到有明显疗效的血药浓度，故治疗有机磷毒物中毒时不宜采用静脉滴注方式给药。⑧静脉注射较肌内注射能达到更高的血药浓度，较高的血药浓度维持时间也较长，肌内注射吸收迅速，能达到有效血药浓度，应用比较方便，不易出现不良反应，且肌内注射效果不低于静脉注射。总结既往有机磷农药中毒的治疗经验，氯解磷定首次用量以 30mg/kg（1.5~2g/ 人）肌内注射或静脉注射效果较好。

【药物相互作用】 维生素 B_1 能抑制肾小管排泄氯解磷定和碘解磷定，延长其半衰期而增加血药浓度。

【剂型与规格】 注射液：0.25g，0.5g。

戊乙奎醚 Penehyclidine

【又名】 长托宁，戊羟利定。

【医保分类】 注射剂乙类。

【药动学】 肌内注射后吸收很快，血药浓度达峰时间：20~30min。代谢：肝。排泄：尿，胆汁，粪便，24h 总排泄率为给药量的 94.17%。$t_{1/2}$：约 10h。

【作用和用途】 能阻滞乙酰胆碱的中枢 M 和 N 受体激动作用及阻滞外周

M 受体，从而拮抗有机磷引起的惊厥、中枢性呼吸和循环衰竭、烦躁不安，缓解或减轻支气管和消化道平滑肌收缩和痉挛、腺体分泌、出汗、流涎，增加呼吸频率和流量，对心率影响不大。用于对抗有机磷农药中毒的症状，对抗中毒后期或胆碱酯酶（ChE）老化后维持阿托品化。单独应用疗效差，应与胆碱酯酶重活化剂联合应用（替代阿托品）。

【用法和用量】

（1）麻醉前用药：术前 30min，成人用量 0.5~1mg。

（2）救治有机磷毒物（农药）中毒：根据中毒程度选用首次用量。①轻度中毒：1~2mg，必要时伍用氯解磷定 500~750mg；②中度中毒：2~4mg，同时伍用氯解磷定 750~1 500mg；③重度中毒：4~6mg，同时伍用氯解磷定 1 500~2 500mg。首次用药 45min 后，如仅有恶心、呕吐、出汗、流涎等毒蕈碱样症状时，只应用盐酸戊乙奎醚 1~2mg；仅有肌颤、肌无力等烟碱样症状或全血 ChE（胆碱酯酶）活力低于 50% 时只应用氯解磷定 1 000mg，无氯解磷定时可用解磷定代替。如上述症状均有时，重复应用盐酸戊乙奎醚和氯解磷定的首次半量 1~2 次。中毒后期或 ChE 老化后可用盐酸戊乙奎醚 1~2mg 维持阿托品化，每次间隔 8~12h。

【主要不良反应】常见口干、面红、皮肤干燥等，用量过大则可出现头晕、心动过速、视物模糊、尿潴留等（一般不必特殊处理，停药后可自行缓解）。

【孕妇、哺乳期妇女用药安全性】孕妇、哺乳期妇女可以使用，但每次用药间隔时间不宜过短，剂量不宜过大。

【禁忌和慎用】青光眼患者禁用。

【注意事项】①对心脏（M_2 受体）无明显作用，故对心率无明显影响；②不能以心跳加快来判断是否“阿托品化”，而应以口干和出汗消失或皮肤干燥等症状判断“阿托品化”；③心率不低于正常值时，一般不需联用阿托品；④儿童对本品较敏感，应当慎用，特别是伴高热的患者更应当慎重；⑤对前列腺肥大的老年患者可加重排尿困难，用药时应严密观察。

【药物相互作用】与阿托品相同。与其他抗胆碱药伍用有协同作用，应酌情减量。

【剂型与规格】注射液：0.5mg，1mg，2mg。

（二）金属及类金属中毒的解毒药

青霉胺 Penicillamine

【又名】D- 青霉胺，二甲基半胱氨酸。

【医保分类】口服常释剂型甲类。

【药动学】口服吸收 57%，血药浓度达峰时间：1~2h（口服），主要贮存于皮肤和血浆。可透过胎盘。代谢：肝。排泄：尿 80%（24h），粪 20%。$t_{1/2}$：90h。

【作用和用途】本品能络合铜、铁、汞、铅、砷等重金属，形成稳定的可溶性复合物由尿排出。排铜作用强于二巯丙醇，驱铅及驱汞作用分别弱于依地酸钙钠、二巯丙醇。可供轻度重金属中毒或对其他络合剂有禁忌时使用，降低尿中胱氨酸浓度，适用于胱氨酸尿及其结石，以及具有免疫抑制作用。用于铅、汞等重金属中毒，肝豆状核变性（Wilson 病）、胱氨酸尿，也可用于其他药物无效的严重活动性类风湿关节炎（免疫抑制）。

【用法和用量】①铅、汞等重金属中毒：成人口服 1~1.5g/d（一般 1g/d），分 3~4 次服，5~7d 为一个疗程，一般需 1~4 个疗程，疗程间隔 2~3d。②肝豆状核变性和类风湿关节炎：成人口服小剂量开始，0.125~0.25g/d，分 3~4 次，以后每 1~2 个月增加 0.125~0.25g/d；常用维持量 1g/d，分 4 次服（最大量为 1.5g/d），一般需用药 6~12 个月；症状改善后（血铜及铜蓝蛋白达正常时），可 0.5~0.75g/d 或间歇使用。治疗 3~4 个月无效时，应改用其他药物治疗。③胱氨酸尿：成人口服，根据尿中排出胱氨酸量而定，开始小剂量 0.25g/d，以后逐渐递增，一般 1g/d，最大量为 2g/d。分 4 次服。有结石的患者，每日要求尿中排出胱氨酸 100mg 以下，无结石患者每日尿中排出胱氨酸 100~200mg。重金属中毒用量为 0.5~1.5g/d。④小儿常用量：一次 10mg/kg，3 次 /d，或一次 15mg/kg，2 次 /d，最大量一次 250mg，用法同成人。

【主要不良反应】①对青霉素过敏患者，对本品也可能发生过敏反应；②常见畏食、呕吐、溃疡病活动、口腔炎和溃疡；③20% 服药者有味觉异常。

【孕妇、哺乳期妇女用药安全性】孕妇禁用，哺乳期妇女慎用。

【禁忌和慎用】①对本品及青霉素类药物过敏者禁用。②粒细胞缺乏症、再生障碍性贫血和肾功能不全、红斑狼疮、重症肌无力、严重皮肤病患者均禁用。

【注意事项】①使用本品前应行青霉素皮试，出现过敏反应时应立即停药，用小剂量药物脱敏或用糖皮质激素、抗组胺药治疗；②本品应在餐后 1.5h 服用；③本品应每日连续服用，即使暂时停药数日，再次服用时亦可能发生过敏反应，因此又要从小剂量开始，长期服用本品应每日加用 25mg 维生素 B_6，以补偿所需要的增加量；④65 岁以上老人服用容易有造血系统毒性反应；⑤口服铁剂患者，宜在服铁剂前 2h 口服本品，以免减弱本品疗效；⑥手术患者在创口未愈合时，用量限制在 250mg/d；⑦发生造血系统或肾功能损害时应视为严重不良反应，必须停药；⑧肝豆状核变性患者服本品 1~3 个月才见效，若治疗 3~4 个月无效时，则应停服本品，改用其他药物治疗；⑨定期血、尿常规和肝功能检查：白细胞计数和分类、血红蛋白、血小板和尿常规等，在服药初 6 个月内至少每 2 周检查 1 次，以后至少每个月检查 1 次；肝功能检查，至少每 6 个月 1 次，以便早期发现中毒性肝病和胆汁瘀留。

【剂型与规格】片剂：0.1g，0.125g，0.25g。

去铁胺 Deferoxamine

【又名】去铁敏，除铁灵，Desferal。

【医保分类】注射剂甲类。

【药动学】口服在胃肠道吸收甚少，可通过皮下、肌内或静脉注射用药，并迅速分布到各组织。肌内注射 30min 血药浓度达高峰。注射本品后 6h，尿中本品排泄量占注射量的 22%，铁胺占 1%。原药 $t_{1/2}$：1h，铁胺 $t_{1/2}$：2.4h。

【作用和用途】本品为络合剂，可与游离或蛋白结合的铁离子、铝离子形成稳定的水溶性铁胺和铝胺复合物，从尿和粪排出。主要用于急性铁中毒和地中海贫血、铁粒幼细胞贫血、溶血性贫血、再生障碍性贫血和其他慢性贫血因反复输血引起的继发性含铁血黄素沉着症，也用于特发性血色病有放血禁忌证者。对慢性肾衰竭伴铝负荷过量引起的脑病、骨病和贫血，在进行透析过程中亦可应用。本品还可作铁负荷试验。

【用法和用量】

（1）急性铁中毒的解毒：成人（口服中毒者）洗胃后将本品 5~8g 溶于 50~100ml 水中，由胃管灌入；然后肌内注射，首次 0.5~1g（用 2ml 注射用水溶解），隔 4h 再给 0.5g，以后根据病情，每 4~12h 给 0.5g，但 24h 总量不超过 6g；当患者休克时予以静脉滴注，剂量按肌内注射，溶解后稀释于 0.9% 氯化钠或 5% 葡萄糖注射液或乳酸钠林格注射液 250~500ml 中，滴速不超过 15mg/kg，24h 总量不超过 90mg/kg，待临床症状许可即改为肌内注射。

（2）慢性铁负荷过量：肌内注射，0.5~1g/d；腹壁皮下注射，20~40mg/kg，8~24h，用微型泵注入。

（3）儿童常用量：①急性铁中毒，一次 20mg/kg，静脉滴注，每次间隔 6h；滴注速度不超过 15mg/（kg·h）；②慢性铁负荷过量，10mg/（kg·d），腹壁皮下注射 8~12h 或 24h，用微型泵注入。

（4）慢性肾衰竭伴铝负荷过量：一次 20mg/kg，一周 1~2 次，在透析 2h 通过动脉留置导管滴注，一周总量一般不超过 6g。

（5）铁负荷试验：成人肌内注射本品 0.5g。注射前排空膀胱内剩余尿，注射后留 6h 尿。尿铁超过 1mg 提示有过量铁负荷；超过 1.5mg，对机体可引起病理性损害。

【主要不良反应】对本品过敏患者或静脉注射速度过快时可出现皮肤潮红、心动过速甚至休克。长期用药可导致视力减退、视野缩小、辨色和夜视困难、视网膜色素异常和白内障。耳鸣和听力减退可在视力受影响时同时出现，亦可急性起病。眼和耳的损害停药后可有部分或完全恢复。

【孕妇、哺乳期妇女用药安全性】孕妇不宜用，尤其妊娠3个月内的孕妇。哺乳期妇女慎用。

【禁忌和慎用】对本品过敏、严重肾功能不全、3岁以下小儿禁用，肾盂肾炎、听力和视觉障碍、老年人慎用。

【注意事项】①注射剂经溶解后应于24h内用完。②急性铁中毒24h，本品不宜继续大量使用，否则易出现不良反应，因此时铁多已分布到组织中贮存，本品不易达到这些组织与铁结合之故。③体内铁蓄积严重的患者，采用本品与较大剂量维生素C（500mg/d以上）联合治疗时应慎重，因可能发生心功能紊乱。④铁复合物排出时，可使尿液呈红色。⑤肾盂肾炎患者慎用。⑥注射本品时应注意过敏反应和静脉滴注速度，长期用药过程中要随访血浆铁蛋白和肝、肾功能，每3个月检查视力和听力。⑦治疗急性铁中毒应肌内注射；当休克时可静脉滴注；一旦休克控制，应改为肌内注射，以避免出现严重不良反应。给药前、给药后2~6h和以后应测定血清铁、总铁结合力、铁蛋白和尿铁胺（呈橘红色）。若给药后2h尿无变色，且患者无中毒症状，提示体内铁负荷无过量，无须继续给药。但要警惕有些严重中毒患者的尿色在用药后不一定变色。急性铁中毒患者即便无中毒症状，亦应观察至少24~48h。⑧输血性铁质沉着病的给药途径以肌内注射或皮下注射为宜。皮下注射的效果与静脉注射相似，但要比肌内注射大2~3倍。皮下注射部位可选择腹壁，需用微型泵作为驱动力缓慢皮下滴注。皮下滴注或静脉滴注每次需时8~12h，个别可至24h。⑨为增强本品的作用，可以口服维生素C，总量不超过200mg/d并应分次服用，给药时间应在开始应用本品后的1~2周。

【剂型与规格】①片剂：0.1g，0.5g；②注射剂：0.5g。

二巯丙磺钠 Sodium 2，3-Dimercaptopropane Sulfonate

二巯丙磺钠、二巯丙醇、二巯丁二酸和依地酸钙钠

二巯丙醇 Dimercaprol

二巯丁二酸 Meso-2，3-dimercapto-succinic Acid

依地酸钙钠 Calcium Disodium Edetate

（三）氰化物中毒的解毒药

亚甲蓝 Methylthioninium Chloride

【又名】美蓝，次甲蓝，Methylene Blue。

【医保分类】注射剂甲类。

【药动学】静脉给药后在组织中被迅速还原成还原物原型亚甲蓝，缓慢由尿和胆汁中排泄，6d 内排出 74%。少量本品通过胆汁，由粪便排出。

【作用和用途】本品为中等强度的氧化还原剂，对血红蛋白随着浓度的不同有截然相反的两种作用。小剂量亚甲蓝（低浓度，如按每次 1~2mg/kg 静脉注射时）可把高铁血红蛋白还原成为正常血红蛋白，以此来治疗由亚硝酸盐、硝酸盐、苯胺、硝基苯、三硝基甲苯、苯醌、苯肼以及含有或产生芳香胺的药物（如乙酰苯胺、对乙酰氨基酚、非那西汀、苯佐卡因）等引起的高铁血红蛋白血症。大剂量亚甲蓝（高浓度时，如按每次 >5mg/kg 静脉注射时）可把血红蛋白氧化为高铁血红蛋白（但此作用强度只有亚硝酸钠的 1/7）。与细胞色素氧化酶竞争性争夺氰基，形成氰化高铁血红蛋白，但数分钟后两者又解离，仅能暂时抑制氰离子对组织中酶的毒性，故可用于轻度的氰化物中毒。

【用法和用量】静脉注射，治疗高铁血红蛋白血症：每次 1~2mg/kg，用其 1% 溶液 5~10ml 加入 25% 葡萄糖注射液 20~40ml，于 10~15min 内缓慢注射，1~2h 后病情未见好转，可重复用药 1 次全量或半量，用至发绀基本消退，病情稳定。治疗氰化物中毒：每次 5~10mg/kg，最大剂量为每次 20mg/kg，加入 25% 葡萄糖注射液 40ml 缓慢注射，随后再静脉注射 25% 硫代硫酸钠 25~40ml。必要时可重复注射或两者交替使用。

【主要不良反应】静脉注射速度过快时，可引起头晕、呕吐、腹痛、胸闷，剂量过大可有头痛、心前区痛、血压下降、心率增快伴心律紊乱、T 波低平或倒置、大汗淋漓、意识障碍，尿呈蓝绿色，排尿时尿道口有刺痛感。

【孕妇、哺乳期妇女用药安全性】孕妇禁用，哺乳期妇女慎用。

【禁忌和慎用】肾功能不全者慎用。

【注意事项】①皮下注射和肌内注射可引起组织坏死，故不可皮下、肌内或椎管内注射，只能通过静脉给药；②不可与氢氧化钠、重铬酸盐、碘化物、氯化汞、还原剂等配伍使用；③G-6-PD 缺乏者和小儿应用本品剂量过大时可引起溶血；④用于治疗高铁血红蛋白血症时，总剂量不可超过 7mg/kg，否则加重病情；⑤用于治疗高铁血红蛋白血症时，配合大剂量维生素 C，加强还原作用而表现协同；⑥本品治疗氰化物中毒时，体内形成了大量的高铁血红蛋白，可进一步加重患者缺氧。

【剂型与规格】注射液：20mg，50mg，100mg。

亚硝酸钠 Sodium Nitrite

【医保分类】注射剂甲类。

【药动学】静脉注射后立即起作用，约维持 1h。代谢：肝 60%，代谢产物部分为氨。排泄：尿。

【作用和用途】能使血红蛋白较快地变成高铁血红蛋白，后者中的 Fe^{3+} 能与氰化物迅速地结合成氰化高铁血红蛋白，从而夺取已与细胞色素氧化酶结合的氰离子，使细胞色素氧化酶恢复活力，用于治疗氰化物中毒。但需注意氰化高铁血红蛋白中的 CN^- 可与高铁血红蛋白分离，为此必须继续用硫代硫酸钠，使之成为无害的硫氰酸盐从尿排出。

【用法和用量】成人 0.3~0.6g/ 次，静脉注射速度为 2~3ml/min，随后用 25% 硫代硫酸钠 40ml 缓慢静脉注射。小儿每次 6~12mg/kg。有机氰化物中毒时其量可适当减少。

【主要不良反应】可有呕吐、头晕、头痛、气急、发绀、低血压、出冷汗、晕厥、休克、抽搐等，快速注射时上述反应发生率增加。

【禁忌和慎用】休克患者、老年人慎用。

【注意事项】①患者出现休克时，应当充分抗休克后再使用本品；②注射本品时要停止吸入亚硝酸异戊酯，同时注意血压变化；③如用量过大而导致形成过多的高铁血红蛋白时，可静脉注射 1% 亚甲蓝溶液 5~10ml，以促进高铁血红蛋白还原为血红蛋白；④对儿童患者，要特别注意本品的使用剂量；⑤本品必须在中毒早期应用，使用愈早效果愈好。

【药物相互作用】不宜与硫代硫酸钠混合注射，因两者都可致血压下降。

【剂型与规格】注射液：0.3g。

【备注】关于亚硝酸盐的安全性。

烧烤、腌制肉食品中含有亚硝酸盐现象较为普遍，引起食物中毒甚至死亡情况有发生报道。

常见的亚硝酸盐致食物中毒的原因有 4 类。一是由于亚硝酸盐在外观上与食盐相似，误将亚硝酸盐当作食盐使用或食用，是引起中毒的主要原因。二是由于我国很多地区有家庭自制加工肉制品的习惯，如果食用含亚硝酸盐过量的肉制品也会引起食物中毒。例如，江苏镇江传统名菜“肴肉”（又名“水晶肴蹄”），制作上通常加入少量的亚硝酸钠。三是贮存过久、腐烂或煮熟后放置过久及刚腌渍不久的蔬菜中亚硝酸盐的含量会有所增加，该情况下食用容易导致中毒。四是个别地区的井水含硝酸盐较多，用这种水煮饭如存放过久，硝酸盐在细菌作用下可被还原成亚硝酸盐而导致中毒。

2012 年，卫生部和国家食品药品监督管理局联合发布《关于禁止餐饮服务单位采购、贮存、使用食品添加剂亚硝酸盐的公告》。

2016 年，国家食品药品监督管理总局发布警示公告，明确亚硝酸盐摄入量达到 0.2~0.5g 时可导致中毒，摄入量超过 3g 时可致人死亡。

2018 年发布的《危险化学品目录》已将亚硝酸钠、亚硝酸钾、亚硝酸钙等亚硝酸盐明确列为有毒有害物质。

为了预防中毒，请注意以下几点：①消费者要购买正规渠道销售的食盐；②要食用新鲜蔬菜，不食用存放过久或变质的蔬菜；③吃剩的熟菜不可在高温下存放过久，饭菜最好现做现吃；④尽量不用"苦井水"煮饭，不得不用时应避免长时间存放；⑤在食用加工肉制品、咸菜等食品时，可搭配富含维生素 C、茶多酚等成分的食物，以降低可能含有的亚硝酸盐的毒性。

硫代硫酸钠 Sodium Thiosulfate

【又名】大苏打，次亚硫酸钠，海波，Sodium hyposulfite。

【医保分类】注射剂甲类。

【药动学】本品不易由消化道吸收。静脉注射后迅速分布到全身各组织的细胞外液，大部分以原型由尿排出。$t_{1/2}$：15~20min。

【作用和用途】在体内硫氰酸酶的作用下，能使游离的已与高铁血红蛋白结合的氰离子转变为无害的硫氰酸盐（毒性仅为 CN^- 的 1/200）而排出体外。亦能与砷、汞、铅、铋等结合成毒性较低的硫化物，与碘可形成碘化物。可用于氰化物及砷、汞、铅、铋、碘中毒，但后者疗效不如含巯基类解毒剂。尚有镇静、抗过敏、治疥作用，可用于皮肤瘙痒症、慢性荨麻疹、药物性皮炎、疥疮等。

【超说明书适应证】中华医学会编著的《临床诊疗指南：皮肤病与性病分册》，推荐作为非特异性抗炎药，治疗皮炎、湿疹、荨麻疹、药物性皮炎、副银屑病。

【用法和用量】①治疗氰化物中毒：使用亚硝酸钠后立即静脉注射本品 12.5~25g（25%~50% 溶液 50ml），10min 内注完，必要时可在 1h 后再注射本品半量或全量。小儿静脉注射，每次 0.25~0.5g/kg，1 次 /d。口服中毒者用 5% 溶液洗胃，洗胃后留置 10g 于胃内，使胃内氰化物转化为无活性的硫氰酸盐，以减少胃肠道中氰化物的吸收，但洗胃必须在注射亚硝酸钠及本品后再进行，不可提前。②治疗砷、汞、铅、铋、碘等中毒：静脉注射，成人 0.5~1g/ 次，小儿每次 10~20mg/kg。③治疗某些过敏性皮肤病（如皮肤瘙痒症）：成人静脉注射，每次 5% 注射液 10~20ml，1 次 /d，10~14d 为一个疗程。

【主要不良反应】有头晕、呕吐，静脉注射过快可引起血压下降。

【注意事项】①注射速度不宜过快，以免引起血压下降，静滴过程中应密切监测血压；②不能与亚硝酸钠混合后同时静脉注射，以免血压下降。本品应继亚硝酸钠静脉注射后立即由原针头注射；③不能与其他药物混合注射，否则发生沉淀或降低疗效；④口服中毒者，还须用本品 50% 溶液洗胃，以减少肠道内氰化物的吸收，并保留适量于胃中；⑤本品主要由尿排出，老年患者出现肾功能下降的可能性较大，故应监测肾功能。

【剂型与规格】注射液：0.5g，1g，10g。

（四）其他解毒药

还原型谷胱甘肽 Reduced Glutathione

【又名】泰特，古拉定，阿拓莫兰，绿汀诺。

【医保分类】注射剂乙类。

【药动学】肌内注射血药浓度达峰时间：5h。在肝、肾、肌肉分布最多。血液中的谷胱甘肽主要来源于肝脏。代谢：肝。$t_{1/2}$：24h。

【作用和用途】还原型谷胱甘肽是人类细胞中自然合成的一种肽，由谷氨酸、半胱氨酸和甘氨酸组成，含有巯基（—SH），广泛分布于机体各器官内，为维持细胞生物功能具有重要作用。它是甘油醛磷酸脱氢酶的辅基，又是乙二醛酶及丙糖脱氢酶的辅酶，参与体内三羧酸循环及糖代谢。本品能激活多种酶，从而促进糖、脂肪及蛋白质代谢，并能影响细胞的代谢过程。它可通过巯基与体内的自由基结合，转化成容易代谢的酸类物质，从而加速自由基的排泄，有助于减轻化疗、放疗的不良反应，而对化疗、放疗的疗效无明显影响。且对放射性肠炎治疗效果较明显；对于贫血、中毒或组织炎症造成的全身或局部低氧血症患者应用，可减轻组织损伤，促进修复。通过转甲基及转丙氨基反应，GSH 还能保护肝脏的合成、解毒、灭活激素等功能，并促进胆酸代谢，有利于消化道吸收脂肪及脂溶性维生素（A、D、E、K）。

用于酒精中毒及某些药物（化疗药、抗肿瘤药、抗结核药、抗抑郁药、对乙酰氨基酚）所致中毒的辅助治疗。用于酒精、病毒、药物及其他化学物质导致的肝损伤、电离射线所致治疗性损伤、各种低氧血症的辅助治疗。

【用法和用量】

（1）注射给药：可用于化疗（顺铂、环磷酰胺、多柔比星、柔红霉素、博来霉素）的辅助用药，可以减轻化疗造成的损伤而不影响疗效，从而增加化疗的剂量。首次给药剂量 1 500mg/m^2，溶于 100ml 的 0.9% 氯化钠或 5% 葡萄糖注射液，15min 内静脉滴注，在第 2~5 天，肌内注射，600mg/d。环磷酰胺治疗后，应立即静脉滴注 15min 以减轻化疗对泌尿系统的影响。对于顺铂治疗，还原型谷胱甘肽剂量不超过顺铂的 35 倍，以免影响化疗。可用于酒精、病毒、药物及其他化学物质导致肝损伤的辅助治疗。对于病毒性肝炎，1 200mg，1 次 /d，静脉注射，30d；重症肝炎，1 200~2 400mg，1 次 /d，静脉注射，30d；活动性肝硬化，1 200mg，1 次 /d，静脉注射，30d；脂肪肝，1 800mg，1 次 /d，静脉注射，30d；酒精性肝炎，1 800mg，1 次 /d，静脉注射，14~30d；药物性肝炎，1 200~1 800mg，1 次 /d，静脉注射，14~30d。用于放疗辅助用药，照射后给药，剂量

1 500mg/m^2。对于低氧血症的治疗，剂量 1 500mg/m^2，溶于 100ml 的 0.9% 氯化钠，静脉给药，以后 300~600mg/d 肌内注射维持。药品（300~600mg）肌内注射时必须完全溶解于溶解液，溶解液需清澈无色。静脉注射给药，药物能够被溶解液溶解然后缓慢注射，静脉滴注给药至少需要 20ml 溶解液。

（2）口服：主要用于慢性乙型肝炎的保肝治疗，400mg，1 次 /d，疗程 12 周。

【主要不良反应】少见恶心、呕吐和头痛、过敏性休克、哮喘等。

【孕妇、哺乳期妇女用药安全性】孕妇、哺乳期妇女慎用。

【剂型与规格】①注射剂：50mg，100mg，300mg，600mg；②片剂：50mg，100mg。

【医保限制】注射剂限用于药物性肝损伤或肝功能衰竭，口服常释制剂限用于肝功能衰竭。

氟马西尼 Flumazenil

【又名】安易醒，脑易醒，咪唑苯二氮䓬，Anexate。

【医保分类】注射剂甲类。

【药动学】口服快速吸收超过 95%，但首过效应明显。生物利用度平均 16%。静脉注射后脑脊液浓度达峰值：5~8min。血浆蛋白结合率：约 50%。代谢：肝（无活性物）。排泄：尿。平均 $t_{1/2}$：0.85h。

【作用和用途】本品为苯二氮䓬类药物（BZD）选择性拮抗剂，作用于中枢苯二氮䓬受体，竞争性地置换受体上的 BZD，可逆转传统的 BZD 和非 BZD（如佐匹克隆）对苯二氮䓬受体的完全激动作用，还能拮抗 BZD 导致体内催乳激素的降低。主要用于终止 BZD 诱导和维持的全身麻醉、BZD 中毒的诊断和解毒。

【用法和用量】①快速逆转 BZD 的镇静作用:（终止麻醉）开始 15s 内静脉注射 0.2mg，如在用药后 60s 内未达需要的清醒程度，可再用 0.1mg，必要时可每隔 60s 重复注射 1 次，直至用量达 1mg；通常使用 0.3~0.6mg。②BZD 中毒急救和诊断：开始静脉注射 0.3mg，如给药后 60s 内未达要求的清醒程度，可重复注射本品，直至患者清醒，或总量达 2mg；如又出现倦睡，则用静脉滴注（用 0.9% 氯化钠注射液或 5% 葡萄糖注射液稀释）维持：0.1~0.4mg/h，滴速根据患者清醒程度调整。如本品累积用量（静脉注射）达 5mg，患者仍无反应（昏迷不醒），则应考虑非苯二氮䓬类药物中毒。

【主要不良反应】少数患者可出现激动、焦虑不安、流泪、发冷、呕吐等，对苯二氮䓬类药物依赖者可致戒断症状，如焦虑、心悸、惊恐和惊厥等。

【孕妇、哺乳期妇女用药安全性】妊娠早期禁用，哺乳期妇女慎用。

【禁忌和慎用】头部损伤者、肝病患者慎用。

【注意事项】①用本品后 24h 内患者不宜从事有危险的工作（如驾驶、

操作机械等)；②麻醉后手术结束时在外周肌松药消失之前，不应使用本品；③如患者出现意外戒断症状，可缓慢静脉注射地西泮 5mg 或咪达唑仑 5mg 缓解。

【剂型与规格】注射剂：0.5mg。

纳洛酮 Naloxone

【又名】欣浦澳，苏诺，烯丙羟吗啡酮，Narcan。

【医保分类】注射剂甲类。

【药动学】口服可吸收，但首过效应明显，故静脉给药。1~3min 显效，维持 30~60min，1~4h(肌内注射)，血浆蛋白结合率：46%，胎盘、脑脊液浓度是血药浓度的 4.6 倍。代谢：肝(主要与葡糖醛酸结合)。排泄：尿 50%(24h)，70%(72h)。$t_{1/2}$：1h。

【作用和用途】本品为纯阿片受体拮抗剂，能竞争性拮抗阿片受体 3 种亚型(μ、κ、δ)。作用强度依次为 μ 受体 >κ 受体 >δ 受体。用于阿片类镇痛药过量或急性中毒；解除阿片类药物麻醉的术后呼吸抑制，阿片类药物成瘾者的鉴别诊断；以及用于急性酒精中毒，安定类、氯氮平等中枢抑制药中毒，感染中毒性休克、脊髓损伤、脑梗死等的治疗。

【用法和用量】①阿片类镇痛药过量或急性中毒：成人皮下、肌内注射或静脉注射 0.4~0.8mg 或 0.01mg/kg，需要时可 2~3min 重复 1 次；②促进吗啡或芬太尼全麻后自发呼吸的恢复：皮下、肌内注射或静脉注射 1.3~3.0μg/kg；③急性酒精中毒(酒精在体内氧化为乙醛，乙醛与儿茶酚胺作用生成四氢异喹啉类物质，作用类似吗啡)：轻度中毒者肌内注射或静脉注射 0.4~0.8mg，重度中毒可肌内注射、静脉注射或静脉滴注 0.8~1.2mg；1h 后可重复给药 0.4~0.8mg；④安定类、氯氮平等中枢抑制药中毒：静脉注射 1.2~2mg/ 次；⑤脑梗死(本品对抗其产生的 β- 内啡肽)：静脉注射或足三里穴位注射：0.4mg/ 次；⑥治疗母亲应用阿片类间接引起新生儿呼吸抑制：临分娩前给予母亲 0.4~0.8mg；也可在婴儿娩出后由脐带静脉给予 10μg/kg；⑦阿片类药物成瘾者的鉴别诊断：一般皮下注射 0.2~0.4mg。

【主要不良反应】偶见呕吐、嗜睡、心动过速、高血压和烦躁不安等。

【孕妇、哺乳期妇女用药安全性】孕妇禁用，哺乳期妇女慎用。

【禁忌和慎用】①正在使用阿片类镇痛药者，成瘾母亲的新生儿禁用；②高血压、心肾功能不全、肝病患者、老年患者慎用。

【注意事项】密切观察生命体征的变化，如呼吸、心律和心率、血压等，如有变化应及时采取相应措施。

【剂型与规格】注射剂：0.4mg，1mg，2mg，4mg。

细胞色素 C　Cytochrome C

【作用和用途】本品是存在于细胞线粒体中的一种以铁卟啉为辅基的蛋白质,是呼吸链的一环。组织缺氧时,细胞色素 C 透过细胞膜进入细胞内,纠正细胞呼吸和物质代谢。

用于各种组织缺氧急救的辅助治疗,如一氧化碳中毒、催眠药中毒、氰化物中毒、新生儿窒息、严重休克期缺氧、脑血管意外、脑震荡后遗症、麻醉及肺部疾病引起的呼吸困难和各种心脏疾病引起的心肌缺氧的治疗。

【用法和用量】①成人:静脉注射或滴注,15~30mg/ 次,30~60mg/d。②儿童:静脉滴注,1~8 岁,15mg/ 次;>9 岁,15~30mg/ 次,1 次 /d。

【主要不良反应】过敏反应、热原反应等。

【注意事项】①用药前需做过敏试验,皮试阳性者禁用。②中止用药后再继续用药时,过敏反应尤易发生,须再做皮试。

【剂型与规格】注射液:15mg。

乙酰胺　Acetamide

乙酰胺

二、防治毒蛇咬伤药

抗蝮蛇毒血清　Agkistrodonhalys Antivenin

【医保分类】注射剂甲类。

【来源】系蛇毒或脱毒蛇毒免疫马的血浆而得。

【作用和用途】能中和相应的蛇毒,是目前治疗毒蛇咬伤的特效解毒药。抗蛇毒血清免疫特异性高;有多价血清制品和单价血清制品,多价血清制品治疗谱较宽,但疗效略逊,在不明蛇种咬伤情况下使用。单价血清制品针对性强,但必须根据准确的蛇种诊断选用。在鉴别蛇种后,尽速使用特异的抗蛇毒血清。能中和蝮蛇及烙铁头蛇、五步蛇、竹叶青蛇等的蛇毒。主要用于蝮蛇咬伤。

【用法和用量】通常采用静脉注射,也可作肌内或皮下注射。抗蛇毒血清使用剂量成人和小儿相同。目前临床常用的抗蛇毒血清剂型与规格有以下几种:

每次用 6 000~12 000U 溶于 25% 葡萄糖注射液或 0.9% 氯化钠 20~40ml

中缓慢静脉注射。

【**注意事项**】

（1）必须早期、足量使用。因蛇毒与靶细胞结合牢固，较难解离，受损组织也难以恢复，必须迅速提高血药浓度，以竞争性对抗蛇毒，效果好，故静脉给药为宜。

（2）使用前必须先行皮试，方法如下：抗蛇毒血清 0.1ml 加 0.9% 氯化钠 1.9ml 混合均匀后取 0.1ml，在前臂内侧作皮内试验，观察 15~20min，若注射周围皮肤无红晕和蜘蛛足者为阴性，阳性者则需用本品作脱敏注射。

（3）对危重患者应采取综合疗法，标本兼治，密切观察使用抗蛇毒血清后的疗效——静脉注射后 2~4h 疗效不佳时，要仔细分析其原因所在，采取相应治疗措施。

（4）毒蛇咬伤局部清创消毒十分重要，不可忽视。遇有伤口污染较明显者，应参阅破伤风抗毒素使用方法，同时注射破伤风抗毒素或类毒素。

（5）为预防变态反应的发生，可先取抗毒血清 2ml 溶在 200ml 的 0.9% 氯化钠中缓慢静脉滴注，若 15min 无反应，则加入剩余抗蛇毒血清快速滴注。此法兼具皮试及脱敏效果。

（6）遇有血清过敏反应，即肌内注射氯苯那敏，必要时用地塞米松 5mg 加入 25%（或 50%）葡萄糖注射液 20ml 中，静脉注射；或氢化可的松琥珀酸钠 135mg 或氢化可的松 100mg 加入 25%（或 50%）葡萄糖注射液 40ml 中，静脉注射或滴注。

【**剂型与规格**】注射液：6 000U。

同类药

（1）抗五步蛇毒血清（Agkistrodon Acutus Antivenin）：能中和五步蛇及烙铁头蛇、竹叶青蛇、蝮蛇等蛇的蛇毒。主要用于五步蛇咬伤；每次用 4 000~8 000U 溶于 0.9% 氯化钠 20~40ml 中缓慢静脉注射，也可皮下或肌内注射。剂型与规格：注射液，2 000U/10ml。

（2）抗银环蛇毒血清［Bungarus Multicinctus Antivenin］：能专一中和银环蛇毒。每次用 8 000~16 000U，溶于 25% 葡萄糖注射液 20~40ml 中，静脉缓慢注射；也可皮下或肌内注射。剂型与规格：注射液，10 000U/2ml。

（3）抗眼镜蛇毒血清［Naja Antivenin（Linnaeus）］：能中和眼镜蛇毒；每次用 10 000U 静脉缓慢注射。剂型与规格：注射液，2 500U/10ml。

季德胜蛇药片见中成药章节。

（忻志鸣）

第四十九章

对比剂及诊断用药

药物分类 诊断用药是一类用于协助诊断的药物。常用药物分为:①X线显影剂(对比剂,造影剂),常用的有硫酸钡,第一代高渗对比剂(泛影葡胺),第二代次高渗碘对比剂(碘海醇、碘帕醇、碘普罗胺、碘佛醇、碘克酸、碘美普尔),第三代等渗碘对比剂(碘克沙醇);②器官功能测定用药,多为染料类。

碘对比剂是X线对比剂中最常用的一种,也是在X线下心血管显影的基本诊断用药物。目前用于心血管系统CT和数字减影血管造影检查的碘对比剂均为水溶性有机碘对比剂。碘对比剂可通过血管途径(动脉或静脉)经外周直接注入或经导管注入,注射后随着血液循环迅速在体内分布。由于碘对比剂对X线的吸收衰减能力强,注射后能使心血管系统与周围组织之间形成良好的影像对比度,清晰地显示心血管系统的解剖结构及部分功能。

按照在溶液中是否电离出离子,碘对比剂分为离子型和非离子型;按照渗透压,碘对比剂分为高渗、次高渗和等渗;按照化学结构,碘对比剂分为单体和二聚体。

碘对比剂自研发以来,经历了从离子型到非离子型、从高渗到次高渗直至等渗的发展过程。①高渗碘对比剂:如泛影葡胺,为离子型单体,其渗透压高达血浆渗透压的5~7倍;由于不良反应相对较多,目前已很少使用;②次高渗碘对比剂(原称低渗对比剂):包括非离子型单体和离子型二聚体两种对比剂剂型,其渗透压约为血浆渗透压的2倍,如碘海醇、碘帕醇、碘普罗胺、碘佛醇、碘克酸等;③等渗碘对比剂:等渗碘对比剂为非离子型二聚体,其渗透压与血浆渗透压相等,如非离子型二聚体碘克沙醇。目前常用的碘对比剂特性,见表49-1。

作用特点 ①X线造影剂是一类密度高于人体软组织,且不易被X线穿过的化合物。硫酸钡是应用最多的难溶性固体造影剂,常用于胃肠道造影;其他大多数为含碘的碘对比剂。口服或静脉注射后经肾、胆管排泄时,进行X线造影,产生密度上的差异,可使有关结构或器官显影,以此帮助诊断。磁共振成像有时需借助对比剂以增加正常和病变组织间MRI信号差别,提高图像信噪比,显示微小病变,缩短检查时间。②器官功能测定用药在使用剂量下,本身并无明显的药理活性,但不同的器官或组织对某些化合物却有一定的分解、排泄或着色等作用,因此可用于判断器官的功能是否正常。

表 49-1　目前常用的碘对比剂特性

通用名	类别	浓度/(mg/ml)	渗透压/[mOsm/(kg·H_2O)]	黏度/(mPa·s)(37℃)
碘普罗胺	非离子次高渗单体	300	590	4.7
		370	774	10.0
碘海醇	非离子次高渗单体	300	672	6.3
		350	844	10.4
碘帕醇	非离子次高渗单体	300	616	4.7
		370	796	9.4
碘佛醇	非离子次高渗单体	320	702	5.8
		350	792	9.0
碘克酸	离子次高渗二聚体	320	600	7.5
碘克沙醇	非离子等渗二聚体	320	290	11.8

注：参考《碘对比剂使用指南》(第 2 版)。

用药原则　消化道造影使用最多的为硫酸钡(口服)；尿路造影常选用泛影葡胺(静脉注射)或碘普罗胺(静脉注射)、碘海醇(静脉注射)等；胆道造影常选用碘番酸(口服)、碘泊酸钠(口服)、胆影葡胺(静脉注射)；用于与体外相通的腔道造影可直接注入造影剂，国内常用的有碘化油，如支气管、子宫输卵管和瘘管等造影。某些重要的生命敏感器官对造影剂的化学毒性、渗透压、阳离子成分和浓度等有特殊要求，如在脑血管、心脏冠状动脉造影和蛛网膜下腔造影时必须选择各自适用的造影剂。它们可选用如碘海醇、碘帕醇、碘普罗胺等。电子计算机断层成像(CT)、磁共振成像(MRI)使用对比剂如钆喷酸等。

常用造影剂有高渗、次高渗、等渗(与血浆渗透压相等)之分，渗透压越高则肾损害越严重。肾损害的临床表现以非少尿为主，多在用药后 1~3d 发生，3~7d 达到高峰。所以在使用造影剂前，应全面评估患者发生造影剂肾损害的风险。①国际指南推荐患者使用非离子型次高渗或等渗碘对比剂，不推荐使用离子型高渗碘对比剂。②确需使用碘对比剂的患者，建议使用能达到诊断目的的最小剂量。③对于有慢性肾功能不全、糖尿病、高龄等危险因素的患者，推荐给予等渗造影剂。④避免短时间内重复使用诊断剂量碘对比剂。如果确有必要重复使用，建议两次使用碘对比剂间隔时间≥14d。

注意事项　参考 2014 年中华医学会放射学分会对比剂安全使用工作组发布的《碘对比剂使用指南》(第 2 版)，及《碘对比剂血管造影应用相关不良反应中国专家共识》,建议使用碘对比剂前做好如下准备工作。

（1）不推荐进行碘对比剂过敏试验。因为碘对比剂过敏试验没有预测过敏样不良反应的价值（过敏试验结果呈阴性的患者也可能发生过敏样反应甚至严重过敏样反应,相反,结果呈阳性的患者也不一定会发生过敏样反应），甚至其本身也可以导致严重的不良反应发生。药品说明书及《中华人民共和国药典临床用药须知》从 2005 年版开始,已将碘对比剂过敏试验相关内容删除。

（2）碘对比剂使用前,医务人员需要询问患者或其监护人如下情况：①既往使用碘对比剂是否出现过中、重度不良反应,以及药物过敏史；②有无肾脏疾病,是否有肾脏手术史,近期有无使用肾毒性药物或影响肾小球滤过率的药物；③有无哮喘；④有无糖尿病；⑤有无高血压；⑥有无痛风病史；⑦有无脱水、充血性心力衰竭现象。

（3）碘对比剂使用前,医务人员应向患者或其监护人告知碘对比剂使用的适应证、禁忌证、可能发生的不良反应和注意事项：①甲状腺功能亢进尚未治愈者禁忌使用碘对比剂；②严重肾功能不全者,尽量选用不含碘对比剂的影像检查方法；③糖尿病肾病患者使用碘对比剂前,需要就其安全性咨询内分泌专科医师和肾脏病专科医师；④建议签署“碘对比剂使用患者知情同意书”。

（4）使用碘对比剂前 6~12h 至使用后 24h 内,建议对患者给予水化。水化是目前公认的唯一可有效预防或减少引起急性肾损伤发生的方法,对于中高危患者更应注意充分水化。碘对比剂可以引起急性肾损伤（acute kidney injury, AKI）,特别是肾功能受损患者。内皮功能不全、糖尿病和没有充分水化的患者发生风险升高。水化可增加肾血流量,降低肾素 - 血管紧张素系统的活性,降低碘对比剂的血液黏滞度和渗透性,0.9% 氯化钠可扩充血管内容积,用碳酸氢钠可使肾小管内液体碱性化,降低肾小管损害。①动脉内用药者：推荐碘对比剂注射前 6~12h 静脉内补充 0.9% 氯化钠,或 5% 葡萄糖加 154mmol/L 碳酸氢钠溶液,不少于 100ml/h；注射碘对比剂后亦应连续静脉补液,不少于 100ml/h,持续 24h；提倡联合应用静脉补液与口服补液,以提高预防碘对比剂肾病效果。②静脉内用药者：自注射碘对比剂前 4~6h 开始,直至碘对比剂使用后 24h,按照 100ml/h 速度,口服纯净水或 0.9% 氯化钠溶液。静脉内用药者也可采用动脉内用药者水化方法。

（5）碘对比剂使用前建议加温至 37℃,并放置在恒温箱中。因为在 37℃时,碘对比剂的黏度随着温度升高而降低,这样不仅便于对比剂注射,同时可以提高患者的局部耐受性。

（6）天气炎热或气温较高环境下,估算患者液体额外丢失量,适当增加液体摄入量。心功能不全等患者,补充液体量要咨询心脏科医师。

（7）碘对比剂使用前后避免使用甘露醇和利尿药，尤其是髓袢利尿药。

（8）正在使用肾毒性药物者，需停用肾毒性药物至少 24h 后再使用碘对比剂，并且必须给患者补充足够液体。

（9）已知血肌酐水平异常以及需要经动脉注射碘对比剂的患者，应当在碘对比剂使用前 7d 内查血肌酐。血肌酐升高的患者，必须在碘对比剂使用前 24h 内给予预防肾脏损害的措施。

（10）糖尿病患者使用碘对比剂注意事项：①尽可能择期行碘对比剂相关检查，使用碘对比剂前、后查血清肌酐；②在碘对比剂使用前 48h 必须停用双胍类药物，二甲双胍增加肾损伤风险，可能导致药物蓄积而引起乳酸性酸中毒；③碘对比剂使用后至少 48h 且肾功能恢复正常或恢复到基线水平后才能再次使用双胍类药物。

（11）甲状腺功能亢进的患者使用碘对比剂后可能引起甲状腺功能亢进加重甚至甲状腺危象，此类患者需要内分泌科医师进行谨慎的风险 / 获益评估。

（12）镇静及抗抑郁药、白介素 -2 可能增加碘对比剂的不良反应风险。

（13）β 受体拮抗剂能够降低碘对比剂不良反应的阈值，增大反应强度，同时也能降低肾上腺素治疗过敏样反应时的应答性。

（14）过敏样反应高危人群（既往有碘对比剂过敏史）可考虑预防用药，但迄今为止的研究表明，能从预防用药中获益的主要是一些轻度的且不需要医疗干预或仅需轻度干预的不良反应。对于既往有碘对比剂过敏史的患者，也可以尝试换用不同成分的非离子型碘对比剂，但目前并无证据表明此方法可以有效预防不良反应的再次发生，因此请谨慎选择。推荐的预防用药方案如下。①择期术前给药方案：预防方案 1，碘对比剂注射前 13h、7h 和 1h 口服泼尼松 50mg，并在碘对比剂注射前 1h 静脉注射、肌内注射或口服苯海拉明 50mg；预防方案 2，碘对比剂注射前 12h 和 2h 口服甲泼尼龙 32mg，也可合并使用一种抗组胺药（如苯海拉明）；预防方案 3，如果患者不能口服给药，可静脉注射氢化可的松 200mg，以代替口服泼尼松。②紧急术前给药方案：预防方案 1，对于接受急诊 PCI 术患者，建议静脉注射甲泼尼龙 80~125mg 或氢化可的松琥珀酸钠 100mg，同时口服或静脉给予苯海拉明，提倡同时静脉注射西咪替丁；预防方案 2，即刻静脉注射 1 次甲泼尼龙琥珀酸钠 40mg 或氢化可的松琥珀酸钠 200mg，并每 4h 追加 1 次，直至所需对比剂使用开始，并在注射对比剂前 1h 静脉注射苯海拉明 50mg。

硫酸钡 Barium Sulfate

【医保分类】口服液体剂甲类，灌肠剂乙类。

【药动学】口服或灌入胃肠道后不被吸收。排泄：粪便（原型）。

【作用和用途】硫酸钡吸收X线，进入胃肠道等腔道后，与周围组织在X线图像上形成密度对比，从而显示出这些腔道的位置、轮廓、形态、表面结构和功能活动情况。适用于食管、胃、十二指肠、小肠、结肠的对比造影检查。

【用法和用量】口服、小肠灌肠和结肠灌肠等。

（1）食管检查：口服钡剂（60%~250%）15~60ml，可立即观察食管及其蠕动情况；在服钡剂前先服产气药物，可作食管双对比检查。

（2）胃及十二指肠双对比检查：禁食6h以上口服产气药物，待胃内产生CO_2气体300~500ml后，可先口服钡（200%~250%）70~100ml，令患者翻转数圈，让钡剂均匀涂布于胃黏膜即可，如有必要可再加服150ml的钡剂。

（3）胃肠单对比随访检查：禁食6h以上，口服浓度40%~120%的钡剂240~480ml后，可立即观察胃与十二指肠的形态及蠕动情况；15~30min后可观察小肠的形态及蠕动情况；90min后可观察到所有小肠的形态及蠕动情况；2~6h后可观察回盲区和右半大肠。

（4）小肠灌肠检查：禁食8~12h，将浓度30%~80%的钡剂800~2 400ml经特制导管直接导入十二指肠或近段空肠，行逐段小肠检查。

（5）结肠灌肠检查：检查前1~3d进流质或半流质饮食，必要时用适量泻剂，并于检查前1~2h清洁肠道。经肛门插管入结肠，注入造影剂充盈整个大肠进行造影。注入浓度20%~60%的钡剂后进行透视和摄片，为单对比造影；然后排出大部分钡剂，再注入气体充盈大肠，为双对比造影。

儿童食管造影：用少量调成糊状吞服。儿童胃肠造影：用本品100~200g加水200~500ml调匀服用。儿童钡剂灌肠：用本品200g加水1 000ml调匀灌肠。

【主要不良反应】口服钡剂可引起便秘、腹泻等。

【孕妇、哺乳期妇女用药安全性】孕妇禁用。

【禁忌和慎用】①禁用于下列胃肠道检查：急性胃肠穿孔，近期食管静脉破裂大出血，结肠梗阻，肠麻痹；②慎用于下列胃肠道检查：急性胃、十二指肠出血，小肠梗阻，习惯性便秘；③慎用于下列结肠灌肠检查：结肠梗阻，习惯性便秘，巨结肠，重症溃疡性结肠炎，结肠套叠。

【注意事项】①进入支气管后大部分咳出，故不宜于作支气管造影；②检查前1d晚餐后禁食。

【药物相互作用】检查前1d禁用抗酸药、泻药、胃肠解痉药如阿托品；检查前3d禁用铋剂、钙剂。

【剂型与规格】①干混悬剂：200g；②混悬液：70%，500ml。

泛影葡胺 Meglumine Diatrizoate

【又名】安其格纳芬，乌洛格兰芬，泛影酸葡甲胺。

【医保分类】注射剂甲类。

【药动学】进入血管后快速分布于细胞外间隙，不能通过正常的血脑屏障，蛋白结合率 <10%。排泄：尿。$t_{1/2}$：1~2h。

【作用和用途】泛影葡胺注射液中产生对比效果的物质是一种泛影酸盐，其中牢固结合的碘可吸收 X 线。

用于静脉和逆行性尿路造影；脑、胸、腹及四肢血管造影，静脉造影及 CT。泛影葡胺注射液还可用于关节腔造影、瘘管造影、子宫输卵管造影、内镜逆行胰胆管造影（endoscopic retrograde cholangiopancreatography，ERCP）、涎管造影及其他检查。

【用法和用量】静脉尿路造影：成人常用量 30ml，注射时间超过 2~3min。剂量增加至 60ml 可以显著增强诊断效果。

【主要不良反应】过敏样反应、呕吐、疼痛和热感较常见。

【孕妇、哺乳期妇女用药安全性】孕妇禁用于子宫输卵管造影。

【禁忌和慎用】明显的甲状腺功能亢进和失代偿性心功能不全的患者禁用。急性盆腔炎症时，禁行子宫输卵管造影。急性胰腺炎时，禁行内镜逆行胰胆管造影。

【注意事项】①用药前询问患者的过敏史，如患者对海鲜过敏或伴花粉症、荨麻疹，则对造影剂过敏的发生率较高。支气管哮喘患者有发生支气管痉挛或过敏反应的特别危险。②有过敏倾向的患者，可以考虑给予抗组胺药或糖皮质激素作为预防用药。

【剂型与规格】注射液：32.5g/50ml，65g/100ml。

复方泛影葡胺 Compound Meglumine Diatrizoate

【医保分类】注射剂乙类。

【作用和用途】由泛影酸钠 1 份与泛影葡胺 6.6 份加适量氢氧化钠配制成的注射液，静脉注射后经肾从尿中排出。

用于泌尿系统、心血管、脑血管及周围血管造影。

【用法和用量】①静脉肾盂造影：静脉注射一次 20ml（60% 或 76%）。②心血管造影：心脏或大血管注射一次 40~60ml（76%）。③脑血管造影：经导管颈总动脉内注射 10ml（60%）。④周围血管造影：动脉或静脉注射一次 10~40ml（60%）。

【注意事项】①本品遇冷析出结晶，可在热水中加热再用；②本品严禁注入脑室、颅内、椎管内蛛网膜下腔、与蛛网膜下腔交通的囊腔和瘘管。

【剂型与规格】注射液：76%/20ml；60%/20ml；60%/100ml。

胆影葡胺 Meglumine Adipiodone

【又名】必利格兰芬，己乌洛康，胆影酸葡甲胺。

【用法和用量】①静脉注射：静脉胆管和胆囊造影，成人（30%）20ml，肥胖或胆囊功能较差者用（50%）20ml，缓慢推注10min以上；小儿（30%）0.6ml/kg，不超过33ml，推荐以等量的5%葡萄糖注射液稀释后推注，可减少反应。②静脉滴注：成人1ml/kg，加入5%葡萄糖注射液150ml，缓慢滴注维持30min以上。

【孕妇、哺乳期妇女用药安全性】孕妇禁用，哺乳期妇女慎用。

【剂型与规格】注射液：30%，6g/20ml；50%，10g/20ml。

钆喷酸葡胺 Meglumine Gadopentetate

【又名】马根维显，磁显葡胺，GD-DTPA。

【医保分类】注射剂乙类。

【药动学】静脉注射迅速分布于细胞外液，血药浓度达峰时间：约1min。正常血脑屏障能有效阻止本品透过。各种破坏血脑屏障的疾病均使透过血脑屏障的本品增加，因而磁共振扫描时的信号增强，这就为病变范围、程度和性质的显示提供了比平扫更多的信息。排泄：尿90%（24h内，原型）。$t_{1/2}$：20~100min。

【作用和用途】本品为磁共振成像的静脉造影剂，具有良好的耐受性。钆离子具有顺磁性，静脉注射后，磁显葡胺进入细胞间隙，能显著缩短组织中质子的弛豫时间，从而增强MRI图像的清晰度和对比度，使信号增强。

用于脑及脊髓管、腹、胸、盆腔、四肢等人体脏器和组织的磁共振成像，特别适用于肿瘤诊断，以及怀疑脊膜瘤、听神经瘤、神经胶质瘤和瘤转移的进一步诊断，也用于肾功能评估。

【用法和用量】静脉注射，成人及2岁以上儿童，每次0.2~0.4ml/kg。颅脑及脊髓磁共振成像必要时可在30min内再次给药。全身磁共振成像为获得充分的强化，每次可按0.4ml/kg给药。最佳强化时间一般在注射后45min内。为排除成人病变或肿瘤复发，可将用量增至一次0.6ml/kg，以增加诊断的可信度。

【主要不良反应】头晕、局部热感、轻度发热。极少数有过敏反应。

【孕妇、哺乳期妇女用药安全性】孕妇慎用，哺乳期妇女使用后24h内禁止哺乳。

【禁忌和慎用】肾功能不全者慎用。

【注意事项】①使用前不必作过敏试验；②患者在检查前2h必须禁食；

③本品的有效增强时间为 45min，静脉注射后应立即进行 MRI 检查。

【剂型与规格】注射液：4 690mg/10ml，7 035mg/15ml。

碘海醇 Iohexol

【又名】欧乃派克，欧苏，双北。

【医保分类】注射剂甲类。

【药动学】水溶性、非离子型、等渗的 X-CT 造影剂。静脉注射到体内的碘海醇，无代谢物产生。注射后 1h，尿液中浓度最高。24h 内几乎全部药物以原型经尿液排出。

【作用和用途】X 线及 CT 检查常用的非离子型造影剂，可供血管内、椎管内和体腔内使用。对肝脏、腹主动脉、CT 扫描影像有增强效应。用于椎管造影、尿路造影、血管造影及体腔造影。

【用法和用量】用量根据检查项目及采用的浓度、技术等因素来决定。①尿道造影，成人 300mgI/ml 或 350mgI/ml 40~80ml；②主动脉与血管造影，300mgI/ml 每次注射 30~40ml；③心血管造影，成人 300mgI/ml，每次注射 30~60ml；④CT 增强扫描，300mgI/ml 或 350mgI/ml 每次 100~200ml。

【主要不良反应】脊髓造影中常见头痛、呕吐，可见短暂头晕、背痛、四肢痛、皮疹等。休克、惊厥、昏迷、重度喉头水肿或支气管痉挛、肾衰竭、死亡等也有报道。

【孕妇、哺乳期妇女用药安全性】孕妇禁用。

【禁忌和慎用】①严重肝肾功能不全、甲状腺功能亢进、髓细胞性白血病、癫痫、对碘海醇有严重反应既往史者忌用；②哮喘者应慎用。

【注意事项】①造影前 2h 应禁食；②有严重的局部感染或全身感染而可能形成菌血症的患者，禁忌腰椎穿刺术；③术后护理及术后用药：患者接受脊髓造影后，须仰卧病床，头部保持高抬至少 6h，并在 24h 内不得自行移动；④糖尿病患者为了防止发生乳酸性酸中毒，在使用造影剂前 48h 应停服双胍类降血糖药，只有在肾功能稳定后再恢复用药。

【剂型与规格】注射液：300mg/20ml，300mg/50ml，350mg/50ml。

【备注】①碘海醇渗透压与血浆接近，黏度适中，易于注射；②毒性小，不易引起过敏反应；③血管扩张作用弱，不易引起低血压；④对血管内皮损伤小，不易形成血栓。

碘帕醇 Iopamidol

【又名】碘必乐。

【医保分类】注射剂甲类。

【药动学】静脉注射后能很快从血浆扩散至细胞间隙，几乎不与体内蛋白结合。本品主要以原型随尿排出体外。7~8h 排出 90%~95%，20h 几乎 100% 排出。

【作用和用途】非离子型、水溶性 X 线造影剂。用于腰、胸及颈段脊髓造影，脑血管造影，周围动脉及静脉造影，心血管造影，冠状动脉造影，尿路及关节造影，增强 CT 扫描等。

【用法和用量】根据需要选择不同的用量。

①脊髓造影：腰及胸段椎管、颈段椎管造影，腰椎穿刺，1.8~3g/ 次；②尿路造影：静脉注射，成人 12~24g，儿童 0.48~0.96g/kg，不应超过 9.6g/ 次；③动脉造影：3~12g/ 次；④下肢静脉造影：4.8~24g/ 次；⑤心血管造影：9~18g/ 次，冠状动脉造影用量 2.8g/ 次；⑥数字减影血管造影（DSA）：动脉内给药，0.18~4.5g/ 次；静脉内给药，6~18g/ 次；⑦CT 增强扫描：快速静脉注射，15~45g/ 次；静脉滴注，18~36g/ 次；⑧关节造影：1.2~4.5g/ 次。

【主要不良反应】少数患者有眩晕、发热、呕吐、皮疹，极少数出现过敏性喉头水肿、休克等。不良反应与浓度、剂量及给药方式直接相关，其渗透压、黏度和给药速度均可增加不良反应的发生率和严重程度。

【孕妇、哺乳期妇女用药安全性】孕妇、哺乳期妇女慎用。

【禁忌和慎用】严重肝、肾功能不全患者，对碘过敏、甲状腺功能亢进及癫痫患者忌用。一般肝肾功能不全、过敏体质、心血管疾病、糖尿病、哮喘史者慎用。

【剂型与规格】注射液：370mg/50ml；300mg/100ml。

【备注】①本品具有 5 个羟基，显像效果好；②对血管壁及神经毒性低，局部及全身耐受性好；③渗透压低，注射液稳定，体内脱碘极少；④碘必乐 150 适用于儿科放射学及 DSA；⑤本品 370mgI/ml 可代替欧乃派克 350，200mgI/ml 可代替欧乃派克 180。

碘佛醇 Ioversol

【又名】安射力，伊奥索。

【医保分类】注射剂甲类。

【药动学】本品为非离子型含碘水溶液造影剂，主要经尿排泄，几乎不与血清和血浆蛋白结合，体内无代谢作用和去离子作用。

【作用和用途】含三碘次高渗非离子型造影剂，血管内注射后，由于含碘量高，使 X 线衰减，能使途经的血管显像清楚，直至稀释后为止。

主要用于各种血管放射学造影检查，包括：脑动脉造影，周围动脉造影，内脏动脉、肾动脉和主动脉造影，心血管造影（包括冠状动脉造影），静脉性尿路造影以及 CT 增强检查（包括头部和体部 CT）等。

【用法和用量】血管造影：以下剂量可重复，总剂量一般不超过 200~250ml。①脑血管造影：显示颈动脉或椎动脉需 2~12ml，可重复注射，使用碘佛醇 240 或 320 均可；②主动脉造影：用碘佛醇 320，60ml/ 次；③髂总股动脉：40ml/ 次；④锁骨下动脉、肱动脉：20ml/ 次；⑤腹腔动脉：45ml/ 次；⑥肠系膜动脉：45ml/ 次；⑦肾动脉：9ml/ 次；⑧冠状动脉及左室造影：用碘佛醇 320，左冠状动脉 8ml；右冠状动脉 6ml；左室造影 40ml。

【主要不良反应】胃肠道反应、头痛、胸闷、热感、疼痛，过敏反应如支气管痉挛甚至过敏样休克。

【孕妇、哺乳期妇女用药安全性】孕妇慎用，哺乳期妇女注射血管造影剂时应暂停哺乳。

【禁忌和慎用】①怀疑有超敏反应的患者，肝、肾功能有严重损伤的情况下都应禁用；②支气管哮喘或其他过敏反应，合并肝肾疾病患者、老年人、虚弱或有严重疾病的患者、高胱氨酸尿症患者、内毒素血症患者、体温升高者、严重高血压和充血性心力衰竭患者，其他心血管疾病、甲状腺功能亢进、对碘过敏的患者应用本品危险性增高，应权衡利弊后使用。

【注意事项】①患者在注入碘佛醇前都应充分饮水，以防脱水；②患者造影后宜观察 1h，以防延迟反应。

【药物相互作用】如果用皮质激素作为预防用药，造影剂和皮质激素为化学配伍禁忌，故不能混合在一个注射器内使用。

【剂型与规格】注射液：碘佛醇 240，1ml 含 240mg 碘；碘佛醇 300，1ml 含 300mg 碘；碘佛醇 320，1ml 含 320mg 碘；碘佛醇 350，1ml 含 350mg 碘。

碘普罗胺 Iopromide

【又名】优维显。

【医保分类】注射剂甲类。

【作用和用途】非离子型次高渗性造影剂。适用于 CT、DSA、静脉尿路造影、四肢静脉造影、动脉造影、体腔造影。但不能用于蛛网膜下腔检查。

碘普罗胺 300 可用于：CT 增强，数字减影血管造影（DSA），静脉尿路造影，静脉造影，动脉造影，体腔造影（如关节造影、子宫输卵造影、瘘道造影）。

碘普罗胺 370 可用于：CT 增强，DSA，静脉尿路造影，动脉造影，尤其是心血管造影，体腔造影（如关节造影、子宫输卵造影、瘘道造影）。

【用法和用量】①静脉尿路造影：成人不少于 1ml/kg，在特殊情况下还可以适当增加；新生儿 4ml/kg，婴儿 3ml/kg，幼儿 1.5ml/kg。头颅 CT：1~2ml/kg；

全身 CT：依检查部位、诊断目的、重建影像的时间而异。②血管造影：用量视患者年龄、体重、心输出量、患者的健康状况、临床目的、被检查血管床的性质和容量而不同，详细参考剂量见说明书。

【主要不良反应】最常见胃肠道反应、红斑、疼痛、湿热感，以及寒战、发热、出汗、头痛、眩晕、面色苍白、窒息感、荨麻疹、短暂肾衰竭等。

【孕妇、哺乳期妇女用药安全性】孕妇禁做子宫输卵管造影。

【禁忌和慎用】①对碘造影剂过敏者、严重甲状腺功能亢进者、急性盆腔炎患者进行子宫输卵管造影禁用；②严重肝肾功能损害、心脏和循环功能不全、肺气肿、体质状况极差、重度脑动脉硬化、糖尿病、脑痉挛状态、良性结节性甲状腺肿、多发性骨髓瘤患者，需权衡利弊使用。

【注意事项】①检查当日患者须空腹，但予以充足水分；②将造影剂加热至 37℃，可增加其耐受性。

【剂型与规格】注射液：300mg/50ml，370mg/100ml。

【备注】碘普罗胺是非离子型次高渗性造影剂。因其渗透性低，造成的疼痛也比后者为轻。在选择性周围动脉及脑动脉造影的应用上，具有良好的耐受性。

碘番酸 Iopanoic Acid

【作用和用途】本品口服后主要经肝分泌，流入具有浓缩功能的胆囊，经过浓缩后在 X 线下显示胆囊形态和功能。用于胆囊及胆管造影。

【用法和用量】常规造影，在少量晚餐（忌脂肪）后，用温开水吞服，每隔 5min 吞 0.5g，30min 内服完 3g，直到次晨摄片前不可进食。

成人常用量 3g/ 次。极量：24h 内服用 6g。小儿常用量：体重 <13kg 者按 150mg/kg 用药；体重 13~23kg 者 2g/ 次；体重 >23kg 者 3g/ 次。

【主要不良反应】常见胃肠道反应、过敏反应。

【孕妇、哺乳期妇女用药安全性】孕妇慎用。

【禁忌和慎用】碘过敏者，严重肝脏疾病、肾功能严重损害（可致急性肾衰竭）者禁用。

【注意事项】①在 X 线检查前 10~15h（造影前日晚餐）进低脂或无脂饮食后服用本品，其后禁食，但宜多饮水；②如在服用本品前 6h 服高脂肪餐一份，可提高胆囊显影率。

【药物相互作用】考来烯胺有强烈吸附作用，可阻碍本品从肠道吸收，导致胆囊显影不清，故两药服用宜间隔 12h 以上。

【剂型与规格】片剂：0.5g。

碘化油 Iodinated Oil

【医保分类】注射剂甲类。

【作用和用途】本品为植物油与碘结合的一种有机碘化合物。对X线有不透性，用于X线诊断时作造影剂。主要用于支气管及子宫、输卵管、瘘管等的造影检查，亦用于地方性甲状腺肿。

【用法和用量】①用于支气管、子宫、输卵管等造影，10~40ml/次，缓缓注入；②腔道和瘘管造影：直接注射于待诊断的器官、腔道内，用量按病灶大小而定；③预防地方性甲状腺肿：肌内注射，学龄前儿童1次剂量0.5ml，学龄期儿童或成人1次剂量1ml，每2~3年注射1次。

【主要不良反应】①偶见碘过敏反应，表现为血管神经性水肿、呼吸道黏膜刺激、肿胀和分泌物增多等；②可促使结核病灶恶化；③本品进入组织内可引起异物反应，生成肉芽肿；④子宫输卵管碘油造影有可能引起碘化油进入血管，发生肺动脉栓塞和盆腔粘连、结核性盆腔脓肿恶化等。

【孕妇、哺乳期妇女用药安全性】孕妇、哺乳期妇女禁用。

【禁忌和慎用】对碘过敏者，甲状腺功能亢进，老年结节性甲状腺肿，甲状腺肿瘤，有严重心、肝、肺疾病，急性支气管炎症和发热患者禁用。

【注意事项】①子宫、输卵管造影应在透视下进行，以免引起血管中油栓；②碘遇高热和日光时易游离析出，溶液变棕色后不宜使用。

【剂型与规格】注射液（40%）：2ml，10ml。

荧光素钠 Fluorescein Sodium

【医保分类】注射剂乙类。

【药动学】蛋白结合率60%。排泄：尿（24h基本排尽）。

【作用和用途】本品为荧光染色剂，但对正常角膜等上皮不能染色，仅对损伤的角膜上皮染成绿色，从而可显示出角膜损伤、溃疡等病变。本品途经小血管时，能在紫外线或蓝色光激发下，透过较薄的血管壁和黏膜呈现绿色荧光，从而显示小血管行径和形态等，据此可供眼底血管造影和循环时间测定。本品几乎不能透过血脑屏障，但在结核性脑膜炎时脑脊液内含量有所增加，肌内注射后测定脑脊液内本品含量有助于对结核性脑膜炎的诊断和鉴别诊断。

用于眼角膜损伤、溃疡和异物的诊断，眼底血管造影和循环时间测定。也用于术中显示胆囊和胆管，以及结核性脑膜炎的辅助诊断等。

【用法和用量】

（1）循环时间测定：前臂静脉注射，成人常用量5ml（10%），儿童常用量0.05ml/kg（10%），全量在1s内快速推入。

（2）眼底血管造影：静脉注射，成人常用量 5ml（10%）或 3ml（25%），或 15~30mg/kg 计算，全量在 4s 左右推注完毕，注射后 8s 开始在蓝色光波激发下用荧光眼底照像和连续摄影，开始 1 张 /s，连续 10s，以后在 30min 内适当间隔摄片，也可用检眼镜直接观察。

（3）术中显示胆囊和胆管：术前 4h 静脉注射 10ml（5%）。

（4）脑脊液渗透率试验：（诊断结核性脑膜炎）肌内注射，成人推荐剂量为 5~10ml（10%），儿童推荐剂量为 0.3ml/kg（10%），注射后 2h 腰椎穿刺抽取脑脊液，与标准系列比色管比色。

【主要不良反应】①常见胃肠道反应，多在注射后 30s 内发生，发生率和严重程度与注射剂浓度和注入量有关；②过敏反应包括荨麻疹、呼吸困难、哮喘发作、呼吸停止、血压下降、休克、心脏停搏、心肌梗死、肺水肿和脑梗死等；③静脉注射后皮肤和尿液暂时染色，视物有黄色或粉红色感觉。

【孕妇、哺乳期妇女用药安全性】孕妇禁用。

【禁忌和慎用】有哮喘史和其他过敏性疾病者，严重肝、肾功能损害者禁用。测血液循环时，先天性缺血性心脏病患者禁用。

【注意事项】在静脉注射本品前 30min 服用甲氧氯普胺 10mg 和抗组胺药，有助于减少恶心、呕吐反应。

【药物相互作用】本品忌与酸、碱式盐和重金属盐混合使用。

【剂型与规格】注射液（20%）：3ml。

（刘阳晨）

第五十章

眼 科 用 药

眼科用药的主要途径是局部滴眼、涂入或注入，药物主要通过角膜渗入眼内而起效，故以具有水溶和脂溶双相溶解度的药物最为理想。

本章着重介绍抗感染滴眼剂、抗过敏滴眼剂、扩瞳药和睫状肌麻痹滴眼剂、降眼压药、保水护眼滴眼剂等。

一、抗感染滴眼剂

眼科感染分眼外感染及眼内感染，眼外感染包括结膜炎、睑腺炎及角膜炎，眼内感染则以手术、创伤引起为主。从病原学角度，分为细菌性感染、病毒性感染、真菌性感染等。从剂型来分类，抗感染滴眼剂有滴眼液、眼膏、眼用凝胶。

（1）抗细菌滴眼剂：①氟喹诺酮类滴眼剂，包括环丙沙星滴眼剂、左氧氟沙星滴眼剂、洛美沙星滴眼剂、莫西沙星滴眼剂等；②氨基糖苷类抗生素滴眼剂，如庆大霉素滴眼剂、妥布霉素滴眼剂、阿米卡星滴眼剂等，氯霉素滴眼剂、金霉素滴眼剂、磺胺醋酰钠滴眼剂也比较常用；③抗菌药物与糖皮质激素复方制剂，如妥布霉素地塞米松滴眼剂，对眼睛局部既有较好的抗菌作用，又有较好的消除水肿效果。

（2）抗病毒滴眼剂：羟苄唑滴眼剂、阿昔洛韦滴眼剂、酞丁胺滴眼剂、干扰素滴眼剂等。

（3）抗真菌滴眼剂：如氟康唑滴眼剂。

理想的滴眼剂，眼内通透性好，局部效应强，局部毒副作用小，价格适中。

常用抗感染滴眼剂见表 50-1。

表 50-1　常用抗感染滴眼剂

药名和制剂	作用和用途	说明
左氧氟沙星（可乐必妥） Levofloxacin 滴眼液：15mg，24mg；眼用凝胶：15mg	用于眼睑炎、睑腺炎、泪囊炎、结膜炎、睑板腺炎、角膜炎、术后感染性疾病	①滴眼液：1~2 滴 / 次，3~5 次 /d，细菌性结膜炎疗程 7d，细菌性角膜炎疗程 9~14d；眼用凝胶：涂于眼下睑穹窿部，3 次 /d（早、中、晚各 1 次）；②滴眼液仅用于滴入眼睑内，不可直接滴入眼前房内；③细菌性结膜炎、角膜炎患者使用眼用制剂时不佩戴角膜接触镜

续表

药名和制剂	作用和用途	说明
环丙沙星 Ciprofloxacin 滴眼液：15mg，24mg，3mg； 眼膏：7.5mg	敏感菌引起的外眼部感染（如结膜炎）	①滴眼液：滴眼，1~2 滴 / 次，3~6 次 /d，疗程6~14d；眼膏：0.1g/ 次，2 次 /d。②用药期间不应佩戴角膜接触镜
洛美沙星 Lomefloxacin 滴眼液 / 凝胶：15mg	敏感菌引起的外眼部感染	①滴眼液：滴于眼睑内，1~2 滴 / 次，3~4 次 /d；②凝胶：滴于眼结膜囊内，1 滴 / 次，4 次 /d
妥布霉素（托百士） Tobramycin 滴眼液：15mg，24mg； 眼膏：0.3%	外眼及附属器敏感菌株感染的局部抗感染治疗	①滴眼液：滴眼，轻中度感染，1~2 滴 / 次，1 次 /4h；重度感染，2 滴 / 次，1 次 /h；②眼膏：2~3 次 /d，每次取约 1.5cm 长的药膏涂入患眼，病情缓解后减量；③滴眼液可与眼膏联用，即白天用滴眼液，晚上用眼膏；④用药期间不应佩戴角膜接触镜
妥布霉素地塞米松（典必殊） Tobramycin Dexamethasone 滴眼液：15mg； 眼膏：9mg	①用于眼睑、球结膜、角膜、眼球前膜、泪囊、结膜的炎症，慢性虹膜睫状体炎；②用于化学性、放射性、灼伤性、异物穿透性角膜损伤；③预防眼部手术感染	①滴眼液：1~2 滴 / 次，滴入结膜囊内，4~6 次 /d。最初 1~2d 可增至 1 次 / 2h。②一次取 1~1.5cm 长的药膏涂入结膜囊内，3~5 次 /d。③第一次开处方不能超过 20ml 滴眼液、8g 眼膏。④用药期间不应佩戴角膜接触镜
氯霉素 Chloramphenlcol 滴眼液：20mg，25mg； 眼膏：1%	用于敏感菌所致的结膜炎、角膜炎、睑缘炎、沙眼等	①滴眼液：滴眼，1~2 滴 / 次，3~5 次 /d；②眼膏：涂于眼睑内，3 次 /d；③大剂量长期使用（超过 3 个月）可引起视神经炎或视神经乳头炎（特别是小儿），长期应用应先作眼部检查，并密切监测视功能和视神经炎的症状，一旦出现即停药，并同时服用维生素 C 和维生素 B

续表

药名和制剂	作用和用途	说明
磺胺醋酰钠 Sulfacetamide 滴眼液：1g，1.2g，1.5g	用于结膜炎、睑缘炎，辅助治疗沙眼和衣原体感染	滴眼，1~2 滴 / 次，3~5 次 /d
氟康唑 Fluconazole 滴眼液：5mg，25mg	治疗真菌性角膜炎	滴眼，1~2 滴 / 次，1 次 /2~4h
羟苄唑 Hydrobenzole 滴眼液：8mg	用于急性流行性出血性结膜炎	滴眼，1~2 滴 / 次，1~2 次 /h，病情严重 3~4 次 /h
阿昔洛韦 Aciclovir 滴眼液：5mg，8mg；眼膏：75mg	用于单纯疱疹性角膜炎	①滴眼液：滴眼，1 次 /2h；②眼膏：4~6 次 /d；③本品滴眼液水溶性差，寒冷气候下易析出结晶，使用时需先溶解
酞丁安 Ftibamzone 滴眼液：8mg	用于各型沙眼、单纯疱疹、带状疱疹、尖锐湿疣、浅部真菌感染（体癣、股癣、手足癣）	①用前摇匀，滴眼，1~2 滴 / 次，3~4 次 /d；②眼用制剂启用后最多可使用 4 周

二、抗过敏滴眼剂

变应性结膜炎（allergic conjunctivitis）是一类常见的眼表疾病，主要由Ⅰ型及Ⅳ型变态反应引起，其主要症状是眼痒，常伴结膜充血、水肿和乳头、滤泡增生等。药物是主要治疗手段，局部用药可提供更高的药物浓度，起效更快、更有效，且可避免全身性不良反应。

治疗变应性结膜炎的常用药物以眼部用药为主，分类如下：

（1）眼用抗组胺药：左卡巴斯汀、依美斯汀。

（2）眼用血管收缩剂（减少充血剂）及其复方制剂：羟甲唑啉、盐酸奈甲唑啉、马来酸非尼拉敏、盐酸奈甲唑啉 / 安他唑啉。

（3）眼用肥大细胞稳定剂：色甘酸钠、奈多罗米、洛度沙胺、吡嘧司特。

（4）眼用双效抗组胺药（稳定肥大细胞膜和拮抗组胺）：酮替芬、奥洛他定、依匹斯汀、氮䓬斯汀、美喹他嗪。

（5）眼用糖皮质激素：泼尼松、地塞米松、倍氯米松、氟米龙、利美索龙、氯替泼诺。

常用抗过敏滴眼剂见表 50-2。

表 50-2 常用抗过敏滴眼剂

药名和制剂	作用和用途	说明
萘敏维(闪亮) Naphazoline 10ml 含萘甲唑林 0.2mg、氯苯那敏 2mg、维生素 B_{12} 1mg	用于缓解眼疲劳、结膜充血以及眼发痒等症状	①滴眼 1~2 滴 / 次,3~4 次 /d;②闭角型青光眼患者禁用
色甘那敏 Cromoglicate and Chlorphenamine 滴眼液:10ml 含色甘酸钠 100mg、氯苯那敏 1.5mg	清热解毒,抗炎消肿。用于结膜炎、急性细菌性结膜炎、角膜炎	滴眼 1~2 滴 / 次,3 次 /d
氟米龙(氟美童) Fluorometholone 滴眼液:1mg,5mg,10mg;眼膏:0.1%	治疗对糖皮质激素敏感的睑球结膜、角膜及其他眼前段组织的炎症	①滴眼,1~2 滴 / 次,3~4 次 /d,开始的 24~48h 可酌情增加至 2 滴 /h,逐渐减量停药;②急性浅表性单纯疱疹病毒性角膜炎、角膜和结膜病毒性感染、眼组织真菌感染、眼结核的患者禁用,有可能使这些患者疾病加重并引起角膜穿孔
洛度沙胺(阿乐迈) Lodoxamide(Alomide) 滴眼液:5mg	①用于过敏性眼病,如春季结膜角膜炎、春季结膜炎、巨乳头睑结膜炎;②I 型速发型变态反应(或肥大细胞)引起的非感染性炎性眼疾	①滴眼液:≥2 岁的儿童、成人 1~2 滴 / 次,4 次 /d;②用药期间不应佩戴角膜接触镜
氮䓬斯汀(爱赛平) Azelastine(Azeptin) 滴眼液:2.5mg,3mg,4mg	治疗和预防季节性变应性结膜炎	①每侧 1 滴 / 次,2 次 /d,早晚各 1 次,症状严重者 4 次 /d;②不推荐 4 岁以下儿童使用本品滴眼液
依美斯汀(埃美丁) Emedastine(Emadine) 滴眼液:2.5mg	用于暂时缓解变应性结膜炎的体征和症状	①患眼 1 滴 / 次,2 次 /d,如有需要可 4 次 /d。②治疗期间不要配戴角膜接触镜(隐形眼镜),因本品中的防腐剂苯扎氯铵可被软隐形眼镜吸收。戴用软隐形眼镜且眼部不充血的患者,滴药至少 10min 后才可重新配戴

三、扩瞳药和睫状肌麻痹滴眼剂

药物分类　扩瞳药以 M 胆碱受体拮抗剂为主，阿托品为其代表，其他人工合成品有后马托品、托吡卡胺等。肾上腺素虽有扩瞳作用，但作用不明显。

作用特点　阿托品为 M 胆碱受体拮抗剂，药理作用与作为缩瞳剂的 M 胆碱受体激动剂毛果芸香碱相反。①扩瞳：由于虹膜括约肌 M 受体被拮抗，动眼神经分泌的 ACh 失去作用，以致去甲肾上腺素能神经支配的瞳孔开大肌功能占优势，使瞳孔散大；②眼压（intraocular pressure，IOP）升高：由于瞳孔扩大，使虹膜退向四周外缘，因而前房角间隙变窄，阻断房水回流入巩膜静脉窦，使眼压升高，故青光眼患者禁用；③调节麻痹：阿托品使睫状肌松弛而退向外缘，从而使韧带拉紧，晶状体处于扁平状态，其折光度减低，只适合看远物，而不能将近物清晰成像于视网膜上，致使看近物模糊不清，此即为调节麻痹。

人工合成的后马托品、托吡卡胺作用与阿托品相似，但作用持续时间较短，视力恢复快。

用药原则　①阿托品滴眼主要用于虹膜睫状体炎和角膜炎，因可松弛虹膜括约肌和睫状肌，有助于炎症消退；同时还可预防虹膜和晶状体的粘连，常与缩瞳药交替使用；②验光配镜及眼底检查多用后马托品和托吡卡胺，扩瞳及调节麻痹作用较阿托品短（维持 1~3d）；③儿童验光配眼镜仍可应用阿托品，因儿童睫状肌调节功能较强，可发挥充分调节麻痹作用。

注意事项　①阿托品类滴眼时，用手指压迫内眦泪囊部，以减少药物的全身吸收，防止和减轻不良反应；②用药后视物模糊，特别是看近物体，应避免开车、使用机器和进行其他任何的危险活动；③阿托品类会引起眼压升高，老年人使用前要测量眼压，除外青光眼；④阿托品类比较容易引起婴儿和儿童的不良反应。

常用的扩瞳药见表 50-3。

表 50-3　常用扩瞳药

药名和制剂	用法和用量	说明
阿托品 Atropine 滴眼液：0.5%，10ml；1%，10ml； 眼膏：0.5%，1%，2%，3%	滴眼液：治疗葡萄膜炎，1 滴 / 次，1~2 次 /d。 眼膏：治疗葡萄膜炎，用细玻璃棒涂少许于下穹窿，1~2 次 /d	①儿童验光：检查前 1~3d 用药，1 滴 / 次，1~2 次 /d，眼膏涂少许，3 次 /d；②孕妇慎用
托吡卡胺 Tropicamide 滴眼液：0.5%，6ml	散瞳，1 滴 / 次，连用 3~4 次（间隔 5min）；20~30min 达峰值（用于检查眼底验光）	①1% 滴眼液可用于睫状肌麻痹；②防治假性近视，1~2 滴 / 次，连用 1~3 个月

续表

药名和制剂	用法和用量	说明
复方托吡卡胺 Compound Tropicamide 滴眼液：0.5%，10ml（每 1ml 含托吡卡胺 5mg、盐酸去氧肾上腺素 5mg）	①散瞳：1 滴 / 次，隔 5min 滴第 2 次，15~20min 即可用于检查；②屈光检查：每 5min 滴眼 1 次，连续 4 次，20min 后即可作屈光检查	本品含托吡卡胺和盐酸去氧肾上腺素，两者合用有协同散瞳作用
后马托品 Homatropine 滴眼液：0.5%，1%，2%；眼膏：2%	①滴眼液：1 滴 / 次，次数根据患者年龄及使用目的及瞳孔变化而定；②眼膏：一次涂少许	①青光眼患者禁用；②可引起眼部烧灼感、刺痛

四、降眼压药

药物分类 正常人群的眼压为（15.5 ± 2.57）mmHg［（2.07 ± 0.34）kPa］。青光眼患者的 IOP 可高达 21mmHg（升高≥8mmHg），是一种严重的不可逆性眼病，应及早明确诊断、治疗（降低眼压或手术治疗）。降低眼压可防止视神经萎缩及其他组织的损伤，减少致盲。近年对安全眼压（靶眼压）的标准有了新的认识。对于高眼压性青光眼，要求 IOP 下降到 15mmHg 左右，对于低眼压性青光眼（正常眼压性青光眼）要求 IOP 下降到 12mmHg 以下。

治疗青光眼药（局部用药）有以下 5 类：①M 胆碱受体激动剂（缩瞳药），如毛果芸香碱；②肾上腺素 α_2 受体激动剂，如阿可乐定、地匹福林；③肾上腺素 β 受体拮抗剂，如噻吗洛尔、布诺洛尔；④碳酸酐酶抑制药，如多佐胺、布林佐胺及乙酰唑胺（全身用药）；⑤前列腺素类似物，如拉坦前列素、曲伏前列素。

作用特点 药物降低眼压作用机制如下。①减少房水生成：如肾上腺素 β 受体拮抗剂、碳酸酐酶抑制药属此类型。噻吗洛尔是第一个用于青光眼治疗的 β 受体拮抗剂，为直接阻断睫状突中的 β_2 受体，抑制 cAMP 的形成，导致非色素睫状上皮细胞中线粒体的氧化磷酸化作用被消解，从而使房水分泌减少。乙酰唑胺能抑制睫状体上皮细胞碳酸酐酶的活性，使 HCO_3^- 与 Na^+ 生成减少，房水渗透压下降，房水生成量减少（可达 50%~60%），眼压下降。②房水流出增加：房水经前房角通过小梁网流入巩膜静脉窦（scleral venous sinus），之后进入血液循环。M 胆碱受体激动剂毛果芸香碱激动瞳孔括约肌（瞳孔缩小),虹膜向中心收缩,虹膜根部变薄,前房角间隙扩大,房水流出量增加,从而使眼压下降。③前列腺素类似物降眼压机制则是通过松弛睫状肌,增宽肌间隙,使房水通过葡萄膜巩膜途径外流增加,使得眼压下降。拉坦前列素降眼压作用强于噻吗洛尔,其降眼压可持续24h以上,故每日滴药1次即可,且不良反应少。

用药原则 原发性青光眼分为闭角型青光眼和开角型青光眼两型。前者是由于前房角狭窄,房水回流受阻而IOP升高;后者前房角并不狭窄,而是由于小梁网本身及巩膜静脉窦变性或硬化,影响房水回流所致。

(1)闭角型青光眼:在急性发作期,挽救视功能和保护房角功能是治疗的主要目的;应在最短时间内控制升高的眼压。初始,用2%毛果芸香碱溶液每10~15min滴药1次,眼压下降后维持用药(3次/d);为了强化效果,同时与高渗脱水药合用,如静脉滴注20%甘露醇溶液1~2g/kg或30%尿素1~1.5g/kg。经以上处理IOP多能降至正常,但仍需使用缩瞳药,并根据IOP情况酌情使用碳酸酐酶抑制药(口服)或高渗剂。注意检查房角,如房角已大部或全部开放则可观察数日,待炎症消退后再做手术;如房角仍关闭,则应及时手术。

(2)开角型青光眼:在我国40岁以上人口中患病率为0.5%~1%(比欧美国家明显少见)。本病以药物治疗为主,当应用能耐受的最大剂量的药物治疗,仍不能控制IOP或视乳头损伤、视野缺损,则应考虑激光治疗或手术治疗(非穿透性小梁手术较小梁切除术并发症为少)。据称40%~60%开角型青光眼病例可用药物控制。

一般来说,如IOP超过30mmHg则需给予治疗,以免视功能受损;如一天24h内IOP保持在20mmHg以下,则很少发生进行性视野缺损。

明显视乳头损伤和视野缺损,IOP应降到15mmHg或更低。

药物的剂量调节取决于浓度及滴用次数;对于病情发展和晚期病例IOP不易控制者,可提高浓度及滴药次数,或联合用药。

注意事项 ①同一类药不应联合应用,如2种β受体拮抗剂或2种强缩瞳药合用,不会增进药效,甚或引起不良反应。②早期青光眼在开始治疗时宜采用最低剂量(低浓度)和次数,使用能维护IOP在靶水平的药物而不良反应最少。③注意用药的禁忌证,如强缩瞳药,不应用在高度近视或有视网膜脱离史的患者。④开角型青光眼患者在长期用药期间要细心监测IOP、视野和视乳头的改变,以便评价药物的疗效和安全性。通常在2~3周把IOP下降到靶眼压水平,然后根据病情的轻重,每2~3个月作一次常规检查,每6个月作一次视野和眼底照相。⑤在口服乙酰唑胺的同时服用等量或2倍量碳酸氢钠可减轻胃肠道症状、低钾血症的发生。⑥服用降血压药的青光眼患者,应调整眼部用药,把IOP下降得更低些,以便维持一个最合适的眼灌注压。其他注意事项可参阅眼科学专著。

常用的降眼压药有:M胆碱受体激动剂(缩瞳药)(表50-4)、肾上腺素α_2受体激动剂(表50-5)、肾上腺素β受体拮抗剂(表50-6)、碳酸酐酶抑制药(全身和局部应用)(表50-7)、前列腺素类似物(表50-8)。

表50-4 M胆碱受体激动剂(缩瞳药)

药名	剂型和用法	说明
毛果芸香碱 Pilocarpine	①滴眼液:0.5%/10ml,1%/10ml;1滴/次,4~6次/d;手术前用2%溶液;②眼膏:2%,4%;临睡前涂入下结膜囊内;③眼药膜:每1小格含药2.5mg,临睡前用,每周更换1次	①本品可与其他降眼压药,如β受体拮抗剂,前列腺素类似物等合用;②一般情况下应避免频繁滴药;③禁用于白内障患者
卡巴胆碱(氨甲酰胆碱) Carbachol	(1)滴眼液:0.25%;1.5%;2.25%。①15ml;②30ml,1滴/次,1~3次/d。(2)注射液:0.01%/1ml(0.1mg),眼科手术时,在前房内注射0.2~0.5ml	①本品降眼压作用持续较长;②注射剂用于人工晶状体植入,白内障摘除等眼科手术(缩瞳)

表50-5 肾上腺素α_2受体激动剂

药名	剂型和用法	说明
阿可乐定 Apraclonidine	滴眼液:①0.5%,治疗青光眼,1滴/次,2~3次/d;②1%,防止激光治疗眼压升高,术前、术后各滴1滴	①本品为可乐定衍生物,可抑制房水生成;②有收缩血管止血作用
地匹福林 Dipivefrin(Propine)——为肾上腺素前药	滴眼液:0.1%/5ml(5mg);0.1%/8ml(8mg),1滴/次,1~2次/d,本品降眼压作用慢而持久(1~5h达峰值,持续12h)	①本品滴眼液浓度低,不良反应较肾上腺素少;②有轻度散瞳作用,禁用于闭角型青光眼

表 50-6　肾上腺素 β 受体拮抗剂

药名	剂型和用法	说明
噻吗洛尔（噻吗心安）Timolol	①滴眼液，0.25%，5ml：1 滴 / 次，1~2 次 /d，眼压已控制，可改为 1 次 /d；②滴眼液，0.5%，5ml：用 0.25% 滴眼液眼压未能控制者，1 滴 / 次，1~2 次 /d	①如原用其他药物，改用本品时，应自滴用本品第 2 天起逐渐停用；②禁用于严重心血管病、哮喘患者
卡替洛尔（美开朗）Carteolol（Mikelan）	滴眼液，1%，10ml；2%，5ml：1% 溶液效果不理想，可改用 2% 溶液；1 滴 / 次，1~2 次 /d	①连续用药 4~32 周降眼压作用稳定（<21mmHg）；②不宜单独用于闭角型青光眼
左旋布诺洛尔（左旋丁萘酮心安，贝那根）Levobunolol（Betagan）	滴眼液，0.5%，5ml，10ml：1 滴 / 次，1~2 次 /d；降眼压 2~6h 达峰值，持续 24h	本品降 IOP 持续时间较噻吗洛尔长；注意事项相同

注：目前临床治疗青光眼的 β 受体拮抗剂尚有：美替洛尔（0.1%、0.3%），倍他洛尔（0.25%、0.5%），美托洛尔（2%）等滴眼液。

表 50-7　碳酸酐酶抑制药（全身和局部应用）

药名	剂型和用法	说明
乙酰唑胺（醋唑磺胺）Acetazolamide（Diamox）	①片剂：0.25g，口服，开角型青光眼，0.25g/ 次，一般 2 次 /d；闭角型青光眼首剂加倍，以后 1 次 /8h（0.125~0.25g）；②注射剂：肌内注射或静脉注射 0.5g，溶于 5~10ml 注射用水中静脉注射或 2.5ml 肌内注射	变态反应、代谢性酸中毒、尿石症、失钾等较常见
双氯非那胺 Diclofenamide	片剂：25mg，口服，抗青光眼首剂 100~200mg，以后 1 次 /12h；维持量 25~50mg，2~4 次 /d	不良反应较乙酰唑胺严重，长期用药应加服钾盐
多佐胺 Dorzolamide	滴眼液：2%，5ml，用于开角型青光眼，1 滴 / 次，2~3 次 /d。滴用 6 个月，眼压下降率为 24%	与噻吗洛尔合用时眼压下降达 55%，效果相加
布林佐胺 Brinzolamide	滴眼液：1%，5ml，1 滴 / 次，2 次 /d	本品降眼压效果弱于噻吗洛尔

表 50-8 前列腺素类似物

药名	剂型和用法	说明
拉坦前列素（适利达） Latanoprost（Xalatan）	滴眼液，0.005%，2.5ml（125μg）：1 滴 / 次，1 次 /d；降眼压 8~12h 达峰值，持续 20~24h，可作为一线用药	①本品降眼压效果似噻吗洛尔；②最好在睡前滴用（1 次），无全身不良反应
曲伏前列素（苏为坦） Travoprost（Travatan）	滴眼液，0.004%，1.5ml（100μg）；0.004%，1.5ml（60μg）：1 滴 / 次，1 次 / 晚	①本品可增加虹膜、眼睑的色素沉着；②开盖 6 周后丢弃

五、保水护眼滴眼剂

长期使用电子产品和佩戴角膜接触镜的人群易患眼干燥症。眼干燥症指由多种原因引起的眼泪膜发生病变，从而使角膜和结膜得不到正常湿润而出现的一系列眼部症状。患眼干燥症的主要原因是眼睛眨动次数减少，据统计，人眼正常眨动次数为 15 次 /min，而电脑操作时仅为 4~5 次 /min、驾车时为 2~3 次 /min，若眨动次数减少 75%，就会因泪液分泌明显减少，无法形成完整的泪膜而患眼干燥症。

保水护眼滴眼剂具有润滑眼表，促进眼表修复的作用，包括人工泪液、促进泪液分泌的滴眼液、促进眼表修复的滴眼液等。人工泪液最常用，具有与人体自身分泌的泪液相类似的性质，能够对眼睛起到补充水分、湿润眼表面，有效缓解和治疗眼干燥症的作用。

常用保水护眼滴眼剂见表 50-9。

表 50-9 常用保水护眼滴眼剂

药名和制剂	作用和用途	说明
右旋糖酐羟丙甲纤维素（泪然） Dextran andhypromellose 滴眼液：15ml 含 15mg 右旋糖酐 70、45mg 羟丙甲纤维素 2910	减轻眼部干燥引起的灼热感、刺激感等不适症状，保护眼球免受刺激。减轻由于暴露于风沙或阳光下造成的眼部不适	①1~2 滴 / 次或根据病情需要滴眼；②本品开盖 1 个月后应不再继续使用；③为防止运动员尿液样本中右旋糖酐 70 的检测浓度超出相关规定，运动员应慎用

续表

药名和制剂	作用和用途	说明
羟糖苷(新泪然) Hypromellose 2910, Dextran 70 and Glycerol 滴眼液:5ml 含 5mg 右旋糖酐 70、15mg 羟丙甲纤维素 2910、10mg 甘油	减轻由于泪液分泌不足或暴露在风沙、阳光下,久视屏幕等原因所引起的眼部干涩、刺痛等不适症状,保护眼球免受刺激	①滴眼,1~2 滴;②为防止运动员尿液样本中右旋糖酐 70 的检测浓度超出相关规定,运动员应慎用
玻璃酸钠(爱丽,亮晶晶) Sodiumhyaluronate (Artz) 滴眼液:0.4mg,1.2mg,5mg	用于干燥综合征、史 - 约综合征、干眼综合征等内因性疾病,手术后、药物性、外伤、佩戴角膜接触镜等外因性疾病所致的角结膜上皮损伤	①滴眼,1 滴 / 次,5~6 次 /d,根据症状适当增减。一般使用 0.1% 滴眼液,重症疾病及效果不佳时使用 0.3% 滴眼液。②不要在佩戴角膜接触镜时滴眼
复方硫酸软骨素(乐敦莹) Compound Chondroitin Sulfate 滴眼液:10ml 含软骨素 50mg、牛磺酸 10mg	用于视疲劳、眼干燥症	①滴眼,2~3 滴 / 次,4~6 次 /d;②开封 1 个月后不可再用
重组牛碱性成纤维细胞生长因子(贝复舒) Recombinant Bovine Basic Fibroblast Growth Factor 滴眼液:21 000U/5g	各种原因引起的角膜上皮缺损和点状角膜病变、复发性浅层点状角膜病变、眼干燥症、大疱性角膜炎、角膜擦伤、化学烧伤、角膜手术及术后愈合不良、单疱性角膜溃疡等	①滴眼,1~2 滴 / 次,4~6 次 /d;②本品为蛋白类药物,2~8℃贮存;③对感染性或急性炎症期角膜炎患者,须同时局部或全身使用抗菌药物或抗炎药,以控制感染和炎症

六、其他滴眼剂

临床上及零售市场上常用的滴眼剂包括①眼用非甾体抗炎药:酮咯酸氨丁三醇、双氯酚酸钠、普拉洛芬、溴芬酸钠;②眼用免疫抑制药:环孢素、他克莫司、丝裂霉素等。

表 50-10 其他滴眼剂

药名和制剂	作用和用途	说明
双氯芬酸钠 Diclofenac Sodium 滴眼液：5mg，8mg	①治疗葡萄膜炎、角膜炎、巩膜炎；②抑制角膜新生血管的形成，治疗眼内手术后、激光滤帘成形术后或各种眼部损伤的炎症反应；③抑制白内障手术中缩瞳反应；④准分子激光角膜切削术后止痛及消炎；⑤春季结膜炎、季节变应性结膜炎等过敏性眼病；⑥预防和治疗白内障及人工晶状体植入术后炎症及黄斑囊样水肿，以及青光眼滤过术后促进滤过泡形成等	①葡萄膜炎、角膜炎、巩膜炎、抑制角膜新生血管的形成、春季结膜炎、季节变应性结膜炎等，1 滴 / 次，4~6 次 /d；②眼科手术：术前 3h、2h、1h 和 0.5h 各滴眼 1 次。白内障术后 24h 开始用药，持续用药 2 周；角膜屈光术后 15min 即可用药，持续用药 3d
普拉洛芬（普南扑灵） Pranoprofen 滴眼液：5mg	用于外眼及眼前节炎症的对症治疗（眼睑炎、结膜炎、角膜炎、巩膜炎、浅层巩膜炎、虹膜睫状体炎、术后炎症）	滴眼，1~2 滴 / 次，4 次 /d
苄达赖氨 Bendazac Lysine 滴眼液：25mg	用于早期老年性白内障	①滴眼，1~2 滴 / 次，3 次 /d；②眼外伤及严重感染时，暂不使用；③冰箱冷藏（4℃左右）后使用，以降低刺激
吡诺克辛（卡林优） Pirenoxine（Kary Uni） 滴眼液：0.25mg，0.8mg	用于初期老年性白内障、轻度糖尿病性白内障或并发性白内障	①滴眼，1~2 滴 / 次，3~4 次 /d；②眼外伤及严重感染时，暂不使用
牛磺酸 Taurine 滴眼液：0.4g，0.5g	用于牛磺酸代谢失调引起的白内障。也可用于急性结膜炎、疱疹性结膜炎、病毒性结膜炎的辅助治疗	①滴眼，1~2 滴 / 次，3~5 次 /d；②本品打开后应在 4 周内用完
眼氨肽 Ocular Extractiveas 滴眼液：1g，2g，10g，12.5g，20g	适用于角膜炎、视力疲劳及青少年假性近视	①滴眼，2~3 滴 / 次，3~4 次 /d；②本品开瓶后宜在 10d 内用完，不宜久藏

（刘阳晨）

第五十一章

酶制剂和生物制品

药物分类　本章包括两类药品：

（1）酶制剂：如糜蛋白酶。

（2）生物制品：包括①血液制品，如人血白蛋白；②抗毒素制品，如破伤风抗毒素等；③诊断用生物制品，如结核菌素纯蛋白衍生物等；④疫苗类，抗甲型 H1N1 流感病毒疫苗等。

作用特点　酶是生物体内化学反应的催化剂，酶的缺乏（或功能不足）会引起代谢障碍或相应的疾病，通常有着广泛的临床用途。

生物制品系采用基因工程、细胞工程、发酵工程等生物学技术制成的制剂，可用于疾病预防、诊断和治疗，包括疫苗、类毒素、γ-球蛋白、血液剂品等。

用药原则　酶类药物种类较多，各有其作用特点。酶类通常临用前配制成溶液注射（肌内注射、静脉注射或静脉滴注）给药。

抗毒素类制品的中和反应只能在毒素处于游离状态下才能发生，因而防治效果的成败关键在于使用时间，也就是说抗毒素若能在毒素与易感细胞或组织结合之前与之相遇并结合，其效果是肯定的，所以破伤风等患者应及早、及时注射相应抗毒素制品。

注意事项　①做过敏试验：人类使用抗毒素类药物可能发生过敏反应，应该按要求做过敏试验（皮试），阳性反应者禁用。对过敏反应阴性者，有些患者也可能发生过敏反应（休克），因此也要做好应急准备，不可麻痹大意。②宜低温（2~8℃）贮存：酶类及生物制品的稳定性都较差，冻干剂型稳定性有所改善。③现用现配：一般说来，一经配成溶液应及时使用。④容易变质：如发现混浊、沉淀、变色等异常，应弃之不用。

一、酶　制　剂

糜蛋白酶 Chymotrypsin

【医保分类】注射剂乙类。

【作用和用途】清除化脓创面，溶解脓液和坏死组织、积血，助长肉芽生长，促进愈合，起创面净化、消炎、消肿作用。松弛睫状韧带及溶解眼内某些组织的蛋白结构。用于眼科白内障手术以松弛睫状韧带，减轻创伤性虹膜睫状体炎；也可用于创口或局部炎症，以减少局部分泌和水肿。

【用法和用量】用前将本品以 0.9% 氯化钠注射液适量溶解。肌内注射 400U/ 次。眼科注入后房 800U/ 次，3min 后用 0.9% 氯化钠注射液冲洗手术中遗留的药物。喷雾吸入：配成 2 000U/5ml 后喷雾。注入患部或创面：4 000U/ 次。

【主要不良反应】眼科局部应用可引起短期性眼压增高，出现眼痛和角膜水肿，青光眼症状可持续 1 周后消退。尚可致角膜线状混浊、玻璃体疝、虹膜色素脱落、葡萄膜炎，以及创口开裂或延迟愈合等。

【禁忌和慎用】严重肝病或凝血功能不正常者，眼压高或伴角膜变性的白内障患者，以及玻璃体有液化倾向者，20 岁以下患者，均应忌用。

【注意事项】①用前应先做皮肤过敏试验，阳性者禁用；②不可静脉注射。

【药物相互作用】①不能与青霉素合用，不能与肾上腺素、过氧化氢配伍；②对本品引起的青光眼症状，于术后滴入 β 受体拮抗剂（如噻吗洛尔）或口服碳酸酐酶抑制药（如乙酰唑胺），可望得到减轻。

【剂型与规格】注射剂：800U，4 000U。

玻璃酸酶 Hyaluronidase

【又名】透明质酸酶，Ronidase。

【作用和用途】由动物睾丸提取的蛋白分解酶，是一种药物扩散剂，提高毛细血管和组织通透性，使注入的药液以及局部渗出液或漏出液易于扩散和吸收，用于消除脑积水、血肿、水肿及化痰等。亦可用作外科、牙科、产科、眼科及骨科手术麻醉，以促使局麻药的扩散。与 X 线造影剂混合后皮下注射，有加速造影剂吸收的作用。

【用法和用量】皮下注射或血肿、水肿处局部注射，用量视需要而定，一般不超过 1 500U/ 次。作为局麻辅助剂时，150U/ 次，溶于 25~50ml 局麻药中使用，用于加速局部麻醉药药效的产生，再加入肾上腺素，可延长麻醉时间。促进外伤或手术后血肿的吸收，可用本品的 0.9% 氯化钠（50U/ml）局部浸润。

【主要不良反应】呕吐、荨麻疹、红斑、头晕、心动过速等。

【孕妇、哺乳期妇女用药安全性】孕妇、哺乳期妇女慎用。

【禁忌和慎用】①禁用于感染及肿瘤部位，以防扩散；②低血压、充血性心力衰竭、休克等患者忌用。

【注意事项】①有时可出现过敏反应，用前做皮试（试验液 1.5U/ml）；②不能静脉注射。

【剂型与规格】注射剂：150U，1 500U。

菠萝蛋白酶 Bromelain

【作用和用途】菠萝液汁中提出的蛋白水解酶，口服后能加强体内纤维蛋白的水解作用，将阻塞于组织的纤维蛋白及血凝块溶解，从而改善体液的局部循环，导致炎症和水肿的消除。与抗生素、化疗药物并用，能促进药物对病灶的渗透和扩散。

用于各种原因所致的炎症、水肿、血肿、血栓症如支气管炎、支气管哮喘、急性肺炎、产后乳房充血、乳腺炎、产后血栓性静脉炎、视网膜炎等，与抗菌药物合用治疗关节炎、关节周围炎、蜂窝织炎、小腿溃疡等，均有效。

【用法和用量】口服：3 万 ~9 万 U/ 次，3~4 次 /d。

【主要不良反应】胃酸增多、胃溃疡等消化道反应，极少数可引起鼻出血、月经过多、痛经和子宫出血等。

【注意事项】遇胃蛋白酶被破坏，故片剂不要嚼碎服用。

【剂型与规格】片剂：3 万 U。

三磷酸腺苷 Adenosine Triphosphate

【医保分类】注射剂乙类。

【作用和用途】本品参与体内脂肪、蛋白质、糖类、核酸以及核苷酸的代谢，具有改善机体代谢的作用，同时又是体内能量的主要来源。

用于脑动脉硬化、冠状动脉硬化、心绞痛、心力衰竭、心肌炎、心肌梗死、急性脊髓灰质炎、进行性肌萎缩性疾病、快速型室上性心律失常、偏头痛、肝炎及各种急救患者的辅助治疗。

【用法和用量】①口服：20~40mg/ 次，3 次 /d。②肌内注射或静脉滴注：10~20mg/ 次，1~2 次 /d，静脉滴注以 5%~10% 葡萄糖注射液稀释。

【主要不良反应】偶见过敏反应，注射过快易引起头晕、头胀、胸闷及低血压等。

【禁忌和慎用】脑出血初期、房室传导阻滞、急性心肌梗死患者忌用。

【剂型与规格】注射剂：20mg；片剂：20mg。

【医保限制】注射剂限急救、抢救。

辅酶 A Coenzyme A

【医保分类】注射剂乙类。

【作用和用途】辅酶 A 系由腺嘌呤、核糖、半胱氨酸、泛酸及磷酸所组成，是体内乙酰化反应的辅酶。对糖类、脂肪及蛋白质的代谢起着重要的作用。

用于白细胞减少症、原发性血小板减少性紫癜及功能性低热的辅助治疗。

【用法和用量】①静脉滴注，50~200U/次，50~400U/d，临用前用5%葡萄糖注射液500ml溶解后滴注；②肌内注射：50~200U/次，50~400U/d，临用前用氯化钠注射液2ml溶解后注射。

【主要不良反应】过敏反应、输液反应、过敏性休克等。

【禁忌和慎用】急性心肌梗死患者禁用，过敏体质者慎用。

【注意事项】①本品禁用于静脉推注；②因可引起过敏性休克等严重过敏反应，须在有挽救条件的医疗机构使用。

【剂型与规格】注射剂：100U，200U。

【医保限制】注射剂限急救、抢救。

二、生物制品

人血白蛋白 Human Albumin

【医保分类】注射剂乙类。

【来源】从健康人血浆中提取。

【作用和用途】增加血容量和维持血浆胶体渗透压，运输物质及解毒，补充蛋白质，供给营养。

用于：①失血创伤、烧伤引起的休克；②脑水肿及损伤引起的颅内压升高；③肝硬化及肾病引起的水肿或腹水；④低蛋白血症的防治；⑤新生儿高胆红素血症；⑥心肺分流术、烧伤的辅助治疗，血液透析的辅助治疗和成人呼吸窘迫综合征。

【用法和用量】静脉滴注，滴注速度不宜快。

严重烧伤或失血等所致休克患者，可直接注射5~10g，隔4~6h重复注射1次。肾病及肝硬化等慢性白蛋白缺乏症患者，可注射5~10g/d，直至水肿消失，血清白蛋白含量恢复至正常。

【主要不良反应】偶可出现过敏，产生寒战、发热、颜面潮红、皮疹、呕吐等症状。因高渗，快速滴注可引起血管超负荷，从而引起脱水及机体循环过度负担、心力衰竭和肺水肿。

【孕妇、哺乳期妇女用药安全性】孕妇禁用。

【注意事项】①开启后应一次滴注完毕，不得分次或给第二人输用；②有明显脱水者应同时补液；③宜低温（2~8℃）贮存，运输及贮存过程中严禁冻结。

【药物相互作用】不宜与血管收缩药、蛋白水解酶或含乙醇的注射液混合使用。

【剂型与规格】注射液：5g，10g，12.5g。

【医保限制】注射剂限抢救、重症或因肝硬化、癌症引起胸腹水的患者，且白蛋白低于 30g/L。

破伤风抗毒素 Tetanus Antitoxin

【又名】TAT。

【医保分类】注射剂甲类。

【作用和用途】本品系从马血浆中提取。其可使机体内短时间获得被动免疫力，达到预防和治疗破伤风的作用，但其效果与以下 3 方面的因素有密切关系。

（1）注射时间：本品只能中和血液中游离的毒素，若毒素已与组织细胞结合，尽管尚未发展到出现临床症状，也不能被本品中和。故无论预防或治疗时必须尽早给药。

（2）给药剂量：机体内一定量的抗毒素与毒素第一次接触时，将被最大限度地结合，以后随次数的增加，结合数量逐渐下降。故第一次注射时必须给予足够剂量。

（3）重复注射：本品 $t_{1/2}$ 短，在血中维持有效浓度的时间 1~2 周。若重复注射本品，患者敏感性增强，加速本品的分解，故注射次数越多效果越差。

用途：①已出现破伤风或其可疑症状时，应在进行外科处理及其他疗法的同时，及时使用抗毒素治疗。②开放性外伤（特别是创口深、污染严重者）有感染破伤风的危险时进行预防。凡已接受过破伤风类毒素免疫注射者，应在受伤后再注射 1 针类毒素加强免疫，不必注射抗毒素；未接受过类毒素免疫或免疫史不清楚者，须注射抗毒素预防，但也应同时开始类毒素预防注射，以获得持久免疫。

【用法和用量】皮下注射应在上臂三角肌附着处。若同时注射类毒素时，注射部位须分开。

（1）预防：一次皮下或肌内注射 1 500~3 000U。儿童和成人相同，伤势严重者可增加用量 1~2 倍。经 5~6d，如破伤风危险未消除，应重复注射。

（2）治疗：第 1 次肌内或静脉注射 5 万 ~20 万 U，儿童与成人用量相同。以后视病情决定注射量与间隔时间。同时还可将适量抗毒素注射于伤口周围的组织中。

新生儿破伤风，24h 内分次或一次肌内或静脉注射 2 万 ~10 万 U。

【主要不良反应】①过敏性休克：可在注射中或注射后数分钟或数十分钟内突然发生。患者突然表现沉郁或烦躁、脸色苍白或潮红、胸闷或气喘、出冷汗、恶心或腹痛、脉搏细速、血压下降；重者神志昏迷或虚脱。②血清病：主要症状为荨麻疹、发热、淋巴结肿大、局部水肿，偶有蛋白尿、呕吐、关节痛，注射部位可出现红斑、瘙痒及水肿。一般在注射后 7~14d 发病，称为迟缓型。亦有在注射后 2~4d 发病，称为加速型。可进行对症疗法，如抗组胺药或钙剂等。一般数日或十几日即可痊愈。

【禁忌和慎用】 凡本人及其直系亲属曾有支气管哮喘、花粉症、湿疹、血管神经性水肿病史，或对某种物质过敏者慎用。

【注意事项】 ①严重过敏反应如不及时抢救，可以迅速死亡。轻者注射肾上腺素后即可缓解；重者须输液输氧，使用升压药物维持血压，并使用抗过敏药物及糖皮质激素。②使用前必须做过敏试验：用氯化钠注射液将抗毒素稀释 10 倍（0.1ml 抗毒素加 0.9ml 氯化钠注射液），在前臂掌侧皮内注射 0.05ml，观察 30min。注射部位无明显反应者即为阴性，可在严格观察下直接注射抗毒素。如注射局部出现皮丘增大、红肿、浸润，特别是形似伪足或有痒感者，为阳性反应。如注射局部反应特别严重或除局部反应外伴全身症状反应，如荨麻疹、鼻咽刺痒、喷嚏等，则为强阳性反应，应尽量避免使用抗毒素。如必须使用时，则应用脱敏注射，做好过敏性休克的抢救准备。③无过敏史或过敏试验阴性者，也有发生过敏性休克的可能。为慎重起见，可先注射小量于皮下进行试验，观察 30min，无异常反应，再将全量注射于皮下或肌内。④脱敏注射法：用氯化钠注射液稀释 10 倍，分小量数次作皮下注射，每次注射后观察 30min。第 1 次可注射 10 倍稀释的抗毒素 0.2ml，观察无发绀、气喘或显著呼吸短促、脉搏加速时，即可注射第 2 次 0.4ml。如仍无反应，则可注射第 3 次 0.8ml。如仍无反应，可将安瓿中未稀释的抗毒素全量作皮下或肌内注射。有过敏史或过敏试验强阳性者，应将第 1 次注射量和以后的递增量适当减少，分多次注射，以免发生剧烈反应。⑤门诊患者注射抗毒素后须观察至少 30min，方可离去。⑥静脉注射应缓慢，开始不超过 1ml/min，以后亦不宜超过 4ml/min。一次静脉注射不应超过 40ml。儿童不应超过 0.8ml/kg。亦可将抗毒素加入葡萄糖注射液或氯化钠注射液等输液中静脉滴注。静脉注射前应将安瓿在温水中加温至接近体温，注射中如发生异常反应，应立即停止。

【剂型与规格】 注射剂：1 500U，10 000U。

破伤风人免疫球蛋白 Human Tetanus Immunoglobulin

【医保分类】 注射剂乙类。

【作用和用途】 本品含高效价的破伤风抗体，能中和破伤风毒素，从而起到预防和治疗破伤风梭菌感染的作用。主要用于预防和治疗破伤风，尤其适用于对破伤风抗毒素（TAT）有过敏反应者。破伤风人免疫球蛋白属于人工被动免疫，注射后即刻产生免疫效果，但持续时间较短，免疫时间为 2 周，一般不超过 3 周。

【用法和用量】本品仅供臀部肌内注射，不得用作静脉注射。①预防剂量：儿童、成人一次用量 250U，创面严重或创面污染严重者可加倍。②参考治疗剂量：3 000~6 000U，尽快用完，可多点注射。

【主要不良反应】极少数人有红肿、疼痛感（无须特殊处理，可自行恢复）。

【孕妇、哺乳期妇女用药安全性】孕妇禁用，哺乳期妇女慎用。

【注意事项】①本品不需要做皮肤过敏试验；②对蛋白质敏感或特异体质者避免使用；③应单独使用；④放置在 2~8℃环境下避光保存。

【剂型与规格】注射剂：250U。

A 型肉毒毒素 Botulinum Toxin Type A

【又名】衡力。

【医保分类】注射剂乙类。

【作用和用途】A 型肉毒毒素是肉毒杆菌产生的含有高分子蛋白的神经毒素，A 型结晶毒素是由 19 种氨基酸组成的单一蛋白质。能抑制周围运动神经末梢突触前膜乙酰胆碱的释放，引起肌肉松弛性麻痹。用于眼睑痉挛、面肌痉挛等成人患者及各种斜视，特别是急性麻痹性斜视、共同性斜视、内分泌肌病引起的斜视及无法手术矫正或手术效果不佳的 12 岁以上的斜视患者。

【超说明书适应证】美国 FDA 批准用于上、下肢痉挛，斜颈症，原发性腋下多汗症（重度），减轻皱纹。目前我国药品监督管理局规定只能将 A 型肉毒毒素制剂销售给取得医疗机构执业许可证的医疗机构或医疗美容机构，在有处方权的医师监护下注射使用。

【用法和用量】①眼睑及面肌痉挛：上睑及下睑肌内多点注射，即上、下睑的内外侧或外眦部颞侧皮下眼轮匝肌共 4 点或 5 点，单侧面肌痉挛除上述部位外，还需于面部中、下及颊部肌内注射 3 点。起始每点 2.5U/0.1ml。1 周后有残存痉挛者可追加注射，病情复发者可作加倍量（5.0U/0.1ml）注射。一次总量不超过 55U，1 个月总量不超过 200U。②斜视：根据斜视种类、部位，在 0.5% 丁卡因表面麻醉下，用肌电放大器或肌电仪引导，用同轴电极针注射不同的眼外肌。用量视病情而定，每条肌肉 1.25~2.5U，容量不超过 0.1ml，最大用量不超过 5U。

【主要不良反应】少数有短暂的上睑下垂、下睑后退、睑裂闭合不全等。

【孕妇、哺乳期妇女用药安全性】孕妇禁用，哺乳期妇女慎用。

【禁忌和慎用】过敏体质者及中枢神经系统后遗症者禁用。有发热、急性传染病者缓用，有心、肝、肺疾病，活动性肺结核，血液病者及 12 岁以下儿童慎用。

【注意事项】①本品有剧毒；②氨基糖苷类抗生素可加强本品作用，使用本品期间禁用氨基糖苷类抗生素；③应于 -20~-5℃极低温度保存；④配制后 2~8℃冷藏保存，4h 内使用。

【剂型与规格】注射剂：100U。

【医保限制】注射剂限工伤保险。

重组人表皮生长因子衍生物
Recombinant Human Epidermal Growth Factor Derivative

【又名】金因肽，依济复。

【作用和用途】本品为基因重组人表皮生长因子衍生物，具有 53 个氨基酸片段，可促进皮肤与黏膜创面组织修复过程中的 DNA、RNA 和羟脯氨酸的合成，加速创面肉芽组织生成和上皮细胞增殖，从而缩短创面的愈合时间。适用于烧伤创面、残余小创面、各类慢性溃疡创面（包括血管性、放射性、糖尿病性溃疡）以及供皮区、新鲜创面等。

【用法和用量】常规清创后，用本品局部均匀喷湿创面，1 次/d；约 4 000U/100cm^2（每喷次约 200U），再根据创面情况需要作相应处理。

【注意事项】操作过程中应避免污染，并避免在高温环境长期存放。

【剂型与规格】喷雾剂：2 000U/5ml，1 万 U/5ml，3 万 U/15ml。

结核菌素纯蛋白衍生物 Purified Protein Derivative of Tuberculin

【又名】TB-PPD。

【医保分类】注射剂甲类。

【作用和用途】本品对已受结核分枝杆菌感染或曾接种卡介苗已产生免疫力的机体，能引起特异的皮肤变态反应。本品专供卡介苗接种对象的选择、卡介苗接种后质量监测及临床诊断用。也可用于测量肿瘤患者的细胞免疫功能等。

【用法和用量】用于检查是否感染。第 1 次试验，臂掌侧皮内注射 0.1ml（1U），如呈阴性再皮内注射 0.1ml（5U），如仍为阴性，方可判定为阴性。

用于选择卡介苗接种对象及免疫效果的考核：于前臂内侧皮内注射 0.1ml（5U），48~72h 检查注射部位反应。如有红肿、水疱、坏死、淋巴管炎，或硬结纵、横直径平均≥1.5cm 者为强阳性反应；硬结纵、横直径平均≥5mm 者为阳性反应。

【主要不良反应】偶见过敏反应。

【孕妇、哺乳期妇女用药安全性】孕妇、哺乳期妇女禁用。

【注意事项】①成人、婴儿、儿童均适用；②患急性传染病（如麻疹、百日咳、流行性感冒、肝炎等），急性眼结膜炎，急性中耳炎，广泛性皮肤病者暂不宜使用；③注射本品的注射针头，不得作其他注射用；④配制时应小心，勿触及皮肤或吸入本品；⑤于 2~8℃冷链避光保存和运输。

【剂型与规格】注射液：20U，50U。

重组酵母乙型肝炎疫苗

Hepatitis B Vaccine Made by Recombined DNA Techniques in Yeast

【又名】乙肝疫苗。

【作用和用途】系采用基因重组方法制成的一种乙型肝炎表面抗原（HBsAg）亚单位疫苗，为主动免疫，可预防乙肝病毒感染引起的乙型肝炎。适用于乙肝易感者，包括婴幼儿、儿童和因职业关系接触乙肝病毒的成年人，但主要为婴幼儿。接种对象应为乙型肝炎表面抗原阴性和转氨酶正常者。

【用法和用量】上臂三角肌内注射，为达到最佳免疫效果，需连续进行 3 次肌内注射。即新生儿、儿童、成人免疫程序均按 0、1、6 个月各注射 10μg。新生儿接种时，0 时系指第 1 针免疫，应于出生后 24h 内完成，然后间隔 1 个月及 6 个月再各注射 1 针。乙肝表面抗原（特别是 e 抗原）阳性母亲的新生儿，第 1 针若与乙型肝炎免疫球蛋白联合使用，应选择不同部位注射，其后 1、6 个月再单用疫苗完成全程免疫。

【注意事项】①用前充分摇匀；②2~8℃保存，严防冻结。

【剂型与规格】注射剂：10μg，5μg。

乙型肝炎人免疫球蛋白　Human Hepatitis B Immunoglobulin

【来源】本品系由含高效价乙型肝炎表面抗体的健康人血浆制备而成。

【作用和用途】本品含有高效价的乙型肝炎表面抗体，能与相应抗原专一结合而起到被动免疫的作用。主要用于乙型肝炎预防。

适用于：①乙型肝炎表面抗原（HBsAg）阳性的母亲及所生的婴儿；②意外感染的人群；③与乙型肝炎患者和乙型肝炎病毒携带者密切接触者。

【用法和用量】本品只限肌内注射，不得用于静脉滴注。

（1）母婴阻断：①HBsAg 阳性的孕妇从产前 3 个月起每个月注射 1 次，每次剂量 200~400U；②HBsAg 阳性母亲所生婴儿出生 24h 内注射本品 100U；注射乙型肝炎疫苗的剂量及时间见乙型肝炎疫苗说明书或按医师推荐的其他适宜方案。

（2）乙型肝炎预防：一次注射量儿童为 100U，成人为 200U，必要时可间隔 3~4 周再注射一次；意外感染者，立即（最迟不超过 7d）注射 8~10U/kg，隔月再注射 1 次。

【主要不良反应】少数患者出现红肿、疼痛感(无须特殊处理,可自行恢复)。

【孕妇、哺乳期妇女用药安全性】孕妇禁用,哺乳期妇女慎用。

【禁忌和慎用】对人免疫球蛋白过敏或有其他严重过敏史者,有 IgA 抗体的选择性 IgA 缺乏者均禁用。

【注意事项】①本品开启后应一次注射完毕,不得分次使用或给第二个人使用;②于 2~8℃冷链避光保存和运输。

【剂型与规格】注射液:200U。

人用狂犬病疫苗 Rabies Vaccine for human Use

【来源】本疫苗系用狂犬病毒固定毒接种原代地鼠肾细胞,培养后收获病毒液,经灭活、浓缩、纯化精制而成。

【医保分类】注射剂乙类。

【作用和用途】本疫苗免疫接种后,可刺激机体产生抗狂犬病毒免疫力,用于预防狂犬病。凡被狂犬或其他疯动物咬伤、抓伤时,不分年龄、性别均应立即处理局部伤口(用肥皂水反复冲洗后,再用碘酊消毒数次),并及时按暴露后程序注射本疫苗;凡有接触狂犬病毒危险的人员的预防接种按暴露前程序接种。

【用法和用量】本疫苗供上臂三角肌内注射。儿童应在大腿前内侧区肌内注射。禁止臀部注射。

暴露后注射程序:一般咬伤者于 0 天(第 1 天,注射当天)、3 天(第 4 天,以下类推)、7 天、14 天、30 天各注射本疫苗 1 剂(液体疫苗 1ml),儿童用量相同。

严重咬伤者(头、面、颈、手指、多部位 3 处以上咬伤者,咬伤皮肤或舔触黏膜者),应按上述方法注射本疫苗。且应于 0 天、3 天注射加倍量疫苗,并于 0 天注射疫苗的同时用抗狂犬病血清(40U/kg)或抗狂犬病免疫球蛋白(20U/kg)浸润咬伤局部和肌内注射。联合使用狂犬病血清或免疫球蛋白者,必须在全程疫苗注射完毕后再加强注射 2~3 剂疫苗,即在全程注射后第 15 天、75 天或第 10 天、20 天、90 天加强。

暴露前注射程序:对未咬伤健康者预防注射,可按 0 天、7 天、21 天接种程序注射 3 针。

【主要不良反应】偶有皮疹等过敏反应。

【孕妇、哺乳期妇女用药安全性】孕妇、哺乳期妇女慎用。

【注意事项】①暴露前预防注射 3 针为一个疗程,暴露后治疗注射 5 针为一个疗程;②若有速发型过敏反应、神经性皮疹,可作对症治疗;③使用前将疫苗振摇成均匀悬液;④切忌饮酒、浓茶,食用刺激性食物及剧烈劳动等;⑤于 2~8℃以下避光保存和运输。

【剂型与规格】注射液：1ml。

【剂型与规格】限工伤保险。

甲型 H1N1 流感病毒裂解疫苗

H1N1 Influenza A Vaccine (Split Virion), Inactivated

【来源】本品系采用 WHO 推荐的甲型 H1N1 流感病毒株（疫苗生产株）接种鸡胚，经病毒培养、收获病毒液、灭活病毒、浓缩、纯化、裂解后制成。

【作用和用途】本品主要成分为甲型 H1N1 流感病毒血凝素抗原，可刺激机体产生针对甲型 H1N1 流感病毒的抗体，用于此型病毒所致流感流行的免疫预防。本品用于 6 岁以上人群的预防接种。

【用法和用量】接种部位：上臂外侧三角肌肌内注射。接种剂量：免疫针次为 2 针，每次免疫剂量分别为 0.25ml、0.5ml，间隔 21d。

【主要不良反应】常见疼痛、发热，偶见硬结、红斑、肿胀、头痛、呕吐、咳嗽、腹泻、变态反应。罕见休克、脑脊髓炎、神经炎、神经痛、感觉异常、惊厥、一过性血小板减少、吉兰 - 巴雷综合征等。以上重要不良反应以轻度为主，主要发生在接种后 24h 内。

【孕妇、哺乳期妇女用药安全性】孕妇、哺乳期妇女慎用。

【禁忌和慎用】禁用于对鸡蛋或卡那霉素有过敏史者，特别是卵清蛋白过敏者；患急性疾病、严重慢性疾病、慢性疾病的急性发作期、感冒和发热者；未控制的癫痫和患其他进行性神经系统疾病者，有吉兰 - 巴雷综合征病史者。慎用于家族和个人有惊厥史者、患慢性疾病者、有癫痫史者。

【注意事项】①本品严禁静脉注射。②注射现场应备有肾上腺素等药物和其他抢救措施，以备偶有发生严重过敏反应时急救使用。接受疫苗注射者在注射后应留观至少 30min。③注射免疫球蛋白者应至少间隔 1 个月以上接种本疫苗，以免影响免疫效果。④在 2~8℃环境下保存和运输，严禁冻结。

【药物相互作用】免疫抑制剂、抗代谢药物、烷化剂、细胞毒性药物、皮质激素等，可能会降低机体对本品的免疫应答。

【剂型与规格】注射液：15μg/0.5ml。

（孙安修）

第五十二章

内科中成药

一、清 热 剂

（一）清热解毒

板蓝根颗粒（口服液、片剂）

【医保分类】颗粒甲类，片剂、口服液乙类。

【组方】板蓝根。

【功能主治】清热解毒，凉血利咽。症见喉痹、乳蛾、痄腮。

【药理作用与适应证】抗病原微生物（肝炎病毒、甲型和乙型流感病毒、腮腺炎病毒、乙型脑炎病毒、肾病出血热病毒、单纯疱疹病毒、柯萨奇病毒、金黄色葡萄球菌、肺炎球菌以及流感嗜血杆菌等）、抗炎、抗内毒素和增强机体的免疫功能。

用于肺胃热盛所致的咽喉肿痛、口咽干燥、腮部肿胀、急性扁桃体炎、腮腺炎。

【用法和用量】

（1）颗粒剂：开水冲服。①每袋 3g，3~6g/ 次，3~4 次 /d；②每袋 5g 和每袋 10g，5~10g/ 次，3~4 次 /d。

（2）口服液：10ml/ 次，4 次 /d。

（3）片剂：2~4 片 / 次，3 次 /d。

【禁忌和慎用】①风寒感冒者不宜用；②阴虚火旺者不宜用。

【注意事项】饮食宜清淡，忌烟酒及辛辣、生冷、油腻食物。

【剂型与规格】①颗粒剂：每袋 3g（相当于饮片 7g），每袋 5g（相当饮片 7g），每袋 10g（相当于饮片 14g）；②口服液：每支 10ml；③片剂：0.25g。

疏风解毒胶囊

【医保分类】甲类。

【组方】虎杖、连翘、板蓝根、柴胡、败酱草、马鞭草、芦根、甘草。

【功能主治】疏风清热，解毒利咽。

用于急性上呼吸道感染属风热证，症见发热，恶风，咽痛，头痛，鼻塞，流浊涕，咳嗽等。

【药理作用与适应证】对肿胀有一定抑制作用，对组胺所致小鼠皮肤毛细血管通透性增加有抑制作用；能减少乙酸所致小鼠扭体反应次数。

【用法和用量】口服。4粒/次，3次/d。

【主要不良反应】偶见恶心。

【注意事项】目前尚无体温>39.1℃、白细胞总数>10×10^9/L、中性粒细胞比例>80%的患者研究数据。

【剂型与规格】胶囊：0.52g。

喜炎平注射液

【医保分类】乙类。

【成分】穿心莲内酯磺化物。

【功能主治】清热解毒，止咳止痢。

【药理作用与适应证】抗病毒、抗菌、解热、消炎、镇咳、增强机体免疫力。用于支气管炎、扁桃体炎、细菌性痢疾等。

【用法和用量】

（1）肌内注射：成人50~100mg/次，2~3次/d；小儿酌减。

（2）静脉滴注：成人250~500mg/d，加入5%葡萄糖注射液或0.9%氯化钠注射液稀释后静脉滴注。儿童一日5~10mg/kg（0.2~0.4ml/kg），最高剂量不超过250mg，以5%葡萄糖注射液或0.9%氯化钠注射液100~250ml稀释后静脉滴注，1次/d。

【主要不良反应】不良反应较少，偶见皮疹、瘙痒、发热、寒战、烦躁，罕见呼吸急促、发绀、心悸、抽搐等。绝大部分停药后均能恢复正常。

【孕妇、哺乳期妇女用药安全性】孕妇禁用。

【注意事项】①严禁与其他药物在同一容器内混合使用。如需联合使用其他静脉用药，在换药时建议冲洗输液管，以免药物相互作用产生不良反应。②严格控制输液速度，儿童以30~40滴/min为宜，成人以30~60滴/min为宜。滴速过快可能导致头晕、胸闷、局部疼痛。③稀释溶媒的温度要适宜，确保输液时药液为室温，一般在20~30℃为宜。

【剂型与规格】注射液：每支装2ml（50mg），5ml（125mg），10ml（250mg）。

【医保限制】限二级及以上医疗机构重症患者。

热毒宁注射液

【医保分类】乙类。

【组方】青蒿，金银花，栀子。

【功能主治】清热,疏风,解毒。用于上呼吸道感染(外感风热证)所致的高热、微恶风寒、头身痛、咳嗽、痰黄等症。

【药理作用与适应证】解热、抗病毒、抗菌。用于流行性感冒、急性上呼吸道感染、急性支气管炎。

【用法和用量】静脉滴注,成人剂量:20ml/次,以5%葡萄糖注射液或0.9%氯化钠注射液250ml稀释后使用,滴速为30~60滴/min,1次/d。上呼吸道感染患者疗程为3d,急性气管支气管炎患者疗程为5d。

儿童剂量:3~5岁,最高剂量不超过10ml,以5%葡萄糖注射液或0.9%氯化钠注射液50~100ml稀释后静脉滴注,滴速为30~40滴/min,1次/d;6~10岁,10ml/次,以5%葡萄糖注射液或0.9%氯化钠注射液100~200ml稀释后静脉滴注,滴速为30~60滴/min,1次/d;11~13岁,一次15ml,以5%葡萄糖注射液或0.9%氯化钠注射液200~250ml稀释后静脉滴注,滴速为30~60滴/min,1次/d;14~17岁,20ml/次,以5%葡萄糖注射液或0.9%氯化钠注射液250ml稀释后静脉滴注,滴速为30~60滴/min,1次/d。

【主要不良反应】个别患者出现头晕、胸闷、口干、腹泻、恶心、呕吐。偶见皮肤潮红或苍白、皮疹、瘙痒、呼吸困难、心悸、发绀、过敏性休克等。

【禁忌和慎用】2岁以下儿童禁用;既往有溶血(血胆红素轻度增高或尿胆原阳性者)现象发生者慎用。

【注意事项】①溶液配制浓度不低于1∶4(药液∶溶媒);②临床试验曾有给药后实验室检查血总胆红素、直接胆红素增高,与药物可能相关,给药后定期检测血总胆红素、直接胆红素;③如经5%葡萄糖注射液或0.9%氯化钠注射液250ml稀释后,出现混浊不得使用;④滴速不宜过快,滴速过快可能导致头晕、胸闷和局部皮疹;⑤本品使用后需用5%葡萄糖注射液或0.9%氯化钠注射液冲洗输液管后,方可使用第2种药物。

【药物相互作用】①不宜与其他药物在同一容器内混合使用;②与青霉素类、氨基糖苷类和大环内酯类等药物配伍使用时可产生混浊或沉淀。

【剂型与规格】注射液:每支10ml。

【医保限制】限用于二级及以上医疗机构重症患者。

蓝芩口服液

【组方】板蓝根,黄芩,栀子,黄柏,胖大海。

【功能主治】清热解毒,利咽消肿。用于肺胃实热所致的咽痛、咽干、咽部灼热。

【药理作用与适应证】抗病原微生物、解热、抗炎和镇痛。用于喉痹、急性上呼吸道感染。

【用法和用量】口服，20ml/ 次，3 次 /d。

【主要不良反应】个别患者出现轻度腹泻，一般可自行缓解。

【孕妇、哺乳期妇女用药安全性】孕妇慎用。

【禁忌和慎用】①虚火喉痹者慎用；②脾虚便溏者慎用；③老人、儿童及脾胃虚弱者慎用；④属风寒感冒咽痛者，症见恶寒发热、无汗、鼻流清涕者慎用。

【注意事项】①糖尿病患者、儿童应在医师指导下服用；②忌食辛辣、油腻、鱼腥食物，戒烟戒酒；③不宜同时服用温补性中药；④服药 3d 如症状无缓解，应到医院就诊；⑤儿童必须在成人监护下使用。

【剂型与规格】口服液：每支 10ml。

【医保限制】限参保人员门诊使用和定点药店购药时医保基金方予支付。

（二）清热泻火

黄连上清片（胶囊、颗粒剂、水丸）

【医保分类】片剂、胶囊、颗粒剂甲类。

【组方】黄连，栀子（姜制），连翘，炒蔓荆子，防风，荆芥穗，白芷，黄芩，菊花，薄荷，酒大黄，黄柏（酒炒），桔梗，川芎，石膏，旋覆花，甘草。

【功能主治】散风清热，泻火止痛。

用于风热上攻、肺胃热盛所致的头晕目眩、暴发火眼、牙齿疼痛、口舌生疮、咽喉肿痛、耳痛耳鸣、大便秘结、小便短赤。

【药理作用与适应证】具有抗菌、抗炎、解热、镇痛、通便功效。用于暴风客热、脓耳、口疮、牙宣、牙痈、喉痹。

【用法和用量】口服。①片剂：6 片 / 次，2 次 /d；②胶囊：2 粒 / 次，2 次 /d；③颗粒剂：2g/ 次，2 次 /d；④水丸：3~6g/ 次，1~2 次 /d。

【主要不良反应】急性肝损害。

【孕妇、哺乳期妇女用药安全性】孕妇禁用。

【禁忌和慎用】脾胃虚寒者禁用；阴虚火旺者、过敏体质者慎用。

【注意事项】①服药期间饮食宜清淡，忌食辛辣刺激等食物，忌烟酒；②不宜同时服用温补性中成药。

【剂型与规格】①片剂：薄膜衣片每片重 0.31g，糖衣片片芯重 0.3g；②胶囊：每粒 0.4g；③颗粒剂：每袋 2g；④水丸，每袋 6g。

牛黄解毒丸

【医保分类】甲类。

【组方】人工牛黄，雄黄，石膏，大黄，黄芩，桔梗，冰片，甘草。

【功能主治】清热解毒。用于火热内盛，咽喉肿痛，牙龈肿痛，口舌生疮，目赤肿痛。

【药理作用与适应证】抗炎、抑菌、解热、镇痛等作用。用于口疮、牙痛、急喉痹。

【用法和用量】口服。①大蜜丸：1 丸 / 次，2~3 次 /d；②水蜜丸：2g/ 次，2~3 次 /d；③水丸：2g/ 次，3 次 /d。

【孕妇、哺乳期妇女用药安全性】孕妇禁用，哺乳期妇女禁用。

【禁忌和慎用】①婴幼儿禁用；②阴虚火旺者慎用；③年老体弱者、大便溏软者、脾胃虚弱者慎用。

【注意事项】①服药期间饮食宜清淡，忌食辛辣刺激等食物，忌烟酒；②不宜同时服用温补性中成药；③用本品治疗急喉痹、口疮、口糜、牙宣、牙痛时，可配合使用外用药物，以增强疗效；④本品含雄黄，不可超剂量或长期服用，也不可与含雄黄的其他药品同服。

【剂型与规格】①大蜜丸：每丸重 3g；②水蜜丸：每 100 丸重 5g；③水丸：每袋 4g。

一清胶囊

【医保分类】乙类。

【组方】黄连，大黄，黄芩。

【功能主治】清热泻火解毒，化瘀凉血止血。

【药理作用与适应证】抗病原微生物（金黄色葡萄球菌、大肠埃希菌）。解热、抗炎、止血、通便和改善微循环。

用于火毒血热所致的身热烦躁、目赤口疮、咽喉牙龈肿痛、大便秘结、吐血、咯血、衄血、痔血；咽炎、扁桃体炎、牙龈炎。

【用法和用量】口服，2 粒 / 次，3 次 /d。

【主要不良反应】偶见皮疹，恶心，腹泻，腹痛。

【孕妇、哺乳期妇女用药安全性】孕妇慎用。

【禁忌和慎用】阴虚火旺、脾胃虚寒者慎用。

【注意事项】①出现腹泻时可酌情减量；②服药期间饮食宜清淡，忌食辛辣刺激等食物，忌烟酒；③出血量多者，应采取综合急救措施。

【剂型与规格】胶囊：每粒 0.5g。

（三）清热祛暑

藿香正气水（口服液）

【医保分类】甲类。

【组方】苍术，陈皮，厚朴（姜制），白芷，茯苓，大腹皮，生半夏，甘草浸膏，广藿香油,紫苏叶油。

【功能主治】解表化湿,理气和中。用于外感风寒,内伤湿滞或夏伤暑湿所致的感冒,症见头痛昏重、胸膈痞闷、脘腹胀痛、呕吐腹泻,胃肠型感冒。

【药理作用与适应证】促进胃肠运动、解除胃痉挛、镇吐、抗过敏、镇痛。用于感冒、呕吐、泄泻、中暑。

【用法和用量】口服。①酊剂:5~10ml/次,2次/d,用时摇匀;②合剂:10~15ml/次,3次/d,用时摇匀。

【孕妇、哺乳期妇女用药安全性】孕妇慎用。

【禁忌和慎用】外感风热者慎用。

【注意事项】①不宜同时服用滋补性中成药;②饮食宜清淡,忌食辛辣刺激等食物,忌烟酒。

【剂型与规格】①酊剂:每支10ml;②口服液:每支10ml。

十滴水

【医保分类】甲类。

【组方】樟脑,干姜,大黄,小茴香,肉桂,辣椒,桉油。

【功能主治】健胃,祛暑。用于中暑所致的头晕、恶心、腹痛、胃肠不适。

【药理作用与适应证】抑制胃肠运动、镇痛等作用。用于中暑。

【用法和用量】口服,2~5ml/次,儿童酌减。

【孕妇、哺乳期妇女用药安全性】孕妇禁用。

【禁忌和慎用】①对本品及乙醇过敏者禁用;②驾驶员和高空作业者慎用。

【注意事项】①不宜同时服用滋补性中成药;②服药期间饮食宜清淡,忌食辛辣刺激等食物。

【剂型与规格】酊剂:每瓶(支)5ml,10ml,100ml,500ml。

(四)清脏腑热

连花清瘟胶囊

【医保分类】甲类。

【组方】连翘,金银花,炙麻黄,炒苦杏仁,石膏,板蓝根,绵马贯众,鱼腥草,广藿香,大黄,红景天,薄荷脑,甘草。

【功能主治】清瘟解毒,宣肺泻热。用于治疗流行性感冒、热毒袭肺证。

【药理作用与适应证】抗病原微生物、抗炎和调节机体免疫功能。用于时行感冒、喉痹。

【用法和用量】口服,4粒/次,3次/d。

【孕妇、哺乳期妇女用药安全性】孕妇、哺乳期妇女慎用。

【禁忌和慎用】①运动员禁用；②风寒感冒者慎用；③本品含有麻黄，心脏病、高血压患者慎用；④本品苦寒易伤脾胃，老年体弱及脾虚便溏者慎用，且不宜长期使用。

【注意事项】服药期间饮食宜清淡，忌食辛辣刺激之品。

【剂型与规格】胶囊：每粒 0.35g。

苦黄注射液

【医保分类】乙类。

【组方】柴胡，茵陈，苦参，大黄，大青叶。

【功能主治】疏肝清热，利湿退黄。用于肝胆湿热所致的黄疸，症见面目悉黄、胸胁胀满、乏力、纳差。

【药理作用与适应证】利胆。用于急、慢性肝炎引起的黄疸。

【用法和用量】静脉滴注，用 5% 或 10% 葡萄糖注射液 500ml 稀释后使用，10~60ml/ 次，1 次 /d，15d 为一个疗程；重症及淤胆型肝炎患者每次用量可增加至 60ml。

【主要不良反应】可引起头晕、心悸、胸闷、寒战、头痛、耳鸣、恶心、瘙痒、全身皮肤广泛荨麻疹，严重者表现为过敏性休克。

【孕妇、哺乳期妇女用药安全性】孕妇禁用。

【禁忌和慎用】①黄疸属寒湿阻遏之阴黄者不宜使用；②严重心、肾功能不全者慎用；③年老体弱者慎用；不可过用、久用。

【注意事项】①用药期间忌食辛辣油腻食物，戒酒；②不宜与其他药物同时滴注；③使用剂量应逐日增加，第 1 天 10ml、第 2 天 20ml、第 3 天 30~60ml；④滴速不宜过快（30 滴 /min），每 500ml 稀释液应在 3~4h 缓慢滴入。

【剂型与规格】注射液：每支 10ml。

【医保限制】限二级及以上医疗机构。

茵栀黄口服液（注射液）

【医保分类】口服液、注射液甲类。

【组方】茵陈提取物，栀子提取物，黄芩苷，金银花提取物。

【功能主治】清热解毒，利湿退黄。用于肝胆湿热所致的黄疸，症见面目悉黄、胸胁胀痛、恶心、呕吐、小便黄赤。

【药理作用与适应证】保肝及抗菌（金黄色葡萄球菌、大肠埃希菌、志贺菌属、乙型溶血性链球菌等）。用于急、慢性肝炎引起的黄疸。

【用法和用量】①口服液：10ml/ 次，3 次 /d；②注射液：静脉滴注，10~20ml/ 次，用 10% 葡萄糖注射液 250~500ml 稀释后滴注；症状缓解后可改用肌内注射，2~4ml/d。

【主要不良反应】注射液可能出现过敏反应（潮红、皮疹、瘙痒、皮炎、血管神经性水肿、呼吸困难、心悸、发绀、血压下降、喉头水肿、过敏性休克），畏寒，高热，水肿，乏力，多汗，面色苍白，恶心，呕吐，腹泻，腹痛，胃肠胀气，胃肠道出血，呼吸急促，咳嗽，胸闷，头晕，头痛，抽搐以及用药部位瘙痒、静脉炎、局部麻木等。

【孕妇、哺乳期妇女用药安全性】孕妇禁用注射液；孕妇、哺乳期妇女慎用口服液。

【禁忌和慎用】①新生儿、婴幼儿禁用；②寒湿阴黄者慎用；③自身免疫性肝炎、原发性胆汁性肝硬化和原发性硬化性胆管炎的黄疸患者，应慎用；④老年人、过敏体质者、冠心病患者等特殊人群和初次使用中药注射剂的患者应慎重使用，如确需使用，应加强监测；⑤本品不宜用于肝衰竭的黄疸、梗阻性黄疸以及残留黄疸。

【注意事项】①本品苦寒，易伤脾胃，黄疸消退后应考虑停药，不宜久服；②用药期间饮食应清淡易消化，忌烟酒，忌食辛辣、油腻食物；③因可能出现过敏性休克，故应在有抢救条件的医疗机构使用，使用者应接受过过敏性休克抢救培训，用药后出现过敏反应或其他严重不良反应须立即停药并及时救治；④葡萄糖 -6- 磷酸脱氢酶缺乏者存在贫血风险，故应慎用。

【药物相互作用】①本品注射液与葡萄糖酸钙、红霉素、四环素、二甲弗林、钙剂、酸性药物存在配伍禁忌，尤其不能与青霉素类高敏类药物合并使用；②本品不能与氨基糖苷类抗生素、头孢菌素联合应用。

【剂型与规格】①口服液：每支 10ml（含黄芩苷 0.4g）；②注射液：2ml/ 支，10ml/ 支。

【医保限制】限二级及以上医疗机构。

双黄连注射剂（合剂）

【医保分类】注射剂、合剂乙类。

【组方】金银花、黄芩、连翘。

【功能主治】清热解毒，疏风解表。用于外感风热引起的发热、咳嗽、咽痛。

用于感冒，症见发热，微恶风，汗泄不畅，头胀痛，鼻塞流黄浊涕，咳嗽。

用于咳嗽，症见咳嗽，喉燥咽痛，咳痰不爽，痰黏稠或稠黄。

用于喉痹，症见咽喉肿痛，口干舌燥，吞咽作痛，苔黄脉数。

用于乳蛾，症见喉核红肿，咽喉肿痛，口干舌燥。

用于风温肺热，症见发热，微恶风寒或不恶寒，咳嗽气促。

【药理作用与适应证】①抗病原微生物；②抗细菌内毒素；③抗炎；④解热；⑤对免疫功能的影响。

适用于病毒及细菌引起的上呼吸道感染、肺炎、扁桃体炎、咽炎等。

【用法和用量】双黄连注射液：静脉注射，10~20ml/次，1~2次/d；静脉滴注，每次1ml/kg，加入0.9%氯化钠注射液或5%~10%葡萄糖注射液中；肌内注射2~4ml/次，2次/d。

注射用双黄连：静脉滴注，每次60mg/kg，1次/d。临用前，先以适量灭菌注射用水充分溶解，再用氯化钠注射液或5%葡萄糖注射液500ml稀释。静脉滴注药物浓度不宜过高，一般不超过1.2%，以防对血管有刺激性。

双黄连合剂：口服，20ml/次，3次/d；小儿酌减。

【主要不良反应】过敏反应（潮红、寒战、发热、皮疹、瘙痒、呼吸困难、憋气、心悸、发绀、血压下降、喉头水肿、过敏性休克），畏寒、乏力、苍白、多汗、水肿、颤抖、呼吸急促、咳嗽、咽喉不适、胸闷、心律失常、血压升高、眼充血、静脉炎、胃肠道反应、中枢神经精神系统症状等。罕见一过性尿蛋白、锥体外系反应、多脏器功能损害、溶血性贫血、急性再生障碍性贫血。

【孕妇、哺乳期妇女用药安全性】孕妇禁用注射剂。

【禁忌与慎用】①4周岁及以下儿童禁用注射剂；②高敏体质或对同类产品有严重过敏史者禁用注射剂；③严重心、肺功能不全者禁用注射剂；④咳喘病、严重血管神经性水肿和静脉炎患者避免使用注射剂；⑤风寒感冒者禁用；⑥脾胃虚寒者慎用。

【注意事项】①本品注射剂可能发生过敏性休克，应在有抢救条件的医疗机构使用，使用者应接受过过敏性休克抢救培训，用药后出现过敏反应或其他严重不良反应须立即停药并及时救治；②注射剂首次用药应密切注意观察，一旦出现皮疹、瘙痒、颜面充血，特别是出现心悸、胸闷、呼吸困难、咳嗽等症状应立即停药，及时给予脱敏治疗，使用地塞米松注射液、异丙嗪注射液等抗过敏药物及阿托品注射液等解痉药物进行解救；③静脉滴注本品注射剂应遵循先慢后快的原则，开始滴注时应为20滴/min，15~20min后，患者无不适可改为40~60滴/min，儿童及年老体弱者以20~40滴/min为宜；④儿童及成人在肌内注射本品1h后，确认无过敏反应后可改为静脉给药（同批号）；⑤不得超过剂量应用注射剂，建议药液浓度不超过15%；⑥若葡萄糖注射液pH<3.2时，溶解本品注射剂后可能产生混浊或沉淀，切勿使用；⑦本品注射剂稀释后，必须在4h以内使用。

【药物相互作用】①本品注射剂应单独使用，禁止与其他药物混合配伍使用。谨慎联合用药，禁止与氨基糖苷类（如阿米卡星、庆大霉素、链霉素等）、大环内酯类（如红霉素、阿奇霉素等）、喹诺酮类（如环丙沙星、左氧氟沙星等）、β- 内酰胺类抗生素（如头孢曲松、头孢唑林、头孢他啶、青霉素、氨苄西林、头孢哌酮等）、维生素 C、利巴韦林、氢化可的松、氯丙嗪、氨茶碱、复方氯化钠注射液、碱性药物、中药注射剂等联合用药。如确需与其他药品联合使用时，优先滴注双黄连注射液，两组药物之间，输液通道至少经 100ml 以上的 0.9% 氯化钠注射液冲洗 30min 以上。②本品注射剂与地塞米松联合使用治疗小儿病毒性肺炎时，影响疗效，使病程延长。③注射剂使用期间忌服用滋补性中药，饮食宜清淡，忌食辛辣厚味。

【剂型与规格】①双黄连注射液：20ml/ 支；②注射用双黄连：600mg/ 支；③双黄连合剂：每支（瓶）含量 10ml，20ml，100ml，200ml。

【医保限制】注射剂限二级及以上医疗机构重症患者。

痰热清注射液

【医保分类】乙类。

【组方】黄芩，熊胆粉，山羊角，金银花，连翘。

【功能主治】清热，化痰，解毒。用于风温肺热病痰热阻肺证，症见：发热、咳嗽、咳痰不爽、咽喉肿痛、口渴、舌红、苔黄。

【药理作用与适应证】抗菌、抗病毒。

用于肺炎早期、急性支气管炎、慢性支气管炎急性发作以及上呼吸道感染。

【用法和用量】成人一般 20ml/ 次，重症患者可 40ml/ 次，加入 5% 葡萄糖注射液或 0.9% 氯化钠注射液 250~500ml，静脉滴注，控制滴速不超过 60 滴 /min，1 次 /d；儿童 0.3~0.5ml/kg，最高剂量不超过 20ml，加入 5% 葡萄糖注射液或 0.9% 氯化钠注射液 100~200ml，静脉滴注，控制滴速 30~40 滴 /min，1 次 /d。

【主要不良反应】偶有过敏反应，可见头晕、恶心、呕吐、全身发红、瘙痒或皮疹。

【孕妇、哺乳期妇女用药安全性】孕妇禁用。

【禁忌和慎用】①老年伴肝、肾衰竭者禁用；②严重肺源性心脏病伴心力衰竭者禁用；③24 个月以下婴幼儿禁用；④表寒证者忌用。

【注意事项】①罕见过敏性休克，用药过程中应密切观察用药反应，特别是开始 5~30min；一旦出现过敏反应或其他严重不良反应，应立即停药并及时救治；②用于风温肺热病属痰热阻肺证及风热感冒等，对寒痰阻肺和风寒感冒属不对证治疗范畴，故而在临床使用过程中要注意寒热辨证合理应用；③稀释溶媒的温度要适宜，确保在输液时药液为室温，一般在 20~30℃为宜；④药液稀释倍数不低于 1∶10（药液∶溶媒），稀释后药液必须在 4h 内使用；⑤不得和其他药物混合滴注，如需联合用药，在换药时需先用 5% 葡萄糖注射液或 0.9% 氯化钠注射液（50ml 以上）冲洗输液管或更换新的输液器，并应保持一定的时间间隔，以免药物相互作用产生不良反应；⑥该药在输液过程中，液体应经过过滤器，若发现有气泡应减慢滴速，严格控制输液速度，滴速过快或渗漏可引起头晕、胸闷或局部疼痛。

【剂型与规格】注射液：每支 10ml。

【医保限制】限二级及以上医疗机构重症患者。

银黄口服液

【医保分类】乙类。

【组方】金银花提取物，黄芩提取物。

【功能主治】清热疏风，利咽解毒。用于外感风热、肺胃热盛所致的咽干、咽痛、喉核肿大、口渴、发热。

【药理作用与适应证】抗细菌内毒素、抗过敏、抗炎。用于急慢性扁桃体炎、急慢性咽炎、上呼吸道感染。

【用法和用量】口服，10~20ml/ 次，3 次 /d；小儿酌减。

【孕妇、哺乳期妇女用药安全性】孕妇、哺乳期妇女在医师指导下服用。

【禁忌和慎用】①风寒感冒者不适用；②本品清热解毒，阴虚火旺者慎用；③脾胃虚寒，大便溏薄者慎用。

【注意事项】①服药期间忌食辛辣刺激之品、鱼腥食物；②不宜同时服用温补性中成药；③儿童、年老体弱、脾虚便溏、糖尿病患者及高血压、心脏病、肝病、肾病等慢性病严重者应在医师指导下服用；④扁桃体有化脓或体温超过 38.5℃的患者应去医院就诊；⑤服药 3d 症状无缓解，应去医院就诊。

【剂型与规格】口服液：每支 10ml。

二、解 表 剂

（一）辛温解表

正柴胡饮颗粒

【医保分类】甲类。

【组方】柴胡，陈皮，防风，甘草，赤芍，生姜。

【功能主治】发散风寒，解热止痛。用于外感风寒初起：发热恶寒、无汗、头痛、鼻塞、流涕、咽痒咳嗽、四肢酸痛，及流行性感冒初起、轻度上呼吸道感染见上述症候者。

【药理作用与适应证】解热、镇静、镇痛、抗炎、抗过敏、抗病毒（呼吸道合胞病毒）。用于感冒。

【用法和用量】开水冲服，含糖颗粒：10g/次，3次/d；无糖颗粒：3g/次，3次/d。

【孕妇、哺乳期妇女用药安全性】孕妇禁用。

【禁忌和慎用】①糖尿病患者禁用含糖型颗粒；②风热感冒者不宜使用。

【注意事项】①忌烟、酒及辛辣、生冷、油腻食物；②高血压、心脏病、肝病、糖尿病、肾病等慢性病严重者应在医师指导下服用；③儿童必须在成人监护下使用；④服药3d若症状无缓解，应去医院就诊。

【药物相互作用】①不宜在服药期间使用滋补性中成药；②因可导致环孢素血药浓度升高，故不宜与环孢素同用。

【剂型与规格】颗粒剂：每袋3g（无蔗糖），每袋5g，每袋10g。

（二）辛凉解表

柴胡注射液

【医保分类】甲类。

【组方】柴胡。

【功能主治】清热解表。用于感冒、流行性感冒及疟疾等病引起的发热。

【药理作用与适应证】抗病毒（呼吸道合胞病毒）以及解热、抗炎、保肝作用。用于感冒、流行性感冒、疟疾。

【用法和用量】肌内注射，2~4ml/次，1~2次/d。不宜超剂量、长期连续用药。

【主要不良反应】过敏反应（皮肤潮红或苍白、皮疹、瘙痒、呼吸困难、心悸、发绀、血压下降、过敏性休克）；畏寒、寒战、发热、乏力；胸闷、头晕、头痛、麻木、眩晕、晕厥、抽搐、意识模糊；口干、恶心、呕吐、腹痛、腹泻、局部红肿硬结等。

【孕妇、哺乳期妇女用药安全性】孕妇慎用。

【禁忌和慎用】①禁止静脉注射给药；②儿童禁用；③真阳亏损、肝阳上亢及肝风内动之证禁用；④有家族过敏史者慎用；⑤本品为退热解表药，无发热者不宜使用。

【注意事项】①因可能出现过敏性休克，故应在有抢救条件的医疗机构使用，使用者应接受过过敏性休克抢救培训，如用药后出现过敏反应或其他严重不良反应须立即停药并及时救治；②避免与其他药物混合注射。

【剂型与规格】注射液：2ml/支。

银翘解毒丸

【医保分类】甲类。

【组方】金银花，连翘，人工牛黄，薄荷，荆芥，淡豆豉，牛蒡子（炒），桔梗，淡竹叶，甘草。

【功能主治】疏风解表，清热解毒。用于风热感冒，症见发热头痛、咳嗽口干、咽喉疼痛。

【药理作用与适应证】解热、抗病原微生物（金黄色葡萄球菌、枯草杆菌、沙门菌、铜绿假单胞菌、肺炎链球菌、流感病毒等）、抗炎、镇痛。用于感冒。

【用法和用量】以芦根汤或温开水送服。①浓缩蜜丸、水蜜丸、大蜜丸，1 丸（袋）/ 次，2~3 次 /d；②浓缩水丸，5 丸 / 次，3 次 /d。

【孕妇、哺乳期妇女用药安全性】孕妇慎用。

【禁忌和慎用】风寒感冒者不宜用。

【注意事项】①高血压、心脏病、肝病、糖尿病、肾病等慢性病严重者或正在接受其他治疗的患者，均应在医师指导下服用；②忌烟、酒及辛辣、生冷、油腻食物；③不宜同时服用滋阴补性中成药；④服药 3d 后，症状无改善或发热咳嗽加重、胸闷、心悸等，应去医院就诊；⑤儿童必须在成人监护下使用。

【剂型与规格】①浓缩蜜丸：每丸重 3g；②水蜜丸：每袋60 粒，重6g；③大蜜丸：每丸重 9g；④浓缩水丸：每 10 丸重 1.5g。

维 C 银翘片

【医保分类】乙类。

【组方】金银花，连翘，薄荷素油，牛蒡子，淡豆豉，荆芥，桔梗，甘草，芦根，淡竹叶，对乙酰氨基酚，马来酸氯苯那敏，维生素 C。

【功能主治】疏风解表，清热解毒。用于外感风热所致的流行性感冒，症见发热、头痛、咳嗽、口干、咽喉疼痛。

【药理作用与适应证】用于时行性感冒。

【用法和用量】口服，2 片 / 次，3 次 /d。

【孕妇、哺乳期妇女用药安全性】孕妇慎用。

【禁忌和慎用】本品辛凉解表、清热解毒，风寒感冒者慎用。

【注意事项】①饮食应清淡，服药期间忌服滋补性中药，忌食辛辣刺激之品、鱼腥食物，忌烟酒；②本品含有一定比例的对乙酰氨基酚，若将其与常见的新康泰克、氨咖黄敏胶囊配伍使用，因后者同样含有对乙酰氨基酚，最终导致患者肝功能损害。

【剂型与规格】片剂：每片含维生素 C 49.5mg、对乙酰氨基酚 105mg、马来酸氯苯那敏 1.05mg。

金花清感颗粒

【组方】金银花、浙贝母、黄芩、牛蒡子、青蒿等。

【功能主治】疏风宣肺，清热解毒。

用于外感时邪引起的发热，恶寒轻或不恶寒，咽红咽痛，鼻塞流涕，口渴，咳嗽或咳而有痰等，舌质红，苔薄黄，脉数。适用于各类流感包括甲型 H1N1 流感所引起上述症候者。

【用法和用量】开水冲服。1 袋 / 次，2 次 /d，连服 3~5d。

【孕妇、哺乳期妇女用药安全性】孕妇禁用。

【禁忌和慎用】高血压、心功能不全、青光眼、免疫缺陷者慎用。

【注意事项】忌辛辣、生冷、油腻食物，饮食宜清淡。

【剂型与规格】颗粒剂：6g。

（三）表里双解

防风通圣丸

【医保分类】甲类。

【组方】防风，荆芥穗，薄荷，麻黄，大黄，芒硝，栀子，滑石，桔梗，石膏，川芎，当归，白芍，黄芩，连翘，白术（炒），甘草。

【功能主治】解表通里，清热解毒。用于外寒内热，表里俱实，恶寒壮热，头痛咽干，小便短赤，大便秘结，瘰疬初起，风疹，湿疮。

【药理作用与适应证】通便、解热、抗炎、抑菌（金黄色葡萄球菌、化脓性链球菌、肺炎链球菌、流感嗜血杆菌等），用于感冒、风疹、湿疣、瘰疬。

【用法和用量】口服。①大蜜丸，1 丸 / 次，2 次 /d；②浓缩丸，8 丸 / 次，2 次 /d；③水丸，6g/ 次，2 次 /d。

【孕妇、哺乳期妇女用药安全性】孕妇慎用，哺乳期妇女在医师指导下服用。

【禁忌和慎用】①运动员禁用；②虚寒者慎用；③高血压、心脏病患者慎用。

【注意事项】①忌烟、酒及辛辣、生冷、油腻食物；②不宜同时服用滋补性中药，不宜久服；③肝病、糖尿病、肾病等慢性病严重者，以及儿童、年老体弱及脾虚便溏者，应在医师指导下服用；④体温超过 38.5℃的患者，服药 3d 症状无缓解的患者，应立即去医院就诊；⑤服药后大便次数增多且不成形者，应酌情减量。

【剂型与规格】①大蜜丸：每丸重 9g；②浓缩丸：每 8 丸相当于原药材 6g；③水丸：每 20 丸重 1g。

三、止咳、化痰、平喘剂

（一）清热化痰

急支糖浆

【医保分类】乙类。

【组方】鱼腥草，金荞麦，四季青，麻黄，紫菀，前胡，枳壳，甘草。

【功能主治】清热化痰，宣肺止咳。用于外感风热所致的咳嗽，症见发热、恶寒、胸膈满闷、咳嗽、咽痛。

【药理作用与适应证】抗炎、镇咳、平喘。用于急性支气管炎、慢性支气管炎急性发作引起的咳嗽。

【用法和用量】口服。①成人：20~30ml/ 次，3~4 次 /d。②儿童：1 岁以内 5ml/ 次，1~3 岁 7ml/ 次，3~7 岁 10ml/ 次，7 岁以上 15ml/ 次，3~4 次 /d。

【孕妇、哺乳期妇女用药安全性】孕妇慎用。

【禁忌和慎用】①运动员禁用；②寒证者慎用；③本品含有麻黄，心脏病、高血压患者慎用；④本品清化痰热，寒痰咳嗽者慎用。

【注意事项】①支气管扩张、肺脓疡、肺源性心脏病、肺结核患者出现咳嗽时应到医院就诊；②糖尿病患者及有肝病、肾病等慢性病严重者应在医师指导下服用；③服药期间饮食宜清淡，忌食辛辣、生冷、油腻之物，忌烟；④服药期间，若患者体温超过 38.5℃，或出现喘促气急，或咳嗽加重、痰量明显增多者应去医院就诊；⑤服药 3d 症状无缓解，应去医院就诊；⑥儿童必须在成人监护下使用。

【剂型与规格】糖浆剂：每瓶 100ml，200ml。

蛇胆川贝液

【医保分类】甲类。

【组方】蛇胆汁、平贝母。

【功能主治】祛风止咳，除痰散结。用于风热咳嗽，痰多气喘，胸闷，咳痰不爽或久咳不止。

【药理作用与适应证】止咳、祛痰、平喘。用于咳嗽。

【用法和用量】口服，10ml/ 次，2 次 /d；小儿酌减。

【孕妇、哺乳期妇女用药安全性】孕妇慎用。

【禁忌和慎用】①风寒咳嗽、痰湿犯肺者慎用；②体质虚弱者慎用。

【注意事项】①服药期间饮食宜清淡，忌食辛辣、生冷、油腻之物；②支气管扩张、肺脓疡、肺源性心脏病、肺结核患者应在医师指导下服用；③本品适用于肺热咳嗽，其表现为咳嗽、咳痰不爽、痰黏稠；④服用 1 周病症无改善，应停止服用并去医院就诊；⑤服药期间，若患者出现高热，体温超过 38℃，或出现喘促气急，或咳嗽加重，痰量明显增多，应到医院就诊；⑥儿童必须在成人监护下使用。

【剂型与规格】口服液：每支 10ml。

肺力咳合剂

【医保分类】甲类。

【组方】黄芩，前胡，百部，红花龙胆，白花蛇舌草，红管药，梧桐根。

【功能主治】止咳平喘，清热解毒，顺气祛痰。用于咳喘痰多、呼吸不畅。

【药理作用与适应证】用于急慢性支气管炎、肺气肿引起的咳嗽。

【用法和用量】口服，7 岁以内，10ml/ 次；7~14 岁，15ml/ 次；成人，20ml/ 次，3 次 /d。

【孕妇、哺乳期妇女用药安全性】孕妇慎用。

【禁忌和慎用】①儿童、年老体弱者慎用；②脾虚易腹泻者慎用；③对本品过敏者慎用。

【注意事项】①服药期间饮食宜清淡，忌食辛辣、生冷、油腻之物；②不宜同时服用滋补性中药；③婴儿及糖尿病患儿应在医师指导下服用；④风寒袭肺咳嗽不适用，症见发热恶寒、鼻流清涕、咳嗽痰白等；⑤服药 3d 症状无缓解，应去医院就诊；⑥儿童必须在成人监护下使用。

【剂型与规格】合剂：每瓶 100ml。

（二）润肺化痰

强力枇杷露

【医保分类】甲类。

【组方】枇杷叶，罂粟壳，百部，白前，桑白皮，桔梗，薄荷脑。

【功能主治】养阴敛肺，镇咳祛痰。用于久咳劳嗽等。

【药理作用与适应证】镇咳、祛痰、抗炎、抑菌。用于支气管炎引起的咳嗽。

【用法和用量】口服，15ml/ 次，3 次 /d，小儿酌减。

【孕妇、哺乳期妇女用药安全性】孕妇、哺乳期妇女禁用。

【禁忌和慎用】①儿童禁用；②糖尿病患者禁用；③运动员禁用；④外感咳嗽及痰浊壅盛者慎用。

【注意事项】①服药期间饮食宜清淡，忌食辛辣、生冷、油腻之物；②本品含罂粟壳，不可久用；③不宜同时服用滋补性中药；④支气管扩张、肺脓疡、肺源性心脏病、肺结核患者出现咳嗽时应去医院就诊。

【剂型与规格】糖浆剂：每瓶 100ml，120ml，150ml，250ml，330ml。

（三）疏风清热

杏贝止咳颗粒

【医保分类】乙类。

【组方】麻黄（蜜炙）、苦杏仁、桔梗、前胡、浙贝母、百部、北沙参、木蝴蝶、甘草。

【功能主治】清宣肺气，止咳化痰。

用于外感咳嗽属表寒里热证，症见微恶寒、发热、咳嗽、咳痰、痰稠质黏、口干苦、烦躁等。

【药理作用与适应证】具有镇咳、祛痰、平喘、抗过敏、抗炎、抗病毒（甲型流感病毒）、抗菌作用（金黄色葡萄球菌）等。

用于咳嗽。因表寒未解、时有郁热、肺气不宣所致，症见咳嗽、咳痰、痰稠质黏，咽喉不爽、音哑，口干苦，烦躁，或伴微恶寒、发热者。

【用法和用量】开水送服，1 袋 / 次，3 次 /d。疗程 7d。

【剂型与规格】颗粒剂：4g。

（四）消积化痰

小儿消积止咳口服液

【医保分类】甲类。

【组方】炒山楂，槟榔，枳实，蜜枇杷叶，瓜蒌，炒莱菔子，炒葶苈子，桔梗，连翘，蝉蜕。

【功能主治】清热肃肺，消积止咳。用于小儿饮食积滞、痰热蕴肺所致的咳嗽、夜间加重、喉间痰鸣、腹胀、口臭。

【药理作用与适应证】镇咳、祛痰、抗炎、促进胃肠蠕动。

【用法和用量】口服，1 岁以内 5ml/ 次，1~2 岁 10ml/ 次，3~4 岁 15ml/ 次，5 岁以上 20ml/ 次，3 次 /d。5d 为一个疗程。

【禁忌和慎用】①体质虚弱、肺气不足、肺虚久咳、大便溏薄者禁用；②3 个月以下婴儿不宜用。

【注意事项】服药期间饮食宜清淡，忌食辛辣、生冷、油腻之物。

【剂型与规格】口服液：每支 10ml。

（五）平喘

桂龙咳喘宁胶囊

【医保分类】甲类。

【组方】桂枝，龙骨，白芍，生姜，大枣，炙甘草，牡蛎，黄连，法半夏，瓜蒌皮，炒苦杏仁。

【功能主治】止咳化痰，降气平喘。用于外感风寒、痰湿阻肺引起的咳嗽、气喘、痰涎壅盛。

【药理作用与适应证】抗炎、止咳、化痰、平喘，提高机体免疫功能。用于急慢性支气管炎。

【用法和用量】口服，1.5g/ 次，3 次 /d。

【孕妇、哺乳期妇女用药安全性】孕妇慎用。

【禁忌和慎用】本品解肌散寒，外感风热者慎用。

【注意事项】①服药期间饮食宜清淡，忌烟、酒、猪肉及生冷食物；②不宜同时服用滋补性中药；③支气管扩张、肺脓疡、肺源性心脏病、肺结核患者出现咳嗽时应去医院就诊；④高血压、心脏病、肝病、糖尿病、肾病等慢性病严重者应在医师指导下服用；⑤服药期间，若患者体温超过 38.5℃，或出现喘促气急，或咳嗽加重、痰量明显增多者，或 3d 症状无缓解者，应去医院就诊；⑥儿童必须在成人监护下使用。

【剂型与规格】胶囊：每粒 0.5g（相当于原药材 1.67g）。

蛤蚧定喘丸

【医保分类】甲类。

【组方】蛤蚧，瓜蒌子，紫菀，麻黄，醋鳖甲，黄芩，甘草，麦冬，黄连，百合，炒紫苏子，石膏，炒苦杏仁，煅石膏。

【功能主治】滋阴清肺，止咳平喘。用于肺肾两虚，阴虚肺热所致的虚劳久咳、年老哮喘、气短烦热、胸满郁闷、自汗盗汗。

【药理作用与适应证】平喘、祛痰、镇咳、抗炎、抗过敏。用于哮喘、咳嗽。

【用法和用量】口服。①大蜜丸，1 丸 / 次，2 次 /d；②小蜜丸，9g/ 次，2 次 /d。

【孕妇、哺乳期妇女用药安全性】孕妇慎用，哺乳期妇女在医师指导下服用。

【禁忌和慎用】①本品用于虚劳咳喘，咳嗽新发者慎用；②儿童及脾胃虚寒者慎用；③本品含麻黄，高血压、心脏病、青光眼者慎用；④运动员慎用。

【注意事项】①忌烟、酒及辛辣、生冷、油腻食物；②支气管扩张、肺脓疡、肺源性心脏病、肺结核患者出现咳嗽时应去医院就诊；③肝病、糖尿病、肾病等慢性病严重者应在医师指导下服用；④服药期间，若患者体温超过 38.5℃，或出现喘促气急，或咳嗽加重、痰量明显增多，哮喘急性发作，或胸闷严重者，应去医院就诊；⑤服药 7d 症状无缓解，应去医院就诊。

【剂型与规格】①大蜜丸：每丸重 9g；②小蜜丸：每 60 丸重 9g。

四、开 窍 剂

（一）清热开窍

清开灵颗粒

【**医保分类**】甲类。

【**组方**】胆酸，珍珠母，猪去氧胆酸，栀子，水牛角，板蓝根，黄芩苷，金银花。

【**功能主治**】清热解毒，镇静安神。用于外感风热湿毒、火毒内盛所致高热不退、烦躁不安、咽喉肿痛。

【**药理作用与适应证**】解热、利胆、抗炎、抑菌等。用于上呼吸道感染、病毒性感冒、急性化脓性扁桃体炎、急性咽炎、急性支气管炎、高热等。

【**用法和用量**】口服，1~2 袋 / 次，2~3 次 /d，儿童酌减。

【**孕妇、哺乳期妇女用药安全性**】孕妇禁用。

【**禁忌和慎用**】①糖尿病患者禁用；②风寒感冒者不宜使用；③平素脾胃虚寒及久病体虚患者如出现腹泻时慎用；④高血压、心脏病患者慎用，过敏体质者慎用。

【**注意事项**】①忌烟、酒及辛辣、生冷、油腻食物；②患有肝病、肾病等慢性病严重者应在医师指导下服用；③服药 3d 症状无缓解，应去医院就诊；④儿童必须在成人监护下使用；⑤发热超过 38.5℃者应到医院就诊。

【**剂型与规格**】颗粒剂：①每袋 1.5g（无糖型），含黄芩苷 20mg；②每袋 10g，含黄芩苷 20mg。

清开灵注射液

【**医保分类**】甲类。

【**组方**】胆酸，猪去氧胆酸，水牛角（粉），黄芩苷，珍珠母（粉），栀子，板蓝根，金银花。

【**功能主治**】清热解毒，化痰通络，醒神开窍。用于热病，神昏，中风偏瘫，神志不清；急性肝炎、上呼吸道感染、肺炎、脑血栓形成、脑出血。

【**药理作用与适应证**】①解热；②保护脑组织；③抗脏器损伤；④调节免疫功能。

用于外感发热，症见高热烦躁，口渴饮冷，胸闷咳喘，痰多色黄，神昏，四肢抽搐，角弓反张，或斑疹、舌绛苔黄。

【**用法和用量**】肌内注射，2~4ml/d。重症患者静脉滴注，20~40ml/d，以 10% 葡萄糖注射液 200ml 或氯化钠注射液 100ml 稀释后使用。

【**主要不良反应**】过敏反应（皮肤潮红或苍白、皮疹、瘙痒、呼吸困难、心悸、发绀、血压下降、喉头水肿、过敏性休克），全身性反应（畏寒、发热、乏力、多汗、水肿），呼吸系统反应（鼻塞、喷嚏、流涕、咽喉不适、咳嗽），心血管系统反应（心悸、胸闷、心律失常），消化系统反应（恶心、呕吐、腹胀、腹痛），精神及神经系统反应（眩晕、头痛、烦躁、抽搐、惊厥、意识模糊、昏迷、口舌或肢体麻木），血管损害和出凝血障碍（黏膜充血、紫癜、静脉炎），用药部位及其他反应（疼痛、红肿、面目不适、耳鸣、疱疹、低钾血症、血尿等）。

【孕妇、哺乳期妇女用药安全性】孕妇禁用，哺乳期妇女慎用。

【禁忌和慎用】①新生儿、婴幼儿禁用；②过敏体质者禁用；③有家族过敏史者禁用；④有低钾血症包括与低钾血症相关的周期性麻痹病史者禁用；⑤有表证恶寒发热者、药物过敏史者及久病体虚患者慎用；⑥虚寒体质者、使用洋地黄治疗者、严重心脏疾病者、肝肾功能异常者、老人等特殊人群及初次使用中药注射剂的患者应慎用并加强监测。

【注意事项】①本品可能发生过敏性休克，故有抢救条件的医疗机构方可使用，用药后出现过敏反应或其他严重不良反应时应立即停药并及时救治；②本品如经 10% 葡萄糖或氯化钠注射液稀释后，出现混浊则不得使用；③应在使用时临时配制，必须在 4h 内滴注完毕；④本品不宜与其他药物在同一容器内使用。

【药物相互作用】不能与下列药物配伍：阿米卡星、庆大霉素、头孢噻肟、头孢曲松、环丙沙星、氧氟沙星、洛美沙星、氟罗沙星、林可霉素、小诺霉素、红霉素、阿奇霉素、肾上腺素、多巴胺、维生素 B_6、葡萄糖酸钙、盐酸川芎嗪等。

【剂型与规格】注射液：2ml/ 支，10ml/ 支。

【医保限制】限二级及以上医疗机构并有急性中风偏瘫患者和上呼吸道感染、肺炎导致的高热患者。

安宫牛黄丸

【医保分类】甲类。

【组方】牛黄或人工牛黄，水牛角浓缩粉，麝香或人工麝香，珍珠，朱砂，雄黄，黄连，黄芩，栀子，郁金，冰片。

【功能主治】清热解毒，镇惊开窍。用于热病，邪入心包，高热惊厥，神昏谵语，中风昏迷。

【药理作用与适应证】保护脑组织、抗心肌缺血、抗炎、解热、镇静。用于中风昏迷及脑炎、脑膜炎、中毒性脑病、脑出血、败血症。

【用法和用量】口服，成人，1 丸 / 次，1 次 /d；小儿 3 岁以内，一次 1/4 丸；4~6 岁，一次 1/2 丸，1 次 /d。

【孕妇、哺乳期妇女用药安全性】孕妇禁用。

【禁忌和慎用】①本品为热闭神昏所设，寒闭神昏不得使用；②肝、肾功能不全者慎用。

【注意事项】①本品含朱砂、雄黄，不宜过量久服，神志清醒后当停用；②服药期间饮食宜清淡，忌食辛辣油腻之品，以免助火生痰；③本品含有雄黄，不宜与硝酸盐、硫酸盐类同服；④儿童必须在成人的监护下使用；⑤在治疗过程中如出现肢寒畏冷，面色苍白，冷汗不止，脉微欲绝，由闭证变为脱证时，应立即停药；⑥高热神昏，中风昏迷等口服本品困难者，当鼻饲给药；⑦如正在服用其他药品，使用本品前应咨询医师；⑧服用前应除去蜡皮、塑料球壳及玻璃纸；⑨本品不可整丸吞服。

【剂型与规格】丸剂：每丸重 3g。

【医保限制】限高热惊厥或中风所致的昏迷急救、抢救时使用。

醒脑静注射液

【医保分类】乙类。

【组方】麝香，郁金，栀子，冰片。

【功能主治】清热解毒，凉血活血，开窍醒脑。用于气血逆乱、瘀阻脑络所致的中风、神昏、偏瘫、口舌㖞斜；外伤头痛、神志不清；酒毒攻心、头痛呕恶、抽搐。

【药理作用与适应证】保护脑组织、改善学习记忆功能、抗炎。用于脑梗死、脑出血急性期、颅脑外伤、急性酒精中毒。

【用法和用量】①肌内注射：2~4ml/ 次，1~2 次 /d；②静脉滴注：10~20ml/ 次，用 5%~10% 葡萄糖注射液或氯化钠注射液 250~500ml 稀释后滴注。

【主要不良反应】过敏反应（潮红、皮疹、瘙痒、呼吸困难、憋气、心悸、发绀、血压下降、过敏性休克）；畏寒、寒战、发热、乏力、面色苍白、多汗；咳嗽、呼吸急促；胸闷、血压升高；头晕、头痛、抽搐、昏迷、肢体麻木、烦躁；恶心、呕吐、腹痛、腹泻；注射部位的疼痛、红肿、麻木、静脉炎等。

【孕妇、哺乳期妇女用药安全性】孕妇禁用，哺乳期妇女慎用。

【禁忌和慎用】①外感发热，寒闭神昏者禁用；②慢性酒精中毒及颅脑外伤中、后期者慎用；③目前尚无儿童应用本品的系统研究资料，不建议儿童使用。

【注意事项】①给药 30min 内应加强监护，如出现皮肤瘙痒、心悸、胸闷等症状，应立即停药，必要时给予对症处理；②不宜与其他药物混合滴注；③置阴凉干燥处避光保存，开启后立即使用；④饮食清淡，忌辛辣、油腻、海鲜，忌烟酒、浓茶；⑤因可能出现过敏性休克，故应在有抢救条件的医疗机构使用，使用者应是具备治疗过敏性休克等严重过敏反应资质或接受过过敏性休克抢救培训的医师，用药后出现过敏反应或严重不良反应立即停药并及时救治；⑥临床使用中注意监测肝功能。

【剂型与规格】注射液：2ml/ 支，5ml/ 支，10ml/ 支。

【医保限制】限二级及以上医疗机构并有中风昏迷、脑外伤昏迷或酒精中毒昏迷抢救的患者。

（二）化痰开窍

苏合香丸

【医保分类】甲类。

【组方】苏合香，安息香，冰片，水牛角浓缩粉，人工麝香，檀香，沉香，丁香，香附，木香，乳香（制），荜茇，白术，诃子肉，朱砂。

【功能主治】芳香开窍，行气止痛。用于痰迷心窍所致的痰厥昏迷，中风偏瘫，肢体不利，以及中暑，心胃气痛。

【药理作用与适应证】扩张冠状动脉，增加冠脉流量，减慢心率，降低心肌耗氧量，提高机体耐缺氧能力及抗血栓、抑制血小板聚集。用于中风寒闭、中暑、胸痹、腹痛。

【用法和用量】口服。①水蜜丸，1 丸 / 次，1~2 次 /d；②大蜜丸，1 丸 / 次，1~2 次 /d。

【孕妇、哺乳期妇女用药安全性】孕妇禁用。

【禁忌和慎用】①热病、阳闭、脱证不宜用；②中风正气不足者慎用，或配合扶正中药服用；③运动员慎用。

【注意事项】①服药期间饮食宜清淡，忌辛辣、油腻食物；②本品香燥药物过多，易耗散正气，故不宜久服；③急性脑血管病服用本品，应结合其他抢救措施；对中风昏迷者宜鼻饲给药；④服用前应除去蜡皮、塑料球壳及玻璃纸；⑤本品可嚼服，也可分份吞服。

【剂型与规格】①水蜜丸：每丸重 2.4g；②大蜜丸：每丸重 3g。

五、扶　正　剂

（一）健脾和胃

健儿消食口服液

【医保分类】乙类。

【组方】黄芪，炒白术，陈皮，麦冬，黄芩，炒山楂，炒莱菔子。

【功能主治】健脾益胃，理气消食。用于小儿饮食不节、损伤脾胃引起的纳呆少食，脘腹胀满，手足心热，自汗乏力，大便不调，以至厌食、恶食。

【药理作用与适应证】调节胃肠道功能、促进消化液分泌等作用。用于厌食。

【用法和用量】口服，3 岁以内，5~10ml/ 次，2 次 /d；3 岁以上，10~20ml/ 次，2 次 /d。

【禁忌和慎用】胃阴不足者慎用。

【注意事项】①服药期间应调节饮食，纠正不良饮食习惯，忌油腻不消化的食物；②儿童必须在成人监护下使用；③用时摇匀。

【剂型与规格】口服液：每支 10ml。

醒脾养儿颗粒

【医保分类】乙类。

【组方】一点红，毛大丁草，山栀茶，蜘蛛香。

【功能主治】醒脾开胃，养血安神，固肠止泻。用于脾气虚所致的儿童厌食，腹泻便溏，烦躁盗汗，遗尿夜啼。

【药理作用与适应证】抑制小肠运动，抗应激及增强机体免疫功能的作用。用于厌食、泄泻、遗尿、夜啼。

【用法和用量】温开水冲服。1 岁以内，2g/ 次，2 次 /d；1~2 岁，4g/ 次，2 次 /d；3~6 岁，4g/ 次，3 次 /d；7~14 岁，6~8g/ 次，2 次 /d。

【禁忌和慎用】①糖尿病患儿禁用；②湿热泄泻者慎用。

【注意事项】①服药期间忌食生冷、油腻及不易消化食物；②长期厌食、体弱消瘦者，及腹胀重、腹泻次数增多者，应去医院就诊；③服药 7d 症状无缓解，应去医院就诊；④儿童必须在成人监护下使用。

【剂型与规格】颗粒剂：每袋 2g。

（二）健脾益气

补中益气丸

【医保分类】甲类。

【组方】炙黄芪，党参，炙甘草，炒白术，当归，升麻，柴胡，陈皮。

【功能主治】补中益气，升阳举陷。用于脾胃虚弱、中气下陷所致的泄泻、脱肛、阴挺，症见体倦乏力、食少腹胀、便溏久泻、肛门下坠或脱肛、子宫脱垂、阴挺。

【药理作用与适应证】调节胃肠运动、抗胃溃疡、抗应激、调节消化分泌液、促进小肠吸收、增强机体免疫功能和抗疲劳。用于泄泻、脱肛、阴挺。

【用法和用量】口服。①大蜜丸，1 丸 / 次，2~3 次 /d；②水丸，6g/ 次，2~3 次 /d；③浓缩丸，8~10 丸 / 次，3 次 /d。

【禁忌和慎用】①恶寒发热表证、暴饮暴食脘腹胀满实证者不宜使用；②高血压患者慎用。

【注意事项】①宜空腹或饭前服，亦可在进食时同服；②服药期忌生冷、油腻食物；③不宜和感冒类药物同时服用；④服本品时不宜同时服用藜芦或其制剂；⑤服药期间出现头痛、头晕、复视等症，或皮疹、面红者，以及血压有上升趋势，应立即停药；⑥儿童必须在成人监护下使用。

【剂型与规格】①大蜜丸：每丸重 9g；②水丸：每袋 6g；③浓缩丸：每 8 丸相当于原生药 3g。

刺五加注射液

【医保分类】乙类。

【组方】刺五加。

【功能主治】平补肝肾，益精壮骨。用于肝肾不足所致的短暂性脑缺血发作，脑动脉硬化，脑血栓形成，脑栓塞等。

【药理作用与适应证】扩张血管，改善微循环，调节血脂，降低血黏度，清除氧自由基，保护组织细胞，降低实验动物高血糖，调节免疫功能，对中枢神经有兴奋和抑制的双向调节作用。

用于冠心病、心绞痛合并神经衰弱和更年期综合征等。

【用法和用量】静脉滴注，300~500mg/ 次，1~2 次 /d；20ml 规格的注射液可按每次 7mg/kg，加入 0.9% 氯化钠注射液或 5%~10% 葡萄糖注射液中。

【主要不良反应】①药物热、皮肤过敏、过敏性休克（一般于注射后数秒至 5min 内发生，先是局部瘙痒、皮疹，继而心慌、恶心、呕吐、发热、胸闷、烦躁、呼吸困难、血压稍降低或升高、腹痛、口唇麻木和肢体抽搐，并发急性肺水肿、视物模糊，个别出现呼吸、心跳骤停、过敏性休克甚至死亡）；②胃肠道反应；③血压升高，并伴心慌、胸闷，甚至视物模糊、手足搐动、心力衰竭，个别导致心动过速、心悸、诱发心绞痛，停药后对症治疗均能恢复；④意识丧失、头晕、头痛；⑤过敏性哮喘、咳嗽，个别首次静脉滴注给药 5~30min 频繁出现咳嗽、憋喘、心慌、咽痒、不能平卧、双肺满布哮鸣音，及时处理均迅速缓解；⑥偶见育龄期妇女泌乳。

【孕妇、哺乳期妇女用药安全性】孕妇禁用。

【禁忌和慎用】①儿童禁用；②哮喘及肺源性心脏病患者使用本品有病情

加重的风险，此类患者禁用；③老人、肝肾功能异常者和初次使用中药注射剂的患者应慎重使用。

【注意事项】①因可能出现过敏性休克，故应在有抢救条件的医疗机构使用，使用者应接受过过敏性休克抢救培训，用药后出现过敏反应或其他严重不良反应须立即停药并及时救治；②静脉滴注时滴速过快可产生血管的疼痛感，静脉滴注本品应遵循先慢后快的原则，开始滴注时应为 20 滴 /min，15~20min 后若患者无不适，可改为 40~50 滴 /min；③使用时应控制药液温度，建议尽可能接近体温；④稀释溶媒不宜过少，静脉滴注每 20ml 药液溶媒不应少于 100ml；⑤使用 5%~10% 葡萄糖注射液或 0.9% 氯化钠注射液稀释后，必须在 4h 内使用。

【剂型与规格】注射液：每瓶 250ml（含总黄酮 500mg），每支 20ml（含总黄酮 100mg）。

【医保限制】限二级及以上医疗机构。

（三）健脾养血

归脾丸

【医保分类】甲类。

【组方】党参，炒白术，炙黄芪，炙甘草，茯苓，制远志，炒酸枣仁，龙眼肉，当归，木香，大枣（去核）。

【功能主治】益气健脾，养血安神。用于心脾两虚，气短心悸，失眠多梦，头晕头昏，肢倦乏力，食欲减退，崩漏便血。

【药理作用与适应证】抗休克、促进学习记忆能力、促进造血功能、抗胃溃疡、提高免疫能力。用于心脾两虚证、心悸、失眠、眩晕、崩漏、便血。

【用法和用量】用温开水或生姜汤送服。①大蜜丸，1 丸 / 次，3 次 /d；②小蜜丸，9g/ 次，3 次 /d；③水蜜丸，6g/ 次，3 次 /d；④浓缩丸，8~10 丸 / 次，3 次 /d。

【孕妇、哺乳期妇女用药安全性】孕妇、哺乳期妇女慎用。

【禁忌和慎用】①阴虚火旺者慎用；②感冒发热患者不宜服用；③有口渴、尿黄、便秘等内热表现者不宜服用。

【注意事项】①宜饭前服用；②服药期间饮食宜清淡，忌辛辣、生冷、油腻、不易消化食物，以免加重病情；③高血压、心脏病、肝病、糖尿病、肾病等慢性病患者应在医师指导下服用；④服药 4 周症状无缓解，服药期间症状加重或出现其他不适应到医院就诊；⑤儿童应在医师指导下服用；⑥如正在使用其他药品，使用本品前应咨询医师或药师。

【剂型与规格】①大蜜丸：每丸重 9g；②浓缩丸：每 8 丸相当于原药材 3g；③水蜜丸：每袋 6g；④小蜜丸：每袋 9g。

健脾生血颗粒

【医保分类】甲类。

【组方】党参，茯苓，炒白术，甘草，黄芪，山药，炒鸡内金，醋龟甲，山麦冬，醋南五味子，龙骨，煅牡蛎，大枣，硫酸亚铁。

【功能主治】健脾和胃，养血安神。用于脾胃虚弱及心脾两虚所致的血虚证，症见面色萎黄或㿠白，食少纳呆，脘腹胀闷，大便不调，烦躁多汗，倦息乏力，舌胖色淡，苔薄白，脉细弱，缺铁性贫血。

【药理作用与适应证】抗缺铁性贫血、抗氧化。用于贫血。

【用法和用量】饭后用开水冲服。1 岁以内 2.5g/ 次；1~3 岁 5g/ 次；3~5 岁 7.5g/ 次；5~12 岁 10g/ 次；成人 15g/ 次，3 次 /d。4 周为一个疗程。

【主要不良反应】部分患者出现牙齿颜色变黑，停药后可逐渐消失。可排黑便，因铁与肠内硫化氢结合生成黑色硫化铁，从而使大便变黑。可见上腹疼痛、便秘。少数患者服药后，可见短暂性食欲下降、恶心、呕吐、轻度腹泻（多可自行缓解）。

【孕妇、哺乳期妇女用药安全性】孕妇、哺乳期妇女应在医师指导下使用。

【禁忌和慎用】①非缺铁性贫血（如地中海贫血）患者禁用；②存在酒精中毒、肝炎、急性感染、肠道炎症、胰腺炎、胃与十二指肠溃疡、溃疡性肠炎时慎用；③感冒患者不宜服用。

【注意事项】①忌茶，勿与含鞣酸类药物合用；②本品含有硫酸亚铁，对胃有刺激性，宜在饭后服用；③服药期间要改善饮食，加强营养，但要忌食油腻、辛辣之物；④以本品治疗小儿缺铁性贫血时，要结合病因治疗；⑤糖尿病、高血压、心脏病、肝病、肾病等慢性病严重者应在医师指导下服用；⑥服药 2 周或服药期间症状无改善，或症状加重，或出现新的严重症状，应立即停药并去医院就诊；⑦儿童必须在成人监护下使用。

【剂型与规格】颗粒剂：每袋 5g。

（四）气血双补

八珍颗粒

【医保分类】甲类。

【组方】党参，炒白术，茯苓，炙甘草，当归，炒白芍，川芎，熟地黄。

【功能主治】补气益血。用于气血两虚，面色萎黄，食欲减退，四肢乏力，月经过多。

【药理作用与适应证】促进造血功能、增强机体免疫功能、改善血液流变性、抗心肌缺血。用于气血两虚证、月经过多。

【用法和用量】开水冲服。1袋/次，2次/d。

【孕妇、哺乳期妇女用药安全性】孕妇慎用。

【禁忌和慎用】①该药品为气血双补之药，性质较黏腻，有碍消化，故咳嗽痰多，脘腹胀痛，纳食不消，腹胀便溏者忌服；②体实有热者慎用。

【注意事项】①服药期间忌食辛辣、油腻、生冷食物；②不宜和感冒类药物同时服用；③服本品时不宜同时服用藜芦或其制剂；④该药品宜饭前服用或进食同时服；⑤高血压、糖尿病患者，小儿及年老体虚者应在医师指导下服用；⑥服药期间出现食欲减退、恶心、呕吐、腹胀便溏者，应去医院就诊。

【剂型与规格】颗粒剂：每袋3.5g（无蔗糖），每袋8g。

（五）滋阴补肾

六味地黄丸

【医保分类】甲类。

【组方】熟地黄，酒萸肉，牡丹皮，山药，茯苓，泽泻。

【功能主治】滋阴补肾。用于肾阴亏损，头晕耳鸣，腰膝酸软，骨蒸潮热，盗汗遗精，消渴。

【药理作用与适应证】降血糖、保肝、抗甲状腺功能亢进、抗肿瘤、提高学习记忆能力、增强性功能、抗炎。用于肾阴虚证、眩晕、耳鸣、潮热、盗汗、遗精、消渴。

【用法和用量】口服。①大蜜丸，1丸/次，2次/d；②浓缩丸，8丸/次，3次/d；③水蜜丸，6g/次，2次/d；④小蜜丸，9g/次，2次/d。

【孕妇、哺乳期妇女用药安全性】孕妇应在医师指导下使用。

【禁忌和慎用】①体实及阳虚者慎用；②脾虚、气滞、食少纳呆者慎用；③感冒者慎用。

【注意事项】①服药期间饮食宜清淡，忌辛辣、油腻、不易消化食品；②服药期间出现食欲减退，胃脘不适，大便稀，腹痛等症状时，应去医院就诊；③服药2周后症状未改善，应去医院就诊；④儿童必须在成人监护下使用。

【剂型与规格】①大蜜丸：每丸重9g；②浓缩丸：每8丸重1.44g（每8丸相当于饮片3g）；③水蜜丸：每袋6g；④小蜜丸：每袋9g，每瓶60g或120g。

（六）滋阴降火

知柏地黄丸

【医保分类】甲类。

【组方】知母，黄柏，熟地黄，山茱萸（制），牡丹皮，山药，茯苓，泽泻。

【功能主治】滋阴降火。用于阴虚火旺，潮热盗汗，口干咽痛，耳鸣遗精，小便短赤。

【药理作用与适应证】降血糖，调节神经、内分泌功能和增强机体免疫功能。用于阴虚火旺、阴虚发热、盗汗、慢喉痹、耳鸣、遗精。

【用法和用量】口服。①大蜜丸：1 丸 / 次，2 次 /d；②浓缩丸：8 丸 / 次，3 次 /d。

【孕妇、哺乳期妇女用药安全性】孕妇慎用，哺乳期妇女应在医师指导下服用。

【禁忌和慎用】①气虚发热及实热者慎用；②脾虚便溏、气滞中满者慎用；③感冒者慎用；④阳虚畏寒肢冷者不宜使用。

【注意事项】①服药期间饮食宜清淡，忌辛辣、油腻之品；②宜空腹或饭前温开水或淡盐水送服；③服药 1 周症状无改善，应去医院就诊；④儿童必须在成人监护下使用；⑤高血压、心脏病、肝病、糖尿病、肾病等慢性病严重者，以及儿童应在医师指导下服用。

【剂型与规格】①大蜜丸：每丸重 9g；②浓缩丸：每 8 丸相当于原生药 3g。

（七）滋肾养肝

杞菊地黄丸

【医保分类】甲类。

【组方】枸杞子，菊花，熟地黄，酒萸肉，牡丹皮，山药，茯苓、泽泻。

【功能主治】滋肾养肝。用于肝肾阴亏，眩晕耳鸣，羞明畏光，迎风流泪，视物昏花。

【药理作用与适应证】降血脂、抗动脉粥样硬化、抗氧化、抑制血小板凝聚、肾保护及改善学习记忆功能。用于眩晕、圆翳内障、青盲、目涩症、耳聋。

【用法和用量】口服。①大蜜丸，1 丸 / 次，2 次 /d；②浓缩丸，8 丸 / 次，3 次 /d；③水蜜丸，6g/ 次，2 次 /d；④小蜜丸，9g/ 次，2 次 /d。

【孕妇、哺乳期妇女用药安全性】孕妇、哺乳期妇女应在医师指导下使用。

【禁忌和慎用】①实火亢盛所致的头晕、耳鸣慎用；②脾胃虚寒，大便稀溏者慎用；③感冒发热患者不宜服用。

【注意事项】①服药期间忌酸冷食物；②高血压、心脏病、肝病、糖尿病、肾病等慢性病严重者应在医师指导下服用；③儿童应在医师指导及成人监护下服用；④服药 4 周症状无缓解，应去医院就诊。

【剂型与规格】①大蜜丸：每丸重 9g；②浓缩丸：每 8 丸相当于原药材 3g；③水蜜丸：每袋 6g；④小蜜丸：每袋 9g，每瓶 60g，每瓶 120g。

（八）温补肾阳

金匮肾气丸

【医保分类】甲类。

【组方】地黄，山茱萸（酒炙），山药，牡丹皮，泽泻，茯苓，桂枝，附子（炙），牛膝（去头），车前子（盐炙）。

【功能主治】温补肾阳，化气行水。用于肾虚水肿，腰膝酸软，小便不利，畏寒肢冷。

【药理作用与适应证】增强性腺功能、提高血清睾酮水平、增强免疫功能及抗氧化。用于水肿、腰痛、喘证。

【用法和用量】口服，水蜜丸一次 4~5g（20~25 粒），大蜜丸 1 丸 / 次；2 次 /d。

【主要不良反应】偶见荨麻疹、心动过缓、胃酸增多。

【孕妇、哺乳期妇女用药安全性】孕妇禁用。

【禁忌和慎用】湿热壅盛、风水泛溢水肿者不宜用。

【注意事项】①本品含附子，不可过服、久服；②服药期间饮食宜清淡，宜低盐饮食，忌食生冷食物，忌房欲。

【剂型与规格】①水蜜丸：每 5 粒 1g；②大蜜丸：每丸重 9g。

（九）益气养阴

消渴丸

【医保分类】甲类。

【组方】葛根，地黄，黄芪，天花粉，玉米须，南五味子，山药，格列本脲。

【功能主治】滋肾养阴，益气生津。用于气阴两虚所致的消渴病，症见多饮、多尿、多食、消瘦、体倦乏力、眠差、腰痛。

【药理作用与适应证】降血糖、调血脂、脏器保护。用于 2 型糖尿病。

【用法和用量】饭前用温开水送服。一次 1.25~2.5g（5~10 丸），2~3 次 /d。

服用量应根据病情从 5 丸 / 次起逐渐递增，服用量不超过 10 丸 / 次，每日不超过 30 丸；至疗效满意时，可逐渐减少每次服用量或减少服用次数至 2 次 /d 的维持剂量。每日服用 2 次时，应在早餐及午餐前各服用 1 次，晚餐前尽量不服用。

【主要不良反应】偶见肠道不适、发热、皮肤过敏、低血糖反应，罕见脱发。

【孕妇、哺乳期妇女用药安全性】孕妇、哺乳期妇女禁用。

【禁忌和慎用】①1 型糖尿病患者，2 型糖尿病患者伴酮症酸中毒、昏迷、严重烧伤、感染、严重外伤和重大手术者禁用；②肝、肾功能不全者，对磺胺类药物过敏者，白细胞减少、粒细胞缺乏、血小板减少者禁用；③阴阳两虚消渴者慎用；④体质虚弱、高热、恶心和呕吐、肾上腺皮质功能减退或垂体前叶功能减退者慎用。

【注意事项】①超过 65 岁的糖尿病患者对低血糖耐受差，用药时应密切注意低血糖反应，其血糖控制标准略宽于一般人，空腹血糖 <7.8mmol/L，餐后 2h 血糖 <11.1mmol/L 即可；②出现低血糖症状时，轻者立即口服葡萄糖，如无葡萄糖可予口服甜果汁、糖水；重者静脉注射葡萄糖，直至患者意识恢复；③服用本品时禁止加服磺酰脲类抗糖尿病药，若合用其他类型口服抗糖尿病药，用药期间应定期测定血糖、尿糖、肝肾功能，并进行眼科检查，注意早期防治各种并发症，如糖尿病脑病、糖尿病肾病等；④服药期间忌肥甘、辛辣之品，控制饮食，注意合理的饮食结构，忌烟酒；⑤本品含格列本脲，注意监测血糖。

【剂型与规格】丸剂：每 10 丸重 2.5g（含格列本脲 2.5mg），每瓶装 30g。

参芪降糖颗粒

【医保分类】甲类。

【组方】人参茎叶皂苷，五味子，黄芪，山药，地黄，覆盆子，麦冬，茯苓，天花粉，泽泻，枸杞子。

【功能主治】益气养阴，滋补脾肾。用于气阴两虚所致的消渴病。

【药理作用与适应证】降血糖、抗氧化。用于 2 型糖尿病。

【用法和用量】口服，1g/ 次，3 次 /d，1 个月为一个疗程。效果不显著或治疗前症状较重者，一次用量可达 3g，3 次 /d。

【孕妇、哺乳期妇女用药安全性】孕妇禁用。

【禁忌和慎用】①属阴阳两虚消渴者慎用；②邪盛实热者不宜用，待实热退后方可服用。

【注意事项】①在治疗过程中，尤其是与化学药品降血糖药联合用药时，要及时监测血糖，避免发生低血糖反应；②服用期间忌食肥甘、辛辣食物，控制饮食，注意合理的饮食结构，忌烟酒；③避免长期精神紧张，适当进行体育活动；④对重症病例，应合用其他降血糖药治疗，以防病情加重；⑤注意早期防治各种并发症，如糖尿病脑病、糖尿病肾病。

【剂型与规格】颗粒剂：每袋 3g。

六、安 神 剂

养心安神

枣仁安神颗粒

【医保分类】乙类。

【组方】炒酸枣仁，丹参，醋五味子。

【功能主治】养血安神。用于心血不足所致的失眠、健忘、心烦。

【药理作用与适应证】镇静、镇痛、抗惊厥、改善微循环。用于头晕、神经衰弱。

【用法和用量】开水冲服。5g/ 次，临睡前服。

【孕妇、哺乳期妇女用药安全性】孕妇慎用。

【禁忌和慎用】①由于消化不良所导致的睡眠差者禁用；②胃酸过多者慎用。

【注意事项】①不宜服用咖啡、浓茶等兴奋性饮品；②糖尿病患者、小儿应在医师指导下服用；③服药 2 周症状未缓解，应去医院就诊；④儿童必须在成人监护下使用。

【剂型与规格】颗粒剂：每袋 5g。

柏子养心丸（胶囊、片）

【医保分类】甲类。

【组方】柏子仁，党参，炙黄芪，川芎，当归，茯苓，制远志，酸枣仁，肉桂，醋五味子，半夏曲，炙甘草，朱砂。

【功能主治】补气，养血，安神。用于心气虚寒，心悸易惊。

【药理作用与适应证】镇静。用于失眠多梦、健忘。

【孕妇、哺乳期妇女用药安全性】孕妇慎用。

【用法和用量】口服，水蜜丸 6g/ 次，大蜜丸 1 丸 / 次；2 次 /d。

胶囊（片剂），3~4 粒（片）/ 次，2 次 /d。

【禁忌和慎用】阴虚火旺或肝阳上亢者禁用。

【注意事项】①忌食辛辣食物，忌浓茶、咖啡等兴奋性饮品；②保持精神舒畅，劳逸适度，忌过度思维，避免恼怒、抑郁、惊恐等不良情绪；③宜饭后服用；④本品处方中含朱砂，不可过服、久服；不可与溴化物、碘化物药物同服；⑤儿童必须在成人的监护下使用。

【剂型与规格】①水蜜丸：每 100 粒重 10g；②大蜜丸：每丸重 9g；③胶囊（片剂）：0.3g。

七、祛　瘀　剂

（一）活血祛瘀

丹参注射液

【**医保分类**】甲类。

【**组方**】丹参。

【**功能主治**】活血化瘀，通脉养心。用于瘀血闭阻所致的胸痹心痛。

【**药理作用与适应证**】抗心肌缺血、抗脑缺血、改善血液流变性、改善脑微循环、降血脂。用于冠心病、心绞痛。

【**用法和用量**】①肌内注射：2~4ml/次，1~2次/d；②静脉注射：4ml/次（用50%葡萄糖注射液20ml稀释后使用），1~2次/d；③静脉滴注：10~20ml/次（用5%葡萄糖注射液100~500ml稀释后使用），1次/d。

【**主要不良反应**】皮疹、斑丘疹、瘙痒、过敏性哮喘、过敏性休克、多汗、头痛、恶心、呕吐、肌肉骨骼痛、多尿、球结膜水肿、剥脱性皮炎、热原反应等。

【**孕妇、哺乳期妇女用药安全性**】孕妇禁用。

【**禁忌和慎用**】①严重贫血者以及新生儿、婴幼儿、有出血倾向者禁用；②月经期慎用。

【**注意事项**】①因有可能产生严重过敏反应（包括过敏性休克），故应在有抢救条件的医疗机构使用，使用者应接受过相关抢救培训，用药后出现过敏反应或其他严重不良反应须立即停药并及时救治；②服药期间饮食宜清淡，忌辛辣、油腻食物；③在治疗期间，若心绞痛持续发作，宜加用硝酸酯类药物；若出现剧烈心绞痛，或见气促、汗出、面色苍白者，心肌梗死，应及时急诊救治；④慎重采用静脉注射给药；⑤不宜与中药藜芦及其制剂同时使用。

【**剂型与规格**】注射液：2ml/支，10ml/支。

【**医保限制**】限二级及以上医疗机构并有明确的缺血性心脑血管疾病急性发作证据的患者。

注射用丹参多酚酸盐

【**医保分类**】乙类。

【**成分**】丹参多酚酸盐。

【**功能主治**】活血、化瘀、通脉。用于冠心病稳定型心绞痛，分级为Ⅰ、Ⅱ级，心绞痛症状表现为轻、中度，中医辨证为心血瘀阻证者，症见胸痛、胸闷、心悸。

【**用法和用量**】静脉滴注，200mg/次，用5%葡萄糖注射液或0.9%氯化钠注射液250~500ml溶解后使用，1次/d，疗程2周。

【主要不良反应】少数患者发生头晕、头胀痛；偶有患者在输液中因静脉滴注速度快致轻度头痛；偶尔有血谷丙转氨酶升高，在停药后消失。

【孕妇、哺乳期妇女用药安全性】孕妇、哺乳期妇女慎用。

【禁忌和慎用】有出血倾向者慎用。

【药物相互作用】禁与其他药品混合配伍使用。

【剂型与规格】注射液：每瓶装 50mg（含丹参乙酸镁 40mg）。

【医保限制】本品系 2021 年国家协议期内谈判药品，限二级及以上医疗机构并有明确冠心病、稳定型心绞痛诊断的患者。

丹红注射液

【医保分类】乙类。

【组方】丹参，红花。

【功能主治】活血化瘀，通脉舒络。用于瘀血闭阻所致的胸痹及中风，症见胸痛，胸闷，心悸，口眼㖞斜，言语謇涩，肢体麻木，活动不利等。

【药理作用与适应证】用于冠心病、心绞痛、心肌梗死、缺血性脑病、脑血栓及瘀血型肺源性心脏病。

【用法和用量】①肌内注射：2~4ml/ 次，1~2 次 /d；②静脉注射：4ml/ 次，加入 50% 葡萄糖注射液 20ml 稀释后缓慢注射，1~2 次 /d；③静脉滴注：20~40ml/ 次，加入 5% 葡萄糖注射液 100~500ml 稀释后缓慢滴注，1~2 次 /d；伴糖尿病等特殊情况时，改用 0.9% 氯化钠注射液稀释。

【主要不良反应】偶有过敏反应，可见皮疹、瘙痒、头痛、头晕、心悸、寒战、发热、面部潮红、恶心、呕吐、腹泻、胸闷、呼吸困难、喉头水肿、抽搐等，停药后均能恢复正常。罕见过敏性休克。

【孕妇、哺乳期妇女用药安全性】孕妇、哺乳期妇女禁用。

【禁忌和慎用】①有出血倾向者禁用；②月经期妇女慎用。

【注意事项】不得与其他药物混合在同一容器内使用；谨慎联合用药，如确需联合使用其他药品，应谨慎考虑与中药注射剂的时间间隔以及药物相互作用等。

【剂型与规格】注射液：2ml/ 支，10ml/ 支，20ml/ 支。

【医保限制】本品系 2020 年国家协议期内谈判药品，限二级及以上医疗机构并有明确的缺血性心脑血管疾病急性发作证据的重症抢救患者。

银杏叶胶囊

【医保分类】乙类。

【组方】银杏叶。

【功能主治】活血、化瘀、通络。用于瘀血阻络引起的胸痹心痛、中风、半身不遂、舌强语謇。

【药理作用与适应证】扩张血管、抗心肌缺血、抗脑缺血、抑制血栓形成和增强学习记忆能力。用于冠心病稳定型心绞痛、脑梗死。

【用法和用量】口服。规格①胶囊：2 粒 / 次，3 次 /d；规格②胶囊，1 粒 / 次，3 次 /d。

【孕妇、哺乳期妇女用药安全性】孕妇慎用。

【禁忌和慎用】心力衰竭者、过敏体质者慎用。

【注意事项】①忌食生冷、辛辣、油腻食物，忌烟酒、浓茶；②在治疗期间若心绞痛持续发作，宜加用硝酸酯类药物；若出现剧烈心绞痛，心肌梗死，见气促、汗出、面色苍白者，应及时救治；③有出血倾向或使用抗凝血、抗血小板治疗的患者，应在医师指导下使用；④银杏叶的制剂可能会增加出血的风险，围手术期时应由医师评估后使用。

【剂型与规格】①胶囊：每粒含总黄酮醇苷 9.6mg、萜类内酯 2.4mg；②胶囊：每粒含总黄酮醇苷 19.2mg、萜类内酯 4.8mg。

舒血宁注射液

【医保分类】乙类。

【组方】银杏叶。

【功能主治】扩张血管，改善微循环。用于冠心病、心绞痛、脑栓塞、脑血管痉挛等缺血性心脑血管疾病。

【用法和用量】

（1）肌内注射：2~4ml/ 次，1~2 次 /d。

（2）静脉滴注：20ml/d，用 5% 葡萄糖注射液 250ml 或 500ml 稀释后使用。

【主要不良反应】过敏反应（潮红、皮疹、瘙痒、荨麻疹、过敏性皮炎、血管神经性水肿、喉头水肿、呼吸困难、哮喘、憋气、心悸、发绀、血压下降、过敏性休克）；寒战、高热、多汗、过敏性紫癜、昏迷；呼吸急促、咳嗽；胸闷、心率加快、血压升高等，口干、食欲减退、恶心、呕吐、腹胀、腹痛、腹泻、便秘、肝脏生化指标异常（如转氨酶上升）、消化道出血；皮下出血点及瘀斑；头晕、头痛、抽搐、震颤、失眠；静脉炎、眼内出血、血尿等。

【孕妇、哺乳期妇女用药安全性】不建议孕妇使用，哺乳期妇女慎用。

【禁忌与慎用】①新生儿、婴幼儿禁用。②过敏体质、心力衰竭、严重心脏疾病、肝肾功能异常、凝血机制或血小板功能障碍、有出血倾向、初次使用中药注射剂的患者，应慎重使用。如确需使用，需要加强监测。

【注意事项】①因可能出现过敏性休克，故应在有抢救条件的医疗机构使用,用药后出现过敏反应或其他严重不良反应须立即停药并及时救治。②药品稀释后应坚持即配即用,不宜长时间放置,静脉滴注时必须稀释以后使用。严格控制滴注速度和用药剂量,建议滴速 <40 滴 /min,一般控制在 15~30 滴 /min。③禁止使用静脉推注的方法给药。④与抗凝血药或抗血小板药等可能增加出血风险的药物同时使用时应加强监测。⑤在临床使用过程中加强肝、肾功能监测。

【药物相互作用】不能与氨茶碱、阿昔洛韦、注射用奥美拉唑钠配伍使用。

【剂型与规格】注射液:每支 2ml,折合银杏叶提取物为 7mg(含总黄酮醇苷 1.68mg,银杏叶内酯 0.28mg)。

【医保限制】限二级及以上医疗机构并有明确的缺血性心脑血管疾病急性发作证据的患者。

血栓通注射剂

【医保分类】甲类。

【成分】三七总皂苷。

【功能主治】活血祛瘀,通脉活络。用于中风偏瘫,瘀血阻络证。

【药理作用与适应证】抗脑缺血、抗血栓、肾保护。用于动脉粥样硬化性血栓性脑梗死、脑栓塞、视网膜中央静脉阻塞见瘀血阻络证者。

【用法和用量】①静脉注射:2~5ml/ 次,以氯化钠注射液 20~40ml 稀释后使用,1~2 次 /d;②静脉滴注:2~5ml/ 次,用 10% 葡萄糖注射液 250~500ml 稀释后使用,1~2 次 /d;③肌内注射:2~5ml/ 次,1~2 次 /d;④理疗;2ml/ 次,加注射用水 3ml,从负极导入。

【孕妇、哺乳期妇女用药安全性】孕妇禁用。

【禁忌和慎用】①脑出血急性期患者、儿童禁用;②对乙醇过敏者禁用;③对人参、三七过敏者禁用。

【注意事项】①因可能出现过敏性休克,故应在有抢救条件的医疗机构使用,使用者应接受过过敏性休克抢救培训,用药后出现过敏反应或其他严重不良反应须立即停药并及时救治;②用药期间勿从事驾驶及高空作业等危险作业;③本品不能与其他药物在同一容器中混合使用;④本品遇冷可能析出结晶,可置于 50~80℃热水中溶解,放冷至室温即可使用;⑤连续给药不得超过 15d。

【剂型与规格】注射液:每支 2ml,含 70mg 三七总皂苷;每支 5ml,含 175mg 三七总皂苷。

【医保限制】限二级及以上医疗机构的中风偏瘫或视网膜中央静脉阻塞的患者。

血塞通注射剂

【医保分类】甲类。

【成分】三七总皂苷。

【功能主治】活血祛瘀，通脉活络。用于瘀血阻络所致的中风偏瘫，口舌㖞斜，胸痹心痛。

【药理作用与适应证】抗脑缺血、抗心肌缺血、抑制血小板聚集、改善微循环、降血脂。用于中风、视网膜中央静脉阻塞。

【用法和用量】①肌内注射：100mg/次，1~2次/d；②静脉滴注：200~400mg/次，以5%~10%葡萄糖注射液250~500ml稀释后缓缓滴注，1次/d。

【孕妇、哺乳期妇女用药安全性】【禁忌和慎用】【注意事项】参见血栓通注射剂。

【剂型与规格】注射剂：2ml（100mg），2ml（200mg），5ml（250mg），10ml（250mg）。

【医保限制】限二级及以上医疗机构的中风偏瘫或视网膜中央静脉阻塞的患者。

（二）祛瘀化痰

瓜蒌皮注射液

【医保分类】乙类。

【成分】瓜蒌皮提取液。

【功能主治】行气除满，开胸除痹。用于痰浊阻络之冠心病，稳定型心绞痛。

【用法和用量】①肌内注射，4ml/次，1~2次/d；②静脉注射，8ml/次，用25%葡萄糖注射液20ml稀释，1次/d；③静脉滴注，12ml/次，用5%葡萄糖注射液250~500ml稀释，1次/d。

【孕妇、哺乳期妇女用药安全性】孕妇禁用。

【剂型与规格】注射液：2ml/支，4ml/支。

【医保限制】限二级及以上医疗机构并有冠心病、稳定型心绞痛明确诊断证据的患者。

（三）益气活血

麝香保心丸

【医保分类】甲类。

【组方】人工麝香，人参提取物，人工牛黄，肉桂，苏合香，蟾酥，冰片。

【功能主治】芳香温通，益气强心。用于气滞血瘀所致的胸痹，症见心前区疼痛、固定不移。

【药理作用与适应证】抗心肌缺血、改善血液流变性、降血脂、抗慢性心功能不全、抗心肌纤维化。用于心肌缺血所致的心绞痛、心肌梗死。

【用法和用量】饭后口服，1~2 丸 / 次，3 次 /d，或症状发作时服用。

【主要不良反应】舌下含服偶有麻舌感。

【孕妇、哺乳期妇女用药安全性】孕妇禁用，哺乳期妇女慎用。

【禁忌和慎用】运动员慎用，脾胃虚弱者慎用，过敏体质者慎用。

【注意事项】①本品中含有蟾酥，不宜过用、久用；②具有强心作用，不宜与洋地黄类药物同用；③心绞痛持续发作，如服药后不能缓解时，应加用硝酸甘油等药物，如出现剧烈心绞痛、心肌梗死，应及时救治；④饮食宜清淡、低盐、低脂，忌生冷、辛辣、油腻之品，忌烟酒；⑤不宜与藜芦、五灵脂、赤石脂同用。

【剂型与规格】丸剂：每丸重 22.5mg。

大株红景天胶囊（片、注射液）

【医保分类】胶囊（片剂）乙类。

【组方】大株红景天。

【功能主治】活血化瘀，通脉止痛。用于冠心病、心绞痛属于心血瘀阻证，症见胸痛、胸闷、心慌、气短等。

【用法和用量】胶囊：口服，4 粒 / 次，3 次 /d。

片剂：口服，2 片 / 次，3 次 /d。

注射液：静脉滴注，10ml/ 次，加入 250ml 的 5% 葡萄糖注射液中，1 次 /d。10d 为一个疗程。

【主要不良反应】个别患者出现口干、胃部不适，皮疹、瘙痒等过敏反应。

【孕妇、哺乳期妇女用药安全性】孕妇禁用，哺乳期妇女慎用。

【禁忌和慎用】过敏体质的患者禁用注射液。

【剂型与规格】①胶囊：0.38g；②片剂：0.4g；③注射液：5ml/ 支。

【注意事项】①注射液应单独使用，禁忌与其他药品混合配伍使用；②注射液不得超剂量、高浓度应用，儿童、老人应按年龄或体质情况酌情减量；③注射液稀释前温度应达到室温并现配现用；④注射液严格控制滴速，一般控制在 50~60 滴 /min，耐受者方可逐步提高滴速，以 60 滴 /min 为宜。

【医保限制】胶囊（片剂）限有冠心病、心绞痛的明确诊断证据。

脉络通片

【医保分类】乙类。

【组方】郁金，人参，黄连，三七，安息香，檀香，琥珀，降香，甘松，木香，石菖蒲，丹参，麦冬，钩藤，黄芩，夏枯草，槐米，甘草，珍珠，冰片，朱砂，人工牛黄。

【功能主治】通脉活络，行气化瘀。用于冠心病引起的心绞痛，防治高血压及脑血管意外。

【用法和用量】口服，4 片 / 次，2~3 次 /d。

【孕妇、哺乳期妇女用药安全性】孕妇禁用。

【剂型与规格】片剂：每片重 0.4g。

【医保限制】限周围血管血栓性病变。

脉络通胶囊

【医保分类】乙类。

【组方】党参，当归，地龙，丹参，红花，木贼草，葛根，槐米，山楂，川芎。

【功能主治】益气活血，化瘀止痛。用于气虚血瘀所致的胸痹，症见心胸疼痛、胸闷气短、头痛眩晕。

【药理作用与适应证】用于冠心病，心绞痛具有上述诸症及中风引起的肢体麻木、半身不遂等症。

【用法和用量】口服，2 粒 / 次，3 次 /d。

【孕妇、哺乳期妇女用药安全性】孕妇禁用。

【禁忌和慎用】痰水内盛者慎用。

【注意事项】①在治疗期间若心绞痛持续发作，应及时就诊；②脑血管病急性期者，应到医院就诊；③忌食生冷、辛辣、油腻食物，忌烟酒、浓茶。

【剂型与规格】胶囊：每粒装 0.42g。

【医保限制】限周围血管血栓性病变。

脑心通胶囊（片、丸）

【医保分类】乙类。

【组方】黄芪，赤芍，丹参，当归，川芎，桃仁，红花，醋乳香，醋没药，鸡血藤，牛膝，桂枝，桑枝，地龙，全蝎，水蛭。

【功能主治】益气活血，化瘀通络。用于气虚血滞、脉络瘀阻所致中风中经络、半身不遂、肢体麻木、口眼㖞斜、舌强语謇及胸痹心痛、胸闷、心悸、气短。

用于中风，症见半身不遂，偏身麻木，口舌㖞斜，伴气短乏力，眩晕，心悸自汗。

用于胸痹，症见胸闷心痛，呈隐痛或刺痛，心悸气短，舌质淡紫，有齿痕。

【药理作用与适应证】抗脑缺血，抗心肌缺血，抗血管性痴呆。用于脑梗死、冠心病心绞痛。

【用法和用量】饭后口服。①胶囊，2~4 粒 / 次，3 次 /d。②片剂，2~4 片 / 次，3 次 /d。③丸剂，1 袋 / 次，3 次 /d。

【主要不良反应】个别患者出现皮肤瘙痒、脱皮、丘疹、倦睡、心烦、头闷症状，停药后消失。少数患者有轻度胃痛、恶心、食欲减退。

【孕妇、哺乳期妇女用药安全性】孕妇禁用。

【禁忌和慎用】①对茶碱类及曲克芦丁过敏者禁用；②中风病痰热证、风火上扰者慎用；③有出血倾向者、行经期妇女以及使用抗凝、抗血小板治疗的患者慎用；④寒凝血瘀或痰瘀互阻之胸痹者慎用；⑤中风急性期患者不宜使用。

【注意事项】①在治疗期间若心绞痛持续发作，宜加用硝酸酯类药物；若出现剧烈心绞痛、心肌梗死，应及时救治；②胃病患者宜饭后服用；③服药期间饮食要清淡，忌食辛辣、油腻食物，忌饮浓茶。

【剂型与规格】①胶囊：每粒装 0.4g；②片剂：每片重 0.45g；③丸剂：每袋装 0.8g。

【医保限制】限中重度脑梗死、冠心病、心绞痛患者。

参松养心胶囊

【医保分类】甲类。

【组方】人参，麦冬，山茱萸，丹参，酸枣仁（炒），桑寄生，赤芍，土鳖虫，甘松，黄连，南五味子，龙骨。

【功能主治】益气养阴，活血通络，清心安神。用于治疗冠心病室性期前收缩属气阴两虚、心络瘀阻证者，症见心悸不安、气短乏力、动则加剧、胸部闷痛、失眠多梦、盗汗、神倦懒言。

【药理作用与适应证】抗心肌缺血、抗快速型心律失常、抗心肌损伤。用于心悸、胸痹。

【用法和用量】口服，2~4 粒 / 次，3 次 /d。

【主要不良反应】个别患者出现胃胀。

【孕妇、哺乳期妇女用药安全性】孕妇禁用。

【注意事项】①应注意配合原发性疾病的治疗；②在治疗期间心绞痛持续发作者应及时就诊；③忌生冷、辛辣、油腻之品，忌烟酒、浓茶。

【剂型与规格】胶囊：每粒 0.4g。

【医保限制】限有室性期前收缩的诊断证据。

血栓心脉宁胶囊

【医保分类】甲类。

【组方】川芎，槐花，丹参，水蛭，毛冬青，人工牛黄，人工麝香，人参茎叶总皂苷，冰片，蟾酥。

【功能主治】益气活血，开窍止痛。用于气虚血瘀所致的中风、胸痹，症见头晕目眩、半身不遂、胸闷心痛、心悸气短。

【药理作用与适应证】抗脑缺血损伤、抗心肌缺血、抑制血栓形成、改善血液流变性。用于缺血性中风恢复期、冠心病心绞痛。

【用法和用量】口服，4 粒 / 次，3 次 /d。

【孕妇、哺乳期妇女用药安全性】孕妇禁用，哺乳期妇女慎用。

【禁忌和慎用】①经期妇女慎用；②运动员慎用；③本品中蟾酥有强心作用，正在服用洋地黄类药物的患者慎用。

【注意事项】①寒凝、阴虚血瘀、胸痹心痛者不宜单用；②久服易伤脾胃，餐后服用为宜；③忌食生冷、辛辣、油腻食物，忌烟酒、浓茶；④在治疗期间，若心绞痛持续发作，宜加用硝酸酯类药物；如果出现剧烈心绞痛、心肌梗死等，应及时救治。

【剂型与规格】胶囊：每粒 0.5g。

（四）理气活血

速效救心丸

【医保分类】甲类。

【组方】川芎，冰片。

【功能主治】行气活血，祛瘀止痛，增加冠脉血流量，缓解心绞痛。用于胸痹、心悸。

【药理作用与适应证】抗心肌缺血、提高机体耐缺氧能力、改善血流动力学指标、镇痛。用于气滞血瘀型冠心病，心绞痛。

【用法和用量】含服。4~6 粒 / 次，3 次 /d；急性发作时，10~15 粒 / 次。

【孕妇、哺乳期妇女用药安全性】孕妇禁用。

【禁忌和慎用】①气阴两虚、心肾阴虚、胸痹心痛者慎用；②伴中至重度心力衰竭的心肌缺血者慎用；③过敏体质者慎用。

【注意事项】①忌食生冷、辛辣、油腻之品，忌烟酒、浓茶；②在治疗期间，若心绞痛持续发作，宜加用硝酸酯类药物；如果出现剧烈心绞痛、心肌梗死等，应及时救治。

【剂型与规格】滴丸剂：每粒 40mg。

复方丹参滴丸

【医保分类】甲类。

【组方】丹参，三七，冰片。

【功能主治】活血化瘀，理气止痛。用于气滞血瘀所致的胸痹，症见胸闷、心前区刺痛。

【药理作用与适应证】抗心肌缺血、抗动脉粥样硬化、改善血液流变性、抗心律失常、抗脑缺血。用于冠心病心绞痛。

【用法和用量】口服或舌下含服。10 丸 / 次，3 次 /d。28d 为一个疗程。

【孕妇、哺乳期妇女用药安全性】孕妇慎用。

【禁忌和慎用】①寒凝血瘀、胸痹心痛者慎用；②脾胃虚寒者慎用；③肝、肾功能异常者慎用；④过敏体质者慎用。

【注意事项】①个别患者服药后胃脘不适，宜饭后服用；②饮食宜清淡、低盐、低脂，忌生冷、辛辣、油腻之品，忌烟酒、浓茶；③治疗期间，若心绞痛持续发作，宜加用硝酸酯类药物；如果出现剧烈心绞痛、心肌梗死等，应及时救治。

【剂型与规格】滴丸剂：每丸重 27mg。

（五）滋阴活血

脉络宁注射液

【医保分类】甲类。

【组方】牛膝，玄参，金银花，石斛。

【功能主治】养阴清热，活血祛瘀。用于阴虚内热、血脉瘀阻所致的脱疽、中风。亦用于脑梗死阴虚风动、瘀毒阻络证，症见半身不遂、口舌㖞斜、偏身麻木。

【药理作用与适应证】保护脑组织、抑制血栓形成、改善微循环、改善血液流变性和扩张血管。用于血栓闭塞性脉管炎、静脉血栓形成、动脉硬化性闭塞症、静脉血栓形成。

【用法和用量】静脉滴注，10~20ml/ 次，加入 5% 葡萄糖注射液或 0.9% 氯化钠注射液 250~500ml 中滴注，1 次 /d，10~14d 为一个疗程，重症患者可连续使用 2~3 个疗程。

【主要不良反应】偶见皮肤瘙痒、皮疹、荨麻疹、面部潮红、肌肉震颤、出汗、头晕、头痛、腹痛、腹泻、恶心、呕吐等，罕见呼吸困难、过敏性休克。

【孕妇、哺乳期妇女用药安全性】孕妇禁用。

【禁忌和慎用】①体质虚寒者慎用；②有哮喘病史者慎用。

【注意事项】①不能与其他药物在同一容器中混合滴注；②忌食辛辣、海鲜、油腻及刺激性食物；③用药过程中应缓慢滴注，以 20~40 滴 /min 为宜，同时密切观察用药反应，特别是对初次用药的患者及开始用药 30min 内。

【剂型与规格】注射液：每支 10ml（相当于总药材 100g）。

【医保限制】限二级及以上医疗机构。

（六）化瘀通脉

灯盏花素片

【医保分类】甲类。

【组方】灯盏花素。

【功能主治】活血化瘀，通经活络。用于脑络瘀阻，中风偏瘫，心脉痹阻，胸痹心痛。

用于中风，症见半身不遂，肢体无力，言语不清，舌质暗或有瘀斑。

用于胸痹，症见胸部憋闷疼痛，甚则胸痛彻背，痛处固定不移，入夜尤甚。

【药理作用与适应证】增强学习记忆能力，降低肺动脉高压，降血脂，降低血黏度。

用于中风后遗症及冠心病心绞痛。

【用法和用量】口服，2 片 / 次，3 次 /d。

【主要不良反应】个别患者出现皮疹、瘀斑、口干、乏力。

【孕妇、哺乳期妇女用药安全性】孕妇慎用。

【禁忌和慎用】①不宜用于脑出血急性期或有出血倾向患者；②妇女月经期慎用。

【注意事项】①个别患者出现皮肤瘙痒，停药后自行消失；②心痛剧烈及持续时间长者，应作心电图及心肌酶学检查，并采取相应的医疗措施；③饮食宜清淡、低盐、低脂，忌生冷、辛辣、油腻之品，忌烟酒、浓茶。

【剂型与规格】片剂：每片含灯盏花素 20mg。

通心络胶囊

【医保分类】甲类。

【组方】人参，水蛭，全蝎，赤芍，蝉蜕，土鳖虫，蜈蚣，降香，檀香，乳香（制），酸枣仁（炒），冰片。

【功能主治】益气活血，通络止痛。用于冠心病心绞痛属心气虚证、血瘀络阻证，症见胸部憋闷、刺痛、绞痛、痛处固定不移、心悸自汗、气短乏力、舌质紫暗或有瘀斑、脉细涩或结代。亦用于气虚血瘀络阻型中风病，症见半身不遂或偏身麻木、口舌㖞斜、言语不利。

【药理作用与适应证】抗心肌缺血、抗脑缺血、抑制血栓形成、改善微循环、增加血流量、抗动脉粥样硬化。用于胸痹、中风。

【用法和用量】口服，2~4 粒 / 次，3 次 /d；4 周为一个疗程。对轻、中度心绞痛患者可 2 粒 / 次，3 次 /d；重度患者 4 粒 / 次，3 次 /d。心绞痛等症状明显减轻或消失，心电图改善后，可改为 2 粒 / 次，3 次 /d。

【主要不良反应】个别患者用药后可出现胃部不适。

【孕妇、哺乳期妇女用药安全性】孕妇禁用。

【禁忌和慎用】①妇女月经期及有出血倾向者禁用；②中风阴虚火旺者不宜用。

【注意事项】①宜饭后服用；②服药期间饮食宜清淡、低盐、低脂，忌食辛辣及烟酒；③保持心情舒畅；④在治疗期间，若心绞痛持续发作，宜加用硝酸酯类药物，并应及时就诊。

【剂型与规格】胶囊：每粒 0.26g。

黄芪注射液

【医保分类】乙类。

【组方】黄芪。

【功能主治】益气养元，扶正祛邪，养心通脉，健脾利湿。

用于心悸，症见心悸气短，神疲乏力，自汗，胸闷，动则悸甚。

用于黄疸，症见胁肋不舒，纳差食少，或面目及肌肤淡黄晦暗。

【药理作用与适应证】抗心肌缺血、保护心肌、神经保护、肾保护、肝保护、肺保护、促进造血功能、增强免疫功能。

用于心脾气虚所致的心悸、气短、神疲乏力，心气虚损、血脉瘀阻之病毒性心肌炎、心功能不全及脾虚湿困之肝炎。

【用法和用量】①肌内注射，2~4ml/ 次，1~2 次 /d；②静脉滴注，10~20ml/ 次，1 次 /d。

【主要不良反应】过敏反应为主，包括药物热、药疹、注射部位红肿等；偶见低血压、迟发型静脉炎、剧烈头痛、肝肾功能损害；罕见急性过敏反应、过敏性休克、速发型哮喘、喉头水肿。

【孕妇、哺乳期妇女用药安全性】孕妇禁用，哺乳期妇女慎用。

【禁忌和慎用】①热象以及表实邪盛、气滞湿阻、食积内停、阴虚阳亢、痈疽初起或溃后热毒尚盛等证者忌用；②心肝热盛，脾胃湿热者禁用；③老年人、儿童及心脏严重疾病、过敏体质、肝肾功能异常患者等特殊人群和初次使用的患者，应慎重使用。

【注意事项】①服药期间忌食生冷食物，忌烟酒，浓茶；②保持精神舒畅，劳逸适度，忌过度思虑，避免恼怒、惊恐等不良情绪；③如经氯化钠注射液稀释后出现混浊、沉淀、变色等，不得使用；④禁止使用静脉推注的方法给药；⑤建议在临床使用过程中加强肝功能监测。

【药物相互作用】①与氯霉素存在配伍禁忌；②不能与青霉素类高敏类药物、头孢菌素类合并使用；③禁止与抗生素类联合使用。

【剂型与规格】注射液：2ml/支（相当于原药材 4g），10ml/支（相当于原药材 20g）。

【医保限制】限二级及以上医疗机构病毒性心肌炎患者。

疏血通注射液

【医保分类】乙类。

【组方】水蛭，地龙。

【功能主治】活血化瘀，通经活络。用于瘀血阻络所致的缺血性中风病中经络急性期，症见半身不遂、口舌㖞斜、言语謇涩。

【药理作用与适应证】抗脑缺血、抗血栓、抗心肌缺血、抗炎、肾脏保护。适用于急性期脑梗死。

【用法和用量】静脉滴注，6ml/d，加于 5% 葡萄糖注射液（或 0.9% 氯化钠注射液）250~500ml 中，缓慢滴入。

【主要不良反应】过敏反应（全身皮肤潮红、皮疹、瘙痒、荨麻疹、喉头水肿、呼吸困难、憋气、心悸、发绀、血压下降、过敏性休克）；寒战、发热、高热、畏寒、乏力；胸闷、呼吸急促、咳嗽；恶心、呕吐、腹痛、腹泻；头晕、头痛、抽搐、多汗；紫癜、血尿、胃肠道出血、结膜出血、皮下出血、凝血酶原时间异常。

【孕妇、哺乳期妇女用药安全性】孕妇禁用。

【禁忌和慎用】①急性期脑出血患者禁用；②有出血倾向者禁用；③无血瘀证者禁用。

【注意事项】①出现皮疹宜停药；②因可能出现过敏性休克，故应在有抢救条件的医疗机构使用，使用者应接受过过敏性休克抢救培训，用药后出现过敏反应或其他严重不良反应须立即停药并及时救治；③老人、肝肾功能异常和初次使用患者应慎重使用，加强监测；④本品与可能增加出血风险的溶栓药、抗凝血药与抗血小板药合并使用时，应谨慎合并用药并加强监测。

【剂型与规格】注射液：2ml/支。

【医保限制】限二级及以上医疗机构并有明确的缺血性脑血管疾病急性发作证据的重症患者。

（七）化瘀宽胸

地奥心血康胶囊

【医保分类】甲类。

【成分】黄山药或穿龙薯蓣根茎的提取物。

【功能主治】活血化瘀，行气止痛，扩张冠脉血管，改善心肌缺血。用于预防和治疗冠心病、心绞痛以及瘀血内阻之胸痹、眩晕、气短、心悸、胸闷或痛。

【药理作用与适应证】抗心肌缺血、抗脑缺血、减慢心率、降低血脂和心肌耗氧量，还能增加冠脉血流量及心肌营养血流量，改善末梢循环，对心肌缺血有明显的保护作用，能缩小心肌梗死范围，减轻心肌损伤程度。用于预防和治疗冠心病、心绞痛。

【用法和用量】口服，1~2 粒 / 次，3 次 /d，饭后服用。

【孕妇、哺乳期妇女用药安全性】孕妇慎用。

【禁忌和慎用】①月经期妇女慎用；②过敏体质者慎用。

【注意事项】①极少数病例空腹服用有胃肠道不适；②在治疗期间，若心绞痛持续发作，宜加用硝酸酯类药物，心肌梗死应及时急诊救治。

【剂型与规格】胶囊：每粒含地奥心血康 100mg。

冠心苏合丸

【医保分类】甲类。

【组方】苏合香，冰片，乳香（制），檀香，土木香。

【功能主治】理气，宽胸，止痛。用于寒凝气滞、心脉不通所致的胸痹，症见胸闷、心前区疼痛。

【药理作用与适应证】抗心肌缺血、抑制血栓形成、降血脂、耐缺氧。用于冠心病心绞痛。

【用法和用量】嚼碎饭后服用。1 丸 / 次，1~3 次 /d。

【孕妇、哺乳期妇女用药安全性】孕妇禁用，哺乳期妇女慎用。

【禁忌和慎用】①热郁神昏、气虚津伤者不宜用；②本品属温开，阴虚火旺、阴虚血瘀、痰瘀互阻所致胸痹者不宜用；③苏合香、冰片对胃黏膜有一定的刺激作用，胃炎、胃溃疡、食管炎者慎用；④本品含乳香，脾胃虚弱者慎用；⑤有出血倾向、行经期妇女或使用抗凝、抗血小板治疗的患者慎用。

【注意事项】①本品多为芳香开窍药，不宜长期服用；②服药期间忌食生冷、辛辣、油腻之品，忌烟酒、浓茶；③在治疗期间，若心绞痛持续发作，宜加用硝酸酯类药物；如果出现剧烈心绞痛、心肌梗死等，应及时救治；④本品宜饭后服用。

【剂型与规格】丸剂：每丸重 1g。

苦碟子注射液

【医保分类】乙类。

【组方】抱茎苦荬菜。

【功能主治】活血止痛，清热祛瘀。用于瘀血闭阻的胸痹，症见：胸闷、心痛、口苦、舌暗红或存瘀斑等。

【药理作用与适应证】扩张冠状血管。改善心肌血氧供应，增加纤溶酶活性，抑制血栓形成。用于冠心病、心绞痛、脑梗死。

【用法和用量】静脉滴注，10~40ml/ 次，1 次 /d，用 5% 葡萄糖或 0.9% 氯化钠注射液稀释至 250~500ml 后应用。14d 为一个疗程。

【主要不良反应】过敏反应（潮红、皮疹、瘙痒、呼吸困难、憋气、心悸、发绀、血压下降、过敏性休克）；畏寒、寒战、发热、乏力、多汗、水肿；呼吸急促、咳嗽；胸闷、心律失常、心区不适；恶心、呕吐、腹痛、腹泻；头晕、头痛、头胀、眩晕、抽搐、烦躁；注射部位的皮疹、麻木、静脉炎；颤抖、乳房胀痛等。

【禁忌和慎用】①严重肝、肾损害，心力衰竭及其他严重器质性疾病患者禁用；②近期出血或有出血倾向者禁用；③低血压、肝肾功能不全患者慎用。

【注意事项】①因可能出现过敏性休克，故应在有抢救条件的医疗机构使用，使用者应接受过过敏性休克抢救培训，用药后出现过敏反应或其他严重不良反应须立即停药并及时救治；②高龄患者日使用量应不超过 20ml，滴速以不超过 40 滴 /min 为宜；③每 10ml 药液应用不少于 100ml 的 5% 葡萄糖或 0.9% 氯化钠注射液稀释后使用，滴速以 40~60 滴 /min 为宜；④如稀释后出现混浊，亦不得使用；⑤不得与其他药物混合在同一容器内注射使用，谨慎联合用药，如确需联合使用其他药品时，应谨慎考虑与本品的时间间隔及药物相互作用等。

【剂型与规格】注射液：10ml/ 支，20ml/ 支，40ml/ 支。

【医保限制】限二级及以上医疗机构并有明确冠心病、心绞痛、脑梗死诊断患者。

红花注射液

【医保分类】乙类。

【组方】红花。

【功能主治】活血化瘀，用于治疗闭塞性脑血管疾病，冠心病，脉管炎。

【用法和用量】

（1）治疗闭塞性脑血管疾病：静脉滴注，15ml/ 次，用 10% 葡萄糖注射液

250~500ml 稀释后使用，1 次 /d。15~20 次为一个疗程。

（2）治疗冠心病：静脉滴注，5~20ml/ 次，用 5%~10% 葡萄糖注射液 250~500ml 稀释后应用，1 次 /d。10~14 次为一个疗程，疗程间隔为 7~10d。

（3）治疗脉管炎：肌内注射，2.5~5ml/ 次，1~2 次 /d。

【主要不良反应】过敏样反应、过敏性休克、寒战、发热、面色苍白、呼吸困难、咳嗽、喘憋、喉头水肿、心悸、心律失常、发绀、头晕、头痛、抽搐、恶心、呕吐等。

【孕妇、哺乳期妇女用药安全性】孕妇、哺乳期妇女禁用。

【禁忌和慎用】①凝血功能不正常及有眼底出血的糖尿病患者禁用；②儿童禁用；③过敏体质者慎用。

【注意事项】①因可能出现过敏性休克，故应在有抢救条件的医疗机构使用，用药后出现过敏反应或其他严重不良反应时应立即停药并及时救治；②建议在临床使用过程中加强肝、肾功能监测。

【剂型与规格】注射液：20ml/ 支。

【医保限制】限二级及以上医疗机构并有急救抢救临床证据的患者。

血必净注射液

【医保分类】乙类。

【组方】红花，赤芍，川芎，丹参，当归。

【功能主治】化瘀解毒，用于温热类疾病，症见发热、喘促、心悸、烦躁等瘀毒互结证。

【药理作用与适应证】能降低内毒素小鼠死亡率；改善弥散性血管内血凝血（DIC）大鼠的凝血功能，缩短凝血酶时间（TT）和凝血酶原时间（PT），增加血小板聚集率，降低血浆血栓素 B_2（TXB_2）含量；对内毒素攻击大鼠肝脏的中毒性损伤有治疗作用，提高超氧化物歧化酶（SOD）活性；对内毒素攻击小鼠引发的血清肿瘤坏死因子（TNF-α）水平升高有拮抗作用；能提高致敏小鼠廓清指数 K 值和吞噬指数 α 值，激活、增强网状内皮系统（RES）吞噬功能。

适用于感染诱发的全身炎症反应综合征，也可配合治疗多器官功能失常综合征的脏器功能受损期。

【用法和用量】静脉滴注。①全身炎症反应综合征：50ml/ 次，加入 0.9% 氯化钠 100ml 中，在 30~40min 滴毕，2 次 /d，病情严重者 3 次 /d。②多器官功能失常综合征：100ml/ 次，加入 0.9% 氯化钠 100ml 中，在 30~40min 滴毕，2 次 /d。病情严重者 3~4 次 /d。

【孕妇、哺乳期妇女用药安全性】孕妇禁用。

【注意事项】①在治疗原有感染诱发的全身炎症反应综合征及多器官功能失常综合征时，在控制原发病的基础上联合使用本品；②严禁混合配伍，谨慎联合用药；③老年患者及初次使用中药注射剂的患者应根据病情、体征状况调整剂量、滴速。

【剂型与规格】注射液：10ml。

【医保限制】本品系2021年国家协议期内谈判药品，限二级及以上医疗机构重症患者的急救抢救。

八、温　里　剂

（一）益气复脉

稳心颗粒（胶囊、片）

【医保分类】乙类。

【组方】党参，黄精，三七，琥珀，甘松。

【功能主治】益气养阴，活血化瘀。用于气阴两虚，心脉瘀阻所致的心悸不宁、气短乏力、胸闷胸痛。用于心悸，症见心悸不宁，怔忡，胸闷不舒，短气喘息，胸痛时作，神疲乏力。

【药理作用与适应证】抗心律失常，抗心力衰竭，抗心肌损伤。用于室性期前收缩、房性期前收缩。

【用法和用量】①颗粒剂：开水冲服，1袋/次，3次/d。②胶囊：口服，4粒/次，3次/d。③片剂：口服，4片/次，3次/d。

【主要不良反应】偶见轻度头晕、恶心、呕吐，一般不影响用药。

【孕妇、哺乳期妇女用药安全性】孕妇慎用。

【禁忌与慎用】缓慢型心律失常者禁用。

【注意事项】①忌食生冷食物，忌烟酒、浓茶；②用药时应将药液充分搅匀，勿将杯底药粉丢弃；③危重患者应采取综合治疗方法；④本品含党参，不宜与藜芦同用。

【剂型与规格】①颗粒剂：每袋装9g，每袋装5g（无蔗糖）；②胶囊：每粒0.45g；③片剂：每片重0.5g。

【医保限制】限有室性期前收缩、房性期前收缩的诊断证据。

参麦注射液

【医保分类】甲类。

【组方】红参，麦冬。

【功能主治】益气固脱，养阴生津，生脉。

用于脱证，症见卒然面色苍白，口唇青紫，汗出肢冷，呼吸微弱。

用于胸痹，症见胸闷，心前区刺痛，心悸气短，心烦少寐。

用于心悸，症见心中悸动不安，气短，自汗，心烦不寐。

用于喘证，症见喘息，短促无力，语声低微。

用于血劳，症见头晕，心悸，倦怠乏力，腰膝酸软，潮热盗汗。

【药理作用与适应证】①抗休克；②抗心力衰竭；③抗多脏器缺血再灌注损伤；④抗炎；⑤免疫调节；⑥抗肿瘤。

用于治疗气阴两虚型休克、冠心病、病毒性心肌炎、慢性肺源性心脏病、粒细胞减少症。能提高肿瘤患者的免疫功能，与化疗药物合用时有一定的增效作用，并能减少化疗药物所引起的毒副作用。

【用法和用量】肌内注射，2~4ml/次，1次/d。

静脉滴注，20~100ml/次，用5%葡萄糖注射液250~500ml稀释后应用。

其中每瓶装50ml、每瓶装100ml两种规格也可直接滴注，静脉滴注一个疗程15d。

【主要不良反应】①以过敏反应、输液反应为主，严重过敏反应主要有过敏性休克，呼吸困难；②消化系统常见恶心、呕吐、腹泻；呼吸系统常见呼吸困难、气促、呃逆；全身性损害常见发热，偶见过敏性休克；神经系统常见头晕；皮肤及其附件损害常见皮炎、瘙痒；心血管系统常见心律失常、胸闷；血液系统常见白细胞计数增高；③偶见谷丙转氨酶升高，少数患者有口干、口渴、舌燥症状；④本品尚可能引起药物热、静脉炎、上呼吸道感染症状、心绞痛、意识不清、发麻、肝功能损害（黄疸）、小便赤短、上消化道出血等。

【孕妇、哺乳期妇女用药安全性】孕妇、哺乳期妇女禁用。

【禁忌和慎用】①新生儿、婴幼儿禁用；②阴盛阳虚者不宜用；③老人、心脏严重疾病患者、肝肾功能异常患者等特殊人群和初次使用的患者应慎重使用。

【注意事项】①因可能出现过敏性休克，故应在有抢救条件的医疗机构使用，使用者应接受过过敏性休克抢救培训，用药后出现过敏反应或其他严重不良反应须立即停药并及时救治。②本品含有皂苷，晃动后产生泡沫为正常现象，并不影响疗效，如稀释后，出现混浊不得使用。③禁止使用静脉推注的方法给药。④静脉滴注时应现配现用，且严格控制滴注速度和用药剂量，建议滴速<40滴/min，一般控制在15~30滴/min。首次用药，宜选用小剂量，慢速滴注。用量过大或应用不当，可引起心动过速、晕厥等症。⑤适宜单独使用，不能与其他药物在同一容器中混合使用。⑥抢救危急重症每日用量不宜低于200ml，剂量太小可能影响疗效。

【药物相互作用】①不宜与中药藜芦或五灵脂及其制剂同时使用；②不能与甘油果糖注射液、青霉素类高敏药物联合使用。

【剂型与规格】注射液：2ml/支，5ml/支，10ml/支，20ml/支，50ml/支，100ml/支。

【医保限制】限二级及以上医疗机构并有急救抢救临床证据或肿瘤放化疗证据的患者。

生脉注射液

【医保分类】甲类。

【组方】红参，麦冬，五味子。

【功能主治】益气养阴，复脉固脱。用于气阴两虚所致的脱证、心悸、气短、四肢厥冷、面白汗出、脉欲绝。

【药理作用与适应证】抗心肌缺血、抗休克、抗心肌损伤、保护心功能、降血压、抗缺血再灌注损伤、减轻脑水肿、抑制胃癌细胞增殖。用于心肌梗死、病毒性心肌炎、感染性休克等。

【用法和用量】①肌内注射：2~4ml/次，1~2次/d；②静脉滴注：20~60ml/次，用5%葡萄糖注射液250~500ml稀释后使用。

【主要不良反应】过敏反应（潮红、皮疹、瘙痒、呼吸困难、心悸、发绀、血压下降、喉头水肿、过敏性休克）；寒战、发热、高热、畏寒、乏力、面色苍白，多汗；恶心、呕吐、腹胀、腹痛、腹泻、口干、口麻木；胸闷、胸痛、血压升高、心律失常、心区不适；头晕、头痛、局部麻木、抽搐、震颤、头胀、意识模糊、失眠、精神障碍；呼吸急促、咳嗽、哮喘；静脉炎；腰背剧痛、肌痛、球结膜水肿、视力异常、排尿异常、眶周水肿等。

【孕妇、哺乳期妇女用药安全性】孕妇禁用。

【禁忌和慎用】①新生儿、婴幼儿禁用；②实证及暑热等病热邪尚存者，咳而尚有表证未解者禁用；③寒凝血瘀，胸痹心痛者不宜用。

【注意事项】①因可能出现过敏性休克，故应在有抢救条件的医疗机构使用，使用者应接受过过敏性休克抢救培训，用药后出现过敏反应或其他严重不良反应须立即停药并及时救治；②不得使用静脉推注的方法给药；③不与其他注射液混合使用，且不宜与含藜芦或五灵脂的药物同时使用；④儿童、年老体弱者、心肺严重疾病者、肝肾功能异常者和初次使用中药注射剂的患者，要加强临床监护；⑤本品含有皂苷，摇动时产生泡沫是正常现象，不影响疗效；⑥临床应用时滴速不宜过快，儿童及年老体弱者以20~40滴/min为宜，成年人以40~60滴/min为宜，静脉滴注初始30min应加强监护，发现异常应立即停药；⑦本品有升压反应，高血压患者使用时需注意血压变化。

【药物相互作用】不宜与藜芦、五灵脂及其制剂同时使用。

【剂型与规格】注射液：每支 2ml，10ml，20ml。

【医保限制】限二级及以上医疗机构并有急救抢救临床证据的患者。

（二）温中散寒

香砂养胃丸

【医保分类】甲类。

【组方】木香，砂仁，白术，陈皮，茯苓，半夏（制），醋香附，枳实（炒），豆蔻（去壳），姜厚朴，广藿香，甘草。

【功能主治】温中和胃。用于胃阳不足、湿阻气滞所致的胃痛、痞满，症见胃痛隐隐、脘闷不舒、呕吐酸水、嘈杂不适、不思饮食、四肢倦怠。

【药理作用与适应证】抗胃溃疡、调节胃肠运动、镇痛。用于胃痛、痞满、纳呆。

【用法和用量】口服。①浓缩丸，8 丸 / 次，3 次 /d；②水丸，9g/ 次，2 次 /d。

【孕妇、哺乳期妇女用药安全性】孕妇慎用，哺乳期妇女在医师指导下服用。

【禁忌和慎用】①胃阴虚，表现为口干欲饮、大便干结、小便短少者不宜用；②湿热中阻所致痞满、胃痛者慎用。

【注意事项】①饮食宜清淡，忌烟酒及辛辣、生冷、油腻食物；②服药 3d 后症状无改善，或服药期间症状加重，应去医院就诊；③儿童、老人及高血压、心脏病、肝病、糖尿病、肾病等慢性病严重者应在医师指导下服用；④胃痛严重者应及时就医。

【剂型与规格】①浓缩丸：每 8 丸相当于原药材 3g；②水丸：每袋 9g。

（三）回阳救逆

参附注射液

【医保分类】甲类。

【组方】红参，附片（黑顺片）。

【功能主治】回阳救逆，益气固脱。主要用于阳气暴脱的厥脱证（感染性、失血性、失液性休克等）；也可用于阳虚（气虚）所致的惊悸、怔忡、喘咳、胃痛、泄泻、痹证等。

【用法和用量】①肌内注射：2~4ml/ 次，1~2 次 /d；②静脉滴注：20~100ml/ 次（用 5%~10% 葡萄糖注射液 250~500ml 稀释后使用）；③静脉推注：5~20ml/ 次（用 5%~10% 葡萄糖注射液 20ml 稀释后使用）。

【主要不良反应】偶有心动过速、过敏反应、头晕、头痛、呃逆、震颤、呼吸困难、恶心、静脉炎、视觉异常、肝功能异常、尿潴留等。

【孕妇、哺乳期妇女用药安全性】孕妇慎用。

【注意事项】①年老体弱者、心肺严重疾病患者用药要加强临床监护。②临床应辨证使用。气虚、阳虚的一般临床表现主要有：疲乏无力，少气懒言，语言低微，自汗怕冷，舌质淡、胖嫩，脉虚无力等。本品益气回阳，也可用于心力衰竭、冠心病、围手术期及肿瘤等见阳虚、气虚之证者。③临床应用时滴速不宜过快，儿童及年老体弱者以 20~40 滴 /min 为宜，成年人以 40~60 滴 /min 为宜。④伴糖尿病等特殊情况时，改用 0.9% 氯化钠注射液稀释后使用。⑤治疗期间，心绞痛持续发作，宜加服硝酸酯类药物。⑥滴注本品前后，应用适量稀释液对输液管道进行冲洗，避免输液前后两种药物在管道内混合，引起不良反应。⑦一般连续使用不宜超过 20d。⑧本品含有皂苷，摇动时产生泡沫是正常现象，不影响疗效。⑨配制好后，在 4h 内使用。

【药物相互作用】不宜与半夏、瓜蒌、贝母、白蔹、白及、五灵脂、藜芦等同时使用。

【剂型与规格】注射液：10ml/ 支。

【医保限制】限二级及以上医疗机构有阳气虚脱的急重症患者。

九、调　脂　剂

化浊降脂

血脂康胶囊

【医保分类】甲类。

【组方】红曲。

【功能主治】化浊降脂，活血化瘀，健脾消食。用于脾虚痰阻血瘀的气短、乏力、头晕、头痛、胸闷、腹胀、食少纳呆等。

【药理作用与适应证】降血脂。用于高脂血症及动脉粥样硬化引起的心脑血管疾病的辅助治疗。

【用法和用量】口服，2 粒 / 次，2 次 /d，早、晚饭后服用；轻、中度患者 2 粒 /d，晚饭后服用。

【主要不良反应】常见肠胃道不适，如胃痛、腹胀、胃灼热等；偶可引起血清氨基转移酶和肌酸激酶可逆性升高。

【孕妇、哺乳期妇女用药安全性】不推荐孕妇、哺乳期妇女使用。

【禁忌和慎用】活动性肝炎或无法解释的血清氨基转移酶升高者禁用。

【注意事项】①治疗期间饮食宜清淡，忌油腻食物；②用药期间应定期检查血脂、血清氨基转移酶和肌酸激酶，有肝病史者服用本品尤其要注意肝功能的监测；③用药期间，如发生血清氨基转移酶增高达正常高限 3 倍，或血清肌酸激酶显著增高时，应停用本品。

【剂型与规格】胶囊：每粒 0.3g。

十、理 气 剂

（一）疏肝和胃

三九胃泰颗粒

【医保分类】甲类。

【组方】三叉苦，九里香，两面针，木香，黄芩，茯苓，地黄，白芍。

【功能主治】清热燥湿，行气活血，柔肝止痛。用于湿热内蕴、气滞血瘀所致的胃痛，症见脘腹隐痛、饱胀反酸、恶心、呕吐、嘈杂纳减。

【药理作用与适应证】抗炎、抗急性胃黏膜损伤、抑菌（幽门螺杆菌等）。用于浅表性胃炎、糜烂性胃炎、萎缩性胃炎。

【用法和用量】开水冲服，1 袋 / 次，2 次 /d。

【孕妇、哺乳期妇女用药安全性】孕妇慎用。

【禁忌和慎用】虚寒性胃痛及寒凝血瘀胃痛者慎用。

【注意事项】①服药期间忌油腻、生冷、难消化食物，宜保持心情舒畅；②糜烂性、萎缩性等慢性胃炎应在医师指导下服用；③慢性胃炎患者服药 2 周症状无改善，应立即停药并去医院就诊；④糖尿病患者、小儿、年老体弱者应在医师指导下服用；⑤儿童必须在成人监护下使用。

【剂型与规格】颗粒剂：每袋 20g。

胃苏颗粒

【医保分类】甲类。

【组方】紫苏梗，香附，陈皮，枳壳，槟榔，香橼，佛手，鸡内金（制）。

【功能主治】疏肝理气，和胃止痛。用于肝胃气滞所致的胃脘痛，症见胃脘胀痛，窜及两胁，得嗳气或矢气则舒，情绪郁怒则发作加重；胸闷食少，排便不畅，舌苔薄白，脉弦等。

【药理作用与适应证】抗胃溃疡，增强肠管运动和收缩力。用于慢性胃炎及消化性溃疡。

【用法和用量】温开水冲服，1 袋 / 次，3 次 /d。15d 为一疗程，可服 1~3 个疗程。

【孕妇、哺乳期妇女用药安全性】孕妇慎用。

【禁忌和慎用】脾胃阴虚或肝胃郁火胃痛者慎用。

【注意事项】①服药期间忌生冷及油腻食品，戒烟酒；②服药期间要保持心情舒畅；③有高血压、心脏病、肝病、肾病等慢性病严重者应在医师指导下服用；④服药 3d 症状未缓解，应去医院就诊；⑤儿童必须在成人的监护下使用。

【剂型与规格】颗粒剂：每袋 5g（无糖型），每袋 15g。

气滞胃痛颗粒

【医保分类】甲类。

【组方】柴胡，延胡索（炙），枳壳，香附（炙），白芍，炙甘草。

【功能主治】疏肝理气，和胃止痛。用于肝郁气滞，胸痞胀满，胃脘疼痛。

【药理作用与适应证】抗胃溃疡，调节胃肠蠕动，镇痛。用于胃痛。

【用法和用量】开水冲服。1 袋 / 次，3 次 /d。

【孕妇、哺乳期妇女用药安全性】孕妇慎用，哺乳期妇女在医师指导下服用。

【禁忌和慎用】肝胃郁火、胃阴不足所致胃痛者慎用。

【注意事项】①服药期间忌辛辣、油炸食物；②服药期间宜保持心情舒畅；③糖尿病患者及有高血压、心脏病、肝病、肾病等慢性病严重者应在医师指导下服用；④胃痛严重者，应及时去医院就诊；⑤服药 3d 症状无缓解应去医院就诊；⑥儿童、年老体弱者应在医师指导下服用。

【剂型与规格】颗粒剂：每袋 2.5g（无糖型），每袋 5g。

元胡止痛颗粒

【医保分类】甲类。

【组方】元胡（醋制），白芷。

【功能主治】理气，活血，止痛。用于气滞血瘀的胃痛、胁痛、头痛及痛经。

【药理作用与适应证】镇痛、镇静、改善血液流变性和改善微循环。

【用法和用量】开水冲服，1 袋 / 次，3 次 /d。

【孕妇、哺乳期妇女用药安全性】孕妇慎用，哺乳期妇女应在医师指导下服用。

【禁忌和慎用】①脾胃虚寒及胃阴不足、胃痛者禁用；②虚证痛经，表现为经期或经后小腹隐痛喜按，月经质稀或色淡，伴头晕目花、心悸气短者，不宜用。

【注意事项】①饮食宜清淡，忌酒及辛辣、生冷、油腻食物；忌愤怒、忧郁，保持心情舒畅；②糖尿病患者及有高血压、心脏病、肝病、肾病等慢性病严重者应在医师指导下服用；③儿童、年老体弱者应在医师指导下服用；④服药 3d 症状无缓解，应去医院就诊。

【剂型与规格】颗粒剂：每袋 5g。

（二）疏肝解郁

护肝片

【医保分类】甲类。

【组方】柴胡，茵陈，板蓝根，五味子，猪胆粉，绿豆。

【功能主治】疏肝理气，健脾消食。用于胁痛、黄疸。

【药理作用与适应证】保肝、抗炎、抗肝纤维化。用于降低转氨酶、慢性肝炎及早期肝硬化。

【用法和用量】口服。①糖衣片，4 片 / 次，3 次 /d；②薄膜衣片，4 片 / 次，3 次 /d。

【禁忌和慎用】①重症肝炎、肝衰竭及肝硬化失代偿期患者不宜用；②本品药性偏寒，脾胃虚寒者慎用。

【注意事项】①本品降酶时，一般疗程为 1 个月；②如果肝功能全面好转，停药时应递减剂量，不宜骤停，以免 GPT 反跳；③服药期间忌食辛辣油腻食物，绝对戒酒。

【剂型与规格】①糖衣片：片芯重 0.35g，片重 0.36g；②薄膜衣片：每片重 0.36g，每片重 0.38g。

逍遥丸

【医保分类】甲类。

【组方】柴胡，当归，白芍，炒白术，茯苓，炙甘草，薄荷，生姜。

【功能主治】疏肝健脾，养血调经。用于胁痛、胃脘痛、郁证、月经不调、眩晕。

【药理作用与适应证】保肝、调节胃肠平滑肌张力、抗抑郁、抗焦虑和抗应激。

用于肝郁脾虚所致的郁闷不舒、胸胁胀痛、头晕目眩、食欲减退、月经不调。

【用法和用量】口服。①大蜜丸，1 丸 / 次，2 次 /d；②水丸，6~9g/ 次，1~2 次 /d；③浓缩丸，8 丸 / 次，3 次 /d。

【孕妇、哺乳期妇女用药安全性】孕妇、哺乳期妇女在医师指导下服用。

【禁忌和慎用】①月经过多者不宜服用；②感冒时不宜服用；③肝阴虚或湿毒瘀阻所致的胁痛者慎用。

【注意事项】①服药期间饮食宜清淡，忌辛辣、生冷食物；要保持情绪乐观，切忌生气恼怒；②平素月经正常，突然出现月经量少，或月经错后，或阴道不规则出血应去医院就诊；③服药 3d 症状无改善，应去医院就诊；④高血压、心脏病、肝病、糖尿病、肾病等慢性病严重者应在医师指导下服用；⑤儿童、年老体弱者、月经量多者应在医师指导下服用。

【剂型与规格】①大蜜丸：每丸重 9g；②水丸：每袋 6g，每袋 9g；③浓缩丸：每 8 丸相当于原生药 3g。

十一、祛　湿　剂

（一）清热通淋

三金片

【医保分类】甲类。

【组方】金樱根，菝葜，羊开口，金沙藤，积雪草。

【功能主治】清热解毒，利湿通淋，益肾。用于下焦湿热所致的热淋、小便短赤、淋沥涩痛、尿急频数。

【药理作用与适应证】利尿、抗菌（大肠埃希菌等）、抗炎、镇痛、解热，提高机体免疫功能。用于急慢性肾盂肾炎、膀胱炎、尿路感染。

【用法和用量】饭后口服。①小片：5 片 / 次，3~4 次 /d；②大片：3 片 / 次，3~4 次 /d。

【孕妇、哺乳期妇女用药安全性】孕妇禁用，哺乳期妇女在医师指导下服用。

【禁忌和慎用】肝郁气滞或脾肾两虚者慎用。

【注意事项】①服药期间忌烟酒及辛辣、油腻食物；②服药期间注意多饮水，避免劳累；③不宜同时服用滋补性中药；④有高血压、心脏病、糖尿病、肝病、肾病等慢性病严重者应在医师指导下服用；⑤服药 3d 症状无缓解，应去医院就诊；⑥儿童、年老体弱者应在医师指导下服用；⑦避免与其他有肝肾毒性药物联合使用。

【剂型与规格】片剂：小片（每片相当于原药材 2.1g），大片（每片相当于原药材 3.5g）。

（二）益肾通淋

普乐安胶囊

【医保分类】甲类。

【组方】油菜花花粉。

【功能主治】补肾固本。用于肾气不固所致腰膝酸软、排尿不畅、尿后余沥或失禁。

【药理作用与适应证】抗前列腺增生、抗炎、抑菌、利尿。用于慢性前列腺炎及前列腺增生症。

【用法和用量】口服，4~6 粒 / 次，3 次 /d。1 个月为一个疗程。

【主要不良反应】少数患者有轻度大便溏薄现象。

【孕妇、哺乳期妇女用药安全性】孕妇应在医师指导下服用。

【禁忌和慎用】①感冒发热患者不宜用；②肝郁气滞、脾虚气陷所致癃闭者慎用。

【注意事项】①本品宜饭前服用；②服药期间忌辛辣、生冷、油腻食物，忌烟酒；③高血压、心脏病、肝病、糖尿病、肾病等慢性病患者应在医师指导下服用；④服药 2 周症状无缓解，应去医院就诊；⑤儿童必须在成人监护下使用。

【剂型与规格】胶囊：每粒 0.375g。

（三）化瘀通淋

癃闭舒胶囊

【医保分类】甲类。

【组方】补骨脂，益母草，金钱草，海金沙，琥珀，山慈菇。

【功能主治】益肾活血，清热通淋。用于肾气不足、湿热瘀阻所致的癃闭，腰膝酸软、尿频、尿急、尿痛、尿线细，伴小腹拘急疼痛。

【药理作用与适应证】抗前列腺增生作用。用于前列腺增生症。

【用法和用量】饭后口服。0.9g/ 次，2 次 /d。

【主要不良反应】个别患者服药后有轻微的口渴感，胃部不适、轻度腹泻，不影响继续服药。

【孕妇、哺乳期妇女用药安全性】孕妇禁用。

【禁忌和慎用】①肝功能异常者禁用，服药期间如出现尿黄、目黄、皮肤黄染或肝生化指标异常，应立即停药并就医；②肺热壅盛、肝郁气滞、脾虚气陷所致的癃闭者慎用；③伴慢性肝脏疾病者慎用。

【注意事项】服药期间忌辛辣、生冷、油腻食物，忌烟酒。

【剂型与规格】胶囊：每粒 0.3g，每粒 0.45g。

十二、治 风 剂

（一）祛风化瘀

正天丸

【医保分类】甲类。

【组方】钩藤，白芍，川芎，当归，地黄，白芷，防风，羌活，桃仁，红花，细辛，独活，麻黄，附片、鸡血藤。

【功能主治】疏风活血，养血平肝，通络止痛。用于外感风邪、瘀血阻络、血虚失养、肝阳上亢引起的头痛。

【药理作用与适应证】用于偏头痛、紧张性头痛、神经性头痛、颈椎病型头痛、经期头痛。

【用法和用量】饭后服用，6g/ 次，2~3 次 /d，15d 为一个疗程。

【主要不良反应】个别病例服药后谷丙转氨酶轻度升高，偶有口干、口苦、腹痛及腹泻。

【孕妇、哺乳期妇女用药安全性】孕妇、哺乳期妇女禁用。

【禁忌和慎用】①肝、肾功能不全者禁用；②高血压、心脏病患者慎用。

【注意事项】①忌烟、酒及辛辣、油腻食物；②不宜长期服用；③儿童、年老体弱者及肝病、糖尿病、肾病等慢性病严重者应在医师指导下服用；④高血压头痛及不明原因的头痛，应去医院就诊；⑤初发头痛服药 3d 症状无缓解，应去医院就诊；⑥经常性头痛服药 15d 症状无缓解，应去医院就诊。

【剂型与规格】丸剂：每瓶装 6g，每瓶装 60g。

（二）平肝息风

松龄血脉康胶囊

【医保分类】甲类。

【组方】鲜松叶，葛根，珍珠层粉。

【功能主治】平肝潜阳，镇心安神。用于肝阳上亢所致的头痛、眩晕、急躁易怒、心悸、失眠。

【药理作用与适应证】降压、降血脂、抗脑缺血。用于高血压及原发性高脂血症引起的头痛、眩晕、失眠。

【用法和用量】口服，3 粒 / 次，3 次 /d。

【主要不良反应】个别患者服药后可出现轻度腹泻、胃脘胀满等，饭后服用有助于减轻或改善这些症状。

【孕妇、哺乳期妇女用药安全性】孕妇慎用。

【禁忌和慎用】气血不足证者慎用。

【注意事项】忌辛辣、生冷、油腻等食品。

【剂型与规格】胶囊：每粒 0.5g。

珍菊降压片

【医保分类】乙类。

【组方】珍珠层粉，野菊花膏粉，芦丁。

【功能主治】降压。用于高血压病。

【用法和用量】口服,1 片 / 次,3 次 /d。

【主要不良反应】①低钾血症、低钠血症、脱水等水、电解质紊乱较为常见,表现为口干、烦渴、肌肉痉挛、恶心、呕吐和极度疲乏无力等;②可使糖耐量降低、血糖升高;③可干扰肾小管排泄尿酸,引起高尿酸血症;少数可诱发痛风发作;④可使低密度脂蛋白和三酰甘油水平升高,高密度脂蛋白降低,有促进动脉粥样硬化的可能;⑤过敏反应少见,如荨麻疹;⑥少见白细胞减少、血小板减少性紫癜等;⑦可见胆囊炎、胰腺炎、性功能减退、光敏感、色觉障碍等,但较罕见。

【孕妇、哺乳期妇女用药安全性】孕妇、哺乳期妇女禁用。

【禁忌与慎用】下列情况慎用:①无尿或严重肾功能减退,因噻嗪类药物效果差,应用大剂量时可致药物蓄积,毒性增加;②糖尿病;③高尿酸血症或有痛风病史;④严重肝功能损害,水、电解质紊乱可诱发肝性脑病;⑤高钙血症、低钠血症;⑥红斑狼疮,可加重病情或诱发活动;⑦胰腺炎;⑧交感神经切除(降压作用加强);⑨有黄疸的婴儿。

【注意事项】①有低钾血症倾向的患者,应酌情补钾或与保钾利尿药合用;②随访检查血电解质、血糖、血尿酸、血肌酶、尿素氮、血压;③可致糖耐量降低,有促进动脉粥样硬化的可能;④应从最小有效剂量开始用药,以减少反射性肾素和醛固酮分泌;⑤与磺胺类药物、呋塞米、布美他尼、碳酸酐酶抑制药有交叉过敏反应。

【剂型与规格】片剂:每片重 0.25g,含盐酸可乐定 0.03mg、氢氯噻嗪 5mg、芦丁 20mg。

十三、泻 下 剂

润肠通便

麻仁润肠软胶囊

【医保分类】甲类。

【组方】火麻仁,炒苦杏仁,大黄,木香,陈皮,白芍。

【功能主治】润肠通便。用于肠胃积热,胸腹胀满,大便秘结。

【药理作用与适应证】通便、促进肠运动。用于便秘。

【用法和用量】口服,8 粒 / 次,2 次 /d。年老、体弱者酌情减量使用。

【孕妇、哺乳期妇女用药安全性】孕妇、哺乳期妇女禁用。

【禁忌和慎用】①严重器质性病变引起的排便困难,如结肠癌、严重的肠憩室、肠梗阻及炎性肠病等患者禁用;②年青体壮者便秘时不宜使用;

③虚寒性便秘者慎用；④月经期慎用。

【注意事项】①有慢性病史者、儿童及年老体虚者不宜长期服用；②服药后大便次数过多、大便偏稀者，可酌情减量或停服；③忌食生冷、油腻、辛辣食物；④服药3d后症状未改善，应及时去医院就诊。

【剂型与规格】软胶囊：每粒0.5g。

十四、肿瘤用药

（一）抗肿瘤药

艾迪注射液

【医保分类】乙类。

【组方】斑蝥，人参，黄芪，刺五加。

【功能主治】清热解毒，消瘀散结。用于瘀毒内结、正虚邪实所致的原发性肝癌、肺癌、直肠癌、恶性淋巴瘤、妇科恶性肿瘤等。

【药理作用与适应证】抗肿瘤，增强免疫功能。用于原发性肝癌、肺癌、直肠癌、恶性淋巴瘤、妇科恶性肿瘤。

【用法和用量】静脉滴注，成人50~100ml/次，加入0.9%氯化钠注射液或5%~10%葡萄糖注射液400~450ml稀释后使用，1次/d；与放、化疗合用时，疗程与放、化疗同步；手术前后使用本品10d为一个疗程；介入治疗10d为一个疗程；单独使用15d为一个周期，间隔3d，两个周期为一个疗程；晚期恶病质患者，连用30d为一个疗程，或视病情而定。

【主要不良反应】首次应用本品偶可出现药物热、面红、恶心、呕吐、胸闷、胸痛，诱发冠心病、哮喘，以及静脉炎、一过性转氨酶升高、过敏反应、过敏性休克等。

【孕妇、哺乳期妇女用药安全性】孕妇禁用。

【禁忌和慎用】①阴虚火旺者和有出血倾向者慎用；②肝、肾功能不良者慎用。

【注意事项】①用药期间注意检查肝、肾功能；②不宜与其他药物同时滴注；③用药期间饮食宜清淡，忌食辛辣燥热食物。

【剂型与规格】注射液：10ml/支。

【医保限制】限二级及以上医疗机构中晚期癌症者。

华蟾素注射液

【医保分类】甲类。

【组方】干蟾皮。

【功能主治】解毒，消肿，止痛。

用于肿瘤，症见局部肿块，不痛不痒，或伴红肿热痛，口干口苦。

用于慢性乙型病毒性肝炎，症见胁肋疼痛，食欲减退，神疲乏力。

【药理作用与适应证】抗肝纤维化，抗肿瘤。用于中、晚期肿瘤，慢性乙型病毒性肝炎等症。

【用法和用量】①肌内注射，2~4ml/次，2次/d；②静脉滴注，10~20ml/次，1次/d，用5%葡萄糖注射液500ml稀释后缓缓滴注，连续用药7d后停用1~2d，4周为一个疗程。

【主要不良反应】过敏反应（如药物热、哮喘、过敏性休克，甚至死亡）、血管刺激性反应、恶心、呕吐、粒细胞缺乏、血压下降等；少数患者长期静脉滴注后有局部刺激感或静脉炎等。

【孕妇、哺乳期妇女用药安全性】孕妇禁用。

【注意事项】①本品有一定毒性，不可过量；②不宜与其他药物同时滴注。

【剂型与规格】注射液：2ml/支，5ml/支，10ml/支。

【医保限制】限癌症疼痛且吞咽困难者。

康莱特注射液

【医保分类】乙类。

【成分】注射用薏苡仁油，注射用大豆磷脂。

【功能主治】益气养阴，消癥散结。

用于原发性肺癌，症见咳嗽，咳痰，或痰中带血，胸闷胸痛，低热，乏力。

用于原发性肝癌，症见腹部包块，上腹胀满，形体消瘦，疲乏无力，食少便溏。

用于放化疗不良反应，症见神疲乏力，少气懒言，恶心纳差。

用于癌性疼痛，以钝痛为主，伴神疲倦怠，舌体胖大或有齿痕。

用于恶病质，症见形体消瘦，疲乏无力，少气懒言，气短，纳差，便溏。

【药理作用与适应证】抗肿瘤，调节免疫。

适用于不宜手术的原发性非小细胞肺癌及原发性肝癌，配合放、化疗有一定的增效作用；对中晚期肿瘤患者具有一定的抗恶病质和止痛作用。

【用法和用量】缓慢静脉滴注，200ml/次，1次/d，21d为一个疗程，间隔3~5d后可进行下一个疗程。联合放、化疗时，可酌减剂量。首次使用滴注速度应缓慢，开始10min滴速应为20滴/min，20min后可持续增加，30min后可控制在40~60滴/min。

【主要不良反应】偶见脂过敏现象，如寒战、发热、轻度恶心及肝转氨酶可逆性升高，使用3~5d后此症状大多可自然消失而适应；偶见轻度静脉炎。

【孕妇、哺乳期妇女用药安全性】孕妇禁用。

【禁忌和慎用】①在脂肪代谢严重失调时(急性休克、急性胰腺炎及高脂血症、脂性肾脏病变等)禁用;②本品可能引起血脂升高,高脂血症者慎用。

【注意事项】①如发现本品出现油、水分层(乳析)现象,严禁静脉使用;②本品不宜加入其他药物混合使用,且应采用一次性输液器(带终端滤器);③静脉滴注时应防止渗漏血管外而引起刺激疼痛;冬季可用 30℃温水预热,以免除物理性刺激;④如有轻度静脉炎出现,可在注射本品前和后适量(50~100ml)滴注 0.9% 氯化钠注射液或 5% 葡萄糖注射液。

【剂型与规格】注射液:10g/100ml。

【医保限制】本品系 2021 年国家协议期内谈判药品,限二级及以上医疗机构中晚期肺癌或中晚期肝癌。

(二)肿瘤辅助用药

康艾注射液

【医保分类】乙类。

【组方】黄芪,人参,苦参素。

【功能主治】益气扶正,增强机体免疫功能。用于原发性肝癌、肺癌、直肠癌、恶性淋巴瘤、妇科恶性肿瘤,各种原因引起的白细胞低下及减少症,慢性乙型肝炎。

【用法和用量】缓慢静脉注射或滴注,40~60ml/d,分 1~2 次,用 5% 葡萄糖注射液或 0.9% 氯化钠注射液 250~500ml 稀释后使用。30d 为一个疗程。

【主要不良反应】偶见皮疹、瘙痒、寒战、发热、恶心、呕吐、胸闷、心悸;罕见严重过敏反应,表现为过敏性休克等。

【禁忌和慎用】老人、儿童等特殊人群及初次使用应慎重。

【注意事项】①因可能发生过敏性休克,应在有抢救条件的医疗机构使用,用药后出现过敏反应应立即停药并及时治疗;②输液速度勿快,老人、儿童以 20~40 滴 /min 为宜,成年人以 40~60 滴 /min 为宜。

【剂型与规格】注射液:5ml/ 支,10ml/ 支,20ml/ 支。

【医保限制】本品系 2021 年国家协议期内谈判药品,限二级及以上医疗机构说明书标明恶性肿瘤的中晚期治疗。

参芪扶正注射液

【医保分类】乙类。

【组方】党参,黄芪。

【功能主治】益气扶正。主要用于气虚证肺癌、胃癌的辅助治疗。与化疗合用有助于提高疗效、保护血常规，可改善患者免疫功能、改善气虚症状及生存质量。

【药理作用与适应证】抗肿瘤、增强免疫功能、抗脑缺血、肝保护。用于肺脾气虚证。

【用法和用量】静脉滴注，250ml/次，1次/d。与化疗合用，在化疗前3d开始使用，疗程可与化疗同步结束。

【主要不良反应】过敏反应（皮疹、瘙痒、呼吸困难、潮红、过敏性休克）；胸闷、呼吸急促、咳嗽；多汗、畏寒、寒战、发热、乏力、胸痛、水肿；头晕、头痛、憋气、抽搐、烦躁、嗜睡；口腔炎、口干、恶心、呕吐、腹痛、腹泻、腹胀；心悸、心动过速；静脉炎，注射部位的疼痛、麻木。

【孕妇、哺乳期妇女用药安全性】孕妇禁用，哺乳期妇女慎用。

【禁忌和慎用】①垂危患者禁用；②非气虚证者，有出血倾向者和有内热者慎用；③目前尚无儿童应用本品的系统研究资料，不建议儿童使用。

【注意事项】①不得与化疗药混合使用，除配伍适宜者，一般不得与其他静脉注射剂混合滴注；②本品不良反应包括十分罕见的过敏性休克，应在有抢救条件的医疗机构使用，使用者应接受过过敏性休克抢救培训，用药后出现过敏反应或其他严重不良反应须立即停药并及时救治；③应用时滴注速度不宜过快，以40~60滴/min为宜，年老体弱者以40滴/min为宜；④非气虚证患者用药后可能发生轻度出血。

【剂型与规格】注射剂：每瓶250ml。

【医保限制】限二级及以上医疗机构，与肺癌、胃癌放化疗同步使用并有血象指标低下及免疫功能低下证据的患者。

猪苓多糖注射液

【医保分类】乙类。

【成分】猪苓的有效成分猪苓多糖。

【功能主治】清热利湿。用于湿热内蕴型慢性乙型肝炎的辅助治疗。

【药理作用与适应证】能调节机体免疫功能（增强细胞免疫），抑制病毒复制，并有保肝作用。对慢性肝炎有一定疗效；与乙肝疫苗合用，HBeAg阴转率提高；与抗肿瘤化疗药物合用，可增强疗效，减轻不良反应。

【用法和用量】肌内注射，2~4ml/次，1次/d。小儿酌减。

【主要不良反应】主要有纳差、恶心、呕吐、腹胀、皮肤瘙痒、荨麻疹、口干、水肿、头痛、头晕、胸闷、心悸、血压升高，以上症状一般较轻，不必停药。

【孕妇、哺乳期妇女用药安全性】孕妇禁用。

【禁忌和慎用】严重低钾血症、高钠血症、心力衰竭、肾衰竭的患者禁用，新生儿、婴幼儿禁用。

【注意事项】①本品不可供静脉注射。②本品与乙肝疫苗合并使用，远期疗效提高。乙肝疫苗每隔 2 周皮下注射 1ml（含 HBeAg 蛋白 30μg），共 6 次。

【剂型与规格】注射剂：20mg/2ml。

【医保限制】限用于恶性肿瘤化疗免疫功能低下。

（孙安修）

第五十三章

骨伤科中成药

一、活 血 化 瘀

云南白药气雾剂

【医保分类】甲类。

【组方】三七，重楼。

【功能主治】活血散瘀，消肿止痛。用于跌打损伤，痹病。

【药理作用与适应证】抗炎，镇痛，改善皮肤局部毛细血管通透性，改善局部组织微循环。

用于跌打损伤，血肿痛，肌肉酸痛及风湿性关节疼痛。

【用法和用量】外用，喷于伤患处，3~5 次 /d。

【主要不良反应】极少数患者用药后导致过敏性药疹，出现全身奇痒，躯干及四肢等部位出现荨麻疹。停药即消失。

【孕妇、哺乳期妇女用药安全性】孕妇禁用。

【禁忌和慎用】①对乙醇过敏者禁用；②皮肤过敏者停用；③皮肤破损处不宜用。

【注意事项】①本品只限于外用，切勿喷入口、眼、鼻；②使用云南白药气雾剂保险液时先振摇，喷嘴离皮肤 5~10cm，喷射时间应限制在 3~5s，以防止局部冻伤；③使用时勿近明火，切勿受热，应置于阴凉处保存；④小儿、年老患者应在医师指导下使用。

【剂型与规格】气雾剂：每瓶 85g，含保险液 30g；每瓶 50g，含保险液 60g。

七厘散（胶囊）

【医保分类】甲类。

【组方】血竭，乳香（制），没药（制），红花，儿茶，冰片，人工麝香，朱砂。

【功能主治】化瘀消肿，止痛止血。用于跌扑损伤，血瘀疼痛，外伤出血。

【药理作用与适应证】抗炎，镇痛，改善血液流变性，促进创伤修复，促进骨髓间充质干细胞增殖。用于跌打损伤，外伤出血。

【用法和用量】①散剂：口服，1~1.5g/次，1~3次/d。也可外用，调敷患处。②胶囊：口服，2~3粒/次，1~3次/d。也可外用，以胶囊的内容物调敷患处。

【孕妇、哺乳期妇女用药安全性】孕妇禁用。

【禁忌和慎用】①皮肤过敏者不宜使用；②肝、肾功能不全者慎用；③运动员慎用。

【注意事项】①骨折、脱臼者宜手法复位后，再用药物治疗；②本品含朱砂，不宜过量、久服；③饭后服用可减轻肠胃道反应。

【剂型与规格】①散剂：每瓶1.5g，每瓶3g；②胶囊：每粒0.5g。

活血止痛胶囊

【医保分类】甲类。

【组方】当归，三七，乳香（制），冰片，土鳖虫，煅自然铜。

【功能主治】活血散瘀，消肿止痛。用于跌打损伤，瘀血肿痛。

【药理作用与适应证】镇痛、抗炎、改善局部血流量。用于跌打损伤。

【用法和用量】用温黄酒或温开水送服。①胶囊，3粒/次，2次/d；②软胶囊，2粒/次，3次/d。

【主要不良反应】恶心、呕吐、嗳气、呃逆、腹痛、腹泻、腹胀、畏食、口干、皮疹、瘙痒，头晕、头痛、眩晕、过敏或过敏样反应、发热、寒战、心悸、潮红、呼吸困难、水肿等。有过敏性休克、肝功能异常、肾功能异常、血尿、月经过多等个案报道。

【孕妇、哺乳期妇女用药安全性】孕妇禁用，哺乳期妇女慎用。

【禁忌和慎用】①6岁以下儿童禁用；②本品含乳香，脾胃虚弱者慎用，且不宜大剂量应用；③经期妇女、有出血或出血倾向者慎用；④肝、肾功能异常者慎用。

【注意事项】①饭后半小时服用；②服药期间忌生冷、油腻食品；③儿童必须在成人监护下使用；④应避免与其他有肝肾毒性药物、抗凝血药、抗血小板聚集药物联合使用；⑤服药期间如发现肝生化指标异常或出现全身乏力、食欲缺乏、厌油、恶心、上腹胀痛、尿黄、目黄、皮肤黄染等可能与肝损伤有关的临床表现时，应立即停药并就医；⑥避免与其他肝肾毒性药物、抗凝血药、抗血小板药联合使用。

【剂型与规格】①胶囊：每粒0.37g；②软胶囊：每粒0.65g。

二、活血通络

颈复康颗粒

【医保分类】甲类。

【组方】羌活，川芎，葛根，秦艽，威灵仙，苍术，丹参，白芍，地龙（酒炙），红花,乳香(制),黄芪,党参,地黄,石决明,煅花蕊石,关黄柏,炒王不留行,桃仁(去皮),没药(制),土鳖虫(酒炙)。

【功能主治】活血通络,散风止痛。用于风湿瘀阻所致的颈椎病,症见头晕、颈项僵硬、肩背酸痛、手臂麻木。

【药理作用与适应证】抗炎、镇痛、改善血液循环。用于骨痹。

【用法和用量】开水冲服。1~2 袋 / 次,2 次 /d。饭后服用。

【主要不良反应】可引起皮疹、瘙痒、恶心、胃部不适。

【孕妇、哺乳期妇女用药安全性】孕妇禁用,哺乳期妇女在医师指导下服用。

【禁忌和慎用】①本品含乳香、没药,脾胃虚弱者慎用;②消化性溃疡、肾性高血压患者慎用;③感冒、发热、鼻咽痛患者暂停服用。

【注意事项】①儿童、年老体弱者应在医师指导下服用;②服药期间饮食宜清淡,忌生冷、油腻食物;③高血压、心脏病、肝病、糖尿病、肾病等慢性病严重者应在医师指导下服用;④头晕或手臂麻木严重者,应去医院就诊;⑤服药 7d 症状无缓解,应去医院就诊。

【剂型与规格】颗粒剂:每袋 5g。

腰痹通胶囊

【医保分类】甲类。

【组方】三七,川芎,延胡索,白芍,牛膝,狗脊,熟大黄,独活。

【功能主治】活血化瘀,祛风除湿,行气止痛。用于血瘀气滞、脉络闭阻所致腰痛,症见腰腿疼痛、痛有定处,痛处拒按,轻者俯仰不便,重者剧痛不能转侧。

【药理作用与适应证】降低脊髓损伤组织内皮素 -1 含量,利于组织修复治疗。用于腰椎间盘突出症引起的腰痛。

【用法和用量】宜饭后口服,3 粒 / 次,3 次 /d。30d 为一个疗程。

【孕妇、哺乳期妇女用药安全性】孕妇禁用,哺乳期妇女慎用。

【禁忌和慎用】消化性溃疡、脾虚便溏、肝功能异常者慎用,月经期妇女慎用。

【注意事项】①服药期间饮食宜清淡,忌生冷、油腻食物;②不宜与藜芦同用。

【剂型与规格】胶囊:每粒 0.42g。

颈舒颗粒

【医保分类】甲类。

【组方】三七,当归,川芎,红花,肉桂,天麻,人工牛黄。

【功能主治】活血化瘀，温经通窍止痛。适用于神经根型颈椎病瘀血阻络证，症见颈肩部僵硬、疼痛，患侧上肢窜痛等。

【药理作用与适应证】改善血液流变性，用于骨痹。

【用法和用量】温开水冲服，1 袋 / 次，3 次 /d。疗程 1 个月。

【孕妇、哺乳期妇女用药安全性】孕妇禁用，哺乳期妇女在医师指导下服用。

【注意事项】①服药期间忌生冷、油腻食物；②高血压、心脏病、肝病、糖尿病、肾病等慢性病严重者应在医师指导下服用；③服药 7d 症状无缓解，应去医院就诊；④儿童、经期妇女、年老体弱者应在医师指导下服用。

【剂型与规格】颗粒剂：每袋 6g。

三、祛 风 活 络

狗皮膏

【医保分类】甲类。

【组方】生川乌，生草乌，羌活，独活，青风藤，香加皮，防风，铁丝威灵仙，苍术，蛇床子，麻黄，高良姜，小茴香，官桂，当归，赤芍，木瓜，苏木，大黄，油松节，续断，川芎，白芷，乳香，没药，冰片，樟脑，丁香，肉桂。

【功能主治】祛风散寒，活血止痛。用于风寒湿邪、气血瘀滞所致的痹病，症见四肢麻木、腰腿疼痛、筋脉拘挛，或跌打损伤、闪腰岔气、局部脚痛，或寒湿瘀滞所致的脘腹冷痛、行经腹痛、寒湿带下、积聚痞块。

【药理作用与适应证】抗炎、镇痛、改善血液流变性。用于痹病，跌扑损伤，闪腰岔气，脘腹疼痛，带下。

【用法和用量】外用，用生姜擦净患处皮肤，将膏药加温软化，贴于患处或穴位。

【孕妇、哺乳期妇女用药安全性】孕妇忌贴腰部和腹部，哺乳期妇女慎用。

【禁忌和慎用】①皮肤破溃或感染处禁用；②风湿热痹、局部红肿热痛者不宜用；③月经期妇女慎用。

【注意事项】①儿童、年老体弱者应在医师指导下使用；②忌生冷、油腻食物；③不宜长期或大面积使用，用药后如出现瘙痒、皮疹等症状时，应停止使用；④用药 3d 症状无缓解，应去医院就诊。

【剂型与规格】膏药：每张净重 12g，15g，24g，30g。

复方南星止痛膏

【医保分类】甲类。

【组方】生天南星，生川乌，丁香，肉桂，白芷，细辛，川芎，徐长卿，乳香

(制),没药(制),樟脑,冰片。

【功能主治】散寒除湿,活血止痛。用于骨性关节炎属寒湿瘀阻证,症见关节疼痛、肿胀、功能障碍,遇寒加重,舌质暗淡或有瘀斑。

【药理作用与适应证】镇痛、局部麻醉、抗炎和改善微循环。用于痹病。

【用法和用量】选最痛部位外贴,最多贴 3 个部位,每贴 24h,隔日 1 次,共贴 3 次。

【孕妇、哺乳期妇女用药安全性】孕妇禁用,哺乳期妇女慎用。

【禁忌和慎用】①皮肤破溃或感染处禁用;②有出血倾向者慎用;③风湿热痹者慎用;④月经期妇女慎用。

【注意事项】①儿童、年老体弱者应在医师指导下使用;②本品含毒性成分,不宜长期或大面积使用;③用药后皮肤过敏(皮肤瘙痒明显)者应及时自行揭除,停止使用,症状严重者应去医院就诊;④用药 3d 症状无缓解,应去医院就诊。

【剂型与规格】贴膏剂:每张 10cm × 13cm。

四、接骨续筋

伤科接骨片

【医保分类】甲类。

【组方】红花,土鳖虫,朱砂,马钱子粉,没药(炙),三七,海星(炙),鸡骨(炙),冰片,自然铜(煅),乳香(炙),甜瓜子。

【功能主治】活血化瘀,消肿止痛,舒筋壮骨。用于跌打损伤,闪腰岔气,伤筋动骨,瘀血肿痛,损伤红肿等症。对骨折需经复位后配合使用。

【药理作用与适应证】抗炎,镇痛,促进骨折愈合,改善血液流变性。用于骨折筋伤、跌打损伤、闪腰岔气。

【用法和用量】温开水或温黄酒送服。成人,4 片 / 次;10~14 岁儿童,3 片 / 次;3 次 /d。

【主要不良反应】恶心、呕吐、厌食、腹痛、腹泻、肝功能异常、过敏反应、过敏性休克、头晕、头痛、抽搐、失眠,胸闷、憋气、心悸、血压升高、血尿、月经过多、阴道出血、紫癜、关节痛、耳鸣等。

【孕妇、哺乳期妇女用药安全性】孕妇、哺乳期妇女禁用。

【禁忌和慎用】①10 岁以下儿童禁用;②肝、肾功能不全者禁用;③本品含有乳香、没药,脾胃虚弱、大便溏薄者慎用;④运动员慎用。

【注意事项】①骨折患者应先行复位固定后再辨证用药,且不可长期服用;②马钱子、朱砂为毒性药品,不可超剂量或长期服用,如出现中毒症状时,应立即停药并采取相应急救措施；③用药期间忌食生冷、油腻食物；④本品含朱砂，用药时注意肝、肾功能检测；⑤本品不可随意增加用量。

【剂型与规格】片剂：片芯重 0.33g。

接骨七厘片

【医保分类】甲类。

【组方】乳香（炒），没药（炒），骨碎补（烫），熟大黄（酒蒸），当归，土鳖虫，血竭，硼砂，自然铜（醋煅）。

【功能主治】活血化瘀，接骨止痛。用于跌打损伤，续筋接骨，血瘀疼痛。

【药理作用与适应证】促进骨折愈合、镇痛、抗炎、改善血液流变性和降血脂。用于骨折筋伤、跌打损伤、闪腰岔气。

【用法和用量】黄酒送服，5 片 / 次，2 次 /d。

【主要不良反应】可引起皮疹、瘙痒等过敏反应，亦可引起食欲下降。

【孕妇、哺乳期妇女用药安全性】孕妇禁用。

【禁忌和慎用】本品含有乳香、没药，脾胃虚弱者慎用。

【注意事项】①骨折、脱臼者先复位固定后，再用药物治疗；②服药期间忌生冷、油腻食物。

【剂型与规格】片剂：每片重 0.3g。

五、补 肾 壮 骨

仙灵骨葆胶囊

【医保分类】甲类。

【组方】淫羊藿，续断，丹参，知母，补骨脂，地黄。

【功能主治】滋补肝肾，接骨续筋，强身健骨。用于肝肾不足、瘀血阻络所致的骨质疏松症。

【药理作用与适应证】抗骨质疏松、抗骨关节炎、抗股骨头坏死。用于骨质疏松症，骨关节炎，骨无菌性坏死等。

【用法和用量】口服，3 粒 / 次，2 次 /d；4~6 周为一个疗程。

【主要不良反应】皮疹、瘙痒；恶心、呕吐、纳差、腹痛、腹泻、便秘；GPT 升高、GOT 升高、胆红素等升高，严重者可出现肝衰竭以及乏力、外周水肿、尿色加深等。

【孕妇、哺乳期妇女用药安全性】孕妇禁用。

【禁忌和慎用】①肝、肾功能不全者禁用；②重症感冒期间不宜服用；③脾胃虚弱及过敏体质者慎用。

【注意事项】①服药期间忌生冷、油腻食物；②每一疗程均应常规检测肝、肾功能，出现肝生化指标异常或全身乏力、食欲减退、厌油、恶心、上腹胀痛、尿黄、目黄、皮肤黄染，应立即停药并到医院就诊；③高血压、心脏病、糖尿病、肝病、肾病等慢性病严重者应在医师指导下服用；④服药 2 周症状无缓解，应去医院就诊。

【药物相互作用】应避免与有肝毒性的药物联合用药。

【剂型与规格】胶囊：每粒 0.5g。

【医保限制】限中、重度骨质疏松。

（孙安修）

第五十四章

外科中成药

一、祛　湿　剂

（一）散寒除湿

关节止痛膏

【医保分类】乙类。

【组方】辣椒流浸膏，樟脑，薄荷素油，颠茄流浸膏，水杨酸甲酯，碘，碘化钾，盐酸苯海拉明。

【功能主治】活血散瘀，温经止痛。用于寒湿瘀阻经络所致风湿关节痛及关节扭伤。

【药理作用与适应证】镇痛，抗炎，改善微循环。用于痹病、关节扭伤。

【用法和用量】贴患处。

【主要不良反应】可引起皮疹、瘙痒、灼热等过敏反应。

【孕妇、哺乳期妇女用药安全性】孕妇禁用，哺乳期妇女慎用。

【禁忌和慎用】①皮肤过敏者停用；②风湿热痹、关节红肿热痛者不宜使用。

【注意事项】①本品含有刺激性药物，忌贴于创伤处、皮肤破损处；②本品不宜长期或大面积使用，用药后皮肤过敏如出现瘙痒、皮疹等现象时，应停止使用，症状严重者应去医院就诊；③青光眼、前列腺肥大患者应在医师指导下使用；④儿童、老年患者应在医师指导下使用。

【剂型与规格】贴膏剂：每张 7cm × 10cm。

（二）祛风除湿

雷公藤多苷片

【医保分类】甲类。

【成分】雷公藤多苷。

【功能主治】祛风解毒，除湿消肿，舒经通络。

抗炎及抑制细胞和体液免疫。用于风湿热瘀、毒邪阻滞所致的类风湿关节炎、肾病综合征、白塞病、麻风反应、自身免疫性肝炎等。

【药理作用与适应证】抑制免疫功能、抗炎、抗生育。用于痹病、肾病综合征、白塞病、麻风反应、自身免疫性肝炎。

【用法和用量】饭后口服，1~1.5mg/(kg·d)，分 3~4 次。一般 10mg/ 次，4 次 /d；或 20mg/ 次，3 次 /d。

【主要不良反应】恶心、呕吐、腹痛、腹泻、食欲减退、消化道出血、骨髓抑制（白细胞减少、血小板减少、粒细胞缺乏、贫血、再生障碍性贫血）、皮肤色素沉着、皮疹、口腔溃疡、痤疮、指甲变软、皮肤瘙痒等；另外，对生殖功能有影响，服药 1 个月后可使精子数明显减少、失活甚至完全消失，一般在停药 2~3 个月后可逐渐恢复。

【孕妇、哺乳期妇女用药安全性】孕妇、哺乳期妇女禁用。

【禁忌和慎用】①肾小球肾炎急性期、急性肾衰竭、十二指肠活动期患者禁用；②患有心、肝、肾、胃、脾疾病的老年人和青年妇女慎用；③白细胞及血小板减少或贫血患者慎用。

【注意事项】①用药期间应注意定期随诊并检查血、尿常规及心电图和肝 / 肾功能，必要时停药，服用维生素 B_6 及维生素 C 等；②连续用药一般不宜超过 3 个月，如继续用药，应由医师根据患者病情及治疗需要决定；③服药期间可引起月经紊乱，精子活力降低及数目减少，白细胞和血小板减少，停药后可恢复。

【剂型与规格】片剂：10mg。

二、清 热 剂

（一）清热解毒

如意金黄散

【医保分类】甲类。

【组方】姜黄，大黄，黄柏，苍术，厚朴，陈皮，甘草，生天南星，白芷，天花粉。

【功能主治】清热解毒，消肿止痛。用于热毒瘀滞肌肤所致疮疡肿痛、丹毒流注，症见肌肤红、肿、热、痛，亦可用于跌打损伤。

【药理作用与适应证】抗菌（溶血性链球菌、金黄色葡萄球菌、铜绿假单胞菌、大肠埃希菌等）、抗炎、镇痛。

【用法和用量】外用，一日数次。①红肿、烦热、疼痛者，用清茶调敷；②漫肿无头者，用醋或葱酒调敷，亦可用植物油或蜂蜜调敷。

【孕妇、哺乳期妇女用药安全性】孕妇禁用，哺乳期妇女在医师指导下服用。

【禁忌和慎用】①皮肤破溃处禁用；②疮疡阴证者、皮肤过敏者慎用。

【注意事项】①本品为外用药，不可内服；②忌辛辣、油腻、海鲜等食品；③用毕洗手，切勿接触眼、口腔等黏膜处；④疮疖较重或局部变软化脓或已破溃者及全身高热者应去医院就诊；⑤不宜长期或大面积使用，用药后局部出现皮疹等过敏表现者应停用；⑥用药 3d 症状无缓解，应去医院就诊；⑦儿童、年老体弱者应在医师指导下使用。

【剂型与规格】散剂：每袋（瓶）3g，6g，9g，12g，30g。

季德胜蛇药片

【医保分类】甲类。

【组方】七叶一枝花，蟾蜍皮，蜈蚣，地锦草等。

【功能主治】清热解毒，消肿止痛。用于毒蛇、毒虫咬伤。

【药理作用与适应证】抗破伤风毒素，抗疱疹病毒，抗肝纤维化，提高免疫功能。用于毒蛇、毒虫咬伤。

【用法和用量】①口服：第一次服用 20 片，以后每隔 6h 时续用 10 片，危重症者剂量增加 10~20 片并适当缩短服药时间；不能口服者，可行鼻饲法给药；②外用：被毒蛇咬伤后，以本品溶于水外搽，可消肿止痛。

【孕妇、哺乳期妇女用药安全性】孕妇禁用。

【禁忌和慎用】①脾胃虚寒者慎用；②肝、肾功能不全者慎用。

【注意事项】①不可过量、久用；②若用药后出现皮肤过敏反应需及时停用；③忌辛辣、海鲜、生冷、油腻食物；④若患者并发神志不清、牙关紧闭、颈项强直、呼吸困难及心力衰竭等中毒症状者，即为危急重症，应迅速送医院密切观察；⑤如伤口因感染发生溃烂时，应配合外科治疗。

【剂型与规格】片剂：每片重 0.4g。

连翘败毒丸

【医保分类】甲类。

【组方】金银花，连翘，紫花地丁，天花粉，黄芩，黄连，黄柏，大黄，苦参，荆芥穗，防风，白芷，羌活，麻黄，薄荷，柴胡，当归，赤芍，甘草，蒲公英，白鲜皮，木通，蝉蜕，玄参，浙贝母，桔梗，栀子。

【功能主治】清热解毒，消肿止痛。用于脏腑积热、风热湿毒引起的疮疡初起，红肿疼痛，憎寒发热，风湿疙瘩，遍身刺痒，大便秘结。

【药理作用与适应证】抗内毒素及提高机体免疫力。用于疮疡、风团、便秘。

【用法和用量】口服，6g/ 次，2 次 /d。

【孕妇、哺乳期妇女用药安全性】孕妇禁用。

【禁忌和慎用】①疮疡阴证者慎用；②脾胃虚寒者慎用；③高血压、心脏病患者慎用；④运动员慎用。

【注意事项】①忌辛辣、油腻、海鲜等食品；②不宜同时服用滋补性中药；③儿童、年老体弱者及有糖尿病、肝病、肾病等慢性病严重者应在医师指导下服用；④服药3d症状无缓解，应去医院就诊。

【剂型与规格】丸剂：每100粒重6g。

湿润烧伤膏

【医保分类】乙类。

【组方】黄连，黄芩，黄柏，地龙，罂粟壳，芝麻油，蜂蜡。

【功能主治】清热解毒、止痛生肌。用于烧、烫、灼伤。

【药理作用与适应证】用于烧烫伤。

【用法和用量】清创后外用，涂于烧、烫、灼伤等创面(厚度薄于1mm)，每4~6h重新涂药。重新涂药前，须将残留在创面上的药物及液化物拭去，暴露创面用药。特殊部位可用包扎疗法。

【注意事项】①由烧伤创面引起的全身性疾病，必须在医师指导下使用；②注意创面的引流通畅，保持创面的干燥；③如创面发生湿疹应立即停药，对症处理；④本品不可内服；⑤本品不可久用；⑥夏季高温或反复挤压，本品质地会变稀，不影响药效。

【剂型与规格】膏剂：每支40mg。

(二)清热利湿

消炎利胆片

【医保分类】甲类。

【组方】穿心莲，溪黄草，苦木。

【功能主治】清热，祛湿，利胆。用于肝胆湿热所致的胁痛、口苦。

【药理作用与适应证】抗炎、抑菌(金黄色葡萄球菌、沙门菌、志贺菌属等)、利胆、镇痛、保肝。用于急性胆囊炎、胆管炎。

【用法和用量】口服。①薄膜衣小片、糖衣片，6片/次，3次/d；②薄膜衣大片，3片/次，3次/d。

【主要不良反应】恶心、呕吐、腹痛、腹泻、皮疹、头晕、头痛、乏力、过敏样反应、过敏性休克、全身抽搐、失眠、心悸、呼吸困难等。

【孕妇、哺乳期妇女用药安全性】孕妇慎用。

【禁忌和慎用】①脾胃虚寒者慎用；②肝、肾功能不全者慎用，如使用应定期监测肝、肾功能；③合并胆道梗阻时不宜使用；④糖尿病、高血压、心脏病、肾病等严重慢性病患者，应在医师指导下服用。

【注意事项】①服药期间饮食宜清淡，忌食辛辣油腻之品，忌酒；②本品所含苦木有一定毒性，不宜过量、久服；③用于治疗急性胆囊炎感染时，应密切观察病情变化，若发热、黄疸、上腹痛等症状加重时，应及时请外科处理；④疗程不超过 2 周；⑤本品为急性胆囊炎的辅助用药，应与其他药物联合使用。

【剂型与规格】①薄膜衣小片：每片 0.26g，相当于饮片 2.6g；②薄膜衣大片：每片 0.52g，相当于饮片 5.2g；③糖衣片：每片片芯重 0.25g，相当于饮片 2.6g。

（三）清热消肿

马应龙麝香痔疮膏

【医保分类】甲类。

【组方】人工麝香，人工牛黄，珍珠，煅炉甘石粉，硼砂，冰片，琥珀。

【功能主治】清热燥湿，活血消肿，祛腐生肌。用于湿热瘀阻所致的各类痔疮、肛裂，症见大便出血、疼痛、下坠感，亦用于肛周湿疹。

【药理作用与适应证】局部抗炎、镇痛和止血。用于内痔、肛裂、肛周湿疹。

【用法和用量】外用，涂搽患处。用于痔疮便血肿痛时，应将备用的注入管轻轻插入肛门内，挤入 2g 左右药膏；用于肛裂时，把药膏敷于裂口内。

【孕妇、哺乳期妇女用药安全性】孕妇禁用，哺乳期妇女在医师指导下服用。

【注意事项】①忌食辛辣、油腻之品；②本品为外用药，不可内服；③敷药前应将肛门洗净；④用药后如出现皮肤过敏反应或月经不调者需及时停用；⑤用毕洗手，切勿接触眼、口腔等黏膜处；⑥内痔出血过多或原因不明的便血应去医院就诊；⑦用药 3d 症状无缓解，应去医院就诊；⑧儿童、年老体弱者应在医师指导下使用。

【剂型与规格】软膏剂：每支 2.5g、5g、10g、20g。

马应龙麝香痔疮栓

【组方】人工麝香，人工牛黄，珍珠，冰片，三七，五倍子，炉甘石，颠茄流浸膏。

【功能主治】清热解毒，消肿止痛，止血生肌。用于大肠热盛所致的大便出血、血色鲜红、肛门灼热疼痛，各类痔疮和肛裂。

【药理作用与适应证】抗炎、镇痛、止血。用于治疗各类痔疮、肛裂。

【用法和用量】早晚或大便后塞于肛门内，1 粒 / 次，2 次 /d。

【孕妇、哺乳期妇女用药安全性】孕妇慎用，哺乳期妇女禁用。

【注意事项】①忌烟酒及辛辣、油腻、刺激性食物；②儿童、年老体弱者应在医师指导下使用。

【剂型与规格】栓剂：每粒 1.5g。

（四）通淋消石

排石颗粒

【医保分类】甲类。

【组方】连钱草，盐车前子，川木通，徐长卿，石韦，忍冬藤，滑石，瞿麦，苘麻子，甘草。

【功能主治】清热利水，通淋排石。用于下焦湿热所致的石淋，症见腰腹疼痛、排尿不畅或伴血尿。

【药理作用与适应证】抑制尿路结石形成、利尿、抗炎、镇痛。用于泌尿系结石。

【用法和用量】开水冲服，1 袋 / 次，3 次 /d。

【孕妇、哺乳期妇女用药安全性】孕妇禁用。

【禁忌和慎用】①双肾结石或结石直径≥1.5cm，或结石嵌顿时间长伴肾积水者禁用；②脾虚便溏者慎用；③久病伤正，兼见肾阴不足或脾气亏虚证者慎用。

【注意事项】①服药期间应多饮水并适当活动；②忌辛辣、油腻食物。

【剂型与规格】颗粒剂：每袋 5g（无糖型），每袋 20g。

三、活血化瘀剂

活血消肿

京万红软膏

【医保分类】甲类。

【组方】地榆，地黄，当归，桃仁，黄连，木鳖子，罂粟壳，血余炭，棕榈，半边莲，土鳖虫，白蔹，黄柏，紫草，金银花，红花，大黄，苦参，五倍子，槐米，木瓜，苍术，白芷，赤芍，黄芩，胡黄连，川芎，栀子，乌梅，冰片，血竭，乳香，没药。

【功能主治】清热解毒，凉血化瘀，消肿止痛，祛腐生肌。用于轻度水、火、电灼烫伤，疮疡肿痛，皮肤损伤，创面溃烂。

【药理作用与适应证】促进烧伤和慢性溃疡创面愈合，抑菌（金黄色葡萄菌、志贺菌属、部分真菌等）。用于烧、烫伤，疮疡。

【用法和用量】用 0.9% 氯化钠注射液清理创面,涂敷本品或将本品涂于消毒纱布上,敷盖创面,用消毒纱布包扎,1 次 /d。

【孕妇、哺乳期妇女用药安全性】孕妇禁用。

【禁忌和慎用】运动员慎用。

【注意事项】①本品为外用药,不可内服;②如用药后出现皮肤过敏反应时要及时停用;③忌辛辣、海鲜食物;④不可久服;⑤本品使用时应注意全身情况,如有高热、全身发抖等症状时,应及时去医院就诊;⑥重度烧、烫伤时不宜自我治疗,应去医院就诊,轻度烧烫伤者,用药 1d 内症状无改善或创面有脓苔应去医院就诊;⑦烫伤局部用药一定要注意创面的清洁干净,在清洁的环境下最好采用暴露疗法;⑧儿童必须在成人监护下使用。

【剂型与规格】软膏剂:每支 10g,20g;每瓶 30g,50g。

（孙　文）

第五十五章

妇科中成药

一、清 热 剂

（一）清热除湿

妇科千金片

【医保分类】甲类。

【组方】千斤拔，金樱根，穿心莲，功劳木，单面针，当归，鸡血藤，党参。

【功能主治】清热除湿，益气化瘀。用于湿热瘀阻所致的带下病、腹痛，症见带下量多、色黄质稠、臭秽，小腹疼痛，腰骶酸痛，神疲乏力。

【药理作用与适应证】抗炎、镇痛。用于慢性盆腔炎、子宫内膜炎、慢性宫颈炎。

【用法和用量】饭后口服，6 片 / 次，3 次 /d。

【孕妇、哺乳期妇女用药安全性】孕妇禁用。

【禁忌和慎用】①糖尿病患者慎用；②气滞血瘀、寒凝血瘀证者慎用。

【注意事项】①饮食宜清淡，忌辛辣、生冷、油腻食物；②服药 2 周症状无缓解，应去医院就诊；③高血压、心脏病、肝病、糖尿病、肾病等慢性病严重者应在医师指导下服用；④少女、绝经后患者均应在医师指导下服用；⑤伴赤带者及腹痛较重者，应及时去医院就诊。

【剂型与规格】片剂，108 片 / 盒，126 片 / 瓶。

花红片

【医保分类】甲类。

【组方】一点红，白花蛇舌草，鸡血藤，桃金娘根，白背叶根，地桃花，菥蓂。

【功能主治】清热解毒，燥湿止带，祛瘀止痛。用于湿热瘀滞所致带下病、月经不调，症见带下量多、色黄质稠、小腹隐痛、腰骶酸痛、经行腹痛。

【药理作用与适应证】抗炎、镇痛、解除平滑肌痉挛。用于慢性盆腔炎、附件炎、子宫内膜炎。

【用法和用量】口服，4~5 片 / 次，3 次 /d，7d 为一个疗程，必要时可连服

2~3 个疗程，每疗程之间停药 3d。

【孕妇、哺乳期妇女用药安全性】孕妇禁用，哺乳期妇女慎用。

【禁忌和慎用】①气血虚弱所致腹痛、带下异常者慎用；②妇女经期、月经过多者慎用；③带下清稀者不宜使用。

【注意事项】①饮食宜营养丰富，忌食生冷、厚味及辛辣食物；②患有糖尿病或其他疾病者，应在医师指导下服用；③伴赤带者，应去医院就诊；④服药 7d 症状无缓解，应去医院就诊。

【剂型与规格】①薄膜衣片：每片重 0.29g；②糖衣片：片芯重 0.28g。

（二）清热解毒

妇炎净胶囊

【组方】苦玄参，地胆草，当归，鸡血藤，两面针，横经席，柿叶，菥蓂，五指毛桃。

【功能主治】清热祛湿，调经止带。用于湿热蕴结所致的带下病、月经不调、痛经。

【药理作用与适应证】用于慢性盆腔炎、附件炎、子宫内膜炎。

【用法和用量】口服。①每粒 0.3g，4 粒 / 次，3 次 /d；②每粒 0.4g，3 粒 / 次，3 次 /d。

【孕妇、哺乳期妇女用药安全性】孕妇禁用。

【禁忌和慎用】①经期腹痛喜按、经色淡，或经期腹痛拒按伴畏寒肢凉者不宜选用；②气血虚弱所致痛经、带下者慎用；③脾胃虚弱、便溏者慎用。

【注意事项】①忌食生冷、油腻及辛辣食物；②高血压、心脏病、肝病、糖尿病、肾病等慢性病严重者应在医师指导下服用；③少女、绝经后患者应在医师指导下服用；④月经过多、腹痛较重者及伴赤带者，应去医院就诊；⑤平素月经正常，突然出现月经过少，或经期错后，或阴道不规则出血者，应去医院就诊；⑥服药 2 周症状无缓解，应去医院就诊。

【剂型与规格】胶囊：每粒 0.3g（相当于饮片 2.44g），每粒 0.4g（相当于饮片 3.25g）。

（三）行气破瘀

保妇康栓

【医保分类】甲类。

【组方】莪术油，冰片。

【功能主治】行气破瘀，生肌止痛。用于湿热瘀滞所致的带下病，症见带下量多、色黄，时有阴部瘙痒。

【药理作用与适应证】抗病原微生物（支原体、滴虫、人乳头瘤病毒等），抗肿瘤(宫颈癌)。用于真菌性阴道炎、老年性阴道炎、宫颈糜烂。

【用法和用量】洗净外阴部,将栓剂塞入阴道深部,每晚 1 粒。

【主要不良反应】用药后罕见体温升高或畏寒、寒战,多为老年女性和雌激素水平低下者,减量或停药后可自行消失;罕见用药部位灼热感、瘙痒、红肿、皮疹、过敏等,停药可逐渐缓减直至消失。

【孕妇、哺乳期妇女用药安全性】孕妇禁用,哺乳期妇女在医师指导下服用。

【禁忌和慎用】①未婚妇女、已婚妇女月经期、阴道局部有破损者、外阴白色病变、糖尿病所致的瘙痒及阴道黏膜破损者,不宜使用;②过敏体质者慎用。

【注意事项】①本品为阴道给药,禁止内服;②忌辛辣、生冷、油腻食物;③治疗期间忌房事,配偶如有感染应同时治疗;④带下伴血性分泌物,或伴尿频、尿急、尿痛者,应去医院就诊;⑤用药部位如有烧灼感等不适时应停药;⑥注意卫生,防止重复感染,用药前应先用温开水清洗外阴,给药时应洗净双手或戴指套;⑦用药 7d 症状无缓解,应去医院就诊;⑧如遇天热,栓剂变软,切勿挤压,可在用药前将药放入冰箱内或冷水中冷冻 5~10min 即可使用,外形改变不影响疗效。

【剂型与规格】栓剂:每粒 1.74g。

二、理 血 剂

活血化瘀

益母草膏

【医保分类】甲类。

【组方】益母草。

【功能主治】活血调经。用于血瘀所致的月经不调、产后恶露不绝,症见经水量少、淋漓不净、产后出血时间过长。

【药理作用与适应证】促进子宫平滑肌收缩、镇痛、抗炎、改善微循环、抗凝血、促纤溶等。用于产后子宫复旧不全。

【用法和用量】口服,10g/ 次,1~2 次 /d。

【孕妇、哺乳期妇女用药安全性】孕妇禁用。

【禁忌和慎用】①月经量多者慎用;②气血不足、肝肾亏虚所致的月经失调者不宜用。

【注意事项】①不宜过量服用;②忌辛辣、生冷食物;③青春期少女、更年期妇女、糖尿病患者及有高血压、心脏病、肝病、肾病等慢性病严重者应在医师指导下服用;④各种流产后腹痛伴阴道出血应去医院就诊;⑤平素月经正常,突然出现月经过少，或经期错后，或阴道不规则出血者应去医院就诊；⑥服药2周症状无缓解，应去医院就诊。

【剂型与规格】煎膏剂：每瓶125g，每瓶250g。

少腹逐瘀胶囊

【医保分类】甲类。

【组方】当归，蒲黄、五灵脂（醋炒），赤芍，小茴香（盐炒），延胡索（醋制），没药（炒），川芎，肉桂，炮姜。

【功能主治】温经活血，散寒止痛。用于寒凝血瘀所致的月经后期、痛经、产后腹痛，症见行经后错、行经小腹冷痛、经血紫暗、有血块，产后小腹疼痛喜热、拒按。

【药理作用与适应证】镇痛、抗炎、抗子宫内膜异位症、抑制子宫平滑肌收缩、降低血浆黏度、降低血细胞比容、调节血清中雌激素和孕激素水平。用于月经后期、痛经、产后腹痛。

【用法和用量】温开水送服，3粒/次，3次/d。

【主要不良反应】偶见胃肠道不适及轻度皮肤过敏。

【孕妇、哺乳期妇女用药安全性】孕妇禁用。

【禁忌和慎用】①湿热、阴虚有热者慎用；②治疗产后腹痛应排除胚胎或胎盘组织残留，出血多者慎用。

【注意事项】服药期间忌食生冷、寒凉食物。

【剂型与规格】胶囊：每粒0.45g。

三、扶　正　剂

益气养血

乌鸡白凤丸

【医保分类】甲类。

【组方】乌鸡（去毛爪肠），鹿角胶，鳖甲（醋制），牡蛎（煅），桑螵蛸，人参，黄芪，当归，白芍，香附（醋制），天冬，甘草，地黄，熟地黄，川芎，银柴胡，丹参，山药，芡实（炒）、鹿角霜。

【功能主治】补气养血，调经止带。用于气血两虚，身体瘦弱，腰膝酸软，月经不调，崩漏带下。

【药理作用与适应证】促进造血功能、止血、抑制子宫平滑肌收缩、保肝、抗炎、镇痛及降血脂，并有性激素样作用。用于月经不调、崩漏、带下病。

【用法和用量】口服。①大蜜丸，1丸/次，2次/d；②水蜜丸，6g/次，2次/d；

③小蜜丸，9g/次，2次/d；④浓缩丸，9g/次，1次/d；或将药丸加适量开水溶后服。

【孕妇、哺乳期妇女用药安全性】孕妇禁用。

【禁忌和慎用】①经行有块伴腹痛拒按或胸胁胀痛者不宜选用；②感冒时不宜服用；③月经不调或崩漏属血热实证者慎用。

【注意事项】①服药期间忌食辛辣、生冷食物；②平素月经正常，突然出现月经过少，或经期错后，或出血不减，或带下量仍多者，或阴道不规则出血，或带下伴阴痒，或赤带者，应去医院就诊；③服药期间不宜喝茶和吃萝卜，不能同时与藜芦、五灵脂、皂荚及其制剂同用；④服药2周症状无缓解，应去医院就诊。

【剂型与规格】①大蜜丸：每丸9g；②水蜜丸：每袋6g；③小蜜丸：每袋9g；④浓缩丸：每10丸1g。

四、散结剂

（一）消肿散结

乳癖消颗粒

【医保分类】甲类。

【组方】鹿角，蒲公英，昆布，天花粉，鸡血藤，三七，赤芍，海藻，漏芦，木香，玄参，牡丹皮，夏枯草，连翘，红花。

【功能主治】软坚散结，活血消痈，清热解毒。用于痰热互结所致的乳癖、乳痈，症见乳房结节、数目不等、大小形态不一、质地柔软，或产后乳房结块、红热疼痛。

【药理作用与适应证】抑制乳腺增生、镇痛、抗炎。用于乳腺增生，乳腺炎早期。

【用法和用量】开水冲服，8g/次，3次/d。

【孕妇、哺乳期妇女用药安全性】孕妇禁用。

【禁忌和慎用】阴疽流注者慎用。

【注意事项】饮食宜清淡，忌辛辣、油腻。

【剂型与规格】颗粒剂：每袋8g（相当于原药材6g）。

（二）活血化瘀

桂枝茯苓胶囊

【医保分类】甲类。

【组方】桂枝，茯苓，牡丹皮，桃仁，赤芍。

【功能主治】活血，化瘀，消癥。用于妇人瘀血阻络所致癥块、经闭、痛经、产后恶露不尽；子宫肌瘤，慢性盆腔炎包块，痛经，子宫内膜异位症，卵巢囊肿；也可用于女性乳腺囊性增生病属瘀血阻络证，症见乳房疼痛、乳房肿块、胸胁胀闷；或用于前列腺增生属瘀阻膀胱证，症见小便不爽、尿细滴而下、小腹胀痛者。

【药理作用与适应证】调节内分泌功能。用于癥瘕、痛经、闭经、产后恶露不尽、乳癖、癃闭、前列腺增生。

【用法和用量】饭后口服，3 粒 / 次，3 次 /d。前列腺增生疗程 8 周，其余适应证疗程 12 周。

【主要不良反应】偶见胃脘不适、隐痛，停药后可自行消失。

【孕妇、哺乳期妇女用药安全性】孕妇禁用。

【禁忌和慎用】体弱、阴道出血量多者慎用。

【注意事项】①忌食生冷、肥腻、辛辣食物；②素有癥瘕，妊娠后漏下不止，胎动不安者，需遵医嘱使用，以免误用伤胎；③经期及经后 3d 停用。

【剂型与规格】胶囊：每粒 0.31g。

（孙 文）

第五十六章

眼科、耳鼻喉科中成药

一、眼 科 用 药

（一）清热剂

珍珠明目滴眼液

【医保分类】甲类。

【组方】珍珠液，冰片。

【功能主治】清肝、明目、止痛。用于早期老年性白内障、慢性结膜炎、视疲劳等，能近期提高早期老年性白内障的远视力，并能改善眼胀眼痛、干涩不舒、不能持久阅读等症。

【药理作用与适应证】抗炎、抑制白内障形成、解除平滑肌痉挛。用于干涩眼花、视力疲劳。

【用法和用量】滴入眼睑内，滴后闭目片刻。1~2 滴 / 次，3~5 次 /d。

【注意事项】①用药后有眼痒、眼睑皮肤潮红、结膜水肿者停用，并到医院就诊；②药物滴入有沙涩磨痛、流泪频频者停用；③用药 1 周后症状未减者应到医院就诊；④检查是否需要佩戴合适的眼镜；⑤检查是否有其他慢性全身性疾病的存在，如糖尿病等；⑥儿童必须在成人的监护下使用。

【剂型与规格】滴眼液：每支 8ml，10ml。

四味珍层冰硼滴眼液

【又名】珍视明。

【组方】珍珠层粉，天然冰片，硼砂，硼酸。

【功能主治】清热解痉，去翳明目。用于肝阴不足、肝气偏盛所致的不能久视、青少年远视力下降，青少年假性近视、视力疲劳。

【药理作用与适应证】镇心安神、抗氧化、抗肿瘤、镇痛、抗炎、抗菌。用于青少年假性近视、青光眼、视力疲劳。

【用法和用量】滴于眼睑内，1~2 滴 / 次，3~5 次 /d；必要时可酌情增加。

【注意事项】①滴眼时瓶口勿接触眼，使用后应将瓶盖拧紧，以免污染药液；②用药后有沙涩磨痛、流泪频频，或眼痒、眼睑皮肤潮红、眼胀者停用，并到医院就诊；③眼部有炎症者应去医院就诊；④如视力下降明显应去医院就诊；⑤用药 7d 症状无缓解，应去医院就诊；⑥打开瓶盖后，15d 内用完；⑦儿童必须在成人监护下使用。

【剂型与规格】滴眼液：每支 8ml，15ml。

熊胆滴眼液

【医保分类】甲类。

【组方】熊胆粉，硼砂，硼酸，氯化钠。

【功能主治】清热解毒，祛翳明目。用于暴风客热。

【药理作用与适应证】用于急、慢性细菌性结膜炎，流行性角结膜炎。

【用法和用量】滴入眼睑内，1~2 滴 / 次，3~5 次 /d。

【孕妇、哺乳期妇女用药安全性】孕妇慎用。

【禁忌和慎用】眼外伤患者禁用。

【注意事项】①外用滴眼药，禁止内服；②忌辛辣、海鲜、生冷、油腻食物；③用药后如有眼痒、眼睑皮肤肿胀潮红加重者，应到医院就诊；④打开瓶盖后，7d 内用完；⑤本品适用于白睛红赤、目眵胶黏或白睛微红、干涩不适者；⑥用药 3d 症状无缓解，应到医院就诊；⑦儿童应在医师指导下使用。

【剂型与规格】滴眼液：每支 5ml，10ml。

（二）扶正剂

明目地黄丸

【医保分类】甲类。

【组方】熟地黄，山茱萸（制），牡丹皮，山药，茯苓，泽泻，枸杞子，菊花，当归，白芍，蒺藜，煅石决明。

【功能主治】滋肾，养肝，明目。用于肝肾阴虚、视瞻昏渺、干涩昏花、溢泪症。

【药理作用与适应证】抗氧化，抑制白内障形成。用于目涩畏光，视物模糊，迎风流泪。

【用法和用量】口服。①大蜜丸，1 丸 / 次，2 次 /d；②水蜜丸，6g/ 次，2 次 /d；③小蜜丸，9g/ 次，2 次 /d；④浓缩丸，8~10 丸 / 次，3 次 /d。

【孕妇、哺乳期妇女用药安全性】孕妇、哺乳期妇女在医师指导下服用。

【禁忌和慎用】①暴发火眼，表现为眼白睛充血发红、怕光、流泪、眼眵多者，不宜用；②感冒时不宜服用；③肝经风热、肝胆湿热、肝火上扰者慎用；④脾胃虚弱，运化失调者慎用。

【注意事项】①服药期间忌辛辣、油腻食物；②如有迎风流泪，又有视力急剧下降，应去医院就诊；③高血压、心脏病、肝病、糖尿病、肾病等慢性病严重者应在医师指导下服用；④儿童、年老体弱、脾虚便溏者应在医师指导下服用；⑤平时有头痛、眼胀、虹视或青光眼等症状的患者及眼部有炎症或眼底病变者应去医院就诊；⑥服药 2 周症状无缓解，应去医院就诊。

【剂型与规格】①大蜜丸：每丸 9g；②水蜜丸：每袋 6g；③小蜜丸：每袋 9g；④浓缩丸：每 8 丸相当于原生药 3g。

二、鼻 病 用 药

（一）宣肺通窍

鼻炎康片

【医保分类】甲类。

【组方】广藿香，苍耳子，鹅不食草，麻黄，野菊花，当归，黄芩，猪胆粉，薄荷油，马来酸氯苯那敏。

【功能主治】清热解毒，宣肺通窍，消肿止痛。用于伤风鼻塞、鼻窒、鼻鼽。

【药理作用与适应证】抗炎、镇痛、抗过敏，以及抑菌（肺炎链球菌、肺炎克雷伯菌、乙型溶血性链球菌、甲型溶血性链球菌、金黄色葡萄球菌、大肠埃希菌等）。

用于风邪蕴肺所致的急、慢性鼻炎，过敏性鼻炎。

【用法和用量】饭后口服，4 片 / 次，3 次 /d。

【主要不良反应】可见困倦、嗜睡、口渴、虚弱感；个别患者服药后偶有胃部不适，停药后可消失。

【孕妇、哺乳期妇女用药安全性】孕妇、哺乳期妇女慎用。

【禁忌和慎用】①肺脾气虚或气滞血瘀鼻窒者慎用；②过敏性鼻炎属虚寒证者慎用；③高血压患者慎用；④膀胱颈梗阻、甲状腺功能亢进、青光眼、高血压和前列腺肥大者慎用。

【注意事项】①用药期间忌辛辣、油腻、鱼腥食物；②本品含有苍耳子，不宜过量、长期服用；③本品含马来酸氯苯那敏，服药期间不得驾驶机、车、船，从事高空作业、机械作业及操作精密仪器；④儿童、老年患者及有心脏病等慢性病者，应在医师指导下使用；⑤急性鼻炎服药 3d 后症状无改善，或出现其他症状，应去医院就诊。

【药物相互作用】①本品可增强抗抑郁药的作用，不宜同服；②不应与含抗组胺药（氯苯那敏、苯海拉明等）复方抗感冒药同服；③与中枢镇静药物、催眠药物或乙醇并用，增加对中枢神经的抑制作用；④不应与抗胆碱药（颠茄制剂、阿托品等）合用。

【剂型与规格】片剂：0.37g（含马来酸氯苯那敏 1mg）。

（二）清热通窍

藿胆丸

【医保分类】甲类。

【组方】广藿香叶，猪胆粉。

【功能主治】芳香化浊，清热通窍。用于湿浊内蕴、胆经郁火所致的鼻塞、流清涕或浊涕、前额头痛。

【药理作用与适应证】抗炎、镇痛、抗过敏，增强机体免疫功能以及抑菌（金黄色葡萄球菌、流感嗜血杆菌、肺炎链球菌等）。用于伤风鼻塞、鼻渊。

【用法和用量】口服，3~6g/ 次，2 次 /d。

【孕妇、哺乳期妇女用药安全性】孕妇慎用，哺乳期妇女在医师指导下服用。

【禁忌和慎用】①慢性鼻炎属虚寒证者不宜用；②脾虚便溏者慎用。

【注意事项】①用药期间忌辛辣、油腻食物；②不宜同时服用滋补性中药；③高血压、心脏病、肝病、糖尿病、肾病等慢性病严重者应在医师指导下服用；④儿童、年老体弱者、脾虚便溏者应在医师指导下服用；⑤服药 3d 症状无缓解，应去医院就诊。

【剂型与规格】丸剂：每瓶装 36g。

（三）扶正解表

辛芩颗粒

【医保分类】甲类。

【组方】细辛，黄芩，荆芥，防风，白芷，苍耳子，黄芪，白术，桂枝，石菖蒲。

【功能主治】益气固表，祛风通窍。用于肺气不足、风邪所致的鼻鼽、鼻窒。

【药理作用与适应证】抗炎、抗过敏、平喘。用于感冒（鼻痒、喷嚏、流清涕），过敏性鼻炎。

【用法和用量】开水冲服，1 袋 / 次，3 次 /d，20d 为一个疗程。

【禁忌和慎用】外感风热或风寒化热者慎用。

【注意事项】①本品含有苍耳子、细辛，不宜过量、长期应用；②服药期间应戒烟酒，忌辛辣，以免生热助湿，加重病情；③本品宜在饭后服用，如感胃痛不适，应慎用。

【剂型与规格】颗粒剂：每袋 5g（无蔗糖），每袋 20g。

三、咽喉、口腔用药

（一）化痰利咽

黄氏响声丸

【医保分类】甲类。

【组方】薄荷，浙贝母，连翘，蝉蜕，胖大海，酒大黄，川芎，儿茶，桔梗，诃子肉，甘草，薄荷脑。

【功能主治】疏风清热，化痰散结，利咽开音。用于风热外束、痰热内盛所致的急、慢性喉喑，症见声音嘶哑、咽喉肿痛、咽干灼热、咽中有痰，或寒热头痛，或便秘尿赤。

【药理作用与适应证】增加咽颊部毛细血管密度，改善毛细血管血流状态。用于急、慢性喉炎及声带小结、声带息肉初起。

【用法和用量】饭后口服。①炭衣丸，8 丸 / 次（每丸 0.1g）或 6 丸（每丸 0.133g），3 次 /d，儿童减半；②糖衣丸，一次 20 丸，3 次 /d，儿童减半。

【孕妇、哺乳期妇女用药安全性】孕妇慎用，哺乳期妇女在医师指导下服用。

【禁忌和慎用】①阴虚火旺所致急、慢性喉喑者慎用；②声嘶、咽痛，兼见恶寒发热、鼻流清涕等属外感风寒者慎用；③胃寒便溏者慎用。

【注意事项】①服药期间饮食宜清淡，忌辛辣、鱼腥、油腻食物，戒烟酒；②不宜同时服用温补性中成药；③声哑、咽喉痛，同时伴心悸、胸闷、咳嗽、气喘、痰中带血等，应及时去医院就诊；④用于声带小结、息肉之初起，犯声带小结、息肉较重者应当在医师指导下使用；⑤服药 10d 后症状无改善，或出现其他症状，应去医院就诊；⑥儿童、年老体弱者应在医师指导下服用。

【剂型与规格】①炭衣丸：每丸 0.1g，每丸 0.133g；②糖衣丸：每瓶 400 丸。

（二）清热解表

西瓜霜润喉片

【组方】西瓜霜，冰片，薄荷素油，薄荷脑。

【功能主治】清音利咽，消肿止痛。用于防治咽喉肿痛、声音嘶哑、喉痹、喉痈、口糜、口舌生疮、牙痈。

【药理作用与适应证】抗菌、抗炎。用于急、慢性咽喉炎，急性扁桃体炎，口腔溃疡，口腔炎，牙龈肿痛。

【用法和用量】含服，每小时含化小片 2~4 片，大片 1~2 片。

【孕妇、哺乳期妇女用药安全性】孕妇慎用。

【禁忌和慎用】①阴虚火旺者慎用；②老人、儿童及脾胃虚弱者慎用。

【注意事项】①忌食辛辣、油腻食物；②不宜同时服用滋补性中药；③糖尿病、高血压、心脏病、肝病、肾病等慢性病严重者应在医师指导下服用；④扁桃体有化脓或体温超过 38.5℃的患者应去医院就诊；⑤服药 3d 症状无缓解，应去医院就诊。

【剂型与规格】片剂：小片，0.6g；大片，1.2g。

六神丸

【医保分类】甲类。

【组方】麝香等 6 味。

【功能主治】清热解毒，消肿利咽，化腐止痛。用于烂喉丹痧、喉痹、喉风、喉痈、乳蛾、疖肿。

【药理作用与适应证】抗肿瘤、抗肝癌。用于咽喉肿痛，喉风喉痈，单双乳蛾，小儿热疖，痈疡疔疮，乳痈发背，无名肿毒。

【用法和用量】温开水吞服，3 次 /d。1 岁 1 粒 / 次，2 岁 2 粒 / 次，3 岁 3~4 粒 / 次，4~8 岁 5~6 粒 / 次，9~10 岁 8~9 粒 / 次，成人 10 粒 / 次。

另可外敷。在皮肤红肿处，以丸十数粒，用冷开水或米醋少许，盛食匙中化散，敷搽 4 周，每日数次，常保潮湿，直至肿退为止。如红肿已将出脓或已穿烂，切勿再敷。

【孕妇、哺乳期妇女用药安全性】孕妇禁用。

【禁忌和慎用】①阴虚火旺者慎用；②本品含麝香，运动员慎用；③老人、儿童及脾胃虚弱者慎用。

【注意事项】①服药期间进食流质或半流质饮食；②忌食辛辣、油腻、鱼腥食物，戒烟酒；③本品含蟾酥、雄黄有毒药物，不宜过量、久用；④本品外用不可入眼。

【剂型与规格】丸剂：每 1 000 粒重 3.125g。

冰硼散

【医保分类】甲类。

【组方】冰片，硼砂（煅），朱砂，玄明粉。

【功能主治】清热解毒，消肿止痛。用于热毒蕴结所致的喉痹、牙宣、口疮。

【药理作用与适应证】抗溃疡、镇痛、抗炎及抗菌（金黄色葡萄球菌、大肠埃希菌、白喉杆菌、卡他莫拉菌等）。用于咽喉疼痛、牙龈肿痛、口舌生疮。

【用法和用量】吹敷患处，每次少量，一日数次。

【孕妇、哺乳期妇女用药安全性】孕妇、哺乳期妇女禁用。

【禁忌和慎用】①脾胃虚寒证者慎用；②本品为治疗热毒蕴结所致急性喉痹、牙宣、口疮的常用中成药，若病属虚火上炎者慎用。

【注意事项】①服药期间饮食宜清淡，忌食辛辣、油腻食物，戒烟酒；②本品含朱砂，毒性较大，不宜长期大剂量使用，以免引起蓄积中毒；③急性咽炎、牙周炎、口腔溃疡感染严重，有发热等全身症状者，应在医师指导下使用。

【剂型与规格】散剂：每瓶（支）0.6g，1.5g，2g，3g，6g。

（刘红雨）

中文药名索引

A

B

C

D

E

F

G

H

J

K

L

M

N

O

P

Q

R

S

W

X

Y

Z